Pathologische Physiologie Chirurgischer Erkrankungen

(Experimentelle Chirurgie)

In drei Auflagen bearbeitet von

Franz Rost †

Vierte Auflage

unter Mitwirkung von

F. K. Kessel · F. Merke · F. Meythaler

bearbeitet von

Th. Naegeli

Professor an der Universität Bonn

Erster Teil
Verdauungsorgane

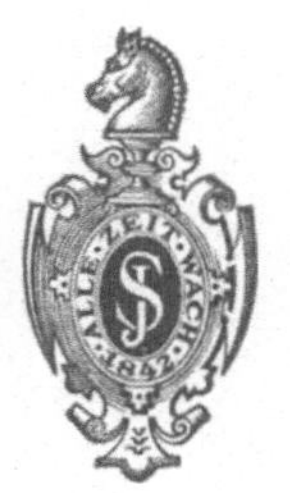

Berlin

Verlag von Julius Springer

1938

ISBN-13: 978-3-642-98285-9   e-ISBN-13: 978-3-642-99096-0
DOI: 10.1007/978-3-642-99096-0

Alle Rechte, insbesondere das der Übersetzung
in fremde Sprachen, vorbehalten.
Copyright 1938 by Julius Springer in Berlin.

Vorwort zur vierten Auflage.

Mehr wie 13 Jahre sind seit dem Erscheinen der 3. Auflage verstrichen. Einem tragischen Geschick ist inzwischen Rost im Jahre 1935 erlegen. Seine Neubearbeitung war nicht über die ersten Anfänge hinaus gediehen. Eine Neuauflage erforderte deshalb ausgiebige, außerordentlich eingehende Arbeit unter Berücksichtigung einer sehr großen Zahl wichtiger Neuerscheinungen, die ein Einzelner kaum mehr bewältigen kann. Deshalb habe ich, obwohl durch pathologisch-physiologische Vorlesungen und Arbeiten mit dem gesamten Stoff vertraut, zur Bearbeitung einzelner Kapitel andere Kollegen gewonnen. So übernahm Dozent Dr. F. Meythaler (Rostock) Pankreas, Leber, Galle, Dozent Dr. F. Merke (Basel) Schilddrüse, Nebenschilddrüse und Thymus und Dr. F. K. Kessel (München) das Nervensystem.

In der Hauptsache wurde die neuere Literatur sowie moderne Fragestellungen berücksichtigt. Vieles aus der früheren Auflage, was überholt war, oder nur historisches Interesse hatte, wurde weggelassen. Die Begründung für die Mitarbeit eines Internisten, mit dem ich eine ganze Reihe von Grenzgebieten experimentell bearbeitet habe, sehe ich darin, daß der Chirurg besonders in Stoffwechselfragen seiner Hilfe bedarf. So benötigt z. B. die erkrankte Leber nur in seltenen Fällen eines chirurgischen Eingriffes. Das Organ wird aber durch fast alle größeren chirurgischen Eingriffe und durch die Narkose in Mitleidenschaft gezogen. Viele Störungen und Zwischenfälle sind uns erst verständlich geworden, seit wir die Funktionen der Leber genauer kennen. Es sind deshalb in diesem Kapitel die Stoffwechselstörungen sowie die Beziehungen zu den anderen Organen, natürlich im Hinblick auf chirurgische Fragestellungen, besonders berücksichtigt worden. Zu den verschiedenen Problemen wird kritisch Stellung genommen und die praktisch wichtigen Schlußfolgerungen zusammengefaßt.

Das Buch soll dem *praktisch tätigen Chirurgen* die wichtigen experimentellen wissenschaftlichen Unterlagen der chirurgischen Erkrankungen unter Berücksichtigung auch der Grenzgebiete vermitteln, der *Dozent* mag sich aus ihm rasch für seine Vorlesungen die theoretischen Unterlagen verschaffen, der *Student* soll darin Aufklärung finden über Fragen, die im Kolleg und im Lehrbuch nur angedeutet werden können. Allen *Lesern* soll ein besseres Verständnis für das „Warum" des therapeutischen Handelns auf Grund naturwissenschaftlicher Erkenntnisse vermittelt werden.

Bonn, im März 1938.

Th. Naegeli.

Inhaltsverzeichnis.

Erster Teil.

Inhalt des zweiten Teiles.

Verdauungsorgane.

Mundhöhle.

Von Professor Dr. F. Rost † - Mannheim und Professor Dr. Th. Naegeli - Bonn.

I. Zähne.

Die Verarbeitung der Nahrung beginnt in der *Mundhöhle*. Mit Hilfe der *Zähne, Zunge* und *Wange* wird der eingeführte Bissen zerkleinert, geformt und mit dem Speichel gehörig vermischt.

Der normale Kauakt setzt sich aus den Öffnungs- und Schließbewegungen des Unterkiefers, dem Abbiß nach Einführung des Bissens und den Mahlbewegungen zusammen. Er erfolgt nur bei Zufuhr fester Nahrung. Gleichzeitig treten die Speicheldrüsen in Tätigkeit.

Der Kaubedarf ist am größten bei cellulosehaltiger Nahrung. Der Effekt hängt ab vom angewandten Kau- bzw. Quetschdruck, von der Zeit, sowie von der Gebrauchsfähigkeit des Kauapparates. Am wichtigsten ist der Zustand des Gebisses.

Rohrer nimmt noch eine genügende Kauleistung an, wenn mindestens 3 Molaren-Antagonisten erhalten sind.

Die absolute Kraft der gesamten Kaumuskulatur wird auf 400 kg eingeschätzt.

Christiansen prüfte den Effekt des Kauaktes, indem er Kokosnußzylinder von gleicher Größe durch 50 Bewegungen kauen und dann ausspeien ließ. Dann wurde der Mund ausgespült und das ganze Produkt durch vier Siebe verschiedener Weite getrieben. Nach Trocknung läßt sich die prozentuale Verteilung der Partikelgröße durch Wägung ermitteln. Schon beim Fehlen eines Molaren sind deutliche Unterschiede erkennbar. Ganzprothesen verhalten sich in ihrer Wirkung etwa wie natürliche Gebisse mit stärkeren Defekten.

Schlecht zerkaute Speisen bedeuten eine erhebliche Belastung für den Magen. Bei einer Magenfistel konnte am Menschen festgestellt werden, daß durch die mechanische Reizung der direkt in den Magen gebrachten Speisen nach wenigen Stunden entzündliche Veränderungen der Schleimhaut auftraten.

Ein gutes Gebiß und richtiges Kauen sind wichtige Voraussetzungen für eine richtige Verarbeitung der Speisen. Die Wiederherstellung eines guten Kauaktes bei defekten Zähnen ist deshalb von größter Bedeutung. Manche Magen-Darmstörung kann dadurch beseitigt werden.

II. Speicheldrüsen.

1. Der Speichel.

Der *Speichel* ist in der Hauptsache ein Produkt der Parotis, der Submaxillaris und der Sublingualis.

Die Innervation jener Drüsen ist eine doppelte, sowohl eine autonome wie eine sympathische. Die autonomen Fasern gehen bei der Glandula submaxillaris und sublingualis durch die Chorda tympani, bei der Parotis durch den N. auriculotemporalis. Reizung der autonomen Fasern führt zu einem reichlichen, dünn-flüssigen Speichel. Bei Speichelfisteln, die auf andere Weise nicht zu heilen sind, führt Durchtrennung dieser Nerven zum Ziel [LERICHÉ, TRONYL, ROST (1)]. Der nach Sympathicusreizung entleerte Speichel ist spärlich, infolge des Mucin-gehaltes fadenziehend.

Die Anregung zur Speichelsekretion erfolgt reflektorisch, sowohl von der Hirnrinde beim Anblick und Geruch schmackhafter Speisen, als auch durch periphere Reize in erster Linie vom Munde und Rachen aus. Allgemein bekannt ist der starke Speichelfluß bei Stomatitis und bei Verletzungen. Gewisse in der Nachbarschaft der Ausführungsgänge gelegene Stellen scheinen die Speichel-absonderung ganz besonders zu fördern. Dafür spricht die Beobachtung, daß die Drüsen der Mundseite, auf der gekaut wird, stärker oder ausschließlich sezernieren (SCHEUNERT und TRAUTMANN).

Sowohl *Menge wie Zusammensetzung* des Speichels sind bei den verschiedenen Reizen außerordentlich fein abgestimmt. Trockene Nahrung ruft viel stärkeren Speichelfluß wie feuchte hervor. Auch qualitative Verschiedenheiten liegen vor. Ein auf mechanischen Reiz hin entleerter Speichel unterscheidet sich von dem auf chemischen Reiz (BRUNNACCI, JUNG).

Von der Hirnrinde und vom Kleinhirn aus läßt sich die Speichelabsonderung auch hemmen. Vielleicht erklärt sich daraus die Herabsetzung der Speichel-sekretion bei schweren fieberhaften Krankheiten und in tiefer Narkose sowie die Steigerung bei gewissen Hirnerkrankungen (JAWEIN).

Das **Ausgangsmaterial** für den Speichel liefert das Blut. Das gegen Blut hypotonische Sekret muß entgegen einem osmotischen Druckgefälle sezerniert werden. Dies erfordert also eine Arbeitsleistung. Eine durch den Blutdruck bedingte Filtration kommt nicht in Frage. Die Sekretion erklärt sich nur aus einer aktiven Zellarbeit der Drüsen.

Die auf natürlichem Wege täglich sezernierte Speichelmenge wird bei normaler Beköstigung mit 700 ccm nicht zu hoch veranschlagt (REIN).

Das wichtigste Ferment ist das *Ptyalin*. Als eigenartige Bestandteile finden sich Rhodankalium bzw. Natrium beim Mann angeblich in größeren Mengen.

Die **Speichelsekretion** weist zu den verschiedenen Tageszeiten regelmäßige Schwankungen auf. Auch bestehen Unterschiede zwischen dem Speichel der einzelnen Speicheldrüsen und gemischtem Speichel (CHITTENDEN VAN RICHARDS, HOFBAUER).

Aus Beobachtungen, daß Wunden im Munde meist anstandslos heilen, obwohl die Mundhöhle nicht keimfrei gemacht werden kann, daß bei Hunden auch jede Wunde, die beleckt wird, primär heilt, daß Magenwunden nach Entfernung der Speicheldrüsen schlechter heilen [DEMEL (1)], und schließlich viele Pflanzensamen bei Speichelzusatz zur Erde nicht gedeihen, schloß man, daß dem Speichel eine starke keimtötende Kraft zukomme. In dieser allgemeinen Fassung trifft dies nicht zu, wenn auch der Speichel gewisse bactericide Eigenschaften hat [SANARELLI, CLAIRMONT (1)].

Vor allem die gewöhnlichen Eitererreger finden im Speichel ungünstige Lebensbedingungen. Andere Bakterien, wie Pneumokokken, gedeihen im Speichel recht gut. Am meisten desinfiziert nach CLAIRMONT (1) der Speichel der Parotis. Für die bakterienzerstörende Kraft macht man im allgemeinen den Gehalt an Rhodankalium verantwortlich, das im Tierkörper mit stickstoffhaltigen Sub-stanzen bestimmte Umwandlungen erfahren soll (EDINGER). Dadurch soll eine Verbindung entstehen, die stärker bakterientötend wirkt als das einfache Rhodan-kalium. Der Rhodangehalt des Speichels ist bei Rauchern stärker als bei Nicht-rauchern (FLECKSEDER).

Gewisse Zusätze — wie Nahrungsbestandteile — zum Speichel heben seine bakterientötende Wirkung völlig auf. Eine gründliche mechanische Mundreinigung nach jeder Mahlzeit ist auch aus diesem Grunde geboten, um damit Speisereste, die im obigen Sinne wirken, zu beseitigen. Gewisse Toxine, z. B. Schlangengift und Tetanustoxin, verlieren durch Speichel ihre Wirkung (WEHRMANN, CARRIÉRE).

Daß an der guten Heilung aller Verletzungen in der Mundhöhle die Anwesenheit des Speichels nicht allein beteiligt ist, geht aus Versuchen von GOTTLIEB und SICHER hervor, wonach die Mundverletzungen beim Hunde genau so gut heilen, wenn alle Speicheldrüsen entfernt oder ihre Gänge unterbunden wurden. Die gute Blutversorgung der Mundschleimhaut spielt zweifellos mit eine Rolle. Aber auch sie genügt zur Erklärung allein nicht.

Die Bedeutung des Speichels für die *Verdauung* ist eine recht bedeutende. Sie wurde zu Unrecht eine Zeitlang unterschätzt. Zunächst ist der Speichel infolge seines großen Wassergehaltes ein Lösungsmittel für verschiedene Nahrungsmittel; mit seiner Hilfe wird der Bissen geformt, schluck- und gleitfähig gemacht. Der Speichel vermittelt den Geschmack. Im Magen wird er leicht resorbiert und mit ihm die in ihm gelösten Stoffe. Infolge seiner alkalischen Reaktion vermag er Säuren, die mit der Nahrung oder vom Magen her (Salzsäure) in den Mund gelangt sind, abzuschwächen. Schließlich besitzt er ein amylolytisches Ferment, das die Stärke der Nahrung in Zucker abbaut. Dieses ist nach SALKOWSKI außerordentlich kräftig.

Nach GRÜTZNERs Befunden sind die Speisen im Magen so gelagert, daß die zuletzt geschluckten den zentralen Kern des Ballens bilden. Erst allmählich kommen sie mit der Magenwand in Berührung. Deshalb wirkt die Diastase des Speichels auf die Speisen auch noch im Magen längere Zeit nach.

Nach den Untersuchungen von SCHMIEDEN und VOSS enthält der Speichel der Parotis auch ein tryptisches Ferment.

Den *vermehrten Speichelfluß, die Salivation,* finden wir bei einer Reihe schmerzhafter Erkrankungen, wie Trigeminusneuralgie, gastrischen Krisen usw., bei Erkrankungen, besonders Entzündungen der Mundhöhle und Tonsillen, bei einer ganzen Reihe von Magen- und Darmerkrankungen, bei Oesophaguskrebs, bei den Pylorusstenosen, bei Eingeweidewürmern und endlich als Folge gewisser Gifte: wie Quecksilber, Jod, Cocain, Äther. Außerdem finden wir Salivation bei gewissen organischen und funktionellen Erkrankungen des Nervensystems.

Echte *Silagoga* sind Muscarin, Pilocarpin, Physostigmin, Nicotin usw. Von diesen weiß man, daß Pilocarpin, Physostigmin und Muscarin die autonomen Nerven an ihren Endigungen anregen, während Nicotin an den zugehörigen Ganglienzellen angreift.

Totale Entnervung der Drüse führt nach vorübergehendem Stillstand der Speichelsekretion zu einer langdauernden Sekretion („paralytische Sekretion"). Erst mit der Degeneration hört die Funktion der Drüse auf (MAXIMORO). Worauf diese paralytische Sekretion beruht, ist noch nicht geklärt (LANGLEY). Den Chirurgen interessiert dieser paralytische Speichelfluß deshalb, weil bei Submaxillaris- oder Parotistumoren häufig eine hochgradige lästige Salivation beobachtet wird, „so daß der Kranke gerade dieses Symptomes wegen die Operation wünscht" (KÜTTNER). ROST glaubt hierfür eine Zerstörung der betreffenden sekretorischen Hirnnerven und als Folge davon eine paralytische Salivation annehmen zu müssen.

Eine *Anregung der Sekretion* wird aus therapeutischen Gründen besonders durch Kauen von Gummi u. dgl. herbeigeführt. Dadurch soll der Gefahr der aufsteigenden Infektion vom Munde aus und damit einer Entzündung der Ohrspeicheldrüse vorgebeugt werden.

Weniger erforscht sind die chemischen und physikalischen Änderungen, die der Speichel bei Allgemeinerkrankungen erfährt. Man fand z. B. die Reaktion des Speichels bei verschiedenen fieberhaften Erkrankungen und bei solchen der Abdominalorgane sauer (FLECKSEDER, SALKOWSKI) und wies auch Änderungen in der fermentativen Fähigkeit und im Rhodangehalt des Speichels nach, z. B. Erhöhung des Rhodangehaltes bei Ulcus ventriculi [DEMEL (2)], letzteres besonders dann, wenn bei Mittelohrerkrankungen die Chorda tymp. betroffen war (ALEXANDER und REKO). STARS glaubt eine Änderung der Wasserstoffionenkonzentration des Speichels bei Ermüdung und Erregung feststellen zu können.

Eine *Verminderung* findet man bei kachektischen Menschen, als Folge großen Flüssigkeitsverlustes, z. B. bei Diabetes, Cholera, Dysenterie usw. Auch größere Blutverluste können zur Oligosialie führen. Ferner ist sie eine Begleiterscheinung einer Reihe fieberhafter Infektionskrankheiten wie Typhus und Pneumonie.

Das *Fehlen der Speichelsekretion* auf der Seite einer Erkrankung des Mittelohres wird bedingt durch Eiterung oder Operation, bei der die Chorda in Mitleidenschaft gezogen wurde. Besonders eigenartig und nicht geklärt sind die Fälle von „idiopathischer Asialie", die auch bei Psychosen beobachtet werden.

BUXTON (2) beschreibt einen Fall von fehlender Speichelsekretion nach Mumps, der auf Behandlung mit dem konstanten Strom zur Heilung kam.

Nach Röntgenbestrahlungen, die die Speicheldrüsen treffen, verspüren Patienten oft Trockenheit im Munde. Es ist dies die Folge der Schädigung der Speicheldrüsen durch die Strahlen, die wir bei Parotisgangfisteln, die anderweitig nicht zum Verschluß gebracht werden können, zum Zweck der Verödung der Drüse benützen.

Als Folgen eines *völligen Verlustes* der Speicheldrüsen (MORANO und BACCARANI, HEMMETER, GOLJANITZKI) wurde eine Verminderung der Magensaftsekretion beschrieben. Man führte sie weniger auf den Ausfall der äußeren als vielmehr auf Folgen einer inneren Sekretion dieser Drüsen zurück. Hunde, denen die Speicheldrüsen entfernt worden waren, wiesen eine starke Verminderung der Magensaftsekretion auf. Diese wurde nicht wieder normal, wenn man den Tieren eine Nahrung verabreichte, die von einem anderen Hunde gut gekaut und eingespeichelt worden war. Hingegen gelang es alle Ausfallserscheinungen durch Transplantation einer Speicheldrüse in die Bauchhöhle oder intravenöse bzw. intraperitoneale Einspritzung eines aus einer normalen Speicheldrüse gewonnenen Preßsaftes zu beheben. Diese Angaben wurden von anderer Seite nicht bestätigt. Auch RÖMER hält den Nachweis einer inneren Sekretion der Speicheldrüsen für nicht erbracht. Dagegen weisen gewisse klinische Beobachtungen am Menschen und Tier, so die gelegentliche Schwellung der Parotis während der Menses, bzw. ihre vikariierende Tätigkeit beim Ausfall derselben, die gleichzeitige Erkrankung des Hodens und der Parotis bei Mumps, eine gesteigerte Tätigkeit während der Brunst auf eine innersekretorische Beziehung der Speicheldrüsen zu den Genitaldrüsen zur Schilddrüse und dem Pankreas hin (vgl. BIEDL).

2. Die postoperative eitrige Parotitis.

Die *postoperative eitrige Parotitis* tritt meist plötzlich, nicht im unmittelbaren Anschluß an irgendeine Operation, sondern gewöhnlich einige Tage später auf (HELLENDAL). Sie hat eine recht hohe Sterblichkeit (etwa 30%, WAGNER). Von Interesse ist die Frage des *Infektionsweges,* wie diejenige, warum nur die Parotis erkrankt. Im Verhältnis zu der großen Zahl der Operationen ist die postoperative Parotitis selten.

Die Bakterien gelangen entweder durch den *Ductus stenonianus* oder auf dem *Blutwege* in die Parotis. Eiterungen, die unmittelbar aus der Nachbarschaft auf die Speicheldrüse übergeleitet werden, bleiben unberücksichtigt.

Für eine Infektion der Speicheldrüse von der *Mundhöhle* aus spricht das pathologisch-anatomische Bild. Die ersten histologisch nachweisbaren Veränderungen sind Bakterien bzw. Eiter in den Ausführungsgängen. Erst sekundär erfolgt die Entzündung der drüsigen Teile (Nicol u. a.).

Nur ganz selten wurde der Ductus stenonianus frei, dagegen ein Drüsenlappen der Parotis vereitert gefunden (Sabrazés und Faguet). Außerdem waren die in der Parotis gelegenen Venen sowie die Halsvenen mit Eiter gefüllt.

Rost (1) konnte in tierexperimentellen Untersuchungen zeigen, daß der erwähnte anatomische Befund auch eine andere Deutung zuläßt. Er spritzte Hunden Reinkulturen von Staphylokokken in die Art. maxillaris interna, von der die Parotis versorgt wird und fand zwischen dem 3. und 14. Tage regelmäßig nur die Speichelgänge mit Eiter gefüllt, niemals dagegen eine eitrige Thrombose oder Embolie.

Rost (1) erklärte diese Tatsache damit, daß die Blutgefäße den Speichelgängen sehr dicht anliegen. Er nimmt einen raschen Übertritt aus den Gefäßen in die Gänge, d. h. eine Art Ausscheidungsparotitis an, ähnlich der bei der Niere (Nephritis papillaris mymotica, Orth). Die Versuche wurden von Berndt, Buck und Buxton bestätigt. Demnach gibt der anatomische Befund der eitrigen Parotitis keinen eindeutigen Hinweis, ob es sich um eine Infektion von der Mundhöhle oder vom Blutwege her handelt. Dasselbe gilt von den bakteriologischen Untersuchungen. Bei einer Gonokokken- und auch bei einer Typhusparotitis kann man kaum daran zweifeln, daß die Erreger auf dem Blutwege zur Speicheldrüse gelangten. Umgekehrt deutet ein Bakteriengemisch als Eintrittspforte auf die Mundhöhle, d. h. den Speichelgang hin. Aber dies sind Ausnahmebefunde.

Bei der klassischen postoperativen Parotitis werden fast immer nur Staphylokokken in Reinkultur aus dem Eiter gezüchtet, woraus der Schluß gezogen wurde, die Erkrankung sei auf dem Blutwege entstanden. Seifert hat neuerdings nachgewiesen, daß sich nach Operationen gerade die Staphylokokken in der Mundhöhle stark vermehren, so daß auch bei der Infektion der Parotis vom Munde aus einmal nur Staphylokokken in die Speicheldrüse gelangen könnten. Rost hält eine Infektion auf dem Blutwege für wahrscheinlicher.

Bei *Stomatitiden* wird kaum je eine Parotitis beobachtet. Zu einer eitrigen Erkrankung eines Organs kommt es erst dann, wenn die Ansiedlung und das Wachstum der Bakterien durch einen anderen Faktor begünstigt wird. Wenn Rost im Tierversuch sowohl durch Einspritzung von Bakterien in den Speichelgang als solcher in die Blutbahn eine eitrige Parotitis erzeugen konnte, so entsprechen diese Masseneinspritzungen unter Druck nicht dem natürlichen Krankheitsvorgang. Sie setzen zwei Veränderungen, die für die Entstehung der eitrigen Parotitis notwendig sind, die Infektion und gleichzeitig die mechanische Schädigung der Speicheldrüse.

Enge Beziehungen zum Teil innersekretorischer, zum Teil nervöser Natur zu zahlreichen anderen Organen machen es verständlich, daß Reize, die von einer entfernten Stelle des Körpers herstammen, sich in einer Schwellung oder anderweitigen krankhaften Veränderung der Parotis geltend machen. Diese begünstigen dann das Zustandekommen der postoperativen Entzündung.

Es bestehen auch nervöse Beziehungen der Speicheldrüse zu den Organen der Bauchhöhle. Pawlow hat experimentell nachgewiesen, daß schon durch die Laparotomie und das Hervorziehen einer Darmschlinge eine Herabsetzung oder völliges Aufhören der Speichelbildung eintreten kann, wobei der entleerte Speichel zugleich zähflüssiger und trüber wird.

Eine *Schädigung der Speicheldrüse* und damit eine Begünstigung der Infektion ist weiterhin durch toxische Einflüsse gegeben. Jodite, Bromite, Quecksilber und einige Alkaloide wie Morphium und Chinin werden mit Vorliebe durch die Speicheldrüse ausgeschieden. Es sind Vereiterungen der Parotis auf dem Boden solcher Vergiftungen (z. B. mit Quecksilber) bekannt.

Das Jod hat eine doppelte Beziehung zur Speicheldrüse. Es wird durch sie ausgeschieden oder kann auf dem Umwege über die Schilddrüse zu Schwellungen der Parotis führen. Bei Frauen, die zu menstruellen Speicheldrüsenschwellungen neigen, gelang es, außerhalb der Zeit durch Zufuhr von Jod oder Schilddrüsenextrakt eine Speicheldrüsenschwellung zu erzielen.

Besonders DYBALL nimmt toxische Einflüsse als Ursache für die Neigung zur postoperativen Parotis an. Dazu gehören unter anderem die körpereigenen, bei jeder Operation gebildeten Zerfallsstoffe. Von den bakteriellen Toxinen scheint vor allem dasjenige des Typhusbacillus die Parotis zu schädigen. Ob eine Schädigung durch unmittelbare Giftwirkung etwa infolge einer Ausscheidung der Gifte durch die Speicheldrüse vorliegt, oder ein verwickelter nervöser Vorgang (REISCHAUER), bedarf weiterer Klärung.

Eine Reihe mehr mittelbarer Schädigungen können die Speicheldrüsen treffen. Fasten und reichliches Abführen vor der Operation, verminderte Flüssigkeitszufuhr nach größeren Bauchoperationen führen zu einer Wasserverarmung und dadurch herabgesetzter Speichelausscheidung.

In der tiefen Narkose kommt es zu einem Stillstand der Sekretion (BÜTTERMANN). Auch Druck auf die Parotis während der Narkose bei etwas zu energischer und ungeschickter Anwendung des ESMARCHschen Handgriffes kann zu einer Schädigung der Drüse führen. Die Entzündung der Ohrspeicheldrüse tritt aber meist erst mehrere Tage nach der Operation ein, zu einer Zeit, wo diese Operationsschädigungen keine Rolle mehr spielen können (HELLENDAL).

Auf eine *Fermententgleisung* ähnlich wie bei einer Pankreatitis führen SCHMIEDEN und VOSS die Neigung der Parotis zur Eiterung nach Operation zurück. Sie fanden, daß der Speichel der Parotis ein, wenn auch schwaches tryptisches Ferment enthält, was den beiden anderen Speicheldrüsen fehlt. Weiterhin wiesen sie in einzelnen Frühfällen von postoperativer Parotitis weitgehende Nekrosen in der Speicheldrüse beim Fehlen von Entzündungserscheinungen nach. Ob die Ursache dieser Fermententgleisung in toxischen Einflüssen zu suchen ist, ist vorläufig nicht bekannt. Jedenfalls macht sie es uns verständlich, warum immer nur die Parotis und nie die anderen Speicheldrüsen von dieser Erkrankung befallen werden. Die Erklärung, die man bisher dafür hatte, daß der Mucingehalt des Speichels der Submaxillaris und Sublingualis die Entwicklung der Eitererreger verhindere, fand im Versuch keine Stütze. Im Gegenteil kommt gerade dem Speichel der Parotis eine stärkere bactericide Kraft zu als dem der Submaxillaris und Sublingualis.

3. Speichelsteine.

Speichelsteine werden in der überwiegenden Mehrzahl der Fälle im Ductus Whartonianus, seltener im Stenonianus beobachtet. Nach neueren physikalisch-chemischen Untersuchungen über steinbildende Prozesse im Körper sind derartige Steine als „Mischfällungen von Kolloiden und Kristalloiden" aufzufassen (SCHADE, LIESEGANG). Alle Körperflüssigkeiten, in denen es gelegentlich zur Steinbildung kommt, wie Speichel, Harn, Galle usw., sind kolloide Lösungen. In ihnen kommt es unter sehr verschiedenen, uns nicht immer bekannten Bedingungen zu Ausfällungen. Man unterscheidet bei den Kolloiden eine reversible und eine irreversible Ausfällung. Zu den irreversiblen Kolloidfällungen gehören die eigentlichen Steine (Gallen-, Harn- und Speichelsteine).

SCHADE ist der Versuch geglückt, derartige Steinbildung im Reagenzglas nachzuahmen, indem er zu Blutplasma Calciumphosphat, Calciumcarbonat oder Tripelphosphat hinzusetzte. Fehlte Fibrin, dann gelang die experimentelle

Steinbildung nicht. Als primäre Ursache für die Entstehung der Speichelsteine ist eine Entzündung der Drüse oder ihrer Ausführungsgänge nötig, bei der es zur Fibrinbildung kommt. Dabei brauchen keine dauernden Veränderungen aufzutreten. Nur selten tritt nach Entfernung des ersten Steines ein Rezidiv auf. Nicht jede Entzündung in der Speicheldrüse führt zur Steinbildung; sonst müßten Steine in der Parotis ja häufiger sein als in der Submaxillaris, während gerade das Umgekehrte der Fall ist. Es muß vielmehr entweder die Entzündung eine besondere sein — „steinbildender Katarrh" — oder es müssen neben der Entzündung noch andere die Steinbildung begünstigende oder auslösende Dinge eine Rolle spielen, wie Verengerungen des Ganges, chronischer Reiz desselben, z. B. bei Pfeifenrauchen, Eindringen von Fremdkörpern, Bakterien u. dgl. Solche Fremdkörper besonders auch Leptothrixfäden sind häufig als Kern von Speichelsteinen nachgewiesen worden.

Die Folgen eines Speichelsteines sind Koliken sowie der „Tumor salivalis". Schmerzhafte Anschwellungen der Speicheldrüse und Gänge treten bei jeder Nahrungsaufnahme, manchmal sogar schon beim Anblick des Essens auf. Diese Koliken sind durch den gestauten Speichel verursacht. Bei länger bestehenden Speichelsteinen ist die Drüse dauernd vergrößert und hart. Sie zeigt mikroskopisch beträchtliche Bindegewebswucherung (LANGEMAK). Bei dauerndem Verschluß kommt es schließlich zu völliger Verödung der Drüse. Man findet dann einen cystischen Tumor in der Gegend der Glandula submaxillaris, der den erweiterten Drüsengängen entspricht. Ein solcher Tumor wurde schon unmittelbar nach der Geburt beobachtet, was eine intrauterine Speichelsekretion beweist (SULTAN).

Da wir von der experimentellen Nierensteinbildung her wissen, daß Besonderheiten der Kost — „Unzweckmäßigkeiten" — im weitesten Sinne des Wortes [ROST (1)] bei der Entstehung solcher Steine eine große Rolle spielen, ist es naheliegend, ähnliches auch von der Speichelsteinbildung anzunehmen, doch fehlen bisher entsprechende Versuche.

Die Folgen der **Unterbindung der Speichelgänge** sind vielfach untersucht worden. Man hoffte damit eine Methode der Heilung von Speichelfisteln auch am Menschen zu haben, die den Tierärzten schon lange bekannt war. Ziemlich übereinstimmend wurde nach Unterbindung des Speichelganges zunächst eine Erweiterung der Ausführungsgänge, dann Hyperplasie des gesamten Bindegewebes gefunden. Schließlich geht das Drüsengewebe zugrunde. Im Experiment verläuft dieser Vorgang ohne wesentliche Entzündungserscheinungen. Bei Menschen, denen wegen Speichelfistel der Ausführungsgang unterbunden wurde, um damit die Drüse zur Verödung zu bringen, kam es verständlicherweise meist zu schweren Entzündungen, zum Teil Vereiterungen der Drüse, da diese wohl stets Eitererreger enthielt. Deshalb wurde diese Methode völlig verlassen.

Die **Pneumatocele** kommt bei Glasbläsern, besonders bei solchen, die hauptsächlich mit den Backen blasen, durch Eintritt von Luft in die Parotis zustande. Das Eindringen der Luft in den Ductus stenonianus ist eine Folge der Schlaffheit der Backen, die oft noch durch wiederholte Entzündungen geschädigt sind (NARATH).

III. Zunge.

Die *Zunge* vermittelt den Geschmack. Ihr kommt eine wesentliche Bedeutung bei der Zerkleinerung und Fortbewegung der Speisen zu. Außerdem hat sie eine große Bedeutung für die Sprache.

Der **Geschmacksnerv** der Zunge ist der N. glossopharyngeus. Er versorgt den Zungengrund, den für Geschmackseindrücke empfindlichsten Teil. Er übermittelt der Zunge Geschmacksfasern durch die in der Chorda tympani verlaufenden Fasern des Lingualis. Nach Entfernung des Ganglion Gasseri ist die Geschmacksfähigkeit der Zunge völlig aufgehoben [BIRCHER (1)]. Man beobachtet nach diesem Eingriff auch andere Störungen an der Zunge, so z. B. einen halbseitigen Zungenbelag (MÜLLER, DEHAM).

Die *motorischen Impulse* empfängt die Zunge vom N. hypoglossus, *sensible* vom N. lingualis und in einem kleinen Bezirk vom N. laryngeus superior. Die Zunge ist die empfindlichste Stelle der Mundhöhle, besonders für thermische und mechanische Reize. Andere Stellen der Mundschleimhaut, z. B. die Wangen, fühlen Temperaturunterschiede sehr viel weniger genau (ZIMMERMANN). MARX fand außer dem Fehlen der Schmerzempfindung an der Wange schmerzunempfindliche Stellen am Zäpfchen und den angrenzenden Teilen der hinteren Mundhöhle.

Der Geschmackssinn ist nicht an das Vorhandensein der Zunge gebunden. Dies ließ sich an Kranken, deren Zunge vollständig entfernt worden war, nachweisen. THIERY und später EHRMANN konnten feststellen, daß zwar stets eine Störung des Geschmackssinns vorhanden war, so daß die Betroffenen nicht mehr als „Feinschmecker" bezeichnet werden konnten, daß sie aber doch noch bis zu einem gewissen Grade mit Hilfe des weichen Gaumens, der Gaumenbögen und vielleicht auch eines Teiles der hinteren Pharynxwand Geschmackseindrücke aufnehmen konnten. Nach THIERY gibt es kaum eine Stelle von der Lippe bis zum Magen, der nicht eine Geschmacksfunktion zugeschrieben worden wäre. Die Geschmacksausfälle bei teilweiser Verletzung des N. glossopharyngeus bzw. N. lingualis sind natürlich verschieden hochgradig. Sie ergeben sich aus der Ausdehnung der Verletzung dieser Nerven (HALBAN).

Sprachstörungen. Sehr viel störender macht sich eine Erkrankung oder das Fehlen der Zunge für die Sprache bemerkbar. Schon eine geringfügige Wunde oder Entzündung im Bereich der Zunge bewirkt ein Undeutlicherwerden der Sprache. Dasselbe beobachten wir bei Verletzung des N. hypoglossus oder Hemiatrophie der Zunge (RANZIER). Am hochgradigsten ist natürlich die Störung, wenn die ganze Zunge fehlt oder beide Hypoglossi durchtrennt sind.

THIERY und EHRMANN untersuchten bei Patienten nach vollkommener Zungenentfernung zu verschiedenen Zeiten nach der Operation die Lautbildung (vgl. auch SCHULTÉN). Natürlich blieben die Lippenlaute normal. Alle Konsonanten, zu deren Bildung die Zunge nötig ist, werden dagegen auch längere Zeit nach der Operation sehr schlecht ausgesprochen, vor allem die Nasalund Gutturallaute, so daß die Sprache im ganzen außerordentlich undeutlich wird. Für k und t wird ein p-ähnlicher Explosionslaut hervorgebracht. Zwischen a und ä wird kein Unterschied gemacht, ebensowenig zwischen o, ö und e.

Eine Besserung der Sprache tritt dann ein, wenn sich am Mundboden eine Verdickung der Schleimhaut bildet, die gewissermaßen als Ersatz für das fehlende Organ dient (EHRMANN), oder wenn noch ein Rest der Zunge übrig geblieben ist (KETTNER). Daß auch schon eine geringgradige Beeinträchtigung der Zunge, wie teilweises Festwachsen oder Fehlen der Spitze zu recht erheblicher Sprachstörung führt, haben u. a. Kriegserfahrungen gelehrt.

Der Schluckakt. Die für das Leben zweifellos wichtigste Aufgabe der Zunge ist ihre Beteiligung am *Schluckakt*. Dieser stellt einen außerordentlich verwickelten Vorgang dar, an dem zahlreiche Muskeln beteiligt sind. Unsere Kenntnisse über das Schlucken sind vor allem durch das Röntgenverfahren erweitert worden.

Man unterscheidet nach SCHREIBER (1, 2) u. a. eine *bukko-pharyngeale* von einer *oesophageo-pharyngealen* Phase des Schluckaktes. Eine solche Einteilung hat zwar etwas Willkürliches.

Der *Schluckmechanismus* wird durch reflektorische Innervation der Schluckmuskulatur nach Reizung der Rachenwand ausgelöst und stellt einen sehr komplizierten Vorgang dar. Die einzelnen Phasen lassen sich bei der Röntgendurchleuchtung gut verfolgen. Die Zunge legt sich von der Spitze her fest an den harten Gaumen an und schiebt dadurch die Speisen von vorn nach hinten. Es ist dabei aber nicht nur die Zungen-, sondern auch die Zungenbeinmuskulatur (Mylohyoideus und Hyoglossus (KRONECKER und MELTZER), bzw. auch der Geniohyoideus, Genioglossus und schließlich indirekt der Thyreohyoideus beteiligt.

Schluckbeschwerden, die nach Strumaoperation auftreten, erklären sich zum Teil aus der temporären Durchtrennung jener Muskeln.

Der tiefere Pharynxraum wird stark verkleinert und die Nahrung wird nach Art eines Spritzenstempels nach der Speiseröhre befördert.

Durch die Untersuchungen von SCHREIBER wissen wir, daß in der Regel die Beförderung der Speisen nicht allein durch den Bewegungsantrieb, der ihnen von der Zunge her erteilt wird, erfolgt, sondern auch durch Eigenbewegung der Speiseröhre. Immerhin muß man die Bedeutung der Zungen- und oberen Halsmuskeln hoch einschätzen.

Ist der Bissen bis zum Anfang des weichen Gaumens gelangt, so legt sich die Zungenwurzel an die hintere Rachenwand. Gleichzeitig hebt sich der weiche Gaumen und berührt den an den hinteren Rachenwand gelegenen sog. PASSAVANTschen Wulst. Dadurch wird der Pharynx nach oben abgeschlossen. Diese Bewegung des weichen Gaumens vermochte COUVELAIRE an einem Patienten zu beobachten, dessen Nasen-Rachenräume nach Exstirpation eines Carcinoms des inneren Augenwinkels breit frei lagen.

Am Eingang der Speiseröhre, dem sog. Isthmus faucium, löst der Bissen das praktisch so außerordentlich wichtige Heben des Kehlkopfes aus. Hauptsächlich durch Zusammenziehung des M. thyreohyoideus rückt der Schildknorpel und damit der gesamte Kehlkopf näher an das Zungenbein. Gleichzeitig mit dem Kehlkopf und der Luftröhre heben sich alle mit ihm verbundenen Gebilde, u. a. auch die Schilddrüse. Dieses Heben des Kehlkopfes nach oben und wahrscheinlich auch etwas nach vorn bedingt einen Schutz gegen das Verschlucken, insofern das subhyoide Fettpolster die Epiglottis stark nach hinten drückt und dadurch den Verschluß des Larynx veranlaßt (EYKMANN). Die Epiglottis legt sich gleichzeitig durch ein gewisses Nachhintenüberneigen des oberen Teiles des Kehlkopfes der hinteren Rachenwand an und bildet auf diese Art einen Deckel für den Kehlkopfeingang. Beobachtungen an Operierten (EYKMANN) und besonders die Versuche von PASSAVANT, der sich auf den Rand des Kehldeckels Tusche brachte und nach dem Schlucken den Abdruck davon auf den Taschenbändern beobachten konnte, sprechen dafür, daß sich beim Menschen die Epiglottis beim Schlucken bis auf den Boden des oberen Kehlkopfraumes legt. Es wird also die Epiglottis nicht rein passiv durch den Druck der Bissen über den Kehldeckel geklappt. Diese gehen gar nicht mitten über den Kehldeckel hinweg, sondern gleiten seitlich durch den Recessus piriformis in den Oesophagus. Dieser sog. „geteilte Schluckakt" erklärt es, daß spitze Fremdkörper wie Gräten u. dgl. so gern im Sinus piriformis stecken bleiben.

Beim operierten Hunde konnte SCHIFF beobachten, daß eine weitere Aufgabe des Kehldeckels darin besteht, die nach dem eigentlichen Schluckakt noch vom Gaumendach und den Pharynxwänden herabfallenden Tropfen nicht in den Larynx gelangen zu lassen.

Einen weiteren Schutz gegen das Eindringen von Speisen in den Kehlkopf bildet die Unterbrechung der Atmung während des Schluckaktes. Schluckund Atemzentrum stehen darnach in einer gewissen Beziehung zueinander.

Dies wird u. a. daraus gefolgert, daß beim Ersticken Schluckbewegungen ausgelöst werden (Schwartz, Ducceschi). Ganz eindeutig sind jedoch die Verhältnisse nicht, da sich gewisse Beobachtungen (z. B. Wasser im Magen Ertrunkener) auch anders erklären lassen (vgl. auch Cahn).

Hernach gleitet der Bissen in den Oesophagusmund (Killian). Dieser wird durch Hemmung seines tonischen Verschlusses geöffnet, wobei der Grad der Öffnung von der Größe des Bissens abhängt.

Durch *Zungenexstirpation* oder *Lähmung* der Zunge kann der Schluckakt recht wesentlich gestört sein. Damit der Bissen in den hinteren Rachenteil gelangt, pflegen derartige Patienten beim Schlucken den Kopf nach hinten zu legen (Thiery, Ehrmann). Störend macht sich weiterhin bemerkbar, daß der Bissen weniger gründlich mit Speichel gemischt ist. Einen gewissen Ersatz für das fehlende Organ bildet der muskulöse Mundboden, der wie die Wange jetzt viel ausgiebigere Bewegungen macht. Man tut deshalb gut, bei der Operation beide möglichst zu schonen.

Ist der Bissen im hinteren Rachenraum angelangt, so suchen die Patienten ihn gewöhnlich durch Drehen des Kopfes bei der Epiglottis vorbeizubekommen. Dies gelingt, obgleich bei Fehlen des Zungengrundes die Epiglottis nicht normal verschlossen werden kann. Es sind jedoch die anderen Verschlußmechanismen des Aditus laryngis ausreichend. Ein Hund kann nach Entfernung des ganzen pharyngealen Teiles der Epiglottis, ohne sich zu verschlucken, saufen, vorausgesetzt, daß er nicht aufgeregt wird (Schiff). Auch beim Menschen kann der Kehldeckel ganz oder zum größten Teil fehlen, ohne daß das Schlucken beeinträchtigt wird (Morgagni, Rosenbaum, Schmidt).

Lähmung des weichen Gaumens (Diphtherie) oder Defekt in ihm und dem harten Gaumen, bedingen ebenfalls Störungen beim Schlucken. Der Abschluß der Mundhöhle gegen die Nase ist darnach ein unvollkommener. Es läuft z. B. bei einer Gaumenspalte flüssige Nahrung leicht zur Nase heraus. Die Lähmung des Orbicularis oris bei Facialisverletzungen wirkt deshalb störend, weil bei fehlendem Lippenschluß Flüssigkeit aus dem Munde herausfließen kann. Dasselbe gilt natürlich auch für den mangelhaften Mundschluß bei Hasenscharten. Außerdem sind solche Kinder am Saugen gehindert. Dasselbe gilt beim Bestehen entsprechender Verletzungen. Ein möglichst frühzeitiger operativer Verschluß von Hasenscharten bzw. Gaumenspalten ist aus diesen Gründen angezeigt.

Die ausgesprochensten Störungen, ja eine gänzliche Unmöglichkeit zu Schlingen, findet man bei Frakturen oder Luxationen des Zungenbeins, besonders des großen Zungenbeinhorns (Dysphagia Valsalvae). Es entspricht der großen Bedeutung, die das Heben des Zungenbeines für den Schluckakt hat, daß derartige Kranke sofort nach der Verletzung keine Schlingbewegung mehr ausführen können und oft längere Zeit mit der Schlundsonde ernährt werden müssen. Wegen des mangelhaften Schluckens und der darin verbundenen Gefahr einer Schluckpneumonie ist die Prognose eine sehr ernste (etwa 50% Mortalität).

Wird bei der Resektion des Mittelstücks vom Unterkiefer der Genioglossus durchtrennt, dann sinkt der Zungengrund der Schwere nach hinten und legt sich über den Kehlkopfeingang, wodurch schwerste Erstickungsgefahr bedingt wird. Da der Geniohyoideus und Mylohyoideus wohl meist mit durchtrennt sind, verliert gleichzeitig das Zungenbein seinen vorderen Halt und erhöht die Atemstörung (Szymanowsky). Auch bei entsprechenden Schußverletzungen wird ähnliches beobachtet. Für diese sind besondere Verbände konstruiert worden, um das Zurücksinken der Zunge zu verhindern [Rost (2)]. Bei vielen Oesophaguserkrankungen, bei Bulbärparalyse, nach Diphtherie oder bei Recurrensparese beobachtet man röntgenologisch eine sog. partielle Schlucklähmung. Kontrastbreireste bleiben in den Sin. piriformis und Vallec. epiglott. liegen.

Speiseröhre.

Von Professor Dr. F. Rost † - Mannheim und Professor Dr. Th. Naegeli - Bonn.

Die *Speiseröhre* beteiligt sich aktiv am *Schluckakt* („pharyngooesophageale Phase“). Flüssige Speisen gelangen zwar bei gewöhnlicher Haltung durch die Schwerkraft in die Kardia. Feste Bissen werden durch die Oesophagusmuskulatur nach abwärts befördert, und zwar im Halsteil schneller als im Brustteil, was Schreiber damit in Zusammenhang bringt, daß der Halsteil quergestreifte, der Brustteil glatte Muskulatur hat. Der Tonus der Speiseröhre, der nach dem Magen hin abnimmt, unterstützt die Wirkung [Palugyay (1, 2, 3)].

Wird das Schlucken in Beckenhochlage vor dem Röntgenschirm verfolgt [Palugyay (1, 2)], so sieht man, daß ein Unterschied besteht, je nachdem ob man Flüssigkeiten oder breiige Speisen schlucken läßt. Flüssigkeiten gelangen bei Beckenhochlage nicht bis zur Kardia, wohl aber Breie. Eine gewisse Peristaltik scheint nach Seemann auch beim Trinken von Flüssigkeiten vorhanden zu sein. Im allgemeinen gelangen diese aber entsprechend ihrer Schwere ohne sichtbare Peristaltik in den Magen. Bei Beckenhochlage und Breikost sieht man besonders gut, daß sowohl der Tonus der Speiseröhre, als ihre Peristaltik bei den einzelnen Menschen recht verschieden stark ist. Es gibt langsam fließende Übergänge vom noch Normalen zum Krankhaften. Manche Menschen können sich ohne Schluckbewegung Flüssigkeit in den Magen gießen, wie durch ein starres Rohr, bei anderen veranlaßt jeder größere Schluck ein Zusammenziehen der Speiseröhre in ihrem Verlauf. Auch Art und Zubereitung der Speisen spielt eine Rolle: Trockenes Brot rutscht schlechter wie Butterbrot. Es gibt z. B. Obstsorten, die beim Essen regelmäßig ein krampfartiges Gefühl bis zum unangenehmen Schmerz in der Speiseröhre auslösen. Als krankhaft kann man krampfhafte Zusammenziehungen der Speiseröhre erst bezeichnen, wenn sie regelmäßig auftreten, z. B. bei anämischen Frauen.

Schluckbewegungen werden reflektorisch durch Berührung der Nahrung mit dem weichen Gaumen bzw. Rachen ausgelöst. Durch Kokanisierung jener Gegend oder durch Verätzung der Schleimhaut (Carlson) kann man diesen Reflex aufheben. Die Epiglottis, von der gleichfalls der Reiz ausgehen kann, ist sensibel vom N. laryngeus sup. versorgt. Die Durchschneidung dieses Nerven wird beim Menschen, die an einer Tuberkulose des Kehlkopfes leiden, vorgenommen, um die Schmerzen beim Schlucken zu beseitigen (Lit. s. Zenker). Störungen des Schluckaktes sind nach dieser Operation nicht beobachtet worden. Nach Strumaoperationen findet man gelegentlich, daß sich die Patienten leicht „verschlucken“. Es trifft das besonders bei Kröpfen zu, die weit nach oben reichten. Möglicherweise ist dabei der N. laryngeus superior geschädigt worden (v. Eiselsberg).

Innervation. Die sensiblen Bahnen der Speiseröhre verlaufen im N. recurrens (Lüscher). Sie stehen aber auch in Verbindung mit spinalen Ganglienzellen (de Witt). Nach den Untersuchungen von Zimmermann ist die Speiseröhre in ihrem unteren Teil unempfindlich für Berührungen und elektrische Reize, während sie in ihrem oberen Teil diese Reize wahrnimmt. Sie ist in ihrer ganzen Länge für Druck und Temperaturunterschiede sowie für gewisse Chemikalien (Alkohol) unempfindlich. Menthol wird dagegen ungefähr bis zur Höhe des Kehlkopfes an dem dadurch ausgelösten Kältegefühl wahrgenommen.

Der *motorischen Innervation* des Rachens und der Speiseröhre dient der Vagus. Er besitzt Fasern, deren Reizung die Speiseröhre zur Zusammenziehung veranlassen und solche, die den Tonus der Muskulatur aufrechterhalten (Goltz). Außerdem hat die Speiseröhre ein motorisches Zentrum in sympathischen

Ganglienzellenhaufen, die in der Wand des Oesophagus liegen und Verbindung
zum Grenzstrang haben. Herausnahme des Ganglion cervicale sup., ebenso wie
des Ganglion stellatum bewirken, daß die Bissen in der Speiseröhre stecken
bleiben [KURÉ (1, 2) u. a.]. Verwickelt werden die Innervationsverhältnisse
noch dadurch, daß die Muskelgebiete der einzelnen Nerven ineinander übergreifen (KAHN).

Das Schluckzentrum liegt im verlängerten Mark oberhalb des Atemzentrums.

MORIAN gibt eine Zusammenstellung der Fälle von Schluckstörungen durch
Blutung in den Vagus nach Schädelverletzungen. Die verschiedensten Muskelgruppen können gelähmt sein. Die Schlucklähmung geht meist bald zurück.

Engen des Oesophagus. Eine große Bedeutung für den Ort von Verätzungen,
für das Liegenbleiben von Fremdkörpern, auch wohl für das Auftreten der
bösartigen Geschwülste hat man den sog. *„Engen des Oesophagus"* zugeschrieben.
SAPPEY beschreibt nur eine Enge, VIRCHOW u. a. drei, MEHNERT dreizehn
(Lit. s. ENDERLEN). Am meisten Verbreitung hat die Lehre von den drei
VIRCHOWschen Engen, unterhalb des unteren Randes des Cartilago cricoidea,
etwa 2 cm unterhalb der Bifurkation und etwa 2 cm über der Kardia.

Diese Engen sind lediglich funktioneller Natur, teils bedingt durch ungleich-
mäßige Zusammenziehungen der einzelnen Oesophagusabschnitte (Kardia,
Hiatus oesophageus), teils durch Druck benachbarter Gebilde (Bifurcatio,
Ringknorpel) (TELEMANN).

Die *Kardia* oder der Magenmund stellt einen mehrere Zentimeter langen Abschnitt dar, wo der geschluckte Bissen gewöhnlich kurze Zeit verweilt, bevor er
in den Magen gelangt [PALUGYAY (1, 2)]. Als Abschluß des Oesophagus bedingen
Funktionsstörungen in erster Linie Veränderungen an der Speiseröhre. Deshalb
finden diese hier und nicht im Kapitel Magen Erwähnung. In der Ruhe ist sie
geschlossen. Führt man bei eröffnetem Magen einen Finger in sie ein, so spürt
man einen festen Widerstand, der dem Zwerchfellschlitz entspricht und bei
der Einatmung fester ist als bei der Ausatmung (REICH). Beim Oesophago-
skopieren öffnet sie sich, so daß man den Tubus ohne Widerstand in den Magen
vorschieben kann. Jede Drucksteigerung im unteren Speiseröhrenabschnitt,
z. B. durch Einpumpen von Luft oder Eingießen von Flüssigkeit oder durch
den Schluckakt hat eine Öffnung zur Folge (v. MIKULICZ).

Der Verschluß an der Kardia wird auf dreierlei Weise herbeigeführt, einmal durch die
schließmuskelartig angeordnete und verstärkte Ringmuskulatur der Speiseröhre, dann durch
die zwingenartig angeordnete Zwerchfellmuskulatur, sowie durch den Ventilverschluß, der
durch die schräge Einmündung der Speiseröhre in den Magen bedingt wird. Der Grad
dieses Ventilverschlusses wechselt bei den einzelnen Menschentypen (HERZBERG). FLEINER
schreibt — gestützt auf anatomische Untersuchungen von FORSELL — dem obersten Teil
der Magenstraße eine Beteiligung zu (vgl. auch DAHMANN), der sicher nur gering und
praktisch ohne Bedeutung sein kann.

Die Speiseröhre ist nur durch lockeres Bindegewebe mit dem Zwerchfell
verbunden, dessen Festigkeit z. B. durch Ödem als Folge wiederholten Erbrechens
(ROST), sowie im Alter (SCHATZKI) nachgibt. Deswegen liegt der ringförmige
Verschluß nicht immer fest in seinem Verhältnis zur Zwerchfellebene. Auch der
intraabdominelle Teil der Kardia, d. h. der oberste Teil des Magens kann sich
nach oben verschieben (ACKERLUND). Dort kommt es nach v. BERGMANN
und KNOTHE zu einer Verschiebung des intraabdominellen Teils der Speiseröhre nach aufwärts.

Unter der *Hiatushernie* versteht man gewöhnlich ein Hochtreten von Bauch-
eingeweiden nach dem Brustraum durch eine Lückenbildung in der bindegewebigen
Verbindung von Zwerchfell zur Speiseröhre oder durch krankhafte Dehnung
dieser Membran [vgl. SAUERBRUCH-FULDE und v. BERGMANN(1)-KNOTHE]. Diese
im Röntgenbild nachweisbare erhöhte Verschieblichkeit des untersten Speise-

röhrenabschnittes gegen das Zwerchfell gewinnt aber dadurch an Interesse, daß sie für gewisse „nervöse Beschwerden" verantwortlich zu machen ist. In einem ersten Stadium können in den Thorax eingetretene Teile spontan wieder zurückkehren.

Die Kraft des Zuges des Oesophagus in der Längsrichtung genügt nicht, um die anatomische Verbindung zwischen Zwerchfell und Speiseröhre zu lösen und den Magen in den Thorax hineinzuziehen. Dagegen reißen im Experiment geringe faradische Reize des Vagus am Hals den Magen schlagartig bei fühlbarer kräftiger Längskontraktion der Speiseröhre herauf. Ist der Reiz kräftig genug und besteht er häufig und längere Zeit, so kann dadurch der Magen über das Zwerchfell herübergezerrt werden. Es wäre damit der experimentelle Beweis eines Mechanismus zur Entstehung einer Hiatushernie gegeben. Daß eine Schwäche oder Weite der Zwerchfellzwinge oder eine Lockerung des bindegewebigen Anteils disponierend wirken kann, hat SCHATZKI gezeigt. Er wies nach, daß im Alter eine größere Häufung dieser Hernien vorhanden ist, ohne daß damit stets Beschwerden verknüpft waren. v. BERGMANN (1, 2) spricht bei Beschwerden, die durch diese Veränderungen hervorgerufen werden, von einem *„epiphrenalen Syndrom"*.

Bekanntlich ziehen beide Vagi durch den Hiatus oesophageus, der linke vorn, der rechte mehr hinten. Es ist verständlich, daß sie dort einem Druck oder einer Zerrung leichter unterliegen können und damit Reflexwirkungen auslösen, da sie auch zentripetale, vielleicht auch sympathische Fasern enthalten.

Führt man beim Hund einen kleinen Gummiballon in die Kardia, d. h. in den Hiatus oesophageus und bläht ihn auf, so kann man mit Hilfe der Thermostromuhr den Nachweis erbringen, daß Druck durch Blähung eine erhebliche Verminderung der Coronardurchblutung bedingt, die nach Entspannung sofort zur Norm zurückkehrt. Andere Gefäße werden durch diesen Reflex nicht beeinflußt. Danach ist es verständlich, daß unter Umständen kleine Hiatushernien als Ursache solcher Zustände, die der Angina pectoris sehr ähnlich sehen, verantwortlich zu machen sind.

Auch FULDE berichtet über Störungen des Blutdrucks bei Aufblähung der Kardia. Das Zusammenspiel aller, sowohl glatter wie quergestreifter Muskelfasern, für die der Zustand bei der Atmung eine große Rolle spielt, ist ein verwickeltes (vgl. SAUERBRUCH, CHAOUL und ADAM).

Die Beobachtung von GOLTZ, der nicht nur nach Durchschneidung beider Vagi, sondern auch nach Zerstörung der Medulla oblongata beim Frosch einen andauernden Krampf des Oesophagus gesehen hat, weist darauf hin, daß die Störung auch durch Veränderungen im Gehirn hervorgerufen werden könne.

Durchtrennung des N. phrenicus bedingt nach ERNST keine Erschwerung des Schluckens wie bei Kardiospasmus, wie FROMME angegeben hat. Völlige Lähmungen kommen bei Bulbärparalyse, multipler Sklerose und anderen Erkrankungen des zentralen Nervensystems vor, meist erst kurz vor dem Tode (ZENKER). Von GOTTSTEIN ist eine postdiphtherische Parese des Oesophagus bei Erkrankung der peripheren Nerven beschrieben worden.

Die *Atonie des Oesophagus,* meist eine Teilerscheinung der allgemeinen Atonie, erkennt man vor dem Röntgenschirm daran, daß kleine Mengen weicher Bissen über die Wandung des ganzen Organs hin ausgestrichen werden (HOLZKNECHT und OLBERT). Noch bessere Resultate ergibt die Untersuchung in Beckenhochlagerung [PALUGYAY (1, 2)].

Außer der Dysphagie durch Lähmung kommt auch eine Dysphagia spasmodica vor (F. HOFMANN). Für ihr Verständnis sind die Versuche von GOLTZ von Wert, der bei Fröschen reflektorisch, z. B. durch Reiz der Oesophaguswand, ferner des N. ischiadicus Zusammenziehung der Speiseröhre beobachten konnte.

An Warmblütern sind entsprechende Untersuchungen bisher nicht ausgeführt worden. Immerhin sprechen auch klinische Erfahrungen, besonders die Krämpfe bei Entzündung des Oesophagus, bei Reiz von Fremdkörpern usw. dafür, daß diese Spasmen in den mittleren Abschnitten reflektorisch durch periphere Reize verschiedener Art ausgelöst werden.

Eine besondere Bedeutung hat der Krampf des Oesophaguseinganges. KILLIAN hat jenen Teil des M. constrictor pharyng. als einen besonderen Muskelring beschrieben (M. fundiformis). Wie die Kardia soll er in Ruhe geschlossen sein, während die übrige Speiseröhre ein offenes luftgefülltes Rohr darstellt (SAUERBRUCH). Auch der Oesophaguseingang ist gelegentlich der Sitz von Krämpfen [BECK (2), BOENNINGHAUS, GOTTSTEIN], die der Einführung des Oesophagoskops Schwierigkeiten bereiten können. KILLIAN schreibt diesen Krämpfen als auslösende Ursache bei der Entstehung der **Pulsionsdivertikel** eine Bedeutung zu (,,ZENKERsche Divertikel). Es sind sackförmige Ausstülpungen der hinteren oder seitlichen Schlundwand an der Grenze von Pharynx und Oesophagus. Nach ZENKER-V. ZIEMSSEN entstehen sie rein mechanisch. Durch Verlust der Widerstandsfähigkeit an umschriebener Stelle bewirkt der Innendruck beim Schlingakt eine Ausbuchtung muskelschwacher Stellen. Eine bevorzugte solch schwache Stelle in der hinteren Wand findet sich am Übergang von Pharynx zu Oesophagus. Dort fehlen in einem dreieckigen Raum die längsgerichteten Muskelfasern, die im übrigen als wesentlichster Stützapparat für Pharynx und Oesophagus gelten. Durch diese Muskellücke stülpt sich die Schleimhaut vor. Dies gibt die Erklärung dafür, daß man bei der mikroskopischen Untersuchung der Divertikel in der Mehrzahl der Fälle die Kuppe frei von Muskelfasern findet (BRUNS, JURACZ, MARUYAMA, STARCK, LÜPKE u. a.).

Kongenital entstandene Divertikel liegen im Pharynx selbst. Sie leiten sich von einer inneren, unvollständigen Halsfistel ab.

Pulsionsdivertikel findet man auch in anderen Teilen der Speiseröhre. Sie liegen fast ausschließlich an der vorderen Wand meist unmittelbar oberhalb der Kardia (epikardial, DESSECKER, KREMER) oder über dem Bronchus (epibronchial). Bei einem Teil handelt es sich um Traktionsdivertikel, die sekundär von innen her erweitert werden (Traktions-Pulsionsdivertikel STARCK). Bei der Trennung des ursprünglich gemeinsamen Darmrespirationsrohres können durch Verwachsungsstränge Ausbuchtungen am Oesophagus zustande kommen. Man findet auch erworbene schwache Stellen in der Oesophaguswand auf Grund von entzündlichen Geschwüren, Dekubitalnekrosen usw.; sie sind als Ursache von Pulsionsdivertikeln im mittleren Oesophagusabschnitt bisher nicht beschrieben worden.

Die meisten Divertikel der mittleren und unteren Speiseröhre sind *Traktionsdivertikel*, entstanden durch den Zug schrumpfender tuberkulöser Lymphdrüsen. Diese können völlig symptomlos verlaufen. Sie brechen aber auch gelegentlich in die Umgebung, z. B. in die Luftröhre und ins Mediastinum oder die Lunge durch und führen dann zu schweren Erscheinungen wie Mediastinitis, Oesophagus-Trachealfisteln oder rascher Verblutung.

Die **Stenosen** der Speiseröhre teilt man zweckmäßig in organische Verengerungen als Folge von Erkrankungen der Speiseröhre selbst, i. e. Strikturen und Stenosen durch Druck von außen, z. B. durch eine Struma, ein.

Strikturen entstehen am häufigsten nach *Verätzung*. Sie sitzen an den drei Engen, d. h. meist am Eingang der Speiseröhre, an der Bifurkation oder an der Kardia. Oberhalb der Striktur entwickelt sich eine Verdickung der Muskulatur ohne wesentliche Erweiterung, die bis zur engsten Stelle der Striktur reicht, also sich nicht trichterförmig verjüngt.

Deshalb gelingt die Bougierung derartiger Verätzungsstrikturen von oben oft nicht, während man vom Magen aus anstandlos die engste Stelle findet (v. HACKER).

Die angeborenen Stenosen, oft vereint mit anderen Mißbildungen, z. B. Bronchiektasen (RECKE), sind entwicklungsgeschichtlich gut erklärbar (KREUTER).

Dank des vortrefflichen Schutzes durch das die Speiseröhre auskleidenden Plattenepithels sind *Entzündungen* verhältnismäßig selten. Sie können Spasmen auslösen, die ohne Oesophagoskopie schwer zu deutende Schluckbeschwerden verursachen. Auch finden sich noch Infektionskrankheiten, tiefgreifende Ulcerationen im Oesophagus die zu Verengerungen führen. Die schwerste Entzündung der Speiseröhre ist die phlegmonöse, deren Entstehungsursache meist ebensowenig aufgeklärt ist wie die der Magenphlegmone. Umschriebene Geschwüre sind in der Speiseröhre nicht häufig.

Für die Entstehung der *Oesophagomalacie* und der damit zusammenhängenden spontanen Ruptur der Speiseröhre ist mangelhafte Blutversorgung sowie Rückfluß von Mageninhalt verantwortlich gemacht worden. Sie kommt wohl nur in der Agone zustande (ZENKER, v. ZIEMSSEN, COHN). Eine bei Gesunden gelegentlich beobachtete plötzliche Zerreißung der Speiseröhre im Anschluß an Erbrechen muß anders erklärt werden. Man findet sie fast nur bei Männern im mittleren Alter, die schwere Potatoren sind. Es kommt zum Längsriß als Folge hohen Innendruckes.

Bindet man einen Gummischlauch an einem Ende fest zu und befestigt das andere Ende an der Wasserleitung, worauf er gefüllt wird, so platzt der Schlauch stets mit einem Längsriß (BROSCH, PETRÉN). Die Zerreißung kann Folge zu hohen Innendruckes oder abnormer Schwäche der Speiseröhrenwand sein.

Dekubitalgeschwüre können z. B. durch Dauersonden hervorgerufen werden. In der Agone bilden sich gelegentlich solche Geschwüre, besonders in der Höhe des Ringknorpels, wenn der Kehlkopf in Rückenlage gegen die Wirbelsäule drückt. Sie kommen zur Beobachtung, wenn Geschwülste oder geschwulstähnliche Gebilde wie Aneurysmen, Strumen, Varicen oder Exostosen der Wirbelsäule (ROY, HEINLEIN) von außen her auf die Speiseröhre drücken. Daß die Speiseröhre trotz ihrer großen Beweglichkeit so unverhältnismäßig leicht Dekubitalgeschwüre aufweist, mag zum Teil mit der schlechten Blutgefäßversorgung zusammenhängen [vgl. DEMEL (1)], vielleicht aber auch mit einer schlechten Heilungsneigung der Speiseröhre im allgemeinen.

Ulcera peptic. kommen im untersten Teil des Oesophagus vor (KAPPIS). Ein Teil der Patienten hatte gleichzeitig Ulcera im Magen oder Duodenum, woraus eine gemeinsame Ursache abgeleitet wurde. Mitunter finden sich in der Speiseröhre Magenschleimhautinseln. In diesen Fällen kann das peptische Ferment wie beim MECKELschen Divertikel aus dem Oesophagus selbst stammen und nicht aus zurückgeflossenem Mageninhalt.

Verdünnungen der Oesophaguswand sind vielfach beschrieben worden (ROY). BROSCH fand bei normalen Speiseröhren recht beträchtliche Dickenunterschiede in den einzelnen Abschnitten. Ein besonders dünner Streifen liegt vorn der Trachea an.

Bekannt ist die große Verschieblichkeit der Muskulatur.

Die Speiseröhre kann mitunter sehr stark erweitert sein, ohne daß eine organische Stenose vorliegt. Man spricht dann von **idiopathischer Oesophaguserweiterung.**

Während der Inhalt des normalen Oesophagus 50 bis höchstens 150 ccm beträgt, steigt das Fassungsvermögen auf 1500—2000 ccm.

Ein Teil dieser Erweiterungen ist *angeboren*. Man findet sie schon bei Neugeborenen.

v. HACKER nahm eine Innervationsstörung ähnlich wie bei der HIRSCHSPRUNGschen Erkrankung des Dickdarms an. Er sprach von *Megaoesophagus*. v. MIKULICZ machte einen Krampf der Kardia verantwortlich. GIESSE u. a. dachten an eine Erkrankung des Vagus. Doch gibt es Dilatationen ohne anatomische Vaguserkrankung und Vaguserkrankungen ohne Dilatation oder Kardiospasmus. In manchen Fällen wird der Krampf durch kleine Verletzungen hervorgerufen. Auch kleine peptische Geschwüre können reflektorisch zum Spasmus führen (v. MIKULICZ, ZUSCH). MELTZER, ZAAIJER u. a. nahmen eine Kardiainsuffizienz an. HURST sprach von Achalasie einer Tonussteigerung als Ausdruck eines Koordinationsdefektes.

Nach FREY-DUSCHL ist es durchaus denkbar, daß das eine Mal die idiopathische Speiseröhrenerweiterung auf kongenitaler Muskelschwäche beruht, die den Anforderungen des Lebens nicht gewachsen ist, das andere Mal durch eine krankhafte Innervationsschwäche des Vagus oder einen Dauerreiz des Sympathicus zustande kommt. Beide können zu einem Verschluß der Kardia und später zu einer Erweiterung der Speiseröhre führen.

In anderen Fällen mag aus irgendeinem Grunde der Öffnungsreiz der Kardia mangelhaft sein, und dadurch der Beginn des Leidens eingeleitet werden.

Die Kardia ist in der Ruhe geschlossen. Ihre Tätigkeit wird durch den Vagus-Sympathicus, der kontrahierende und erschlaffende Fasern führt, geregelt. Aus irgendeinem Grunde fällt die Erschlaffung weg.

Zunächst wird das Hindernis durch die Peristaltik überwunden, es kommt aber zur Erweiterung und schließlich öffnet sich die Kardia nur noch unter dem Druck der auf ihr lastenden Speisemasse.

Nach FLEINER liegt eine pathologische Absperrung des Magengewölbes und Körpers vom oberen Abschnitt des Sulcus gastric. vor, von welchem jene normalerweise gefüllt zu werden pflegen.

Das Auftreten eines Krampfes kann man röntgenologisch sehen (LOTHEISSEN). Führt man eine Sonde ein, so gelangt diese anstandslos in den Magen. Läßt man nun Kontrastbrei neben der Sonde schlucken, so tritt momentan ein Hiatuskrampf auf. Die bis dahin leicht bewegliche Sonde wird plötzlich festgehalten. Der Spasmus löst sich meist nach einigen Minuten. Trägt die Sonde seitliche Löcher, durch die der Brei in den Magen gelangen kann, so verschwindet der Krampf bedeutend schneller.

Würde es sich nur um eine Achalasie handeln, dann wäre es unverständlich, warum die erst freibewegliche Sonde im Augenblick, wo man Brei trinken läßt, sofort festgehalten wird.

Die Verschlimmerung dieses Zustandes geht meist so langsam vor sich, daß die Kranken sich ihr anpassen können.

THIEDING unterscheidet 3 Formen, unter denen Kardiospasmus mit Erweiterung auftritt.

Die *Dysphagia spasmodica intermittens*, bei der erhöhte Vaguserregbarkeit besteht,

die *Dysphagia hypertonica permanens*, bei der eine Hypertrophie der Muskulatur vorliegt (PAL, KREHL), und

die *Dysphagia atonica*, welche den Endzustand darstellt. In einer Reihe vorgeschrittener Fälle kommt aber wohl doch ein mechanischer Verschluß dazu. Durch mächtige Füllung wird die Speiseröhre unten zusammengedrückt und läßt nichts mehr durch (BENEKE).

Natürlich erfordert die Behandlung in erster Linie die Feststellung der Ursache. Meist wird man mit der systematischen unblutigen Dehnung zum

Ziele kommen. In den übrigen Fällen ermöglicht eine Anastomose zwischen Oesophagus und Magenfundus die richtige Entleerung am besten.

Eine eigenartige *Anomalie im Verlauf* der *A. subclavia* dextra kann zu Schluckbeschwerden führen. Entspringt sie auf der linken Seite des Aortenbogens und verläuft zwischen Speiseröhre und Wirbelsäule oder Speiseröhre und Trachea nach rechts, so führt sie zum Druck auf Luft- und Speiseröhre. GIRARD und MOUTON teilten solche Fälle von *Dysphagia* und *Dyspnoe lusoria* mit, die natürlich keiner Therapie zugänglich sind.

Plastischer Ersatz. Bei Unwegsamkeit der Speiseröhre nach Verätzungen kommt in erster Linie, wenn Bougierung von oben oder unten erfolglos geblieben ist, ein plastischer Ersatz in Frage. Dieser soll nicht zu früh ausgeführt werden, da mitunter noch bei lange bestehender Verätzungsstriktur diese doch noch wegsam und erweiterungsfähig gefunden wird (SAUERBRUCH). Man hat je nach Lage und Ausdehnung den neuen Schlauch gebildet aus *Haut* [v. HACKER, BIRCHER (2)], sog. antethorakale Oesophagoplastik. WULLSTEIN, ROUX u. a. empfahlen Verwendung einer *Jejunumschlinge*, LEXER kombinierte bei ausgedehntem Ersatz beide Verfahren. KELLING verwandte eine ausgeschaltete Schlinge des *Colon transversum* isoperistaltisch, VULLIET anisoperistaltisch. BECK (1) bildete einen Schlauch aus der *großen Kurvatur* des *Magens*, desgleichen später HIRSCH aus der vorderen Magenwand. Schließlich durchtrennte v. FINK den Magen am Duodenum, machte ihn beweglich und brachte ihn antiperistaltisch vor das Brustbein. Durch Gastroenterostomie wurde die Verbindung mit dem Darm wieder hergestellt. KIRSCHNER führte diese Vorlagerung isoperistaltisch aus. Nach Abtrennung nahe der Kardia wurde der ganze Magen vor den Brustkorb unter der Haut nach oben gezogen, am Hals mit der Speiseröhre vernäht.

Den Chirurgen interessiert auch der Ablauf der Schluckbewegung durch eine *künstliche Speiseröhre* [SCHREIBER (2, 3), KAZNELSON, SEBESTYÉN, PALUGYAY (2, 3) u. v. a.]. Durch eine Dünndarmschlinge geht der Brei verhältnismäßig schnell, durch Dickdarm viel langsamer; das Haupthindernis bilden Hautschläuche sowie der Übergang der künstlichen Speiseröhre in den Magen. Der Speisebrei braucht oft, wenn Dickdarm benutzt wurde, $^1/_2$ Stunde und mehr bis zum Eintritt in den Magen. Er zeigt in diesen künstlichen Gebilden keine geschlossene Schattensäule, sondern ist fleckförmig über die Speiseröhre verteilt. Es bilden sich gelegentlich Ausweitungen.

Literatur.

Mundhöhle — Speiseröhre.

Zusammenfassende Darstellungen.

BABKIN: Die äußere Sekretion der Verdauungsdrüsen. Berlin: Julius Springer 1928. — Lehrbuch der speziellen pathologischen Physiologie von BECHER, BOHNEKAMP u. Mitarb. Jena: Gustav Fischer 1935. — REIN: Physiologie des Menschen. Berlin: Julius Springer 1936.

Einzelarbeiten.

AKERLUND: Norw. med. Tidsk. **1933**, 1547. — ALEXANDER u. REKO: Wien. klin. Wschr. **1902** I, 1089. — BECK: (1) Illinois med. J. **1905**, 7. (2) Naturh. med. Ver. Heidelberg 1917. — BENEKE: Dtsch. Ärzte-Ztg. **1910**. — BERGMANN, v.: (1) Dtsch. med. Wschr. **1932** I, 605. (2) Dtsch. med. Wschr. **1932** II, 1397. — BERNDT, BUCK and BUXTON: Amer. J. med. Sci. **182**, 639 (1931). — BIEDL: Innere Sekretion, 3. Aufl. Wien u. Berlin: Urban & Schwarzenberg 1916. — BIRCHER: (1) Dtsch. Z. Chir. **109**, 74. (2) Zbl. Chir. **1907**, 1479; **1913**, 1585. — BOENNINGHAUS: Bresl. chir. Ges. Nov. 1920. Ref. Zbl. Chir. **1921**, 577. — BORCHERS: Zbl. Chir. **1920**, 54. — BROSCH: Virchows Arch. **162**, 114. — BRUNNACCI: Arch. di Fisiol. 8. — BRUNS: Bruns' Beitr. **41**, 1. — BUDDE: Mitt. Grenzgeb. Med. u. Chir. **38**, 525. — BÜTTERMANN: Parotitis nach Ovariotomie. Inaug.-Diss. Berlin 1893. — BUXTON: (1) Lancet **1883** I, 1087. (2) Amer. J. med. Sci. **1931**, 1087.

Cahn: Zbl. Physiol. 19, 990. — Carlson: J. amer. med. Assoc. 78, 789. — Carrière: Ann. Inst. Pasteur 12, 435. — Christiansen: Zit. nach Henning. In Lehrbuch der speziellen pathologischen Physiologie. Jena: Gustav Fischer 1935. — Chrittenden van Richards: Amer. J. Pbysiol. 1, 462. — Clairmont: (1) Berl. klin. Wschr. 1894 I, 419. (2) Wien. klin. Wschr. 1906 II, 1397. — Cohn: Mitt. Grenzgeb. Med. u. Chir. 18, 295 (1908). — Convelaire: J. Physiol. et Path. gén. 2, 280.

Dahmann: Z. Hals- usw. Heilk. 28 (1931). — Demel: (1) Arch. klin. Chir. 128, 453. (2) Arch. klin. Chir. 143, 101. — Dessecker: (1) Mitt. Grenzgeb. Med. u. Chir. 37, 41. (2) Arch. klin. Chir. 128, 236. — Ducceschi: Zbl. Physiol. 19, 889. — Dyball: Amer. J. Surg. 11, 1904.

Edinger: Dtsch. med. Wschr. 1895 I, 381. — Ehrmann: Bruns' Beitr. 11, 595. — Eiselsberg, v.: Handbuch der praktischen Chirurgie, 4. Aufl., Bd. 2, S. 386. — Enderlen: Dtsch. Z. Chir. 61, 441. — Ernst: Dtsch. Z. Chir. 220, 258. — Eykmann: Sitzgsber. Akad. Wiss. Wien, Math.-naturwiss. Kl. (Abt. III) 1891.

Fink, v.: Zbl. Chir. 1913, 545. — Fleckseder: Z. Heilk. 27, 240. — Fleiner: Münch. med. Wschr. 1919 I, 579. — Forsell: Fortschr. Röntgenstr. 30, 207. — Frey u. Duschl: Erg. Chir. 29, 637. — Fromme: (1) Arch. klin. Chir. 157, 605. (2) Verh. dtsch. Ges. Chir. 1929, 606. — Fulde: Verh. dtsch. Ges. Chir. 1934, 112.

Girard: (1) Zbl. Chir. 1913, 47. (2) Verh. dtsch. Ges. Chir. 1913, 245. — Goljanitzki: Arch. klin. Chir. 130, 763. — Goltz: Pflügers Arch. 6, 588, 616. — Gottlieb u. Sicher: 85. Verh. Ges. Naturforsch. Wien 1913. — Gottstein: Mitt. Grenzgeb. Med. u. Chir. 8, 57.

Hacker, v.: Zbl. Chir. 1919, 1. — Hacker, v. u. Lotheisen: (1) Chirurgie der Speiseröhre. Neue deutsche Chir., Bd. 34. Stuttgart: Ferdinand Enke 1926 (Lit.). (2) Handbuch der praktischen Chirurgie, 4. Aufl., Bd. 2, S. 513. — Halban: Wien. klin. Rdsch. 1896, Nr 4. — Heinecke: Dtsch. Chirurgie, 33. Lief., H. 2, S. 406. — Heinlein: Münch. med. Wschr. 1911 I, 436. — Hellendal: Med. Klin. 1908 I, 452. — Hemmeter: Biochem. Z. 1908, 2, 238. — Herzberg: Dtsch. Z. Chir. 242, 265. — Hirsch: (1) Wien. klin. Wschr., Nov. 1911. (2) Zbl. Chir. 1911, 1561. — Hofbauer: Pflügers Arch. 65, 503. — Hofmann, F.: Zit. nach Zenker u. v. Ziemsen. — Holzknecht u. Olbert: Z. klin. Med. 71, 91. — Hurst: (1) Guy's Hosp. Rep. 84, 317 (1934). (2) Lancet 1935, 105.

Jatrou: Mitt. Grenzgeb. Med. u. Chir. 36, 694. — Jawein: Wien. klin. Wschr. 1892 I. — Jung: Paradentium 1932, 20. — Jurasz: Bruns' Beitr. 71, 592.

Kahn: Arch. f. (Anat. u.) Physiol. 1906, 355. — Kappis: Mitt. Grenzgeb. Med. u. Chir. 21, 746. — Kaznelson: Pflügers Arch. 118, 327. — Kelling: (1) Arch. klin. Chir. 64, 402. (2) Zbl. Chir. 1911, 1209. — Kettner: Freie Vers. Chir. Berlin, Dez. 1906 (Zbl. Chir. 1907, 193). — Killian: Münch. med. Wschr. 1907 II, 1702. — Kirschner: Verh. dtsch. Ges. Chir. 1920, 116. — Knothe: Dtsch. med. Wschr. 1932 I, 609. — Kraus: Nothnagels Handbuch, Teil 16, 1. Hälfte. — Krehl: Arch. f. Physiol. 1892, 278. Path. Phys., 13. Aufl., S. 481. Leipzig: F. C. W. Vogel 1930. — Kremer: Dtsch. Z. Chir. 187, 278. — Kreuter: Angebor. Verengerung und Verschluß des Darmkanals. Leipzig 1905. — Kronecker u. Meltzer: Arch. f. (Anat. u.) Physiol. 1882/83, Suppl., 328. — Küttner: Handbuch der praktischen Chirurgie, Bd. 1. — Kuré: (1) Pflügers Arch. 6, 616. (2) Pflügers Arch. 221, 1929.

Langemak: Virchows Arch. 179, 299. — Langley: J. of. Physiol. 6, 71. — Leriche: Zbl. Chir. 1914, 754. — Lexer: Verh. dtsch. Ges. Chir. 1911, 119. — Liesegang: Kolloidchemie des Lebens, 3. Aufl. 1923. — Lotheisen: (1) Neue deutsche Chirurgie, Bd. 34. Stuttgart: Ferdinand Enke 1926. (Lit.) (2) Med. Klin. 1927 II, 1249. (3) Münch. med. Wschr. 1934 I, 41. — Lüpke: Bruns' Beitr. 121, 612. — Lüscher: Z. Biol. 35 (1897). — Lukowsky: Arch. klin. Chir. 146, 777.

Maruyama: Mitt. Grenzgeb. Med. u. Chir. 28, 1. — Marx: Naturh. Ver. Heidelberg 1922. — Maximoro: Zbl. Physiol. 1900, 249. — Meltzer: (1) Berl. klin. Wschr. 1888 I, 140. (2) Z. Physiol. 21 (1908). — Mikulicz, v.: Mitt. Grenzgeb. Med. u. Chir. 12, 569. — Morano u. Baccarani: Zit. Zbl. Chir. 1902. — Morgagni: De sed. et caus. morb. Lit. III, No 13, Venedig. — Morian: Arch. klin. Chir. 166, 204. — Mouton: Bruns' Beitr. 115, 365. — Müller-Deham: Klin. Wschr. 1928 II, 2253.

Narath: Dtsch. Z. Chir. 119, 201. — Nicol: Beitr. path. Anat. 54, 385.

Orth: Lehrbuch der spezifischen pathologischen Anatomie, Bd. 2, S. 64.

Pal: Wien. klin. Wschr. 1921 I, 290. — Palugyay: (1) Mitt. Grenzgeb. Med. u. Chir. 37, 107. (2) Pflügers Arch. 187. (3) Dtsch. Z. Chir. 219, 137. (4) Handbuch der normalen und pathologischen Physiologie, Bd. 3. Berlin: Julius Springer 1927. — Passavant: Virchows Arch. 104, 444. — Pawlow: Pflügers Arch. 12, 272. — Petrén: Bruns' Beitr. 61, 265 (Lit.); 135, 398.

Ranzier: Montpellier méd. 36, No 14/15. — Recke: Dtsch. Z. Chir. 241, 488. — Reich: Mitt. Grenzgeb. Med. u. Chir. 40, 481. — Reischauer: Erg. Chir. 24, 1 (Lit.). — Rieder: (1) Dtsch. Z. Chir. 217, 134. (2) Zbl. Chir. 1935, 130. — Römer: Mitt. Grenzgeb. Med. u. Chir. 40, 465. — Rohrer: Zit. nach Henning. In Lehrbuch der speziellen pathologischen

Physiologie. Jena: Gustav Fischer 1935. — ROSENBAUM: Arch. klin. Chir. **49**, 773. — ROST: (1) Dtsch. Z. Chir. **130**, 305. (2) In BORCHARD u. SCHMIEDEN: Lehrbuch der Kriegschirurgie, 2. Aufl. 1920. — ROUX: Proc. verb. etc. Kongr. franç. Chir. 1912. Korresp.bl. Schweiz. Ärzte **1916**. — ROY: Lancet **1911** II, 1765.

SABRAZES et FAQUET: Gaz. Hôp. **1894**, 1039. — SALKOWSKI: Virchows Arch. **109**, 358. — SANARELLI: Zbl. Bakter. **10**, 817. — SAUERBRUCH: (1) Dtsch. med. Wschr. **1932** II, 1391, 1714. (2) Bruns' Beitr. **46**, 423. — SAUERBRUCH, CHAOUL, ADAMS: Dtsch. med. Wschr. **1932** II, 1391, 1714. — SCHADE: (1) Münch. med. Wschr. **1908**, 1113; **1909** I, 608. (2) Med. Klin. **1911** I, 565. — SCHATZKI: Röntgenprax. **1932**, 529. — SCHEUNERT u. TRAUTMANN: Pflügers Arch. **192** (1921). — SCHIFF: Zit. nach EYKMANN, S. 527. — SCHLESINGER: (1) Wien. med. Wschr. **1932**. (2) Mitt. Grenzgeb. Med. u. Chir. **38**, 8. — SCHMIDT: Krankheiten der oberen Luftwege, S. 44. 1894. — SCHMIEDEN u. VOSS: (1) Dtsch. Z. Chir. **234**, 313. (2) Zbl. Chir. **1930**, 1017. — SCHREIBER: (1) Arch. Verdgskrkh. **17** (1911). (2) Arch. f. exper. Path. **46**, 446. (3) Arch. f. exper. Path. **67**, 72. — SCHULTZEN: Dtsch. Z. Chir. **35**, 417. — SCHWARTZ: Zbl. Physiol. **19**, 995. — SEBESTYÉN: (1) Arch. Verdgskrkh. **17** (1911). (2) Arch. f. exper. Path. **46**, 1901. — SEEMANN: Arch. klin. Chir. **160**, 295. — SEIFERT: Dtsch. Z. Chir. **198**, 387; **222**, 345. — STARK: Chirurg **1934**, 697. — SULTAN: Dtsch. Z. Chir. **48**, 133. — SZYMANOWSKI: Zit. nach KÖNIG: Lehrbuch der Chirurgie, 2. Aufl., S. 304. 1878.

TAL: Wien. klin. Wschr. **1921** I, 290. — TELEMANN: Inaug.-Diss. Königsberg 1906. — THIEDING: Bruns' Beitr. **121**, 237. — THIERY: Arch. klin. Chir. **32**, 414. — TRONYL: Zbl. Chir. **1917**, Nr 48.

VULLIET: Semaine méd. **1911**, 45.

WAGNER: Wien. klin. Wschr. **1904** II, 1414. — WEHRMANN: Ann. Inst. Pasteur **12**, 510. — WITT, DE: J. comp. Neur. **10**, 382. — WITTMER: Zbl. Gynäk. **1923**. — WULLSTEIN: (1) Dtsch. med. Wschr. **1904** I, 20. (2) Zbl. Chir. **1908**, 222.

ZAAIJER: (1) Arch. klin. Chir. **133**, 148. (2) Ref. Zbl. Chir. **1919**, 37. — ZENKER: (1) Münch. med. Wschr. **1919** I, 1167. (2) v. ZIEMSENs Handbuch, Bd. 7, Teil I. Anhang. — ZIMMERMANN: Mitt. Grenzgeb. Med. u. Chir. **20**, 454. — ZUSCH: Arch. klin. Med. **1902**, 208.

Bauchhöhle.

Von Professor Dr. TH. NAEGELI-Bonn.

I. Bauchwand.

Der Zugang zu den Bauchorganen erfordert eine Durchtrennung der *Bauchwand*.

Der **Bauchschnitt** bezweckt in erster Linie einen guten Zugang zum erkrankten Organ. Bei unklarer Diagnose wählt man am besten die mediane Laparotomie. Sie kann durch seitliche Schnitte erweitert werden. Bei diesen nimmt man möglichst Rücksicht auf Nerven- und Muskelfaserverlauf.

Die vordere Bauchwand wird in der Hauptsache durch die *Intercostalnerven* versorgt. Schnitte, die diese schonen, sind von KAUSCH u. a. angegeben worden. Die Höhe richtet sich nach dem Sitz der Erkrankung. Ist beim Schrägschnitt Drainage oder Tamponade erforderlich, so eignet sich der äußere Wundwinkel, wo die Muskulatur am stärksten ist und Hernien am wenigsten zu befürchten sind, am besten. NUSSBAUM prüfte experimentell und an Patienten die Folgen des rechten *transrectalen Längsschnittes*. Trotz Eintretens einer Muskelatrophie peripher von den durchtrennten Nervenendigungen trat nie ein Bauchbruch auf. Danach begünstigt die Atrophie allein keineswegs das Zustandekommen einer postoperativen Hernie. Der mediale Teil des Rectus wird zunächst zu Bindegewebe. Ob er unter der funktionellen Einwirkung der benachbarten Muskeln zur Aponeurose wird, bleibt nachzuprüfen (NUSSBAUM). Wechselschnitte und Kulissenschnitte haben den Vorzug, daß die Naht der verschiedenen Schichten nicht direkt übereinander zu liegen kommt.

Selbst bei aseptischen Probeschnitten muß mit rund 4,5% Wundheilungsstörungen gerechnet werden. Bei nicht völlig aseptischen Bauchoperationen ist der Hundertsatz entsprechend größer. SCHMIEDEN beschränkte sich auf

2*

Untersuchungen beim oberen Mittelschnitt. Die schnelle und fast unblutige Durchtrennung der Gewebe, der gute Zugang zu den Organen des Oberbauches und die technisch einfache Verschlußnaht sind Gründe seiner bevorzugten Verwendung. Ihnen steht das häufige Auftreten postoperativer Bauchbrüche gegenüber. Eine Vereiterung dieses Schnittes tritt oft erst in der 3. Woche ein. Als Ursache wird ein Bluterguß hinter der Naht der Linea alba angesehen, der natürlich bei fortlaufender Naht nur schwer an die Oberfläche gelangen kann. Auch eine Nekrose infolge zu dichten oder festen Nähens des an und für sich schlecht ernährten Gewebes der Linea alba kommt in Frage. SCHMIEDEN verwirft die fortlaufende Naht auch für das Bauchfell. Er näht das Peritoneum mit Knopfnähten, die 2 cm Abstand voneinander halten. Kleine Blutergüsse können sich dabei in die Bauchhöhle ergießen, was besser ist wie in den präperitonealen Raum.

Zur Entspannung bevorzugt er statt straff angezogener Draht- oder Seidennähte den KLAPPschen Miederverband.

Knochenbildung in Bauchnarben nach Schnitten oberhalb des Nabels wurden von verschiedensten Autoren beobachtet (CAPELLE, KÖRTE, v. EISELSBERG u. a.). Nach RHODE kommt sie besonders an den Stellen vor, welche in phylogenetischer Hinsicht zur Knochenbildung disponieren, wie die Inscr. tend., Musc. rect. abd., die den Bauchrippen niedriger Tiere entsprechen. Der Vorgang wird durch Reizung des Gewebes unterstützt sowie durch verstärkte Blutfülle der Operationswunde besonders bei Infektion.

Bekanntlich wird die abdominelle *Atmung* besonders durch Oberbauchschnitte wegen der durch sie bedingten Schmerzen beeinträchtigt. Eine ungenügende Durchlüftung der Lungen ist die Folge davon. Solche Störungen treten nicht nur nach Inhalationsnarkosen, sondern auch nach örtlicher Betäubung auf.

Die Beeinträchtigung der *Atemdynamik Bauchoperierter* beruht in der Hauptsache auf einer reflektorisch durch Schmerz verursachten Funktionsstörung. CAPELLE fand nach hohen Bauchschnitten eine Herabsetzung der *Vitalkapazität* um 50%. Morphiuminjektion besserte dieselbe nur um 10, d. h. auf 60%. Wesentlich günstiger wirkte periphere Schmerzausschaltung im Wundgebiet. Damit wurde eine Vitalkapazität von 80% erreicht. Um zu prüfen, ob eine Daueranästhesie für die Gewebe ohne nachteilige Folgen sei, wurde an Hunden eine solche bis zu 6 Tagen durchgeführt. Histologische Untersuchung der Laparotomiewunde nach verschieden langen Abständen ergab keinerlei ernsteren Zellschädigungen (CAPELLE).

II. Bauchdruck.

Viel umstritten ist die Frage des *Bauchdruckes*. Dabei muß zwischen dem Druck, im Spaltraum zwischen parietalem und visceralem Peritoneum und demjenigen in den intraperitonealen Hohlorganen unterschieden werden. Im normalen Zustand besteht kein eigentlicher Bauchraum. Die beiden Blätter liegen von einer dünnen Schicht seröser Flüssigkeit überzogen dicht aneinander. Erst bei örtlichen und allgemeinen Erkrankungen kommt es zur Absonderung von mehr oder weniger reichlicher Flüssigkeit.

In normalem Zustand kann man von einem einheitlichen Bauchdruck nicht sprechen. Diese von BRAUNE ausgesprochene Auffassung wurde von REERINK bekämpft. WILDEGANS kam bei manometrischen Versuchen am Menschen wie an Tieren zum Ergebnis, daß ein einheitlicher Bauchdruck als konstante Größe nicht bestehe, daß derselbe, abhängig von den Gesetzen der Hydrostatik, von dem Sonderdruck in den Hohlorganen und von der Spannung der Bauchmuskeln sei. Inspiratorisch erfolgt Drucksteigerung, exspiratorisch Senkung. Bei erheblicher Flüssigkeitsansammlung tritt eine Drucksteigerung in der Bauchhöhle erst dann ein, wenn sich ein Widerstand der muskulären Bauchwand und reflektorische Muskelspannung geltend machen.

Normalerweise übt die Bauchwand keinen Druck auf die Eingeweide aus. Der Innendruck steigt bei starker Anspannung der Bauchdecken bzw. er vermehrt sich dann, wenn, wie beim Ileus, der Eigendruck des Darmes ein besonders hoher ist und die Bauchwand dadurch eine gewisse Spannung erfährt. KEPPICH fand bei der Peritonitis einen Druck von 18 cm Wasser, während er normalerweise negativ ist. Langsam wachsende Tumoren, Gravidität u. dgl. führen zu keiner Erhöhung, da die Dehnbarkeit der Bauchdecken eine große ist und sie sich bei langsam zunehmender Raumbeengung in der Bauchhöhle leicht anpassen. Nach COOMBS findet sich auch keine Drucksteigerung, wenn Flüssigkeit langsam in die Bauchhöhle eingelassen wird. Bei der Füllung der Eingeweide durch Nahrungsaufnahme läßt die Spannung der Bauchdecken reflektorisch nach. Die Entspannungshyperämie beim Öffnen der Bauchhöhle ist noch nicht eindeutig geklärt. Es erscheint zweifelhaft, ob sie die Folge der Druckentlastung, nicht vielmehr diejenige eines Reflexes ist, der durch das Eintreten der Luft oder durch Schmerz bei Zerrung ausgelöst wird. Praktisch spielt die bei plötzlicher Entleerung der Bauchhöhle eintretende Füllung der Bauchgefäße eine Rolle, da sie bis zum Kollaps führen kann.

Die *Lage der einzelnen Organe* zueinander ist nicht nur durch die Bänder bestimmt, vielmehr ruhen die oberen gewissermaßen wie auf einem Kissen auf den unteren. Da bei der Beweglichkeit der Därme eine Verschiebung der einzelnen Organe ihrer Schwere nach sehr leicht möglich ist, werden die schwereren wie Leber, Nieren, gefüllter Magen sich nach abwärts senken, wenn in dem Spannungsverhältnis der Bauchorgane eine Änderung eintritt. Dies ist z. B. bei großen Brüchen der Fall.

Der *statistische Druck* kann beispielsweise in Beckenhochlagerung negativ werden, was von Bedeutung wird bei Eröffnung größerer klaffender Venen, bei denen es dann leicht zur Ansaugung von Luft kommen kann (Luftembolie).

Der Druck im *Rectum* ist gleich der Höhe einer Wassersäule, welche dem Abstand vom höchsten Punkt der Bauchhöhle zum tiefsten entspricht.

Das spezifische Gewicht der Eingeweide ist ungefähr = 1, Magen und Darm haben einen gewissen Eigendruck. Derselbe ist von der Spannung der Muskulatur und derjenigen der Bauchwand abhängig. Diese Spannung entsteht dadurch, daß bei der Entwicklung die Bauchwand langsamer wächst als der Bauchinhalt.

Die beweglichen Teile des Verdauungskanales sind an fettreichen Bauchfellfalten aufgehängt. Ihre Lage ist daher abhängig von der Körperhaltung. Nach HASSELWANDER kommt den Ligamenten und dem Bindegewebe nur eine geringe Bedeutung für die Befestigung der Organe zu. Wichtiger ist der Tonus der glatten Muskulatur in den Ligamenten, sowie der Halt durch die Gefäße in ihnen. Die eigentliche Stützfunktion fällt dem knöchernen Skelet und der Muskulatur zu.

III. Bauchfell.

Verklebungen. Eine der für die Chirurgie wichtigsten Eigenschaften des Bauchfelles ist seine Fähigkeit zu *Verklebungen*. Sie „garantiert" mit in erster Linie die Sicherheit der Magen-Darmnaht. Sie verhindert durch Abgrenzung örtlicher Infektionsherde sehr häufig das Zustandekommen diffuser Entzündungen in der Bauchhöhle. Diesen Vorteilen steht als Nachteil das Auftreten von unerwünschten Verwachsungen einander anliegender Organe mit ihren Folgeerscheinungen im Anschluß an Bauchoperationen, Entzündungen und Traumen gegenüber (vgl. Kapitel Ileus).

Von der Stärke des Reizes, der Intensität des Traumas, der Art und Schwere der Infektion hängen *Ausdehnung und Dichte* der Verwachsungen ab. Je heftiger der Reiz, um so stärker sind die Verklebungen und Verwachsungen. Abschnürungen ganzer Teile der Bauchorgane (Milz) ergeben keine Verwachsungen, sondern glatte Resorption. Dagegen entstehen Verwachsungen, wenn Teile abgetragen und die Stümpfe mit Jodtinktur betupft, besonders wenn sie nicht peritonealisiert werden.

Steril in die Bauchhöhle eingebrachte *Fremdkörper* werden von Verwachsungen eingehüllt. Enthalten diese Jodtinktur, Campheröl u. dgl., so sind die Verwachsungen erheblich ausgedehnter.

In 1—2 Tage alten *experimentellen Adhäsionen* besteht eine Verbindung der Serosaflächen durch ein feines Fibrinnetz. Endothelzellen und solche der Subserosa zeigen eine Vergrößerung ihrer Kerne. Fernerhin kommt es unter dem Einfluß der Schädigung zur Degeneration. Elastische Fasern splittern sich auf. Nach 8 Tagen ist das Endothel vollkommen geschwunden.

Adhäsionen, die 20—25 Tage alt sind, lassen kaum mehr sternförmige Fibroblasten erkennen. Die meisten sind im Tierversuch strangförmig, briedenartig. Man sieht makroskopisch erst Verklebungen und später starkes Auseinanderziehen in Form von Brieden. UYENO fand elastische Fasern, LADWIG sogar in monate-, ja jahrealten Adhäsionen. Das Einwachsen von glatten Muskelfasern wurde von HESSE, SCHÖNBAUER und SCHNITZLER beschrieben. Der Gefäßbefund ist wechselnd, vom Alter abhängig. Der Mutterboden scheint maßgebend zu sein. LADWIG beschreibt Verwachsungen bis zu 20 Jahren voller Blutgefäße, andere fanden dagegen im späteren Verlauf eine Abnahme.

Jedenfalls weichen die Adhäsionen in ihrem Aufbau von der gewöhnlichen gefäßarmen Bindegewebsnarbe ab.

GIRGALOFF und WERESCHINSKI nehmen das Vorhandensein von *Nerven* in den Bauchfellverwachsungen an, andere Autoren dagegen nicht (LADWIG, CLAIRMONT).

Gleichzeitig mit dem Anbau neuen Gewebes machen sich Resorptionsvorgänge geltend.

Durch Fermente und Peristaltik können Adhäsionen gelöst werden. Das *Krankhafte in der Adhäsionsentstehung* kann in veränderten Aufbauverhältnissen, in gestörten Abbauvorgängen und schließlich in einer Änderung des Milieus bestehen, die angeboren oder erworben ist.

Die Mehrzahl der Adhäsionen in einem erstmals geöffneten Abdomen ist entzündlicher Genese. Wir unterscheiden solche, bei denen die primäre Organerkrankung noch fortbesteht von solchen, bei denen eine solche nicht mehr zu erkennen ist. Die Frage, ob solche Verwachsungen *allergische Reaktionen* des Peritoneums sein können, wurde im Experiment negativ entschieden, doch ist dies für die menschliche Pathologie nicht unbedingt beweisend. Adhäsionen finden sich häufiger nach aseptischen Operationen als nach schwer infizierten Erkrankungen (Ulc. ventr. perf.).

Über die *Häufigkeit* postoperativer Adhäsionen gehen die Ansichten auseinander. In bis zu 90% der Eingriffe im Oberbauch wurden sie gefunden (CLAIRMONT, NAEGELI).

4% der Magenoperationen, 20% der Gallenblasenoperationen, 25% der gynäkologischen Operationen geben später Anlaß zu Relaparotomien wegen Adhäsionsileus. Nahezu in der Hälfte der Strangulations-Ileusfälle (47,7%)

war ein Eingriff wegen Appendicitis vorausgegangen. Spätfälle zeigen, daß solche Störungen auch noch nach Jahren möglich sind.

Bei Eingriffen wegen sog. Adhäsionsbeschwerden lag in 62% eine psychische Störung vor!

Wichtigste Forderung einer *Prophylaxe* ist zartes Operieren, Vermeidung von Eventration, feuchte Asepsis, exakte Blutstillung, gute Peritonealdeckung von Stümpfen und Wundflächen, Ausschaltung von Fremdkörpern, Vermeidung antiseptischer Mittel, Schutz der Därme vor Berührung mit dem Jodanstrich der Haut.

Verwendung einer künstlichen *Gleitschmiere* — die stets unphysiologisch ist — zur Verhütung von Verwachsungen hat, wie zu erwarten, keine Resultate gezeitigt. Es überwiegt stets der Reiz. Zur Unterstützung des physiologischen *Resorptionsvorganges* wurde fibrinolytisches Ferment zugeführt. BIRCHER gab Leukofermantin, PAYR Pepsin-PREGL-Lösung an. KUBOTA hat Koktol, Preßsaft der Früchte des Melonenbaumes, angewandt. In der postoperativen Prophylaxe wird das größte Gewicht auf frühzeitige Anregung der Peristaltik gelegt (Wärme, Prostigmin).

Chirurgische Eingriffe zur Beseitigung von Verwachsungen sind meist ohne Erfolg, wenn jene nicht mechanische Störungen hervorrufen. Radikal wirkt manchmal die Entfernung des kranken Organes, von dem die Bildung der Verwachsungen ursprünglich ausging (Appendix, Gallenblase, Magen).

Nach PAYR ist nach 12—15% der Laparotomien mit Adhäsionsbeschwerden zu rechnen, in 3% mit schweren, in 10—12% mit leichten Erscheinungen. Das Vorhandensein von Verwachsungen ist nicht gleichbedeutend mit dem Vorliegen von Beschwerden. Oft überdecken sie ein organisches Leiden (Ulcus!), oft sind die Trägerinnen psychisch labile Personen, die „Adhäsionenbeschwerden" nicht durch die Adhäsionen bedingt.

Netz. Bei den Verwachsungen spielt das *große Netz* eine wesentliche Rolle. Dasselbe enthält außer Fett viele Gefäße. Über den Verlauf der Lymphgefäße des Netzes wurden u. a. von MAGNUS und ZSCHAU Versuche angestellt. Getöteten Hunden wurde das mit RINGER-Lösung angefeuchtete Netz ausgebreitet, und mit feinster Hohlnadel chinesische Tusche in die Fettstraße des Netzes subserös eingespritzt. Zunächst breitete sich die Tusche langsam, das Fett infiltrierend, aus. Aus dem entstandenen Tuschelager schoß sie dann schnell in größere Lymphgefäße. Diese verlaufen teils unsichtbar im Fett, teils an der Oberfläche der Fettstraße und können bis zum Ansatz an der großen Kurvatur verfolgt werden, wo das Netz abgetrennt wurde. Teilweise konnte nur ein Lymphgefäß, öfter auch zwei dargestellt werden, die etwas entfernt zu beiden Seiten der Blutgefäße verlaufen. Zwischen den Lymphgefäßen bestehen Anastomosen.

Nach Untersuchungen von BROMANN wird nach Netzentfernung die Aufsaugung von Kochsalzlösung um $^1/_3$ vermindert. Corpusculäre Teilchen können im Netz nur auf dem Wege der Phagocytose in die Lymphbahnen gelangen, die sich natürlich nur langsam vollziehen kann.

Nach Untersuchungen von HEGER verlaufen die Netzlymphgefäße nach dem linken Leberlappen. Es ist denkbar, daß bei der Lebercirrhose nicht nur der Pfortaderkreislauf, sondern auch der Lymphabfluß gestört ist. Durch die TALMAsche Operation würde auch die Möglichkeit neuer Lymphabflußwege geschaffen.

Die physiologischen Funktionen des Netzes sind noch keineswegs klargestellt. Bei krankhaften Zuständen im Bauche — Entzündungen, Verletzungen — spielt es in ausgesprochenem Maße als Schutzorgan im Abwehrkampf gegen peritoneale Infektionen eine Rolle (SEIFERT, SCHIFFERDECKER, GUNDERMANN).

Bei *entzündlichen Vorgängen* im Bauche findet eine Auswanderung von Leukocyten aus den Netzgefäßen statt. Außerdem kommt es zur Fibrinausschwitzung. Die Wanderzellen entfalten eine rege Phagocytose. Fremdkörper gelangen entweder frei oder intracellulär in den Lymphstrom.

Die Fibrinausscheidung auf der Oberfläche bringt ausgedehnte Verklebungen mit anderen Serosaflächen zustande. Dadurch wird häufig eine freie Perforation von Hohlorganen in die Bauchhöhle verhindert (gedeckte Perforation), oder es kommt zur Abkapselung freier Entzündungen und damit zu umschriebenen Prozessen und Abscessen.

Dem Netz wurde eine aktive Beweglichkeit zugeschrieben, die es befähigen soll, den Ort der Verletzung selbsttätig aufzusuchen. Da das Netz keine Muskelfasern enthält, kann es nur indirekt durch peristaltische Bewegung der Darmschlingen, vielleicht durch Exsudatströmungen, an den Ort der drohenden Gefahr gebracht werden. Möglicherweise können sich Kontraktionen seiner Gefäße den anliegenden Netzpartien mitteilen.

Der große Blutgefäßreichtum befähigt das Netz, schnell Verbindungen mit Organen, mit denen es in Kontakt kommt, einzugehen. Die gesamte Ernährung kann unter Umständen von seinen Gefäßen übernommen werden. DE RENZI und BOERI zeigten im Tierversuch, daß nach Unterbindung der Hauptgefäße der Milz ausgiebige Netzverwachsungen die Lebensfähigkeit des Organes sichern. Tiere, denen das Netz zuvor entfernt wurde, erlagen dagegen nach Abbindung des Milzstieles einer Milznekrose.

Der sog. *Selbstschutz der Bauchhöhle bei stumpfen oder scharfen Verletzungen* durch das Netz spielt sich wohl so ab, daß sich die beweglichen Darmschlingen vermöge ihrer Kontraktionsfähigkeit bei nicht krankhaft gestautem Inhalt schnell zusammenziehen und daher oft dem eindringenden Fremdkörper ausweichen, während das Netz liegen bleibt, deshalb selbst lädiert wird, oder aus der Wunde vorfällt und dieselbe wie ein Pfropf verschließt. Die Erklärung liegt in einem relativen Beharrungsvermögen des Netzes. Sekundär umfängt es vermöge seiner Plastizität fangarmähnlich den Fremdkörper und macht ihn nach Austritt von Wanderzellen aus den Milch- und Fettknoten (SEIFERT) durch Bildung von Verklebungen für die Umgebung unschädlich. Das Netz spielt also in der Bekämpfung von Fremdkörpern zunächst eine ganz passive Rolle, die erst durch die phagocytären Eigenschaften der Wanderzellen sowie durch Ausschwitzung von Fibrin aus dem Exsudat eine eigentätige wird.

Diese Neigung des Netzes zur *Verklebung* mit all ihren günstigen Folgen wird auch in der *praktischen Chirurgie* ausgenützt. Wir steppen das Netz auf unsichere Magen-Darmnähte, wir bedecken mit ihm Wundflächen in der Bauchhöhle, wenn die Serosa fehlt, wir umhüllen Gummiprothesen — als Ersatz des Choledochus — und sichern damit auch nach Abstoßen des Drains die Kontinuität des Lumens u. a. m.

Infolge seiner großen Ausdehnung, insbesondere seiner geringen, d. h. nur einseitigen Befestigung kommt es beim Netz leicht zu *Torsionen*. Nach PAYR kann durch Drucksteigerung in den Venen eine Drehung auf „hämodynamischem" Wege zustande kommen.

Ätiologisch liegt weitaus am häufigsten eine Hernie zugrunde. Durch Abschnürung eines Netzzipfels in einer Bruchpforte kommt es nach SCHWARZ zur Atrophie und bindegewebigen Veränderung der umschnürten Stelle und damit zur Stielung des Netzzipfels. Dadurch werden besonders günstige Bedingungen für die Torsion geschaffen. Auch nach LECÈNE und MONDOR kommt einer Hernie beim Zustandekommen eine besondere Bedeutung zu. DOR und ZANANISI teilen eine Beobachtung einer 5maligen Drehung mit, wobei der Netzzipfel im Bruchsackinhalt selbst nicht eingeklemmt war. Für die restlichen 10—15%

läßt sich meist eine andere Ursache wie Verwachsungen mit Uterus, Adnexen, Magen finden. Eine verhältnismäßig große Rolle scheinen auch Entzündungsvorgänge in der Bauchhöhle (Appendicitis) zu spielen (BONNET, PATEL). Ganz selten ist kein Grund ersichtlich.

Der große Gefäßreichtum wird praktisch bei der TALMASchen Operation verwertet (vgl. Kapitel Leber). Durch Schaffung von neuen Anastomosen mit der Bauchwand sucht man den Pfortaderkreislauf zu entlasten. Das Netz wird in größerer Ausdehnung am besten zwischen Peritoneum und Muskulatur eingenäht, worauf sich Anastomosen mit der vorderen Bauchwand bilden können, die in nicht zu vorgeschrittenem Stadium zu Rückgang eines Ergusses, ja manchmal sogar zum völligen Verschwinden desselben führen (26—28%, HERRMANNSDORFER).

UEDA und MABUCI stellten experimentell am Kaninchen fest, daß Netzexstirpation beim gesunden Tier den Kohlenhydrat-, Eiweiß- und Fettstoffwechsel beeinflußt. Bei Entfernung der linken Hälfte ist der Einfluß geringgradiger.

Gewisse Beschwerden angeblicher Magenleiden sind auf Zug eines abnorm fettreichen und schweren Netzes zurückgeführt worden. In einem Teil solcher Fälle kommt es sogar zu Blutungen aus dem Magen-Darmtractus. Auf retrograd embolischem Wege aus thrombosierten Gefäßen des Netzes entstandene Erosionen erklären sie. Durch operative Entfernung des abnorm fetten Netzes kann man nach O. MAIER solche Kranken von ihren Beschwerden befreien.

Nach WEGENER beträgt die *Oberfläche des Bauchfelles* 17182 qcm, ist also nur unwesentlich kleiner wie die der äußeren Haut mit 17502 qcm.

Das Bauchfell ist locker und verschieblich mit dem präperitonealen Gewebe verbunden, verträgt infolge dichten Capillargefäßnetzes auf weite Strecken die Abhebung von der Unterlage ohne abzusterben. Es besitzt eine große Elastizität bis zu 1 Atmosphäre Druck und kehrt bei Nachlassen in seine ursprüngliche Lage zurück. Es erweist sich sehr widerstandsfähig gegen Entzündungen von außen. Eine subseröse Injektion von Pyocyaneus kann vom Kaninchen schadlos vertragen werden, während die gleiche Menge intraperitoneal tödlich verläuft (MEISEL). Der gesunde Bauchfellüberzug erliegt eitrigen Entzündungen, nur wenn sie irreparable subseröse Zirkulationsstörungen verursachen. An den inneren Organen (Darm, Leber, Milz) ist die Serosa straffer, besitzt aber doch eine große Dehnungsfähigkeit.

Die **Wundheilung** zeigt keine Besonderheiten. Defekte heilen durch Narbenbildung und werden durch Epithel vom Rand her überdeckt. Die große Verschieblichkeit gestattet auch größere Defekte direkt durch Naht zu verschließen. Gelingt dies nicht, so kann das durch gestielte Netzlappen erreicht werden. Eine Metaplasie der äußeren in seröse Haut erfolgt nicht.

Die **Lymphbahnen** des Bauchraumes kommunizieren mit denen des Brustraumes. KÜTTNER wies nach, daß Lymphgefäße der parietalen Pleura und des peritonealen Bauchfellüberzuges am Zwerchfell in direkter Verbindung stehen. Es gibt sowohl Bahnen die vom Bauch zur Brust als umgekehrt verlaufen.

Die **Blutversorgung** des Bauchraumes spielt praktisch eine große Rolle. Es handelt sich dabei um ein außerordentlich großes Stromgebiet, das als Regulator des gesamten Blutdruckes eine Rolle spielt.

Eine Erweiterung eines Gefäßes an einer beliebigen Stelle des Körpers bzw. eine Ligatur einer großen Extremitätenarterie wird spielend durch eine geringe Verengerung oder Erweiterung der Blutbahn im Splanchnicusgebiet ausgeglichen. Der Blutdruck sinkt dagegen sofort beträchtlich, wenn sich infolge Lähmung im Splanchnicusgebiet dessen Gefäße mit Blut anschoppen. Der Mensch verblutet sich dann gewissermaßen in die Gefäße seines Bauches. Nach

MALLs Versuchen kann man durch Reizung des Splanchnicus 3—27% der gesamten Blutmenge aus dem Pfortaderkreislauf in andere Gebiete überleiten. Blutdrucksenkung bei Splanchnicuslähmung spielt bei der Todesursache an Peritonitis eine große Rolle.

Andererseits geht aus Versuchen von JANSEN, TAMPS und ACHELIS sowie neuerdings von DÖRING und KIRCH die Bedeutung der Unterbindung der A. mesenterica superior hervor. Eine solche führt zu einer dauernden Blutdrucksteigerung um etwa 30%, die eine tonogene Dilatation des linken Herzens hervorruft (KIRCH).

Daß Eingriffe an den Organen der Bauchhöhle auf reflektorischem Wege die Herztätigkeit sehr stark beeinflussen können, haben HESS und WYSS gezeigt. Schon die bloße Berührung des Magens mit einem feinen Haar soll eine Hemmung der Vorhofstätigkeit herbeiführen können. Daß Bauchoperationen mit Zug am Mesenterium in ähnlichem Sinne wirken können, ist verständlich.

Die *Aufsaugung* vom Bauchfell erfolgt in erster Linie durch die zahlreichen Blut- und Lymphgefäße, durch die Stomata im Zwerchfell und durch Wanderzellen, welche corpusculäre Gebilde, wie Bakterien und dgl. aufnehmen und forttragen.

Zwerchfellbewegungen, Peristaltik der Därme und die Bewegung der Bauchwandmuskulatur begünstigen die Resorption.

Der seröse Inhalt der Bauchhöhle unterliegt fortwährender Erneuerung durch Absonderung und Aufsaugung.

Die wichtigste Bedeutung hat bei Resorption aus der Bauchhöhle nach STARLING und TUBBY das Gefäßsystem. Nach HAMBURGER bleibt die seröse Flüssigkeit dem Blutplasma isotonisch, wenn sie es vorher war und wird durch den transsudativen Strom in der Bauchhöhle isotonisch, wenn sie es vorher nicht war. Der Ausgleich tritt auch bei schwer geschädigter Serosa ein und stellt demnach zum Teil einen physikalischen Vorgang dar.

Für die *vitale Tätigkeit* der Serosazellen sprechen sich HEIDENHAIN und ORLOW aus. Das Bauchfell stellt ihrer Ansicht nach nicht nur eine passive Membran dar, durch welche Lösungen einfach diffundieren, vielmehr nimmt es aktiven Anteil an der Aufsaugung in ähnlicher Weise wie dies bei der Schleimhaut des Dünndarmes der Fall ist.

Nach CLAIRMONT und v. HABERER ist die Aufsaugung durch das Peritoneum weder ein rein physikalischer Vorgang, noch an die Tätigkeit der Serosazellen gebunden. Ein Teil der Aufsaugung geht auf den Lymphbahnen vor sich.

DANIELSSEN zeigte durch Eröffnung des Ductus thoracicus, daß Bakterien, Fetttröpfchen, d. h. corpusculäre Elemente sowie kolloidale Salzlösungen durch die Lymphbahnen aufgesogen und durch den Hauptlymphgang dem Blut zugeführt werden. Wässerige Salzlösungen werden dagegen direkt von den Blutgefäßen aufgenommen.

Es ist anzunehmen, daß keiner der verschiedenen Resorptionswege allein in Betracht kommt, vielmehr alle teils mehr teils weniger daran beteiligt sein können. Für die Annahme der Beteiligung der Serosazellen spricht die Tatsache, daß nach deren Schädigung die Aufsaugung verzögert wird. Daneben besteht die rein physikalische Aufnahme von wässerigen Lösungen direkt durch die Blutbahn durch Diffusion.

Über die *Wirkung der Resorptionskraft*, ihren Nutzen oder Schaden ist viel experimentiert worden, ohne daß ein eindeutiges Ergebnis erzielt worden wäre. Von einzelnen wird sie als eine Schutzkraft angesprochen, mit Hilfe derer sich der Organismus der in die Bauchhöhle eingedrungenen Infektion erwehre. Diese günstige Wirkung äußert sich dann, wenn sich Menge und Virulenz der Keime in den Grenzen halten, die die Widerstandskraft des Organismus bewältigen kann. Unter diesen Voraussetzungen kann eine schnelle Aufsaugung als ein Schutzvorgang angesehen werden, durch den die Keime verhindert werden, ihre Lebensfähigkeit in der Bauchhöhle zu entfalten, sich zu vermehren und giftige Stoffwechselprodukte zu bilden.

Der Nutzen einer schnellen Resorption hat aber gewisse Grenzen. Übersteigt die Menge und die Giftigkeit der Keime ein gewisses Maß, dann bedeutet die rasche Aufsaugung eine schwere Gefahr. Der Körper wird von Bakterien überschwemmt, was unter Umständen den schnellen Tod herbeiführen kann. Der Nutzen dieser Aufsaugfähigkeit des Bauchfelles ist also ein relativer!

SCHNITZLER und EWALD fanden eine Verlangsamung der Resorption bei chronischer Entzündung. Nach PRIMA beschleunigt die Peristaltik die Aufsaugung. CLAIRMONT und v. HABERER glauben, daß die Resorption im Anfang der Entzündung beschleunigt sei, später aber erlahme. GLIMM erzielte durch Ölinjektion eine Herabsetzung der Resorption und sieht darin eine günstige Wirkung. HÖHNE erklärt die vorbeugende Wirkung in die Bauchhöhle gebrachten Öles dadurch, daß es eine reaktive Entzündung der Serosa mit Herabsetzung der Resorption hervorrufe. Y. HARA benützte zur Prüfung der Bauchfellresorption Fluorescin-Natrium, das sich in der vorderen Augenkammer nachweisen läßt. Die Substanz erscheint dort bei intraperitonealer Einspritzung etwa 5mal später als wenn sie direkt in die Blutbahn eingespritzt wurde. Durch Injektion isotonischer Kochsalzlösung wurde die Resorption nicht verändert. Dagegen bewirkte Einspritzung von 0,6%iger Novocain-Adrenalinlösung eine erhebliche Verzögerung. Ähnlich wirkt Morphium, wahrscheinlich infolge Herabsetzung der Atembewegungen und der Peristaltik. Rückenmarkanästhesie rief eine starke Verzögerung hervor; etwas schwächer fiel diese aus nach extraperitonealer Durchschneidung der Nervi splanchnici. Blutentziehung oder -verdünnung durch Kochsalzlösung bedingt gleichfalls eine Verzögerung.

DANDY und ROWNTREEN prüften die Einwirkung verschiedener *Körperlagen* auf die Resorption des Bauchfelles, welche ihrer Auffassung nach sich im wesentlichen durch die Blutbahn vollzieht. In allen Körperlagen fanden sie eine sehr lebhafte Resorption. Bei Beckenhochlagerung war sie ungefähr gleich wie bei Bauch- und Rückenlage. Bei der sog. FOWLERschen Lage (erhöhter Oberkörper) war die Resorption um 15% geringer als bei den anderen. Die Schwerkraft spielt ihrer Ansicht nach eine wichtige Rolle für die Verteilung von Flüssigkeitsansammlung in der Bauchhöhle.

Die große Ausdehnung des Bauchfelles macht es verständlich, daß Resorptionsund Exsudationsvorgänge eine große Rolle spielen. Die Resorptionsgröße muß man von der *Resorptionsgeschwindigkeit* trennen. Auch besteht ein Unterschied zwischen Resorption kristalloider oder gelöster und kolloider Stoffe, zu denen auch die Bakterien zählen. WEGENER spritzte Kaninchen bestimmte Mengen Kochsalzlösung und Serum in die Bauchhöhle. Nach Tötung der Tiere maß er die Flüssigkeitsmenge und zog die in die Bauchhöhle eingespritzte davon ab.

Um die *Geschwindigkeit* zu prüfen, bringt man gewisse kleine Mengen Flüssigkeit in die Bauchhöhle, deren Ausscheidung im Urin oder Kammerwasser leicht bestimmt werden kann (Jodkali, SCHNITZLER und EWALD, CLAIRMONT und v. HABERER, Milchzucker KLAPP, Salicyl SCHNITZLER und EWALD, Fluorescin HARA, Farblösung u. dgl.).

Die Zeit bis zum positiven Ausfall ist aber nicht nur von der Resorption der Stoffe durch das Bauchfell, sondern auch von der Ausscheidung durch die Nieren abhängig. Man bekommt also nur Vergleichswerte. Nach SCHNITZLER und EWALD sowie CLAIRMONT und v. HABERER beginnt die Ausscheidung des Jodes zwischen 15 und 30 Minuten und hält 4—5 Stunden an. Zweifellos beginnt aber die Resorption sehr viel früher, wie das in Analogie von anderen Salzen, die schneller durch die Nieren ausgeschieden werden, geschlossen werden kann. Salicyl ist im Urin viel schneller nachweisbar. Intraabdominelle Einspritzung von Cyankali wirkt fast augenblicklich tödlich, als ob man das Gift in die Blutbahn eingespritzt hätte. Es ist die Geschwindigkeit der Resorption vom gesunden Bauchfell eine recht beträchtliche. Doch ist sie nicht dauernd die gleiche.

Wie PEISER gezeigt hat, ist die Resorption von Kochsalzlösung beim Kaninchen nach 2 Stunden nicht höher als nach 1 Stunde. Nach PRIBRAM soll das jugendliche Bauchfell schneller resorbieren wie das alte.

Flüssigkeiten oder echte Lösungen werden im allgemeinen unmittelbar in die Blutbahn aufgenommen. Nur ein kleiner Teil wird auf dem Lymphwege fortgeführt. Dies läßt sich durch Anlegung einer Fistel am Ductus thoracicus eindeutig nachweisen (DANIELSSEN). Der Urin ist dann früher gefärbt als die Lymphe des Ductus thoracicus, dessen Menge auch nach Einbringen größerer Quantitäten von Kochsalzlösung in die Bauchhöhle nicht zunimmt (ORLOW und HEIDENHAIN).

Die *Aufnahme* flüssiger Substanzen ist weitgehend von der Durchblutung der Bauchhöhle abhängig. KLAPP erzielte durch Anwendung des Heißluftkastens eine beträchtliche Erhöhung der Resorptionsgröße, während dieselbe bei venöser Hyperämie verlangsamt wurde (CLAIRMONT und v. HABERER). Auch wenn der venöse Abfluß durch intraabdominelle Druckerhöhung, z. B. durch ein großes Exsudat, behindert wird, ist die Resorption verlangsamt. Sie nimmt an Geschwindigkeit wieder zu, wenn durch teilweises Ablassen des Exsudates die komprimierten Venen entlastet werden und der Blutabfluß sich bessert. Bei Kältewirkung auf den Bauch vermindert sich die Resorption. Darauf wird die günstige Wirkung des Eisbeutels bei Peritonitis zurückgeführt.

Wird das Zwerchfell eines Tieres mit Kollodium bestrichen, dann kommt es zu stärkerer Verzögerung der Aufsaugung einer Jodlösung (CLAIRMONT und v. HABERER). Die Endothelzellen beteiligen sich aktiv an der Resorption, was daraus hervorgeht, daß man durch Narkotica oder örtliche Betäubung die Geschwindigkeit der Aufnahme gelöster Stoffe verzögern kann (HARA).

Kolloide Körper wie Bakterien werden durch die *Lymphbahnen* aufgenommen. Auf den Reichtum der Lymphgefäße im Zwerchfell hat besonders KÜTTNER hingewiesen. Die Resorption solcher Substanzen erfolgt sehr langsam. Öl, Paraffin kann man noch nach 24 Stunden unresorbiert im Bauchraum finden. Doch kommt es sehr darauf an, in welcher Lage sich Mensch oder Tier befinden, ob das Zwerchfell der tiefste Punkt war oder nicht, da die Resorption dieser Stoffe hauptsächlich vom Zwerchfell erfolgt (MUSCATELLO). Man kann diese Resorption vom Bauchfell wesentlich einschränken durch sitzende Lage (FOWLERsche Lage). Diese benützt man auch in der Behandlung der Bauchfellentzündung. Nach dem Zwerchfell gelangt die Substanz auch gegen die Schwerkraft als Folge einer Flüssigkeitsströmung, die sich dorthin bewegt und vielleicht durch die Zwerchfellbewegungen und die Peristaltik der Därme bedingt ist. Jedenfalls bewirkt auch beim toten Tier die Zwerchfellbewegung eine raschere Aufnahme.

Ein Teil der corpusculären Elemente wird zunächst von Wanderzellen phagozytiert und kann auf diesem Wege durch Netz und Mesenterium aufgenommen und in die Lymphbahn weiterbefördert werden (METSCHNIKOFF).

Gase werden verschieden schnell aus der Bauchhöhle beseitigt; am raschesten Stickoxydul und Kohlensäure, langsamer Sauerstoff und Stickstoff. Die Resorption eingeblasener Luft zieht sich über Tage hin, was Erfahrungen mit dem Pneumoperitoneum gezeigt haben.

Die Tatsache, daß in die Bauchhöhle ergossenes *Blut* zum größten Teil flüssig bleibt, wurde früher so gedeutet, daß der Serosa ein gerinnungshemmender Einfluß

,ugeschrieben wurde. Untersuchungen von ISRAEL und HERZFELD ergaben aber
ine andere Ursache. Danach fehlt diesem Blut das Fibrinogen, während der
Thrombingehalt normal ist. Das scheinbare Flüssigbleiben ist also die Folge
iner vorhergehenden intraperitonealen Gerinnung mit nachträglicher Aus-
chwitzung von Serum, welches nach Beimengung der aus dem Blutkuchen ausgetretenen roten Blutkörperchen das Aussehen von flüssigem Blut hat. Ähnlich
wie in der Brusthöhle die Bewegungen von Herz und Lungen bewirken die Darmbewegungen einen solchen Vorgang im Bauchraum (HENSCHEN). Die Flüssigkeit besteht aus defibriniertem Serum mit beigemengten roten Blutkörperchen.
Die Reinfusion aus der Bauchhöhle von Verletzten gewonnenen Blutes, das
keine Beimengungen von Magen-Darminhalt od. dergl. enthält, ist zulässig.

Nach KATZENSTEIN wirken Fibinniederschläge auf der Serosa resorptions-
hemmend. HEINERZ berechnet die Resorptionsgeschwindigkeit für Körper-
höhlenblut auf 0,5—2,7 ccm Blut pro Kilogramm Körpergewicht. Das macht bei
einem Körpergewicht von 70 kg und einem Durchschnitt von 1,5 ccm pro
Stunde 100 ccm Flüssigkeit.

Im Experiment haben GARIBDZANJAN und OZESCLIJEFF gefunden, daß nach
lebensbedrohlichem Aderlaß und Wiedereinbringung des Blutes in die Bauchhöhle
nur 50%, nach intravenöser NaCl-Infusion 80% und nach intravenöser Reinfusion
100% der Tiere am Leben blieben.

Zahlreiche Untersuchungen haben sich mit der Frage der Resorption unter
pathologischen Bedingungen befaßt (SCHNITZLER und EWALD, KLAPP, CLAIRMONT
und v. HABERER, PEISER u. a.). Die einfache Laparotomie führt nach CLAIR-
MONT und v. HABERER zu einer geringen Verzögerung der Resorption, d. h.
dieselbe zieht sich über längere Zeiträume hin.

Werden die Därme vorgelagert, so ist die Störung noch ausgesprochener.
Die Resorption setzt später ein. Etwas bessere Verhältnisse liegen vor, wenn die
Därme mit warmer physiologischer Kochsalzlösung bespült werden.

Die *Narkose* beeinflußt die Resorption unwesentlich. Dagegen hängt die Aufnahmefähigkeit von der Peristaltik ab. Örtliche Anästhesie mit Novocain-
Adrenalin bedingt starke Verzögerung, ebenso Rückenmarkanästhesie oder
Morphiumeinspritzung (HARA). Bei vermehrter Peristaltik kann man umgekehrt
das erste Auftreten der Resorption früher beobachten (PRIMA).

Das *entzündliche Bauchfell* resorbiert nach CLAIRMONT und v. HABERER in
den ersten Stadien schneller als normal, in den späteren tritt eine Verlangsamung
ein. Die Beschleunigung in den Anfangsstadien ist besonders sinnfällig bei
chemischer, weniger bei bakterieller Entzündung. In späteren Stadien fanden
SCHNITZLER und EWALD, CLAIRMONT und v. HABERER bei Anwendung von Jodkalilösung eine Verzögerung, während GLIMM nach Milchzuckereinspritzung eine
solche nicht feststellen konnte. PEISER prüfte die Resorption von Bakterien in
der Bauchhöhle und fand zuerst eine starke, dann nur geringgradige Resorption.

Die verschiedenen experimentellen Resultate erklären sich aus der *Ungleich-
artigkeit der Peritonitis:* das eine Mal geht sie mit reichlichem Exsudat, das
andere Mal mehr mit Fibrinausscheidung einher. Das chronisch entzündliche
Peritoneum resorbiert weniger schnell als das normale. Besonders von Gynä-
kologen wurde vorgeschlagen, die Gefahr einer *postoperativen Peritonitis* dadurch
herabzusetzen, daß vor der Operation eine chronisch abakterielle Entzündung
durch Einspritzen reizender Substanzen wie Campheröl (HÖHNE) herbeigeführt
wurde. Heute erklärt man sich die Wirkung mehr im Sinne einer Protein-
körpertherapie.

Lufteinblasung in die Bauchhöhle ruft keine anatomisch nachweisbare Veränderungen hervor (Pneumoperitoneum). Neuerdings ist das Verfahren für die
Therapie gewisser Bauchfelltuberkulosen benützt worden.

Die Menge der **Flüssigkeitsausscheidung** des Bauchfelles ist eine sehr große. Nach WEGENER kann man durch Einspritzen von Glycerin, hypertonischer Zucker oder Kochsalzlösung in die Bauchhöhle innerhalb von 12—23 Stunden eine Flüssigkeitsmenge erzielen, die dem Körpergewicht des Versuchstieres gleichkommt. Andererseits vermag das Bauchfell in $12^1/_2$—30 Stunden ohne Schwierigkeit eine Flüssigkeitsmenge zu resorbieren, die ebenfalls dem Körpergewicht des Versuchstieres entspricht. Transsudation und Resorption halten sich außer bei der chronischen Entzündung ziemlich die Waage (WEGENER). Deswegen hält sich bei einer akuten Bauchfellentzündung die Größe des Ergusses in mäßigen Grenzen. Kommt es bei einer chronischen Schädigung zu einer erhöhten Transsudation, dann wird diese nicht durch erhöhte Resorption ausgeglichen, weshalb vermehrte Flüssigkeit manchmal bis zu 10, 15 und 20 Litern — als Ascites gefunden wird.

Die *Widerstandsfähigkeit des Bauchfelles* beruht einmal auf dem starken Resorptionsvermögen der großen Serosafläche. Außerdem kommen bakterienvernichtende bzw. schädigende Kräfte durch Phagocyten, sowie die etwas weniger sichere bactericide Eigenschaft des serösen Transsudats in Frage. Die Möglichkeit der *Abkapselung* durch Verwachsung der Serosa ist im Kampf mit einer Infektion von praktischer Bedeutung. Alle diese Vorgänge wirken zusammen; welche von ihnen am stärksten, läßt sich nicht immer entscheiden.

Sensibilität. Das *parietale Peritoneum* enthält *sensible Nerven* aus den unteren *Intercostal*- und oberen Lumbalnerven. Diese geben auch die *motorischen Fasern* an die Bauchmuskeln ab. Das Bauchfell steht also unter dem Einfluß des spinalen Nervensystemes und hat damit die Fähigkeit der Lokalisation des Schmerzes. Das Zwerchfell wird motorisch und sensibel vom *Phrenicus* versorgt. Seitliche Partien erhalten sensible Äste vom 6.—8. Intercostalnerv (OEHLECKER, LÖFFELMANN).

Das *viscerale Peritoneum* wird vom *sympathischen Nervensystem* innerviert. Die Fasern laufen in den Peritonealfalten und Mesenterien meist gemeinsam mit den Arterien. Sie vereinigen sich zu größeren Nervengeflechten mit zahlreichen Ganglien in der Gegend der Art. coeliaca (Ganglion coeliacum). Dieses besitzt zentripetale Fasern, die Nervi splanchnici, durch welche Sensationen dem Rückenmark zugeführt werden. Sie vermitteln also Empfindungen von den durch das Bauchfell überzogenen inneren Organen. Diese Fähigkeit wurde früher dem sympathischen System abgesprochen. Vielfache Erfahrungen mit der Splanchnicusanästhesie lassen daran aber keinen Zweifel (KAPPIS, WENDLING u. a.). Der Bereich des Ganglion coeliacum und der Splanchnici umfaßt den Oberbauch und den Darm bis zur Flex. sigm. Im unteren Teil und im Becken übernehmen die Plexus sacrales die Schmerzleitung durch die Rami communicantes zu den spinalen Nerven.

Eine örtliche Schmerzbestimmung geht dem vom sympathischen Geflecht versorgten Teil im ganzen ab, was von praktischer Bedeutung ist. Schmerzreize von den Oberbauchorganen werden im allgemeinen in die Gegend des Nabels verlegt. Erst wenn das parietale Peritoneum mitgegriffen ist, tritt der örtliche, d. h. lokalisierbare Schmerz auf. Der Sympathicus leitet andere Empfindungen als die cerebrospinalen Nerven.

Die segmentäre Verteilung der Sensibilität der Bauchhöhle (LÄWEN, KAPPIS) bringt es mit sich, daß z. B. der Magen von D 6—8, die Leber von D 9—11 versorgt werden (vgl. Kapitel Magen, Darm). LÄWEN hat gezeigt, daß diese Versorgung diagnostischen Wert hat. Durch entsprechende Anästhesie gelingt es, eine diffuse Muskelspannung der Bauchwand zu beseitigen, wodurch eine Untersuchung und Erkennung des erkrankten Organes erleichtert wird (vgl. Kapitel Magen, Leber, Gallenblase).

LENNANDER vertrat den Standpunkt, daß es keinen wahren visceralen Schmerz gebe. Beim Vorhandensein eines solchen erklärte er ihn durch Reizung des parietalen Bauchfelles oder durch Entzündungen der Wurzel des Mesenteriums durch Lymphangitis und Beteiligung der cerebrospinalen Nerven. Der Kolikschmerz kommt seiner Ansicht nach durch Zug an der Mesenterialwurzel oder durch Druck des erkrankten Organes auf das vordere parietale Peritoneum bei stark vermehrter Peristaltik zustande.

Aus experimentellen Untersuchungen von FRÖHLICH und MEYER, aus dem Verschwinden der Bauchgefühle bei Lumbalanästhesie, aus Untersuchungen von LÄWEN über paravertebrale Schmerzaufhebung, endlich aus Beobachtungen bei Rückenmarkverletzungen ergibt sich, daß die Leitung gewisser Empfindungen, d. h. Schmerzen zum Gehirn auf dem Wege des Rückenmarkes erfolgt. Außerdem spielt aber das sympathische Nervensystem eine wichtige Rolle. Dessen sensible Bahnen begeben sich teils unmittelbar, teils durch die Splanchnici in den Grenzstrang und gelangen von da durch die Rami communicantes in die hinteren Wurzeln der Spinalnerven.

Ross vertritt die Theorie der doppelten Natur des Bauchschmerzes. Er nahm einen echten Intestinalschmerz an und einen zweiten damit verbundenen somatischen Schmerz, der in die sensiblen Cerebrospinalnerven verlegt wird, welche in dieselben Segmente des Rückenmarkes eintreten wie die erkrankten Visceralnerven. MACKENZIE lehnte den Eingeweideschmerz ab, da er glaubte, daß jeder Bauchschmerz ein „verlegter" sei. Er glaubte an einen peritonealen Muskelreflex bei der Peritonitis, hielt es aber für unmöglich festzustellen, ob eine Muskelspannung oder Hyperalgesie visceralen oder peritonealen Ursprungs sei.

HURST zeigte, daß der adäquate Reiz, um Schmerzen im Magen-Darmkanal auszulösen, in einer Zerrung der an den Muskelwänden endenden Nerven besteht. Tierversuche können diese Frage nur schwer klären. Dagegen sind Beobachtungen am Menschen besonders bei akuten Baucherkrankungen dazu sehr geeignet (vgl. Kapitel Magen, Darm).

Hernien. Für die Entstehung der *Brüche* ist neben dem intraabdominellen Druck die Festigkeit des Bauchfelles von Bedeutung. Letztere wurde mit Hilfe des pneumatischen Druckes bei Hunden und Leichen zum Teil mit herausgeschnittenem Bauchfell geprüft. Man fand, daß die Widerstandsfähigkeit beim parietalen Peritoneum im Mittel einen Atmosphärendruck übersteigt. Auch die Elastizität ist sehr groß. Noch größer ist die Widerstandsfähigkeit eines *Bruchsackes*. Daher kann nicht angenommen werden, daß sich ein Bruch durch Dehnung vergrößert. Es handelt sich vielmehr entweder um ein eigenes Wachstum (LEDDERHOSE) oder um Nachgleiten des zunächst noch in der Bauchhöhle gelegenen Bauchfells. SEIFERT schreibt den an zahlreichen Stellen der Bruchsackwandung vorhandenen Einrissen, vor allem ihren Ausgleichsvorgängen (Mulden, Taschen, Spaltbildung), eine maßgebliche Rolle zu.

Daß eine Verschiebung des Bauchfelles unter pathologischen Verhältnissen vorkommen kann, beweisen die sog. *Gleitbrüche*. Wahrscheinlich ist dabei die Verbindung des Bauchfelles mit seiner Unterlage eine weniger feste als bei gesunden. Es gibt aber große Brüche, bei denen die Verwachsung des Bruchsackes mit dem Bauchfell so fest ist, daß die Möglichkeit einer Verschiebung ausgeschlossen werden muß.

Die Verschieblichkeit bzw. Dehnungsfähigkeit des Bauchfelles ist ein sehr wesentlicher Schutz. Extraperitoneale Abscesse drängen jenes vor sich her, durchbrechen es aber nicht. Eine eitergefüllte Gallenblase kann ihre Serosa um ein Vielfaches dehnen, ohne daß es zur Perforation kommt.

Enteroptose. Eine besondere Bedeutung hat man dem intraabdominellen Druck für die Entstehung der Enteroptose zugesprochen. Zur Enteroptose führen Erweiterung des Bauchraumes, z. B. beim Hängebauch. Die Bedeutung der Bauchwand geht daraus hervor, daß durch eine gutsitzende Leibbinde die Bauchorgane gehoben und in ihre richtige Lage gehalten werden können. Von geringerer Bedeutung ist das Vorliegen von Hernien bzw. die Schwäche der Bauchmuskulatur.

Von ebenfalls mechanischer Bedeutung ist eine *Verengerung* besonders des oberen Bauchraumes, der durch Tiefstand des Zwerchfelles begünstigt wird. Das früher häufig angeschuldigte Schnüren dürfte heute nur noch geringe Bedeutung haben. Diesen rein mechanischen Faktoren wird eine mehr fördernde Bedeutung zugesprochen. Die eigentliche Ursache wird in einer *konstitutionellen Gewebsschwäche* gesehen (STILLER). Beim Habitus enteropt. finden wir einen flachen länglichen Thorax, steilen Verlauf der Rippen, leichten Hängebauch, grazilen Körperbau, Bruchanlage, Neigung zu Plattfuß und Krampfaderbildung. Da man dieser Gewebsschwäche die Hauptursache zuschreibt, kommt operativen Eingriffen, die in Fixation der ptotischen Organe bestehen, heute praktisch nur noch geringe Bedeutung zu.

IV. Bauchfellentzündung.

Die *Bauchfellentzündung* kann diffus oder umschrieben sein. Sie ist bakterieller, viel seltener aseptischer oder traumatischer Art. Das Bauchfell erkrankt in der übergroßen Mehrzahl der Fälle sekundär, indem Entzündungen der inneren Organe oder solcher, die ihm dicht anliegen, auf das Peritoneum übergreifen. Die Wand des Magen-Darmkanales ist normalerweise bakteriendicht. Sie verliert die Eigenschaft durch Verletzung oder Erkrankung (Einklemmung). Auch das Sekret der großen Drüsen (Leber, Pankreas, Niere) wird besonders in infektiösem Zustande gefährlich. Sonst üben jene Sekrete nur einen chemischen Reiz aus und werden mehr oder weniger rasch resorbiert. Eine hämatogene Metastase im *Bauchfell* bei pyämischen Erkrankungen kommt selten vor.

Die *aseptische bakterienfreie Peritonitis* ist selten und hat meist gutartigen Verlauf. Sie entsteht z. B. nach Platzen von Ovarialcysten oder nach Stieldrehung, durch alle die Serosa reizenden, der Bauchhöhle fremden Stoffe, wie Urin, Galle, Pankreassaft. Besonders stark ist die Wirkung des Trypsins. In gleicher Weise wie chemische wirken mechanische und thermische Reize. Auch sämtliche Desinfizienzien reizen die Serosa mehr oder weniger stark. Darin liegt der Grund, daß das antiseptische Verfahren im Innern der Bauchhöhle verlassen ist.

Blutergüsse in die Bauchhöhle reizen die Serosa und geben Anlaß zu Adhäsionsbildung. Die Resorption erfolgt ziemlich langsam. Sorgfältige Blutstillung und Entfernung größerer Blutmengen sind zweckdienlich.

Die austrocknende Wirkung der Luft auf vorgelagerte Eingeweide führt nach WALTHARD zur Entzündung der Serosa. Andere Autoren konnten dies nicht bestätigen.

Die Entzündung der Serosa führt zur Bildung eines Fibrinhäutchens, aus dem später dickere Auflagerungen und Verklebungen mit benachbarten Serosaflächen entstehen können. Bei stärkerer Eiterung kann es zu einer Auflösung der Verklebungen kommen. So erklärt man sich das häufige Fehlen bzw. die geringere Ausdehnung von Adhäsionen nach eitrigen Peritonitiden, während nach leichten Erkrankungen öfters ausgedehntere Verwachsungen zurückbleiben.

Die wichtigste Schädigung stellt die Anwesenheit der *Bakterien* in der Bauchhöhle dar. Der Ausgang des örtlichen Kampfes zwischen ihnen und dem Körper entscheidet das weitere Schicksal.

Als wesentliche *Abwehrvorrichtung* kommen die chemischen, bactericiden Stoffe sowie die Phagocytose in Betracht. Die meisten Bakterien werden dadurch vernichtet, die überlebenden von den Endothelzellen, deren Zahl auf über 34 Milliarden geschätzt wird, aufgenommen und getötet. Was übrigbleibt wird meist durch die Lymphocyten erledigt oder schließlich von den Endothelien der Lymph- und Blutgefäße abgefangen. Die Bakterien, die in den Kreislauf gelangen, werden durch die Schutzkräfte des Blutes in kürzester Zeit vernichtet. Deswegen lassen sich bei der gewöhnlichen Bauchfellentzündung Bakterien im Blut in der Regel nicht nachweisen (SCHOTTMÜLLER). Nur durch besonders virulente Keime oder bei besonders geschwächtem Körper können diese Abwehrvorrichtungen durchbrochen werden. Dann kommt es zur *Allgemeininfektion*. Die Giftstoffe, die sich in der Bauchhöhle bilden, können entweder örtlich oder durch Aufsaugen auch auf entfernte Organe schädlich wirken.

Die *Blut- und Lymphgefäße* antworten auf die Reizung mit einer Ausscheidung von Flüssigkeit.

Örtlich wirkt sich die Anwesenheit von Toxinen auf den Darm in einer Lähmung aus. Selten kommt es anfänglich zu gesteigerter Darmtätigkeit. Ob die Schädigung die Darmmuskulatur direkt oder die örtlichen Nervenzentren trifft, ob sie die Folge des gestörten Kreislaufes in den Bauchgefäßen oder der Überdehnung des Darmes durch ausgeschiedene Flüssigkeit (ENDERLEN und HOTZ) oder einer Lähmung der Hirnzentren (KLOPSTOCK, MATTHES) ist, ist noch unentschieden. Die Lähmung des Darmes hat ihrerseits eine Zersetzung des Inhaltes zur Folge. Dadurch entstehen im Darm schädliche Stoffe, die aufgesaugt werden können. Von verschiedenen Autoren wurde festgestellt, daß die Aufsaugung eines gestauten Darminhaltes sehr schnell nachläßt. Die schädliche Wirkung dieser Stoffe wird heute verschieden hoch bewertet.

Der gelähmte Darm *scheidet vermehrt Flüssigkeit aus*. Aufhören der Aufsaugung und vermehrte Ausscheidung bedingen eine *Flüssigkeitsverarmung*, wobei dem *Chlor* eine große Bedeutung zukommt.

Die Lähmung des Darmes führt außerdem zur *Stauung in den Darmgefäßen*. Die dauernden Bewegungen des Darmes fördern normalerweise die Zirkulation im Pfortaderkreislauf (USADEL). Weder am lebenden Tier noch an der Leiche ist es möglich Blut aus dem Pfortaderkreislauf nach der Vena cava inf. durch die Leber zu saugen. Es müssen also gewisse in der Peripherie wirkende Kräfte das Blut aus dem Pfortadersystem nach dem Herzen treiben. Diese Rolle fällt in der Hauptsache der Darmbewegung zu.

Durch Auftreibung der gelähmten Därme kommt es zur *Hochdrängung des Zwerchfelles* und damit zur Raumbeengung in der Brusthöhle. Dadurch wird ebenfalls der Kreislauf geschädigt.

OLIVECRONA nimmt eine vermehrte Ansammlung von Blut und eine Steigerung der Durchlässigkeit der Wände der gelähmten Capillaren an. Diese bedingt eine Verminderung der kreisenden Blutmenge. Schließlich kommt es zu einer Lähmung des Vagus oder einer Erregung des Splanchnicus. Diese Nerven spielen außer bei der Darmbewegung auch beim Tonus der Bauchgefäße eine Rolle.

Durch Resorption aus der Bauchhöhle vermag der Organismus außerordentlich große Mengen von Flüssigkeit, innerhalb von 24 Stunden fast das Gewicht des eigenen Körpers also etwa 70 Liter, aufzunehmen. Nach Untersuchungen von CLAIRMONT und v. HABERER u. a. ist diese Aufnahmefähigkeit bei der Bauchfellentzündung im Anfang eher gesteigert, nimmt später aber beträchtlich ab. Es findet also in der ersten Zeit eine Überschwemmung mit Giften statt, später hört sie auf.

Die aufgenommenen Gifte wirken im wesentlichen auf das Gefäßregulationszentrum. Es erfolgt eine Erschlaffung der peripheren Gefäße, vor allem der Bauchgefäße. Der Blutdruck bleibt allerdings bei der Bauchfellentzündung bis kurz vor dem Tode normal, eine Tatsache, die mit einer Lähmung des

Vasomotorenzentrums unvereinbar ist. PORTER und QUIMBY bewiesen, daß das Vasomotorenzentrum beim Shock ausgezeichnet funktioniert. HOLZBACH zeigte, daß es auch bei der Bauchfellentzündung vorzüglich auf Reize anspricht. Er schließt daraus, daß die Toxine direkt die Gefäßwände schädigen.

HARMON und HARKINS fanden bei experimenteller eitriger Peritonitis im Exsudat eine *blutdruckerniedrigende Substanz.* Diese fehlte sowohl in der gesunden Bauchhöhle wie bei einer nichteitrigen galligen Entzündung. Die toxische Substanz blieb auch nach Filtrierung durch BERKEFELD-Filter aktiv. Es fand sich Acetylcholin bzw. ein ihm verwandter Stoff, der durch Colibacillen, Streptokokken und andere Bakterien gebildet wird. Wurde dieser gesunden Hunden eingespritzt, so führte er zu Blutdrucksenkung.

REICH und BERESNEGOWSKI weisen auf eine hochgradige Chromaffinverarmung der Nebennierenrinde mit Störung der Adrenalinabsonderung bei der Peritonitis des Kaninchens hin.

Dasselbe trifft auch für den Menschen zu. Die Autoren nehmen an, daß in einem Teil der menschlichen Peritonitisfälle eine akute Nebenniereninsuffizienz besteht, welche neben der zentralen Vasomotorenlähmung die Kreislaufschwäche bedingt.

Die Schädigung des Körpers bei der Bauchfellentzündung stellt also einen recht komplizierten Vorgang dar, bei dem zahlreiche Faktoren mitspielen. Praktisch wichtig ist ein Versagen der Kräfte, die das Blut aus dem Bereiche des Pfortaderkreislaufes zum Herzen führen. Dieses steht hinsichtlich seiner Rückleitung zum Herzen schon bei dem Gesunden unter sehr ungünstigen Verhältnissen.

KIRSCHNER äußert die Ansicht, daß Gifte in der Bauchhöhle direkt die Capillaren des Darmes schädigen. Dadurch erfolgt eine übermäßige Blutansammlung im Pfortaderkreislauf und damit eine Verminderung der kreisenden Blutmenge. Außerdem lassen die geschädigten Capillaren die Blutflüssigkeit in vermehrter Weise austreten, wodurch die Gesamtblutmenge vermindert wird. Die Stase in den Capillaren, die damit verbundene Ernährungsschädigung der Darmmuskulatur, die Überdehnung des Darmes durch vermehrt ausgeschiedene Flüssigkeit begünstigen eine Darmlähmung. Das Darniederliegen der Darmperistaltik steigert andererseits wieder die Blutstauung im Pfortaderkreislauf. Leerarbeit und ungenügende Ernährung bewirken schließlich das zum Tode führende Versagen des Gefäßregulationszentrums und des Herzens.

Nach FRIEDRICH ist das erste Stadium der Bauchfellentzündung, das sich in aktiver arterieller Hyperämie äußert, der Ausdruck einer Abwehrreaktion, während das zweite durch eine Lähmung der Gefäße und damit bedingte venöse Hyperämie gekennzeichnet ist. Im ersten ist die Resorption vermehrt, im zweiten vermindert. In diesem Stadium ist die Peritonitis klinisch ein reines Kreislaufproblem.

Experimentelle *Blutmengenbestimmungen* von NAEGELI und KORTH bei der Peritonitis ergaben eine Verminderung der zirkulierenden Blutmenge, die bis fast auf die Hälfte herunterging. Sie erreichte allerdings nicht ganz die Werte wie bei der Pfortaderunterbindung. Für die Todesursache glauben wir sie mitverantwortlich machen zu müssen.

Den *Verlauf* der Bauchfellentzündung bedingen verschiedene Faktoren. Die Prognose gründet sich zum Teil auf Art, Menge und Virulenz der Bakterien. Die anatomischen und physiologischen Bedingungen für die Ausbreitung der Entzündung bei den gleichen Organen und Darmabschnitten sind in den einzelnen Fällen sehr ähnlich. Gegenüber anderen Organen und Darmabschnitten liegen dagegen zumeist erhebliche Unterschiede vor. BARKER weist auf die große Verschiedenheit der einzelnen Formen der Bauchfellentzündung hin, die in ihrer Bewertung soweit auseinanderliegen können wie ein gewöhnliches Hautekzem von einem verzweifelten Erysipel!

Behandlung.

Für weitaus die meisten Fälle der Bauchfellentzündung gilt natürlich als erste Forderung die der *Entfernung des primären Herdes* und damit der *Verstopfung der Infektionsquelle*. Dies ist aber nicht immer, z. B. bei der Pneumokokkenperitonitis, möglich, wo man sich häufig damit begnügen muß, nur das Exsudat abzulassen. Manchmal liegen die Verhältnisse bei der Gonokokkenperitonitis ähnlich.

Für die Pneumokokkenperitonitis hat JENSEN den experimentellen Beweis erbracht, daß sich dauernd Bakterien im strömenden Blut finden. Er nimmt deshalb eine Allgemeinerkrankung mit örtlicher Ansiedlung im Bauchfell an. Darin liegt ein grundsätzlicher Unterschied gegenüber der gewöhnlichen Bauchfellentzündung, bei der niemals Bakterien in nennenswerter Weise im Blut vorhanden sind. Jede örtliche Behandlung des Bauchfelles bleibt bei jenen Formen ohne wesentlichen Einfluß auf den Ablauf der Allgemeinerkrankung. Neben dieser allgemeinen Pneumokokkenerkrankung gibt es nach BRÜTT auch eine rein örtliche Form, bei der der Erreger nur in der Bauchhöhle gefunden wird.

Bei über 48 Stunden alter Bauchfellentzündung wird in Amerika neuerdings wieder Bettruhe, Fasten, Magenspülung, Rectalernährung und Eisblase empfohlen (OCHSNER). RUNYAN kommt zu dem Ergebnis, daß diese Behandlung erheblich bessere Resultate als die operative zeitige. Im allgemeinen muß am Grundsatz festgehalten werden, jeden Fall von Peritonitis zur Verstopfung der Infektionsquelle sofort zu operieren.

Das Wesentliche bei der Operation besteht in möglichst schnellem und schonendem Vorgehen. Eine *Eventration* soll vermieden werden. Damit lassen sich die akuten operativen Frühtodesfälle wesentlich vermindern.

Die *Bauchhöhlenflüssigkeit* enthält Bakterien und deren Gifte, aber auch *Abwehrstoffe*. Die völlige Beseitigung ist nicht immer von Vorteil. MURPHY, GREKOW sprechen sich für eine Belassung des Eiters aus. KIRSCHNER ist der Ansicht, daß die gründliche Beseitigung des Exsudates zu erstreben sei; ob in Form des Austupfens oder Ausspülens, hängt von Fall zu Fall ab. Die riesige Oberfläche der Bauchhöhle, die von einem begrenzten Bauchschnitt nur sehr unvollkommen zugänglich ist, kann natürlich weder durch Spülung noch durch Tupfen nicht einmal makroskopisch völlig gereinigt werden. Dies läßt sich im Tierexperiment feststellen. Die Beseitigung grober Schmutzbestandteile muß aber gefordert werden. Jeder in der Bauchhöhle zurückgelassene infizierte Fremdkörper wird zu einem sekundär fortwirkenden Infektionszentrum.

Beim *Spülen* besteht die Gefahr, daß die ganze Bauchhöhle in ein annähernd gleichmäßig infiziertes Gebiet verwandelt wird. Dies ist nachteilig, wenn einzelne Abschnitte weniger schwer oder nicht infiziert sind. Das *Tupfen* schädigt das Bauchfell mechanisch stärker als das Spülen. Für gewisse Fälle erscheint das Spülen, für andere das Tupfen vorteilhafter.

Es wurde versucht, die Bauchfellentzündung durch *Desinfektionsmittel* günstig zu beeinflussen. Weiterhin verfolgte das Einbringen *chemischer Mittel* den Zweck, durch Verstopfung der Abflußwege die Aufsaugung der giftigen Flüssigkeit zu beeinträchtigen. Die Mittel werden bei der Spülung verwendet oder nach Schluß der Operation in die Bauchhöhle gegossen, z. B. Äther, Campheröl, hypertonische Kochsalzlösung, PREGL-Lösung, Dakinlösung u. a. m. SCHÖNBAUER empfahl salzsaures Pepsin und leitet diesen Vorschlag von der Erfahrung ab, daß die Peritonitis beim perforierten Magengeschwür eine günstigere Prognose habe. Dies beruhe darauf, daß das salzsaure Pepsin die Bakterienflora des Magens und obersten Darmabschnittes vor dem Durchbruch günstig gestalte und nur harmlose Bakterien in die Bauchhöhle gelangen.

Kuhn empfiehlt 50—80%ige *Zuckerlösung*. Durch Umkehr des Saftstromes sucht er eine mechanische Wirkung ähnlich der der „Lymphelavage" herbeizuführen. Zucker fördert zudem den Antagonismus der verschiedenen Keime zugunsten der harmlosen zuckerzersetzenden Bakterienflora. Er erzwingt eine Säurebildung, die alle Toxine, die in saurer Lösung ungiftig sind, unschädlich macht.

Zur Beeinflussung der Peritonitis wurde Eingießung von 50—100, ja sogar 200 ccm Narkose*äther* in die Bauchhöhle empfohlen (Souligoux, Morestin). Größere Mengen wirken schädlich (Fühner). Es handelt sich dabei lediglich um eine Reaktion des Bauchfelles auf den Reiz. Ein sicherer Beweis für eine günstige Wirkung bei der diffusen Peritonitis ist nicht erbracht. Dagegen wurde über schädliche Einwirkungen wie Kollaps, Exitus, Adhäsionsbildung berichtet, weshalb das Verfahren verlassen wurde. Bentin und Sigward erwähnen die vorbeugende Wirkung bei Operationen, wo mit einer Beschmutzung durch Eiter zu rechnen ist.

Die postoperative *Ableitung* des Exsudates spielt auch heute eine große Rolle. Von zahlreichen Incisionen und ausgiebiger Drainage ist man abgekommen, um den abdominellen Druck möglichst bald wiederherzustellen. Rotter hat nachgewiesen, daß es unmöglich ist, die freie Bauchhöhle zu drainieren, auch die Douglas-Drainage wirke nicht als Dauerdrainage.

Die freie Bauchhöhle schließt sich gegen jeden Fremdkörper innerhalb weniger Stunden wasserdicht ab. Bereits nach 12—24 Stunden können die Verklebungen selbst durch hohen Wasserdruck kaum gesprengt werden. Die spärliche Flüssigkeit, die aus einem in den freien Bauchraum eingelegten Drain austritt, ist nach kurzer Zeit nichts anderes als die Absonderung der Granulationen des Drainkanales. Demgegenüber ist man aber sehr wohl in der Lage, einen umschriebenen Absceß durch ein Drain abzuleiten.

Die Notwendigkeit der Drainage der Bauchhöhle ergibt sich nach Hartmann nicht aus dem Vorhandensein von Eiter, sondern nur aus dem von Fremdkörpern, abgestorbenen Gewebsfetzen u. dgl. Es besteht ein Unterschied zwischen dem entzündlichen heißen Weichteilabsceß und der Eiterung in der mit lebendigen Abwehrkräften ausgestatteten Bauchhöhle!

Das Längerliegenlassen eines Rohres ist keineswegs gleichgültig für die Serosa. Die Fibrinabsonderung führt zu Verklebungen und Verwachsungen. Der Druck kann die Darmwand schädigen und Kotfisteln erzeugen. In seitliche Öffnungen des Rohres kann sich eine Darmwand ausstülpen (Wiedow). Schließlich kann es auch zu unerwünschter Fortleitung von Keimen aus der Bauchwunde in die Bauchhöhle kommen.

Eine Häufung von Spätabscessen beim Weglassen des Draines hat sich nach Wildegans und Körte nicht bestätigt. Vor allem Clairmont, Körte, Murphy u. a. sind Gegner einer prinzipiellen Bauchhöhlendrainage. Schmieden wendet sie nur mit Einschränkung an.

Die Erkenntnis, daß eine wirksame Ableitung aus der Bauchhöhle nur für kurze Zeit möglich ist, daß mancherlei Nachteile im Gefolge einer Drainage auftreten und die geschlossene Bauchhöhle am besten mit Resten von Infektionsstoffen fertig wird, hat dazu geführt, die Drainage einzuschränken auf Fälle, wo störende Reste zurückbleiben. Jedenfalls soll ein Docht nicht länger als 24 Stunden eingelegt werden und ein Drain nur dann länger, wenn danach noch eitrige Flüssigkeit aus ihm abläuft.

Die *Röhrendrainage* wurde durch Streifen saugender Gaze unterstützt (Jodoform, Vioform u. dgl.). Damit hoffte man durch Verklebungen den Infektionsherd abzugrenzen. Diese Verwachsungen können sich aber später unangenehm auswirken. Ist der herausragende Teil eingetrocknet und inwendig die Fibrinumhüllung eingetreten, dann hört die Aufsaugung auf, und es kommt zur Retention.

Der Versuch, die in der Bauchhöhle entstandenen Giftstoffe durch *Lymphaticostomie* abzuleiten (COSTAIN) setzt voraus, daß die Giftstoffe vorwiegend auf dem Lymphweg ins Blut gelangen. Tierexperimente sind zumeist zuungunsten dieses Verfahrens ausgefallen.

Durch die FOWLERsche *Lagerung* mit erhöhtem Oberkörper hoffte man dem Exsudat günstigeren Abfluß zu verschaffen. Damit sollte vor allem eine Resorption von seiten des Zwerchfelles hintangehalten werden. KÖRTE, WALTHER, DREESMANN, COFFEY empfehlen die rechte Seitenlage, KIRSCHNER die gewöhnliche Horizontallage. Letztere begünstigt besonders den Rückfluß des Pfortaderblutes. Eine Erhöhung des Oberkörpers von 60—70°, die notwendig ist, um den besten Ablauf nach unten zu erzielen, ist für den Kranken beschwerlich.

Eine große Bedeutung spielt bei der Peritonitis der Kreislauf. ROMBERG und PAESSLER stellten fest, daß nicht das Herz primär geschädigt wird, sondern daß die Lähmung des Vasomotorenzentrums infolge Toxinresorption schließlich die Senkung des arteriellen Blutdruckes herbeiführt. Es kommt zur Überfüllung der Splanchnicusgefäße, während die übrigen Organe (Gehirn) blutleer werden. OLIVECRONA sieht den Grund der Blutdrucksenkung in der Verminderung des Blutvolumens und in einer Lähmung der Capillaren des Bauches und empfiehlt deshalb die Bluttransfusion. Auch die intravenöse Kochsalzinfusion dient nach LEONPACHER zur Bekämpfung der Kreislaufstörung und Wasserverarmung des Körpers. Ebenso wird die rectale Flüssigkeitszufuhr empfohlen (KATZENSTEIN). FRIEDEMANN zieht die intravenöse Dauertropfinfusion vor. Wichtig ist eine Zugabe von 6—8 Tropfen Suprarenin in 1 Liter NaCl-Lösung (HEIDENHAIN). Letzteres bedingt allerdings meist nur vorübergehende Blutdrucksteigerung und hat deshalb leider nur beschränkten Wert. Als Menge werden 1,5 Liter pro dosi und 3 Liter pro die angegeben, da größere schaden könne. HOLZBACH sieht die beste Anwendung für die intravenöse Dauerinfusion in Verabreichung von 0,75—1 ccm Adrenalin 1 : 1000 auf $^3/_4$—1 Liter physiologische Kochsalzlösung. Bei ausgesprochener Vasomotorenlähmung ist die Wirkung unsicher.

Neben der Infusion kommt zur Bekämpfung des Kollapses vor allem Coffein und Campher, auch Strychnin in Frage. Morphium wirkt vorteilhaft dadurch, daß der Kranke Ruhe und Schlaf bekommt.

EPPINGER empfiehlt zur Regulierung der peripheren Kreislaufinsuffizienz CO_2-Insufflation. Sie soll in Kombination mit O_2 als Gemisch durch einen Schlauch in Mengen von 3—6 Liter eingeatmet werden.

Nach Arbeiten von WHIPPLE, HASTINGS, HADEN u. a. liefern ausgedehnte Entzündungen mehr oder weniger große Mengen verschiedener Zerfallsprodukte, von denen die Kernzerfallsprodukte — Nucleoproteide — die aktivsten sind. Zur Unschädlichmachung dieser Gifte dient dem Organismus vor allem das *Chlor*. Es geht mit jenen ungiftige Verbindungen ein.

Das weitere Schicksal des Kranken ist demzufolge davon abhängig, ob die *Chlorreserven* zur Bindung der Giftstoffe ausreichen oder nicht. Ein funktionstüchtiger Organismus wird bei einer örtlich und zeitlich begrenzten Entzündung über kurz oder lang mit der Infektion fertig. Bei ausgedehnten Entzündungen kommt es infolge eines starken Chlorverbrauches und einer mangelhaften Chlorzufuhr zur Hypochlorämie mit Blutdrucksenkung, Atonie der Muskulatur, Erbrechen, Schweißen, verminderter Diurese, Reststickstoffsteigerung u. a. m. Das ionisierte *Chlor* wird dem Organismus von der Leber, vom Magen und vom Duodenum geliefert (MAIRANO). Resorbiert wird dieses Chlor aber erst im Ileum (BLUM). Ist bei der Peritonitis bereits eine Hypochlorämie eingetreten, so folgt dieser ein Circulus vitiosus, indem Hypochlorämie Erbrechen bedingt und Erbrechen zum erneuten Chlorverlust führt. Infolge von hypochlorämischer Splanchnicuslähmung entwickelt sich im Pfortadersystem eine Zirkulationsstörung mit rasch zunehmendem Meteorismus, da der peritonitisch gelähmte Darm die Gase nicht mehr resorbiert (ENDERLEN und HOTZ), wohl aber seinerseits infolge Gärung und Zirkulationsstörung zur Vermehrung der Darmgase beiträgt. Gleichzeitig mit dem Zurückgehen des Chlores beginnt eine erhöhte Ausscheidung des Natriums, welches der Eliminierung von übermäßigen Alkalien, der Bindung von Kohlensäure und der Regelung des Wasserhaushaltes dient. Mit der Senkung des Chlorspiegels und des Natriums im Blute steigt der Kaliumspiegel, der Reststickstoff und die Alkalireserve. Der Kochsalzmangel bedingt weiterhin eine Störung des Adrenalinsystemes und des Kohlenhydratstoffwechsels.

Bei der *erhöhten Alkalescenz* kann eine Spaltung des Histidins erfolgen, wobei Histamin entsteht, welches als ein stark blutdrucksenkendes Mittel bekannt ist und Kollaps bedingen kann. Außerdem steigert das Histamin die Durchlässigkeit der Capillarwände und kann dadurch zur Bluteindickung beitragen.

Der Peritonitiskranke stirbt danach an einer durch die *Hypochlorämie* hervorgerufenen komplexen Regulationsstörung. Dieser kann man vor allem dadurch vorbeugen, daß man alle lebenswichtigen Organe — Leber, Herz, Nieren, Nebennieren, Magen — schont und dem Organismus das nötige Chlor beständig zuführt, solange bis der Vergiftungszustand überwunden ist. Äther schädigt die genannten Organe weit weniger als Chloroform und steigert den Blutdruck. Am besten wird dem Kranken Chlor in physiologischer Kochsalzlösung zugeführt. Es muß Kochsalz sein, da andere Chlorverbindungen die Chlorreserven des Organismus nicht zu steigern vermögen. Die Kochsalzinfusionen werden subcutan, in kritischen Fällen intravenös verabreicht. Womöglich infundiert man vor der Operation, aber unbedingt sofort nach der Operation, um alle Giftstoffe möglichst rechtzeitig zu binden. Das Chlorion stellt das durch die Gifte gestörte Gleichgewicht im Organismus rasch wieder her, indem es die gefährlichsten Gifte — Guanin, Xanthin, Adenin — unschädlich macht und auf diesem Wege die Kreislaufstörung beseitigt, den Reststickstoff und die Alkalireserve herabsetzt, das Adrenalinsystem regelt und auch etwaigen kolloidchemischen und elektrostatischen Verschiebungen gerecht wird.

Bei der *Bauchfellentzündung* kommt es durch die Wirkung der *Bakterientoxine* zu einer Blutanschoppung im Capillarnetz des Pfortadersystemes. Es fehlt eine ausreichende Menge, die über die arteriovenösen Anastomosen drucksteigernd auf die Pfortader wirksam werden könnte. Es passiert weniger Blut und unter geringerem Druck die Leber. Das Minutenvolumen sinkt ab, die Pulsfrequenz steigt an. Nach HAVLICEK tritt eine Erleichterung der Zirkulation durch Eröffnung der arteriovenösen Anastomosen in der Pfortader ein. Diesen Zweck erfüllt nach ihm, PASCHOUD u. a. die Bestrahlung einer Darmschlinge mit der Laparophoslampe. Örtliche Betäubung, Vermeidung von Morphium sind Voraussetzungen einer günstigen Wirkung. Nach primärem Bauchdeckenverschluß erfolgt in 100% Heilung!

RIESTER führt den günstigen postoperativen Verlauf mit früh einsetzender Darmtätigkeit, relativer Schmerzfreiheit nach der Bestrahlung mit der Laparophoslampe hauptsächlich auf das schonende Operieren in örtlicher Betäubung und entsprechende Nachbehandlung mit frühzeitiger körperlicher Bewegung zurück. Die Mortalität der schweren eitrigen Peritonitis schwankt nach seiner Zusammenstellung auch bei dieser Behandlung zwischen 20—50%.

Das Peritonitisserum wird in seiner Wirkung verschieden hoch eingeschätzt. KUNZ, ZUKSCHWERDT u. a. sprechen sich sehr für seine Anwendung aus. Auch experimentell ist seine günstige Wirkung nachgewiesen.

Magen und Darm werden frühzeitig durch die Entzündung des Bauchfelles in Mitleidenschaft gezogen. Die Peristaltik wird träge und hört bald auf. Damit stockt der Abgang der Blähungen. Die Anregung der Darmtätigkeit ist in der Nachbehandlung von höchster Bedeutung. KIRSCHNER empfiehlt Ricinus, MEYER Senatin intramuskulär, v. BRUNN das Peristaltin 0,5.

Neuerdings wird besonders dem *Prostigmin* größere Bedeutung zugemessen. MAYER empfiehlt die intravenöse Injektion von Hypophysin sowie die Lumbalanästhesie als letztes Mittel zur Anregung der Peristaltik. Besonders bei postoperativer Darmlähmung sieht man danach günstige Wirkung.

Der wohltuende Einfluß lokaler Wärme auf die Darmbewegung ist bekannt. MOSZKOWITZ empfiehlt heiße Bäder. Die Spülung der Bauchhöhle mit 40° warmer NaCl-Lösung hat deutlich peristaltikanregende Wirkung.

Eine Darmlähmung bei stark geblähtem Darm wird am besten durch die Punktion oder die Enterostomie beeinflußt. Die Punktion kommt vor allem dann in Betracht, wenn die Bauchhöhle nicht völlig geschlossen und Darmschlingen sichtbar sind. KIRSCHNER punktiert mit dünner Nadel durch die Bauchdecken. Bei hartnäckigen Darmlähmungen wird die *Enterostomie* von verschiedener Seite frühzeitig ausgeführt (BIRCHER, PATRY u. a.). Die Wirkung ist natürlich dann besonders günstig, wenn eine mehr umschriebene Blähung vorliegt und wenn daraufhin ein reichlicher Abgang von Gas und flüssigem Darminhalt erfolgt (vgl. Kapitel Ileus).

Hat die Lähmung den größten Teil befallen oder liegt eine toxische Schädigung der Vasomotorenzentren vor, dann sind die Aussichten, durch mechanische Entleerung noch helfen zu können, schlecht. Ist die glatte Muskulatur überdehnt, dann tritt sie auch nach der Enterostomie nicht immer wieder in Tätigkeit. Bei umschriebener Lähmung kann dagegen die Entleerung gestauten Inhaltes ausschlaggebend wirken. Die Gefahren liegen nur darin, daß eine zu hohe Schlinge eröffnet wird, wodurch dem Organismus wichtige Stoffe verlorengehen (vgl. Kapitel Darm).

Der *Kernpunkt* in der Behandlung der Peritonitis liegt in der *Prophylaxe* bzw. *Frühbehandlung.*

Nach unseren heutigen Kenntnissen kommt für die meisten Fälle der eitrigen Peritonitis die frühzeitige Verstopfung der Infektionsquelle, die Vermeidung der Schädigung des Bauchfelles, später die Anregung der Darmperistaltik wegen ihrer Bedeutung für den Pfortaderkreislauf, die Hebung der Zirkulation durch Kreislaufmittel sowie die reichliche Verabreichung von physiologischen oder später auch hypertonischen Kochsalzlösungen in Frage. Einer Ableitung des eitrigen Ergusses nach außen durch Drainage kommt nicht die wesentliche Bedeutung zu, die man ihr vielfach noch beimißt. Darmentlastung durch Enterostomie oder Punktion sind Eingriffe, die im Stadium der Darmlähmung nutzbringend sind.

Inwieweit eine Begünstigung der Resorption vom Bauchfell aus zweckdienlich ist, muß von Fall zu Fall entschieden werden.

Als Ursache der *galligen Peritonitis* nimmt man Filtrationsvorgänge, Erkrankungen der Gallenblasenwand, Vermittelung durch LUSCHKAsche Gänge und erhöhten Druck durch Stauung des Inhaltes an. NAUWERCK und LÜBKE wiesen darauf hin, daß genaue mikroskopische Untersuchung der Wand nötig sei, um zu entscheiden, ob ein mechanischer Durchbruch vorliegt. Wichtige Aufklärung brachten Experimente von BLADO. Durch Einführung von Pankreasferment in die Gallenblase wird deren Wand durchlässig. SCHÖNBAUER vermochte durch Trypsin, das er in die Gallenblase brachte, eine gallige Peritonitis ohne mechanischen Durchbruch der Wand zu erzielen. ERB und BARTH wiesen in 38% der exstirpierten Gallenblasen das Ferment nach.

Die sterile Galle bedingt beim Menschen keine akute Entzündung. Dagegen führt infizierte Galle zu gefährlicher Peritonitis. Der Durchbruch kann plötzlich erfolgen, auf der Höhe einer Kolik, in anderen Fällen entwickelt sich die Perforation allmählich.

Die Ursache kann plötzliches Nachgeben der Wand infolge von Überdehnung durch den Inhalt, der Eintritt von Gangrän der Wand durch Steindruck oder Stieldrehung, Vordringen von Wandgeschwüren bis in die Serosa sein. Die LUSCHKASchen Gänge, welche öfters bis dicht an die Serosa reichen, sind bei den Vorgängen beteiligt. Hindernis im Gallenabfluß begünstigt den Durchbruch der Wand (vgl. Kapitel Galle).

Unter **Ascites** versteht man einen größeren serösen Erguß in der Bauchhöhle, der unter verschiedenen Bedingungen entsteht. Die häufigste Ursache ist eine Lebererkrankung. Zirkulationsstörungen durch Stauung begünstigen das Zustandekommen (vgl. Kapitel Leber).

Bekanntlich bestehen nur wenige Anastomosen zwischen V. portae und V. cava inf., z. B. die Verbindung zwischen V. haemorrhoidalis sup. mit der V. haemorrhoidalis inf. (Ast der Cava) oder Verbindung der V. epig. superfic. und profund. (Cava) mit der V. parumbilicalis (Porta). Äste aus der V. gastrica sup. (Pfortader) anastomosieren mit der V. oesophag. (Cava). Schließlich gibt es Venenäste vom Dünn- und Dickdarm, die sich direkt in die Cava oder Renalis ergießen (CORNING, HENLE, HAVLICEK). TALMA und DRUMMOND haben den Gedanken der Schaffung neuer Verbindungen zwischen V. portae und V. cava inf. gehabt. Gefäßreiche Eingeweide (Netz, Milz, Gallenblase) wurden in die Bauchwand eingenäht, wonach sich neue Anastomosen ausbilden sollten. Bessere Verbindungen wurden durch Bauchfelltaschen geschaffen, in die das Netz eingenäht wurde (v. EISELSBERG, NARATH) (Omentopexie). Tierversuche ergaben, daß Tiere nach der Omentopexie die sonst tödliche Unterbindung der V. portae vertrugen (MORI, TILLMANN). OMY und MORI vernähten das Netz mit dem gefäßreichen Nierengewebe. Bei $^1/_4$—$^1/_3$ führt dieser Eingriff zur Heilung. Mißerfolge beruhen darin, daß die Gefäßverbindungen nicht zustande kamen.

Von anderen Methoden kommt vor allem die Gefäßverbindung der V. portae oder V. mesent. sup. mit der V. cava in Frage (ECKsche Fistel). Dadurch wird eine teilweise Ableitung des gestauten Pfortaderblutes von der Leber bewerkstelligt.

ODY führte bei einem 23jährigen Mann mit Lebercirrhose eine Anastomose zwischen V. mesent. und V. cava aus. Der Erfolg der Operation äußerte sich in einem Rückgang des Ascites. In 22 Tagen vor der Operation wurden durch Punktion 15 Liter, in 15 Tagen nach jener noch 2 Liter durch einmalige Punktion entleert.

LOZZI machte gleichfalls 2mal eine Anastomose zwischen V. cava inf. und V. mesent. sup. ohne ein Dauerergebnis zu erzielen.

Auf eine andere Weise versuchte IVERSEN einen Ascites zu behandeln. Bei einem Kranken, der auf interne Behandlung keine Besserung zeigte, wurde die *Splenektomie* zur Entlastung des Pfortadersystemes ausgeführt. Nach derselben trat schnell Besserung und Heilung ein. Die histologische Untersuchung der Milz ergab chronische Stase und Perisplenitis (vgl. Kapitel Leber, Milz). Auch VOLHARD, MAYO u. a. vertreten diese Ansicht, wobei MAYO über 19 Fälle berichtet (vgl. Kapitel Leber).

Die Dauerdrainage eines Ascites aus der Bauchhöhle wurde außerdem auf verschiedene andere Weise versucht, zum Teil durch Offenhalten der aus der Bauchhöhle in die Bauchwand führenden Öffnungen durch Seidenfadendochte, Glasrohr u. dgl. EVLER bildete einen von Bauchfell umsäumten Bauchbruch in der Linea alba, ERKES machte eine Peritonealfensterung, KIRSCHNER eine

Excision der Bauchwand bis auf die Haut im Petittschen Dreieck. Meist tritt im späteren Verlauf ein Verschluß ein. Naegeli nähte in einem Falle eines Leistenbruchs durch diesen ein Gummidrain zur Ableitung ins Scrotum ein. Schepelmann benützte in Formol gehärtete Kalbsarterien. Gegen die Verwendung der Dauerdrainage ins subcutane Gewebe spricht eine Beobachtung von Henschen, der 3 Jahre nach einem solchen Eingriff mächtige subcutane Wassersäcke vorfand. Die Peritoneallücke war offen geblieben, nur war keine Resorption erfolgt. Nach Routte wird die V. saphena am Oberschenkel freigelegt, peripher unterbunden und ein etwa fingerlanges Stück bauchwärts umgeschlagen und in das Bauchfell eingenäht. Der Erguß soll unter Mitwirkung der Vene in das Gefäß einlaufen. Natürlich ist das Verfahren nur bei Stauungsascites, nicht bei tuberkulösem Erguß zulässig. Über länger anhaltenden Erfolg berichten Goutermann, Heymann (8 Jahre).

Der Vorschlag von Rosenstein, der den Ascites in die Harnblase ableitete, wird wohl kaum praktisches Interesse haben. Er bildete in jener eine ventilartige Anastomose, die von Schleimhaut umsäumt wurde. $^3/_4$ Jahre nach dem Eingriff entleerte der Kranke seine Flüssigkeit noch in die Blase. Er stellt die Indikation nur bei verzweifelten Fällen. Auch von anderen ist dies Verfahren ausgeführt worden.

Literatur.

Bauchhöhle.

Barker: Brit. med. J. 2, 1139 (1895). — Bentin: (1) Dtsch. med. Wschr. 1921 I, 145. (2) Mschr. Geburtsh. 60, 171 (1922). — Bircher: Zbl. Chir. 1913, 1657. — Blad: Arch. klin. Chir. 109, 101. — Blum: Zit. nach Chaton et Stern: Tact. operat. Paris 1938. Bonnet: Zit. nach Mondor: Diagn. urg. Paris 1937. — Braune, W.: Zit. nach Reerink. Bromann: Anatomie des Bauchfells. Jena: Gustav Fischer 1934. — Brunn, v.: Zbl. Chir. 1913, Nr 12, 431. — Brütt: Erg. Chir. 16, 516 (1923).

Capelle: Verh. dtsch. Ges. Chir. 1933, 20. — Clairmont: Zbl. Chir. 1938, 385. — Clairmont u. v. Haberer: Arch. klin. Chir. 76, 1. — Clairmont u. Meyer: Verh. dtsch. Ges. Chir. 1929, 474 (Lit.). — Coffey: J. amer. med. Assoc., März 1907. — Coombs: Amer. J. Physiol. 61, 159 (1922). — Corning: Lehrbuch der topographischen Anatomie, 7. Aufl. Berlin: J. F. Bergmann 1917. — Costain: Zit. nach Kirschner: Verh. dtsch. Ges. Chir. 1926, 253. — Crede: (1) Zbl. Chir. 1913, 1376. (2) Münch. med. Wschr. 1913 II, 2117.

Dandy u. Rowntren: Bruns' Beitr. 87, 539. — Danielssen: Bruns' Beitr. 54, 458. — Dor u. Zananisi: Zit. nach Mondor: Diagn. urg. Paris 1937. — Döring: Z. exper. Med. 94, 766. — Dreesmann: Med. Klin. 1907 I, 1073. — Drummond: Brit. med. J., Sept. 1896.

Eiselsberg, v.: Arch. klin. Chir. 59, 825. — Enderlen u. Hotz: Mitt. Grenzgeb. Med. u. Chir. 23, 755. — Eppinger: Klin. Wschr, 1934 I, 1947. — Erb u. Barth: Bruns' Beitr. 134, 507. — Erkes: Arch. klin. Chir. 118, 164. — Evler: Verh. dtsch. Ges. Chir. 57, 257 (1910).

Fowler: Ann. Surg. 1907 II, 828. — Friedemann: (1) Dtsch. Z. Chir. 151, 352. (2) Arch. klin. Chir. 137, 555. — Friedrich: Wien. klin. Wschr. 1937 I, 153. — Fröhlich u. Meyer: (1) Wien. klin. Wschr. 1912 I, 29. (2) Z. exper. Med. 29, 87 (1922). — Fühner: Dtsch. med. Wschr. 1921 I, 146.

Garibdzanjan u. Ozesclijeff: Zit. nach Th. Naegeli: Die Bluttransfusion. Vorträge über praktische Chirurgie. Stuttgart: Ferdinand Enke 1937. — Girgaloff: Festschr. f. Prof. Oktritschitz. Leningrad 1924. — Glimm: Dtsch. Z. Chir. 83, 254. — Gontermann: Zbl. Chir. 1924, 279. — Grekow: Bruns' Beitr. 89, 291. — Gundermann: Bruns' Beitr. 84, 587.

Haden: Surg. Clin. N. Amer. 17, 1399. — Haden and Orr: J. of exper. Med. 38, 477; 46, 223. — Hamburger: Du Bois Reymonds Arch. 1895. — Hara: Zbl. Chir. 1922, 1377. — Harmon u. Harkins: Vgl. Narath: Zbl. Chir. 1937, 2586. — Hartmann: Presse méd. 1911, No 26. — Hasselwander: Dtsch. med. Wschr. 1924 II, 1635. — Hastings: J. of biol. Chem. 46, 223. — Havlicek: Verh. dtsch. Ges. Kreislaufforsch. 1934, 195. — Head: Brain 16, 1. — Heger: Zit. nach Bromann. — Heidenhain: Pflügers Arch. 62, 320. — Heinerz: Zit. nach Th. Naegeli: Die Bluttransfusion. Vorträge über praktische Chirurgie. Stuttgart: Ferdinand Enke 1937. — Henle: Handbuch der Anatomie. —

HENSCHEN: (1) Arch. klin. Chir. **109**, 469. (2) Zbl. Chir. **1913**, Nr 1, 41; **1916**, Nr 10, 201. — HENSCHEN, HERZFELD u. KLINGER: Bruns' Beitr. **104**, 196. — HERMANNSDORFER: Verh. dtsch. Ges. Chir. **1932**, 682. — HESS u. WYSS: Pflügers Arch. **194**, 195 (1922). — HESSE: Bruns' Beitr. **82**, 117. — HEYMANN: Zbl. Chir. **1924**, 280. — HÖHNE: Münch. med. Wschr. **1909 II**, 2508. — HOLZBACH: (1) Münch. med. Wschr. **1911 II**, 2050. (2) Verh. dtsch. Ges. Chir. **1911**, 189. — HURST: Zit. nach MORLEY: Schweiz. med. Wschr. **1938 I**, 96.

ISRAEL u. HERZFELD: Mitt. Grenzgeb. Med. u. Chir. **30**, 171. — IVERSEN: Klin. Wschr. **1929 I**, 168, 364.

JANSEN, TAMPS u. ACHELIS: Dtsch. Arch. klin. Med. **144**, 1, 145, 310. — JENSEN: Arch. klin. Chir. **69**, 1134; **70**, 91.

KAPPIS: (1) Mitt. Grenzgeb. Med. u. Chir. **26**, 493. (2) Bruns' Beitr. **115**, 161. (3) Zbl. Chir. **1918**, Nr 40, 709. — KATZENSTEIN: Dtsch. med. Wschr. **1914 II**, 1877. — KAUSCH: Verh. dtsch. Ges. Chir. **1920**, 312. — KEPPICH: Arch. klin. Chir. **116**, 270. — KIRCH, E.: (1) Verh. dtsch. Ges. Kreislaufforsch. **1934**, 31. (2) Arch. f. exper. Path. **174**, 758. — KIRSCHNER: (1) Verh. dtsch. Ges. Chir. **1926**, 253. (2) Chirurg **1932**, 27. (3) Verh. dtsch. Ges. Chir. **1932**, 27. — KLAPP: Mitt. Grenzgeb. Med. u. Chir. **10**, 254. — KLOPSTOCK: Zit. nach KIRSCHNER: Verh. dtsch. Ges. Chir. **1926**, 253. — KÖRTE: Chirurgie des Peritoneums. Stuttgart: Ferdinand Enke 1927 (Lit.). — KUBOTA: Mitt. med. Fak. Kyushu Fukuoka **9**, 267; vgl. Z.org. Chir. **31**, 461. — KUHN: Verh. dtsch. Ges. Chir. **1926**, 53. — KUNZ: Ärztl. Korresp.Org. Meinungsaustausch prakt. Ärzte **1934**, H. 7. Ref. Wien. klin. Wschr. **1934 I**, Nr 11. — KÜTTNER: (1) Bruns' Beitr. **40**, 136. (2) Verh. dtsch. Ges. Chir. **1933**, 249.

LADWIG: Arch. klin. Chir. **151**, 1. — LÄWEN: (1) Zbl. Chir. **1922**, 14; **1923**, 12. (2) Dtsch. Z. Chir. **162**, 38. (3) BRAUN-LÄWEN: Die örtliche Betäubung, 8. Aufl. Leipzig 1933. — LECÈNE et MONDOR: In MONDOR Diagn. urg. Paris 1937. — LEDDERHOSE: Dtsch. Z. Chir. **48**, 145. — LENNANDER: Mitt. Grenzgeb. Med. u. Chir. **10**, 38; **15**, 465; **16**, 19. — LEONPACHER: Mitt. Grenzgeb. Med. u. Chir. **6**, 321. — LOEFFELMANN: Bruns' Beitr. **92**, 225. — LOZZI: Rinasc. med. **14**.

MACKENZIE: Brain **16**, 321. Zit. nach MORLEY: Schweiz. med. Wschr. **1938 I**, 96. — MAGNUS: (1) Verh. dtsch. Ges. Chir. **1922**, 128; **1923**, 38. (2) Dtsch. Z. Chir. **182**, 325. — MAIER, O.: Arch. klin. Chir. **122**, 810. — MAIRANO: Verh. ital. Ges. Chir. Torino **1937**, 61. — MALLS: Arch. f. (Anat. u.) Physiol. **1892**, 419. — MATTHES: Zit. nach KIRSCHNER: Verh. dtsch. Ges. Chir. **1926**. — MAYER, A.: Münch. med. Wschr. **1924 II**, 931. — MAYO: (1) J. amer. med. Assoc. **77**, 34. (2) Ann. Surg. **76**, 432; **87**, 1609. — MEISEL: Bruns' Beitr. **40**, 529. — METSCHNIKOFF: KOLLE-WASSERMANNS Handbuch der pathologischen Mikroorganismen, 2. Aufl., Bd. 2. 1913. — MEYER, F.: Dtsch. med. Wschr. **1922 II**, 1012. — MORESTIN: Soc. de Chir. Paris, 12. Febr. 1913. — MORI: Dtsch. Z. Chir. **114**, 75. — MOSZKOWITZ: Mitt. Grenzgeb. Med. u. Chir. **10**, 546. — MURPHY: Zit. nach KIRSCHNER. — MUSCATELLO: Virchows Arch. **142**, 327.

NAEGELI: (1) Dtsch. Z. Chir. **163**, 405. (2) Nicht publizierter Fall. — NAEGELI u. KORTH: Verh. dtsch. Ges. Chir. **1934**, 119. — NARATH: Zbl. Chir. **1905**, 833. — NAUWERK u. LÜBKE: Berl. klin. Wschr. **1913**, 624. — NUSSBAUM: (1) Bruns' Beitr. **143**, 50. (2) Zbl. Chir. **1928**, 207.

OCHSNER: Münch. med. Wschr. **1920 I**, 305. — ODY: Gaz. Hôp. **1928 I**, 929. — OEHLECKER: Zbl. Chir. **1913**, 852. — OLIVECRONA: Acta chir. scand. (Stockh.) **54**, 1; **62**, 185. — OMY: Bruns' Beitr. **53**, 446. — ORLOW: Pflügers Arch. **59**, 170.

PATEL: Zit. nach MONDOR. — PATRY: Helvet. med. Acta **1**, 78. — PAYR: (1) Dtsch. Z. Chir. **85**, 392. (2) Arch. klin. Chir. **68**, 501. (3) Verh. dtsch. Ges. Chir. **1922**, 788. (4) Arch. klin. Chir. **121**, 780. — PEISER: Bruns' Beitr. **45**, 111; **51**, 681; **55**, 484. — PRIBRAM: Zbl. Chir. **1924**, 1974. — PRIMA: Mitt. Grenzgeb. Med. u. Chir. **36**, 678.

QUIMBY: Publ. Massach. gen. Hosp. Boston, Febr. **1906**,. Ref. Zbl. Chir. **1906**, 537.

REERINK: (1) Verh. dtsch. Ges. Chir. **1907**, 103. (2) Zbl. Chir. **1907**, 50. — REICH u. BERESNEGOWSKI: Bruns' Beitr. **91**, H. 3, 403. — RENZI, DE u. BOERI: Berl. klin. Wschr. **1903 II**, 773. — RIESTER: Zbl. Chir. **1938**, 514. — RHODE: Zit. nach LEXER: Neue deutsche Chirurgie, Bd. 26. — ROMBERG u. PAESSLER: Dtsch. Arch. klin. Med. **64**, 652. — ROSENSTEIN: (1) Verh. dtsch. Ges. Chir. **1912**, 232. (2) Zbl. Chir. **1914**, Nr 9, 373. — ROSS: Zit. nach MORLEY: Schweiz. med. Wschr. **1938 I**, 96. — ROTTER: Verh. dtsch. Ges. Chir. **1909**, 80; **1910**, 157. — RUNYAN: Little Rock, Ark. South. med. J. **13**, 110 (1920). — RUOTTE: Lyon méd. **1907**, Nr 40.

SCHEPELMANN: Arch. klin. Chir. **106**, 673. — SCHIFFERDECKER: Dtsch. med. Wschr. **1906 I**, 988. — SCHMIEDEN: Zbl. Chir. **1937**, 771. — SCHNITZLER u. EWALD: Dtsch. Z. Chir. **41**, 341. — SCHÖNBAUER: Arch. klin. Chir. **130**, 427. — SCHÖNBAUER u. SCHNITZLER: Arch. klin. Chir. **129**, H. 4, 758. — SCHOTTMÜLLER: Zit. nach KIRSCHNER: Verh. dtsch. Ges. Chir. **1926**. — SCHWARZ: Vestn. Chir. (russ.) **9**, 93. Ref. Z.org. Chir. **41**, 433. — SEIFERT:

(1) Verh. dtsch. Ges. Chir. **1921**, 106; **1931**, 459. (2) Bruns' Beitr. **119**, 249. — Souligoux: Soc. de Chir. Paris, 19. Febr. 1913. — Sigwart: Münch. med. Wschr. **1922 I**, 500. Starling and Tubby: J. of Physiol. **16**, 50. — Stiller: Die asthenische konstitutionelle Krankheit, S. 140, 677. Stuttgart 1907.

Talma: Berl. klin. Wschr. **1898 I**, 833, **1900 I**, 677. — Teger: Virchows Arch. **138**, 499. — Tillmann: Dtsch. med. Wschr. **1899 I**, 284.

Ueda u. Mabuci: Dtsch. Z. Chir. **245**, 390. — Usadel: Arch. klin. Chir. **142**, 423. — Uyeno: Zit. nach Clairmont u. Meyer.

Volhard: Doppelseitige hämorrhagische Nephritis. Handbuch der inneren Medizin, 2. Aufl., Bd. 6. Berlin: Julius Springer 1931.

Walthard: Arch. f. exper. Path. **15**. — Walther: Soc. de Chir., p. 498. Paris 1911. — Wegener: Arch. klin. Chir. **20**, 51. — Wendling: Bruns' Beitr. **110**, 517. — Wereschinki: (1) Beiträge zur Morphologie und Histogenese der intraperitonealen Verwachsung. Leipzig: F. C. W. Vogel 1925. (2) Arch. klin. Chir. **135**, 39. (3) Dtsch. Z. Chir. **187**, 73. — Wiedow: Berl. klin. Wschr. **1884 I**, 617. — Wildegans: (1) Zbl. Chir. **1923**, 410. (2) Mitt. Grenzgeb. Med. u. Chir. **37**, 308. — Whipple: Contrib. Med. a. Biol. Res. **2**, 1065.

Zschau: Dtsch. Z. Chir. **246**, 395. — Zukschwerdt: Verh. dtsch. Ges. Chir. **1933**, 635.

Magen.

Von Professor Dr. Th. Naegeli-Bonn.

I. Anatomie.

Gestalt und Lage des Magens können recht verschieden sein, ohne daß pathologische Verhältnisse vorliegen. Am meisten kommt die *Angelhakenform* — 30—50mal häufiger als die *Stierhornform* — vor. Die Lage wechselt beim Stehen und Liegen. Beim letzteren rückt der Magen meist um 2—3 cm höher. Der tiefste Punkt liegt im Stehen beim Mann 2 Querfinger oberhalb bis 2 Querfinger unterhalb des Nabels, im Liegen 4 Querfinger oberhalb bis Nabelhöhe; bei der Frau durchschnittlich 2 Querfinger tiefer. Der männliche Magen ist im Stehen meist breiter und kürzer wie der weibliche.

Außerdem ist die Lage abhängig von derjenigen der Nachbarorgane sowie deren Größe.

Gefäße. Die *Magenarterien* stammen von den 3 Ästen der A. coeliaca und verzweigen sich in den verschiedenen Schichten. Es handelt sich um die 4 Hauptarterien der A. gastrica sin. und gastrica dext. sowie der A. gastroepiploica dext. und sin. Besonders zahlreiche Äste versorgen die Mucosa und umstricken sämtliche Drüsen.

Die *Venen* münden in die V. lienalis, mesenteric. sup. und zum Teil direkt in die Pfortader.

Die zahlreichen *Lymphgefäße* begleiten die Blutgefäße und münden in die Lymphknoten entlang der beiden Kurvaturen.

Die *Nerven* sind Äste der V. vagi sowie des Sympathicus.

Befestigung. Der Magen ist am Oesophagus und Duodenum befestigt. Außerdem sind es Teile des Peritoneums, die ihn an Bauchwand und Nachbarorgane anheften, so die Lig. phrenicogastr., gastrolienal., hepatogastr., gastrocolic. und die Plica gastropancreat.

Die *Magenwand* besteht aus der Serosa, der Muscularis — stellenweise mit 3 Schichten — und der Schleimhaut. Letztere enthält die Fundus- und Pylorusdrüsen mit den Haupt- und Belegzellen.

Nach Untersuchungen von Elze stellt der Magen im nüchternen Zustand ein bandartiges und nicht, wie von anderer Seite angenommen (Aschoff), ein zu einer Röhren- oder Isthmusform kontrahiertes Gebilde dar. Bei seiner

Füllung nehmen die Speisen den Weg vom Antrum etwa in der Mitte zwischen großer und kleiner Kurvatur nach abwärts und nicht entlang der Magenstraße.

LEHMANN bestätigte diese Befunde durch Verabreichung einer Kontrastmahlzeit bei in der Magenstraße liegender EINHORNscher Duodenalsonde. Dabei sieht man wie die Mahlzeit mindestens um Fingerbreite nach links von der Sonde langsam in den Magen hinabsinkt und erst allmählich beim Breiterwerden des Schattenbandes mit der Sonde zusammenfällt.

Vor allem FORSELL und SJÖGREN haben eine Übereinstimmung zwischen Röntgenanatomie und Leichenanatomie festgestellt. Sie weisen darauf hin, daß die Röntgenbefunde von der vertikalen Stellung und der Winkelform des Magens genau mit den anatomischen von JOUNESCO, E. MÜLLER u. a. übereinstimmen. W. MÜLLER ist dagegen der Ansicht, daß die Röntgenmethode allein kein zuverlässiges Bild besonders beim Stierhornmagen zu geben vermag.

Das *Röntgenverfahren* wird heute vor allem zur Funktionsprüfung herangezogen. Auf Grund zahlreicher Untersuchungen wurde festgestellt, daß Kontrastmahlzeit weder verzögernd noch beschleunigend auf die Entleerung wirkt.

BEST und COHNHEIM stellten Versuche an Fistelhunden an, bei denen sie die Entleerung eines Kontrastmittels mit verschiedener Nahrung prüften. Wurde Fleisch zugesetzt, dann fand sich in den ersten Minuten fast nur reiner Verdauungssaft ohne Kontrastmittel. Dies ist bei der breiartigen Nahrung nicht der Fall.

v. REDWITZ ist der Ansicht, daß im Gegenteil fleischhaltige Nahrung später entleert wird wie das Kontrastmittel, da zu deren Verdauung und Verflüssigung mehr Zeit erforderlich ist wie zur Entleerung des Kontrastmittels. Auch Dörrobst bleibt, besonders bei geringgradiger Entleerungsstörung, länger im Magen wie der Kontrastbrei.

Praktische Bedeutung kommt dieser Feststellung nicht zu, da man die Röntgenkontrolle in der Hauptsache zur Feststellung von Vergleichswerten benützt.

Der leere Magen stellt keinen schlaffen Sack dar. Auf Grund von Röntgenbeobachtungen weiß man, daß die Muskulatur der Magenwand sich stets der Magenfüllung anpaßt, so daß der leere Magen bei stark kontrahierter Muskulatur nur einen kleinen flüssigkeitsgefüllten langen Hohlraum umfaßt, an dessen kardialem Ende die Magenblase steht. Der Nahrungsbrei tritt oben in den Magen ein und fließt zwischen den eng aneinanderliegenden Wänden abwärts. Mit steigender Füllung geben die muskulären Wandungen nach. Bei halbfester Nahrung ordnet sich der Mageninhalt in Schichten an, wie dies im Tierexperiment nachzuweisen ist (BIEDERMANN). Dieser Vorgang ist deswegen bedeutungsvoll, weil demnach nur ein kleiner Teil der aufgenommenen Speisen direkt mit dem sauren Magensaft in Berührung kommt. Eine Durchsäuerung des Gesamtinhaltes erfolgt erst nach $^1/_2$—1 Stunde. Es kann die Speichelverdauung anfänglich im Inneren des Nahrungsbreies auch noch im Magen ungestört weiter ablaufen.

Der Magenstraße scheint anatomisch wie funktionell eine besondere Bedeutung zuzukommen.

Der *Nüchterninhalt* des Magens beträgt bis 50 ccm. Er setzt sich aus Speichel, Rachenschleim, Magensekret und manchmal auch aus Duodenalinhalt zusammen.

II. Physiologie.

Magenverdauung. Die *chemische Magenverdauung* wird durch den Magensaft geleistet. Durch Aushebung mit dem Magenschlauch nach Probefrühstück erhält man ein Gemisch aus Speichel und Magensaft. Auch der mit Hilfe der Magenfistel gewonnene Magensaft, der sich direkt nach außen entleeren kann, ist nicht vollkommen rein.

Die Möglichkeit, völlig reinen Magensaft in beträchtlicher Quantität zu gewinnen, wurde zuerst von PAWLOW und SCHUMOW-SIMANOWSKI verwirklicht (vgl. KOMAROW). Es wurde eine Magenfistel mit einer Oesophagostomie verbunden. Die Nahrung verließ den Körper durch letztere ohne in den Magen zu gelangen. Diese „*Scheinfütterung*" rief eine reichliche Magensaftabsonderung hervor. Die Art und Weise der Wirkung der Anwesenheit der Speisen im Magen konnte damit natürlich nicht geklärt werden.

HEIDENHAIN führte zu Untersuchungszwecken Blindsäcke an der Magenwand aus, d. h. einen *isolierten kleinen Magen*. Bei seiner Versuchsanordnung wurden die Äste des Vagus durchtrennt. Deshalb modifizierte PAWLOW die Operation in der Weise, daß der „*isolierte kleine Magen*" wohl nach dem Lumen des großen Restmagens zu völlig abgeschlossen war, die Gefäß- und Nervenversorgung aber ungestört blieb. Je nach der Stelle, wo er gebildet, enthielt jener Fundus- oder Pylorusteile. Durch Einnähen in die vordere Bauchwand wurde er nach außen abgeleitet (Technik vgl. ENDERLEN und ZUKSCHWERDT).

Natürlich entspricht auch ein solcher Magen nicht physiologischen Bedingungen, da er nicht in Berührung mit den Speisen kommt und der große Magen es auch nicht ist, weil ein Teil von ihm abgetrennt wurde.

Die Verbindung des „isolierten kleinen Magens" mit einer Fistel des großen, einer Oesophagostomie, einer Abtrennung des ganzen Magens vom Duodenum oder nur des Fundus vom Pylorus haben unsere Kenntnisse der sekretorischen Tätigkeit des Magens unter normalen und pathologischen Verhältnissen aber doch außerordentlich vertieft.

Der **Magensaft** ist nahezu dem Blut isotonisch. Das wichtigste Magenferment ist das eiweißspaltende *Pepsin*.

Nach den Untersuchungen von MICHAELIS ist die Wirksamkeit des Pepsins am größten bei einem Säureoptimum (p_H 1,8). Die Konzentration des normalen Magensaftes entspricht diesem nicht. Das Pepsin erfordert zur optimalen Wirkung eine etwas höhere Acidität des Magensaftes, gleichgültig ob diese dem Quellungsoptimum des zu verdauenden Eiweißes entspricht oder nicht. Es ist eine Zweckmäßigkeitseinrichtung, daß die optimale Acidität für die Pepsinwirkung mit dem Salzsäurequellungsoptimum wenigstens einigermaßen zusammenfällt. Dadurch tritt eine Summierung aller für die Verdauung günstige Faktoren ein.

Der gesunde Magen weist eine minimale Ruhesekretion auf.

Dieses Sekret ist neutral, enthält vorwiegend Schleim und ist frei von HCl und Pepsin.

Die Sekretion des eigentlichen *Verdauungssaftes* erfolgt nur auf besondere Erregung durch chemische oder nervöse Reizung des Magens. Der Magenschleim entstammt den an vielen Stellen vorhandenen Schleimzellen. Durch Reizung der aus dem N. splanchnicus stammenden sympathischen Magennerven wird die Schleimabsonderung gefördert. Magenschleim hat eindeutig stark säurebindende Eigenschaften und hebt die Wirkung des Pepsins auf (BABKIN). Es gelingt durch Reizung der sympathischen Nervenfasern vorher sauren Mageninhalt schleimig und sogar alkalisch zu machen. Die Hauptsekretionsstätte des Schleimes scheint im Pylorusteil des Magens zu liegen. Möglicherweise stellt die inaktivierende Wirkung des Magenschleimes einer jener Faktoren dar, welche die Selbstverdauung des Magens unter normalen Verhältnissen unmöglich machen.

Seit PAWLOWs Untersuchungen unterscheidet man bei der Magensekretion 3 Phasen:

1. Reflektorisch-psychische, 2. chemische, 3. Darmphase.

Nach PAWLOW dauert die erste Phase beim Hund $1^1/_2$—2—3 Stunden. GOETZE schätzt sie beim Menschen auf 2 Stunden. CARLSON und PAWLOW glauben, daß die psychisch bedingte Sekretion bei verschiedenen Menschen sehr verschieden sei. Während PAWLOW der Ansicht ist, daß die Magendrüsen nur nach Zufuhr von Nahrung sezernieren, nimmt CARLSON eine kontinuierliche Sekretion von saurem Magensaft an, die sogar beim Fasten mehrere Tage anhalten könne. Bei einer Magenfistel wurde die kontinuierliche Sekretion festgestellt, die 2 bis 50 ccm pro Stunde betrug.

Die Sekretion des Magensaftes erfolgt normalerweise, sobald Speisen in den Mund genommen werden. Dies läßt sich besonders deutlich bei der sog. Scheinfütterung zeigen, bei der die Nahrung gar nicht in den Magen gelangt. Es handelt sich um einen Reflex, bei welchem die gleichen Receptoren wie beim Speichelsekretionsreflex, d. h. diejenigen der Mundschleimhaut über Trigeminus, Glossopharyngeus und Vagus wirken. Über das motorische Vagus-Kerngebiet und bestimmte Vagusfasern wird die Sekretion in Gang gebracht. Nach Durchtrennung des Vagus, ebenso nach Atropingaben, bleibt die Sekretion aus (PAWLOW). Auch schon der *Geruch* von Speisen kann über den Vagus zur Saftproduktion führen. Es genügt sogar die bloße Vorstellung von Geruchs- und Geschmackseindrücken (psychische Magensaftsekretion). Umgekehrt kann z. B. durch widerwärtige Gerüche, Ekel u. dgl. der normale Sekretionsreflex wegfallen.

HEYER konnte eine Sekretion an *Hypnotisierten* nachweisen, denen er eine Nahrungszufuhr suggerierte und bei denen er den Magensaft durch eine Dauersonde auffing.

Der *Kauakt* ändert an Untersuchungen am Menschen mit Magen- und Oesophagusfisteln die Sekretion des Magensaftes nicht. Eine Änderung tritt nur ein, wenn appetitanregende Sachen gekaut werden.

Nach dem Eintritt der Speisen in den Magen wird von hier aus die *zweite Phase* in Gang gesetzt. Sie tritt auch am „entnervten" Magen ein. Die direkte mechanische Reizung der Magenschleimhaut führt lediglich zur Schleimsekretion. Der adäquate chemische Reiz greift am Pylorusteil der Schleimhaut an.

Am besten wirken bereits angedaute Speisen bei der Berührung mit der Magenschleimhaut, besonders Fleisch, auch Extraktivstoffe des Fleisches. Sie vermögen beim Ausbleiben der natürlichen ersten Sekretionsphase über die Pylorusschleimhaut eine wirksame Sekretion in Gang zu bringen.

Aus vergleichenden Versuchen von Scheinfütterung mit solchen, wo dem Tier Fleisch direkt in den Magen gebracht wurde, kann der Schluß gezogen werden, daß in der ersten Stunde die Magensaftsekretion das Resultat des Speisenaufnahmeaktes ist. Es wird ein Saft mit hoher Verdauungskraft in lebhafter Sekretion gebildet. Bereits in der zweiten Hälfte der ersten Stunde beginnt die chemische Erregung die besonders reichlich bei Fleischgenuß ist. Die abflauende Sekretion der ersten Phase vereinigt sich mit einer energischen chemischen Absonderung. Werden die bei Scheinfütterung (erste Phase) und die durch Hineinbringen von Fleisch in den Magen (chemische Phase) gewonnenen Sekretmengen addiert, so erhält man eine Kurve, die derjenigen außerordentlich ähnlich ist, die beim normalen Hund nach Fleischgenuß gewonnen wird (PAWLOW).

Aber auch Pankreassaft und Galle, die durch den Pylorus in den Magen eindringen können, wirken in diesem Sinne.

Gründliches Kauen, für Auge und Geruch ansprechende Zubereitung, Wohlgeschmack und Appetitlichkeit der Speisen sind also wirksame Faktoren durch lebhafte Anregung der psychischen Phase die Magenverdauung zu unterstützen. Die zweite Phase allein liefert niemals so reichliches und verdauungskräftiges Sekret wie die sukzessive Betätigung beider Phasen (BABKIN).

Die zweite Phase der Saftsekretion wird zeitlich stark verzögert unter gleichzeitiger Verringerung der Verdauungskraft durch Beimengung größerer Mengen von.Fett im Mageninhalt.

Die zweite Sekretionsphase wird auf *chemische Wirkungen* zurückgeführt. Eine direkte Einwirkung der Erregungsstoffe auf die Drüsen scheint nicht in Frage zu kommen. In der Pylorusschleimhaut wird ein Stoff erzeugt, der auf dem Blutwege die Sekretion der Fundusdrüsen veranlaßt (EDKINS). Diese Ansicht stützt sich unter anderem darauf, daß salzsaure, wässerige tierische Extrakte von verdauender Pylorusschleimhaut in die Blutbahn eingespritzt, kräftige Magensaftsekretion hervorrufen. Auch das Blut verdauender Tiere verursacht, auf andere übertragen, Magensaftsekretion. Dieser Stoff wird *Gastrin* oder *Sekretin* genannt. Eine ähnliche Wirkung läßt sich durch subcutane Injektion kleiner Dosen von *Histamin* erzeugen, die weder nach Vagusdurchschneidung noch nach Atropin erlischt. Sie muß deshalb wohl direkt auf die Drüsenzelle erfolgen und setzt schon nach wenigen Minuten ein. Gestützt wird diese Ansicht durch Ivys Versuche, der bei einem in die Mamma eines Hundes eingeheilten Stück Fundusschleimhaut deutliche Histaminwirkung feststellen konnte. Neben der Acidität steigt auch der Pepsingehalt und die Sekretmenge.

Ob Gastrin und Histamin identisch sind, ist zweifelhaft.

Die Ausbreitung des sympathischen Nervengeflechtes in der Magenwand, dessen Terminalreticulum jede Zelle umspinnt, und die Unmöglichkeit einer völligen nervösen Ausschaltung einzelner Magenabschnitte voneinander, spricht für die Möglichkeit einer gegenseitigen nervösen Beeinflussung der verschiedenen Magenabschnitte.

Bei der normalen Magensekretion läßt sich eine weitgehende Anpassung von Menge und Zusammensetzung an die Beschaffenheit der Nahrung beobachten. Sie ist eine weit vollkommenere im Verlaufe der ersten reflektorischen als in der zweiten chemischen Phase.

Bedeutung der Salzsäure, des Schleimes, der Fermente. Genauere Untersuchungen der einzelnen Schleimhautpartien des Magens ergaben, daß die *HCl-Produktion* an den Fundusteil gebunden ist. Der Pylorusteil, im Tierexperiment vom übrigen Magen isoliert, produziert keine Säure. Die Schläuche der Fundusdrüsen enthalten in der Tiefe zwei Zellarten, die *Haupt-* und die *Belegzellen*. Man nimmt an, daß die Belegzellen die Salzsäure liefern (HEIDENHAIN). Ein direkter Beweis ist dafür allerdings nie erbracht worden.

Daß die HCl aus den Magendrüsen ausgeschieden wird, ist so gut wie sicher. Beachtenswert ist der Anstieg des Blutalkali nach starker HCl-Bildung im Magen. Bei starken Chlorverlusten kann die HCl-Produktion des Magens Schaden leiden.

Das *Pepsin* wird angeblich von den Hauptzellen der Fundusdrüsen gebildet, und zwar in Form eines inaktiven Profermentes. Die Aktivierung zum Pepsin erfolgt durch die Salzsäure im Magenlumen.

Weder Wasser noch Fleischextrakt regen bei *rectaler* Einführung die Magendrüsen an (LOBASSOW).

Die *Tagesmenge* an Magensaft beträgt bei normaler Ernährung etwa 1,5 Liter.

Der Magensaft führt zu einer Homogenisierung der durch das Kauen nur grob zerkleinerten Nahrung. Er leitet die Eiweißverdauung ein. Außerdem spielt seine bactericide Wirkung eine gewisse Rolle.

Die verschiedenen *Magenbewegungen* unterstützen die Verdauung in besonders vollkommener Weise. Die peristaltische Welle schnürt zunächst einen Teil des Mageninhaltes unvollkommen ab und schiebt ihn pyloruswärts, wobei die oberflächlichen mit Magensaft durchtränkten Schichten des Speisebreies abgestreift werden. Dadurch kommen tiefere mit dem Magensaft in Berührung. Nach und nach wird der ganze Mageninhalt mit Magensaft vermischt. Der Chymus wird schließlich durch kräftige peristaltische Schübe in das Duodenum entleert.

Die **Funktion des Pylorus** wird durch Reflexe geregelt, die von der Schleimhaut des Duodenums und der des Magens ihren Ursprung nehmen.

Ist der Dünndarm beim Duodenalfistelhund leer, so entleert sich bei jeder Kontraktion des Antrums ein Schuß Speisebrei aus der Fistel (HIRSCH, MORITZ, v. MEHRING und ALDEHOFF). Spritzt man dem Hund das, was sich aus der Fistel entleert, in den abführenden Schenkel, so schließt sich der Pylorus für einige Zeit und öffnet sich erst wieder, wenn der Salzsäurereiz des in das Duodenum eingespritzten Mageninhaltes durch die alkalischen Darmsekrete neutralisiert ist (TOBLER). Es schließt sich der Pförtner außerdem, wenn anisotonische Lösungen in den Magen eingeführt werden (OTTO), wenn die Temperatur des Genossenen wesentlich von der des Magens abweicht und schließlich bei schmerzhaften Reizen anderer Art (COHNHEIM). Diese Befunde wurden zum Teil beim Menschen nicht bestätigt. BARSONY kommt auf Grund seiner Versuche zur Anschauung, daß zwar die Magenbewegungen durch Salzsäureeinspritzung ins Duodenum verlangsamt werden, daß es aber keinen reflektorisch bedingten Pylorusschluß gebe.

Die Ursachen für die *Magenbewegung* liegen im Magen selbst. Auch der völlig „entnervte" und sogar der isolierte Magen zeigt noch deutliche Peristaltik. Die Bewegungen werden offenbar vom Plexus myentericus AUERBACH einem zwischen Längs- und Ringmuskelschicht gelegenen Gangliengeflecht gesteuert. Der M. mucos. untersteht dem MEISSNERschen Plexus. Fördernde bzw. hemmende Impulse gehen vom Vagus und Splanchnicus aus. Atropin mindert die Magenmotorik, Acetylcholin regt sie an. Über die Nerven geht auch die psychische Hemmung der Motorik vor sich. Allerdings kann auch auf humoralem Weg durch Adrenalin eine geringfügige Beeinflussung stattfinden. Bei Depressionen, z. B. bei Ekel oder Angst, kann der Magen atonisch und bewegungslos verharren, sehr zum Nachteil der Magenverdauung! Meistens ist die nervöse motorische Hemmung mit einem Ausfall der Magensaftsekretion verbunden.

Die *Entleerung des Magens* erfolgt schubweise. Dazwischen kommt es immer wieder zum Pylorusverschluß. Sowohl Füllung des Duodenums als auch Berührung der Schleimhaut mit saurem Mageninhalt führen zu einer festen Zusammenziehung des Sphincter. Alkalische Reaktion des Duodenalinhaltes fördert die Erschlaffung des Schließmuskels vor einer über den Magen hinlaufenden Kontraktionswelle. Der Reflex verläuft in den Nerven innerhalb des Magens und wird im Sinne einer Förderung oder Hemmung über Vagus oder Splanchnicus beeinflußt.

Benetzung der Duodenalschleimhaut mit reinem *Fett* führt zu einer Stilllegung der Magenperistaltik. Ebenso bewirkt Einführung von Fett in den Pylorusteil des Magens Hemmung der Magenbewegung und langdauerndes Klaffen des Magenschließmuskels. Dabei kann Darmsaft in den Magen zurücktreten.

Die *Verweildauer der Speisen* im Magen hängt vor allem von ihrer Zusammensetzung ab. Milch ist bereits nach 1—2 Stunden restlos in den Darm übergetreten. Gemischte Kost bleibt bis zu 4 Stunden, fette Kost infolge Sekretions- und Motalitätshemmung bis zu 5 Stunden und länger im Magen nachweisbar.

Hydrostatischer Druck. GOETZE weist darauf hin, daß der *hydrostatische Druck* des Magens gegenüber der Retentionskraft des Pylorus von untergeordneter Bedeutung sei. Die Austreibungszeit des normalen Magens in aufrechter Stellung beträgt 3 Stunden, in Rückenlage trotz Ausfalls des hydrostatischen Druckes normalerweise auch 3 Stunden. Wenn die Entleerung in Rückenlage erst nach 12 Stunden erfolgt, so ist dies wohl nur eine Folge einer geschwächten Muskulatur, die im Stehen durch den hydrostatischen Druck unterstützt wird. Man beobachtet unter Umständen Sturzentleerungen am stehenden, bei völlig versagender Austreibung beim liegenden Patienten. Ein durch Narkose geschädigter Magen kann also aufgerichtet leichter auslaufen. In Rückenlage findet sich dagegen der Magenausgang am höchsten Punkt. Deswegen spielen diese *mechanischen Verhältnisse* neben anderen Faktoren eine Rolle.

Große Beckengipsverbände können zur Parese, ja Paralyse der Magenmuskulatur führen. Nach Ansicht von BENEKE erklären sie Fälle von tödlich verlaufender akuter Magenatonie.

Auch der *hungernde Magen* führt peristaltische Bewegungen aus. Diese sind unter Umständen sogar äußerst heftig und werden als Ursache des Hungergefühles angesprochen.

Hunger bedeutet ein Bedürfnis für feste Speisen. Seine Ursache liegt nicht in einer Leere des Magens oder in der Beschaffenheit des Magensaftes. Sättigung tritt auch bei Jejunalernährung auf (HENNING).

Nach THOMAS Ausführungen hängt das Hungergefühl im wesentlichen von einem Defizit des Blutes an rasch abbaufähigen Substanzen ab, durch das ein im Zwischenhirn gelegenes Zentrum gereizt wird.

Normalerweise ist die Schleimhaut widerstandsfähig gegen die verdauende Wirkung des Magensaftes. Dagegen können lokale Schädigungen, so z. B. solche durch Kreislaufstörungen an umschriebener Stelle zur Selbstverdauung führen. Als Schutz kommt dem sich ständig erneuernden Schleimüberzug eine Rolle zu. Auch an Gegenstoffe in den lebenden Zellen hat man gedacht, ohne solche bisher direkt nachgewiesen zu haben.

Die *Menge der Salzsäure* schwankt unter physiologischen und pathologischen Bedingungen erheblich.

Um einen Einblick über die sekretorischen Leistungen des Magens zu gewinnen, pflegt man beim Menschen die *fraktionierte Magenausheberung* mit Hilfe dünner Verweilsonden auszuführen (EHRENREICH). Damit kann man in gewissen regelmäßigen Abständen Mageninhalt gewinnen. Die aneinandergereihten Werte bilden eine sog. *Aciditätskurve*, die ein anschauliches Bild über den Verlauf der Säuresekretion vermittelt. Die Überlegenheit dieser Methode gegenüber der einmaligen Aushebung geht aus einem Schema von REHFUSS hervor. Dieses zeigt, daß sehr verschiedene Formen von Aciditätskurven sich hinter einem „normalen" Aciditätswert verstecken können.

Durch eine *gesonderte Untersuchung* verschiedener Abschnitte (Einlegung zweier dünner Sonden, eine in den Fundus, die andere in die Pylorusgegend) hat LEWINA nachgewiesen, daß der Mageninhalt des fundalen Teiles immer bedeutend saurer ist als der des pylorischen. Manchmal bestand ein recht großer Unterschied. Der Mageninhalt stellt danach keine homogene Flüssigkeit dar. Als zweckmäßigste Tiefe der Einführung der Sonde empfiehlt er 50—60 cm.

CLAIRMONT wendet eine dreiteilige Sonde an, mit der aus Kardiateil, Angulus und präpylorischem Abschnitt Saft gewonnen werden kann. Zum Teil waren die Resultate verschieden.

Wir unterscheiden *Hyperacidität, Normacidität, Subacidität, Anacidität* und *Achylie*. Bei letzterer fehlt außer HCl auch Pepsin.

Neben der *HCl* wird ein hoch viscöser stickstoffarmer *Schleim* vom Magen abgesondert. Er stellt in vitro eine weitgehend homogene kolloide Membran von 1—1,5 mm Dicke dar, welche das ganze Mageninnere auskleidet. Die Dicke ist am geringsten an der kleinen, am größten an der großen Kurvatur.

Diese Membran ist in den Zellen des Deckepithels zapfig verankert und steht mit dem Epithelplasma in kontinuierlichem Zusammenhang (BUCHER).

Ist freie HCl im Mageninhalt nachweisbar, dann ist solche auch in der ganzen Schleimschicht bis auf den Epithelbelag vorhanden. Ist viel gebundene im Mageninhalt, dann findet sich keine freie HCl im Schleim. Bei hohen Defizitwerten reagiert der Schleim meist neutral, selten alkalisch. Nach BUCHERS Versuchen muß angenommen werden, daß normalerweise die Schleimschicht des Magens sauer, bei Anwesenheit eines verdauungstüchtigen Verdauungssaftes mit freier HCl optimal geschwängert ist. Die bisherige Ansicht vom alkalischen Magenschleim in vivo besteht zu Unrecht. Vielmehr bewegt sich die H-Ionenkonzentration zwischen 3,3—6,6, selten 7,2 (BUCHER).

Der saure Magenschleim geht etwa innerhalb 4 Stunden nach dem Tode in den neutralen, später alkalischen Zustand über. Er absorbiert viel weniger Pepsin als neutraler oder alkalischer Schleim.

Für das Säurebindungsvermögen des Magensaftes ist der Schleim nicht verantwortlich zu machen (BALTZER). Er ist für Pepsin unangreifbar, weswegen man ihm eine Schutzfunktion für die Magenwand zugesprochen hat.

Excretion. Außer einer sekretorischen Funktion hat der Magen auch *excretorische Aufgaben:* Jod, Morphium, Alkohol, Farbstoffe u. a. werden in den Magen ausgeschieden.

Mit Hilfe der Farbstoffindicatoren zeigte HENNING, daß sich eine saure Reaktion erst in den Grübchenöffnungen an der Schleimhautoberfläche findet. Die Tatsache der Ausscheidung wird diagnostisch verwendet. Werden 5 ccm einer 1%igen Neutralrotlösung intravenös injiziert, so erscheint der Farbstoff mehr weniger rasch im Magen (*Magenchromoskopie* GLÄSSNER). Die Ausscheidung des injizierten Farbstoffes hält nach AREZZI regelmäßig mit der der Salzsäure Schritt. Sie erfolgt im Magenkörper und Fundus. Ein Magen, der imstande ist, prompt den Farbstoff auszuscheiden, muß diese Fähigkeit auch für Salzsäure besitzen. Das gleiche gilt für eine fehlende Ausscheidung. So gibt nach AREZZI die Neutralrotausscheidung mit anderen chemischen Untersuchungsmethoden zusammen nützliche Aufschlüsse, ohne allein eine sichere Diagnose zu ermöglichen.

Das bei manchen Autointoxikationen beobachtete Erbrechen hat wahrscheinlich die Bedeutung, die in den Magen ausgeschiedenen Gifte durch den Brechakt aus dem Körper *heraus*zubefördern.

In einer Anzahl von Arbeiten wurde von ROSEMANN sichergestellt, daß es eine *Hyperacidität*, d. h. Absonderung eines Saftes von höherem Salzsäuregehalt als normal (0,5—0,6%) nicht gibt. Wenn von Hyperacidität gesprochen wird, so handelt es sich dabei um eine oft mit einer Motilitätsstörung, d. h. Stagnation verbundene Hypersekretion. Sie ist eine häufige, aber keineswegs regelmäßige Erscheinung, z. B. beim Magenulcus (MÖLLER). Zum Teil ist sie die Folge der durch ein Geschwür bedingten Motilitätsstörung des Magens. Vermehrte freie Salzsäure würde, wie schon VIRCHOW betont, nur eine Gastromalacie, niemals ein umschriebenes Ulcus zur Folge haben.

Die Tatsache, daß die normale Magenschleimhaut nicht verdaut wird, wird von MATTHES damit erklärt, daß sie besonders widerstandsfähig gegenüber Salzsäure sei. Man vermutet auch eine Widerstandsfähigkeit gegen Pepsin und suchte nach Antipepsin im Magensaft und Blut.

Die Pepsinwirkung hemmende Stoffe sind in großer Zahl in den verschiedensten Lebewesen, auch Bakterienextrakten, nachgewiesen worden, kommen also nicht etwa nur dem Magensaft zu. Immerhin gibt es Autoren, die der Ansicht sind, daß das Ulcus ventriculi auf ein Fehlen des *Antipepsin* in der Magenwand zurückzuführen sei (KATZENSTEIN, KAWAMURA).

Wurden nach KATZENSTEIN Darmstücke, Milz, Netz in den Magen eingepflanzt, so fielen sie im Gegensatz zu entsprechenden Magenwandstücken regelmäßig der Verdauung anheim. Bei diesen Versuchen handelte es sich aber nicht um Verdauung eines lebenden, sondern um eine solche eines in seiner Ernährung gestörten Gewebes. VIOLA und GASPARDI, CONTEJEAN hatten die gleichen Versuche mit entgegengesetzten Resultaten ausgeführt. Wurde besonders Rücksicht darauf genommen, die ungestörte Ernährung des implantierten Teiles zu sichern (Hotz), dann wurden auch Darm und Milz nicht angedaut. Es bleibt die Annahme, daß der Schutz des Magens gegen Selbstverdauung auf einem Antipepsingehalt beruhe und z. B. ein Magenulcus dann entstünde, wenn eine Verminderung desselben in der Magenwand eintrete, eine nicht bewiesene Hypothese.

Stuber schreibt dem *Trypsin* eine Bedeutung zu, das bei neurogener Pylorusinsuffizienz in den Magen gelange. Wurde bei Hunden die Pylorusmuskulatur teilweise entfernt und Nat. bic. verabreicht, so traten Geschwüre auf. Rost glaubt, daß das Trypsin für die Duodenalgeschwüre und die Ulcera jejuni von Bedeutung sei, zumal bei der Pylorusausschaltung. Hierfür sprechen Versuche von Enderlen, Fruedenberg und v. Redwitz, die die verdauende Fähigkeit des Duodenalsaftes nach jener Operation beim Fistelhund wesentlich erhöht fanden. Für die pylorusfernen Ulcera erscheint dagegen die Einwirkung des Trypsin unwahrscheinlich.

Sensibilität. Die sog. *adäquaten Reize,* die Empfindungen oder Schmerzen auslösen, sind am Magen von anderer Beschaffenheit wie an der Haut. Heiß und Kalt, Spitz und Stumpf, Stechen und Brennen wird von der Serosa und der Schleimhaut der Bauchorgane nicht empfunden. Für die Hohlorgane gelten im wesentlichen als schmerzauslösende Reize *Dehnung* und *spastische Kontraktion.* Durch Aufblähung des Darmes wird Schmerz ausgelöst. Krampfhafte Zusammenziehung der glatten Muskulatur kann die stärksten Schmerzen hervorrufen. Auch bei Magenschmerzen spielen spastische Kontraktionen eine Rolle. Ferner ist Zug am Mesenterium schmerzhaft. Diese Schmerzen sowie diejenigen, die durch entzündliche Veränderungen an den inneren Organen ausgelöst werden, verlaufen allerdings mehr in den cerebrospinalen Fasern der Bauchwand.

Aus theoretischen und praktischen Gründen ist es wichtig, den Verlauf der Empfindungsnerven der inneren Organe und die Segmente, in denen dieselben in das Rückenmark eintreten, zu kennen. Die paravertebrale Anästhesie (Läwen) hebt, je nach ihrer Ausdehnung, Schmerzen der entsprechenden Organe auf. Untersuchungen von Läwen, Kappis u. a. zeigten z. B., daß die afferenten Fasern für die Kardia in D 6—7, für den Magen D 7—8, für Pylorus und Duodenum in D 6—8 verlaufen. Werden also diese paravertebral blockiert, dann verschwinden entzündlich bedingte Schmerzen und fällt die reflektorische Muskelspannung weg.

Der wichtigste Teil des autonomen Nervensystemes entstammt beim Menschen dem 1. Thorakal- bis 3. Lumbalsegment. Ausgangspunkte sind die Ganglienzellen der Seitenhörner. Die Fasern treten mit denen der motorischen Vorderhornzellen vereinigt aus dem Rückenmark aus, verlassen als markhaltige Fasern die Vorderwurzeln in den Rami comm. albi und treten in die Vertebralganglien ein. Letztere sind als geschlossene Kette dem Grenzstrang angelagert. Innerhalb der Vertebralganglien kann Übergang auf ein neues Neurom erfolgen, welches, sofern es nach der Körperperipherie zieht, durch die Rami comm. grisei sich den gemischten peripheren Nerven beigesellt, um mit diesen seinen Bestimmungsort zu erreichen (Rein).

Durch *sensible Hautreize* kann das vegetative Geschehen der Eingeweide beeinflußt werden. Umgekehrt beeinflussen Reize in den Eingeweiden die vegetative Innervation der Haut. So kann es bei Entzündungen bestimmter Darmabschnitte zu Hyperämie und sensibler Überempfindlichkeit ganz bestimmter Hautstellen kommen.

Durch die segmentale Gliederung des Rückenmarkes und die Zuordnung der vegetativen Nerven der Haut wie der Eingeweide zu bestimmten Segmenten sind hyperästhetisch oder vasomotorisch gestörten Hautzonen bestimmte viscerale Bezirke zugeordnet. Diese haben daher gewisse diagnostische Bedeutung (Headsche Zonen).

4*

Auch andere Reflexe haben für die Bauchchirurgie praktische Bedeutung. Ein Beispiel eines *viscerovisceralen* Reflexes stellt die Störung der 'Magenmotilität bei Gallenblasenerkrankungen dar. Von *visceromotorischen* Reflexen ist die lokale Muskelabwehrspannung über einem erkrankten Wurmfortsatz am bekanntesten.

Von der Haut ausgehende viscerale Einflüsse äußern sich in der Beeinflussung der Magenbewegung durch Wärme und Kälte. Der *Dehnungsschmerz* tritt unmittelbar nach der Magenfüllung ein und klingt mit der Entleerung ab.

Der *Spät- und Hungerschmerz* (MOINYHAN) erfolgt bei leerem kranken Magen. Nach Untersuchungen von FABER und CHRISTENSEN setzen die Schmerzattacken synchron mit starker Kontraktion ein. Danach sind sie auf Spasmen zurückzuführen. BOUVERET sieht die Genese der Spätschmerzen gleichfalls in Spasmen. Salzsäureeingießungen in physiologischer Konzentration lösen nach PALMER nur im Beschwerdestadium der Ulcuskrankheit Schmerzen aus. Da sie auch auftreten, ohne daß ein Ulcus nachgewiesen werden konnte, sind sie vom Bestehen eines Schleimhautdefektes unabhängig. Andererseits bestehen sie auch bei völligem Salzsäuremangel. Nach HURST ruft die Säure den Schmerz indirekt hervor, indem sie die Peristaltik anregt und einen Pylorusspasmus hervorruft.

KONJETZNY, HENNING u. a. sehen die Ursache des Schmerzes in einer Entzündung. Er kommt durch starke Kontraktion der Muskulatur zustande, die wohl durch die Salzsäure angeregt werden kann. Aber auch andere Faktoren können ihn auslösen.

CHATON und STERN unterscheiden 3 verschiedene Typen von Schmerzen beim Ulcus ventriculi: den brennenden Schmerz, den sie einer *Hyperacidität* zuschreiben, das Gefühl einer Schwere als Ausdruck einer *Überdehnung* und schließlich Krämpfe, die die Folge von *Spasmen* sind. Der Schmerz tritt nach RAMOND um so früher auf, je näher die Veränderungen an der Kardia liegen. Erscheint er erst nach 2—3 Stunden, dann dürfte das Ulcus in der Nähe des Duodenums sitzen. Je schwerer die Mahlzeit ist, um so frühzeitiger und um so lang dauernder ist der Schmerz. Er verschwindet nach Nahrungsaufnahme, weswegen häufige Mahlzeiten eingenommen werden. Wenn das Geschwür klein ist und oben an der kleinen Kurvatur oder an der Hinterwand sitzt, sind die Schmerzen meist von kurzer Dauer, aber werden leicht ausgelöst. Im Gegensatz dazu sind bei großen und verwachsenen Geschwüren die Schmerzen meist anhaltend ohne Remissionen.

Durch Kombination klinischer und röntgenologischer Untersuchungen wurde die Stelle des umschriebenen Schmerzes lokalisiert. Sie entsprach genau der' Lage des Geschwüres. Verschob man jenes durch Lageveränderung, so verschob sich gleichzeitig die empfindliche Stelle. Dies beweist, daß die Stelle der Empfindlichkeit die Folge einer Reizung des Peritoneum parietale ist, d. h. durch Berührung des Geschwüres mit demselben entsteht, also durch eine peritoneocutane Ausstrahlung ausgelöst wird. Ein nach örtlicher Betäubung des Bauchfelles freigelegter Magen ist bei mechanischer Reizung völlig unempfindlich.

Die *viscerosensiblen* Nerven des Magen-Darmkanales stellen eine bestimmte abgegrenzte Gruppe von Nerven dar. Diese Bahnen bilden sich in einem späteren Stadium aus als die des „Eingeweideschmerz“. Dies beweist die genaue Lokalisation, die eine Verbindung mit der Hirnrinde und nicht nur mit dem Thalamus voraussetzt. Der Eingeweideschmerz unterscheidet sich vom anderen durch die Qualität des Schmerzes, durch die unvollkommene Lokalisierung und durch die Art des adäquaten Reizes.

Nach STÖHR jr. stellt der intramurale Nervenapparat des Magens ein einziges plasmatisch zusammenhängendes syncytiales System dar. Die Nerven des

Magens werden als in Wirklichkeit gar nicht abgrenzbares Teilstück des ganzen syncytialen vegetativen Nervensystemes angesehen.

Es dürfte deshalb praktisch unmöglich sein, einen Magenabschnitt völlig aus der nervösen Regulation auszuschalten.

YOSHITOSHI führte an Hunden einseitige Resektion des Vagus am Hals bzw. doppelseitige oberhalb des Zwerchfelles aus und untersuchte nach der Methode von STÖHR jr. und REISER das Terminalreticulum. Die Tiere wurden nach 15 Tagen getötet. Histologisch zeigte das Nervensystem der Magenwand keine Veränderung. Die Magensekretion nahm vorübergehend ab, erholte sich aber bald wieder, weil keine vollständige Reizleitungunterbrechung damit erzielt wird.

Auf frühere Versuche am Menschen, durch Unterbrechung des Vagus wie des Sympathicus die Motilität oder die Sekretion des Magens zu beeinflussen, braucht nicht eingegangen zu werden. Es sind vor allem SCHIASSI, BIRCHER, HAUMANN, HAMMESFAHR u. a. gewesen, die über Erfolge berichtet haben. Nach unseren neueren Ansichten und Kenntnissen über das sympathische Nervensystem dürften solche Eingriffe bei schweren Veränderungen kaum dauernde Erfolge aufzuweisen haben, bei leichten sind sie an sich überflüssig.

III. Magenschleimhautwunden.

Kleinere Wunden der Magenschleimhaut heilen rasch aus. Durch Zusammenziehung der Muskulatur wird der Defekt stark verkleinert. Das Epithel schiebt sich, wie bei den Hautwunden, vom Rande her über den Defekt.

Praktisch am bedeutungsvollsten ist die Verheilung der Serosa. Seröse Häute scheiden bei der geringfügigsten Verletzung Fibrin aus, das zur Verklebung mit der Nachbarschaft führt. Die Endothelzellen brauchen bei der Fibrinausscheidung nicht zugrunde zu gehen.

Sind zwei Serosaflächen durch Naht miteinander vereinigt, so kommt es nach der fibrinösen Verklebung durch Einwanderung von Spindelzellen und Gefäßsprossen in wenigen Tagen zu einer Organisation des Fibrins und damit zu einer festen Verwachsung beider Teile. Bei Vereinigung von Magen mit Darmschleimhaut geht meist letztere an der Grenze zugrunde, auch wenn die Schleimhaut exakt vernäht wurde (MARCHAND). Die Heilung erfolgt dann durch Granulationen, weshalb sich an solchen künstlich gesetzten Öffnungen leicht eine Verengerung durch Schrumpfung einstellt.

Nach DEMELs Hundeversuchen erfährt die Heilung von Schleimhautexcisionen bei Tieren, denen die Parotis, Submaxillaris und Sublingualis beiderseits entfernt wurde, eine Verzögerung gegenüber Kontrolltieren (vgl. Kapitel Mundhöhle).

Um den Einfluß der *Muskulatur* auf die Wundheilung und deren Verzögerung zu kontrollieren, stellte KIRCH an Hunden Versuche an, bei denen er Defekte von verschiedener *Tiefe* herstellte. Bei tiefgehenden Defekten gingen die Tiere an Perforation zugrunde, wenn die Stelle nicht vorher durch Netz oder Fascie gesichert wurde. Die Untersuchungen ergaben, daß künstliche Schleimhautdefekte in der Magenstraße in etwa 10 Tagen ausgeheilt waren, wenn die Musc. propria erhalten blieb. Wurden die tieferen Schichten mitentfernt, so verlängerte sich die Heilungsdauer auf 50—60 Tage, wurde die Muskulatur vollkommen excidiert, so trat die Heilung erst nach 130—140 Tagen ein. KIRCH sieht darin den Beweis, daß auch beim Menschen die einmal erfolgte Zerstörung der Magenwandmuskulatur die Heilung verzögert und damit einen wichtigen Faktor für ein Chronischwerden darstellt.

Subseröse *Hämatome* werden, wie Versuche von SOMMER zeigen, in 2 bis 3 Wochen bindegewebig organisiert.

Den Chirurgen interessiert vor allem die Frage der *Belastungsfähigkeit* von Magen-Darmnähten. Mit Hilfe von manometrischen Messungen und Gewichtsbelastung prüfte CHLUMSKY u. a. Naht- und Knopfmethode auf ihre Festigkeit in den verschiedenen Tagen nach der Operation. Es wurde der Druck bestimmt, den ein unveränderter Darm unter normalen und pathologischen Verhältnissen aushält.

Der normale *Hundedünndarm* verträgt eine Belastung von 400—500 mm Hg, der des Menschen nur von 200 mm Hg. Die größte Festigkeit besitzt die Submucosa, die schwächste Stelle liegt am Mesenterialansatz. Bei Peritonitis platzen die Därme schon bei einer geringen Belastung. Eine frische zweischichtige Darmnaht hält etwa eine Belastung von 150—200 mm aus. Die Festigkeit nimmt in den ersten 4 Tagen bis 20 mm ab, um am 5. Tage wieder anzusteigen, und am 6.—10. normale Werte zu zeigen.

Der *Magen* erträgt nach KELLING bei Hunden einen Innendruck von 8—10 cm. Wasser. Auch bei den ungünstigsten Verhältnissen am 3.—5. Tage wird die Haltbarkeit der Nahtstelle durch geringe Mengen von Flüssigkeit nur bis zu $^1/_3$ belastet. Erbrechen erhöht den Innendruck im Magen nur soweit, daß er im ungünstigsten Falle etwa die Hälfte von dem, was die Nähte auszuhalten vermögen, beträgt.

IV. Magenkrankheiten.
1. Pathogenese.

Von den *Magenerkrankungen*, die den Chirurgen heute besonders interessieren, hat das *Ulcus pepticum* praktisch die größte Bedeutung. Das Schrifttum darüber hat einen ungeheuren Umfang angenommen. Es können natürlich nur die aktuellen *chirurgischen* Fragestellungen berücksichtigt werden. Damit soll nicht zum Ausdruck gebracht werden, daß es sich um eine chirurgische, rein örtliche Erkrankung handelt. Für die Fälle, die der medikamentös-diätetischen Therapie trotzen, kommen operative Eingriffe in Frage, deren Art sich auf unsere Kenntnisse der gestörten Magenfunktion stützt. Wir stehen damit wohl in einer Entwicklungsphase, in der große chirurgische Eingriffe ersetzen müssen, was heute noch nicht durch pharmakologische oder anderweitige Beeinflussung erzielt werden kann.

Auf die Frage, ob es sich um ein *allgemeines* oder ein *lokales* Leiden handelt, soll nicht eingegangen werden. Neuere Erkenntnisse sprechen sehr dafür, daß häufig keine örtliche Ursache vorliegt. Trotzdem können wir, wie besonders v. REDWITZ hervorhebt, durch unsere chirurgischen Maßnahmen etwas erreichen, indem wir in bestimmter Weise in einen Circulus eingreifen, d. h. diesen an einer Stelle unterbrechen, wovon der Kranke Nutzen hat.

Eine schematische und einförmige Behandlung kann auch beim Magengeschwür nicht unser Ideal darstellen.

Prinzipiell müssen wir zwischen dem *akuten* und dem *chronischen* Geschwür unterscheiden. Es handelt sich bei den beiden oft um ganz verschiedene Prozesse.

Die Mehrzahl der *akuten* Schleimhautgeschwüre der oberen Verdauungswege heilen aus. Nur vereinzelt entwickeln sie sich zum chronischen Geschwür. Daher gilt es, die Frage nach der oder den Ursachen des akuten bzw. der der chronischen Prozesse zu entscheiden. Unter Umständen kann ein akuter Defekt die Bedingungen zur chronischen Entwicklung von Anfang an in sich tragen.

a) Akutes Magengeschwür.

Das *akute Geschwür* entsteht aus oberflächlichen kleinen Blutungen (hämorrhagische Erosionen) oder aus größeren blutigen Durchsetzungen (hämorrhagische Infarkte). Desgleichen kann Ischämie die Widerstandsfähigkeit gegen den Magensaft aufheben. Kennzeichnend ist eine ausgesprochene Zerstörung des Epithels bis in die tieferen Schichten. Rand und Grund werden von einer Lage abgestorbenen, aufgequollenen Gewebes gebildet, das keine Reaktion der Nachbarschaft abgrenzt. Auch die Wand von Gefäßen verfällt der Zerstörung, ohne daß es dabei zur Thrombose kommt, so daß selbst aus kleineren Arterien starke Blutungen erfolgen können. Ursächlich kommen weniger Verletzungen der Schleimhaut in Frage, die auch im Magen leicht ausheilen. Vielmehr sind Kreislaufstörungen die gemeinsame Grundlage, wobei organisch bedingte, wie z. B. Embolie, Arteriosklerose, keine wesentliche Rolle spielen.

Die *hohe Empfindlichkeit* des Gefäßnervensystemes des Magens spielt die führende Rolle für die von spastischer Ischämie bis zu prästatischen Blutungen gehenden Störungen (DIETRICH).

Für die klinische Beurteilung ist es wichtig, daß alle Übergänge von kleinsten Erosionen bis zu größeren akuten Geschwüren häufig bei Obduktionen gefunden werden, ohne daß klinische Erscheinungen bestanden haben. Noch häufiger sind Geschwürsnarben. Auch blutende akute Magengeschwüre haben eine große Heilungsneigung.

DIETRICH teilt eine autoptische Beobachtung mit, wo 10—14 Tage nach einer schweren Blutung ein Geschwür des an Pneumonie Verstorbenen nicht mehr zu erkennen war. Nur mikroskopisch wurde eine verdächtige Stelle gefunden, wo eine regenerierte Schleimhaut über einem frisch organisierten Gefäß lag.

Das akute Geschwür gibt nur im Falle der Perforation oder wiederholter, schwerer Blutung eine Indikation zu einem chirurgischen Eingriff.

b) Chronisches Magengeschwür.

Das *chronische Magengeschwür* stellt einen Prozeß dar, bei dem die Heilungsvorgänge nicht zum Ende gelangt sind, sondern durch immer neue Schübe unterbrochen wurden. Neben frischen Zerstörungen finden sich alte narbige Veränderungen im bunten Wechsel.

Mit dem Begriff des chronischen Magengeschwürs fällt der des chronischen Geschwürsleidens nicht ohne weiteres zusammen. Bei jahrelangen Beschwerden findet man bei wiederholten akuten Anfällen und Blutungen oft kein älteres größeres Geschwür, vielmehr mehrfach kleine Narben. Das chronische Geschwürsleiden kann also durch Blutung oder Durchbruch eines einzelnen fortschreitenden Geschwürs zu plötzlicher Bedrohung führen, oder durch ganz frische akute Geschwürsbildung neben alten Narben.

Die verdauende Kraft des Magensaftes gesundem Gewebe gegenüber ist problematisch. Dagegen wird in der Ernährung wesentlich geschädigtes oder bereits abgestorbenes Gewebe verdaut. Wahrscheinlich gilt das gleiche für das jugendliche Granulationsgewebe.

BÜCHNERS Ansicht, daß ein *besonders „wirksamer"* Magensaft — für dessen Existenz nichts spricht — funktionstüchtige lebende Magenschleimhaut andaue und daß neben dem peptischen Moment noch eine rein mechanische Komponente für die Ulcusgenese notwendig sei, entbehrt des experimentellen Beweises.

Außerdem sind die motorische Funktion des Magen-Duodenalschlauches mit Reibungen an der Innenseite der Schleimhaut, die Einwirkung der Muskelelemente der Magenwand auf die Ränder eines einmal entstandenen Defektes, die verschiedenen Strukturverhältnisse der Magenwand, ihre Gefäß- und Nervenversorgung, die Verteilung der elastischen Elemente als wichtigste Momente der Entstehung eines chronischen Geschwürs anzuführen (v. REDWITZ).

Gefäßversorgung. Die Bedeutung der Gefäßversorgung bei der Entstehung des Magengeschwürs ist experimentell von verschiedener Seite geprüft worden. Vielfach hat man sich vergeblich bemüht, durch einfache Gefäßunterbindung oder durch Herausschneiden eines Stückes der Magenwand und sofortiges Wiedereinnähen desselben die Magenwand so in ihrer Ernährung zu schädigen, daß ein Ulcus entstünde (PAVY, KÖRTE, KÖNIGSBERGER, NAEGELI, CLAIRMONT u. a.). Nach BRAUN kann man $^4/_5$ und mehr der Magengefäße ohne Gefahr einer Nekrose unterbinden. Nur sehr große Wunden sollen nach RIBBERT auch beim gesunden Tier keine Neigung haben zu verheilen. Im allgemeinen genügen die zahlreichen Anastomosen der Magengefäße für die normale Ernährung, so daß künstlich gesetzte Schleimhautdefekte bei gleichzeitiger Unterbindung von Arterien anstandslos ausheilen. Praktisch hat das die Bedeutung, daß man mit Gefäßunterbindungen am Magen nicht ängstlich zu sein braucht. Andererseits läßt sich beim blutenden Geschwür die Blutung durch Gefäßunterbindung an der Magenaußenseite oft nicht sicher stillen.

An Injektionspräparaten haben HOFMANN und NATHER mit besonderem Vorgehen die Gefäße der Magenschleimhaut dargestellt. Sie unterscheiden zwei verschiedene Verzweigungstypen. Im Bereich der Magenstraße findet sich eine Versorgung durch marginale Arterien, die im Vergleich zu den parietalen ungleich graziler und zarter gestaltet sind. Diese zarten Anastomosen vermögen unter Umständen bei einer Zirkulationsstörung keine genügende Ernährung zu garantieren.

Beim Durchtritt der Äste durch die Magenmuskulatur kann außerdem die Zirkulation durch eine starke Kontraktion oder einen Spasmus leicht erschwert werden. Die Ischämie wird hier wegen ungünstiger Anastomosen schlecht oder gar nicht kompensiert. So schafft die Blutgefäßanordnung eine anatomische Disposition für Zirkulationsstörungen, die neben den für die Magenstraße charakteristischen anderen Faktoren bei der Beurteilung der Entstehungsbedingungen für das chronische Geschwür mit zu berücksichtigen ist.

Durch Gefäßdurchtrennung bzw. Resektion wurde versucht, ein Geschwür zu beeinflussen. Es sollte damit die Motilität oder die Sekretion geändert werden, was aus den oben angeführten Gründen kaum zu erwarten ist.

Das chronische Geschwür bevorzugt auffallend häufig bestimmte Stellen im Magen und Duodenum und unter besonderen Verhältnissen auch im Dünndarm.

Für die bevorzugte *Lokalisation* des Magengeschwürs sind zum Teil anatomische Besonderheiten verantwortlich zu machen. BAUER weist auf die Häufigkeit im Bereiche der Magenstraße hin, die im Gegensatz zu den übrigen Partien aus drei Muskelschichten besteht. Nur die Tiere mit einhöhligem Magen haben eine Magenstraße und eine 3. Muskelschicht. Die Tiere mit mehrhöhligem Magen haben in ihrem dem menschlichen Magen entsprechenden drüsenhaltigen Verdauungsmagen nur zwei Muskelschichten, aber keine Magenstraße. Nun besteht bei gewissen Wiederkäuern eine Art Zweiwegesystem. Die Speisen können im geöffneten Zustand in den Vormagen, im geschlossenen in den Verdauungsmagen gelangen. Das wird möglich durch die sog. Schlundrinne. Diese ist das Homologon der Magenstraße.

Sie ist also ein rudimentäres Organ und nichts anderes als das Überbleibsel der früheren Schlundrinne. Die 3. Muskelschicht verdankt sie der Verschmelzung der ursprünglich vom Verdauungsmagen getrennten Schlundrinne mit diesem.

Nach dieser Deutung der Magenstraße als rudimentärem Organ wird die Häufigkeit der Magengeschwüre in ihrem Bereich noch verständlicher. Jedem rudimentären Organ kommt eine besondere Anfälligkeit und große Erkrankungshäufigkeit zu. Schließlich ist ebenso wie das Jejunum bei der Gastroenterostomie, die Magenstraße ursprünglich nicht für die Berührung mit dem peptischen Magensaft geschaffen (BAUER).

Während diese Gründe eine bestimmte Lokalisation an der kleinen Kurvatur verständlich machen, stellen *Zirkulationsstörungen* in der Schleimhaut wohl die wichtigste Vorbedingung für die Entstehung der chronischen Geschwüre dar. Sie können auf verschiedene Weise hervorgerufen werden.

Nach HAUSER entspricht die Form des oberflächlichen wie des tiefen Defektes in seiner Ausbreitung im wesentlichen einem gesperrten Gefäßgebiet. Die Kraterform, das terrassenartige Ansteigen des Geschwürsgrundes durch die einzelnen Magenschichten können zum Teil als Beweis für diese Ansicht angeführt werden. Diese Defekte können sich in kurzer Zeit entwickeln und sogar zum Durchbruch führen.

Diesen Vorgang der Infarktbildung als einzige Erklärung anzusprechen ist aber nicht angängig. Auch eine direkte traumatische Abtötung von Zellen durch rein mechanische Kräfte ist selten. Häufiger kommt eine Entstehung über die Nerven und Gefäße zustande. Toxische Substanzen exogener oder endogener Herkunft können sich direkt oder indirekt über die Magengefäße bzw. Magennerven in dieser Form auswirken.

KONJETZNY gibt an, daß eine auf Fermente zurückzuführende Histolyse am häufigsten die Entstehung eines akuten und die Entwicklung eines chronischen Geschwürs einleiten kann. Die primäre Nekrose minderwertiger dystopischer Epithelzellen durch Selbstverdauung ist vereinzelt (P. E. MÜLLER) wohl auch in Betracht zu ziehen.

Über Beziehungen des *lymphatischen Apparates* des Magens zum Ulcus pepticum berichtet ENGELS. Seine Untersuchungen stützen sich auf die Befunde an 40 Resektionspräparaten. Nach der HELLMANNschen Methode wurde Gehalt und regionäre Verteilung des lymphatischen Gewebes untersucht. Es fand sich regelmäßig in der Pars pylorica zunächst eine dichtgedrängte Ansammlung von solitären Lymphfollikeln, deren Zahl in einer schmalen, deutlich erkennbaren Grenzzone zum übrigen Magen hin abnahm. Im Fundusteil fanden sich nur einzelne verstreute Lymphfollikel. Die histologischen Untersuchungen bestätigten diese Befunde in vollem Umfange. Die Follikel erwiesen sich in einer ungeahnten Dichte in der Schleimhaut eingelagert. Die einzelnen waren am Grunde der Schleimhaut auf der M. mucosae gelegen, waren weitgehend proliferiert und streckenweise zu einer einheitlichen breiten Schicht zusammengeschmolzen. Diese Zellmassen drängten bei ihrer weiteren Ausbreitung an die Schleimhautoberfläche das spezifische Gewebe auseinander und richteten es schließlich zugrunde. Die Endstadien zeigen unter einem spärlichen Oberflächenepithel lediglich massenhaft Lymphfollikelgewebe, in dem die aufgelösten Drüsenepithelien als Rudimente erkennbar die einzige trennende Schicht zwischen M. mucosae und Mageninhalt darstellten. Stellenweise kam es sogar zum direkten Kontakt dieses Lymphocytengewebes mit der Magenhöhle.

In diesen Vorgängen zeigt sich also eine Reaktion, die sich lediglich im *lymphatischen Gewebe* abspielt, die in ihrer sekundären Auswirkung das Drüsengewebe und Oberflächenepithel in seiner Blutversorgung stört, die Gefäße einengt und verlagert, woraus eine Minderung der Abwehrfunktion jenes Gewebes resultiert.

Die Erklärung für diese Vorgänge wird im lymphatischen Gewebe selbst gesucht, das auf einen Reiz mit einer uferlosen Produktion seiner spezifischen Zellen antwortet, dadurch die an das Oberflächenepithel gebundenen Abwehrreaktionsvorgänge hemmt, und so die Grundlage für einen Zerfall der Schleimhaut bildet, der durch äußere Reize an bestimmten Stellen besonders der kleinen Kurvatur begünstigt wird.

Analoge Reaktionen an Resektionsmägen fanden KLINGE und seine Mitarbeiter beim sensibilisierten Tier im akuten Hyperergieversuch, wenn die übergeordneten vegetativen Reflexzentren reseziert worden waren.

α) Zirkulationsstörungen.

In der Hauptsache werden die Zirkulationsstörungen durch *Gefäß-* oder *Muskelspasmen* und nicht durch organische Gefäßerkrankungen bedingt. Wahrscheinlich gibt es dafür *verschiedene* Möglichkeiten. Funktionelle Störungen im Sinne der Disharmonie des vegetativen Nervensystemes (v. BERGMANN), manchmal durch akute oder chronische psychische Traumen ausgelöst, organische Schädigung des Zentralnervensystemes, reflektorische Vorgänge im Sinne der zweiten Krankheit (RÖSSLE), sind hier in Betracht zu ziehen.

β) Gastritis.

Auch die Gastritis ist in den Vordergrund der Ulcusgenese gestellt worden (KONJETZNY, PUHL, ORATOR).

Die Möglichkeit der Entstehung von Defekten auf Grund *gastritischer Veränderungen* ist gegeben. Besonders bei der Gastritis ulcerosa ist ein solcher Vorgang kaum zu bezweifeln. Weil die bei der Gastritis entstandenen Defekte meist nicht auf die M. mucosae übergreifen (HAUSER) und gastroskopische Untersuchungen deren häufige Ausheilung ergeben haben, dürfte sie nur in begrenztem Umfange für die Ulcusgenese in Frage kommen.

KONJETZNYs *Gastritishypothese* bestreitet die Bedeutung des peptischen Momentes. Sie geht davon aus, daß die das Ulcus auslösende Entzündung primär im subepithelialen Gewebe sich abspiele, also ursprünglich peptischer Andauung überhaupt nicht zugänglich sei. Es wird jede Beteiligung vom Nerven- oder Gefäßsystem geleugnet. Diese von KONJEZTNY beschriebene Gastritis unterscheidet sich aber in ihrer Symptomatologie von der sonst üblichen, die nach mehr weniger langer Zeit in Achylie und Anacidität übergeht, während die Ulcusgastritis oft jahrelang mit Supersekretion und Superacidität einhergeht. Die Ulcusgastritis ist als Erklärungsmöglichkeit für die Periodizität, für Beschwerderezidive u. dgl. verantwortlich zu machen. Scheinbar fließende Übergänge begründen keineswegs die Annahme, daß nacheinander aus den katarrhalischen Erosionen die größeren Ulcera entstanden.

Durch Höhensonnenbestrahlung der rasierten Rückenhaut von Hunden erzeugte KAUFMANN Bilder, die von einem beginnenden herdförmigen serösen Katarrh zur schwersten herdförmigen erosiven Gastritis führten, wobei auch die M. mucosae an den oft reichlichen leukocytären Infiltrationen beteiligt war.

Diese Befunde stellen die Entstehung einer echten *hämatogenen Gastritis* außer Zweifel, bei der der Beginn als Epithelschaden an der Oberfläche des Magens erfolgt. Ist dieses Gewebe peptischer Verdauung ausgesetzt und führt es zur mesenchymalen entzündlichen Reaktion, so sieht v. BERGMANN in diesem Befunde eine Erklärung für die beiden anscheinend entgegengesetzten Ulcustheorien, der *Gastritistheorie* (KONJETZNY) und der *peptischen Ätzgastritis* (BÜCHNER). Die auf hämatogenem Wege bedingte Gastritis schafft den Boden für eine peptische Verdauung. Gesundes Gewebe unterliegt nie einer solchen. Anders liegen die Verhältnisse bei geschädigtem Parenchym mit entzündlicher Reaktion. Hier kann es sehr wohl zur Erosion mit ihren Folgeerscheinungen kommen.

Die akute Perforation ohne vorausgegangene Beschwerden wie die schwere Blutung aus heiterem Himmel weisen nach v. BERGMANN darauf hin, daß aber auch ein nichtentzündlicher Gewebsschaden für die Ulcusgenese zu Recht angenommen werden kann, d. h. daß Schädigung der Durchblutung eines umschriebenen Schleimhautbezirkes schnell, ebenso schnell wie ein genossenes Stück Fleisch der hydrolytischen Spaltung durch die Salzsäure fermentativ peptisch unterliegt.

BONGERT, TANTZ, KITT u. a. beschreiben spontane Ulcusbildung im Magen von *Absatzkälbern*, die sie je nach der Zeit der Untersuchung 4—14 Wochen nach dem Absetzen in 80—90% als Erosionen, Geschwüre oder Residuen von solchen fanden. Bongert macht die mechanische Wirkung des Rauhfutter für diese Schädigung verantwortlich, nimmt also eine direkte Wandverletzung an. Zu einem chronischen Ulcus kommt es aber in den wenigsten Fällen, denn bei jungen Rindern im Alter von $^1/_2$—$1^1/_2$ Jahren finden sich nur Narben aber keine Ulcera. Konjetzny und Puhl glauben diese Erosionen als Folge einer geänderten Ernährung auf eine *Gastritis* zurückführen zu müssen, die durch mechanische Reizung der rauhen Nahrung bedingt werde.

Die *Einzahl der Geschwüre* bei der doch meist großen Zahl von Erosionen erklärt sich Bauer daraus, daß das einmal entstandene Geschwür selbst einen gewissen Schutz gegen weitere Geschwüre durch sekundäre Gastritis als eine Art Selbstheilungsversuch erzeuge. Wirkt doch die vermehrte Schleimbildung der Hyperacidität entgegen, so daß weitere Erosionen unter der schützenden Wirkung der Gastritis heilen und nicht zu Geschwüren sich entwickeln. Nach Zukschwerdt ist es der Säftestrom aus dem Ulcus, der die überschüssige Säure bindet.

Die Mehrzahl der Geschwüre läßt sich auf Störungen, die im Organismus selbst gelegen sind, zurückführen. Exogene Momente können in vereinzelten Fällen die Entwicklung des Magengeschwürs einleiten. Die *Eigenart des Organes* führt dazu, daß der einmal eingeleitete Prozeß durch Rückwirkung auf den Gesamtorganismus und auf das befallene Organ bereits in sich den Antrieb zur Weiterentwicklung und zur Chronizität trägt (v. Redwitz).

γ) Vegetatives Nervensystem.

Neuere feinere anatomische Kenntnisse zeigen die pathologischen Befunde am *Nervenapparat* des Ulcusmagens besonders deutlich.

Die im Ulcusgebiet und seiner Nachbarschaft oft bis zur Tumorbildung führenden regenerativen Vorgänge an den Nervenfasern sind sicher nicht als eine nur auf diese Region beschränkte Teilerkrankung des Nervengewebes, sondern als morphologische Teilerscheinung des ganzen, aus seinem Gleichgewicht gebrachten und auch in seiner Gesamtheit erkrankten Nervenapparates der Magenwand aufzufassen. Die Entstehung von tausenden neu gewucherten Achsenzylindern, die man beim Ulcus schon in einem Gesichtsfeld beobachten kann und die schweren Veränderungen des Auerbachschen Plexus in Ulcusnähe, müssen nach der Vorstellung eines syncytial verbundenen Nervengewebes Ausdruck einer Erkrankung sein, die das gesamte intramurale Nervensystem des Magens in Mitleidenschaft gezogen hat (Stöhr).

Eine primäre Veränderung an den *Capillaren* läßt sich auf Grund obiger Überlegungen schwer denken. Durch das syncytiale Maschenwerk des Terminalreticulums sind die Capillaren und die übrigen Zellen des Erfolgsorganes zu einer untrennbaren anatomischen wie funktionellen Einheit miteinander verknüpft.

Es rückt der Gedanke überaus nahe, die pathologischen Capillarformen (O. Müller, Duschl u. a.) wiederum nicht anders als ein Symptom eines erkrankten Nervensystemes in der Magenwand zu werten. Auch gastritische Erscheinungen der Magenschleimhaut können sehr wohl als Ausdruck pathologischen Geschehens im Nervenapparat zu deuten sein.

Aus anatomischen Gründen erscheint es Stöhr schwer vorstellbar, lediglich in abnormen Gefäßveränderungen, Sekretionsstörungen, Muskelspasmen oder entzündlichen Infiltrationen der Schleimhaut ursächliche Faktoren für die Pathogenese des Magenulcus zu erblicken. Hierbei wird der Einfluß des vegetativen Nervensystemes zu wenig oder überhaupt nicht berücksichtigt. Denn die Tätigkeit jeder einzelnen Drüsenzelle, Muskelfaser oder Capillare bleibt nach Aufstellung des alle Zellen der Magenwand miteinander verknüpfenden sympathischen Terminalreticulums ohne Einwirkung von seiten des Nervensystemes nicht recht denkbar.

Jene die Entstehung begünstigenden Faktoren sind danach schon Folgezustände einer anderswo zu suchenden primären Störung.

Die Nerven des Magens können nur als ein willkürlich abgegrenztes, in Wirklichkeit aber gar nicht abgrenzbares Teilstück des ganzen, syncytial gebauten vegetativen Nervensystemes angesehen werden. In eine solche Vorstellung läßt sich die v. BERGMANNsche Anschauung, in einer Disharmonie des vegetativen Nervensystemes eine Ursache zur Ulcusgenese zu sehen, oder RÖSSLEs Lehre vom Ulcus als einer zweiten Krankheit wohl einfügen.

Stützt man sich auf diese anatomischen Erkenntnisse, die funktionelles Geschehen zum Teil verständlich machen, dann wird man nicht die Hyperacidität, sondern deren Ursache zu beseitigen suchen. Auch wird man daran denken, daß verschiedene Gründe zum Ulcus bzw. zur Ulcuskrankheit führen. Leider sind wir heute noch nicht immer in der Lage, von diesem Gesichtspunkt aus kausal vorgehen zu können. Es bleibt stets noch ein gewisser Prozentsatz, wo auf die „verstümmelnde" Operation nicht verzichtet werden kann.

Die eigenartige Beschaffenheit der *Schleimhautcapillaren* bei manchen Ulcuskranken, die sich capillarmikroskopisch durch bauchige, sack-, flaschen-, retortenförmige Gestalt auszeichnen (DUSCHL), bedingen ein Mißverhältnis von Zu- und Abfluß der Blutflüssigkeit in den Magengefäßen. Stase beeinflußt die Ernährung ungünstig. Wie beim Ulcus cruris begünstigt sie Nekrose und damit Geschwürsbildung. Die schlechte Heilungstendenz eines Magenschleimhautdefektes wird durch diese Gefäßverhältnisse verständlich. Als Ausdruck einer Allgemeinerkrankung finden sich die Veränderungen auch in den Capillaren, z. B. der Lippe, am Nagelfalz (KATYAMA, O. MÜLLER, HEIMBERGER).

Bei manchen Ulcuskranken liegt eine allgemeine *vasoneurotische* Erkrankung vor. Die Gefäßveränderungen sind nach STÖHR jr. aber nicht primär, sondern Ausdruck einer Erkrankung des sympathischen Systemes.

Im Tierexperiment lassen sich diese auf die verschiedenste Weise am Gefäßnervensystem angreifenden Schädigungen nur schwer oder gar nicht nachahmen. Eingriffe am Nervensystem sind jedenfalls nicht in der Lage, das Ulcusproblem zu lösen.

δ) Bedeutung des Magensaftes.

Größere neuere Zusammenfassungen über die *Pathogenese* des Magengeschwürs finden sich bei v. REDWITZ, LERICHE, UFFREDUZZI, JARNO PERMAN u. a.

Die meisten befassen sich mit der Frage der Bedeutung des *sauren Magensaftes*, der Störungen des Pylorusreflexes, der Leersekretion u. dgl. Es wird ein Folgezustand einer uns meist unbekannten primären Ursache in den Mittelpunkt der Fragestellungen gerückt.

Die Bedeutung des *Histamins* für die Anregung der Salzsäureproduktion wurde erwähnt. Bei der funktionellen Magensaftprüfung findet es heute ausgiebige Anwendung. Man hat deshalb den Versuch gemacht, experimentell damit Geschwüre zu erzeugen (BÜCHNER, SIEBERT und MOLLOY u. a.). Ratten und Hunden wurde subcutan Histamin eingespritzt und danach Ulcera beobachtet. Damit wurde unter anderem die peptische Genese des Geschwürs begründet.

Durch teilweise oder ganze *Ableitung der Duodenalsäfte* in das Ileum, Colon oder den Magen, durch *Scheinfütterung* bei Oesophagostomie und durch Anlegung des PAWLOWschen *kleinen isolierten Magens* bei verschiedenen Eingriffen am Magen glaubte man experimentell Schlüsse auf die Pathogenese des menschlichen Geschwürsleidens ziehen zu können. Keine dieser Versuchsanordnungen ist

„physiologisch". Jeder Eingriff stellt eine mehr oder weniger schwerere Operation am Verdauungstrakt dar. Die dadurch erzielten Geschwüre sind postoperative. Sie lassen nur gewisse Rückschlüsse auf die Genese des „spontanen" Ulcus zu.

Von verschiedenen, besonders französischen Autoren (GOSSET, LERICHE u. a.) wurde darauf hingewiesen, daß die Mehrzahl der experimentellen Magengeschwüre unter Bedingungen entstehen, die nie beim menschlichen Magengeschwür in Frage kommen. Sie erlauben deshalb nur bedingt Rückschlüsse auf das spontane menschliche Magenulcus.

1. Bedeutung des Refluxes. Nach Ansicht von WEISS, GRAVES und GURRI-ARAN müssen Antrum und Duodenalschleimhaut normalerweise gegen den sauren Magensaft geschützt werden. Dies erfolgt zum Teil durch alkalischen Schleim. Außerdem kommt es zum physiologischen Reflux vom Duodenalinhalt (REHFUSS, BOLTON, ELMAN u. a.).

Das Duodenum verträgt keinen sauren Inhalt, dessen Salzsäuregehalt mehr als 0,1—0,15% beträgt. Werden 200 ccm einer 0,5%igen HCl-Lösung in den Magen gebracht, ein Säuregehalt, der höher ist als der, den die Duodenalschleimhaut verträgt, und werden durch eine Sonde alle 10 Minuten Saftuntersuchungen ausgeführt, so stellt man sehr rasch einen Abfall des Säuregehaltes bis zur Norm sowie stets die Anwesenheit von Galle und Pankreasferment fest. Werden diese Versuche nach Abbindung des Pylorus vorgenommen, dann fehlten natürlich Galle und Pankreassekret und die eingespritzte Säure hielt sich auf ihrer ursprünglichen Höhe. Dies ist wohl ein Beweis für die Unfähigkeit des Magenschleimes, den Säuregehalt zu regulieren. Nach BABKIN besteht kein Zweifel, daß die Neutralisation des Überschusses an Magensäure nur durch den Duodenalreflux bedingt wird.

Versuche von MANN, DELOJERS u. a. haben im Tierexperiment durch *Ableitung der Duodenalsäfte in den unteren Dünndarm* — wobei ein Reflux unmöglich gemacht wird — fast stets chronische Geschwüre erhalten.

Der Vorwurf, daß diese experimentellen Geschwüre durch Schädigungen infolge verschiedener Darmanastomosen entstanden seien, ist nicht stichhaltig. Parallelversuche mit gleich zahlreichen Darmdurchtrennungen bzw. Anastomosen ohne Ableitung des Duodenalinhaltes riefen nie eine Schleimhautschädigung hervor.

MORTON excidierte Magenschleimhautstücke. Diese Defekte heilten normalerweise in wenigen Tagen aus. Wurden gleichzeitig die ganzen Duodenalsäfte abgeleitet, dann wurde dadurch der Heilungsverlauf der Defekte im Fundus nicht beeinträchtigt, während solche im Antrum oder an der kleinen Kurvatur sich in chronische Geschwüre umbildeten.

Die einfache *Unterbindung des Choledochus* oder seine Einpflanzung in den Ureter ändern die Sekretion des Magenschleimes nicht. Wenn es dabei zur Geschwürsbildung kommt, dann beweist dies, daß die Abwesenheit des alkalischen Duodenalsaftes ursächlich eine Rolle spielt, der Magenschleim allein zum Schutz nicht genügt.

Um den Magensaft zu neutralisieren, leiteten KEPPICH, McCANN u. a. die *Duodenalsäfte in den Magen,* nach gleichzeitiger Gastroenterostomie. McCANN bekam dabei 86% typische Jejunalulcera! Damit wurde die Bedeutung der Regulierung der Magenacidität durch den alkalischen Darmsaft widerlegt. Nach WEISS muß dieser direkt mit *der* Magenschleimhaut, in der die Geschwüre entstehen, in Berührung kommen, damit jener seine schützende Rolle zu spielen vermag.

Bei der genannten Versuchsanordnung von KEPPICH kommt es wohl zu einer gewissen Neutralisation des Magensaftes, durch die aber kein Schutz der Schleimhaut im Antrum und Duodenum erfolgt, weil der Duodenalsaft schon mit saurem

Mageninhalt gemischt in jene Abschnitte gelangt. Wurde der Versuch dahin modifiziert, daß man die Anastomose ins Antrum legte, dann traten keine Geschwüre auf (WEISS, GRAVES und GURRIARAN). Wird also der Duodenalsaft direkt in den Abschnitt des Magens geleitet, in dem das experimentelle Geschwür für gewöhnlich entsteht, dann traten selbst nach 17 und mehr Wochen keine Geschwüre auf. Während 14 Tiere, die auf obige Weise behandelt wurden, gesund blieben, erkrankten 15 Kontrolltiere mit Ableitung des Duodenalinhaltes ins Ileum in den ersten 3 Wochen an Geschwüren. Die Integrität der Schleimhaut ist danach an die direkte Anwesenheit von Duodenalsaft gebunden.

Die Unverletzlichkeit der Magen-Duodenalschleimhaut ist danach gebunden an die Anwesenheit alkalischen Duodenalsaftes. Dieser ändert möglicherweise die physikalischen und chemischen Eigenschaften des Schleimes, wodurch dieser die Fähigkeit eines Schutzes gegen den sauren Magensaft bekommt.

Aus diesen Experimenten kann der Schluß gezogen werden, daß einer *Dysfunktion des Pylorus* — z. B. einem Spasmus — eine Bedeutung zukommt. Jene verhindert die Regulation und Neutralisation des Säuregehaltes im Magensaft des Antrums, bedingt dadurch eine Hyperacidität. Die größtenteils nicht gebundene Säure reizt das Antrum, von dem aus eine unphysiologische Sekretion des Fundus ausgelöst wird (LERICHE). Der Pylorusspasmus beeinträchtigt seinerseits die Möglichkeit der Schutzwirkung des Duodenalinhaltes für den Magenschleim, wodurch die Entstehung präpylorischer Ulcera begünstigt wird. Läßt der Spasmus nach, so entleert sich hyperacider Magensaft ins Duodenum. Die Stelle, an die dieser bei der Entleerung hingespritzt wird, macht uns die Lokalisation der Geschwüre im ersten Abschnitt des Duodenums verständlich.

Die Häufigkeit der Geschwüre hängt auch von der *Höhe der Ableitung* ab. Erfolgt sie ganz tief — 20 cm oberhalb vom Blinddarm —, dann entstanden in 90—100% einfache oder multiple Ulcera. Beträgt die Entfernung vom Blinddarm 80 cm, dann sank die Häufigkeit auf 25% ab.

Dies dürfte ein Hinweis dafür sein, daß die gestörte Ernährung dabei wesentlich mitspielt.

In weiteren Versuchen wurde die Zwölffingerdarmableitung nach MANN gleichzeitig mit *Resektion der Hälfte* des Magens vorgenommen. Danach trat nie ein Geschwür an der Anastomose auf. Im Gegensatz dazu ergab Ableitung des Duodenalsaftes und Gastroenterostomie im aktivsten Teil des Magens stets ein Geschwür meist im abführenden Schenkel. Daraus ist der Vorzug der Resektion gegenüber der Gastroenterostomose ersichtlich.

Alle Hunde mit Ableitung des Zwölffingerdarmsaftes nach MANN werden bald hochgradig kachektisch, und zwar verständlicherweise rascher, je tiefer die Duodenalanastomose lag. Dieser Faktor muß natürlich mitberücksichtigt werden! KUNLIN und CAVALLI (Klinik LERICHE) versuchten den schädlichen Einfluß der Unterernährung nach Ableitung der Duodenalsäfte in den unteren Dünndarm auszuschalten. Trotzdem traten Geschwüre auf, woraus sie den Schluß ziehen, daß nicht die Unterernährung allein, sondern örtliche Einflüsse für das Entstehen jener peptischen Geschwüre ausschlaggebend seien.

Sicher besteht eine Beziehung zwischen Häufigkeit und Schnelligkeit der Geschwürsbildung einerseits und Tiefe der Dünndarmableitung andererseits.

Die Ableitung des gesamten Duodenalinhaltes nach außen hat bekanntlich den Tod des Tieres in wenigen Tagen infolge Verlustes wichtiger Säfte bzw. Fermente zur Folge (vgl. Kapitel Darm).

Auch BAKEY suchte die Bedeutung der *einzelnen Bestandteile* des Duodenalsaftes festzustellen. Seine Versuche wurden in folgender Weise ausgeführt:

1. Durchtrennung des Pylorus, Verschluß beider Enden und Gastroenterostomie.

2. Gleicher Eingriff am Magen, Durchtrennung des akzessorischen Bauchspeicheldrüsenganges und Verpflanzung des Hauptganges in den Endabschnitt des Dünndarmes.

3. Vorgehen am Magen wie bei 1., Einpflanzung des Ductus choledochus in den unteren Dünndarm.

4. Operation am Magen wie bei 1., Einpflanzung sowohl des Gallen- wie Bauchspeicheldrüsenganges in den unteren Dünndarm.

Bei 20 Tieren der ersten Versuchsanordnung ergaben sich 50% subakute oder chronische Geschwüre in der abführenden Jejunalschlinge. Als Grund wird eine geringe Resistenz gegenüber saurem Magensaft angenommen. 10 Hunde mit Ableitung des Pankreassekretes bekamen sogar 70% Geschwüre. Dem Bauchspeicheldrüsensaft kommt danach also eine höhere Schutzrolle gegenüber der Bildung von Jejunalgeschwüren zu. Wurde bei 20 Tieren die Galle abgeleitet, so traten sogar in 90% Geschwüre auf. Diese saßen zum Teil an ungewöhnlichen Stellen. Die Galle übt danach eine stärkere säurebindende Wirkung wie der Pankreassaft aus. Und bei der letzten Gruppe von 10 Hunden fand man 100 % Geschwüre.

BERG und JOBLING gelang es, durch *äußere Gallenfisteln* mit oder ohne Cholecystektomie bei Hunden Magen- oder Duodenalulcera zu erzeugen. Im Gegensatz dazu ergaben Pankreasfisteln nur höchst selten Läsionen.

BOLMANN und MANN fanden nach der Unterbindung des Ductus choledochus eine deutliche Zunahme der Geschwürsbildung besonders im Duodenum.

HANKE ergänzte die Versuche durch *histologische* Untersuchungen. Er fand, wenn die gesamte Galle nach außen geleitet wurde, stets subakute oder chronische Duodenalulcera. Eine Gastritis fehlte. Stets ließen sich die Spuren des verdauungskräftigen Magensaftes als Ursache nachweisen, weshalb es sich um peptische Geschwüre handeln mußte.

Natürlich spielen diätetische Einflüsse — infolge des Fehlens der Galle im Darm — mit. Diese Schädigungen können sich im Sinne einer Widerstandsherabsetzung des Organismus, insbesondere der Duodenalschleimhaut auswirken.

Daß Veränderungen der Gallensekretion in der Pathogenese des menschlichen Magengeschwürs häufiger eine wesentliche Rolle spielen, erscheint auf Grund klinischer Erfahrungen unwahrscheinlich. Doch sind diese Versuche deshalb von einer gewissen Bedeutung, da sich die Geschwüre in der Duodenalschleimhaut — und nicht in der Jejunalschleimhaut — bei normalem Pylorus und erhaltener Darmkontinuität bilden — also immerhin unter sonst normalen Verhältnissen.

Man erzielte also sowohl nach Ableitung von *Galle* bzw. *Pankreassaft* bzw. beider zusammen ins Ileum (KEHRER, MANN und WILLIAMSON), wie durch vollständige Ableitung der *ganzen Duodenalsäfte* in der verschiedensten Form (BICKEL, EXALTO, MANN und WILLIAMSON, MORTON u. a.), als durch solche wo außerdem das Antrum mit abgeleitet wurde (WINKELBAUER und STARLINGER, FONTAINE und HERRMANN), in einem verschieden hohen Prozentsatz (bis 100%) Magen-, Duodenal- oder Jejunalgeschwüre.

Damit bewies man die Bedeutung der Anwesenheit von Galle, Pankreassekret, Duodenalsaft im Zwölffingerdarm und seiner reflektorischen Wirkung auf Pylorus und Magen.

BOGORAS empfahl von solchen Überlegungen ausgehend 1923 die *Cholecystogastrostomie* für die Behandlung des Magengeschwürs. Er nahm an, daß die Galle als eine Art „innerer Apotheke" im Sinne von ROUX die Neutralisation des überschüssigen Magensaftes bewirke. Das Vorgehen hat in Rußland einige Nachahmer gefunden. Günstige Späterfolge sind wenig bekannt.

Wie ENDERLEN, FREUDENBERG und v. REDWITZ nachgewiesen haben, und wie jüngst KALK wieder betont, genügt die Galle beim Menschen keineswegs zur wirksamen Neutralisierung des Magensaftes. Im Tierversuch konnten ENDERLEN und ZUKSCHWERDT feststellen, daß die Galle zwar eine vorübergehende Abstumpfung der Säure bewirkt, wie dies von den Alkalien bekannt ist, später aber eine langdauernde Spät- oder Leersekretion hervorruft. Die Cholecystogastrostomie ist also ebensowenig geeignet ein Ulcus zur Ausheilung zu bringen wie die Verabreichung von Alkalien.

ENDERLEN und ZUKSCHWERDT berichten über einen Fall, wo sich nach einer Cholecystogastrostomie später an der kleinen Kurvatur ein Magengeschwür entwickelt hat.

2. Bedeutung des Fundus bzw. Chlor. CONNEL suchte die Salzsäureproduktion durch ausgiebige längliche oder V-förmige Resektion der *großen Kurvatur* des *Fundusteiles* herabzusetzen. Nach v. HABERER genügt aber zur Geschwürsentstehung ein verhältnismäßig sehr kleiner Abschnitt von Fundusschleimhaut. Ohne größte technische Schwierigkeit ist es deshalb unmöglich, vom Fundus so viel zu entfernen, daß eine genügende Einschränkung der Magensaftsekretion erreicht wird.

In der Annahme, daß die Säuresekretion mit von der Blutversorgung abhängig sei, wurde an Hunden an Stelle der *Fundusektomie* die Ligatur der den Fundus versorgenden Blutgefäße ausgeführt. Dadurch konnte eine günstige Beeinflussung herbeigeführt werden insofern, als die Entstehung der postoperativen Ulcera seltener wurde und die Säurewerte fast normal waren. Längere Beobachtungen zeigten aber, daß dieser Eingriff — verständlicherweise — die Fundusektomie nicht ersetzen konnte, selbst wenn man in der Nachbehandlung eine Schondiät gab.

Macht man vor der MANN-WILLIAMSONschen Operation eine *Fundusektomie* von 75%, so entstehen Geschwüre erheblich seltener.

Bekamen Hunde mit Ableitung eine Sonderkost (Weizen- und Gerstenmehl, Trocken- und Frischmilch, Tomaten, Knochen. Lebertran, rohes Pankreas und Leber, Stärkesirup und Bananenmehl), so verzögert sich die Entstehung von Geschwüren. Wurde die Fundusektomie mit der Sonderkost nach Duodenalableitung kombiniert, so verhinderte dies bei allen 13 Versuchshunden die Entstehung von Geschwüren (FAULEY und IVY). 6 von diesen Tieren lebten 2 Jahre und länger nach der Operation. Die Untersuchung des Magensaftes ergab normale Säurewerte.

Aus diesen Versuchen geht die *große Bedeutung der Kost für die Vorbeugung postoperativer* Jejunalgeschwüre hervor. Selbst nach Histaminverabreichung blieb bei solchen Hunden mit Fundusresektion die Säureproduktion aus. Leider wird der Ernährung der Versuchstiere im allgemeinen viel zu wenig Bedeutung zugemessen. Auch dies ist ein Faktor, der divergente Resultate mit zu erklären vermag.

DRAGSTEDT verschloß beim Hund den Magen nach Durchtrennung an Kardia und Pylorus. Durch eine Fistel wurde der Magensaft nach außen geleitet, dessen Menge und Salzsäurekonzentration sowie außerdem die Acidität des Blutes; der Rest-N und der Chloridgehalt bestimmt wurden. Es zeigte sich ein großer Abfall des Chlores, eine Alkalose und ein Steigen des Rest-N. Die Tiere gingen nach 6 Tagen zugrunde. Weder intravenöse Zuckerlösung noch Wasserverabreichung hielten den Tod auf. Dagegen vermochte RINGER-Lösung die Tiere über mehrere Monate am Leben zu erhalten. Aus den günstigen Resultaten der *NaCl-Verabreichung* wird geschlossen, daß die Tiere im wesentlichen an den Folgen des Kochsalzverlustes zugrunde gingen.

In einer zweiten Gruppe wurde an Hunden der Effekt des Pankreassaftverlustes studiert, indem das Duodenum an beiden Enden durchtrennt, zu einem Blindsack verschlossen, durch eine Fistel abgeleitet wurde. Die Pankreassaftmenge beträgt täglich 500—1400 ccm. Die Tiere starben nach 5—6 Tagen unter Erscheinungen von Wasserverarmung und Azidose. RINGER-Lösung verlängerte das Leben.

Alle Erkrankungen mit reichlichem Erbrechen oder anderweitig bedingtem Verlust von Magensaft, i.e. Verlust von *Chlor*, zeigen im großen und ganzen

ähnliche klinische Bilder (vgl. Kapitel Darm). Es gehört die Pylorusstenose —
als höchster Verschluß des Magen-Darmtractus — mit unter das Bild des
Ileus, jedenfalls im Hinblick auf Störungen der Flüssigkeitsresorption und
des Flüssigkeits- bzw. Chlorverlustes. PAPP und TEPPERBERG weisen erneut
auf die praktische Bedeutung der Kochsalzzufuhr bei Pylorusstenosen und
nach Magen-Darmoperationen hin.

3. Kleiner Magen, MECKELsches Divertikel. Eine andere Möglichkeit der
Prüfung der Magensekretion unter pathologischen Verhältnissen bietet sich im
„isolierten kleinen Magen" nach PAWLOW.

ORATOR modifizierte den PAWLOWschen Nebenmagen derart, daß er zum
Teil *fundale*, zum Teil *pylorische* Schleimhaut enthielt. Bei Anlegung dieses —
technisch schwierigeren — *fundal-pylorischen* Nebenmagens ergab sich der
weitere Vorteil, daß dabei auch muskelkräftige Partien der Pars pylorica des
Magens an der Bildung des Nebenmagens mitbeteiligt sind.

Dieser modifizierte PAWLOW-Magen war durchschnittlich 15 cm lang und im Fundus-
gebiet 11 cm, im Antrumteil durchschnittlich 5 cm breit.

Das aborale Ende dieses Nebenmagens muß bis dicht an den Pylorus reichen,
nur dann enthält es genügend pylorische Schleimhaut. Die Abtrennungslinie
erfolgt am besten S-förmig. In den ersten 14 Tagen ist Vorsicht bei der
Ernährung notwendig.

Röntgenuntersuchungen wie Magensaftbestimmungen des Nebenmagens ergaben Orator bei 3 Untersuchungen 2mal starke Hyperacidität und gute Motilität.
Damit sind 2 Vorbedingungen für die Wirksamkeit der Leersekretion gegeben.
2 Tiere zeigten typische Ulcera, die auf letztere zurückgeführt werden.

Der Vorteil der Versuchsanordnung besteht darin, daß der Allgemeinzustand
in keiner Weise beeinträchtigt wird. Toxische Schädigungen sind auszuschließen.

Bei völlig erhaltener Hauptmagenarbeit besteht ein aus .fundalen und
pylorischen Magenteilen gebildeter nervös und inkretorisch gekoppelter Leer-
magen, der sowohl sekretorisch wie motorisch funktioniert. So stellt der fundal-
pylorische Nebenmagen eine gewisse Ergänzung dar zur Scheinfütterungsmethode
und ist deshalb nach ORATOR geeignet zum Studium der Ulcusgenese.

Die Schleimhaut dieses Sackes sezerniert stets gleichzeitig mit dem übrigen
Magen, ohne daß das Sekret durch Nahrungsstoffe verunreinigt werden kann.

Auch FÜRST bediente sich des modifizierten PAWLOWschen Nebenmagens,
der pylorische Schleimhaut enthält.

Die Hunde gingen 25—46 Tage nach dem Eingriff ein. Es zeigte sich, daß
bei sämtlichen 4 Hunden Geschwürsveränderungen im *Nebenmagen* vorhanden
waren: einmal fand sich ein perforiertes peptisches Geschwür in stark entzündlich
veränderter Schleimhautumgebung, das zweite Mal ein akut entstandenes
Geschwür mit einer profusen Blutung in den Magen und zweimal wurden oberflächliche Schleimhauterosionen entdeckt. Bei der Röntgendurchleuchtung ergab
sich, daß der Nebenmagen eine gute motorische Tätigkeit und Peristaltik aufwies, im Hauptmagen fanden sich histologisch keine krankhaften Veränderungen.
Mitunter genügt also die Leersekretion im Nebenmagen um spontane Geschwüre
entstehen zu lassen, wohl besonders dann, wenn der Abfluß des Sekretes
behindert ist.

Diese Befunde bestätigen die Ergebnisse der Scheinfütterung von SILBER-
MANN, PUHL und BRODERSEN.

Interessant ist eine Beobachtung von CADE und LATARJET, die bei einem
20jährigen Mädchen einen *isolierten kleinen Magen* fanden, bedingt durch einen
Magenbruch, den sie sich im ersten Lebensjahr zugezogen hatte. Ein Teil des
Magens hatte sich als Sack vom übrigen unter Abschluß der Schleimhaut

abgetrennt. Muskulatur und Nerven waren intakt und im Zusammenhang mit dem übrigen Magen geblieben. Trotz 20jährigen Bestehens sonderte dieser Sack beim Essen einen sauren Magensaft ab, der Fibrin verdaute und Milch gerinnen ließ. Schon allein beim Gespräch über schmackhafte Gerichte wurde die Sekretion angeregt. Die histologische Untersuchung zeigte normale Struktur der Schleimhaut und ihrer Drüsen.

WOLKOWITSCH untersuchte den *Einfluß eines im isolierten kleinen Magen spontan entstandenen Geschwürs* auf die Sekretion. Die Erkrankung charakterisierte sich durch eine Hypersekretion und wiederholte Blutungen. In der reflektorischen Phase fand sich keine besondere Abweichung, in der chemischen Phase aber war die Saftmenge bei sämtlichen Nahrungssorten verdoppelt. In qualitativer Hinsicht erfuhr der Saft keine Veränderung (vgl. Versuche von ORATOR, FÜRST). WOLKOWITSCH nimmt deshalb an, daß die zentripetalen Bahnen, die den Reiz von der Oberfläche der Magenschleimhaut an die zentrale Innervation vermitteln, in Mitleidenschaft gezogen werden.

MECKELscher Divertikel. In seltenen Fällen findet sich beim Menschen ein „kleiner isolierter Magen" in Form eines MECKELschen Divertikels, welches Magenkorpusschleimhaut enthält (nach SCHATZ die Hälfte der Fälle). Es sind darin typische Geschwüre beobachtet worden (P. MÜLLER, BÜCHNER, FRANKE u. a.). Die Ursache dieser Geschwüre muß in dem unphysiologischen kleinen Magen liegen. Es fehlt ihm der Pförtner, die Pylorusdrüsenzone fehlt oder ist nur millimeterbreit entwickelt, es fehlt die Zone der BRUNNERschen Drüsen und zugleich fehlt der rechtzeitige Zustrom von Galle und Pankreassaft. Dünndarmschleimhaut grenzt ungeschützt an Magenkorpusschleimhaut.

P. MÜLLER glaubt die Entstehung von Geschwüren im MECKELschen Divertikel auf Verdauungsdrüsen von *minderwertiger anatomischer Veranlagung* und deshalb abnormer Funktion zurückführen zu müssen. Innerhalb solcher Drüsen kommt es zu einer Aktivierung des Verdauungsstoffes, vermöge deren die Drüsen selbst und ihre Umgebung verdaut werden.

Von IVY wissen wir, daß in andere Organe transplantierte Korpusschleimhaut während der Absonderung des Magenkorpussaftes mit sezerniert. Das gilt auch für die Mageninsel im MECKELschen Divertikel. Als Leersekretion gelangt dieser „Magensaft" unabgeschwächt auf die Dünndarmschleimhaut. Das Ulcus pepticum am MECKELschen Divertikel beweist also, daß der Magensaft bei besonderer Wirkungsmöglichkeit ein solches im Dünndarm verursachen kann.

MATTHEWS pflanzte Jejunum in einen PAWLOW-Magen ein, machte also ein „künstliches" MECKELsches Divertikel. In diesem entwickelte sich stets ein Ulcus. HARPER fand bei der gleichen Versuchsanordnung dasselbe. In allen diesen Fällen kommt es zur Abscheidung wirksamen Magensaftes, ohne daß genügend bindefähiges Verdauungsgemisch vorhanden ist.

Einen anderen Beweis für diese Art der Ulcusentstehung konnte ZUKSCHWERDT im Tierexperiment erbringen. Der Magen wurde nach der Methode von WINKELBAUER und STARLINGER im Antrum quer durchtrennt und beide Magenteile mit Dünndarmschlingen anastomosiert. Stets entwickelte sich ein Geschwür an der Anastomosenstelle. Durch Anlegung eines PAWLOW-Magens konnte eine Verlängerung der chemischen Sekretionsphase und Vermehrung der abgeschiedenen Magensaftmenge nachgewiesen werden. Diese Leersekretion ist als wichtiger Faktor bei der Ulcusgenese von Bedeutung.

S. und B. PORTIS untersuchten bei 3 Hunden mit PAWLOW-Magen die Wirkung der großen Magenresektion auf die Sekretion und Motilität. Nach vorübergehenden Störungen und Gewichtsabnahme vertrugen die Tiere später die Ernährung besser. Das Sekret des Hauptmagens wurde mit Hilfe eines Magenschlauches ausgehebert, das des PAWLOW-Blindsackes durch ein Drainrohr gewonnen. Die Untersuchung erfolgte sowohl im nüchternen Zustand als später in stündlichen Intervallen bis zu 4 Stunden. Es ergaben sich nach der Resektion ganz verschiedene Werte. Die normale Sekretion differierte bei 3 Tieren viel weniger als diejenige nach der Operation. Dies weist darauf hin, daß der Eingriff einen verschiedenen Einfluß auf die Sekretion ausübt. In manchen Fällen ist mit Hypersekretion zu rechnen. In keinem fand sich nachher freie Salzsäure im Magenrest. Der Blindsack dagegen sezernierte auch weiter ein Produkt mit einem Salzsäuregehalt, der dem normalen entsprach. Der *Pepsingehalt* war in beiden derselbe. Röntgenuntersuchungen ergaben, daß der Hauptmagen sich etwa in der Hälfte der Zeit entleerte. PORTIS erklärt sich das Fehlen der freien HCl im Hauptmagen als Folge der Neutralisation durch Galle, Pankreassekret und Darmsäfte. Da der kleine Magen nach der Resektion einen normalen Saft abscheidet, besteht nach PORTIS kein Grund zur Annahme einer abnormen Funktion der Drüsen des Hauptmagens.

WINKELBAUER konnte bei seiner Versuchsanordnung das Auftreten peptischer Geschwüre vermeiden durch „Entmuskeln" der abführenden Anastomosenschlinge. Es fällt hierdurch die Möglichkeit einer Zurückhaltung des wirksamen Magensaftes im Magenstumpf weg, womit der Circulus zwischen Sekretions- und Motilitätsstörung durchbrochen wird.

IVY, DRÖGEMÜLLER und MEYER haben versucht, die *Bedeutung* der *Pylorusstenose* auf die Magensekretion zu prüfen, indem sie beim PAWLOW-Magen künstlich den Pylorus stenosiert haben. 7 von 12 Hunden blieben $3^1/_2$ bis $7^1/_2$ Monate am Leben. Die Stenose bedingte zunächst eine Verminderung der Sekretion, später war sie bei 4 Tieren verstärkt. Durch diese Versuche werden die Beobachtungen von HAMBURGER und FRIEDMANN bestätigt, daß in einer gewissen Zahl von Fällen eine experimentell erzeugte Pylorusstenose eine übernormale Magensaftsekretion hervorrufen kann. Als Ursache kommt ein verlängerter Kontakt des Inhaltes mit der Schleimhaut und die vollständigere Verdauung im Magen in Betracht.

4. Scheinfütterung. Während man beim kleinen *isolierten* PAWLOW-*Magen* die Funktion eines *Teilmagens* prüft und unter gewissen Bedingungen in ihm Magengeschwüre erzielt, wird bei der *Scheinfütterung* der Einfluß der psychischen Phase der Magensaftproduktion auf die Magenwand untersucht.

Hierbei handelt es sich um einen schweren Eingriff, der mit mehr weniger hochgradigen Ernährungsstörungen einhergeht.

SILBERMANN leitete bei Hunden unter Vagusschonung den Oesophagus am Hals heraus. Der periphere Stumpf wurde gleichfalls lippenförmig eingenäht. Durch Scheinfütterung, bei der die Speisen am Hals herausflossen, erzielte er bei allen länger am Leben gebliebenen Tieren (14—49 Tage) Duodenalgeschwüre in verschieden vorgerückten Stadien. BRENCKMANN und WHITE erzielten nach dem Vorgehen von SILBERMANN nur eine Gastroduodenitis.

Daraus zieht SILBERMANN den Schluß, daß dauerndes Scheinfüttern, welches ein dauerndes Sezernieren eines Magensaftes von hoher Säurekonzentration und Verdauungskraft in den leeren Magen bedingt, bei Hunden mit intaktem Magen eine Gastroduodenitis mit Ulceration hervorzurufen vermöge. Die Veränderungen waren schon am Ende der 2. Woche vorhanden. Vom Ende der 3. Woche ab fanden sich gut ausgeprägte Geschwüre. Die pathogenetische Rolle der Magensaftübersäuerung für die Entstehung der Magen- und Duodenalgeschwüre bekommt damit eine gewisse Stütze.

5*

Puhl und Brodersen haben die Versuche von Silbermann nachgemacht und Ulcera mit nekrotischen Koagulationszonen bei hohen Säurewerten nach Scheinfütterung erzielt. Sie ergänzten sie im Sinne der Steigerung der Magensaftproduktion durch *Histamin* (0,5—1 mg) und durch *elektrische Reizung des Magens* vom Oesophagus aus nach Stahnke. Bei bloßer Scheinfütterung fanden Puhl und Brodersen schwere Degenerationserscheinung mit Erosionen im untersten Abschnitt des Fundus. Ein Hund, dem nur Histamin injiziert wurde, zeigt das Bild des Hungertieres. An den Oesophagostomierten war bei reichlicher Fütterung die Histaminwirkung geringgradig. Eindeutige Veränderungen fanden sich erst nach mehrmaliger Histamininjektion und starkem Hunger. Diese Tiere zeigten hauptsächlich im Fundus Erosionen mit fibrinoiden Nekrosen.

Durch 2—3malige Faradisation des Magens von der Oesophagostomie aus wurde sowohl ein verdauungskräftiger Magensaft als auch eine Hypermotilität vom Isthmus abwärts erzielt. Die Schleimhautdefekte fanden sich hiernach besonders im Pylorusdrüsengebiet.

In allen 3 Gruppen lag eine Steigerung der Verdauungskraft des Magensaftes, bei der zweiten und dritten Anordnung auch eine Motilitätssteigerung vor.

Dem Hungerzustand, wie dem Zerfall körpereigener Eiweißstoffe ist bei der Bewertung der Resultate Rechnung zu tragen. Nach Orator kommt auch einer *gesteigerten Motilität* des sog. *Motorgebietes* eine Bedeutung zu. Die Resultate von Puhl Brodersen lassen in ihr einen ursächlichen wie begünstigenden Faktor erkennen.

Durch Steigerung der Sekretion und Motilität bei sonst intaktem Magen läßt sich eine ulceröse Gastritis und Duodenitis erzielen, bei der zu Beginn eine Gewebsschädigung mit Absterben der Zellen und Gewebe vorliegt. Die ursächliche Bedeutung des Magensaftes geht daraus hervor und die Möglichkeit einer peptischen Gastritis wird damit bewiesen. Die Pathogenese der Gastritis ist aber zweifellos keine einheitliche.

Straatens Versuche gingen von der Fragestellung aus, ob für die *erste Phase eine Pylorusdrüsenzone* erforderlich sei. Es müßte bei Hunden, denen durch Resektion diese Zone entfernt wurde, gelingen, nicht nur die von Silbermann bei der Scheinfütterung festgestellten hohen Säurewerte zu erhalten, sondern auch peptische Geschwüre zu erzeugen, besonders wenn ein empfindlicher Darmteil mit dem Magenrest anastomosiert wurde. Beim Billroth II müßten sich also durch Scheinfütterung Geschwüre erzeugen lassen.

An 11 Hunden wurde dies geprüft: Bei Tieren mit einer ausgedehnten Resektion konnten bei regster Scheinfütterung nie hohe HCl-Werte festgestellt werden, dies traf auch *zunächst* für Tiere zu, denen ein kleiner pylorischer Teil zurückgelassen wurde (Resektion zur Ausschaltung). Letztere Werte waren aber immer höher wie nach der großen Resektion, besonders hoch, wenn die Operation längere Zeit zurücklag.

Eine reflektorische Sekretion erheblichen Grades kann danach nach Entfernung des Teiles, der Pylorusdrüsen trägt, nicht erfolgen. Die Vorstellung ist also nicht richtig, daß bei der ersten Phase ein Reflex über das Zentralnervensystem und den Vagus unmittelbar an die Fundusdrüsen verläuft. Der Mechanismus der Magensaftproduktion ist ein einheitlicher. Die Bildung der von Edkins angenommenen Hormone in den Pylorusdrüsen, die die Sekretionstätigkeit der Fundusdrüsen anregen, wird nicht nur chemisch, sondern auch psychisch ausgelöst.

Die Unzweckmäßigkeit der Resektion zur Ausschaltung, bei der Pylorusdrüsen zurückbleiben, wird damit verständlich. Sie erklärt die Häufigkeit des Ulcus pepticum jejuni nach jener Operation (v. Haberer).

Bei der Verschiedenheit der experimentellen Resultate muß natürlich die Tatsache mitberücksichtigt werden, daß schon kleine technische Variationen, Ungleichheit in der Ernährung und Pflege der Tiere u. dgl. von Bedeutung sein können. Außerdem ist der Hundemagen nicht das geeignetste Objekt zur Klärung der Pathogenese des menschlichen Magengeschwürs. Wird dem psychischen Faktor und der nervösen Komponente eine große Bedeutung zugemessen, dann können gerade diese im Tierexperiment nur unvollkommen nachgeahmt werden.

5. THIRY-VELLAsche Fistel. Außer den genannten Versuchsanordnungen des PAWLOW-Magens, der Scheinfütterung, der Ableitung der verschiedenen Duodenalsäfte in tiefere Darmabschnitte, Versuche, die die Bedeutung des sauren Magensaftes für das Zustandekommen eines Ulcus verständlich machen, wurden von LANGENSKJÖLD auch ausgeschaltete Dünndarmschlingen als THIRY-VELLAsche Fistel angewandt. Wurde der Magensaft rasch durch einen solchen ausgeschalteten Darmschenkel bewegt oder gleichzeitig Pepton gegeben, wodurch die Säure gebunden wurde, so blieben Geschwüre aus. Ließ man dagegen den ungebundenen Magensaft stagnieren, so entstanden Ulcera. Daraus wurde der Schluß gezogen, daß die Bindung des Magensaftes durch Eiweiß und Eiweißabbauprodukte und die rasche Fortschaffung des Mageninhaltes durch die Magenbewegungen den zuverlässigsten Schutz für die Magenschleimhaut darstellen, die das Zustandekommen von Geschwüren verhindern könne.

Leider basiert eine große Zahl von Schlüssen auf zu *kleinen Versuchsreihen,* in denen der Zufall eine zu große Rolle spielt! Nur damit und mit einer Verschiedenheit der Technik, z. B. welche Teile zum PAWLOW-Magen verwendet werden, wie groß die Resektion, wo die Durchtrennung im Pylorus stattfand, wo und wie die Gastroenterostomie angelegt wurde, sowie durch die Nachbehandlung — Ernährung — lassen sich die oft entgegengesetzten oder weit auseinandergehenden Resultate erklären. Genaueste Angaben in den Protokollen nach dieser Richtung sind bei Vergleichen erforderlich.

Auf Grund der angeführten und anderer Versuche wird die Bedeutung der *Leersekretion* verständlich. Der schädliche Einfluß von Nicotin, Coffein, mancher Weißweinarten und anderer Nahrungsmittel im Hinblick auf die Auslösung einer Leersekretion, wirtschaftliche, berufliche und andere Sorgen besonders bei nervösen Menschen in unserem gehetzten Zeitalter sind Faktoren, die von großer Bedeutung sind (v. REDWITZ).

Die *Verzögerung der Magenentleerung* ist bei der Ulcuspathogenese von Wichtigkeit. Wie schon früher erwähnt, beeinflussen sich Sekretion und Motilität gegenseitig.

6. **Weite der Anastomose.** Die Bedeutung der *Weite der Anastomosenöffnung* geht nach GOSSET aus Versuchen hervor, die von STEINBERG u. a. vorgenommen wurden. Diese haben die Versuchsanordnung von EXALTO, MANN und WILLIAMSON gewählt, weil damit fast in 100% ein Geschwür zu erzielen ist.

Bei *termino-terminaler Vereinigung* zwischen Pylorus und Jejunum — nach Ableitung des Duodenalsaftes in den unteren Dünndarm — traten in 100% Geschwüre auf, dagegen nur in 46%, wenn die Anastomose etwas breiter, *terminolateral* war. Wurde der Pylorusring reseziert und damit eine noch *weitere terminolaterale* Anastomose erzielt, dann fanden sich nur in 12% Geschwüre. Schließlich kam nach Resektion des Antrums bei weiter Anastomose überhaupt kein Geschwür zustande.

Bei 2 Fällen mit nur 1 cm weiter Öffnung traten dagegen Geschwüre auf. Bei einigen Tieren mit ausgedehnter Resektion und vorheriger Duodenalableitung wurde nach mehreren Monaten relaparotomiert und festgestellt, daß kein Geschwür vorhanden war. Wurde jetzt an der Anastomose des Dünndarmes eine experimentelle Stenose gesetzt, so genügte diese, um nach einiger Zeit ein Geschwür entstehen zu lassen.

Die *totale oder partielle Abwesenheit von Duodenalinhalt* in der *anstomosierten Schlinge* sowie eine *unvollkommene Entleerung des Magens* stellen *zwei* für die Entstehung eines Ulcus *wichtige Faktoren* dar. Sie brauchen natürlich nicht die einzigen zu sein.

Auch aus zahlreichen klinischen Erfahrungen geht die Bedeutung der Weite der Anastomose hervor. Infolge zu enger Anastomose kann leicht die Entleerung behindert werden, wodurch ein vermehrter Reiz auf die Salzsäureproduktion erfolgt, einer der Faktoren, der in der Ulcusgenese eine große Rolle spielt. Es sind vor allem REICHEL, dann KIRSCHNER, USADEL, STEGEMANN u. a., die eine breite Anastomose empfehlen, gleichgültig, ob es sich um eine Gastroenterostomie oder Resektion handelt. Nach REICHEL soll die Öffnung so groß sein, daß sie fast dem Querschnitt des Magens entspricht, so daß auch aus dem aboral gelegenen Magenabschnitt Inhalt leicht abfließen kann. KIRSCHNER und USADEL schlagen eine mittelweite Anastomose vor, die einen rhythmisch arbeitenden muskulären Pylorusersatz schaffen soll. Es ist dies eine schlauchartige Resektion, durch die die Möglichkeit zur Entfaltung erheblicher Muskelkräfte geschaffen wird. Sie wird bei Billroth I angewandt und zeigt röntgenologisch rhythmische Verengerungen und Erweiterungen.

Um die Bedeutung des Spasmus für die Genese des Ulcus jejuni zu prüfen, haben FAULEY und IVY am Hund das Duodenum blind verschlossen, den Magen mit einer tiefen Jejunumschlinge verbunden, wobei die Muskulatur des Jejunums an der Anastomose zu $^3/_4$ entfernt wurde. Bei Kontrolltieren blieb sie dagegen intakt. Es ergab sich danach kein Unterschied in der Häufigkeit der Entstehung von Jejunalgeschwüren. Daraus schließen die Autoren, daß ein lokaler Muskelspasmus an der Entstehung dieser experimentellen Dünndarmgeschwüre keinen wesentlichen Anteil habe.

Eine **experimentelle Pylorusverengerung** führt in allen Fällen von der Gastritis über die Erosion zum Geschwür (MORTON, IVY, DRÖGEMÜLLER und MEYER, ELMAN und ECKERT). Nach ZUKSCHWERDT kommt es zu einer Veränderung der Magensaftsekretion infolge einer Verlängerung der chemischen Phase, einer Vermehrung der Gesamtmenge des abgeschiedenen Magensaftes und einer Verzögerung der Entleerung. Es wird in den Magen verdauungskräftiger Saft abgeschieden zu einer Zeit, zu der entweder überhaupt keine Nahrungsbestandteile mehr in diesem vorhanden, oder jene nicht mehr in der Lage sind, weitere Saftmengen zu binden. Ein hochwirksames Säurefermentgemisch wirkt infolge des MEHRINGschen Pylorusreflexes, d. h. einer Verzögerung der Entleerung unverhältnismäßig lange Zeit, auf die Wand des leeren Magens ein. Dadurch entsteht eine chemisch bedingte Gastritis. Ist aber die Schleimhaut erst einmal schwerer entzündlich verändert, so ist ihre Widerstandskraft beeinträchtigt. Es kommt zur Bildung von Erosionen und anschließend daran bei weiterbestehender Einwirkung des Magensaftes zur Geschwürsbildung an den aus anatomischen Gründen bevorzugten Stellen (ASCHOFF). Weitere Magensafteinwirkung ist die Ursache für das Nichtheilen des akuten Geschwürs. Es ist danach zur Ulcusentstehung *kein gegenüber der Norm verändert zusammengesetzter Magensaft* notwendig, sondern das *Ineinandergreifen von Sekretions- und Bewegungsstörung* führt zum Geschwür.

7. Bedeutung des Antrums. Nach v. HABERER muß bei jedem Sitz des Geschwürs, wenn eine Operation indiziert ist, unter allen Umständen das ganze *Antrum* entfernt werden. Dieses Postulat wird nur durch die *große Magenresektion* erfüllt, bei der Pylorus, das ganze Antrum und noch ein kleines Stück darüber hinaus gegen die Kardia reseziert werden. Gestützt auf klinische und experimentelle Untersuchungen (KOENNICKE, STRAATEN, V. HABERER, ZUKSCHWERDT) kommt den über das ganze Antrum zerstreuten *Pylorusdrüsen,* von denen die Salzsäuresekretion ausgelöst wird und auch ausgelöst werden kann, wenn das ganze Antrum unilateral ausgeschaltet ist, die größte Bedeutung zu. Nach vielen Erfahrungen ist es die chemische Phase, der wir in der Geschwürsgenese und in der ungünstigen Beeinflussung bereits bestehender Geschwüre sowie hinsichtlich der Neigung zu Rückfallgeschwüren ausschlaggebenden Einfluß zuerkennen müssen.

Zur Entscheidung, welcher Abschnitt am Pylorus für das Auslösen der zweiten Phase wichtig ist, haben ZUKSCHWERDT und BECKER Versuche angestellt. a) Unter Zurücklassung des *Pylorusmuskels,* b) des *Pylorusringes,* c) *größerer oder kleinerer Teile des Antrums.* Sie bedienten sich des experimentellen Vorgehens von WINKELBAUER und STARLINGER, mit der sich postoperative Geschwüre mit großer Sicherheit hervorrufen lassen.

Der Magen wird im Antrum durchtrennt, beide Lichtungen werden mit je einem Schenkel einer oberen Jejunumschlinge verbunden, die zwischen den beiden Magenanastomosen ebenfalls durchtrennt wird. Die beiden Darmschenkel verbindet distal von den Magen-Darmvereinigung eine neue Anastomose.

Wurde der *Pylorusmuskel subserös entfernt* und die Resektion eines Teiles von Antrum und Fundus vorgenommen, so übte dies auf die Entstehung des postoperativen Geschwürs keinen Einfluß aus. Der *muskuläre Anteil des Pylorus* spielt also keine Rolle bei der Ulcusentstehung. Wurde bei gleichbleibender Versuchsanordnung der ganze Pylorus entfernt, so traten stets Ulcera auf. Theoretisch hätte man an eine Beeinflussung durch den Pylorusring deshalb denken können, weil dort eine auffällige Anhäufung von Ganglienzellen vorliegt (OPENCHOWSKY), die möglicherweise fördernde Reize auf die Saftabscheidung im Magenkörper auslösen könnte. Nach dem Ausfall der Experimente ist dies abzulehnen. Wurde dagegen der Pylorusmuskel zurückgelassen, das Antrum aber bis zum Pylorus entfernt, so trat in keinem Falle ein Anastomosengeschwür auf. Hieraus folgt die Unschädlichkeit des zurückgelassenen Pylorusringes und Pylorusmuskels. *Andererseits war die ausschließliche Rolle der Antrumschleimhaut für die Geschwürsentwicklung klargestellt.*

Außerordentlich interessant ist das *Ausbleiben* von *gastritischen Veränderungen* im zugehörigen PAWLOW-Magen. Aus jenem wird der Magensaft sofort nach außen abgeleitet, hat also keine Zeit, seine Verdauungskraft gegenüber der Magenwand zu entfalten. Es ist dies nach ZUKSCHWERDT und BECKER ein Beweis dafür, daß die beim Ulcus gefundene Sekretionsstörung nicht eine Folge der Gastritis ist, sondern umgekehrt die Gastritis die Folge der Fehlregulation der Saftabscheidung darstellt.

Der Magensaft besitzt auch keinen höheren HCl- oder Pepsingehalt. Die „Überwertigkeit" entsteht dadurch, daß der Saft zu abnormer Zeit, d. h. bei leerem Magen, erzeugt wird und abnorm lange auf die Schleimhaut einwirken kann.

FONTAINE und HERRMANN haben bei Hunden in örtlicher Betäubung und voller Verdauung eine Eröffnung des Magens von der Kardia bis zum Pylorus entlang der großen Kurvatur vorgenommen. Der Magen wurde gründlich ausgewaschen, hierauf mit Berlinerblau bestrichen.

Nach BRENCKMANN färbt sich der Fundus während der vollen Verdauung beim normalen Hund blau, besonders entlang der großen und kleinen Kurvatur. Die Gegend der Luftblase zeigt eine Zwischenfärbung, während die Umgebung der Kardia braun und das Antrum braun oder grünlich verfärbt ist. Eine scharfe Linie trennt die einzelnen Verfärbungen. Entnervung nach WERTHEIMER zeigte bei der Untersuchung 2 Monate später einen stark erweiterten Magen, aber keine Änderung der Zonen. Nach *Magenresektion* wird der Fundusrest säurefrei und färbt sich deshalb grünlich. Eine Resektion, die dazu führen soll, d. h. die Säureproduktion verhindert, muß nach Ansicht der Autoren mehr wie die Hälfte ausmachen. Bei der bloßen *Ausschaltung* des Antrums bleibt dagegen der Fundus blau.

ε) Schädigungen des Zwischenhirns.

Von einem ganz anderen Gesichtspunkte, Magengeschwüre zu erzielen, ging KOGA aus. Er konnte manchmal im Magen von Kaninchen durch *Schädigung des Zwischenhirns* sowie anderer Zentren Blutungen, Erosionen, ja sogar Geschwüre beobachten. Wenn diese Blutungen in den kleinen Schleimhautvenen als Vorstufe von Geschwüren anzusprechen sind, so besagt dies nach KOGA, daß die entstandenen Geschwüre weder einen Zusammenhang mit der peptischen Verdauung des Magensaftes, noch mit Entzündungen der Magenschleimhaut haben, da es sich um eine primäre Zirkulationsstörung handelt. Die Verteilung derselben in der Magenwand war eine ganz andere als die der klinisch beobachteten peptischen Geschwüre.

Daß Zirkulationsstörungen die Vitalität der Schleimhaut herabsetzen und damit die Ursache zur Andauung schaffen können, wurde früher erwähnt. Es wäre also denkbar, daß auf diesem Umweg eine Hirnschädigung das Zustandekommen von Magengeschwüren begünstigt.

Es gelingt also im Experiment bei verschiedenen Arten von Tieren auf die *verschiedenste* Weise Geschwüre hervorzurufen, die anatomisch dem *menschlichen Magenulcus* sehr ähnlich sehen. Nicht immer gehen sie mit einer Hypersekretion und Hyperacidität einher, während das Fehlen jener beim menschlichen sehr selten ist und meist die Rezidive bedingt. LERICHE ist deshalb der Ansicht, daß man in der Lage sei, experimentell wohl die anatomische Veränderung am Magen, nicht aber die Krankheit auszulösen. Deshalb ist man bisher der Lösung des Problems nicht wesentlich näher gekommen.

Wohl die eindeutigste Schlußfolgerung läßt sich aus dem großartigen *unfreiwilligen chirurgischen Experiment am Menschen ziehen,* wo das *Ulcus pepticum jejuni* an einer Gastroenteroanastomose besonders leicht dann eintritt, wenn dieselbe im floriden Stadium des Geschwürsleidens angelegt, oder aber mit der Pylorusausschaltung, d. h. einer Blindsackbildung nach v. EISELSBERG kombiniert wurde.

ζ) Hormone.

Auch die Hormone wurden experimentell in ihrer Wirkung auf den Magen untersucht. MAZZARELLI spritzte einer 1. Gruppe von Kaninchen subcutan das *Hypophysenvorderlappenhormon* ein, einer 2. das Hormon des *Hypophysenhinterlappens,* einer 3. Gruppe dasjenige der *Schilddrüse* und einer 4. die aus der Verbrennung von *Zigarren* gewonnene aufgelöste *Asche.* Die nüchternen Tiere erhielten 2stündlich eine Injektion, wobei die mit Hypophysenhormon behandelten Tiere nach etwa 60 Stunden (!), die mit Schilddrüsenhormon nach 48 Stunden (!) starben. Währenddem die Tiere der 1. und 2. Gruppe keine nennenswerten Veränderungen am Magen aufwiesen, zeigten diejenigen der 3. oberflächliche Schleimhautulcerationen und punktförmige Hämorrhagien, und diejenigen der 4. Gruppe mehr oder weniger ausgedehnte bis erbsengroße Defekte. Mitunter reichten sie bis zur Submucosa und zeigten ausgedehnte Hämorrhagien. Echte Geschwüre wurden nicht beobachtet. Möglicherweise ist die Kürze der Versuchsdauer daran schuld. MAZZARELLI glaubt trotzdem, daß dem menschlichen Magengeschwür die gleiche Pathogenese zugrunde liege wie die seiner Tierexperimente.

IMPERATIs Versuche erstreckten sich auf Ratten und Kaninchen, denen das Hypophysenhinterlappenhormon in hohen Dosen eingespritzt wurde. Die Tiere wurden nach 18 bzw. 24 Stunden (!) getötet. Besonders die Fundusschleimhaut zeigte hämorrhagische Suffusionen, entzündliche Veränderungen, oberflächliche Erosionen. In manchen Fällen bestand auch eine deutliche Erhöhung der Säurewerte des Magens. Die Ergebnisse werden so erklärt, daß durch Hyperhormonisation das *neurovegetative Gleichgewicht* gestört werde, was zu Zirkulationsstörungen und Sekretionsstörungen führe. Dadurch würden die schweren Schädigungen der Schleimhaut bedingt.

HANKE erzielte sowohl mit dem stark salzsäuretreibenden *Insulin,* wie mit dem schwächer wirkenden *Adrenalin* bei Tieren Erosionen, ja sogar Geschwüre. Bei hohen subcutanen Insulin- wie bei hohen Supräreningaben ließen sich zum Teil tiefgreifende akute Defekte der Magenschleimhaut hervorrufen. Sie wurden als vorwiegend peptisch bedingt aufgefaßt. HANKE glaubt, daß auch für den Menschen diese beiden Hormone für die Genese peptischer Veränderungen in Frage kommen, obwohl die Versuchsbedingungen nicht den beim Menschen vorliegenden entsprechen.

ϑ) Vitamine.

Daß ein Vitaminmangel begünstigend bei der Geschwürsentstehung mitwirken kann, ist sehr wohl denkbar. Bei der Prophylaxe und der Therapie — auch der postoperativen — des Magengeschwürs muß eine vitaminhaltige Ernährung mitberücksichtigt werden.

HANKE wies nach, daß Meerschweinchen in den *Vitamin C-armen* Wintermonaten bis zu 100% Erosionen haben. C-avitaminotisch gehaltene Tiere zeigten nur geringe Regenerationserscheinungen. Die Widerstandsherabsetzung der Magenschleimhaut führt er auf eine C-Avitaminose zurück.

Beim chronischen Magengeschwür des Menschen besteht sehr oft ein *C-Vitamin-Defizit.* Eine hinreichende C-Vitaminverabreichung stellt deshalb bei Magengeschwürskranken eine wichtige Therapie dar. Sie dient außerdem zur Förderung der Regenerationskraft der Schleimhaut.

LAMÉRIS empfahl schon lange bei der Behandlung des *hochsitzenden,* nicht resezierbaren Magenulcus die Verabreichung von vitaminhaltiger Nahrung.

Allergische Veränderungen am Magen. Auf Grund von Kaninchenversuchen kamen HENNINGSEN-GRIESSMANN zu dem Ergebnis, daß bei der *allergischen Entzündung* als Folge der spezifischen cellulären Antigen-Antikörperreaktion eine unspezifische Mesenchymzellenschädigung mit örtlicher Stase und Capillarkontraktion unter Abgabe von histamin-ähnlichen Stoffen und dadurch vermehrter Salzsäureproduktion entstehe, die am Locus minoris resistentiae peptische Schädigungen setze. Das quantitative Verhältnis des einwirkenden Antigens zu dem reagierenden cellulär gebundenen Antikörper ist für das Entstehen oder Nichtentstehen des Ulcus ausschlaggebend.

DEMEL will die Theorie, daß einige runde Magengeschwüre in der Pathogenese anaphylaktischen Zuständen ähneln, die unter dem Namen „*Phänomen des Arthus*" gehen, nur für sonst dunkle Fälle (!) gelten lassen. 1926 haben amerikanische Autoren denselben Gedanken ausgesprochen. Klinische und experimentelle Arbeiten bestätigen die Anaphylaxietheorie.

Nach GIUGNI kommt es bei besonderer Neurolabilität im Magen zu einer Art ARTHUS*schen Phänomens* in der Schleimhaut, d. h. zur Quaddelbildung. Diese ermöglicht eine Andauung durch den Magensaft.

KAIJSER berichtet über einen Fall von „Ulcus ventriculi", wo man bei der Operation eine erhebliche Schwellung des distalen Abschnittes des Canal. egest. fand. Beim Aufschneiden des Präparates war jene durch Ödem und Infiltration in der Submucosa bedingt. Außerdem fanden sich charakteristische Lymphgefäßveränderungen mit Hyperplasie und Proliferation der Endothelzellen. Diese Krankheitsbilder haben praktische Bedeutung, da sie oft unter dem Bild des „akuten Abdomens" operiert werden.

Das *Magengeschwür* läßt sich bestimmt nicht *einheitlich* erklären. Wir haben vielmehr einen komplexen Vorgang, dessen einzelne Komponenten an verschiedenen Stellen in buntem Wechsel zusammenwirken, ohne daß wir bis heute in der Lage sind, für den einzelnen Fall die besonders wirksamen Faktoren klinisch aufzudecken. Einen konstanten Faktor für alle Fälle bilden die eigenartigen anatomischen und physiologischen Verhältnisse des Mutterbodens. Dort können wir therapeutisch ansetzen.

Nimmt man an, daß die *Bindung* der von der Magenschleimhaut abgesonderten Fermente mit dem in der Nahrung aufgenommenen Eiweiß, die äußerst *feine Regulation* der Sekretion, die nur nach Nahrungsaufnahme eintritt und die *rasche Fortbewegung* des Verdauungsgemisches wesentliche Faktoren darstellen, welche den Widerstand der lebenden Magenwand gegen ihre eigenen Fermente bedingen, dann können Störungen, die hier angreifen, zu Verdauungsgeschwüren führen, welche in den allermeisten Fällen auf *peptischer* Grundlage beruhen, unter bestimmten Umständen auch tryptischer Natur sein können.

Jede Absonderung der Magenschleimhautfermente infolge Reizwirkung von Stoffen, die an sich zu keiner Bindung der abgesonderten Fermente führen, schafft ebenso wie eine Absonderung durch rein psychische Vorgänge eine Gefahr für die Zellen der Magenschleimhaut. Die bekannte ungünstige Wirkung der Hetze des modernen Lebens, die Wirkung bestimmter Genußmittel wie Kaffee, Weißwein und Nicotin auf den Magen wäre von solchen Gesichtspunkten aus zu untersuchen und die ganze Frage der modernen Kultureinflüsse auf die Ulcusentstehung auf dem Umwege über das Nervensystem einer Prüfung zu unterziehen!

Das Ulcus seinerseits ruft durch Einwirkung auf die zentripetalen Nerven des Magens eine ungeordnete und verstärkte zweite Phase der Sekretion bei unveränderter erster hervor, was durch die Beobachtungen von WOLKOWITSCH am kleinen PAWLOW-Magen bewiesen wurde. Damit ist ein gewisser Circulus bedingt von gesteigerter HCl-Produktion zum Ulcus und von diesem zur Sekretionssteigerung.

c) Komplikationen des Magengeschwürs.

Von den Komplikationen des Magengeschwürs, die besonderes chirurgisches Interesse haben, ist in erster Linie die *Magenblutung* und die *Perforation* zu nennen.

Blutungen können verschiedene Ursachen haben.

Beim *Ulcus callosum führt die Arrosion* einer *Arterie* zur Blutung, die nur geringe Tendenz zum spontanen Stillstand aufweist. Deshalb ist chirurgischer Eingriff angezeigt.

Bei Blutungen durch *Stauung* oberhalb einer Stenose ist die Operation keine so dringliche. Durch Ableitung, d. h. Gastroenteroste, kann die Ursache behoben werden.

Blutungen bei *Gastritis*, meist bei Jugendlichen, stehen auf interne Behandlung.

Endlich gibt es Blutungen mit Ursachen, die *außerhalb* des Magens gelegen sind, vor allem *Lebererkrankungen* mit Varicen im Oesophagus. Hier muß man versuchen, jenen überlasteten Kreislauf zu entlasten (vgl. Kap. Leber).

Bei der großen schweren Blutung empfehlen v. BERGMANN, KALK u. a. in Übereinstimmung mit den meisten Chirurgen eine abwartende Behandlung.

Die Bluttransfusion, die sowohl als Blutersatz wie als Blutstillung, wie als Vorbereitung für eine Operation Nutzen stiftet, kommt therapeutisch in erster Linie in Frage.

In diesen schweren Fällen beträgt die Mortalität bei konservativem Vorgehen 2—6%, nach Operation dagegen 36—63%! Ausnahmen von einer chirurgischen Zurückhaltung stellen Fälle mit Pylorusstenose dar, bei denen vermehrte

Peristaltik die Blutung begünstigen kann, sowie Kranke, die schon öfters schwere Blutungen durchgemacht haben.

Die Frage nach der *Häufigkeit* größerer Blutungen ist schwer zu entscheiden. UMBER sah sie in 23%, GOLDMANN in 39%. Diese Zahlen sind aber nur dahin zu verwerten, daß es sich um Krankenhausfälle, also meist wohl schwerere handelt, währenddem die Großzahl der leichteren ambulant und zu Hause behandelt werden. Deshalb sind Angaben, daß sich 2,2% (UMBER), 1% (KALK), 0,78% (MORAWITZ) der Ulcuskranken verbluten, nur mit Zurückhaltung zu bewerten.

MEULENGRACHT hat unter 368 Kranken 5 (= 1,38%) tödlich verlaufende Blutungen gesehen. KALK berechnet eine durchnittliche Moralität von 9,4%. Demgegenüber beträgt die Mortalität bei chirurgischen Eingriffen bei RESCHKE 16,5%, bei FINSETRER 5% bei Früh- und 32% bei Spätoperation. Andere Chirurgen haben höhere Zahlen.

Seit wir in der Bluttransfusion ein Mittel haben, das nicht nur den Verlust ersetzt, und gleichzeitig blutstillend wirkt, ist man eher berechtigt abzuwarten.

KOCH stellte 26 sichergestellte tödlich verlaufene Ulcusblutungen zusammen. Auf die verschiedenen *Altersklassen* verteilt fanden sich bis zu 40 Jahren 1, bis 50 6, bis 60 5 und über 60 14. Die schwerere Stillbarkeit der Blutungen im höheren Alter wird auf die bekannten altersbedingten Gefäßveränderungen bezogen. Man wird also, wenn sich diese Zahlen weiterhin bestätigen, bei der Anzeige zur Operation das Alter der Kranken mit berücksichtigen.

Aus klinischer Erfahrung weiß man, daß die Blutung leicht rezidiviert und daß die Neigung zu großen Blutungen in einzelnen Familien gehäuft vorkommt.

Bleibt ein röntgenologisch nachweisbares Geschwür bestehen, kommt es trotz diätetischer Kur nicht zur Ausheilung, dann ist die Operation unbedingt angezeigt.

Um den Einfluß des *Füllungszustandes* des Magens bzw. Darmes bei der *Perforation* auf die Entstehung einer Peritonitis experimentell zu prüfen, haben BERGH, BOWERS und WANGENSTEN Hundeversuche angestellt. Bei diesen wurden entweder lineäre oder kreisförmige Defekte hergestellt. Um Verhältnisse, die möglichst denen des menschlichen Geschwürs entsprechen, zu schaffen, wurden bei einzelnen Tieren Einspritzungen einer sklerosierenden Lösung in die Magenwand gemacht und späterhin an dieser Stelle die Perforation ausgeführt. Die Hunde fasteten vorher 1—3 Tage. Wurde der leere Magen perforiert, dann kam es unter 29 Tieren nur 2mal (= 7%) zur Peritonitis, bei den übrigen verschloß sich der Defekt sofort. Bei 30 Tieren mit vollem Magen starben dagegen 26 = 86%.

Wurde ein leerer Magen mit sklerosierter Wandung perforiert, dann gingen von 10 Tieren 4 = 40% zugrunde. Von 16 Tieren mit Perforation des Duodenums gingen 81%, von 9 mit solcher einer Dünndarmschlinge 44% ein.

Der normale Hundemagen vermag sich nach einer Verletzung meist sofort zu schließen, was selbstverständlich beim Ulcusmagen mit seiner starren Wand nicht der Fall ist.

Die Bedeutung des Zeitfaktors, d. h. des Intervalls zwischen Perforation und Verschluß ist bekannt. LÖHR u. a. haben den Nachweis erbracht, daß als Ursache der Veränderungen in der Bauchhöhle in den ersten 6 Stunden nach Magenperforation der Austritt der verschiedenen Fermente in Frage kommt. Deshalb bieten diese Fälle im allgemeinen eine günstige Prognose. Nach der 6. Stunde wandern die Dünndarmbakterien in den Magen und gelangen durch die Öffnung in die Bauchhöhle. Die dadurch bedingte bakterielle Peritonitis zeigt wesentlich schlechtere Resultate. Statistiken lassen diese Bedeutung des Zeitfaktors gut erkennen.

Nach PANGGER ergibt die Operation des perforierten Magengeschwürs folgende Resultate:

46 Kranke 0— 6 Stunden . . . . 4,3% Mortalität
23 „ 6—12 „ . . . . 21,7% „
11 „ 12—24 „ . . . . 34,3% „
4 „ jenseits von 24 Stunden 35% „

Nach BLACKFORT und BAYER

bis zu 6 Stunden fast. . . . . 0% Mortalität
321 Kranke 6—12 Stunden . . . . . 15% „
58 „ 12—24 „ . . . . . 32% „
83 „ jenseits von 24 Stunden . 70% „

Die Dauer der Erkrankung *vor* einer Perforation läßt sich aus folgenden allerdings rein subjektiven Angaben MONDORS ersehen.

1188 Ulcusperforationen ergaben:

keine Vorgeschichte, d. h. keinerlei Magenbeschwerden 127 = 10%
1 Woche Beschwerden. 80
1 Woche bis 1 Monat 107
1 Monat bis 1 Jahr 175
mehr als 1 Jahr . . . . 497 = 42%
mehrere Jahre 202

Es kann demnach eine Perforation in sehr kurzer Zeit entstehen.

Die Salzsäurespülung der Bauchhöhle nach Magenoperationen und Perforation stützt sich auf Experimente von LÖHR, die gezeigt haben, daß durch einen „Säureschlag" Streptokokken in ihrem Wachstum so geschädigt werden, daß sie für den Organismus keine Gefahr darstellen.

Die Hauptursache der Säureschlagwirkung besteht nach LÖHR darin, daß ein für 20—30 Sekunden säuregeschlagener Streptococcus oder Staphylococcus in 100—500000facher tödlicher Dosis in ein Wirtstier unter optimale Wachstumsverhältnisse gebracht, dort eine Virulenz- und Wachstumseinbuße für so lange Zeit beibehält, als der Wirt braucht, um dem langsam wachsenden Streptococcus erfolgreich entgegenzutreten. Diese Tatsache gibt eine Erklärung für die oft heilsame Wirkung der Bauchspülung mit stark verdünnten Salzsäurelösungen. Es sind dem Magen in seiner Salzsäure, wirksame Kräfte eigen, nicht nur im Sinne der Keimtötung, sondern auch der Wachstumshemmung.

d) Medikamentöse Behandlung.

Bevor die Wirkung der verschiedenen Operationen besprochen wird, soll kurz auf 2 neuere *medikamentöse* Behandlungsvorschläge eingegangen werden.

Der erste stützt sich auf Versuche von WEISS, ARON, STOLZ u. a. Danach handelt es sich beim Magengeschwür um eine Störung in der Verdauung des alimentären Eiweiß. Es fehlen Aminosäuren. Experimentell wurde diese Ansicht dadurch gestützt, daß die sonst nach Ableitung der Duodenalsäfte erzeugten Geschwüre nach täglicher Verabreichung von *Histidin* (Larostidin) nicht zustande kamen. Auch beim Menschen schwächt diese Therapie zum mindesten den Rhythmus der Intensität der Beschwerden ab. Röntgenologisch ließ sich auch die Ausheilung von Geschwüren verfolgen. Das Wesen dieser Therapie liegt also in einer *Substitution*.

SCHÜRCH und BLANGEY haben an Kaninchen die Wirkung des *Larostidins* nachgeprüft. Das Magenulcus wurde durch Einlegen von Radium in die Bursa oment. erzeugt. Die Tiere erhielten je 21 Injektionen, wobei jede dem 2—3fachen der beim Menschen üblichen Dosis entsprach. Gegenüber den Kontrolltieren bestand eine viel geringere Sterblichkeit an Geschwürsbildung und Perforation. Makroskopisch und mikroskopisch zeigten die Geschwüre gewisse Heilungsbestrebung (Schleimhauthyperplasie, beginnende Ulcusgrundepithelialisierung) was die Kontrolltiere vermissen lassen.

Bei 32 Hunden haben Fürth und Scholl in 8 Serien zu je 4 Hunden künstliche Magenwunden durch Abtragung gleichmäßig großer Stellen der Magenschleimhaut erzeugt und den Heilungsverlauf der letzteren nach Einwirkung der zu kontrollierenden Mittel nach Ablauf von meistens 5 Tagen (!) festgestellt. Dabei zeigte sich, daß das *Tryptophan* die Heilung von künstlichen Magenschleimhautwunden beschleunigte. Ein gegenteiliges Resultat erzielte Patrick. Nach Ableitung der Dünndarmsäfte erhielten 6 Hunde vom 3. Tage nach der Operation an täglich subcutan 5 ccm einer isotonischen 4%igen Histidinlösung, und zwar 0,2 g 1-Histidin-monohydrochlorid. Bei 4 von den 6 Hunden trat trotzdem ein Verdauungsgeschwür innerhalb von 28—31 Tagen auf. Die Zufuhr von Histidin konnte also das Auftreten von Geschwüren nicht verhindern.

Auch Sandweiss, Salzstein und Glazer prüften die Wirkung des *Larostidins* nach Ausführung der Operation von Mann und Williamson. Es starben sowohl sämtliche Kontrolltiere an Geschwüren, als auch alle behandelten. Auch hier sehen wir die widersprechendsten Resultate. Einwandfrei ist der *Histidinmangel bei der Ulcusentstehung nicht nachgewiesen!*

Sandweiss vertritt die Meinung, daß die dem Histidin zugeschriebenen Erfolge — sofern bei dem intermittierenden Charakter des Magengeschwürs die Behandlung nicht *zufällig* mit einer anfallsfreien Phase zusammentraf — vorwiegend suggestiver Natur seien. Jedenfalls darf diese Therapie beim leisesten Verdacht auf Bösartigkeit, bei Stenose und bei Blutung nicht angewendet werden. Nach Beobachtungen von Flechtenmacher schützt das Larostidin beim Menschen nicht vor Perforation, auch nicht vor Auftreten schwerer Magenblutung!

Die moderne *Mucintherapie* des Magengeschwürs basiert vorwiegend auf den Untersuchungen der Bedeutung des Magenschleimes von Mahlo und Mulli sowie auf den Forschungen der Lericheschen Klinik.

Bucher untersuchte die kolloidchemischen Eigenschaften der Klebekraft von normalem, künstlich übersäuertem und alkalisiertem Nativschleim vom Schwein. Die Klebekraft des normalen Schweineschleimes verhält sich wesentlich anders wie beim angesäuerten bzw. alkalisierten Schleim. Beim ersteren ist sie geringer, beim zweiten höher als bei der Norm. Der Begriff des *Klebens* oder *Leimens* bzw. der Klebe- oder Leimkraft wird dem Begriff der *Haftfähigkeit* und der *Haftkraft* zur Seite gestellt. Normal sauer und künstlich übersäuerter Nativschleim haftet nur wenig an der unversehrten Schleimhaut des Kaninchenmagens, nicht dagegen am künstlich von Schleimhaut entblößten und mit Magensaft bepinselten Wundgrund. Künstlich durch NaOH alkalisierter Schleim haftet an der unversehrten Schleimhaut gar nicht, dagegen sehr deutlich am artifiziellen Wundgrund, wobei auch bei nachfolgender Säurewirkung dieses alkalisierte Wundpflaster seine Haftfestigkeit nicht verliert. Gleichzeitig erfährt die oberste Schleimschicht eine in die Tiefe fortschreitende Zähigkeitsvermehrung.

Sostegni und Weil haben Gesamtacidität, freie HCl und Magenschleim beim Gesunden, bei extraventrikulären Baucherkrankungen bei Gastritiden ohne und mit Magengeschwür untersucht. Bei den ersteren fällt die Kurve der Schleimproduktion ebenso langsam ab, wie diejenige der Säure langsam ansteigt. Bei den Hyperaciden ohne Magenulcus verläuft die Kurve ähnlich, nur kommt es am Schluß zu einem starken Abfall der Schleimhautproduktion bei nicht entsprechendem Anstieg der Säure. Bei Magengeschwüren verläuft die Kurve nicht mehr entgegengesetzt; einem anfänglichen Abfall der Schleimhautproduktion und langsamen Wiederanstieg geht während des langsamen Anstieges nicht ein Abfall der Gesamtacidität, sondern nur ein solcher der freien HCl parallel. Es bestehen also zweifellos gewisse Beziehungen zwischen der Acidität und der Schleimproduktion, die möglicherweise auch beim Magengeschwür eine Bedeutung haben.

RIVERS hat darauf hingewiesen, daß die Dünndarmzellen eine Substanz bilden, die normalerweise dazu beiträgt, sie vor den schädlichen Einflüssen des Magensaftes zu schützen. Er stellte ein Extrakt aus tierischer Dünndarmmucosa und Submucosa her, das er in Verbindung mit Schonkost und kleinen Mengen von Alkali Ulcuspatienten verabreichte. Er berichtet über ermutigende Erfolge.

KIMM und IVY legten bei Hunden Gallenfisteln an. Unter 10 Tieren traten bei 6 Ulcera duod. auf. 17 Tiere, die in gleicher Weise operiert, aber 2mal täglich *Magenmucin* erhielten, blieben frei von Geschwüren.

Die Magenschleimbehandlung übt demnach beim experimentellen Geschwür eine günstige Wirkung aus.

2. Operative Eingriffe infolge Magen- und Zwölffingerdarmgeschwürs.

Unsere *operativen Eingriffe beim Magengeschwür* bezwecken in der Hauptsache eine *Verminderung der Magensäureproduktion* sowie die *Schaffung günstiger Entleerungsverhältnisse*. Von diesen Gesichtspunkten müssen die einzelnen Eingriffe beurteilt werden. Vom einzelnen kann man nur das verlangen, was er seiner Art nach zu leisten imstande ist.

Die **Jejunostomie** bewirkt eine weitgehend motorische und sekretorische Ruhigstellung des Magens. Die chemische Phase der Magensekretion fällt weg; die psychische bleibt natürlich erhalten. Außerdem wird die Peristaltik wesentlich herabgesetzt. Es kann zur Ansammlung hochwirksamen Magensaftes kommen, der dann wegen Fehlens von bindefähiger Nahrung besonders gefährlich ist. BARBER hat deshalb die fortlaufende Absaugung des Magensaftes vorgeschlagen. ZUKSCHWERDT und ECK empfahlen die Verabreichung von Silberadsorgan zur Bindung der Fermente und leichte alkalische Wässer zur Bindung der Säuren.

Die **Gastroenterostomie** ergibt nach übereinstimmenden Befunden keine wesentliche Änderung der Sekretion (SMIDT, ENDERLEN, FREUDENBERG, v. REDWITZ, KATSCH u. a.). Dagegen kann der zum Ulcus führende Circulus durch sie dann unterbrochen werden, wenn ursächlich im Vordergrund eine Entleerungsstörung durch den Pylorus besteht. Sie stellt nach KEMP eine Art Sicherheitsventil dar.

Die besten Erfolge werden mit der Gastroenterostomie bei narbigen Stenosen erzielt. Eine Abnahme der Magensaftabscheidung mit zunehmendem Alter erklärt die günstigere Wirkung der Gastroenterostomie bei älteren Kranken.

Bei der **Entfernung des Geschwürs** durch Excision oder Verschorfung (KRASKE, BALFOUR) bzw. Übernähung nach Perforation wird das Ulcus als rein örtliches Leiden aufgefaßt unter Außerachtlassung der Gesamtstörung der Tätigkeit des Magens. Weder die Säureproduktion noch die Entleerung werden beeinflußt. Die Beseitigung von örtlichen Faktoren, die die Ausheilung erschweren, gibt nur in einem kleinen Prozentsatz befriedigende Resultate. Als Methode der Wahl kommt sie nicht in Frage.

Bei der **Querresektion** (PAYR, RIEDEL, PAUCHET u. a.) wird die Magenabscheidung nicht beeinflußt. Antrum als Auslösungsstelle der chemischen Phase, wie Fundusregion als Erzeugungsort des verdauungskräftigen Magensaftes werden nur unwesentlich verkleinert. Die psychische Phase und die Entleerung bleiben unverändert. Bei Fortbestehen der zum ersten Geschwür führenden Veränderung muß nach der Querresektion notgedrungen ein Rückfallgeschwür entstehen (v. REDWITZ).

Bei der **Resektion** nach BILLROTH I oder II (PEAN) fällt mit dem Antrum die Auslösung der chemischen Phase der Magensaftsekretion weg. Damit besteht

lie Möglichkeit einer außerordentlich wirksamen Einschränkung der Magensaft-
nenge. Dazu kommt die günstige Beeinflussung der Entleerung durch Wegfall
les Pylorus. ENDERLEN und ZUKSCHWERDT stellten allerdings beim Menschen
;ine allmähliche Wiederherstellung der chemischen Phase fest. Es gelang der
Nachweis, daß jene durch den Dünndarm ausgelöst wird. Dieser übernimmt
1ach der Magenresektion nicht nur einen Teil des motorischen Ausfalles. Um
;ine dauernd wirksame Verminderung der Magensaftsekretion zu erzeugen,
st die Ausdehnung der Resektion auch auf einen Teil des Fundus notwendig.

Die **Pylorusausschaltung** nach v. EISELSBERG, DOYEN hat nur noch histori-
;ches Interesse. Sie hat aber ein gewisses Licht auf die Ursache post-
)perativer Geschwüre beim Menschen geworfen. Nach Untersuchungen von
ENDERLEN, FREUDENBERG und v. REDWITZ, SMIDT, ZUKSCHWERDT u. a. folgt
ler Pylorusausschaltung eine starke Verlängerung der chemischen Phase und eine
Steigerung der Gesamtmenge des abgeschiedenen Saftes. Diese erregt eine fort-
aufende Magensaftabscheidung im Fundusabschnitt zu einer Zeit, in der der
)rale Magenteil leer ist. Diese Leersekretion führt zur Gastritis bzw. zum Ana-
;tomosengeschwür. Vor allem hat v. HABERER auf diese Tatsache hingewiesen.
ENDERLEN berichtet u. a. über einen Fall, wo das Ulcus pepticum jejuni erst
.6 Jahre nach dem Eingriff entstand.

Die **Resektion zur Ausschaltung** (FINSTERER) bzw. der *Palliativresektion*
MADLENER) unterscheiden sich ganz wesentlich von der Pylorusausschaltung.
)urch Wegfall des Antrums entfällt die chemische Phase, was zur Begünstigung
ler Heilung eines zurückgelassenen Geschwürs wesentlich beiträgt. Da sich die
;weite Phase der Sekretion wieder ausbilden kann, ist bei diesen Resektionen
;ine genügende Verkleinerung des Fundusabschnittes besonders zu fordern.

v. HABERER und ORATOR nehmen an, daß beim Verbleiben versprengter
Pylorusdrüsen im Duodenum von dort aus die chemische Sekretion unterhalten
verden könne.

KONJETZNY hat mehrfach auf die Entstehung sog. versprengter Pylorusdrüsen
,uf dem Boden einer Entzündung hingewiesen. Bei dieser Auffassung ist es
inwahrscheinlich, daß jene eine derart verwickelte Tätigkeit entfalten können.
Wenn dagegen ein größerer Teil Antrumschleimhaut zurückbleibt, so kann es
,ur Auslösung der chemisch bedingten Magensaftsekretion im Fundus kommen.
)iese ist besonders gefährlich, da sie zu einer Zeit erfolgt, in der der Magen
eer zu sein pflegt. Bei der Ausschaltungsresektion kann man dieser Gefahr
,uf zwei Wegen entgehen: Entweder entfernt man vom Fundus so viel, daß die
,eersekretion praktisch bedeutungslos ist; dies ist schwer erreichbar. Der bessere
Veg ist die Entfernung der für die Leersekretion ursächlich anzuschuldigenden
Schleimhaut aus dem Antrum (ZUKSCHWERDT).

Der Erfolg *anderer chirurgischer Eingriffe* erscheint nach unseren heutigen
Kenntnissen über die normale und gestörte Physiologie des Magens zweifelhaft.

Hierher gehören die Operationen an den Magennerven, am Ganglion
oeliacum, an den Magengefäßen sowie die Umleitung der Galle durch den
Magen. Der Vorschlag von CRILE, das „nicht behandelbare", d. h. resistente
Magengeschwür durch Ektomie des Ganglion coeliacum und Entnervung der
Nebenniere anzugehen, erscheint mir theoretisch ungenügend begründet. Mit
rsterer haben GUNDELFINGER, HART u. a. große Ulcera erzeugt. Der Vorschlag
tützt sich auf die Anschauung von der Überaktivität des adrenalsympathischen
Systems als der eigentlichen Ursache des peptischen Geschwürs. Der klinische
Effekt äußerte sich in sofortigem Verschwinden der Schmerzen und der gestei-
erten Magenperistaltik. Nachuntersuchungen sollen Geschwürsheilung bis zu
Jahren ergeben haben.

Beim *Vergleich* der Resultate verschiedener Magenoperationen in verschiedenen Krankenhäusern am gleichen bzw. an verschiedenen Orten kommt PERMAN zum Schluß, daß nicht immer gleiche Bedingungen für die Entstehung eines Ulcus in Frage kommen, ein Hinweis auf die Bedeutung der *geographischen Pathologie!* Wichtig ist die Art der Bevölkerung bzw. die Art der Ernährung. Dadurch lassen sich gewisse verschiedene Befunde und verschiedene Erfolge erklären.

In Stockholm findet man so gut wie keine Gastritis. Die meisten Ulcera dürften dort peptischer Genese sein. Bei den meisten Kranken wurden hohe Salzsäurewerte gefunden. Umgekehrt findet sich in Kiel eine große Zahl von Gastritiskranken mit verhältnismäßig geringer Acidität. Natürlich muß sich diese verschiedene Ursache auch in der Therapie und im Erfolg bemerkbar machen. Primäre Gastritis als Geschwürsursache tritt beim Menschen besonders unter ungünstigen und unzweckmäßigen Ernährungsbedingungen auf. Diese spielen natürlich auch nach der Operation eine große Rolle.

3. Folgezustände nach Magengeschwür- und Geschwüroperationen.

a) Restmagen.

Im Restmagen bestehen andere *Fermentverhältnisse*. Die Ausnutzung ist geringer. Die kompensatorische Mehrarbeit wird in der Hauptsache vom Dünndarm übernommen. Schon nach mehreren Wochen hat sich der Organismus den neuen Bedingungen soweit angepaßt, daß praktisch keine Ausfälle im Stoffwechsel nachweisbar sind. Die Dünndarmentleerung erfolgt langsamer. Wohl verfällt der Inhalt in den tiefen Darmabschnitten öfters gesteigerten Gärungs- und Fäulnisprozessen. Fistelausscheidungen besonders nach BILLROTH II sind, vielfach übelriechend.

Die Entleerung nach BILLROTH I bzw. II ist neuerdings auch mit der *Kymographie* geprüft worden. Beim BILLROTH I setzt eine regelmäßige automatische Entleerung ein. Sie wird durch eine Bulbussystole mit Abschnürung am aboralen Teil geregelt. Die Peristaltik fehlt im kleinen Magenstumpf vollkommen. Bei BILLROTH II sind nach LOB die Entleerungsvorgänge weniger einheitlich. In der abführenden Jejunumschlinge tritt 3—7 cm tiefer eine regelmäßig zu beobachtende stehende Ringwelle auf. Auf diese Weise wird eine Art Bulbus gebildet.

Bei der Röntgenuntersuchung stellt man oft keinen wesentlichen Unterschied zwischen dem Abschluß nach Resektion und dem eines normalen Pylorus fest. An der Vereinigungsstelle wird aber kein Sphincter gebildet. Magen und Darm bleiben auch nach ihrer Vereinigung selbständige Teile mit eigener Motorik (LANGE).

Die alte Anschauung, daß eine Anastomose rein mechanisch lochartig wirke, muß fallen gelassen werden. Bei BILLROTH II wäre die unausbleibliche Folge eine Sturzentleerung in jedem Falle. Glücklicherweise gehört diese auch bei breitester Anastomose z. B. nach REICHEL zu den Seltenheiten (MEYER-BURGDORFF, 3 unter 70 Fällen). Nicht die Größe regelt in der Hauptsache den Abfluß, sondern die Muskulatur, vor allem auch das Lumen der abführenden Schlinge, die damit auch die Größe der Anastomose festlegt. Zahlreiche Röntgenbeobachtungen ergaben das Verweilen des Magenbreies während 2—20 Minuten mit deutlicher intermittierender Schließung der Anastomose und Peristaltik am Restmagen, bei BILLROTH II in etwa 40%, bei BILLROTH I in 70—80% (MEYER-BURGDORFF, FRIEDEMANN, BERG, BLOODGOOD u. a.). Nur haben wir es nicht in der Hand, zu welchem Zeitpunkt dieser Abschluß wirksam ist und inwieweit er gegebenenfalls für die Verarbeitung der Nahrung im Magen ausreicht. Daß durch BILLROTH I die günstigeren physiologischen Verhältnisse geschaffen werden, steht nach hunderten von Nachuntersuchungen fest. Fast ausnahmslos bildet sich in der obersten Dünndarmschlinge eine Art Nachmagen, in welchem die Nahrung minutenlang verweilt, durchmischt und aufbereitet wird. Dieses soll aber vermieden werden. Davor schützt nur ein genügend großer Restmagen und die Verkleinerung der Anastomose auf höchstens 3 Querfingerbreite im Sinne von GOETZE.

Die *Umstellung des Darmes* erfolgt erst im Verlauf von Wochen. Es besteht deshalb in jedem Falle die Notwendigkeit einer längeren diätetischen *Nachbehandlung*. MENNIER verlangt eine solche von 6 Monaten für die Gastroenterostomie. Bei der Resektion sind kleine häufige Mahlzeiten zu verabreichen. Mangelhafte Nahrungsausnutzung kann zu Schleimhautveränderungen führen, die von PUHL und KONJETZNY als *Jejunitis* beschrieben worden sind und klinisch als Verdauungsstörungen mit Durchfällen ganz besonders eindrucksvoll nach totaler Magenresektion hervortreten.

Normalerweise erschlafft nach der Nahrungsaufnahme ins Duodenum der Sphincter oddi, worauf sich Galle entleert. Dieser Vorgang bleibt in der ersten Zeit nach BILLROTH II fast ganz aus (KADOKURA). Ein schwacher Reiz zur Gallensekretion wird vom Jejunum ausgelöst, wobei nach Monaten eine allmähliche Anpassung einzutreten scheint. Je tiefer die Anastomose am Jejunum sitzt, desto geringer ist der Sekretionsreiz. Bei BILLROTH I kommen die Verhältnisse der Norm am nächsten. Die Pankreassekretion wird durch die Salzsäuresekretion des Magens angeregt. Fehlt diese, so treten Reize auf, die wahrscheinlich im oberen Jejunum zu suchen sind. So ist auch hier die äußere Sekretion des Restmagens anscheinend bald ziemlich ausgeglichen.

Gastroskopie und *pathologische Untersuchung* haben einwandfrei erwiesen, daß im Restmagen fast regelmäßig eine *chronische Gastritis* besteht, desgleichen in den oberen Dünndarmschlingen chronisch entzündliche Veränderungen sämtlicher Wandschichten vorhanden sind (KONJETZNY, PUHL). Mikroskopisch äußert sie sich in akuten, subakuten und chronischen Veränderungen in Form von Leukocyteneinwanderung, Degeneration der Epithelien, fibrösleukocytärem Exsudat in den Zottenräumen, Granulationsgewebe in Muscularis mucosae und submucosae, Hyperämie und entzündlichem Ödem bis in die Muscularis sowie tiefgreifenden Erosionen. Im Endzustand findet man eine Umstellung der Schleimhaut, so daß man von einer Umbaugastritis mit darmschleimhautähnlichen Inseln sprechen kann, ähnlich wie das am Darm schon früher nach ausgedehnten Resektionen des oberen Dünndarmes bekannt war. Das Ileum wird jejunisiert. Natürlich ist damit auch eine funktionelle Umstellung verknüpft. Diese läßt sich an der sekretorischen Leistung und indirekt durch Stoffwechseluntersuchungen nachweisen.

KNOTHE fand bei 46% der Resektionsmägen röntgenologisch nachweisbare *gastritische Veränderungen*. Auch von anderer Seite wird die Häufigkeit bestätigt (HENNING).

KONJETZNY, MORAWITZ, WANKE halten die Gastritis für die häufigste Ursache postoperativer Beschwerden.

Fast in jedem Resektionsfall bleibt nach ZUKSCHWERDT und ZETTEL entzündlich veränderte Schleimhaut zurück.

Nach ORATOR tritt zum mindesten in der ersten Zeit nach der Operation eine weitere Verschlimmerung der Entzündung ein. Chronische Gastritis kann zu Veränderungen der Muscularis führen, die die Motilität des Magens stark beeinflussen, ja eine Stenose bedingen kann.

Wenn beim gleichen anatomischen Bild einmal gar keine, ein andermal sehr starke Beschwerden geklagt werden, so weist dies beim Vorliegen einer Gastritis auf die Bedeutung der *psychischen* Komponente hin.

Veränderungen der Bakterienflora des Inhaltes finden sich im anastomosierten Magen regelmäßig. In der Hauptsache kommt eine Colibesiedelung in Frage. HERTEL stellte bei verschieden hohen Dünndarmfisteln eine Tendenz der Keimvermehrung und eine Verschiebung der Schwelle nach oben fest. Im acholischen Resektionsmagen fand MEYER-BURGDORFF ausnahmslos magenfremde Keime, besonders Dickdarmkeime.

Die Heilwirkung der tierischen Magenschleimhaut bei der perniziösen Anämie einerseits und Veränderungen im Blutbild nach totaler und subtotaler Magenresektion andererseits weisen auf physiologische Beziehungen zwischen *Blutbildung*, d. h. Knochenmark und Magen, hin. Bei der *Anämie* nach Magenresektion liegt kein klinisch und morphologisch einheitliches Krankheitsbild vor. Es läßt sich eine *hyper*chrome von einer *hypo*chromen Anämie nach Resektion abgrenzen. DOGANELLO hat als erster darauf hingewiesen. MARX und NICOLAS, GORDON-TAYLOR, SÉNEQUE und viele andere teilen Beobachtungen mit.

Die Möglichkeit eines Überganges einer sekundären Anämie in eine Perniciosa wurde von HENSCHEN, BAUMECKER und ZADEK erwogen. Zuweilen recht spät wurde das Auftreten einer Perniciosa nach Resektion beobachtet (DENNING, MEYER-BURGDORFF u. a.). Besonders tritt dies in einer Beobachtung hervor, wo nach totaler Magenresektion wegen Ulcus 12 Jahre später eine Perniciosa nachgewiesen werden konnte. MEYER-BURGDORFF fand unter 66 Resektionen 12,9% mit einer sekundären Anämie bei 4—13jähriger Beobachtung. Ein perniciosaähnliches Bild war 3mal vorhanden. Demgegenüber steht ein Prozentsatz von 0,6% der Häufigkeit des Rückfallgeschwürs! Als Ursache werden Achylie, die Bakterienflora, Sturzentleerung und anderes mehr angeschuldigt.

CASTLE erzielte mit natürlichem Magensaft Gesunder, der während der Fleischverdauung gewonnen wurde, bei Perniciosakranken einen Anstieg der Zahl der roten Blutkörperchen wie nach Leberfütterung.

In jedem normalen Magensaft ist eine Substanz enthalten *(Intrinsic factor)*, die vor allem mit dem Fleisch der Nahrung *(Extrinsic factor)* in Verbindung tritt. Diese Verbindung gibt eine Substanz, die den Reifungsprozeß der roten Blutkörperchen begünstigt. Beim Fehlen derselben werden im Knochenmark Megaloblasten und meistens zu große und besonders hämoglobinreiche Erythrocyten gebildet.

Bekanntlich wirken Magenschleimhautpräparate in ähnlichem Sinne wie Leberpräparate. Schweinen, denen der Magen exstirpiert wurde, fehlt der wirksame Leberstoff. Am wirksamsten ist die Schleimhaut des Antrum.

WATERMANN und HIRSCHFELD haben an Schweinen Magenresektionen vorgenommen. 3 Monate nach BILLROTH II stellten sie hyperchrome Anämie mit Megaloblasten, Erbrechen und Durchfälle fest. Inwieweit diese experimentelle Anämie mit der Perniciosa beim Menschen übereinstimmt, konnte nicht entschieden werden.

Wenn der Ausfall eines größeren Teiles des Magens stets eine Perniciosa zur Folge hätte, dann müßte dies auch für die allerdings sehr seltenen Menschen mit vollständigem Fehlen des Magens gelten. LINHARDT teilt einen Fall einer 30jährigen Frau mit, bei der die Operation ein Fehlen bei einer starken Erweiterung des Duodenums ergab. Über den Blutbefund geht aus der Mitteilung leider nichts hervor.

Das *Blutbild nach Magengeschwüroperationen* wird zum Teil beeinflußt durch den mehr oder weniger großen Blutverlust. Bei Palliativeingriffen kann auch nach der Operation das Geschwür weiter bluten. Bei der Resektion kann es infolge Fortbestehens einer Gastritis oder des Wiederauftretens peptischer Geschwüre neuerdings zur Blutung kommen. Dies sind eine Reihe von Faktoren, die darauf hinweisen, daß man bei der Beurteilung der Anämie im Anschluß an eine Magenoperation sehr vorsichtig sein soll. Außerdem kann bei der immer mehr zunehmenden Zahl von Resektionen auch einmal zufälligerweise ein solcher Patient späterhin an einer Perniciosa erkranken.

Trotz großer Serien von Nachuntersuchungen Magenresezierter (SCHMIEDEN, BIRCHER u. a.), trotz vieler Tausender mehr oder weniger ausgedehnter Magenresektionen sind die Mitteilungen über postoperative Anämien spärlich geblieben. Dabei stellt sich heraus, daß ein großer Teil reine sekundäre Anämien waren. Nur bei wenigen ließ sich eine hyperchrome Anämie bzw. eine typische Perniciosa feststellen, zum Teil erst bis zu 9 Jahren nach der Operation (DENNING, MORAWITZ, LACROIX und KOEK). Aber auch nach großen Dünndarmresektionen können schwere Anämien auftreten (DE QUERVAIN). Es bestehen also wohl gewisse Beziehungen des Magen-Darmkanales zur Blutbildung.

Nach O. NAEGELI ist mit Bestimmtheit damit zu rechnen, daß eine schlechte *Eisenresorption* zu einer *Eisenmangelkrankheit* führen kann. Auch das Fehlen anderer Stoffe dürfte infolge ungenügender Resorption zur Anämie führen. Dies ist durchaus verständlich, da der Körper alle Stoffe, die er zu seinem Aufbau braucht, durch den Magen-Darmkanal aufnimmt.

Untersuchungen nach **totaler Magenexstirpation** ergaben, daß der Wegfall des eiweißverdauenden Magensaftes ohne Folgen blieb. Geringe Eiweißverluste haben keine praktische Bedeutung.

Wesentlich höhere *Eiweißverluste,* wie diejenigen von HEILMANN von durchschnittlich 0,5%, teilen schwedische Autoren (TROELL, LOSELL und KARLMARK) mit, bei denen Zahlen von 16,5% gefunden wurden. Vielleicht wurden diese Werte zu bald nach der Operation erhoben. Die vollständige Zerlegung der Eiweißkörper vollzieht sich beim magenlosen Menschen im Duodenum und Dünndarm. Das Trypsin spaltet wie das Pepsin die unveränderten Eiweißkörper in Albuminosen und Peptone. Als wesentlichstes Resultat von Ausnutzungsversuchen nach gemischter Kohlenhydrat-, Fett- bzw. Eiweißkost fanden BÜRGER und KONJETZNY, daß der Calorienverlust in sämtlichen 4 Nahrungsperioden relativ gering war — am höchsten 12,4% nach der Eiweißperiode.

GADE untersuchte bei 5 Kranken mit totaler Magenentfernung die Darmfunktion auf Eiweiß und Fettverlust im Stuhl. Für Eiweiß stellte er einen durchschnittlichen Verlust von 18%, für Fett einen solchen von 29% bei Kranken $1^1/_2$—$2^1/_2$ Monate bzw. einmal $1^1/_2$ Jahren nach der Operation fest.

Besonderes Interesse hat ein $1^1/_2$ Jahre zuvor gastrektomierter 46jähriger Mann, bei dem sich nur 13% bzw. 7,7% Verlust ergab, der arbeitsfähig war und 8 kg Gewichtszunahme aufwies.

Hunger- und Sättigungsgefühle nach totaler Magenexstirpation erklären sich damit, daß auch künstliche Ernährung das Hungergefühl zu mindern vermag, obschon der Magen leer bleibt. Sie hängen wohl mit einer bestimmten Zusammensetzung des Blutes zusammen. Der Mangel an abbaufähigen Nahrungsstoffen bedingt einen chemischen Reiz auf ein in der Medulla oblongata angenommenes Zentrum (ROST, HÖBER, THOMA u. a.).

Der Füllungszustand des Magens spielt also keine Rolle. Aus diesem Grunde ist es erklärlich, daß nach der Entfernung des Magens Hunger normal empfunden wird.

Das **Rückfallgeschwür,** eine der unerfreulichsten Nachkrankheiten nach den Magengeschwüroperationen hat nicht nur große praktische, sondern auch theoretische Bedeutung. Seine verschiedene Häufigkeit gibt uns einen gewissen Wertmesser für die einzelnen Eingriffe, und weist auf die Bedeutung des hyperaciden Magensaftes hin.

STARLINGER hat an 25800 Magengeschwürsoperationen die Zahl der Rückfallgeschwüre nach den einzelnen Eingriffen zusammengestellt. Ätiologisch spielen dieselben Faktoren, die beim primären peptischen Geschwür in Frage kommen, eine Rolle. Wichtig ist die Magensäure, die Gastritis, örtliche Kreislaufstörungen. Eine besondere Häufung schädigender Faktoren muß zusammenkommen. Beim BILLROTH I wurden Rückfallgeschwüre in 0,9%, beim BILLROTH II in 0,6%, beim BILLROTH II mit antecolischer Enteroanastomose in 2,2% und beim BILLROTH II mit Y-Anastomose in 2,3% gefunden.

ALESSANDRI berichtet über 115 Fälle von Ulcus pepticum postop. 20% waren nach Y-Anastomose, 12,5% nach BILLROTH I, 2,7% nach BILLROTH II mit antekolischer Anastomose und 1,3% nach BILLROTH II mit retrokolischer aufgetreten. In vielen Fällen ist die Weite der Anastomose bzw. eine ungenügende Resektion für das Auftreten der postoperativen Geschwüre verantwortlich zu machen. Nur wenige Fälle gibt es, wo ein Grund nicht ersichtlich ist.

Die Ansichten über die Häufigkeit des Rückfallgeschwürs bei der Resektion zur Ausschaltung sind noch geteilt. Während FINSTERER, ZUKSCHWERDT u. a. nur in einem verhältnismäßig geringen Prozentsatz solche sahen, sind v. HABERER, ALESSANDRI, SCHRAMM u. a. Gegner dieser Operationsmethode. Sie vertreten die Ansicht, daß besonders von einem zurückgelassenen Pylorus Reize ausgehen, die zu vermehrter Sekretion und damit zum neuen Geschwür Veranlassung geben, während FINSTERER, ZUKSCHWERDT u. a. betonen, daß nach genügend großer Resektion ($^2/_3$) die Resultate beinahe dieselben seien, wie nach der typischen Resektion mit Wegnahme des Geschwürs.

Auf die Häufigkeit der Rückfallgeschwüre nach Pylorusausschaltung wurde oben hingewiesen.

Für die Beurteilung der Erfolge bei der Gastroenterostomie und der Resektion sind außer der Mortalität die Häufigkeit von Störungen bzw. Erkrankungen nach jenen von Wichtigkeit. PERMAN stellt auf Grund seines Materiales die beiden Eingriffe einander gegenüber.

Bei BILLROTH II wurden geheilt 80% Männer, 60% Frauen. Bei Gastroenterostomie 69% Männer, 53% Frauen.

Unter 143 gastroenterostomierten Kranken fanden sich 30mal Ulcusbeschwerden = 21%, anderweitige Beschwerden 20mal = 14%, zusammen 35%.

Bei 76 BILLROTH II-Patienten fanden sich keine Ulcusbeschwerden, dagegen anderweitige mehr oder weniger erhebliche Beschwerden 22mal = 30%. Danach würde die Resektion nur um 5% bessere Resultate im Hinblick auf die gesamten postoperativen Beschwerden aufweisen können.

Wichtig erscheint uns die Berücksichtigung des *Alters* der Kranken und die Art und Intensität der Beschwerden *vor* dem Eingriff. Davon sind Wahl des Eingriffes und Erfolg wesentlich abhängig. Hat jemand vor der Operation heftige ständige Schmerzen, dann werden diese meist durch den richtig gewählten Eingriff gebessert. Sind die Beschwerden verhältnismäßig gering, dann bessert die Operation den Zustand nur unwesentlich.

Zwei Folgezustände der *Gastroenterostomie* sollen noch kurz Erwähnung finden.

Beim **Circulus vitiosus** fließt der Magensaft in der Hauptsache in die zuführende Darmschlinge. Diese entleert sich wieder in den Magen, bis der Inhalt schließlich erbrochen wird. Bei der Resektion füllt sich das zuführende Dünndarmstück mächtig. Infolge verminderter Flüssigkeitsresorption und Verlustes durch Erbrechen kommt es zu raschem Verfall der Kräfte.

Nach PAUCHET läßt sich dieser postoperative Zustand klinisch von anderen ähnlich verlaufenden unter anderem daraus erkennen, daß sich nach Methylenblauverabreichung beim Circulus der Urin nicht blau färbt, weil vom Magen aus keine Resorption erfolgt, der Farbstoff nicht in den Darm gelangt. Am ehesten läßt sich diese Komplikation durch Fixation der zuführenden isoperistaltischen Schlinge verhüten (MAYO). Nach dem Vorschlag von BRAUN soll bei der vorderen Gastroenterostomie eine Enteroanastomose den Rückfluß

verhindern. DELBET hat in vereinzelten Fällen eine Gastropyloroduodeno-
jejunostomie angelegt und damit eine besonders breite Anastomose erzielt, durch
die Störungen der Entleerung verhindert werden.

Nicht allzu selten wird — d. h. wurde — die Gastroenterostomie als Ver-
legenheitsoperation ausgeführt. PRIBRAM hat besonders darauf hingewiesen,
daß es danach häufig zu mehr weniger ausgesprochenen Störungen wie Schmerzen,
Rückfluß von Galle, Verdauungsbeschwerden u. dgl. m. kommt, und den Zustand
als *Gastroenterostomie als Krankheit* bezeichnet.

Besonders die hintere Gastroenterostomie ist nicht selten begleitet von
Stagnation im ausgeschalteten Schenkel, die Leersekretion im Fundusmagen,
Reizperistaltik und Spasmen auslöst.

Die Ursache dieser „Krankheit" liegt in einer falschen *Indikationsstellung,*
ein ganz besonders sinnfälliges Beispiel der Bedeutung richtiger Anzeigestellung
bei Magenoperationen.

Ulcus und Carcinom. Die Frage des *Zusammenhanges zwischen Ulcus ventriculi*
und *Carcinom* interessiert den Chirurgen besonders. Die Indikation zum radi-
kalen Eingriff ist natürlich bei Berücksichtigung der Möglichkeit des Überganges
eines Geschwürs in einen Krebs berechtigt. Klinische Statistiken geben etwa
2—4% Carcinomentwicklung nach Ulcus an. Die Zahlen schwanken aber bei
den verschiedenen deutschen, französischen, amerikanischen und anderen
Autoren in weitesten Grenzen. Nicht immer ist ersichtlich, ob es sich nicht um
primär ulcerierte Carcinome gehandelt hat. FINSTERER fand unter 650 Magen-
carcinomresektionen 12mal gleichzeitig ein Ulcus. Dabei handelt es sich zum
Teil um multiple callöse Ulcera, von denen eines maligne degeneriert war.

v. HABERER begründete die Vorteile der großen Magenresektion damit,
daß er in etwa 5% aller Fälle trotz Verfeinerung der klinischen und röntgenologischen Untersuchungen nicht einmal während der Operation die Entscheidung,
ob ein callöses Ulcus oder ein Carcinom vorlag, treffen konnte. Die carcinoma-
töse Degeneration seit Jahren bestehender callöser Ulcera ist nicht so selten,
wie das vielfach angenommen wird. Vor allem neigt das Ulcus an der kleinen
Kurvatur bzw. im Antrum dazu. v. HABERER fand in 15 Präparaten durch
normale Magenwand voneinander getrennt, nebeneinander gutartige callöse
Geschwüre und Carcinome. Es wird also in einem nicht unbeträchtlichen Prozentsatz bei einer angenommenen Ulcusresektion ein Carcinom beseitigt.

Auch DIETRICH, der die Frage vom pathologisch-anatomischen Standpunkt
bearbeitete, stellte an einem Untersuchungsmaterial von 801 Fällen fest, daß
der Prozentsatz der Carcinome nach Ulcus vom Ulcus aus gesehen 16%, vom
Carcinom aus gesehen sogar 20% beträgt.

Von Krebsbedrohung sind besonders die chronischen Geschwüre betroffen,
bei denen die Regeneration immer wieder gestört wird und nicht zum geordneten
Ablauf gelangen kann. Dazu kommt eine örtliche oder eine allgemeine Disposition.

Gewisse amerikanische Röntgenologen glauben, daß jede Nische von einer
gewissen Größe wahrscheinlich carcinomatös sei. BAUER, KOCH u. a. bestätigen
diese Beobachtung nicht.

ALVAREZ und CARTY stellten an resezierten Mägen genaue Geschwürs-
messungen an. Sie fanden dabei, daß eine krebsige Entartung bei Geschwüren
von weniger als 2,4 cm Durchmesser im Verhältnis von 1 : 10, bei Geschwüren
von 2,4—3,7 cm dagegen im Verhältnis von 2 : 1 vorkommt. Noch größere
Nischen waren mit beinahe absoluter Sicherheit carcinomatös.

KONJETZNY vertritt die Ansicht, daß sich das Magencarcinom häufig auf
dem Boden einer chronischen Gastritis entwickelt. Auch Fälle, die als Ulcus-
narbenkrebs beschrieben werden, gehören hierher. BORST äußert sich dahin,

daß die Entwicklung des Krebses nicht so sehr auf die Narbenbildung bezogen werden dürfe als auf stark ausgebildete chronisch entzündliche Prozesse in der Magenschleimhaut.

4. Anderweitige Magenerkrankungen.

a) Gastroptose.

Bei der heutigen Auffassung über die Enteroptose bzw. die *Gastroptose* sind chirurgische Eingriffe kaum mehr angezeigt. Nur in Fällen, wo es zur mechanischen Behinderung der Entleerung oder infolge Stauung zu Blutungen und Geschwürsbildung kommt, muß natürlich dieser sekundären Erscheinung wegen chirurgisch eingegriffen werden. Dabei kommen aber nicht Resektionen oder Anastomosen in Frage. Eine Gastropexie nach einer der verschiedenen Methoden genügt, um die Störungen zu beheben.

INGIANNI hat neuerdings wieder die Gastroenterostomie empfohlen, mit der er ein Schwinden der Symptome erzielt haben will. Er ist der Ansicht, daß die Senkung des Magens von kausaler Bedeutung für das Zustandekommen von Geschwüren sei. Durch Schaffung einer Anastomose will er eine Stauung mit all ihren Folgeerscheinungen verhindern, eine Ansicht, gegen die unter anderen DONATI Stellung genommen hat.

b) Tetania gastrica.

Als heute relativ seltene Folge einer *gutartigen Pylorusstenose* beobachtet man die sog. *Magentetanie*. Es handelt sich dabei um ein der klassischen Tetanie ähnelndes Krankheitsbild mit Übererregbarkeit, Krämpfen u. dgl. HABERFELD hat bisher einmal anatomische Veränderungen an den Epithelkörperchen nachgewiesen. Für das Zustandekommen der *Tetania gastrica* ist die Stauung und Zersetzung des Mageninhaltes, sowie der Verlust großer Mengen von Magensaft durch Erbrechen wesentlich. Die Blutuntersuchung deckt in allen Fällen schwere Veränderungen der Blutzusammensetzung auf. Der Eiweißgehalt des Plasma ist vermehrt, der Refraktometerwert stets erhöht. Die Bluteindickung ist Folge des Flüssigkeitsverlustes. Ganz besonders wichtig ist eine *Hypochlorämie*, verbunden mit *Azotämie*, sowie Störungen im Mineralstoffwechsel. Worauf das Auftreten tonischer Krämpfe zurückzuführen ist, kann nicht mit Sicherheit gesagt werden. GYÖRGY schreibt dem NaCl antitetanogene Eigenschaften zu, doch löst die NaCl-Verarmung wahrscheinlich nur die für die Tetanie wichtigen Faktoren aus, unter denen die alkalotische Stoffwechselrichtung und dadurch bedingte Entionisierung des Calciums, sowie eine Phosphatstauung eine besondere Rolle spielen (FREUDENBERG und GYÖRGY).

GRÉGOIRE nimmt eine Herabsetzung der Resorption der Magensalzsäure durch den Darm an; dadurch komme es zur Bildung eines Toxins, das die tetanieartigen Symptome hervorrufe.

Schon MACCALLUM, LINTZ, LEGGET, BOAS u. a. haben experimentell nachgewiesen, daß nach Pylorusverschluß und Ableitung des Magensaftes eine Verminderung der Chloride im Blutplasma und eine Steigerung des Alkaligehaltes eintritt. Die Hauptursache der nervösen Erscheinungen wird in einer Chlorverarmung der Gewebe gesehen.

Die Bedeutung jener geht aus der günstigen Wirkung von Kochsalzlösungen hervor.

Leichtere und mittelschwere Fälle kehren daraufhin schnell zur Norm zurück. Am besten ist die Dauertropfinfusion, bei der bequem 4—5 Liter zugeführt werden können. Mitunter muß sie mit der intravenösen Injektion von 5—10% Lösungen kombiniert werden. Gelingt es damit nicht, den Zustand zu beheben, so bleibt die Operation gefährlich und ist ziemlich aussichtslos. Hat sich danach aber der Zustand gebessert, dann muß die ursächliche Stenose operativ behoben werden. Meist erfüllt eine Gastroenterostomie diesen Zweck am besten (PUHL).

FRIEDEMANN hat bei einem Kranken mit einer Alkalireserve im Blut von 86,5 durch einen Schlauch Salzsäure in den Magen und Ammoniumchlorid in den Mastdarm eingeführt. Dadurch kam es zur schlagartigen Besserung und Rückgang der Alkalireserve im Blut auf 32,4.

Die Mortalität ist bei Unbehandelten eine außerordentlich hohe [60—75% (PUHL), 70—85% (GRÉGOIRE)].

MELTZER und SPIER berichten über Untersuchungen an Kranken mit Chlorverarmung durch Erbrechen. Nach intravenöser Traubenzuckerdarreichung ergab die Untersuchung des Blutchlorgehaltes ungleiche Ergebnisse. Die Verdünnung des Blutes durch nicht kochsalzhaltige Flüssigkeit kann bei mäßig stark chloridverarmten Menschen in nicht vorauszusehender Weise von einer überkompensierten Chlorausschwemmung aus den Geweben beantwortet werden, was natürlich gefährlich ist. Es ist deshalb zweckmäßig, bei schwerer Pylorusstenose und häufigem Erbrechen die Flüssigkeitszufuhr mit Kochsalz zu beginnen und erst später durch Traubenzucker zu ergänzen. Bei umgekehrtem Vorgehen sind bedrohliche Gefahren nicht auszuschließen.

Die *Flüssigkeitsverarmung* und der Chlorverlust im Anschluß an eine Pylorusstenose mit reichlichem Erbrechen, als Folge mangelhafter Zufuhr nach Magenoperation, oder zu reichlichen Magenspülungen spielt also eine große praktische Rolle.

Beim *Durst*versuch treten schon bei einem Flüssigkeitsverlust von 10% im allgemeinen ernste Störungen auf, die sich in erhöhtem Eiweißzerfall, starkem Gewichtsverlust u. dgl. äußern. Klinisch findet man vor allem Verwirrtheitszustände, die sich als Folge der Wasserverarmung des Gehirns oder als solche toxischer Genese infolge Zerfalls von Eiweißsubstanzen erklären lassen.

Über den Einfluß des *Hungerns* haben unter anderen ANITSCHKOFF und SAWODSKY berichtet. In fortgeschrittenen Zuständen kommt es zum *Hungerödem*. Ein solches wird z. B. beobachtet bei Anastomose zwischen Magen und Ileum, wodurch es zur ungenügenden Ausnützung der Nahrung kommt (vgl. Kapitel Darm). Von mikroskopischen Befunden ist eine Vermehrung der Lipoide in der Nebenniere, den KUPFFERschen Sternzellen und der reticuloendothelialen Zellen der Milz als Folge einer Vermehrung des Cholesterins im Blut zu nennen.

c) Pylorospasmus.

Eine besondere Form der Pylorusstenose stellt der *Pylorospasmus* der Säuglinge dar. Die einen Autoren halten ihn für eine angeborene Mißbildung (HALBERZMA u. a.), andere für eine tumorartige primäre Muskelhypertrophie (HIRSCHSPRUNG), oder für eine Verengerung durch Schleimhautfalte und sekundäre Hypertrophie des Pylorusrings. Schließlich wird ein Spasmus mit sekundärer Muskelhypertrophie verantwortlich gemacht. v. PFAUNDLER sieht im Pylorospasmus eine rein funktionelle auf nervösen Momenten beruhende Störung. Über familiäres Vorkommen berichtet FABRICIUS.

Nach MEUWISSEN, SLOOFF, HALBERZMA u. a. findet sich ein ungewöhnlich langer und enger Pyloruskanal. In der ersten Woche nach der Geburt ist die Passage noch relativ frei. Bei zunehmender Nahrungsaufnahme treten Stenoseerscheinungen auf, die sekundär zu Spasmus und Hypertrophie führen.

Neuere histologische Untersuchungen von HERBST ergaben weder Muskelnoch Gefäßveränderungen. Dagegen waren die Achsenzylinder des Plex. Auerbach. degeneriert. Ganze Ganglien waren zum Teil völlig zerstört, andere wiesen

kleinzellige Infiltrate auf. An anderen Stellen war das nervöse Gewebe scheinbar
über das physiologische Maß vermehrt.

Wie und wann die Nervendegeneration zustande kommt, ist noch unklar.
Die Hypertrophie des Pylorus ist von ovalärer Form. Serosa, Submucosa
und Mucosa sind intakt. Auch die Blutversorgung der Schleimhaut hat keine
Beziehung zu derjenigen der Muscularis.

Die Therapie ist heute eine rein symptomatische. In erster Linie kommen
tonuslösende Atropinderivate in Frage. Kochsalzzufuhr kann die durch Erbrechen verursachte Hypochlorhydrie beheben (VOLLMER und SEREBRIJAKI).
Beim Versagen dieser führt die *extramuköse Pyloromyotomie* (WEBER-RAMSTEDT,
FREDET) in den meisten Fällen zur Heilung. Sowohl als Vorbereitung wie
zur Nachbehandlung kommt der Kochsalzinfusion vor der Traubenzuckerinfusion eine große Bedeutung zu.

d) Gastrische Krisen.

Für die Behandlung der *tabischen gastrischen Krisen,* die mit außerordentlich heftigen *Schmerzen,* häufig auch mit *Erbrechen* einhergehen, sind
verschiedene therapeutische Eingriffe vorgeschlagen worden. Sie sind bedingt durch sensible, motorische und sekretorische Reizerscheinungen im
Gebiet des Magens. Nach FOERSTER und KÜTTNER treten zuerst *sensible* auf,
durch die rein reflektorisch motorische wie sekretorische Störungen ausgelöst
werden. FOERSTER und KÜTTNER haben deshalb die sensiblen hinteren Fasern
von D VII—IX durchtrennt. Nicht alle Operierten wurden auf diesen Eingriff
gebessert. Wegen dieser Mißerfolge durchtrennte EXNER den Vagus an der
Kardia. Späterhin hat v. GAZA die Resektion der entsprechenden Rami
communicantes ausgeführt. NAEGELI hat durch Alkoholinjektion der Splanchnici
länger anhaltendes Ausbleiben der Schmerzen herbeigeführt.

Nach BINET führen die gastrischen Krisen mit ihrem häufigen Erbrechen
zu einer Verminderung des Chlorgehaltes im Blut. Möglicherweise werden
dadurch gewisse Begleiterscheinungen der Schmerzen erklärt. Es genügt also
die Schmerzlinderung allein nicht. Man muß außerdem täglich Kochsalzmengen
zuführen, die den Verlust ersetzen.

e) Arteriomesenterialer Duodenalverschluß.

Beim *arteriomesenterialen Duodenalverschluß* handelt es sich um eine bestimmte Art eines Ileus. Das Duodenum wird dabei am unteren horizontalen
Schenkel durch die im Mesenterium darüber hinwegziehende A. mesent. sup.
abgeschnürt. Manchmal sieht man an dieser Stelle schon eine leichte Furche.
OCHSNER beschreibt an jenem Ort einen Sphincter. Nur in seltenen Fällen kommt
es zur Schädigung der Darmwand (BÄUMLER, BLANC-PERDUCIT und LERICHE).

Im Gegensatz zur akuten Magendilatation findet sich nach v. HABERER
wenigstens im Anfangsstadium eine peristaltische Unruhe oberhalb des Hindernisses. Als Ursache kommt Zug der Dünndarmschlingen nach unten in Betracht.
Begünstigend wirkt eine Fixation von Schlingen im kleinen Becken sowie Druck
des Magens von oben, eventuell einer gefüllten Harnblase von vorn nach hinten.

CONNER und MÜLLER haben in Leichenversuchen feststellen können, daß
ein kompletter Verschluß an der Mesenterialwurzel durch ein Gewicht von
500 g herbeigeführt werden kann, das sie an jene befestigten und an einem
Bindfaden durch den After herausleiteten. ALBRECHT bestätigte diesen Befund.
Wird ein Finger in den unteren Duodenalschenkel eingeführt und ein entsprechend starker Zug am Dünndarm ausgeübt, dann kommt es zur deutlichen
Abschnürung.

Der arterio-mesenteriale Verschluß führt sekundär zur Überdehnung des Pylorusringes, wodurch der Darminhalt ungehindert in den Magen zurückfließen kann. Wird die Natur des Verschlusses nicht erkannt und deshalb therapeutisch nicht das Richtige unternommen, dann kann er in wenigen Tagen tödlich verlaufen. Er ist verhältnismäßig leicht zu beheben, wenn keine Verwachsungen vorliegen. Durch rechte Seitenlage, Bauch- oder Knie-Ellenbogenlage wird meist eine sofortige Besserung herbeigeführt. Natürlich sind Magenspülungen sehr zweckdienlich.

Von chirurgischen Eingriffen — beim Versagen der sonstigen Therapie — kommen Gastro- oder Duodenojejunostomie in Frage. In ganz desolaten Fällen kann eventuell die Gastrostomie mit Absaugung des Inhaltes noch versucht werden (CHATON und STERN). Als prädisponierende Momente kommen rasche Abmagerung, besonders Schwinden des Fettes um die A. mesent. sup., Enteroptose bzw. stärkere Lordose in Frage.

f) Akute Magendilatation.

Oft ist der arteriomesenteriale Duodenalverschluß schwer von einer *akuten Magendilatation* abzugrenzen. Diese tritt besonders im Anschluß an Laparotomien, aber auch nach irgendwelchen anderen Eingriffen, die in Narkose ausgeführt wurden, auf. KELLING, BRAUN, SEIDEL haben nachgewiesen, daß man den Magen von Versuchstieren in Narkose stark aufblähen kann, ohne daß es zum Aufstoßen kommt. Am wachen Tier ist dies nicht möglich. Daraus ziehen sie den Schluß, daß die Narkose lähmend auf den Magen wirke.

Aber auch ohne Narkose werden solche Zustände beobachtet, so nach schnürenden Bandagen, hohen Beckengipsverbänden u. dgl. (BENEKE, KELLING u. a.). PAYR macht ein Versagen der Nebenniere verantwortlich, desgleichen GILBERTI und KURU.

TORRACA fand Veränderungen an den entsprechenden Ganglienzellen.

Man hat direkte mechanische Insulte am Magen dafür verantwortlich gemacht, z. B. Drainage, Tamponade u. dgl., bei denen letztere reflektorisch über einen Reiz am Peritoneum wirksam sein sollen. v. HABERER sah Magenerweiterung bei Tamponade der Außenseite des Peritoneums. Auch die Entfernung raumbeengender Tumoren kann durch plötzlich geänderte Raumverhältnisse ursächlich in Frage kommen. Begünstigend wirken Magenptose und schlaffe Bauchwand. Nach jedem Arbeiten an den Bauchorganen entsteht in den ersten Tagen eine gewisse Magenlähmung (CANNON und MURPHY). Es handelt sich um eine Atonie, bei der keine peristaltische Magenwelle zu sehen ist. Durch gleichzeitige Intoxikation und Flüssigkeitsverlust kommt es zum raschen Verfall. Der Zustand bildet sich meist spontan zurück. Magenspülungen und rechte Seitenlage begünstigen den Rückgang. Prophylaktisch soll der Magen bei Beginn der Erscheinungen sofort entleert werden. Die orale Nahrungszufuhr hat zu unterbleiben, besonders diejenige der Flüssigkeit. Für die tödlich verlaufenden Fälle wird von einigen Autoren eine lokale Peritonitis angenommen, eine Ansicht, die aber nicht allgemein anerkannt wird.

5. Beziehungen des Magens zu anderen Organen.

Die *Beziehungen zwischen der Magenfunktion* und der *Gallensekretion* sind mannigfaltige (vgl. Kapitel Galle). Hier sollen nur kurz diejenigen erwähnt werden, bei denen Magenbeschwerden im Vordergrund stehen.

BERNHARD und ECK suchten im Tierversuch eine Klärung zwischen *Magenbeschwerden* und *Gallenerkrankungen* herbeizuführen. Bei Hunden mit PAWLOW-Magen, deren Sekretionsverhältnisse vor und nach Cholecystektomie geprüft wurden, ergab sich nach Gallenblasenentfernung eine Herabsetzung der Acidität, des Pepsingehaltes, der Sekretionsmenge und eine Verzögerung des Säureanstieges im Magen. Die beim Menschen nach Gallenblasenausfall häufig beobachtete An- und Subacidität haben ihre Ursache teils in einer Pankreasreizung, wie BERNHARD und ECK auf Grund von Blutzuckeruntersuchungen nachweisen konnten, teils in Leberschädigung. Die Aussicht, Magenbeschwerden durch Cholecystektomie beseitigen zu können, ist bei der eitrigen Gallenblasenentzündung günstiger als bei der steinfreien katarrhalischen Cholecystitis (vgl. Kapitel Galle).

ANARDI prüfte die Störung der *Bauchspeicheldrüse* bei Gallenwegserkrankungen, um durch jene Magenbeschwerden zu erklären. Unter 53 Kranken wurde bei 54% eine Vermehrung der Diastase im Blut und Urin nachgewiesen, wenn eine Erkrankung der Gallenblase vorlag. In 75% bestand sie, wenn gleichzeitig Schmerzen in der Magengegend vorgelegen hatten. Daraus wird ein ursächlicher Zusammenhang zwischen diesen Beschwerden und der Bauchspeicheldrüse vermutet (vgl. Kapitel Pankreas).

Nach CIMINATA wird durch die Magenresektion die histologische Struktur das Pankreas nicht verändert. Die Drüse wird vom sauren Darminhalt im Duodenum (bei BILLROTH II) angeregt. Eine Verminderung der Funktion besteht nur etwa während 2 Wochen.

Literatur.

Magen.

ALBRECHT: (1) Zbl. Gynäk. **1908**, 679. (2) Virchows Arch. **156**, 285. — ALESSANDRI: (1) Atti Soc. ital. Chir. **1936**, 111. (2) Zbl. Chir. **1937**, 759. — ALVAREZ: J. Amer. med. Assoc. **79**, 1281. — ALVAREZ u. CARTY: Zit. nach R. BAUER. Chirurg **1937**, 886. — ANARDI: Ann. ital. Chir. **15**, 655. — ANITSCHKOFF u. SAWODSKY: Ref. Chir. Kongr.-Zbl. **21**, 218. — AREZZI: Boll. Soc. piemont. Chir. **7**, 279. — ASCHOFF: Über den Engpaß des Magens. Jena: Gustav Fischer 1918.

BAKEY: Arch. Surg. **34**, 230. — BABKIS: Die äußere Sekretion der Verdauungsdrüsen, 2. Aufl. Berlin: Julius Springer 1928 (Lit.). — BAEUMLER: Münch. med. Wschr. **1901 I**, 657. — BALFOUR: Ann. Surg. **74**, 449; **79**, 386. — BALTZER: Arch. Verdgskrkh. **56**, 35. — BARBER: Amer. J. Surg. **97**, 553. — BARSONY u. HORTOBAGYI: Wien. klin. Wschr. **1924**, 828. — BAUER, K. H.: (1) Zbl. Chir. **1921**, 1889. (2) Chirurg **1937**, 250. — BAUER, R.: Chirurg **1937**, 886. — BAUMECKER: (1) Zbl. Chir. **1931**, 2552. (2) Verh. dtsch. Ges. Chir. **1931**, 209. — BENEKE: Zit. nach GOETZE. — BENZONI: Arch. ital. mal. apar. diger. **5**, 30. — BERG: (1) Med. Rec. **54**, 150. (2) Nord. med. Ark. (schwed.) **1898**, 22. — BERG u. JOBLING: Zit. nach LERICHE. Proc. Verb. etc. 40. Kongr. chir. franç. 1931. — BERGH, BOWERS and WANGENSTEIN: Surgery etc. **2**, 196. — BERGMANN, v.: Funktionelle Pathologie. Berlin: Julius Springer 1936. — BERNHARD u. ECK: Chirurg **1937**, 858. — BEST u. COHNHEIM: Z. physiol. Chem. **69**, 117. — BICKEL u. KATSCH: Chirurgische Technik zur normalen und pathologischen Physiologie des Verdauungsapparates. Berlin 1912. (2) Erg. Physiol. **24**, 228. — BIEDERMANN: Handbuch vergleichende Physiologie, 1901. — BINET: Leçons de Physiologie, Vol. 2. Paris 1937. — BIRCHER: Verh. dtsch. Ges. Chir. **1930**, 158; **1931**, 463. — BLACKFORT et BAYER: Zit. nach MONDOR. Diagn. urgent. Paris 1937. — BLANC-PERDUCIT et LERICHE: Lyon méd. **1911**, 1206. — BLOODGOOD: Ann. Surg. **92**, 574. — BOAS: Diagnostik und Therapie der Magenkrankheiten. Leipzig 1920. — BOGORAS: Arch. klin. Chir. **134**, 42. — BOLMANN u. MANN: Zit. nach LERICHE. Proc. Verb. etc. 40. Kongr. chir. franç. 1931. — BOLTON: Brit. med. J. **1923**, 269. — BOLTON and GOODHART: Lancet **202 I**, 420. — BONGERT: Berl. klin. Wschr. **1912 I**, 17. — BORST: Livre d'Or a l'Occas. d. Jubile Th. Papayvernnon 194. Ref. Z.org. Chir. **59**, 119. — BOUVERET: Zit. nach HENNING. — BRAUN: (1) Dtsch. med. Wschr. **1908 I**, 326. (2) Zit. nach ALBERTS. Dtsch. Z. Chir. **130**, 398. — BRENCKMANN et DELOYER: Presse méd. **1929**, 1086. — BRENCKMANN et WHITE: Arch. des Mal Appar. digest. **19**, 1118. — BUCHER: Dtsch. Z. Chir. **236**, 515; **247**, 603. — BÜCHNER: Klin. Wschr. **1930 I**, 1. — BÜCHNER, SIEBERT u. MOLLOY: Beitr. path. Anat. **81**, 391. — BUDDE: Verh. dtsch. Ges. Chir. **1931**, 210. — BÜRGER u. KONJETZNY: Zbl. Chir. **1929**, 1154.

CADE et LATARJET: J. Physiol. et Path. gén. **7**, 221. — CANNON: Physiologic. Rev. **3**, 1. — CANNON and MURPHY: Ann. Surg., April **1906**. — CARLSON: The control of hunger in heal, p. 249. Chicago 1919. — CASTLE: Lancet **1932**, II/III. — CHATON et STERN:

Tact. op. gastro-duod. Paris 1938. — CHLUMSKY: Bruns' Beitr. 25, 539. — CIMINATA: Arch. ital. Chir. 15, 21. — CLAIRMONT: Verh. dtsch. Ges. Chir. 1930, 167. — CLAR: Bruns' Beitr. 160, 145. — COHNHEIM: Physiologie der Verdauung, S. 18. 1908. — CONNEL: (1) Surg. etc. 49, 696. (2) Ann. Surg. 96, 200. — CONTEJEAN: (1) Thèse Paris 1892. (2) Zbl. Physiol. 1892, 839. — CONNER: Amer. J. med. Sci. 133, 345. — CRAMER u. PINKE: Fortschr. Röntgenstr. 53, H. 4, 643. — CRILE: Surg. Clin. N. Amer. 17, 1303.

DELBET: Zit. nach CHATON u. STERN. — DELORE et GABRIELE: Presse méd. 1877 II. — DELOYER: (1) J. belge Gastroenterol. 4, 305, 385, 481 (1936). (2) Gaz. Hôp. 102, No 44, 809. — DEMEL: Zbl. Chir. 1926, 3237. — DEMEL, A.: Pathologica (Genova) 29, 89 (1937). — DENNING: Münch. med. Wschr. 1929 I, 633. — DIETRICH: Chirurg 1937, 894. — DOGANELLO: Arch. ital. Biol. 1900. — DONATI: Atti Soc. lombarda Chir. 5, 792. — DOYEN: Prov. de Chir. 3, 673. — DRAGSTEDT: Amer. J. Surg., N. s. 11, 544. — DUSCHL: Dtsch. Z. Chir. 187, 25; 236, 408. — DUSCHL u. LINGMANN: Chirurg 1937, 863.

EDKINS: J. Physo. 34, 183; 38, 263. — EHRENREICH: (1) Z. klin. Med. 1912. (2) Berl. klin. Wschr. 1914 I, 1546. — EISELSBERG, v.: Arch. klin. Chir. 114, 359. — ELMAN and ECKERT: Arch. Surg. 29, 1001. — ELMAN and McMASTER: J. of exper. Med. 44, 151. — ELZE: (1) Med. nat. hist. Ver. Heidelberg. Ref. Münch. med. Wschr. 1918, 577. (2) FÜRBRINGER Festschr. Sitzgsber. Heidelberg. Akad. Wiss., Math.-naturwiss. Kl. Abt. B. 1919. — ENDERLEN, FREUDENBERG u. v. REDWITZ: Z. exper. Med. 1923, Nr 32, 41. — ENDERLEN u. ZUKSCHWERDT: (1) Chirurg 5, 849. (2) Dtsch. Z. Chir. 232, 290. — ENGELS: Chirurg 1937, 862. — EXALTO: Mitt. Grenzgeb. Med. u. Chir. 23, 13. — EXNER: Dtsch. Z. Chir. 111, 576.

FABER: (1) Med. Klin. 1909 II, 1310. (2) Lancet 213, 901. — FABER u. CHRISTENSEN: Zit. nach HENNING. — FABRICIUS u. VOGT-MOLLER: Hosp.tid. (dän.) 1937, 166. Ref. Z.org. Chir. 84, 168. — FASIANI et CHIATELLINO: Presse méd. 1934 II, 2080. — FAULEY and IVY: (1) Amer. J. digest. Dis. a. Nutrit 4, 160. (2) Surg. etc. 63, 717. — FINSTERER: (1) Verh. dtsch. Ges. Chir. 1930, 582. (2) Zbl. Chir. 1933, 1090; 1934, 1634. (3) Bruns' Beitr. 137, 78. — FLECHTENMACHER: Zbl. Chir. 1937, 922. — FONTAINE u. HERRMANN: Proc. Verb. etc., 40. Kongr. franç. Chir. 1931, p. 281. — FORSELL: Über Bezeichnung der Röntgenbilder des menschlichen Magens usw. Hamburg 1913. Fortschr. Röntgenstr. 30. — FÖRSTER: Mitt. Grenzgeb. Med. u. Chir. 20, 493. — FÖRSTER u. KÜTTNER: Bruns' Beitr. 63, 246. — FRANKE: (1) Verh. dtsch. Ges. Chir. 1929, 131. (2) Dtsch. Z. Chir. 249, 213. — FRASER: Internat. Z. Chir. 1, 395. — FREUDENBERG u. GYÖRGY: Münch. med. Wschr. 1922 I, 422. — FRIEBERG: Arch. scand. chir. 78, 157. — FRIEDEMANN: (1) Zbl. Chir. 1927, 3015; 1929, 782; 1931, 884; 1932, 1052; 1935, 541; 1937, 2571. (2) Arch. klin. Chir. 165, 458. — FÜRST: Čas. lék. česk. 1936, 1368. — FÜRTH u. SCHOLL: Mitt. Grenzgeb. Med. u. Chir. 44, 631.

GADE: Norsk Mag. Laegevidensk. 98. — GAGLIARDI: Clinica chir. N. s. 12, 655. — GALPERN: Internat. Z. Chir. 2, 539. — GAZA, v.: Bruns' Beitr. 135, 433. — GILBERTI e CURA: Boll. clin. 37 (1920). — GIUGNI: Riforma med. 1937, 223. — GLAESSNER: Med. Klin. 22, Nr 23, 887. — GOETZE: GROEDELs Lehrbuch der Röntgenologie. München 1934. Verh. dtsch. Ges. Chir. 1929, 601. — GOLDMANN: J. amer. med. Assoc. 107, 1537. — GONZALEY, R.: Arch. Clin. med. Prado Tagle 3, Nr 5, 141. — GORDON-TAYLOR: Brit. J. Surg. 16, 64 (1929). — GORVETT and TALBOT: Amer. J. med. Sci. 193. — GOSSET: In Binet Leçons de Phys. med.-chir. Paris 1935. Proç. Verb. etc., 40. Kongr. franç. Chir. 1931, p. 29. — GRÉGOIRE: Arch. des Mal. Appar. digest. 16, No 2, 153. — GUNDELFINGER: Mitt. Grenzgeb. Med. u. Chir. 30, 1. — GYÖRGY: Jb. Kinderheilk. 102, 145.

HABERER, v.: (1) Zbl. Chir. 1931, 958; 1932, 874. (2) Zur Operationsanzeige beim Magen-Duod.-Geschwür. Stuttgart: Ferdinand Enke 1936. (3) Arch. klin. Chir. 140, 395; 146, 651. (4) Dtsch. Z. Chir. 172, 1, 351. (5) Erg. Chir. 5, 467. — HABERFELD: Virchows Arch. 203, 282. — HALBERZMA: Acta paediatr. (Stockh.) 18, 463. — HAMBURGER u. FRIEDMANN: Zit. nach IVY, DROEGEMÜLLER, MEYER. — HAMMESFAHR: Verh. dtsch. Ges. Chir. 1930, 161. — HANKE: (1) Arch. klin. Chir. 87, 675. (2) Dtsch. Z. Chir. 249, 213. (3) Verh. dtsch. Ges. Chir. 1933, 216; 1934, 113. — HARPER: Arch. Surg. 30, 394. — HART: Mitt. Grenzgeb. Med. u. Chir. 31, 291, 350. — HAUMANN: Verh. dtsch. Ges. Chir. 1931, 215. — HAUSER: Handbuch der speziellen Anatomie von HENKE-LUBARSCH, Bd. 4. 1926. — HAVLICEK: Verh. dtsch. Ges. Kreislaufforsch., 8. Tagg April 1934, 195. — HEIDENHAIN: Pflügers Arch. 18, 169; 19, 148. — HEILMANN: Münch. med. Wschr. 1925 II, 178. — HENNING: In Lehrbuch der speziellen Pathologie und Physiologie. Jena: Gustav Fischer 1935. — HENNINGSEN-GRIESSMANN: Chirurg 1937, 858. — HENSCHEN: Verh. dtsch. Ges. Chir. 1930, 621 (Lit.). — HERBST: Z. Kinderheilk. 56, 122 (1934). — HERTEL: Verh. dtsch. Ges. Chir. 1929, 134; 1933, 223. — HEUSSER: Helvet. med. Acta 3, 155. — HEYER: Arch. f. Verdgskrkh. 27, 227; 29, 11. — HIRSCH: Zbl. inn. Med. 1892, 993; 1893, 73, 377, 601. — HIRSCHSPRUNG: Zit. nach CHATON u. STERN. — HÖBER: Lehrbuch der Physiologie. Berlin: Julius Springer 1922. — HOFMANN u. NATHER: Arch. klin. Chir. 115, 650. — HOTZ: Mitt. Grenzgeb. Med. u. Chir. 21, 143. — HURST: Zit. nach J. MORLEY. Schweiz. med. Wschr. 1938 I, 96.

IMPERATI: Arch. ital. Chir. **43**, 293 (1936). — INGIANNI: Atti Soc. lombarda Chir. **5**, 792. — IVY, DROEGEMÜLLER and MEYER: Arch. int. Med. **40**, 434. — IVY and FARRELL: Amer. J. Physiol. **74**, 639. — IVY and YUTAKA OYAMA: Amer. J. Physiol. **1921**, Nr 57, 551. — JARNO: Über das Magengeschwür. Wien u. Berlin: Urban & Schwarzenberg 1930. — JOUNESCO: Traité d'anat. hum. de Poirier, Bd. 4, S. 201. 1895. — JURA: (1) Ital. Chir.-Kongr. **1936**. (2) Zbl. Chir. **1937**, 759. — KADOKURA: Jap. J. med. Sci., Trans. Surg. etc. **2**, 265. Ref. Z.org. Chir. **54**, 637. — KAIJSER: Arch. klin. Chir. **188**, 36. — KALK: Klin. Wschr. **1937** I, 1028. — KAPPIS: (1) Mitt. Grenzgeb. Med. u. Chir. **26**, 493. (2) Bruns' Beitr. **115**, 161. (3) Zbl. Chir. **1918**, 709. — KATSCH: Münch. med. Wschr. **1924** II, 1308. — KATSCH u. KALK: Arch. Verdgskrkh. **32**, 201. — KATAYANA: Mitt. med. Fak. Tokyo **23**, 235 (1920). — KATZENSTEIN: (1) Arch. klin. Chir. **100**, H. 4, 939. (2) Verh. dtsch. Ges. Chir. **1911**, 209. — KAUFMANN: Dtsch. med. Wschr. **1929** II, 1745. — KAWAMURA: (1) Mitt. Grenzgeb. Med. u. Chir. **26**, 379. (2) Dtsch. Z. Chir. **109**, 557. — KEHRER: Mitt. Grenzgeb. Med. u. Chir. **27**, 679. — KELLING: (1) Arch. klin. Chir. **62**, 1; **64**, 393; **117**, 68. (2) Ges. Naturheilk. Dresden, Okt. 1919. Ref. Münch. med. Wschr. **1920** I, 197. — KEMP: (1) Mitt. Grenzgeb. Med. u. Chir. **27**, 436. (2) Arch. Verdgs-krkh. **18**, 701. (3) Münch. med. Wschr. **1912** II, 2586. — KEPPICH: Wien. klin. Wschr. **1921** I, 118. — KIMM and IVY: J. amer. med. Assoc. **97**, 1511. — KIRCH: Frankf. Z. Path. **33**, 269. — KIRSCHNER: Verh. dtsch. Ges. Chir. **1929**, 561. — KITT: Pathologische Anatomie der Haustiere, 1905. — KLINGE: Zit. nach SUNDER-PLASSMANN. Zbl. Chir. **1938**, 169. — KNOTHE: Fortschr. Röntgenstr. **34**, 688. — KOCH: Chirurg **1937**, 878. — KOGA: Arch. klin. Chir. **188**, 449. — KOMAROW: Pflügers Arch. **212**, 212. — KÖNIGSBERGER: Zbl. Chir. **1924**, 1048. — KÖNNECKE: (1) Chirurg **3**, 873. (2) Arch. klin. Chir. **120**, 537. — KONJETZNY: (1) J. belge Gastroenterol. **5**, 462. (2) Verh. Ges. Verdgskrkh. **1927**, 63. (3) Beitr. path. Anat. **71**, 595. (4) Bruns' Beitr. **85**, 455. (5) Arch. klin. Chir. **182**, 685. (6) Verh. dtsch. Ges. Chir. **1924**, 559. (7) Handbuch der pathologischen Anatomie, 1928. (8) Dtsch. med. Wschr. **1929** I, 9. Virchows Arch. **262**, 615. — KONJETZNY u. KASTRUP: Chirurg **6**, 433. — KÖRTE: Inaug.-Diss. Straßburg 1875. — KRASKE: Dtsch. Z. Chir. **162**, 13. — KUHLEN-KAMPFF: Med. Welt **1937**, 1030. — KUNLIN et CAVALLI: Nutrition (Paris) **6**, 353. — KURU: Mitt. Grenzgeb. Med. u. Chir. **23**, 169. — LACROIX u. KOEK: Nederl. Tijdschr. Geneesk. **1937**, 2221. — LÄWEN: Lehrbuch von BRAUN über Anästhesie, neu bearbeitet von LÄWEN. Leipzig: Johann Ambrosius Barth 1933. — LAMÉRIS: Dtsch. Z. Chir. **189**, 1. — LANGE: Gegenbaurs Jb. **80**, 430. — LANGEN-SKJÖLD: Skand. Arch. Physiol. (Berl. u. Lpz.) **31** (1913). — LEHMANN: Münch. med. Wschr. **1922** I, 651. — LEONI: Lomb. Chir. Ges. **1937**, S. 1697. — LERICHE: (1) Lyon chir. **32**. (2) J. de Chir. **35**. (3) Proç. Verb. etc., 40. Kongr. franç. Chir. **1931**, p. 137 (Lit.). — LERICHE, FONTAINE et HERRMANN: C. r. Soc. Biol. Strasbourg, 12. Juni 1931. — LEWINA: Ter. Arch. (russ.) **8**, H. 3 (1930). — LINHARDT: Bruns' Beitr. **140**, 305. — LOB: Zbl. Chir. **1937**, 2486. — LOBASSOW: Inaug.-Diss. St. Petersburg 1896. — LOEWY, G.: (1) Thèse de Paris **1926**. (2) Bei A. GOSSET: Soc. Chir., 19. Febr. 1936; 20. Mai 1931; J. de Chir. **36**, No 6. — LÖHR: (1) Verh. dtsch. Ges. Chir. **1926**, 50. (2) Zbl. Chir. **1926**, 1618. — MACKENZIE: Zit. nach MORLEY: Schweiz. med. Wschr. **1938** I, 96. — MADLENER: (1) Dtsch. Z. Chir. **172**, 117. (2) Zbl. Chir. **1929**, 2694. — MAIRANO: Verh. 44. ital. Chir.-Kongr. Torino **1937**, 61. — MANN: Erg. Physiol. **24**, 379 (Lit.). — MANN and WILLIAM-SON: Ann. Surg. **77**, 416. — MARCHAND: Deutsche Chirurgie, Lief. 16. 1901. — MARSHALL: Surg. Clin. N. Amer. **17**, 705. — MARX: Le fonct. de l'estomac après gastrect. Paris 1935. — MARX et NICOLAS: Soc. d gastro-enterolog. Paris 1935. — MASHIKO: Arch. klin. Chir. **189**, 284. — MATTHES: (1) Beitr. path. Anat. **13**, 309. (2) Verh. 12. Kongr. inn. Med. **1893**, 425. — MATTHEWS, W. B.: Proc. Soc. exper. Biol. a. Med. **28**, 960. Ref. Z.org. Chir. **57**, 122. — MATTHEWS and DRAGSTEDT: Surg. etc. **55**, 265. — MAYO: Zit. nach CHATON u. STERN. — MAZZARELLI: Ann. ital. Chir. **15**, 497 (1936). — McCALLUM: Zit. nach HEUSSER. Helvet. med. Acta **3**, 155. — McCALLUM, LINTZ, VERMILE, LEGGET and BOAS: Bull. Hopkins Hosp. **31**, Nr 347, 1. — McCANN: Zit. nach WEISS, GRAVES u. GURRIARAN. — MEHRING, v. u. ALDEHOFF: Kongr.-Mitt. inn. Med. **1893**, 471. — MELTZER u. SPIER: Zbl. Chir. **1936**, 1986. — MENNIER: Zit. nach CHATON u. STERN. — MEULENGRACHT: (1) Acta med. Scand. (Stockh.) **81**, 87. (2) Virchows Arch. **225**, 125. (3) Zbl. Chir. **1936**, 2020. — MEUWISSEN u. SLOOFF: Mschr. Kindergenes. **2**, 557. — MEYER-BURGDORFF: (1) Zbl. Chir. **1933**, 2457. (2) Chirurg **1934**, 601. — MICHAELIS: Dtsch. med. Wschr. **1920** I, 126. — MÖLLER: Erg. inn. Med. **7**, 559. — MONDOR: Diagn. urg. Paris 1937. — MONTGOMERY: Arch. Surg. **6**, 142. — MORAWITZ: (1) Münch. med. Wschr. **1925** II, 1995. (2) Chirurg **1932**, 265. — MORITZ: Z. Biol. **42**, 565. — MORTON: Ann. Surg. **85**, 207 (1927). Ref. Z. org. Chir. **38**, 649. — MOYNI-HAN: (1) Lancet **1901**, 1656. (2) Brit. med. J. **1923**, 221. 2 Vorlesg. über Magen- und Duodenalgeschwür, übersetzt von CLAIRMONT u. HUYSSEN. Berlin: Julius Springer 1925. — MÜLLER: Dtsch. Z. Chir. **56**, 486. — MÜLLER u. HEIMBERGER: Dtsch. Z. Chir. **187**, 33. — MÜLLER, E.: Sv. vet. Akad. Hdl. **29**, H. 2 (1897). — MÜLLER, F. W.: Klin. Wschr. **1923** I, 1107. — MÜLLER, O.: Münch. med. Wschr. **1924** I, 572. — MÜLLER, P.: Bruns' Beitr. **115**, 560; **123**, 1.

NAEGELI, O.: Helvet. med. Acta 3, 581. — NAEGELI, TH.: (1) Zbl. Chir. 1924, 785. (2) Schweiz. med. Wschr. 1925 I, 481.

OCHSNER: Amer. J. med. Sci., Juli 1906. — OPENCHOWSKI: Arch. Physiol. 1883, 455. — ORATOR: Zbl. Chir. 1932, 2389. — ORATOR u. METZLER: Dtsch. Z. Chir. 202, 167. — OTTO: Arch. f. exper. Path. 52, 370.

PALMER: Arch. int. Med. 39, 109. — PANGER: Zit. nach MONDOR. — PAPP u. TEPPESBEY: Chirurg 1936, 493. — PATRICK: Ann. Surg. 106, 196. — PAUCHET: (1) Presse méd. 36, 401. (2) Surg. etc. 41, 711. (3) Gaz. Hôp. 1931, 1053. — PAVY: (1) Verh. dtsch. Ges. Chir. 1907, 636. (2) Zbl. Chir. 1909, 881. — PAYR: (1) Arch. klin. Chir. 93, 436. (2) Verh. dtsch. Ges. Chir. 1909, 821. — PAWLOW, SCHUMOW u. SIMANOWSKI: (1) Russk. Wratsch 1890, Nr 41. (2) Vgl. auch KOMAROW: Pflügers Arch. 212, 212. — PEAN: Zit. nach CHATON u. STERN. — PERMAN: Acta chir. scand. (Stockh.) 77 Suppl., 38. — PFAUNDLER, V.: Jb. Kinderheilk. 70 (1909). — POLYA: Orv. Hetil. (ung.) 1937, 639. — PORTIS, S. and B.: J. amer. med. Assoc. 86, 836. — PRIBRAM: Klin. Wschr. 1923 II, 1542. — PUHL: (1) Virchows Arch. 260, 1. (2) Verh. dtsch. Ges. Chir. 1931, 213; 1934, 567. — PUHL u. BRODERSEN: Arch. klin. Chir. 168, 30.

QUERVAIN, DE: Zit. nach O. NAEGELI: Helvet. med. Acta 3, 581.

RAMOND: Les Malad. de l'estam. et chir. duod. Paris: Masson & Co. — REDWITZ, V.: (1) Mitt. Grenzgeb. Med. u. Chir. 29, 641. (2) Dtsch. Z. Chir. 240, 1. (3) Verh. dtsch. Ges. Chir. 1931, 216. (4) Zbl. Chir. 1931, 2934. — REDWITZ, V. u. FUSS: Neue deutsche Chirurgie, Bd. 42. Stuttgart: Ferdinand Enke 1928 (Lit.). — REHFUSS: Zit. nach. HENNING. — REHFUSS, BERGEEIM HAWK: J. amer. med. Assoc. 63, 11. — REICHEL: Verh. dtsch. Ges. Chir. 1929, 551. — REIN: Lehrbuch der Physiologie. Berlin: Julius Springer 1936. — REISER: Z. Zellforsch. 15, 761. — RESCHKE: Dtsch. med. Wschr. 1935 II, 1704. — RIBBERT: (1) Frankf. Z. Path. 16, 343. (2) Zbl. Path. 1897, 433. — RIEDEL: Arch. klin. Chir. 74, 773. — RIEDER: Verh. dtsch. Ges. Chir. 1934, 590. — RIVERS: Proc. of the Staff Meetings of the Mayo Clinic, Nr 44. — RÖSSLE: Mitt. Grenzgeb. Med. u. Chir. 25, 766. — ROSEMANN: Pflügers Arch. 118, 467. — ROST: Pathologische Physiologie des Chirurgen, 3. Aufl. Leipzig: F. C. W. Vogel 1925. — ROTKOCZY: Fortschr. Röntgenstr. 53, 343. — ROUX: Rev. Gynéc. et Chir. abdom. 1897.

SANDWEISS: J. amer. med. Assoc. 108, 700. — SANDWEISS, SALTZSTEIN, GLAZER: Amer. J. digest. Dis. a. Nutrit 4, 20. — SCHÄTZ: Beitr. path. Anat. 74, 115. — SCHIASSI: Policlinico, sez. chir. 43, 425, 514, 557. — SCHOLTEN: Zbl. Chir. 1937, 1068. — SCHRAMM: Dtsch. Z. Chir. 249, 271. — SCHMIEDEN: Zit. nach O. NAEGELI. — SCHÜRCH u. BLANGEY: Dtsch. Z Chir. 247, 590. — SÉNEQUE et MARX: J. de Chir. 47, 1, 177. — SIEBERT: Zit. nach LERICHE: Proc. Verb. etc., 40. Kongr. franç. Chir. 1931. — SILBERMANN: Zbl. Chir. 1927, 2385. — SJÖGREN, T.: Om röntgenundersickning of dig. can. Hygiea (Stockh.) 1908, Nr 35. — SMIDT: Arch. klin. Chir. 125, 26; 130, 307. — SOMMER: Bruns' Beitr. 120, 641. — SOSTEGNI u. WEIL: Soc. Lomb. Chir. 1937, S. 1687. — STAHNKE: Verh. dtsch. Ges. Chir. 1926, 45. — STARLINGER: Verh. dtsch. Ges. Chir. 1930, 564. — STEFANINI e BIANCHINI: Boll. Accad. med. Roma 62, 309. — STEGEMANN: Verh. dtsch. Ges. Chir. 1929, 133. — STEINBERG: Zit. nach GOSSET: (1) Binet Leç e physiol. med.-chir. Paris 1935. (2) Amer. J. Surg. 23, 137. — STÖHR jr.: (1) Virchows Arch. 292, H. 4, 95. (2) Dtsch. med. Wschr. 1934 I, 45. — STOLZ et WEISS: Bull. Soc. Nat. de Chir. 61, 237. — STRAATEN: Arch. klin. Chir. 176, 236. — STUBER: (1) Z. exper. Path. u. Pharmakol. 16, 295. (2) Münch. med. Wschr. 1914 II, 1263.

TANTZ: Inaug.-Diss. Gießen 1912. — THOMA: Inaug.-Diss. Würzburg 1915. — TOBLER: Z. physiol. Chem. 45, 185. — TORRACA: Sperimentale 74 (1920). — TROELL, LOSELL, KARLMARK: Mitt. Grenzgeb. Med. u. Chir. 40, 542.

UFFREDUZZI: Enderfolge beim Magen-Darmgeschwür. Verh. 44. ital. Chir.-Kongr. 1937, 1. UMBER: Dtsch. med. Wschr. 1935 II, 1265. — USADEL: Verh. dtsch. Ges. Chir. 1929, 131.

VECCHI: Arch. ital. Mal. Appar. diger. 5, 237. — VIOLA e GASBARDI: Arch. ital. Biol. 12, 3. — VIOLINI: Surg. etc. 65, 159 (1937). — VOLLMER u. SCREBRIJAKI: Z. Kinderheilk. 41, 209.

WANKE: Dtsch. Z. Chir. 220, 263. — WATERMANN u. HIRSCHFELD: Nederl. Tijdschr. Geneesk. 1937, 2622. Ref. Z.org. Chir. 85, 419. — WEISS: (1) J. belge. Gastroenterol. 5, 489. (2) Arch. franco-belg. Chir. 32, No 4. (3) Bull. Soc. Chir. Paris 56, 8. — WEISS et ARON: (1) Bull. Soc. nat. Chir. 59, 898. (2) Arch. des Mal Appar. digest. 24, 512. — WEISS, GRAVES, GURRIARAN: Proc. Verb. etc., 40. Kongr. franç. Chir. 1931, p. 302. — WERTHEIMER: (1) C. r. Soc. Biol. Paris 55 (1903). (2) Thèse de Lyon 1922. — WINKELBAUER: Arch. klin. Chir. 143, 649. — WINKELBAUER u. STARLINGER: Arch. klin. Chir. 140, 466. — WINTER: Klin. Wschr. 1934 II, 1454. — WITTE: Zbl. Chir. 1937, 1372. — WOLKOWITSCH: Diss. St. Petersburg 1898.

YOSHITOSHI: J. of orient. Med. 27, Nr 4.

ZADEK: Arch. Vdgskrkh. 18, H. 6. — ZUKSCHWERDT u. BECKER: Dtsch. Z. Chir. 241, 49. — ZUKSCHWERDT u. ECK: Dtsch. Z. Chir. 232, 299; 236, 424; 237, 458; 238, 568. — ZUKSCHWERDT u. HORSTMANN: Erg. Chir. 29, 440 (Lit.). — ZUKSCHWERDT u. ZETTEL: Dtsch. Z. Chir. 241, 55.

Darm.

Von Professor Dr. Th. Naegeli-Bonn.

I. Anatomie.

Der *Dünndarm* setzt sich aus dem Duodenum (30 cm), dem Jejunum ($2^1/_2$ bis 3 m) und dem Ileum ($3^1/_2$—4 m) zusammen.

Die *Gefäße* des Duodenums stammen aus den Aa. pancreatico duod. sup. et inf.

Die Gefäße des Jejunums und Ileums sind Zweige der A. mesent. sup.

Die *Lymphgefäße* ziehen zu den Lymphknoten vor und hinter dem Pankreaskopf, dann zu den Lg. coeliacae.

Die Lymphgefäße stellen zum Teil die Chylusgefäße dar. Sie verlaufen später im Mesenterium zentralwärts.

Die *Venen* des Darmes (mit Ausnahme des untersten Rectums) führen ihr Blut in die Pfortader ab.

Mit dem linken Ast der Pfortader tritt die V. umbilic. oder ihr obliterierter Rest das Lig. teres hep. in Verbindung.

Normalerweise nimmt der Dünndarm hauptsächlich den mittleren und unteren Abschnitt des Bauchraumes ein. Dies gilt auch nach operativen Eingriffen. Röntgenologisch ist diese Tatsache von Böse und Heyrovsky studiert worden, die sich die betreffenden Darmschlingen durch Einnähen von Schrotkörner kenntlich gemacht hatten. Beobachtungen an Tieren mit Bauchfenstern haben gezeigt, daß sich die Lage der Dünndärme insgesamt bei verschiedener Ernährung etwas ändert.

II. Physiologie.

Nach dem Übertritt in den *Zwölffingerdarm* wirken die Sekrete des Pankreas, der Darmdrüsen und der Leber auf den sauren Chymus. Sie dienen der Überführung der Kohlenhydrate, Fette und Eiweißkörper in resorbierbare wasserlösliche Substanzen. Schon nach verhältnismäßig kurzem Aufenthalt im Dünndarm reagiert der Chymus leicht alkalisch. Dies ist die Voraussetzung für die Wirkung der meisten Fermente des Pankreas und der Darmdrüsen. Erfüllt wird sie nicht zuletzt durch die schubweise gesteuerte Entleerung des Mageninhaltes in den Darm.

Der **Darmsaft** wird von den Lieberkühnschen Drüsen abgeschieden. Die Reingewinnung des Darmsaftes zur Erforschung seiner verdauenden Wirkung und des Sekretionsmechanismus gelingt im Tierexperiment durch Anlegung von Dünndarmfisteln.

Zur Erzielung eines reinen Darmsaftes wurden experimentell unter anderem folgende Methoden angegeben.

Das einfache Verfahren von Thiry mit Bildung eines nach außen offenen Dünndarmblindsackes ist verlassen. Dagegen findet die Thiry-Vellasche Methode, bei der ein mit seinem Mesenterium isoliertes Dünndarmstück mit beiden Enden in die Bauchwand eingenäht wird, Anwendung. Man kann dabei die verschiedensten Substanzen durch den isolierten Darm durchleiten. Aus der leeren Schlinge fließt Saft ab, wenn der übrige Darm mit Nahrung gefüllt wird. Der direkte Reiz der Nahrung wirkt verstärkend. Der so angeregte Erguß dauert 6—7 Stunden. Ob dabei Nerven eine Rolle spielen, ist zur Zeit noch ungewiß. Auch zur Klärung der Genese des Ulcus pepticum wurde diese Fistel herangezogen (vgl. Kapitel Magen).

ORBELI-SAWITSCH sahen bei einem Verwundeten, bei dem sich eine THIRY-VELLAsche Fistel gebildet hatte, daß mechanischer Reiz die Sekretion von Darmsaft hervorrief.

Zur Erzielung reinen Darmsaftes aus verschiedenen Teilen dient ein Verfahren von PAWLOW-GLINSKI. Längs des Darmes werden mehrere Metallfisteln angebracht. Öffnet man eine orale, so werden aus ihr Magenpankreassaft, Galle und Speisemassen ausgeschieden. Aus der analen entleert sich reiner Darmsaft.

Auch die *Polyfistel* von LONDON ermöglicht gesonderte Untersuchung des Darminhaltes aus verschiedenen Abschnitten.

Die **Motorik des Dünndarmes** ist für die chemischen Verdauungsvorgänge unbedingte Voraussetzung. Eine ständige Durchmischung des Inhaltes mit dem Verdauungssekret ist notwendig. Durch einen geregelten Abtransport wird immer wieder für neuen aus dem Magen übertretenden Speisebrei Platz geschaffen. Die erstgenannte Aufgabe wird durch Segmentation oder Mischbewegungen des Dünndarmes erfüllt. Es bilden sich gleichzeitig durch Anspannung der Muskulatur an verschiedenen Stellen kräftige Einschnürungen. Der an dieser Stelle befindliche Darminhalt wird in das zwischen zwei Einschnürungen liegende aborale erschlaffte Darmstück verschoben. Kurz darauf wechseln erschlaffte und kontrahierte Darmstücke ihre Tätigkeit. Auf diese Weise kommt es zu einer regelrechten Hin- und Herbewegung des Darmbreies. Der Rhythmus ist im duodenalen Ende wesentlich rascher als im cöcalen. Er scheint durch den zwischen Ring- und Längsmuskulatur gelegenen Plexus myentericus geregelt zu werden. Setzt man den wässerigen Extrakt von lebensfrischem Dünndarm zur RINGERschen Lösung, in welcher sich ein isolierter überlebender Dünndarm befindet, so wird dieser zu lebhafter Tätigkeit angeregt. Die Injektion solchen Extraktes ins Blut bringt im Tierversuch den Darm zu starker rhythmischer Kontraktion. Als Erreger der Darmmotorik kommt demnach ein im Darm enthaltener und wahrscheinlich dort gebildeter Stoff in Frage. Es handelt sich mit großer Wahrscheinlichkeit um das *Cholin,* das sich vom Lectin abspalten läßt. Cholin ist immer in der Darmwand nachweisbar. Es steigert die Darmtätigkeit schon in Verdünnungen von $1 : 100000$. Noch wirksamer ist das Acetylcholin.

Die regelnde Wirkung des Plexus mesentericus ist daraus ersichtlich, daß bei elektrischer Reizung der Darmmuskeln nach Entfernung dieses Nervengeflechtes eine lange Dauerkontraktion entsteht, während bei erhaltenem Plexus rhythmische Bewegungen beobachtet werden.

Die Auslösung der Peristaltik gelingt durch *Steigerung* des *Innendruckes,* z. B. durch Füllung im Darm. Danach kommt es zur Kontraktion der Muskulatur oralwärts. Cöcalwärts erschlafft sie. Bei hohem Tonus genügt bereits ein geringer Füllungsdruck, um sehr lebhafte Peristaltik hervorzurufen. Den unter Einwirkung des Splanchnicus schlaffen Darm vermag dagegen selbst eine beträchtliche Dehnung nicht zur Peristaltik zu veranlassen. Die gleiche Wirkung hat Ausschaltung des Vagus durch Atropin. Voluminöse Nahrung (Pflanzenkost) wird deshalb sehr viel lebhafter und rascher durch den Darm befördert als flüssige oder breiförmige. Andererseits kann durch sympathische und parasympathische Innervierung der ganze Vorgang gehemmt oder gefördert werden.

Eine *Antiperistaltik,* die vom Coecum nach dem Duodenum gerichtet ist, gibt es nicht. Wenn man experimentell ein Darmstück herausnimmt und umgekehrt einschaltet, so bleibt in diesem die Peristaltik in der ursprünglichen Richtung bestehen. Es kommt dadurch je nach seiner Länge nicht nur zu einer Hemmung der Transportfunktion, sondern unter Umständen sogar zu einem Darmverschluß. Letzteres kann auch eintreten, wenn ein Darmstück motorisch gelähmt ist.

Der normale Dünndarm besitzt *bactericide Stoffe,* deren Natur noch unbekannt ist.

Versagen diese, so kommt es zum Heraufwandern der Keime aus den tieferen Darmabschnitten. Der Nutzen dieser Bakterien ist nicht sicher festzustellen. Die Aufzucht junger Tiere ohne Darmbakterien ist wiederholt gelungen.

4—5 Stunden nach der Aufnahme einer Mahlzeit tritt der erste Inhalt durch die Ileocöcalklappe in den *Dickdarm* über. Er ist dann beim Menschen weitgehend frei von verdauungsfähigen und resorbierbaren Nahrungsbestandteilen. Der Dünndarm hat die Verdauung und Resorption so weit getrieben, daß dem Dickdarm eine solche kaum mehr übrig bleibt.

Die *Schleimhaut* liefert ein serös schleimiges Sekret, das als Gleit- oder Schmiermittel wirkt. Die Fähigkeit der Resorption ist eine äußerst geringfügige. Nährklistiere, welche nicht bis in den Dünndarm hinaufgelangen, können deshalb kaum resorbiert werden mit Ausnahme des Wassers. Während in 24 Stunden etwa 500 g Chymus durch die Ileocöcalklappe abgehen, werden nur 130—150 g Kot aus dem Mastdarm entleert.

Die *Eindickung* des Darminhaltes durch Wasserresorption im eben erwähnten Umfange ist eine der Hauptaufgaben des Colon. Der größere Teil dieses Wassers entstammt nicht der Nahrung, sondern den Verdauungssäften, die als Speichel, Magensaft, Bauchspeichel, Galle, Darmsaft in vielen Litern täglich in das Darminnere ausgeschieden werden.

Die auffälligsten chemischen Veränderungen des Darminhaltes im Colon sind *bakterieller* Natur. Während Magen und oberster Teil des Dünndarmes nahezu keimfrei sind, ist der cöcale Dünndarmanteil und noch mehr das Colon Sitz einer physiologischen Darmflora. Es handelt sich um obligate und fakultative Anaerobier, z. B. Bact. coli com., Bact. lact. aerog., sowie eine große Zahl anderer Bakterienarten. Diese bedingen die Gärung und Fäulnis, wobei eine Aufspaltung der Kohlenhydrate bzw. Eiweißkörper bis zu völlig energiearmen Endprodukten erfolgt.

Die **Bewegungen des Dickdarmes** sind wesentlich andere wie die des Dünndarmes.. Eine ausgesprochene Antiperistaltik bringt den Coloninhalt bis in das Coecum hinauf. Der Übertritt in den Dünndarm wird dort durch festen Verschluß der Ileocöcalklappe verhindert, kommt bei deren Insuffizienz aber vor. Die analwärts gerichtete Peristaltik verläuft sehr unregelmäßig. Ab und zu wird sie lebhaft, um dann für längere Zeit völlig zu fehlen. Besonders kräftig wird sie bei Aufnahme einer neuen Mahlzeit oder bei der Mastdarmentleerung. Die Motorik wird gefördert durch parasympathische Fasern, gehemmt durch sympathische.

Über die funktionelle Bedeutung der Nervengeflechte unter der Schleimhaut und zwischen den Muskelschichten ist man genau so wenig klar wie beim Dünndarm.

Nachdem sich der Darminhalt 8—12 Stunden im Dickdarm aufgehalten hat, tritt er durch eine kräftige Kontraktion in den meist leeren Mastdarm. Es kommt zur subjektiven Empfindung des *Stuhldranges*. Bei längerer Verweildauer des Kotes kann dieses Gefühl schwinden, um mit Eintritt neuen Darminhaltes wieder aufzutreten. Der Tonus des glatten M. sphincter ani int. und des quergestreiften M. sphincter ani ext. verhindert normalerweise, daß die leichte Peristaltik des Mastdarmes, welche durch den mechanischen Reiz der eintretenden Kotmassen verursacht wird, zum Austritt von Kot durch den

After führt. Erst wenn willkürlich vom Großhirn der reflektorisch unterhaltende Tonus des Schließmuskels überwunden wird, kommt es zur Austreibung des Mastdarminhaltes.

Der *Kot* setzt sich aus den unverdauten Nahrungsbestandteilen zusammen, namentlich pflanzlicher Cellulose und elastischen Fasern, sowie Keratinbestandteilen der Fleischkost. Außerdem enthält er Schleim und Gallenbestandteile, abgestoßene Epithelien und Bakterien. Bei guter gemischter Kost erscheinen im Kot 5—6% der Trockensubstanz der Nahrung, bei starker Nahrungsaufnahme kann durch die Abscheidung unverdauter Nahrungsstoffe dieser Prozentsatz und damit die Gesamtmasse des Kotes, die normalerweise 125 g pro Tag beträgt (REIN), bis auf 1000 cm ansteigen. Die beim Gesunden in der Trockensubstanz abgesetzte Bakterienmenge soll etwa $^{1}/_{4}$—$^{1}/_{8}$ des Gewichtes betragen.

Besonderen eindeutigen Aufschluß über die Darmbewegungen gewinnt man mit dem Verfahren des *Bauchfensters* (KATSCH und BORCHERS), sowie mit Hilfe der Röntgenkinematographie.

Nach JANKER und WILDEGANS zeigt der Dickdarm neben den üblichen Bewegungen solche, bei denen ein Teil des Kontrastmittels anterograd, ein anderer retrograd gleichzeitig bewegt wird. Die sog. Pendel- oder Mischbewegungen sieht man normalerweise in der Hauptsache im proximalen Dickdarm. Außer dieser werden sog. Knetbewegungen beobachtet. Die Kotballen werden dann durch langsamere oder häufigere schnell ablaufende peristaltische Wellen analwärts befördert, um schließlich durch den After entleert zu werden. Die großen Colonbewegungen setzen meist im Querdarm ein, der Darm wird durch schnell aufeinanderfolgende Zusammenziehungen durchwandert, die analwärts fortschreiten, kleinere und größere Kotballen vor sich herführen.

Jeder lokal den Dünndarm treffende Reiz führt unterhalb eine Erschlaffung und oberhalb eine abwärtslaufende Kontraktion herbei (TRENDELENBURG, BAYLISS, MAGNUS). Ein dauernd wirkender Reiz, der in einem unüberwindlichen Hindernis besteht, muß dazu führen, daß durch die Pressungswellen der Inhalt in den unmittelbar über dem Verschluß gelegenen Abschnitt hineingetrieben wird und der hohe Druck, der hier herrscht, wirkt seinerseits als verstärkter hoch hinaufreichender Reiz und löst dann noch höher oben Kontraktionen aus, wenn die aufs äußerste geblähte Wand weiter unten bereits gelähmt ist. Wird die Dehnung vermehrt, so antwortet die geblähte Stelle zunächst träge auf elektrische und andersartige Reize und wird schließlich gelähmt. Wird der Darm entlastet, so nimmt er mit einer gewissen Verzögerung seine Reizbarkeit wieder auf. Am Kaninchendarm wurde nachgewiesen, daß der kollabierte abführende Darmschenkel prompt auf schwache faradische Reize antwortet, 3 cm oberhalb der Verschlußgrenze ist die Erregung kurze Zeit nach dem Verschluß auch für stärkeren Strom erloschen, 20 cm oberhalb abgeschwächt aber erhalten. 3 Minuten nach Lösung des abschnürenden Bandes erfolgt zunächst keine Wiederkehr der Reizbarkeit auf ganz schwache Ströme. Durch die Dehnung des Darmes entsteht also oberhalb eines glatten Verschlusses eine Lähmung, die mechanisch durch Entlastung des Darmes beseitigt werden kann.

Der wichtigste *Resorptionsort* für die Nahrungsstoffe ist der *Dünndarm*. Im Magen werden nur Spuren von Wasser und Alkohol durch die Schleimhaut aufgenommen, im Dickdarm hauptsächlich Wasser. Durch seine große Länge und die Entwicklung der *Darmzotten* bietet der Dünndarm eine besonders ausgiebige Berührungsfläche für den Chymus, durch die die Stoffaufnahme in den Organismus erfolgen kann. Die Zotten senken sich in die Tiefe des vorübergleitenden Chymus ein. Sie verharren dabei keineswegs passiv, sondern führen rhythmische Bewegungen aus (VERZAR). Etwa 3—4mal in der Minute verkürzen sie sich, um dann viel langsamer wieder zur Ausgangslänge zurückzukehren. Wahrscheinlich ist dies die Folge der glatten Muskulatur. Anreiz zur Verkürzung ist die Benetzung der Schleimhaut mit Wasser oder die Verabfolgung von trockenem Hefeextrakt auf die Oberfläche einer einzelnen Zotte, zweifellos also chemische Reize. Aber auch mechanischer Reiz mit einem Haar hat Erfolg, wenn er an der Basis der Zotten einsetzt. Es ist anzunehmen, daß das feine Nervennetz der Zotten auf chemische Reize anspricht. Als motorisch nervöses Zentrum darf der Plexus submucosus gelten. *Cholin* und *Acetylcholin* ist ohne Einfluß auf diesen Plexus und auf die Zottenbewegung. Dagegen wird durch Oberflächenanästhesie die Zottenbewegung gehemmt. Der Sinn der Zottenbewegung wird in einer mechanischen Förderung des Aufsaugungsvorganges gesehen, wobei das zentrale Zottenlymphgefäß in die größeren Lymphgefäße mechanisch entleert wird (VERZAR). In der Tat wird an einem Darmstück mit voll ausgebildeter Pumpbewegung der Zotten eine merklich größere Resorptionsgeschwindigkeit beobachtet als an einem solchen mit stillstehenden Zotten.

Exkretion. Auch der Darm besitzt die Fähigkeit der *Exkretion.* Er scheidet mehr schwerlösliche Substanzen aus. Sie läßt sich durch parenterale Zufuhr und durch den Nachweis im Inhalt isolierter Darmteile prüfen. Der Dickdarm ist besonders beteiligt. Bedeutsam ist die Ausscheidung von Metallen wie Fe, Mg, Bi, Li, Kobalt, Barium, Strontion u. a.

Bei der Hg-Vergiftung findet man eine schwere hämorrhagische nekrotisierende Entzündung der Dickdarmschleimhaut.

Auch bei der Pb-Vergiftung wird das Metall im Colon ausgeschieden. Das Symptom der Bleikolik steht dazu in enger Beziehung. Bei Niereninsuffizienz kann der Darm vikariierend Substanzen der Rest-N-Gruppe, insbesondere Harnstoff ausscheiden, der durch bakterielle Spaltung in Ammoniak verwandelt wird.

Die Ausscheidung von Mo, Atropin, Jod, Brom, Salzsäure ist weniger wichtig.

III. Darmfisteln.

Hohe *Dünndarmfisteln* sind bekanntlich besonders gefährlich, d. h. prognostisch ungünstig. Die Hauptrolle spielt der Flüssigkeitsverlust. Er kommt aber als einzige Ursache nicht in Frage, weil parenterale Zufuhr den schweren Zustand nicht zu beheben vermag. Je höher die Fistel gelegen, desto schneller gehen die Tiere zugrunde. Auffallend ist der Zusammenhang zwischen Fistelhöhe und Grad der Blutveränderung. Bei unterhalb des Duodenums angelegten Fisteln ist die Herabsetzung des Chlors und die Steigerung des Reststickstoffes besonders ausgeprägt, bei den mehr analwärts gelegenen bestanden geringere Abweichungen. Stets ließ sich aber ein Zusammenhang zwischen Chlor und Reststickstoff feststellen. Nach BLUM ist danach der Schluß. berechtigt, diese Steigerung des Reststickstoffes als hypochlorämische Acotämie zu bezeichnen. BLUM u. a. betrachten sie als Regulationsvorgang zur Erhaltung des osmotischen Gleichgewichtes, der durch Wasser- und Kochsalzverlust gestört wird. Sie sei ein Gewebsphänomen, das von einer Störung der Nierenfunktion unabhängig sei. MICHALOWSKI und VOGELFANGER haben Fistelhunden 30 ccm einer 20%igen Kochsalzlösung intravenös injiziert. Stets kam es zu Steigerung der Blutchloride und zur Herabsetzung des Reststickstoffes. Die größten Werte wurden schon in der ersten Stunde nach der Injektion festgestellt. Danach glauben sie, daß die hypochlorämische Hyperacotämie den schweren Krankheitszustand bei hoher Darmfistel bedinge. Dieser Folgezustand solcher Fisteln kann durch Kochsalzzufuhr günstig beeinflußt werden.

WALTERS und BOLLMANN haben experimentell nachgewiesen, daß die Anlegung einer Duodenalfistel nicht so gefährlich ist, wenn man vorher den Ductus Wirsungianus unterhalb jener in den Darm einnäht. Daraus ließe sich die Bedeutung der Pankreasfermente ableiten.

Eine Kompensation des großen Flüssigkeitsverlustes nach Dünndarmfistel durch herabgesetzte Urinausscheidung ist natürlich unzureichend.

Bei der *Colonfistel* kommt es zu keinen Störungen der Ernährung. Hierbei fällt — je nach der Höhe — höchstens die Rückresorption von Flüssigkeit weg. An Kranken mit *Colostomie* (völliger Durchtrennung) wurden von CURRY und BARGEN Versuche über *Aufsaugung* und *Ausscheidung* verschiedener Mittel in den analwärts gelegenen Colonabschnitten vorgenommen. Nach Reinigung des Darmes wurde das zu prüfende Mittel in die Colostomie eingeführt, nach einiger Zeit vom Anus herausgespült und Spülflüssigkeit und Urin chemisch untersucht. Zur Prüfung der Ausscheidung wurden die Mittel oral oder intravenös verabreicht. Methylenblau wird danach vom Dickdarm aufgesaugt und mit dem Urin ausgeschieden, desgleichen Atropin, das Erweiterung der Pupillen und Verminderung der Speichelabsonderung hervorrief, Arsen war im Urin und Stuhl nachweisbar. Die Resorption von Glykose im Colon äußerte sich in erhöhtem respiratorischem Quotienten oder erhöhter Wärmebildung oder in beiden. Eine Ausscheidung in den distalen Darmabschnitt erfolgte bei Methylenblau und Glykose nicht. Arsenik wurde in mehreren Fällen in höheren Mengen als mit dem Urin ausgeschieden.

IV. Darmresektion und Ausschaltung.

BARCO führte Versuche an Hunden aus, bei denen er $^1/_3$, $^1/_2$, über $^2/_3$ bzw. den ganzen Dünndarm *resezierte*. Bei diesen Tieren wurde der Aminosäuregehalt des Blutes festgestellt. Bei der ersten Gruppe mit $^1/_3$-Resektion kam es ungefähr 15 Tage nach dem Eingriff zu einer ganz leichten Erhöhung der Werte, die aber nach 30 Tagen wieder zur Norm absank. Die zweite Gruppe zeigte eine ähnliche Kurve, doch stiegen die Werte etwas höher an, hielten sich auch länger. Der Normalwert wurde erst nach etwa 60 Tagen erreicht. Bei der dritten und vierten Gruppe kam es zu einem dauernden Anstieg bis zum tödlichen Ende, wobei bei der vierten Gruppe der Anstieg rascher und der Tod früher eintrat. Der Aminosäuregehalt des Blutes ist also abhängig von der Länge des im Tier vorhandenen Dünndarmabschnittes.

NOETZEL wies darauf hin, daß die *Länge des Dünndarmes* beim normalen Menschen verschieden angegeben wird, und zwar auf 5—7 m. Er glaubt, daß diese Verschiedenheit nicht so sehr individuell anatomisch bedingt sei, sondern in der Art der Herausnahme des Darmes aus der Leiche und in technischen Zufälligkeiten liege. Untersuchungen mit Sonden haben sehr überraschende Resultate ergeben, welche die Bedeutung der Längsmuskulatur und der Befestigung am Mesenterium ins rechte Licht setzen. Eine geschluckte Sonde, welche am Anus zum Vorschein kam, hatte nur einen Weg von $2^1/_2$ m zurückgelegt. Systematische Untersuchungen von VAN DER REIS und SCHEMBRA an zahlreichen Personen ergaben als ganze Länge $2^1/_2$—$2^3/_4$ m. Die Länge am Mesenterialansatz (Sondenmessung) ist also erheblich geringer wie die des herausgeschnittenen Darmes. NOETZEL berichtet über einen Fall einer *Dünndarmresektion* von 8,20 m Länge im Anschluß an eine Uterusperforation. Die Patientin zeigte anfänglich dünnflüssige Darmentleerungen und schwere Tetanie, die durch Calc. lact. behoben wurden. Nach 8 Monaten verminderten sich die Entleerungen auf 4—12. NOETZEL schätzt das entfernte Stück auf $^4/_5$ der gesamten und den zurückgelassenen Darm auf 1 m Länge. In einem ähnlichen Fall von RUPP, wo nur 25—30 cm zurückblieben, erfolgte der Tod nach 7 Monaten. Nach einer Resektion von 4 m Dünndarm war noch nach 10 Jahren ein befriedigender Befund berichtet. FRANGENHEIM berichtet über Spätfolgen nach ausgedehnter Dünndarmresektion. Als Länge werden 6 m,

d. h. Schwankungen zwischen 3,8 und 11 m angegeben. Bei Verkürzung um
33% oder weniger, d. h. 0,75—1,25 m Darm (4 Kranke), ergab die Nachuntersuchung Neigung zu Durchfällen (3—4mal täglich). Dagegen blieb das
Gewicht und die Arbeitsfähigkeit. Es bestand eine mangelnde Ausnützung von
Fett, eine geringe Eiweißgärung, aber normale Kohlenhydratausnützung. Bei
der zweiten Gruppe betrug die Entfernung mehr als $^1/_3$, weniger als $^3/_4$, d. h.
etwa 2,5—3,5 m (= 50—60%). 2 Kranke lebten 10 bzw. $3^1/_2$ Jahre, verrichteten
leichte Arbeit, zeigten Neigung zu Durchfällen. Die Gewichtsabnahme betrug
20 Pfund.

Bei Wegfall von 75% und mehr erfolgte der Tod nach Monaten oder wenigen
Jahren an Marasmus. In einem Fall, wo 4,8 m entfernt wurde, der Rest
60—70 cm, etwa 10% betrug, wurden 4—9 dünnbreiige Stühle verzeichnet.
Der Kranke erlag dem Eingriff nach $^1/_4$ Jahr.

Nur über wenige Resektionen von 80% liegen Nachrichten vor. Einer starb
nach 6 Monaten an Tbc. pulm., ein anderer nach $2^1/_2$ Jahren an Marasmus.
Bei Verkürzung des Dünndarmes um $^1/_4$—$^1/_3$, i.e. 1—2 m wird die Leistungsfähigkeit nicht gefährdet. Leichte Insuffizienzerscheinungen sind oft nach Jahren
noch nicht kompensiert. Es besteht eine Verminderung der Fettresorption,
Neigung zu Durchfällen, erhöhter Wassergehalt der Faeces. Am Magen und
zurückbleibenden Darm lassen sich aber keine Hypertrophie oder Hyperplasie
nachweisen. Bei Verkürzung um 50% wird volles Gewicht nicht aufrechterhalten. Verkürzung um 75% führt zu Siechtum und Exitus.

Die Frage, ob die Resektion des *Jejunums* gefährlicher sei als die des *Ileums,*
ist nicht einheitlich beantwortet worden. TRZEBICKI, ALBU, BLAYNEY geben
an, daß die Entfernung des Jejunums schlechter vertragen werde, weil dieses
eine wichtigere Rolle bei der Aufnahme der Nahrung spiele.

DILIBERTI-HERBIN, SOYESIMA u. a. fanden keinen Unterschied. Bezüglich
der Resorption sind nach LIEBLEINS Untersuchungen zwei gleichlange Jejunum-
bzw. Ileumschlingen gleichwertig. Wahrscheinlich erfolgt auch hier eine weitgehende Anpassung.

Die Nachbehandlung ausgiebiger Resektionen erfordert eine bestimmte Diät,
Verminderung von Fettzufuhr, Bevorzugung von Kohlenhydraten, eventuell
einige Tropfen Opium. Einmal wurde nach großer Dünndarmresektion ein
Magengeschwür beobachtet (HOFFMANN, FRANGENHEIM). DE QUERVAIN berichtet
über schwere Anämie nach Dünndarmresektion.

Untersuchungen von WHITAKER und BARGEN an 45 Fällen von *Dickdarm-*
resektion oder Umgehung ergaben einen Rückgang des Serum-Calciumspiegels
sowie stark wässerigen alkalischen Stuhl. Nach etwa 3 Monaten übernahm das
erweiterte untere Dünndarmende die Eindickung des Stuhles. Dann pflegte das
Körpergewicht wieder zur Norm zurückzukehren.

Neuerdings berichtet OKAMOTO über Dauerresultate. Nach Entfernung des
ganzen Dickdarms sind die Resultate verschieden. Danach kommen die Tiere
anfänglich außerordentlich herunter, erholen sich aber nach etwa 1 Monat.

Histologische Untersuchung der Eingeweide ergab keinerlei Veränderungen.
Nur an der Anastomose fanden sich lokale akut bzw. chronisch entzündliche
Veränderungen. Röntgenologisch stellte OKAMOTO eine abnorme Erweiterung
des unteren Endes und eine Verlangsamung der Funktion des Dünndarmes fest.
Die morphologischen Veränderungen des Inhaltes verursachten abnorme Kontraktion der Muskulatur des Darmrestes und dadurch Verzögerung der Austreibung, Veränderungen, die rein funktioneller Natur waren.

RITTER untersuchte 30 Fälle verschiedenster Darmresektionen röntgenologisch und klinisch nach einigen Wochen bis 13 Jahren. Er bestätigte dabei,
daß *Dünn-* und *Dick*darm ein ausgeprägtes Anpassungsvermögen besitzen. Die

Fähigkeit, sich der neuen Situation andersartiger Einflüsse mit ihren auch graduell verschiedenen Anforderungen zu adaptieren, zeigte sich unter den wechselnden Verhältnissen in abgestuftem Maße. Dadurch trägt der Organismus mit dazu bei, die Resultate an sich verstümmelnder und oft nicht in der wünschbar günstigen Weise ausführbarer Eingriffe in funktioneller, zum Teil auch sogar anatomischer Hinsicht der Norm zu nähern.

Bei einer ausgiebigen Dünndarmresektion mit anisoperistaltischer Seit-zu-Seit-Anastomose fand sich eine erhebliche Blindsackausweitung. Sie wird von RITTER als Anpassungsvorgang zum Ausgleich der verkürzten und beschleunigten Dünndarmpassage angesehen.

Bei einer Hemicolektomie und seitlicher iso- bzw. anisoperistaltischer Anastomose wies RITTER als Ersatz für den Wegfall der BAUHINschen Klappe eine Cöcalisation (SCHNEIDER) bzw. Colosationsbildung (WEISS) nicht nur in Form einer einfachen Erweiterung der zuführenden Dünndarmschlingen nach. Er berichtet über einen Vorgang von vier Stadien. Diese äußern sich in einer mäßigen Blindsackbildung am Ileumende und leichter Entleerung, in stärkerer Blindsackausweitung mit erschwerter beschwerdefreier Entleerung, in Erweiterung der zuführenden Ileumschlinge und schließlich in Haustrierung der zuführenden erweiterten Ileumschlinge. Diese verschiedenen Folgezustände können zum Teil miteinander kombiniert sein. An der Anastomosenstelle zeigt die Schleimhaut meist den Charakter des Ascendenstypus. Nach subtotaler *Colektomie* wurde zum Ersatz eine erhebliche Blindsackbildung an den Ileumbürzeln angestrebt (Anastomose anisoperistaltisch). Damit erzielte man sogar eher eine Verstopfung. Als Anpassungserscheinungen einer Colon-Querresektion nahm das Schleimhautrelief des abführenden heruntergezogenen Querdarmteiles fast völligen Descendenscharakter an. Es zeigte statt wechselnder Quer- und Längsstreifung fast ausschließlich breite Längsfurchung. Schließlich zeigte eine Patientin mit *alter Colon-Querresektion* und *frischer subtotaler Dünndarmresektion* End-zu-Seit, Ileum-Colon ascendens trotz starker Verkürzung des Dünndarmes (Rest etwa 60—70 cm) keine wesentlichen Störungen im Ablauf der Darmpassage. Die Patientin war fast beschwerdefrei. Der Stuhl war breiig, 1—2mal täglich.

Danach kann selbst nach ausgedehnten Darmresektionen unter besonderer Technik eine weitgehende Anpassung erfolgen und schwerere Ausfallserscheinungen besonders bei entsprechenden diätetischen Maßnahmen fast völlig fehlen.

Als *Ersatz* von Sigma und Colon pelv. verwendete NORDMANN eine 40 cm lange isoperistaltisch eingenähte Dünndarmschlinge. Nach HABERLAND kommt es dabei nicht zur Resorption giftiger Stuhlbestandteile. Die Bewegungen des Dickdarmes gehen nicht direkt auf den Dünndarm über, machen an der Einpflanzungsstelle Halt, der Stuhl wird mehr passiv durch die Wirkung der Dickdarmperistaltik hindurchgetrieben. Die Schleimhaut wandelt sich langsam in solche des Dickdarmes um. Das ausgeschaltete Darmstück paßt sich der neuen Funktion an, zeigt späterhin kräftigere Muskulatur.

Über ähnliche Einpflanzungen von Dünndarmschlingen in operativ gesetzte Dickdarmdefekte berichten auch BRANDT und FINSTERER. Der wegen Krebs von FINSTERER Operierte starb 4 Monate später. Die eingeschaltete Ileumschlinge zeigte eine deutliche Hypertrophie.

SEGALE berichtet über Versuche an Hunden, bei denen er *Dünndarmstücke* von 30—50 cm Länge in *umgekehrter Richtung* in die Kontinuität wieder einnähte. Die Tiere wurden über 3—6 Monate beobachtet. Sie zeigten keine schwereren Störungen. Die Röntgenuntersuchung ergab eine teilweise Stauung und Erweiterung oberhalb dieser Schlinge, die mit der Zeit zunahm. Die Peristaltik in dem umgekehrten Darmstück behielt ihre ursprüngliche Richtung. Bei der Autopsie fand man eine beträchtliche Erweiterung des Lumens im Bereich der oberen Anastomose und der zuführenden Schlinge. In dieser waren noch Fremdkörper und feste Nahrungsbestandteile zum Teil in solcher Menge vorhanden, daß sie das Lumen beinahe verstopften. Die Erweiterung war mit einer Hypertrophie der betreffenden Schlinge verknüpft. Die umgekehrt eingenähte Darmschlinge behält also die ursprüngliche Richtung ihrer Peristaltik bei. Flüssige oder breiige Substanzen werden durch eine Mehrarbeit der oralen

Abschnitte weiterbefördert. Die festen Bestandteile reizen das umgekehrt eingepflanzte Darmstück zu Peristaltik, wodurch der Inhalt an der Passage verhindert wird. Die subtotale Umkehrung des Dünndarmes, die einen Teil des Duodenums, des Jejunums und Ileums bis auf die untersten 15—20 cm betrifft bzw. nur diejenige von Jejunum und Ileum ist nicht mit dem Fortführen des Lebens der Tiere vereinbar. Die beschränkte Lebensdauer beweist das Fehlen irgendwelcher antiperistaltischer Bewegungen.

TÖNNIS legte bei Hunden Jejunalblindsäcke an, die sich in peristaltischer Richtung füllten. Nach 2—3 Monaten erwiesen sich die Blindsäcke enorm dilatiert, mit Knochenstückchen, Steinchen u. dgl. angefüllt. Eine antiperistaltische Bewegung kommt in ihnen nicht vor. Nach Füllung von einer Fistel zeigten röntgenologische Beobachtungen, daß Flüssigkeit wenn auch langsam retrograd bewegt werden kann. Die Hunde starben nach 3—4 Monaten unter starker Abmagerung, bei allen fand sich Anämie zum Teil mit hyperchromen Phasen. NAEGELIs Versuche führten zum selben Resultat. Die Tiere erholten sich sehr rasch, wenn die Blindsäcke entfernt wurden. Weniger schwer auf den Allgemeinzustand wirkten sich Blindsackbildungen am Magen aus.

TÖNNIS stellte bei solchen Blindsäcken im Jejunum eine intestinale Autointoxikation mit hochgradiger Zerfallsanämie, Hemmung der Erythropoese, Gewichtsabnahme, Rest-N-Anstieg, Degeneration in der Leber und nephrotische Veränderungen in den Nieren fest. Diese Veränderungen fanden sich am stärksten bei Jejunumblindsäcken. Die Frage, ob hieran die Resorptionsstärke der Schleimhaut oder der in den verschiedenen Abschnitten anders zusammengesetzte Darminhalt schuld ist, ließ sich durch Transplantation von Blindsäcken — Jejunumblindsack an das Ileum und Ileumblindsack an das Jejunum — zugunsten der letzteren Annahme beantworten. Nach Exstirpation des Blindsackes ging die Intoxikation zurück. Adsorgan und Leberpräparate verzögerten oder verhüteten den Eintritt der Intoxikation.

RUEDEL fand bei ähnlicher Versuchsanordnung Parenchymschädigung von Leber und Nieren, wobei die Tiere 50—122 Tage gelebt hatten.

A. W. FISCHER berichtete über Versuche, welche in ähnlicher Richtung wie diejenigen von TÖNNIS gingen und gemeinsam mit BECHER von der VOLHARDschen Klinik ausgeführt wurden. Das besondere Ziel war, die Frage einer Giftresorption bei Überfluten von Dickdarminhalt in den Dünndarm zu prüfen und so namentlich zu der Frage der sog. Ileumstase Stellung zu nehmen. Es wurde an Hunden operativ ein Stück Dünndarm in den Dickdarmverlauf eingeschaltet, so daß der Dickdarmkot den Dünndarm passieren mußte. In diesem Dünndarmstück kommt es zur Stauung besonders an den Anastomosenstellen. Als Gifte scheinen im wesentlichen Phenol, Phenolderivate, Indol und bestimmte Amine eine Rolle zu spielen, welche auch schon normalerweise in kleinen Mengen im Darm entstehen. Weiterhin wurde die Entgiftungskapazität der Leber geprüft. Exstirpiert man einem Hund mit einer derartigen künstlichen Ileumstase die Nieren, so geht er nach einem Tage ein, er lebt also nur einen Bruchteil der Zeit, welche sonst erfahrungsgemäß Hunde nach Herausnahme der Nieren leben.

Sowohl Dünndarm wie Dickdarm fanden Verwendung zum *Ersatz* oder der *Vergrößerung von Schrumpfblasen* oder bei *Blasenektopie.* So hat MAKKAS aus dem durch die Appendix nach außen geleiteten Coecum, in das die Ureteren eingepflanzt wurden, eine neue Blase geschaffen. MAYDL bzw. COFFEY u. a. haben die Flex. sigmoidea zum selben Zweck verwandt. Voraussetzung ist natürlich, daß von diesen Darmteilen keine Resorption des Urins stattfindet, was wohl eher für die tieferen Abschnitte wie für die höheren zutrifft. NAEGELI hat bei einer Ableitung des Urins in die Sigmaschlinge anfänglich eine Erhöhung des Rest-N nachweisen können, die wohl als Folge teilweiser Resorption des Urins aufzufassen ist. Doch scheint dieselbe langsam zurückzugehen, da im weiteren Verlauf die Darmschleimhaut ihren Charakter ändert, d. h. sich den neuen Anforderungen anpaßt (vgl. Kap. Blase).

Daß die Wirkung des Urins auf die Darmschleimhaut nicht immer belanglos ist, ergab eine Beobachtung, wo an eine inkontinente weibliche Blase das Coecum und Ascendens angeschaltet und damit ein Hohlorgan von 250 ccm Fassungsvermögen geschafften wurde, mit der Möglichkeit der Entleerung durch Appendicostomie. Anschließend an eine schwere ammoniakalische Cystitis stieß sich durch eine Fistel die total nekrotische Blasenwandung in die Vagina ab. Es handelte sich um eine schwere Cystitis gangraenescens, bei der eine Nachuntersuchung 3 Monate später völlige Schleimhautregeneration — in der Nähe der Anastomose Darm, sonst Blasenschleimhaut — ergab.

SCHEELE, v. GAZA, NAEGELI u. a. vergrößerten das Fassungsvermögen einer Schrumpfblase dadurch, daß ausgeschaltete Dünndarmschlingen mit der Blase anastomosiert wurden. Wie besonders Experimente von NAEGELI ergaben, muß die Darmschlinge peristaltisch nach dem Blasenlumen hin gerichtet sein, da es bei umgekehrten Anastomosen zu einer erheblichen Erweiterung und schweren Wandveränderung kam. Dies ist als Folge längeren Verweilens des Urins anzusprechen und einer dadurch vermehrten Resorption. Als einzige Todesursache eines am 9. Tag verstorbenen Tieres mußte Urinintoxikation angenommen werden. SCHEELE verwendete eine ringförmig ausgeschaltete Schlinge, durch die Stauungserscheinungen am besten ausgeschlossen werden können (vgl. Kapitel Blase).

Versuche von v. HABERER u. a. haben ergeben, daß die Peristaltik an der Resektionsstelle eine *Unterbrechung* erleidet. Experimentell wies v. HABERER nach, daß bei elektrischer Reizung die peristaltische Welle bei der End-zu-End-Naht nicht über die Nahtstelle hinwegging. Ein oberhalb der Naht künstlich gefüllter Darm entleerte seinen Inhalt nur unvollkommen durch die Anastomose. Eine Verschlechterung trat dann ein, wenn schon vor der Operation die Peristaltik geschädigt ist. HABERER empfiehlt daher das Anlegen einer WITZEL-Fistel oberhalb einer Dickdarmresektion, durch die eine unerwünschte Gasblähung mit all ihren Folgen vermieden wird.

TORRACA stellte 27 Fälle aus der Literatur zusammen, bei denen irrtümlicherweise eine *Anastomose* zwischen *Magen* und einer mehr oder weniger *tiefen Ileumschlinge* ausgeführt worden war. Bei 22 werden genauere Angaben über die Höhe des Sitzes gemacht. Bei den meisten war eine einfache Gastroenterostomie, im Fall von NAEGELI eine solche Anastomose im Anschluß an eine Magenresektion wegen Ulcus duodeni vorgenommen worden. 5mal war es später zu einem Ulcus pepticum im Darm gekommen.

Die Spätfolgen solcher falscher Anastomosen sind im Hinblick auf die Ernährung, d. h. den Gesamtzustand und den Darm bei der Gastroenterostomie größtenteils davon abhängig, ob der Pylorus durchgängig ist oder nicht. Im ersteren Falle pflegt sich ein Teil des Speisebreies auf dem normalen Weg zu entleeren. Dadurch wird eine genügende Ernährung gewährleistet und außerdem der Mageninhalt richtig neutralisiert. Dies ist natürlich anders, wenn sich der gesamte Speisebrei, wie im Fall von NAEGELI, durch die Anastomose entleeren muß. Hierbei kommt es zu schweren Ernährungsstörungen, Ödemen, Durchfällen, die das Leben schon nach wenigen Wochen oder Monaten außerordentlich gefährden. In diesem Falle wurde 7 Monate nach dem ersten Eingriff die falsche Anastomose beseitigt, wodurch Heilung erzielt wurde. Die vorausgegangene Resektion hatte den Kranken wahrscheinlich vor dem Ulcus pepticum bewahrt (vgl. Kapitel Magen).

V. Appendix.

Von großer praktischer Bedeutung sind die Erkrankungen des *Proc. vermiformis* i. e. *Blinddarmanhanges*. Seine physiologische Bedeutungslosigkeit wird durch die große Zahl operativer Entfernungen täglich bewiesen.

Die Länge des Wurmfortsatzes ist sehr variabel. Sie schwankt zwischen 2—20 cm, die Weite zwischen $^1/_2$—1 cm. Seine Lage wechselt außerordentlich. Während der Gravidität werden häufig Coecum und Proc. vermiformis durch den vergrößerten Uterus nach oben verlagert. An der Einmündungsstelle ins Coecum zeigt er meist eine Klappe. Arterie und Vene sind Äste der Mesenterialgefäße.

Anatomisch ist der Reichtum an lymphoidem Gewebe auffallend, dem eine gewisse funktionelle Bedeutung zugemessen wurde (CORNER). HEILE (2, 3) nimmt Beziehungen der Appendix zu dem an der BAUHINschen Klappe gelegenen M. ileocolicus an. Entzündung des Mesenteriolums oder Novocaininjektion in das Mesenteriolum sollen zu einer Erschlaffung des Sphincter ileocolicus führen.

Das Zustandekommen einer **Entzündung der Appendix** ist auf zwei Wegen möglich, vom Lumen her — *enterogen* — oder von der Blutbahn her — *hämatogen*. Bei einer solchen findet man eine Verletzung des Epithels (ASCHOFF, KRETZ, SCHRUMPF), an dessen Stelle eine aus Leukocyten und Fibrin bestehende Membran vorhanden ist. Dies sind Veränderungen der *Appendicitis simplex*, die sich vollkommen zurückbilden können. Geht der Prozeß weiter, so wird der Defekt größer und die ganze Dicke der Wand von Eiter durchsetzt. Es bildet sich eine *Phlegmone* aus *(Appendicitis gangraenosa)*. Dieser Zustand kann sich schon innerhalb der ersten 24 Stunden entwickeln. Auch er kann sich wieder zurückbilden. Dann bleiben aber stets Narben bzw. Verengungen der Lichtung zurück, die einen neuen Anfall begünstigen. Beim weiteren Fortschreiten der Zerstörung greift der Prozeß auch auf die Serosa über. Es kommt zu Abscessen, die durchbrechen können. Dadurch ist die Gefahr der Peritonitis gegeben. Eine Rückbildung auch dieser schweren Veränderungen stellt man häufig bei Intervalloperationen nach Eröffnung eines appendicitischen Abscesses fest.

Eine leichte Entzündung braucht nicht zwangsläufig in eine schwere überzugehen.

Eine der wesentlichsten Bedingungen zum Zustandekommen der Blinddarmentzündung stellt eine *Infektion* oder eine Einwirkung von Darmgiften dar [HEILE (2, 3)]. Zahlreiche Untersuchungen haben gezeigt, daß Bact. coli, Streptokokken, Staphylokokken, Pneumokokken, Influenzabacillen, Diplokokken und viele andere, sowie eine Zahl Anaerobier als Erreger bei der Appendicitis zu finden sind [TAVEL-LANZ, HAIM, HEYDE, RUNEBERG, HEILE (2, 3), WEIL, FONIO u. a.]. Diesen verschiedenen Erregern, die einzeln oder nebeneinander zu finden sind, schreibt ROST nur dann eine ursächliche Bedeutung zu, wenn der Kranke gegen das jeweilige Bacterium reichlich Antikörper, also Agglutinine gebildet hat.

Bakteriologische Untersuchungen von YAMAMURA, NAKAMURA, HEMMI und IMAIZUMI an durch Operation gewonnenen Appendices ergaben Colibacillen in allen Fällen die im Frühstadium wie im Intervall operiert worden waren.

Die Streptokokken sind ihrer Ansicht nach für die destruktiven Veränderungen verantwortlich zu machen.

Grampositive Diplokokken sind mehr im Frühstadium vorhanden, verschwinden mehr und mehr.

Die Enterokokken glauben sie als Appendicitiserreger verantwortlich machen zu müssen.

Eine besondere Bedeutung bei der Entstehung der gangränösen Blinddarmentzündung gewinnen die Anaerobier (VEILLON und ZUBER, TAVEL-LANZ, ALI

Krogius, Friedrich, Heyde, Brütt). Ihnen kommt eine starke Giftigkeit zu. Diese Anaerobier sind Fäulnis- und Vergärungsbakterien, woraus sich der üble Geruch des Eiters erklärt. Runeberg fand den Agglutinationswert des Blutes für einzelne solcher Anaerobier stark erhöht.

Wie weit sich der Verlauf durch Fäulniserreger bedingter Appendicitiden anders gestaltet, ist im einzelnen noch nicht bekannt.

Nach unseren heutigen Kenntnissen nimmt man in den meisten Fällen einen enterogenen Infektionsmodus an. Der hämatogene ist wohl möglich, bildet aber die Ausnahme.

Warum der Wurmfortsatz so viel häufiger als andere Darmabschnitte erkrankt, erklärt sich zum Teil aus seiner *anatomischen* Eigenartigkeit. Dabei spielt die rudimentäre Natur, vielleicht sein Reichtum an lymphatischem Gewebe, eine Rolle.

Als Blindsack entleert er den Kot schwerer als andere Darmabschnitte. Eine für die Entleerung ungünstige Lage hinter dem Coecum, Verwachsungen, Lageveränderung des Coecums, Abknickungen erhöhen die Schwierigkeit der Entleerung. Besonders ist dies nach Überstehung leichter Entzündungen, d. h. verengenden Narben der Fall. Mit Aschoff und Schmorl faßt man diese Narben in diesem Sinne auf.

Läwen, Biebl und Lauber zeigten, daß als disponierend für weitere akute appendicitische Anfälle auch motorische Dauerschäden angenommen werden müssen, die der erste Anfall hinterlassen hat.

Auch durch Kotsteine kann die Lichtung verlegt werden. Jene sind in der Mehrzahl der Fälle auf eine besonders kalkseifenreiche Absonderung des Wurmfortsatzes zurückzuführen (Canon). Der Kotstein wird nicht als Ursache, sondern als Folge der Entzündung angesprochen. Infolge Stauung hinter ihm kann er den Prozeß ungünstig beeinflussen.

Die erschwerte Entleerung des Inhaltes führt zur Aktivierung der Bakterien und zur stärkeren Zersetzung des Kotes („Vas clos", Dieulafoy). Die Zahl der Bakterien nimmt zwar nach Untersuchungen am Menschen in diesen mangelhaft entleerten Wurmfortsätzen ab, dagegen steigt nach Heile die Giftigkeit des Darminhaltes, d. h. die Virulenz der Keime, wenn der Wurmfortsatz abgeschlossen ist oder wenn eine Wandschädigung als Folge einer Gefäßunterbindung vorliegt (Klecki, Dieulafoy, Hartmann und Mignot). Rost gelang es im Tierversuch nicht, mit dem Inhalt eines erkrankten Wurmfortsatzes, den er frisch Mäusen in eine Darmschlinge einspritzte, Entzündungen hervorzurufen. Möglicherweise eignet sich die Maus nicht zu solchen Versuchen. Geeigneter sind Hunde, bei denen nur bei Schaffung eines mechanischen Abflußhindernisses mit einiger Regelmäßigkeit Krankheitsbilder entstanden, die der menschlichen Appendicitis einigermaßen entsprechen. Heile (2, 3) erzeugte z. B. dadurch fortschreitende gangränöse Entzündung der Wand, daß er den Blinddarm mit Seidenfäden und gleichzeitig durch Paraffin größtenteils abschloß. Eine gestörte Gefäßversorgung des Wurmfortsatzes wurde von verschiedenen Autoren verantwortlich gemacht (Meisel).

Klauber machte eine Verlagerung bzw. Einklemmung am Mesenteriolum für Ernährungsstörungen verantwortlich. Andere Autoren schrieben der Wandspannung bei der katarrhalischen Schwellung der Schleimhaut oder einem Hydrops hinter einem die Öffnung verschließenden Kotstein die Bedeutung einer Beeinträchtigung der Blutversorgung der Schleimhaut zu.

Eine Appendicitis nach Darmkatarrh ist selten. Lokaler Druck eines Kotsteines genügt nicht, die Wandnekrose sitzt auch meist nicht an jener Stelle, sondern beginnt unmittelbar distal davon.

BRÜNN will einen Krampf der kleinen, die Schleimhaut versorgenden Gefäße verantwortlich machen. Es lägen dann ähnliche Verhältnisse wie beim Magengeschwür vor. Er wies nach, daß die Gangrän bei der Appendicitis stets dort beginnt, wo eines jeder senkrecht vom Hauptgefäß abzweigenden Nebengefäße in die Darmwand einmündet. Auch der mikroskopische Befund weist auf die Bedeutung der Gefäßversorgung hin. Man findet in und an den Gefäßen stets Veränderungen im Sinne einer Entzündung, Stase und hämorrhagischer Infarzierung vor.

Kurzdauernde Unterbrechung des Blutstromes führt nur zu einer Ernährungsstörung im Bereiche der Schleimhaut. Dauert sie länger, dann sterben auch die tieferen Wandschichten ab.

Von einer größeren Zahl von Forschern wird auf die Bedeutung des *vegetativen Nervensystems* hingewiesen.

Nach RÖSSLE kommt weniger der Lage und Form als vielmehr der Selbstreinigung bei unversehrter Funktion des neuromuskulären Apparates eine Bedeutung zu. Das gilt für den ersten Anfall ebenso wie für das Rezidiv.

Diese wie Untersuchungen von WESTPHAL, LÄWEN, BIEBL, LAUBER u. a. weisen auf die wichtige *motorische Funktion des menschlichen Wurmfortsatzes.*

Auf Grund anatomischer wie röntgenologischer Untersuchungen läßt sich feststellen, daß der *Wurmfortsatz* Muskelkräfte von geradezu erstaunlicher Intensität besitzt. Er verwendet sie zur Entleerung seiner Lichtung und damit zur Selbstreinigung. Neben peristaltikähnlichen Kontraktionen kommen Pendelbewegungen und Verkürzungen in der Längsachse sowie Totalkontraktionen mit vollständiger Ausschüttung des Inhaltes vor. Diese Bewegungen kann man unter anderem auch durch künstliche Aufblähung des Coecums und Spannung der Wand von innen auslösen, ein Mechanismus, der wahrscheinlich unter physiologischen Verhältnissen die Hauptrolle spielt. Andererseits teilt sich der Reiz, der von einer entzündeten Appendix ausgeht, dem Sphincter und den benachbarten Colonabschnitten mit, wodurch eine Stagnation begünstigt wird.

REISER und SUNDER-PLASSMANN stellten fest, daß normalerweise der Wurmfortsatz von einem reichhaltigen Nervenapparat versorgt wird. Dieser tritt mittels des „Terminalreticulums" an jede Muskelzelle und geht fortlaufend von den Gefäßen auf die einzelnen Organzellen über. Bei chronischen wie akuten Appendicitiden fand SUNDER-PLASSMANN ausnahmslos deutlich ausgesprochene Veränderungen am intramuralen Ganglienapparat, die bei den *chronischen hochgradiger* waren. Diese Zustände werden als irreversibel bezeichnet. Sie geben eine Bestätigung dafür, daß LÄWEN eine Lähmung des Wurmfortsatzes für elektrische Reize nach Zufuhr von Bakterientoxin fand, die nicht zurückging, während sich nach Novocaininjektion die Erregbarkeit allmählich wieder einstellte.

Aus diesen Tatsachen ergibt sich für den Chirurgen der Schluß, nach überstandener nichtoperierter Appendicitis oder appendicitischen Abscesses stets zur Intervalloperation zu raten, da die zurückbleibenden Veränderungen eine neue Entzündung sehr begünstigen, vorausgesetzt, daß nicht die Appendix völlig obliteriert ist.

RHEINDORF ist der Ansicht, daß die Epitheldefekte, die auch bei den leichten Fällen von Appendicitis vorhanden sind, auf mechanische Schädigungen der Schleimhaut durch *Oxyuren* zurückzuführen seien. Zudem seien Epitheldefekte und Schleimhautrisse auch in normalen Wurmfortsätzen nachzuweisen. ASCHOFF und BRAUCH halten jene Befunde für Kunstprodukte. Daß im Lumen oder in der Wand frisch entzündeter Wurmfortsätze Oxyuren vorkommen können, ist nach LÄWEN und RHEINHARDT, JAROSCHA und ASCHOFF sicher. Man findet sie aber häufiger in nichtentzündeten Wurmfortsätzen (ASCHOFF und MATSUOKA). Nach einer Statistik von ASCHOFF erkrankten Oxyurenträger nicht häufiger an Blinddarmentzündung als Menschen ohne Oxyuren. Danach käme ihnen also keine pathogenetische Bedeutung zu. Gelegentlich kann durch Oxyuren ein Krankheitsbild bedingt werden *(Appendicopathia oxyurica)*, das eine gewisse Ähnlichkeit mit einer Appendicitis hat.

Im Tierexperiment versuchte man den *Weg* der Infektion vom Blut oder vom Darm her zu klären (RIBBERT, BEAUSSENAT, ANGHEL, CHARRIN, MÜHSAM, ADRIAN, HEILE, WINKLER, POYNTON und PAINE, STROEBER und DAHL, ROUX, ROGER und SOSNÉ, MORDWINKIN u. a.). Es gelang, bei intravenöser Einspritzung von verschiedensten Bakterien — am besten eignen sich solche, die aus Blinddarmentzündungen bei Tieren der gleichen Art gezüchtet waren — embolische Herde mit Entzündungen und Nekrose der Appendixwand zu bekommen. Dabei fand man aber meist auch in anderen Organen entsprechende Veränderungen. Es entspricht diese Form also keineswegs der menschlichen Appendicitis.

Auch eine *Ausscheidung von Bakterien* durch die Schleimhaut der Appendix wurde beobachtet (MORDWINKIN).

EICHHOFF und PFANNENSTIEL schließen auf Grund ihrer Experimente auf ein Zusammenwirken von *mechanischen und bakteriellen* Ursachen.

Nach BIRT kommt es auch bei den leichtesten Entzündungen zu Fibrinausschwitzung und später fibrinösen Strängen, die eine *mechanische* Entleerungsbehinderung abgeben können.

Die *Eigenkontraktion* des Wurmfortsatzes, die zu einem kompletten Verschluß führen kann, rückt den mechanischen Faktor in der Genese der Appendicitis in ein neues Licht. Spielen neuroreflektorische Störungen wie Tenesmen und Irritation eine Rolle, so kommt es zu Entzündungen, bei denen der Wurmfortsatz nicht rein passiv eine Rolle spielt. Eine besondere klinische Bedeutung verdienen Neurombildungen, wie sie RÖSSLE u. a. nachgewiesen haben. Sie vermögen heftige Schmerzen zu verursachen ohne eigentliche Entzündungen. Dabei zeigt die Operation natürlich keinen makroskopischen Befund, doch schwanden danach sämtliche Beschwerden.

Untersuchungen am *Wurmfortsatz* des sensibilisierten Kaninchens von FISCHER und KAISERLING ergaben eine besonders hochgradige Überempfindlichkeit des lymphatischen Gefäß- und Follikelapparates. Durch einmalige Injektion des sterilen Antigens in das Lymphgefäßsystem des Wurmfortsatzes konnten im Serumhyperergie-Modellversuch alle bekannten für die menschliche Appendicitis charakteristischen Stadien der Entzündung hervorgerufen werden. Es zeigte sich eine große Ähnlichkeit der histologischen Befunde mit den entzündlichen Veränderungen am Wurmfortsatz des Menschen. Zugleich ließ sich eine Abhängigkeit des Reaktionsablaufes von vasomotorischen Einflüssen feststellen. Eine Beschleunigung erfuhr jener experimentell nach Lähmungen der Vasoconstrictoren durch Ausschaltung vegetativer Zentren im Ganglion coeliacum. Frühzeitige degenerative Veränderungen im intramuralen Ganglienzellenapparat wiesen dabei auf die Bedeutung des autonomen Nervensystems hin.

Nimmt man für die Entstehung der Appendicitis eine Infektion von der Schleimhaut an, oder eine primäre Lymphangitis, so kommt für das Eindringen der Bakterien und deren Virulenzsteigerung neben mechanischen Momenten nach FISCHER und KAISERLING in jedem Falle die spezifische allergische Reaktionslage des Wurmfortsatzes speziell seines lymphatischen Apparates in Betracht. Ihrer Ansicht nach soll die Infektion sich erst sekundär dem Krankheitsbild hinzugesellen.

Im Grund stellt also die experimentell erwiesene spezifische allergischhyperergische Reaktionslage des Wurmfortsatzes beim Menschen durch fokale Infektion insbesondere seines lymphatischen Apparates, möglicherweise seiner nervösen Zentren in Zusammenhang mit der allgemeinen Immunitätslage des

Organismus einen wichtigen Faktor für die Pathogenese und Klinik der Appendicitis dar.

Die verschiedene Art der *Ernährung* wurde für das verschieden häufige Auftreten der Appendicitis in verschiedenen Gegenden mit verantwortlich gemacht. Ein Vergleich zwischen Naturvölkern und solchen mit europäischer Kultur ergab regelmäßig, daß erstere nur sehr selten an Appendicitis erkranken, solange sie ihre ursprüngliche Lebensweise beibehalten. Eine Änderung tritt beim Übergang vom ländlichen zum städtischen Leben ein. Wie weit die Fleischkost mit hereinspielt, d. h. möglicherweise auf dem Umweg einer gestörten Verdauung und verzögerten Darmentleerung ist noch nicht erwiesen. Die Bedeutung der geographischen Pathologie ist aus diesen Erhebungen ersichtlich. MacLean weist darauf hin, daß z. B. bei den Chinesen Appendicitis nicht vorkommt, während Deutsche oder Engländer, die in diesen Ländern leben, die Appendicitis genau so häufig bekommen wie bei uns. Andererseits beschreibt Cricklow einen Fall von Appendicitis bei einer Eingeborenen der Salomoninseln, die die Lebensweise der Europäer angenommen hatte. Sonst soll die Appendicitis bei den Eingeborenen dieser Insel sehr selten sein.

Statistische Arbeiten von Baurmann und vor allem Seifert ergaben, daß die Appendicitis in den letzten Jahrzehnten an Häufigkeit zugenommen hat. Die aufsteigende Kurve erfuhr in Deutschland eine jähe Unterbrechung in den Kriegsjahren mit der ungenügenden Ernährung. In Ländern, die nicht unter dem Hunger zu leiden hatten, wie z. B. die Schweiz, stieg die Kurve der Blinddarmerkrankungen weiter an.

Bei der akuten Appendicitis gibt es zwei deutlich voneinander verschiedene *Schmerzen*. Die im Beginn auftretenden sind unbestimmt und werden in die Mitte des Bauches verlegt. Sie sind nicht von Muskelspannung begleitet. Es handelt sich um einen echten Eingeweideschmerz. Er ist auf eine Verstopfung des Lumens der Appendix mit Dehnung der Wand zurückzuführen. Der zweite oder lokalisierte Schmerz in der rechten Unterbauchseite, der zugleich mit ihm oder isoliert auftreten kann, ist heftiger und wird durch Bewegungen vermehrt. Er ist kombiniert mit Muskelabwehrspannung und Empfindlichkeit, die genau über der entzündeten Appendix lokalisiert wird. Auch wechselt er mit der verschiedenen Lage des Blinddarmes, was mit der Ansicht von Mackenzie nicht vereinbar ist, nach dessen Theorie man den Schmerz und die Spannung stets am gleichen Orte erwarten müßte. Seine Abhängigkeit von der Lage der Appendix beweist, daß er durch den Reiz verursacht wird, den die entzündete Appendix auf das anliegende Peritoneum parietale ausübt.

Die in die Magengegend verlegten Schmerzen werden als Folge einer Lymphangitis mit Beteiligung der Drüsen und Reizung des Ganglion coeliacum gedeutet (Vorschütz).

Unter der **chronischen Appendicitis** werden verschiedenartige Dinge zusammengefaßt. Man findet bei ihr Obliterationen des Wurmfortsatzes, Verwachsung mit der Umgebung, Veränderungen an den Blutgefäßen u. dgl. (v. Redwitz). Bei Jugendlichen handelt es sich meist um Folgen einer überstandenen Entzündung (Miloslavich und Namba). Bei älteren Menschen wird eine Sklerose der submukösen Arterien sowie derjenigen im Mesenteriolum mit verantwortlich gemacht.

Als Ursache der Schmerzanfälle sieht v. Redwitz u. a. die Gefäßerkrankung an, durch die kolikartige Schmerzen ausgelöst werden können.

Von Beziehungen zwischen Wurmfortsatz und anderen Organen sind diejenigen mit dem *Magen* praktisch bedeutsam (zweite Krankheit).

Payr gibt an, daß nach chronischer Appendicitis Geschwüre am Magen als Folge von Embolien auftreten können. Auch Moynihan nimmt einen Zusammenhang an. Hyperchlorhydrie und Dyspepsie sind vielfach beschrieben worden (PATERSON, EWALD, SONNENBURG).

Französische Autoren sprechen von einer Form hépatique der chronischen Appendicitis (SILHOL), zum Teil mit Ikterus und glauben dabei an toxisch-infektiöse Einflüsse auf die Leber.

VI. Pneumatosis cystoides.

Bei der *Pneumatosis cystoides* finden sich kleine mit Luft gefüllte Blasen am Darm. Beim Menschen ist diese Erkrankung selten, häufiger kommt sie beim Schwein vor. Nach JOEST soll diese aber nicht identisch mit der beim Menschen sein.

Da die Luft die gleiche Zusammensetzung hat wie die atmosphärische, wird ein bakterieller Prozeß ausgeschlossen. Man nimmt an, daß sie bei geschädigter Schleimhaut rein mechanisch in die Lymphspalten eingepreßt werde (HEY, MAKKAS). MIYAKE spritzte Kaninchen Luft mit feiner Spritze in die Darmwand und bekam dann ähnliche Bilder. Doch wird damit die Ursache, wie die Luft in die Darmwand gelangt, nicht geklärt.

Durch Einblasen von Luft in den Mastdarm, selbst bei schwer katarrhalischer Veränderung und mechanischem Kneten des Darmes gelingt es nach ROST nicht, das Krankheitsbild zu erzeugen. STEINDL glaubt deshalb doch an eine Mitbeteiligung von Bakterien.

Die Frage nach der *Durchlässigkeit der Darmwand* für Bakterien wurde verschieden beantwortet. Bruchwasser eingeklemmter Hernien zeigte nach Untersuchung verschiedener Autoren Bakterien (GARRÈ, BRENTANO), andere Untersucher hatten negative Ergebnisse (TAVELL und LANZ). Nach der heutigen Ansicht läßt die normale Darmwand keine Keime durch, dagegen verhält sich die in der Ernährung geschädigte Schleimhaut anders. Je nach ihrem Zustand wird man das eine Mal im Bruchwasser Keime finden oder nicht. Bei schwerer phlegmonöser Enteritis besteht die Möglichkeit einer Durchwanderungsperitonitis. Dasselbe gilt auch bei Schädigung infolge Quetschung.

VII. Darmverschluß.

Der *Darmverschluß* äußert sich nicht allein in mechanischen Folgen. Er ist sehr bald gefolgt von zahlreichen anderen Störungen, die für den Verlauf von ausschlaggebender Bedeutung sein können. Mannigfaltigste Versuche haben zu den verschiedensten Resultaten geführt. Es erklärt sich diese Tatsache zum Teil daraus, daß nicht nur der akute dem chronischen gleichgestellt wurde, sondern daß Höhe und Art des Verschlusses, Versuchstiere und Anordnung, Ernährung u. a. so verschieden waren, weshalb die gewonnenen Resultate sich nicht vergleichen lassen.

ROST weist mit Recht darauf hin, daß die beiden am meisten benützten Tiergattungen Kaninchen und Hund, gewissermaßen zwei entgegengesetzte Formen des Ileus vermitteln: Das Kaninchen die hochgradige nervöse Erregung des Darmes und des Nervensystemes, der Hund den reinen Darmverschluß mit den chemischen Veränderungen. Der Mensch soll eine Zwischenstellung einnehmen.

Einzelne Befunde erkennt man besonders gut im *Röntgenbild.* FRITZSCHE und STIERLIN berichten über Dickdarmröntgenbefunde an Menschen und Affen beim chronischen Ileus. Sie weisen auf eine Bogenstellung des Colon transversum als Ausdruck einer gewissen Spannung und Füllung dieses Abschnittes bei tiefliegendem Hindernis hin. JANKER und NAEGELI prüften röntgenkinematographisch die Bewegungsabläufe und ihre Folgen beim akuten Darmverschluß der Katze. Außerdem ließ sich damit das Auftreten der diagnostisch so wichtigen Gasbildung zeitlich feststellen. Beim hochsitzenden Darmverschluß trat diese nur in geringem Grade auf und begann nach etwa 3—4 Stunden, um langsam zuzunehmen. Beim tiefsitzenden Dünndarmverschluß beherrscht sie das Bild. Zuerst findet man sie in den dicht über der gekennzeichneten Stenose gelegenen Schlingen. Später breitet sie sich aber über den ganzen zuführenden Darm aus. In einer doppelt abgeschnürten Schlinge (innere Einklemmung) ließ sie sich nicht immer vor dem Röntgenschirm nachweisen. Nur in abführenden Dickdarmschlingen wurde sie einwandfrei gesehen.

Darmbewegungen ließen sich an oralwärts gelegenen Schlingen noch erkennen, wenn bei den stark geblähten, dem Hindernis näher gelegenen keine Bewegungen mehr zu sehen waren. Sehr oft ließen sich diese Vorgänge ebensogut an kontrastlosen aber gasgefüllten Schlingen verfolgen.

Normalerweise entleert sich der Kontrastbrei aus dem Magen in rhythmischen Segmentationen in die obersten Dünndarmabschnitte. Bei unvollständiger Stenose, die schon längere Zeit bestand, fanden wir eine ausgiebige Rollbewegung. Der Inhalt wogte vom Pylorus in einer großen gleichmäßig konturierten Schlinge bis zu einer gewissen Stelle, um von dort in gleicher Weise wieder zum Pylorus zurückgeworfen zu werden. Dabei ließen sich keine Einschnürungen erkennen. Dieses Spiel wiederholte sich über längere Zeit, wobei nur geringe Kontrastmengen analwärts bewegt wurden. Es handelt sich also um eine sich über größere Abschnitte erstreckende Hin- und Herverschiebung flüssigen Inhaltes, durch die aber keine Verarbeitung und Durchmischung im normalen Sinne bedingt wird. Nie sahen wir ein Übertreten des Inhaltes in den Magen, wobei es dann wahrscheinlich zum Erbrechen gekommen wäre. Bei einem vollständigen Verschluß zeigte eine weit oberhalb der Stenose vom Magen her nachgefüllte Schlinge noch normale Bewegungen, während die direkt vor dem Hindernis gelegene sich vollständig ruhig verhielt. Dieser Befund deckte sich mit dem Ergebnis von PERTHES, BAYLISS u. a., die eine fehlende elektrische Erregbarkeit dicht oberhalb einer Stenose und eine noch nachweisliche höher oben feststellten. Schließlich fanden wir bei einer hochsitzenden vollständigen Stenose in dem später mit Kontrast nachgefüllten Darm unterhalb des Hindernisses während mehrstündiger Beobachtung keine Bewegungen.

Ganz besonders ausgesprochen wirkt sich die Gasbildung beim Dickdarmverschluß aus. Auch hier zeigte die Peristaltik gegenüber der Norm eine Änderung. Im analen Teil des Dickdarmes fehlten die großen ruckweisen Entleerungsbewegungen. Man stellte vielmehr eine analwärts gerichtete tief einschnürende Peristaltik fest, die über eine im Zentrum gelegene von Gas umgebene Kontrastkotsäule lief, ohne dieselbe in ihrer Form und Lage zu beeinflussen.

Welche Bedeutung der durch Gasbildung bedingten Überdehnung des Darmes zukommt, sahen wir bei einem Versuch nach Lösung des Hindernisses. Hier versagte Prostigmin, das im Tierversuch meist selbst nach längerer absoluter Ruhe des Darmes prompt Darmbewegungen hervorruft. Erst nachdem mechanisch das Gas aus dem After gedrückt worden und die Überdehnung damit behoben war, setzte die Darmbewegung wieder ein.

Praktisch wichtig ist die in diesen Versuchen gemachte Feststellung des verschiedenen Verhaltens verschiedener Schlingen ober-, inner- und unterhalb eines Hindernisses, die Kenntnis des Zeitpunktes des Auftretens der Gasbildung, die uns in gewissen Grenzen Schlüsse über Alter und Ort des Verschlusses ermöglicht, sowie endlich der Nachweis der großen Bedeutung der Gasblähung auf die Bewegungsabläufe.

Nach Untersuchungen von TRENDELENBURG ist eine Dehnung des Darmes sowohl für die Anregung der Peristaltik wie für ihre Lähmung von wesentlicher Bedeutung. Die Spannung der Darmwand wirkt als Reiz, der zentralwärts fortfließend oberhalb eine Kontraktion erregt, an der gedehnten Stelle selbst aber die Erregbarkeit herabsetzt und bei stärkerer Dehnung aufhebt. Wird der gedehnte Darm entlastet, so nimmt er im physiologischen Experiment gesetzmäßig, wenn auch mit geringer Verzögerung seine Funktion wieder auf.

Zu dieser Dehnung gesellt sich durch Stauung des Inhaltes eine Störung der Zirkulation, die nicht nur bei Strangulation, sondern auch bei glattem Darmverschluß ohne Schädigung der Mesenterialgefäße beobachtet wird (KOCHER). Sie führt zu einer Erschwerung des Abflusses in den Venen. Die Dehnung erzeugt eine Lähmung, die Zirkulationsstörung verstärkt sie und läßt sie irreparabel werden.

Ein Darmverschluß führt nicht nur zu einer Erweiterung des Darmrohres oberhalb des Hindernisses, unter Umständen mit Rückstauung des Inhaltes, sondern zu schwerwiegenden Störungen der Funktion der Darmwand, d. h. der *Resorption* und *Sekretion*, zu eingreifenden Veränderungen der *Zirkulation* im Splanchnicusgebiet und schließlich zur Mitbeteiligung einer Reihe wichtiger *Organe* wie Leber, Pankreas, Niere und Nebenniere.

Normalerweise werden $^9/_{10}$ der *Darmgase* resorbiert und nur $^1/_{10}$ geht durch den After ab. Schon eine ganz geringe Störung der physiologischen Resorption muß deshalb zum *Meteorismus* mit all seinen Folgeerscheinungen führen.

Die Resorption der *Flüssigkeit* ist kein einheitlicher Vorgang. Bei der Strangulation liegen mehrere, die normale Darmtätigkeit in hohem Maße schädigende Faktoren vor. Zur Abschnürung der Darmwand gesellt sich die Abdrosselung der ernährenden Gefäße, vielleicht auch der Nerven sowie in späteren Stadien Störungen von seiten einer begleitenden Bauchfellentzündung.

Während beim Kaninchen der normale Dünndarm nur spärlich Flüssigkeit enthält, erreicht die Menge beim Ileus nach etwa 9 Stunden 90—110 ccm, das ist ein Betrag, der ungefähr der Gesamtblutmenge des Tieres entspricht. Diese Flüssigkeit setzt sich aus den Verdauungssäften sowie einem durch Zirkulationsstörungen bedingten Transsudat zusammen. Das Unterbleiben der normalen kompensatorischen Resorption begünstigt die Zunahme der Flüssigkeit, die z. B. beim Hunde um $^2/_3$ verringert ist.

Nach BRAUN und WORTMANN sind diese Vorgänge als Ausdruck einer schweren Störung der Darminnervation und der Darmzirkulation aufzufassen. VERZAR erklärt gewisse Störungen der Resorption als Folge einer Erkrankung der Nebennierenrinde und stützt diese Ansicht mit der experimentellen Entfernung sowie der hormonalen Therapie.

Der Meteorismus bedeutet eine Doppelschädigung für den Pfortaderkreislauf. Dehnung und Spannung der Darmwand führen zu einer Vergrößerung des Widerstandes im Darmcapillargebiet. Dadurch wird der Zufluß arteriellen Blutes erschwert. Außerdem bedingt die Überdehnung eine Störung der Darmbewegungen, die als peripheres Herz die Zirkulation im Pfortaderkreislauf unterstützen. Damit tragen sie dazu bei, das durch die Zwischenschaltung der Leber geschaffene beträchtliche Stromhindernis leichter zu überwinden. Beim gesunden Tier schädigt mäßige Luftaufblasung des Dünndarmes den Pfortaderkreislauf. Beim Hund wurde danach ein Absinken des Sekundenvolumens in der Pfortader von 3 ccm auf die Hälfte beobachtet. Gleichzeitig bewirkt der durch die Darmblähung erzeugte Widerstand in den Capillaren ein Steigen des Druckes in der Arterie. Eine Erhöhung des arteriellen Blutdruckes ist also nicht ohne weiteres identisch mit einer besseren Strömung in der Pfortader.

In der Anregung der Darmbewegung beim Meteorismus haben wir ein Mittel zur Bekämpfung der erschwerten Blutzirkulation. Jeglicher Versuch der Ruhigstellung des Darmes kann danach nur schädlich sein.

Daß beim Meteorismus eine Entlastung durch Darmpunktion praktische Bedeutung hat, wissen wir aus der Tierpathologie, wo bei der Blähung der Rinder die percutane Darmpunktion ein häufig angewandtes sofort wirksames Mittel darstellt, das sich uneingeschränkter Hochschätzung erfreut. KIRSCHNER hat in desolaten Fällen von Darmlähmung bei Peritonitis die percutane Darmpunktion auch beim Menschen angewandt und gute Erfolge ohne irgendwelche Schädigung erzielt.

Da angenommen wurde, daß ein „*Verbluten in die Bauchhöhle*" beim akuten Ileus praktisch eine Bedeutung haben könnte, sind NAEGELI und KORTH experimentell dieser Frage nachgegangen.

An Hunden wurden hoch- bzw. tiefsitzende Obturations- und Strangulationsdünndarmverschlüsse angelegt und die Tiere vor der Operation sowie in entsprechenden Zeitabschnitten nach derselben auf Erythrocytenmenge, Serummenge und Gesamtblut nach VAN SLYKE untersucht. Als Parallelversuche wurde bei einigen Hunden die Pfortader kurz vor der Einmündung in die Leber unterbunden. Diesen Eingriff überlebten die Hunde nur kurze Zeit. Es fand sich eine ganz erhebliche Verminderung der zirkulierenden Blutmenge, z. B. um 36 bzw. 52%, weil dabei eine große Menge Blut in den Gefäßen des Splanchnicusgebietes aus der Zirkulation ausgeschlossen wird.

Unsere Versuche ergaben beim Obturationsverschluß keine eindeutigen Resultate. Japanische Forscher, die andere Methoden anwendeten, fanden dagegen beim akuten Darmverschluß eine wesentliche Verminderung der zirkulierenden Blutmenge. Eine Störung der Blutverteilung spielt als Todesursache keine eindeutige Rolle. In Fällen mit sekundärer Peritonitis liegen wesentlich andere Verhältnisse vor.

HARKINS weist auf Grund von 9 Beobachtungen von arteriellem bzw. venösem Mesenterialgefäßverschluß darauf hin, daß die betroffenen Darmschlingen im Gegensatz zu anderen Darmverschlüssen mehr flüssigen und gasförmigen Inhalt enthielten. Ebenso beherbergte die Bauchhöhle beträchtliche Mengen von freier Flüssigkeit. Im Tierexperiment stellte sich die Menge des ausgetretenen Blutes als hinreichende Todesursache heraus.

Beim Darmverschluß finden sich in den Dünndarmschlingen sehr bald große Mengen Flüssigkeit. Man nahm daher an, daß der *Wasserverlust* als Todesursache mitverantwortlich zu machen sei. Diese Ansicht muß deswegen abgelehnt werden, weil Durst allein bedeutend länger ertragen wird. Außerdem unterscheiden sich die physikalisch-chemischen Veränderungen des Blutes beim experimentellen Darmverschluß in bestimmter Weise von dem beim Tode durch Verdursten oder bei dem durch Einfüllen hypertonischer Lösungen in den Darm erzeugten Wasserverlust. Es muß also außerdem noch ein Faktor vorhanden sein, der im Sinne alkalotischer Blutveränderungen wirkt.

Die Resorption von Flüssigkeiten ist zweifellos herabgesetzt, von welchem Zeitpunkt und in welchem Umfang hängt von verschiedenen Faktoren ab. Wichtig ist es, ob die Herabsetzung nur für den Darmabschnitt oberhalb des Hindernisses oder für den ganzen Darm gilt.

Fast alle Störungen der Resorption beziehen sich auf die zur Resorption vorbereitenden Prozesse. Dabei spielen die besonders von VERZAR studierten Zottenbewegungen eine Rolle.

SEULBERGER, BRANDES und ROTH haben Untersuchungen am Zottenapparat beim Ileus angestellt. Schon Zerrung der aufgespannten Darmwand, Blutzufuhr und Erbrechen bringen die Tätigkeit desselben zum Stillstand. Nur der Reiz ist wirksam, der die Zotte an der Basis trifft.

Der mächtigste und natürlichste Reiz ist Wasser, besonders isotonische RINGER-Lösung. Salze wirken infolge der verschiedenen Ionen sehr verschieden. SEULBERGERs Versuche lassen den Schluß zu, daß die Resorptionsgeschwindigkeit von der intakten Funktion des Zottenapparates abhängig ist, im Ileusdarm eine Verzögerung erleiden muß, da die Bewegungen einer ganzen Reihe von Störungen unterlegen sind.

Von einer Beschleunigung der Resorption, wie sie CLAIRMONT und RANZI beobachtet haben, konnten sich also andere Autoren nicht überzeugen.

Beim Strychnin fanden SEULBERGER und Mitarbeiter eine wesentliche Verzögerung, aber immerhin doch eine deutliche Wirkung. Sie glauben, daß mit der Dauer eines Ileus eine stetig zunehmende Resorptionsverzögerung eintreten soll. Sie sei durch die geschädigte Funktion der Zottenpumpe infolge des Innendruckes, der in der geblähten Schlinge herrsche bedingt, und sei abhängig von der Elektrolytkonzentration und dem absorptiven Bindungsvermögen des gestauten Darminhaltes. Im Gegensatz zu ENDERLEN und HOTZ kommen diese Autoren zum Schluß, daß trotz stärkster Resorptionsverzögerung beim hohen Dünndarmileus niemals ein völliges Sistieren der Resorption beobachtet werde.

HEUSSER und SCHAER haben eine Geschwindigkeitserhöhung der Resorption gegenüber der Norm dann gesehen, wenn sie Strychnin dem Versuchstier unterhalb der Verschlußstelle einverleibten.

Ein Kind, das kurze Zeit nach Lösung eines hohen Ileus akut zugrunde ging, wird von den Autoren als Beweis einer erhöhten Resorption des Darminhaltes unterhalb der Verschlußstelle gedeutet.

Eine große Zahl von Chirurgen steht auf Grund dieser Erkenntnisse auf dem Standpunkt, den Ileusdarminhalt möglichst vollständig abzusaugen (KLAPP). Es wird damit der Ansicht Ausdruck gegeben, daß der als toxisch angesprochene Darminhalt durch die nichtgeschädigte Darmwand resorbiert werden könne und damit unter Umständen den Tod nach erfolgter Operation bedinge.

Der Grund einer gewissen Zurückhaltung vor der Darmentleerung bei offener Bauchhöhle besteht in der Furcht vor der Möglichkeit der Infektur der Bauchhöhle mit Darminhalt. Die Nützlichkeit einer Entleerung wird wohl stets zugegeben. KLAPP fordert, daß der Darm zunächst an geeigneter Stelle sorgfältig ausgestrichen und wenn nötig in einem zwischen zwei Klemmen abgesperrten Abschnitt punktiert und abgesaugt werde. Dann soll in diese das Führungsrohr seines Apparates eingebunden und das eigentliche Saugrohr so weit eingeschoben werden, daß der Darm in seinem gestauten Bezirk auf das Rohr aufgereiht werden kann. Der Darm soll nicht ausgestrichen, sondern abgesaugt werden.

Eine erfreuliche Übereinstimmung besteht darüber, daß der Darminhalt bei *hohem Verschluß* giftiger ist als bei tiefen. Ein Tier geht unter sonst gleichen Bedingungen um so früher zugrunde, je höher der Verschluß liegt.

Nach ROGER und GARNIER bedingt ein Verschluß am Duodenum in 24 bis 48 Stunden durch Autointoxikation den Tod, ein Verschluß in der Mitte des Ileum nach 5—6 Tagen und der Verschluß am unteren Ende des Ileum nach 10—12 Tagen. Blutuntersuchung ergab bei diesen Tieren eine Polyglobulie, d. h. eine Vermehrung der roten Blutkörperchen von 1 Million, eine Hyperglykämie, eine Harnstoffvermehrung und eine Hypochlorurämie. Natürlich sind die Sekrete, die in den Darm gelangen, mit daran schuld. Für eine Mitbeteiligung des Pankreassekret spricht die Tatsache, daß ein Tier einen hohen Ileus länger überlebt, wenn die Ausführungsgänge der Bauchspeicheldrüse unterbunden werden und daß von gewissen Autoren bei Ableitung der Galle oder der gesamten

Duodenalsäfte die Tiere ungefähr so lange am Leben erhalten werden konnten wie bei tiefem Ileus. Nicht richtig erscheint ROST der Schluß, es sei dies ein sicherer Beweis dafür, daß ein Tier bei hohem Ileus an einer durch Resorption von Darminhalt entstandenen Vergiftung zugrunde gehe. Vielmehr ist die Möglichkeit vorhanden, daß der hohe Ileus deshalb so schlecht vertragen werde, weil Galle und Pankreassekret nicht resorbiert würden. Ein Hund mit offener Duodenalfistel stirbt nach 24 Stunden nicht am Verhungern, sondern an Verlust lebenswichtiger Säfte.

Die Möglichkeit vermehrter Resorption nach Behebung eines Hindernisses ist bei Dünndarmverschlüssen vorhanden, wenn größere Abschnitte unterhalb des Hindernisses gelegen sind. Infolge normaler Resorption kann der gestaute Inhalt von dort aus vermehrt resorbiert werden.

In der Meinung, die Störung beim Ileus von seiten des *Stoffwechsels* klären zu können, wurden vor allem physikalisch-chemische Untersuchungen des Blutes, dann solche der Giftigkeit des Darminhaltes und Blutes ausgeführt. Man hoffte eine bestimmte gut umschriebene Veränderung im Blute zu finden, aus deren Vorhandensein der Schluß berechtigt gewesen wäre, daß der Betreffende an einer aus dem Darm entstandenen Vergiftung zugrunde gegangen sei. Die Untersuchungen erstreckten sich auf Blutzucker, Reststickstoff, Chlor, Säurebasen- haushalt u. a. m. Sowohl die Untersuchungen des Blutzuckers, wie des Reststickstoffes ergaben keine eindeutigen Resultate. Man findet meist eine leichte Blutzuckererhöhung, desgleichen eine solche des Reststickstoffes im Serum bei vorgeschrittenem Darmverschluß. Diese Werte nehmen bis zum Tode ständig zu (WHIPPLE). Auch der Eiweißgehalt des Serums, die Viscosität, der Gefrierpunkt und das spezifische Gewicht ändern sich, Erscheinungen, die zwanglos auf eine Eindickung des Blutes infolge des Wasserverlustes zurückzuführen sind.

Von besonderer Bedeutung sind die Veränderungen des *Chlorgehaltes* im Blut (HADEN und ORR, BINET, FABRE). Je höher der Verschluß, um so rascher erfolgt der Abfall. Diese Herabsetzung wird auf den Verlust durch häufiges Erbrechen zurückgeführt. Er findet sich aber auch bei Tieren, die nicht erbrochen haben!

Nach IVER und GAMBLE tritt das Mehrfache der im Plasma vorhandenen Chlorionen in Wasser gelöst in den Magen-Darmkanal über. Beim hochsitzenden Ileus können sie nicht resorbiert werden. Während Ileus Kontrolltiere nach 4 Tagen starben, blieben solche, denen NaCl gegeben wurde, wesentlich länger, bei sofortiger Verabreichung 24—30 Tage, bei Verabreichung beim Eintritt der ersten Symptome 8—18 Tage, am Leben. Der Abfall von Chlor geht Hand in Hand mit dem Anstieg des Harnstoffes und Rest-N.

BINET empfiehlt die subcutane Verabreichung reichlicher physiologischer Kochsalzmengen. In akuten Fällen müssen 10 ccm 10% NaCl langsam intravenös verabreicht werden. In schweren Fällen soll bei Erwachsenen 2—3—5mal täglich diese Dosis gegeben werden. Ähnliche Verminderung des Chlorgehaltes findet man sinngemäß auch bei der Pylorusstenose und der hohen Dünndarmfistel. Der Chlorverlust wird natürlich noch erhöht durch Magenspülung.

Beim tiefen Darmverschluß ist der Chlorverlust infolge einer gewissen Möglichkeit der Resorption geringer.

Die verschiedene Beurteilung der Wirkung der hypertonischen Kochsalzlösung beruht auf ihrer Anwendung bei den verschiedensten Formen. Sie ist natürlich am günstigsten bei den hohen vollständigen Verschlüssen mit reichlichem Erbrechen. Beim Dickdarmverschluß beruht ihr Nutzen im wesentlichen in ihrer Wirkung auf die Peristaltik.

Eine mechanische Erklärung für die verschieden lange Lebensdauer bei Ausschaltung eines Darmteiles haben DRAGSTEDT und Mitarbeiter in dem quantitativen Resorptions- und Sekretionsvermögen der einzelnen Darmstücke gegeben. Das Duodenum hat ein stärkeres Sekretionsvermögen als alle anderen Darmstücke. In ihm wird nach Abschluß bald reichlich Sekret abgeschieden, das zu maximaler Dilatation, Kompression und Knickung der Gefäße sowie Schleimhautschädigung führt. Im unteren Ileum findet eine solche Erweiterung nicht so leicht statt. HAUSWIRTH-SILBERSTEIN wiesen nach, daß das Duodenum kein lebenswichtiges Organ sei. Hunde können 2 und mehr Jahre lang ohne jenes leben. Dadurch wird die Erklärung des frühen Todes beim hohen Ileus hinfällig, die annimmt, der *Duodenalsaft* sei notwendig für die geregelte Tätigkeit der tieferen Darmabschnitte.

Über die Frage der *Autointoxikation* haben SAUERBRUCH und HEYDE *Parabioseversuche* an Kaninchen angestellt. Wurde bei einem Partner eines achttägigen Paares der Darm unterbunden, dann zeigte sich gesetzmäßig ein Anstieg der Körperwärme bei diesem Tier, die nach kurzer Zeit absank. Der Partner begann erst später zu fiebern und zeigte erhöhte Temperatur, wenn der andere sich bereits im Kollaps befand. Diesen Vorgang erklären sich die Autoren so, daß Gifte, die aus dem zersetzten Inhalt des abgeschnürten Darmes aufgesaugt werden, in geringer Stärke Fieber, in größerer Kollaps hervorrufen, im ganzen aber doch nur in verhältnismäßig geringer Menge vorübergehend im Blute kreisen, weil sie rasch gebunden werden.

Außer der Resorption auf dem Blut- und Lymphwege besteht noch die Möglichkeit einer solchen vom *Bauchfell* aus. Deswegen spielt die Frage nach einer *Durchlässigkeit der Darmwand* für gelöste Stoffe eine Bedeutung.

SCHEMPP konnte zeigen, daß am lebenden Kaninchen ohne bzw. mit künstlichem Darmverschluß, Ferrocyankalilösung nicht durch die lebensfähige Darmwand diffundiert, an der isolierten überlebenden, normalen und Ileusdünndarmschlinge eine Diffusion nicht eintritt, d. h. erst dann, wenn die Darmwand als abgestorben anzusehen war. Auch spricht die quantitativ geprüfte Ausscheidung von Jodkalilösung, die in eine Ileusschlinge eingespritzt wurde, dafür, daß die Resorption nicht auf dem Umweg über das Peritoneum erfolgt. Diese Ergebnisse stehen im Widerspruch zu solchen von SCHÖNBAUER, der annimmt, daß die Giftstoffe vom Peritoneum aus resorbiert würden, und der das Peritonealexsudat als Träger derselben bezeichnet.

BRANDES berichtet über vergleichende Untersuchungen des *Blutes* bei den verschiedenen Ileusformen unter verschiedenen Bedingungen. Darnach sind für den Ablauf des hohen Dünndarmileus und für die Veränderungen im Blut und in den Geweben Ernährungszustand des Darmes, Resorption vom Darm aus und Flüssigkeits- und Chlorverlust von Bedeutung.

NAMILOV, PERUMOVA und STREPANOVA glauben, daß die giftigen Eigenschaften des Blutes ileuskranker Hunde durch das Fehlen irgendwelcher für das Leben des Tieres unbedingt nötigen Bestandteile des normalen Blutes hervorgerufen würden. Solange das Blut eines gesunden Hundes genügend diese Stoffe enthalte, kann man ihm noch so große Blutmengen eines ileuskranken Hundes transfundieren, ohne daß die Herztätigkeit irgendwie gestört wird. Sobald aber ein gesunder Hund die Hälfte dieser Substanzen einem ileuskranken im gegenseitigen Blutaustausch abgibt, wird seine Herztätigkeit schwer gestört. Der Blutdruck sinkt stark und der Hund stirbt nach kurzer Zeit. Der Tod tritt deshalb so schnell ein, weil der Mangel lebenswichtiger Substanzen das Tier im Versuch unvorbereitet trifft, während er beim ileuskranken Tier erst allmählich zustande kommt. Die Blutdrucksenkung erfolgt allmählich wie bei einer Verblutung. Darauf stützen die Autoren die Theorie des *Verblutungs*bzw. *Anämisierungsileustodes,* wie er ähnlich durch allmählich steigenden Mangel einer lebenswichtigen Substanz zu der von BRAUN und BORUTTAU fest-

8*

gestellten Änderung der Blutdruckkurve führt. Damit würde der Wert wiederholter *Bluttransfusionen* in der Behandlung Ileuskranker im Anschluß an die Operation eine theoretische Grundlage finden. Daß eine Verblutung als alleinige Ursache nicht in Frage kommen kann, wurde oben ausgeführt. Die Möglichkeit der Mitbeeinflussung durch Blutverschiebung ist für einzelne Ileusformen nicht abzulehnen.

URABE glaubt, den Ileustod auf eine *Histaminvergiftung* infolge der Bildung größerer Mengen von Histamin aus dem gestauten Darminhalt zurückführen zu können. TAKEBAYASKI stellte eine Histaminvermehrung sowohl ober- wie unterhalb des Hindernisses, oberhalb aber mehr wie unterhalb, mit mikrochemischer Methode fest. Außer dem Histamin spielt seiner Ansicht nach noch eine Adenylsäure, die peristaltikhemmend wirkt, eine Rolle. MADLENER fand dagegen sowohl beim Menschen wie beim Tier im Darm und der Darmwand nur wenig Histamin. Das Pfortaderblut enthielt beim Ileustier weniger Histamin als beim normalen. Auch fand sich kein Anhalt dafür, daß Histamin beim Ileus im Körperblut in vermehrter Menge auftrat. Eine ursächliche Bedeutung kann ihm daher kaum zugeschrieben werden.

Großes Interesse und große Bedeutung kommt einer *Mitbeteiligung von Leber, Pankreas, Niere und Nebenniere* zu. Nach BOTTIN kann beim experimentellen Darmverschluß durch Ausschluß des Pankreas der tödliche Ausgang verzögert werden. Die günstige Wirkung der Unterbindung der Ausführgänge der Bauchspeicheldrüse wird in der Behinderung des Abflusses des Sekretes in den Darm bzw. in der Behinderung der Entstehung einer Pankreatitis mit ihren schädlichen Folgen gesehen. Eine Schädigung der inneren Sekretion scheint nicht vorzuliegen, da der Blutzuckerspiegel sich nicht ändert. Bei der Sektion eines an Ileus verstorbenen Menschen fand BOTTIN histologische Pankreasveränderungen, die mit denen des Tierexperimentes übereinstimmten.

Histologische Untersuchungen der *Leber* von SEULBERGER, BRANDES und BEYKIRCH ergaben eine hochgradige Schädigung des Protoplasmas in Form von Vakuolenbildung, Befunde, wie sie sonst bei Intoxikationen und Vergiftungen beobachtet werden. Bei gallenlosen bzw. pankreassaftarmen Ileus waren die Leberveränderungen bedeutend geringer.

Untersuchungen der *Nebenniere* nach Unterbindung des Dünndarmes bei Kaninchen, Meerschweinchen und Ratten ergaben nach STAEMMLER einen fortschreitenden Schwund der chromaffinen Substanz mit entsprechender Verminderung des Adrenalins.

Die *Milz* zeigte nach ROMSAUER Bilder, die eine sehr große Ähnlichkeit mit den Veränderungen der septischen Milz aufwiesen. Natürlich kann es sich stets um sekundäre Organveränderung handeln. Diese tragen aber oft mit am unglücklichen Ausgang bei, gestalten jedenfalls das klinische Bild noch komplizierter.

Eine Reihe von Autoren versuchten die *Reindarstellung* des Ileusgiftes. Es wurde dabei kein einheitlicher Stoff, sondern Eiweißspaltprodukte bzw. Phenolindolkörper, Histamin, ja chemisch nicht definierbare Gifte, auch gasförmige gefunden.

Normalerweise enthält der obere Dünndarm *keine pathogenen Bakterien*. Bei veränderter Motilität gelangt erst verhältnismäßig spät Darminhalt und damit Bakterien tieferer Abschnitte in die höheren. Nach SEULBERGER, BRANDES und ROTH besteht die Bedeutung der Bakterien beim experimentellen Ileus darin, daß es unter Verlust jeder bakterientötenden Wirkung des Dünndarmsaftes und seiner Reaktionsänderung im Sinne gesteigerter Alkalescenz zu einer Besiedelung des Dünndarmes mit Dickdarmflora kommt, in der Fäulniserreger vorherrschen. Für die Zusammensetzung der Flora ist die Art der Ernährung zur Zeit der Ileusentstehung von gewisser Bedeutung. Bei ausgesprochener Kohlenhydratnahrung tritt die Gärungsflora, bei Überwiegen der Eiweißnahrung die Fäulnisflora besonders stark hervor. Sonst setzt sich die Flora aus beiden Typen zusammen.

VIII. Therapie des Darmverschlusses.

Die *Behandlungsmöglichkeit des akuten Darmverschlusses* hat sich in letzter Zeit wesentlich erweitert. Auf Grund neuer Erkenntnisse, hauptsächlich aus dem pathologisch-physiologischen Gebiet, ist eine größere Anzahl gefährdeter Fälle gerettet worden.

Die *Operation* ist beim mechanischen Ileus die einzige kausale Behandlung. Der Eingriff richtet sich nach dem vorliegenden Hindernis, nach dem Zeitpunkt, dem Alter und dem Kräftezustand des Kranken.

Medikamente sind aber in ihrer Bedeutung nicht zu vernachlässigen. Beim dynamischen Ileus sind sie geeignet, das Übel oft allein zu beheben, während sie beim mechanischen erst nach der Operation in Anwendung treten dürfen.

Sie gehören in die Gruppe der *krampflösenden* bzw. *peristaltikanregenden Mittel.* Unter den ersteren spielt das *Atropin* und seine Derivate die größte Rolle. In seiner gebräuchlichen Dosierung von 0,3—1,0 mg bewirkt es einen Tonusverlust der Darmmuskulatur, damit eine Verlangsamung des Transportes des Darminhaltes, möglicherweise auch eine bessere Durchblutung der Darmwandungen. Atropin ist angezeigt beim *spastischen Ileus* bzw. bei den Formen, wo um Fremdkörper (Gallensteine, Wurmknäuel) ein Darmkrampf zustande kommt, oder aber bei Darmlähmung, die durch Gefäßspasmen im Mesenterium bedingt sind. Aber auch beim einfachen mechanischen Ileus können spastische Anteile der Darmmuskulatur oder der Gefäße vorhanden sein, so daß auch hier Atropin geboten ist, allerdings nicht *anstatt,* sondern *neben* der Operation. Der atropinisierte Darm erträgt höhere Dosen antagonistischer Mittel.

Opium vermag höchstens bei nicht vollständiger Darmstenose zu verhindern, daß ein sich in eine unnütze Arbeit hineinsteigernder Darm zu rasch erlahmt. Das Morphium ist wegen der Verschleierungsgefahr vor sicherer Diagnose jedenfalls zu vermeiden.

Unter den *peristaltikanregenden Mitteln* können die Hypophysenpräparate Pituglandol, Pituitrin, Hypophysin, die parasympathisch erregenden Mittel Physostigmin, Prostigmin sowie Peristaltin mit großem Nutzen verwandt werden. Die Wirkung des Physostigmins ist am intensivsten auf einen atonischen und geblähten Darm. Unangenehme Nachwirkungen fehlen beim Prostigmin.

Die *Hypophysenpräparate* bedeuten ein natürliches Anregungsmittel für die Darmperistaltik und bewirken eine wirksame Darmtätigkeit. Sie finden ihre Anwendung besonders vorbeugend bzw. bei der postoperativen Darmparese oder beim paralytischen Ileus.

Die *Serumbehandlung* des akuten Darmverschlusses hätte dann eine gewisse Berechtigung, wenn die Allgemeinerscheinungen beim Ileus in der Hauptsache auf Vergiftung durch Bakterien zurückzuführen wäre. Für die Mehrzahl der Fälle trifft dies wohl nicht zu. Eindeutige Aussagen über die Wirkung von Ileusserum (Coli oder Gasbrand) liegen noch nicht vor.

Eine *systematische Kochsalzbehandlung* ist in den letzten Jahren mehr und mehr in Gebrauch gekommen. Sie ist die logischste medikamentöse Behandlung beim hohen Darmverschluß. Allerdings ist die Art ihrer Wirkung noch nicht restlos geklärt. Der Mangel an Chloriden im Blut ist sicher ein hervorstechendes humurales Symptom beim Ileus. Ob das Kochsalz und die Chloride nur durch das Erbrechen für den Körper verloren gehen, ob sie auch zur Neutralisierung von Ileusgiften verwendet werden, oder ob sie sich im traumatisierten und entzündeten Gewebe festlegen und so dem Blute verloren gehen, sind Fragen, die noch nicht restlos geklärt sind. Die Tatsache, daß gerade beim Darmverschluß ein Mangel dieser Salze vorkommt, der zu mancherlei schädlichen und schädigenden Zuständen führen kann, ist unbedingt festzuhalten. Es steht experimentell fest, daß Hypochlorämie das Auftreten von Erbrechen, Meteorismus, Leberschädigung, Zirkulationsschwäche und Oligurie begünstigt. Bei Chloridmangel ist die Peristaltik des Darmes gestört. Kochsalzverabreichung kann diese Störung prompt beheben, indem die Darmperistaltik rasch einsetzt, die Zirkulation sich bessert und eine Vermehrung der Harnsekretion eintritt. Es ist vorteilhaft, das Kochsalz in hypertonischer Lösung, im Mittel 15—20 g im Tag, zu verabreichen, bei nachgewiesenem Kochsalzmangel im Blut eher noch mehr. Wenn auch die Kochsalzverabreichung innerhalb ziemlich weiter Grenzen unschädlich ist, so empfiehlt sich doch bei längerer Verabreichung eine Kontrolle des Blutchloridspiegels.

Wiederholt wurde die *Osmotherapie* empfohlen. Dabei steht noch nicht fest, ob irgendein Mittel wegen seiner hypertonischen Anwendung besonders auf die Darmwand oder auf den Allgemeinzustand wirkt. Bei der hypertonischen Traubenzuckerinjektion, die zur allgemeinen Ernährung durchaus angezeigt ist, gilt dasselbe wie für die Kochsalzinjektion.

Die Verwendung der *Rückenmarkanästhesie* beruht in erster Linie auf den Erfahrungen, daß unmittelbar nach der Einspritzung Stuhl- und Windabgänge erfolgen. Diese Betäubungsart kann also unter Umständen eine wirksame und sofortige Erregung der Darmperistaltik auslösen und erklärt sich aus einer Lähmung des peristaltikhemmenden N. splanchnicus. Praktisch kommt sie beim dynamischen Darmhindernis in Frage, beim postoperativen, sowie beim reflektorisch spastischen oder paralytischen Ileus. Sie kann nur auf einen funktionellen Zustand, die Lähmung des Darmes, und nicht auf ein organisches Hindernis einwirken.

Die *Dauerdrainage* durch einen Nasenkatheter wird besonders von Amerika empfohlen. An die Sonde kann ein Saugapparat angeschlossen werden. Auf diese Weise wird dauernd und in einer für den Kranken wenig störenden Weise Darminhalt aus dem obersten Dünndarm abgeleitet. Dies Verfahren kann sowohl beim mechanischen wie dynamischen Ileus angewandt werden. Es wirkt nach HOWALD sowohl mechanisch als auch entgiftend. Allerdings birgt es eine große Gefahr in sich, die Operation in Fällen, wo sie notwendig ist, hinauszuschieben, weil ein Symptom, die Rückstauung von Darminhalt dadurch weitgehend behoben wird. Vielmehr als für die Magenspülung gilt für die Dauerdrainage die Forderung, dem kranken Körper die entzogene Flüssigkeit und die Chloride zu ersetzen.

Die Wirkung der *Einläufe* ist bei *Darmlähmung* oder -verschluß meist gering. Der Erfolg ist nicht zu überwerten, weil nicht selten nur eine Entleerung der abführenden Darmpartie eintritt. Im Zusammenhang mit Verabreichung von Glycerin, Seifenwasser, Kamillentee, Öl, Milch kommt ihnen im postoperativen Stadium eine größere Bedeutung zu.

Physikalisch wirken günstig der *warme Umschlag*, das Heizkissen, der Lichtbogen und die Diathermie. All diese Maßnahmen helfen mit, eine gestörte Peristaltik wieder in Gang zu bringen oder entzündliche Vorgänge rückgängig zu machen.

PUST empfiehlt die Lebensfähigkeit eines eingeklemmten Darmes dadurch zu prüfen, daß dieser mit 10%iger Kochsalzlösung von 40—45° bespült wird, worauf die Entscheidung in 2—3 Minuten zu fällen ist, ob Resektion oder

Reposition ausgeführt werden kann. Es stellt sich in letzterem Falle eine lebhafte, rasch einsetzende Färbung zusammen mit einer Kontraktion ein, die die Lebensfähigkeit erweist. Was sich nach 3—5 Minuten nicht erholt hat, wird gangränös. Diese Methode eignet sich auch für alle diejenigen Zustände, welche als Vorstufe der Darmlähmung anzusehen sind. Die Menge, die man in die Bauchhöhle eines Erwachsenen ohne Schaden eingießen kann, beläuft sich auf 100 bis 300 ccm. Das damit eingeführte Kochsalz genügt, um den ganzen Darm zur Kontraktion anzuregen. Es ist das einzige Mittel beim Operationskollaps momentan Erfolg zu erzielen, da die Kontraktion des Dünndarmes eine ganz ungewöhnliche Steigerung des Blutdruckes zur Folge hat, die in einzelnen Fällen 20—38 mm Hg beträgt.

Durch die hypertonische Salzlösung kommt es zur Transsudatbildung, bis jene auf die physiologische Konzentration verdünnt und damit resorptionsfähig geworden ist.

HEUSSER empfiehlt nach der Behebung des Hindernisses dann, wenn Entleerung des gestauten Inhaltes nicht oder nur ungenügend durchführbar sind, eine Unschädlichmachung des Inhaltes. Mit einer Spritze wird eine *adsorbierende Lösung* in das Darmlumen eingespritzt, z. B. eine 10%ige Suspension von Carbo adsorbens oder pulv. Adsorgan in physiologischer NaCl-Lösung 50—100 ccm.

Eine besondere Form des Darmverschlusses stellt die **Darminvagination** dar. Sie entsteht als Folge eines durch einen Reiz auf die Darmwandmuskulatur erzeugten *lokalen Spasmus*. NOTHNAGEL reizte am lebenden Kaninchen den Darm mit faradischem Strom und erzielte damit eine lang anhaltende spastische Kontraktion der Muskulatur dieses Abschnittes, wodurch eine Abnahme des Umfanges und eine Zunahme der Länge des gereizten Stückes erfolgte. Infolge dieser Veränderung überdachte der unverändert gebliebene Nachbardarm an beiden Enden das kontrahierte Stück, womit der Anfang der Invagination gegeben war. Am aboralen Ende schritt die Invagination dadurch fort, daß die Einstülpung sich auf Kosten der Scheide vergrößerte, d. h. daß ein Darm, der anfangs noch Scheide bildete, über den Hals hinwegrückend zum Invaginat wurde, wodurch sich die Scheide immer weiter über das Invaginat hinüberstülpte. NOTHNAGEL führte diese Erscheinungen auf eine Tätigkeit der analwärts vom Spasmus liegenden Längsmuskelfasern zurück, die durch den Reiz zur Kontraktion veranlaßt und dadurch immer neue Abschnitte des Darmes in das Invaginat hineinzöge.

PROPPING löste ähnliche Erscheinungen durch 1⁰/₀₀ige Physiostigminlösung aus. OBADALEK benützte Crotonöl, Salzsäure u. dgl.

Schädigungen, die das Gekröse treffen, erzeugen keine Invagination. Wohl entsteht eine solche nach Unterbindung der Mesenterialgefäße im zugehörigen Darmabschnitt. Er wies darauf hin, daß während die Ringmuskelschicht in ihrer Stärke gleich bleibt, die Längsmuskelschicht analwärts abnimmt. Dort wo letztere schwach ist, sind die Invaginationen am häufigsten.

Beim primären Spasmus wird der Darmabschnitt durch die Kontraktion der Ringmuskulatur verlängert. Wäre die Längsmuskulatur gleich stark, dann würde durch ihre Kontraktion die Verlängerung ausgeglichen werden. Da sie aber schwächer ist, kann sie es nicht und es kommt zur Überdachung. An der Grenze gegen den schlaffen Darm unterstützt die Längsmuskelkontraktion deren Bildung. Am proximalen Ende des spastischen Darmabschnittes treffen die normalen peristaltischen Wellen auf die geringgradige Einstülpung und drücken diese vor sich her, so daß sie sich wieder ausstülpen muß.

Die Darmwandmuskulatur kann beim Menschen auf verschiedene Weise von einem Reiz getroffen werden. Dieser kann von einer pathologischen Veränderung der Darmwand selbst ausgehen, kann seine Ursache in einer mißbildungsartigen Abweichung des Baues oder anderen pathologischen Form- oder Lageveränderungen des Darmes haben, kann schließlich die Folge einer äußeren Gewalt auf den Darm sein oder vom Darminhalt aus erfolgen.

Die Häufigkeit beim Säugling und Kleinkind wird zum Teil auf deren spasmophile Konstitution zurückgeführt bzw. darauf, daß die Reizempfindlichkeit des Darmes mit zunehmendem Alter langsam abnimmt und im Erdulden von „Mißhandlungen" trainiert wird, wodurch eine gewisse Reizresistenz erfolgt, die auch als Folge einer überstandenen Invagination eintritt und damit die Seltenheit der Rezidive zum Teil erklärt. Bekanntlich vermag der Darm des Erwachsenen gröbste Reize zu ertragen, ohne daß es zur Invagination kommt. Meist sind hier andere Faktoren ausschlaggebend, kleine Tumoren u. dgl., durch die die Invagination bedingt wird.

OBADALEK schreibt einer plötzlichen Zunahme des Bauchdruckes bei der Entstehung einer kindlichen Invagination eine begünstigende Wirkung zu. Den Zusammenhang zwischen jener und der Invagination sieht er in einem durch Darmspasmus bedingten Schmerz.

Versuche, Invaginationen zu erzeugen, scheiterten am Fehlen des erhöhten Bauchdruckes.

Die eigenartige Verteilung der Häufigkeit der Invagination im Hinblick auf Alter, Zustand des Kindes u. dgl. wird unter Berücksichtigung des intraabdominellen Druckes verständlich.

Die **Brucheinklemmung** gefährdet den Inhalt durch Schädigung der Blutzirkulation und damit bedingte Ernährungsstörungen der Darmwand. Sie stellt eine bestimmte Form des Strangulationsileus dar. Bei der sog. elastischen Einklemmung wird eine Darmschlinge in der Nähe der Bruchpforte unter Dehnung des elastischen Ringes in den Bruchsack hineingepreßt. Läßt der erhöhte Druck nach, so zieht sich der Ring zusammen und umschnürt den ausgetretenen Darmteil. Nach RITTER u. a. ist der Ring unelastisch und starr. Der Darm stellt vielmehr den elastischen Teil dar. Beim Pressen kommt es nach RITTER zur Verengerung des Bruchkanales bzw. der Bruchpforte und anschließend zur Erweiterung. Er nimmt eine primäre Anämie der Schlinge im Bruchsack an mit sekundärer Hyperämie und ihren Folgen, ein Vorgang, der nicht verständlich ist. *Darmwandeinklemmungen* lassen sich auch kaum anders erklären, als daß bei erhöhtem Bauchinnendruck an der Stelle des geringsten Widerstandes — den nun mal ein Bruchsack darstellt — Teile ausgestülpt werden, um dann in dem Ring — der sich dabei gar nicht zu erweitern braucht — festgehalten zu werden.

Der Mechanismus gleicht bis zu einem gewissen Grade dem der Darmruptur beim Vorliegen einer Hernie (s. S. 126). Es kommt nicht zum Platzen eines Darmes, dazu ist die Gewalt zu gering und nicht plötzlich genug, sondern nur zur Ausstülpung in einen engen Kanal. Die rasch eintretenden sekundären Veränderungen — Stauung — verschlimmern den Zustand der Schlinge rasch.

PENDL empfiehlt die sofortige Verabreichung von Ricinus nach Darmresektion. Die Gasspannung hinter derben Kotballen, die nur langsam und schwer weiterbewegt werden, ist um das Vielfache größer als bei flüssigem Inhalt. Die geringe Verengerung der zirkulären Naht wird dadurch nicht gefährdet.

Für die Beurteilung chirurgischer Eingriffe am *Dickdarm* ist die Kenntnis der anatomischen und funktionellen Eigenheiten desselben notwendig. Das Coecum ist am geräumigsten und dünnwandigsten. Es geht in das engere eigentliche Colon ascendens über. An dieser Stelle ist bei zahlreichen Tieren eine Art Sphincter. Im Coecum und Colon ascendens ist der aus dem Dünndarm austretende Chymus flüssig oder halbfest und hält sich hier eine gewisse Zeit auf, bevor er in die weiteren Abschnitte des Dickdarmes übertritt. Während im Quercolon und im Colon descendens nur spärlich Lymphbahnen vorkommen, enthält das Ascendens sehr reichliche. Auch ist die Muskulatur schwächer. Stoffe, die ins Rectum gebracht werden, können durch Antiperistaltik bis zum proximalen Colon gelangen. MAYO nimmt an, die Flex. lienalis sei physiologischerweise so hoch fixiert, um dadurch die Resorption im oralen Teil des Dickdarmes zu begünstigen.

IX. Dickdarmerkrankungen.

Die physiologischen Aufgaben des Dickdarmes sind so wichtig für den Organismus, daß nur bei strengster Indikationsstellung größere Resektionen ausgeführt werden dürfen.

In Übereinstimmung mit anatomischen weiß man auf Grund röntgenologischer Untersuchungen, daß Länge, Weite und Form des Dickdarmes in weiten Grenzen schwanken. Nicht selten ist eine Aplasie des Colon ascendens. Ab und zu liegt der ganze Dickdarm links von der Mittellinie.

Der *Darminhalt* geht — wie besonders röntgenologisch festzustellen ist — nur zum geringsten Teil oder gar nicht durch *neue künstliche Verbindungen* zwischen Dünn- und Dickdarm, bzw. einzelnen Dickdarmabschnitten hindurch. Fast ausschließlich benützt er den physiologischen Weg, wenn nicht ein unüberwindliches Hindernis vorliegt. Deshalb stellen *Enteroanastomosen,* insbesondere die Ileocolostomie bei funktionellen Störungen des Colon einen nicht ungefährlichen Eingriff dar (STIERLIN).

RIEDEL, KÖRTE, FINSTERER, DE QUERVAIN u. a. haben darauf hingewiesen, daß infolge der Antiperistaltik des Dickdarmes große Kotansammlungen oralwärts von der Anastomose entstehen können, d. h. Kottumoren, die schwere klinische Symptome verursachen. Ein mechanisches Hindernis im Colon muß erhebliche Dimensionen angenommen haben, um Stauungen zu verursachen. Das Lumen bleibt lange weit genug, um z. B. einen Bariumeinlauf ungehindert bis zum Coecum durchlaufen zu lassen. Abnorme Knickungen, Briden und dergleichen beeinträchtigen nur in einer ganz verschwindend geringen Anzahl den Ablauf der Peristaltik.

Eine chirurgische Behandlung der *Obstipation* kommt heute nur mehr selten in Frage, besonders dann, wenn ein mechanisches Hindernis irgendwelcher Art ursächlich nachgewiesen werden kann. Nach v. BERGMANN handelt es sich bei der habituellen Verstopfung um einen Domestikationserfolg. Seiner Ansicht nach ist deshalb eine Unterteilung in verschiedene Formen ziemlich unwichtig.

PAYR weist auf Faktoren hin, die reflektorisch zum Spasmus und damit zur Obstipation führen können. Dazu gehören unter anderem die Fissura ani, Uretersteine, verkalkte retroperitoneale Drüsen und dergleichen.

FINSTERER erwähnt gleichfalls die Fissura ani bzw. das Coecum mobile als Ursache von Darmerweiterungen und damit chronischer Verstopfung.

Auf keinen Fall dürfen Enteroanastomosen, aber ebenfalls auch keine unilateralen Ausschaltungen wegen der Gefahr der Kottumoren im ausgeschalteten Darmstück ausgeführt werden.

Die rechtsseitige Hemicolektomie ergab FINSTERER schlechte Dauerresultate.

Bei der Dilatation von Coecum und Ascendens sind jene deshalb schlecht, weil beim sog. „Ascendenstyp" die Ursache der Obstipation im spastisch kontrahierten Descendens gelegen ist, das zurückbleibt, die Erweiterung des Coecums also nur eine Folgeerscheinung ist. Deshalb führt FINSTERER die linke Hemicolektomie aus, wobei die Flexura lienalis, die oft ein mechanisches Hindernis darstellt, mitentfernt wird. Die totale, besser subtotale Resektion nach LANE hat

eine hohe Mortalität und gibt wegen Dünndarmverwachsungen mäßige Dauerresultate.

Megacolon. Eine wichtige Mißbildung des Colon stellt das *Megacolon* dar
(FAVELLLI, HIRSCHSPRUNG). Das Wesen der Krankheit besteht in einer ungeheuren Erweiterung des ganzen oder gewisser Teile des Dickdarmes. Es kommt
außerdem zu einer Verlängerung des Colon, meistens des Sigma. Am häufigsten sind gleichzeitig Colon transversum und Sigma befallen. Die Hypertrophie der Wand betrifft hauptsächlich die Muscularis, und zwar besonders die
Ringmuskeln (PERTHES). Aber auch die übrigen Schichten der Darmwand sind
verändert. Zu diesen primären Wandveränderungen gesellen sich später entzündliche. In der Regel besteht auch eine Verdickung der Schleimhaut, in der
sich Geschwüre bilden, die zur Perforation und Peritonitis führen können. Durch
Dehnung und Durchsetzung der Muskulatur mit Bindegewebe geht der Wand
die Fähigkeit der Kontraktion zum Teil verloren. Umstritten ist immer noch
die Frage, ob die Verlängerung des Colon eine Folge eines mechanischen Hindernisses oder angeboren sei. NORDMANN hält das letztere für wahrscheinlich.
Auf die Bedeutung der Knickungen des Darmes, durch die es zu einem Ventilverschluß kommen kann, hat besonders PERTHES hingewiesen. Ein solcher
Klappenmechanismus ist aber nicht immer vorhanden.

Neben der Vergrößerung des Colon geht oft eine solche der Blase einher
(ADAMSON, AIRD, PAESSLER u. a.). Sie ist wahrscheinlich so zu erklären, daß
bei der kongenitalen hypertrophischen Anlage des Enddarmes auch dieser Ab-
kömmling mit von dem Riesenwuchs betroffen wurde.

Die kongenitale Mißbildung wird aber oft erst zu einer Krankheit infolge
einer Abknickung. In diesen Fällen ist natürlich ein chirurgischer Eingriff erforderlich.

Nach PAESSLER, GASK, ROSS u. a. ist die Erkrankung häufig auf eine Dysfunktion, d. h. auf eine *übermäßige Wirkung des Sympathicus*, zurückzuführen.
Es kommt zu einer Hemmung der Darmbewegung und einer Stauung des
Darminhaltes. Durch starke Füllung bei vermindertem Tonus tritt eine Dehnung der Darmwand ein.

Versuche zeigten, daß durch Reizung der parasympathischen Nerven der
Tonus des Darmes zunimmt und seine Bewegungen lebhafter werden, daß
dagegen Reizungen des Sympathicus Tonusabnahme und Verringerung der Peristaltik bewirken. Doch kann Peristaltik noch vorhanden sein, wenn alle von
außen an den Darm herantretenden Nerven durchtrennt sind. Nach GUNN ist
es der Darmmuskulatur sogar nach Entfernung der intramuralen Plexus noch
möglich, rhythmische Kontraktionen auszuführen.

Der positive Beweis einer übermäßigen Funktion des Sympathicus in einem
Darmabschnitt kann schwer zu führen sein. Selbst die Achalasie, die als zu
starke Sympathicuswirkung aufgefaßt wird, ist recht kompliziert. Um die
Rolle, die der Sympathicus beim Zustandekommen einer intestinalen Stase
spielt, zu erkennen, wird am besten die Wirkung einer *Lumbalanästhesie* oder
gürtelförmigen Spinalanästhesie (KIRSCHNER) auf die Darmbewegung röntgenologisch kontrolliert. Ist sie durch nervöse Reize bedingt, dann werden diese
Zustände vorübergehend, manchmal sogar dauernd gebessert oder geheilt. Es
kommt zur deutlichen Peristaltik und Haustrierung des vorher erweiterten,
ruhenden Dickdarmes. Fällt der Vorversuch günstig aus, dann hat ihm zur
dauernden Beseitigung der Darmstörung die *Resektion des Plex. hypogastric.*
und *Ganglion mesent. inf.* zu folgen.

SCHOEMAKER berichtet über Fälle, bei denen es zur Colonerweiterung ohne
jegliche ersichtliche Veranlassung kam. Meist wird ein kleines stenosierendes

Carcinom angenommen, dieses aber nicht gefunden. Für solche Fälle empfiehlt er die Anlegung einer Fistel zur Entlastung des Darmes, aber keine Ausschaltungsanastomose, da diese seiner Erfahrung nach später nur unangenehme Folgen haben. Ursächlich nimmt er eine Innervationsinsuffizienz oder eine muskuläre Ermüdung an, da der Darm, wenn er durch die Fistel entlastet wird, wieder anfängt zu arbeiten.

A. W. Fischer glaubt, daß es sich um eine Fehlleistung der Resorption handele. Schon ganz geringe Störungen der physiologischen Gasresorption führen zum Meteorismus. Dann kommt es unter Umständen am Colon pelvinum zu einem Ventilmechanismus und dadurch zur Gasstauung.

Henschen spricht von einer *Enteroenterostomie* als Krankheit, bei Rückstauung und Füllung unilateral ausgeschalteter Dünn- und Dickdarmabschnitte sowie Blindsackbürzel bei seitlicher Anastomose. In schwereren Fällen erfolgt Zersetzung, Steinbildung, ja Perforation infolge Stagnation im ausgeschalteten Teil. Bei Seit-zu-Seit-Anastomose soll die Öffnung des zuführenden ganz knapp vor dem blindverschlossenen Ende liegen.

Frey nahm eine funktionelle Anpassung und Inaktivitätsatrophie solcher seitlicher Anastomosen an, die sich zu direkten umwandelten, was durch klinische Beobachtung aber nicht bestätigt wird. Melzer stellte experimentell fest, daß bei Reizung die peristaltische Welle bei End- zu Endanastomose bis zur Nahtstelle ging, bei seitlicher dagegen die gesamte Länge der Anastomose geschädigt war. Auch bei der zweiseitig offenen „Kurzschluß-Enteroanastomose" (Anastomose an der Basis des Sigma) kommen durch Kotstauung schwere Folgezustände vor. Bei einer *organischen Stenose* muß deshalb die Anastomose möglichst nahe am Hindernis angelegt werden.

Die Symptome hängen von der Größe und Lage des teilweise ausgeschalteten Darmabschnittes ab. Experimentell stellt man eine Verlängerung und Erweiterung des Darmabschnittes, Geschwürsbildung und Veränderungen von Leber und Niere fest.

Henschen unterscheidet zwischen einer Stenosenmegacolie und einer idiopathischen, wo unter Umständen ein Sympathicusreiz vorliegt, der eine operative Resektion erfordert (Bartle 1927). Adamson erzielte bei Katzen durch Entfernung der parasympathischen Nerven zum distalen Colon Megacolie.

Eine *abnorme Dilatation* und Beweglichkeit des *Coecum* erfordert nur dann einen chirurgischen Eingriff, wenn es zu einer Torsion kommt. v. Hoffmeister ist der Ansicht, daß nicht die abnorme Beweglichkeit die wesentliche Ursache der Beschwerden bedinge, sondern daß die Typhlektasie mit ihrer Stauung des Inhaltes und die dadurch bedingte Blähung die Symptome hervorrufen. Als mechanische Ursache macht er Bindegewebsschleier und Narbenzüge verantwortlich, die das Colon ascendens bedecken. Letztere führt er auf katarrhalische Prozesse zurück.

Bei der 1909 von Jackson beschriebenen Membran handelt es sich um eine Bauchfellfalte, die außen vom Peritoneum oben an der Unterfläche der Leber entspringt und unten an der Vorderfläche des Colon ansetzt. Sie ist locker mit der Serosa des Darmes verbunden, gleichzeitig ist meistens das Colon ascendens anormal beweglich, weil die Fixation seiner hinteren Zirkumferenz am Bauchfell unvollkommen ist. Lefeuf, Cotte u. a. halten sie für einen Rest des Omentum Halleri. Nach den Untersuchungen von Rjesanoff sind diese Bildungen, die das Colon ascendens bedecken, eine Fortsetzung des kleinen Netzes. Bei allen Trägern fand Rjesanoff noch andere Besonderheiten: ein stark entwickeltes Netz, ein schwaches und bewegliches Colon descendens und ein langes

Mesenterium des Dünndarmes. Nach Ansicht der einen ist die Membran die Ursache der Beschwerden und muß deshalb chirurgisch angegriffen werden (JACKSON, LANE, SMITH, QUAIN u. a.). Andere halten sie für etwas Angeborenes (CHEEVER, BAKER, EASTMANN), SCHOEMAKER fand bei der mikroskopischen Untersuchung der Präparate keine entzündlichen Veränderungen. SEIFERT schreibt der Membran eine morphologische Verwandtschaft mit dem großen Netz und anderen serösen Membranen der Bauchhöhle zu. Bei all den genannten Bändern und Fixationen des Colon rät NORDMANN nur dann zu einem operativen Eingriff, wenn konstitutionelle Ursachen der Beschwerden auszuschließen sind und die Röntgenaufnahme des Dickdarmes unzweideutig an einer ganz bestimmten Stelle ein Hindernis im Colon ergibt.

Nach SCHMIEDEN gibt es noch keine einheitliche Erklärung für die Entstehung *angeborener Stenosen.* In der 5.—10. Schwangerschaftswoche kommt es nach KREUTER zum gesetzmäßigen Verschluß in den einzelnen Abschnitten des Darmkanals, der eine Zeitlang vorhält und dann zurückgebildet wird, wodurch das endgültige Darmlumen entsteht. Bleibt die Rückbildung aus, so kommt es entweder zu einer Stenose oder einer Atresie. FORSSNER meint, daß der völlige Verschluß eine gelegentliche Variante sei. KÜTTNER nimmt eine fetale Peritonitis als Ursache an. Therapeutisch kommt nur ein ganz einfacher chirurgischer Eingriff in Frage, d. h. die Anlegung einer Fistel möglichst dicht oberhalb der Stenose. Erholt sich das Kind, so kann später mit einer Anastomose das Hindernis umgangen werden.

Bei der **Colica mucosa** haben wir es mit einem allergischen Reizzustand zu tun, also nicht mit einer Lokalerkrankung. Sie wird genetisch mit dem „Asthma bronchiale" in Zusammenhang gebracht. Hin und wieder geht sie wohl über in eine wirkliche Colitis. Wegen der verschiedenen auslösenden Bedingungen ist eine verschiedene Therapie am Platze.

Den Chirurgen interessiert vor allem die **Colitis ulcerosa gravis.** Diese stellt das Endglied einer Kette dar, die über die funktionellen Veränderungen und Störungen am Dickdarm zu den ausgesprochenen schweren unspezifischen Entzündungen führt. Es finden sich dabei unter Umständen Ulcerationen bis tief in die Muscularis der Darmwand hinein.

Lokale Behandlungsversuche wie Spülungen führen fast nie zur Heilung. Das gleiche gilt von der *Appendicostomie* oder der *Coecalfistel.* Auch die vollständige Ausschaltung der entzündlichen Abschnitte hat nur selten ein dauerndes Abklingen zur Folge.

Zufällige klinische Beobachtungen zeigten (v. BERGMANN), daß die Colitis auf anaphylaktische Vorgänge schnell und günstig reagieren kann.

KALK baute eine Methode der Serumtherapie aus. Durch intramuskuläre Injektion von Pferdeserum wurden die Kranken sensibilisiert. Sie erhielten dann nach 12—20 Tagen eine erneute intramuskuläre, oder falls diese unwirksam, eine intravenöse Injektion. Später wurde diese Reaktion durch eine Bluttransfusion ausgelöst. Natürlich ist das kein ganz ungefährliches Vorgehen, weil man die Reaktionsstärke nicht in der Hand hat. Es ist nur bei ständiger und sorgfältiger Kontrolle des Kreislaufes erlaubt. Neuerdings hat DIETRICH das Verfahren dahin modifiziert, daß er durch rectale Spülung mit Pferdeserum, das durch die ausgedehnten Wundflächen genügend resorbiert wurde, eine Fieberreaktion auszulösen und damit eine Heilung herbeizuführen vermochte.

Divertikulosis. Die *Colondivertikel* hat man so aufzufassen, daß „schwache Stellen" an den Durchtrittsstellen der Gefäße und an den Abgangsstellen der Appendices epiploicae vorhanden sind, wo Kräfte, die von innen wirken, zur Ausstülpung führen, z. B. hartnäckige Obstipation. Ihrer Genese nach sind es also Pulsionsdivertikel.

Bei gewissen Reizzuständen im Dickdarm wird von einem prädivertikulären Stadium gesprochen, d. h. von Ausstülpungen, die wieder vollständig zurückgehen können.

Die „Divertikulosis" ist also noch keine Krankheit. Mehr als die Hälfte der Fälle verläuft symptomlos. Durch Retention und Entzündung entsteht das Bild der *Divertikulitis*.

Therapeutisch kann man nur die „Itis" in eine „Osis" umwandeln, was fast stets durch interne Schonkost eventuell mit Spülungen möglich ist.

X. Verletzungsfolgen.

Stumpfe Verletzungen. Über die Wirkung *stumpfer Gewalten* auf den Bauch herrscht in den wesentlichen Punkten Klarheit.

Größe und Richtung der Gewalt, Stelle ihrer Einwirkung am Bauch, sind maßgebend für die Art der Verletzung sowohl im Magen wie im Darm.

Nach MOTY teilen wir die Verletzungen ein in *Quetschungen*, *Berstungen* und *Abrisse durch Zug*.

Eine *Durchquetschung* des Darmes kommt dadurch zustande, daß der Darm bei unverletzter Bauchwand zwischen dieser und der Wirbelsäule fest gequetscht wird und zerreißt (LONGUET und BECK). Die Bauchwand selbst bleibt deshalb unverletzt, weil sie nicht unmittelbar gegen die knöcherne Unterlage gedrückt wird, elastisch ist und die Därme gewissermaßen als Puffer dazwischen liegen (SAUERBRUCH). Bei straffen Bauchdecken kommt es deshalb weniger leicht zu einer Durchquetschung des Darmes als bei schlaffen. Beim Hunde, der mit gestreckten Hinterbeinen aufgebunden war, gelang es EICHEL nicht, den Darm durch einen Schlag gegen den Bauch durchzuquetschen. Übereinstimmend wurde nachgewiesen (LONGUET, CURTIS, FERRIER und ADAM, THOMMEN), daß eine Durchquetschung einer Darmschlinge nur dann stattfindet, wenn die Gewalt in Richtung gegen die Wirbelsäule oder den Darmbeinteller gerichtet ist. Bei flachem Schlag gegen den Bauch werden nur solche Schlingen zerrissen, die vorher auf einer knöchernen Unterlage fixiert wurden (CURTIS).

Für das Zustandekommen einer Durchquetschung ist der *Füllungszustand* des Darmes wesentlich. Ein Darm, der Gas enthält, zerreißt bei im übrigen gleichen Versuchsbedingungen sehr viel schwerer als ein leerer (CURTIS). Durch Füllung mit Flüssigkeit oder festem Kot wird ein Darm gegen Zerreißung nicht geschützt, vielmehr wegen seines größeren Umfanges eher stärker gefährdet. Bei den leichteren Verletzungen reißt nur die Serosa, manchmal auch die Schleimhaut; die Muskulatur und die Submucosa bleiben erhalten. Bei den schwereren Verletzungen reißen alle Schichten; Serosa und Schleimhaut jedoch in weiterer Ausdehnung (HERTLE).

Eine *Darmberstung* setzt einen gewissen Abschluß der Darmschlinge durch Abknickung, Lagerung oder Verwachsung voraus, wobei im Augenblick der Gewalteinwirkung der Inhalt nicht in eine benachbarte Schlinge entweichen kann. Er muß den Darm von innen nach außen sprengen. Schon die *verschiedene Weite* verschiedener Darmabschnitte kann ein solches Hindernis für die Luft darstellen, so daß sie am Ausweichen verhindert wird (SCHÖNLEBER).

Befunde am Menschen, bei denen der Riß fern von der Gewalteinwirkung gefunden wurde, also eine direkte Darmquetschung sich sicher ausschalten ließ, sprechen für diesen Mechanismus der Berstung (HERTLE).

Reine Darmberstungen sind selten. Meist liegt eine Kombination von Quetschung und Berstung vor (Petry, Sauerbruch, Bunge, Hertle).

Zu starkes Aufblasen des Dickdarmes kann zur Berstung in reinster Form führen. Sie kommt bei diagnostischen Aufblähungen nur vor, wenn die Darmwand durch Geschwüre geschädigt ist. Als Verletzung bei Arbeitern, die mit komprimierter Luft zu tun haben, ist sie beschrieben worden (Andrews). Anatomische Untersuchungen im Experiment aufgeblasener Därme zeigen, daß die Submucosa am festesten ist und deshalb am längsten standhält (Hertle). Der anatomische Befund gestattet daher gewisse Rückschlüsse auf die Art des Zustandekommens einer Darmzerreißung.

Besonderes Interesse beanspruchen die Darmzerreißungen, die ohne äußere lokale Gewalteinwirkung im Anschluß an eine starke Anstrengung, z. B. an ein heftiges Pressen, auftreten. Dabei ist der Druck im Darm und der auf der Bauchwand gleich. Eine solche Berstungsruptur kann ohne äußere Gewalteinwirkung eigentlich nur dann entstehen, wenn eine umschriebene Stelle der Bauchwand nachgiebig ist, wie z. B. bei Hernien (vgl. Gangl). Pumpt man z. B. bei einem Defekt des Mantels den Gummischlauch eines Fahrrades stark auf, so platzt er an dem kleinen Zipfel, der sich aus dem Loch im Mantel vordrängt. In gleicher Weise platzt der Darm bei starkem Pressen, wenn sich ein Teil seiner Wand zu einer Bruchpforte herausdrängen kann. Deshalb sind Bruchträger mehr gefährdet. Auch Zugwirkung kann zu einer stumpfen Darmverletzung führen (Strohl). Die Kraft greift nach A. Neumann entweder senkrecht oder parallel zur Darmachse an, wovon die Richtung der Risse, besonders der Mesenteriumrisse, abhängt; je nachdem kommt es zum Längsriß, oder Querriß, oder Abriß des Darmes vom Ansatz (R. Neumann, Eichel). Überfahrungen, Fall oder Sturz aus der Höhe, Hufschläge, Stoß mit einer Deichsel gegen den Bauch führen zu solchen Verletzungen (Hildebrand).

Wesentlich ist bei all diesen Verletzungen die Richtung, in der die Gewalt einwirkt. Sauerbruch führte experimentell durch Schläge von der Seite her bei Leichen mit dünnen Bauchdecken Abrisse des Darmes herbei. Bei Überfahrungen wird nach Hertle der Darm durch die Bauchdecken hindurch in der Richtung der Gewalt mitbewegt, oder er wird gestreckt und dadurch an seiner Anheftungsstelle am Mesenterium abgerissen.

Petry beschreibt einen Fall, bei dem er an den Spuren, die der Huf am S romanum hinterlassen hatte, die Richtung der Gewalt und damit der Zugwirkung glaubte erkennen zu können.

Anatomisch charakterisiert sich die Verletzung durch Zug an ihren scharfen Rändern und an der schrägen oder queren Richtung der Risse.

Bei Sturz aus der Höhe wird den Dünndarmschlingen eine gewisse Beschleunigung mitgeteilt. Beim Aufschlagen des Körpers hört dessen Bewegung plötzlich auf. An den inneren Organen besteht sie noch eine Zeitlang. Daraus resultiert ein querer Abriß, mit Vorliebe an der obersten Jejunumschlinge, nahe an der Flexura duodenojejunalis, dem unnachgiebigsten Punkt des Ansatzes.

Die Folge von Darmverletzungen, auch solcher, bei denen nicht die ganze Dicke der Wand durchtrennt ist oder wo es zum Abriß der Gefäße gekommen ist, ist eine Blutung, bzw. eine mehr weniger rasch eintretende Peritonitis. Ihr Verlauf hängt von der Höhe der verletzten Darmschlinge, vom Zeitpunkt und der Menge des Austrittes vom Darminhalt ab. Bei queren Darmrissen findet sich hie und da nur wenig Inhalt in der Bauchhöhle, da sich die Schleimhaut einrollt und so das Loch verstopft (Chaput, Rost).

Mesenterialverletzungen können zu Ernährungsstörungen der Darmwand führen. Gelegentlich werden auch Spätblutungen beobachtet (Aldrich, Matthes). Die Mortalität der Mesenterialverletzungen ist sehr hoch (Prutz).

Bei stumpfen Quetschungen des Mesenteriums kommt es zum *Hämatom* in die Mesenterialblätter. Sind gleichzeitig Chylusgefäße verletzt, so bildet sich ein sogenannter *Ascites chylosus*, als Spätfolge eine *Chyluscyste*. Hämatome wie Chylusergüsse im Mesenterium können durch Druck auf die Gefäße eine sekundäre Gangrän des Darmes hervorrufen (McCosh).

Selten kommt es zu solcher Schädigung des Mesenteriums bei der Anlegung des Momburgschen Schlauches. zur Verth teilt eine Beobachtung mit, wo nach längerer Umschnürung eine schwere Schädigung der Mesenterialgefäße eingetreten war, die den Tod ursächlich mitbedingt.

Die Folgen der *Verletzungen größerer Mesenterialgefäße* unterscheiden sich nicht von denen der *Thrombose und Embolie* der Mesenterialgefäße. Schädigungen, die der Darm durch jene erfährt, sind also denen der Thrombose und Embolie gleichzusetzen.

Die Versuche von Litten haben gezeigt, daß die *Unterbindung* der A. mesenterica superior in ihrem Hauptstamm beim Tier stets von einer ausgedehnten rasch tödlichen Darmnekrose gefolgt ist, der jenes erliegt.

Da nach Litten die A. mesenterica superior eine funktionelle Endarterie ist, kommt es nach Unterbindung trotz der Anastomosen zu einer Ernährungsstörung, weil die Druckerhöhung nicht genügt, um die Kollateralen zu füllen.

Marek vermochte im Tierversuch zu zeigen, daß es zur Entstehung eines anämischen Infarktes am Darm genügt, wenn jeder arterielle Blutzufluß unterbrochen wird. Es ist dabei gleichgültig, ob die zugehörigen Venen mit unterbunden werden oder nicht.

Die A. mesenterica inferior und die Coeliaca haben günstigere Bedingungen zur Bildung von Anastomosen. Bei ihrer Unterbindung im Stamm kommt es deshalb nicht zu einer Nekrose der Darmwand.

Die Unterbindung der *Mesenterialvenen* im Stamm ist von einem hämorrhagischen Darminfarkt gefolgt. Unterbindung einzelner Äste führt zu einer weitgehenden Stauung, ohne daß dadurch ein dauernder Schaden entstände.

Die Unterbindung der V. mesenterica superior im Hauptstamm ist beim Menschen immer von einem tödlichen Darminfarkt gefolgt.

Die **Thrombosen** im Bereich der Mesenterialvenen verlaufen beim Menschen milder als die Unterbindung der Venen. Jene entstehen allmählich, unterbrechen daher die Zirkulation nicht so plötzlich wie eine Unterbindung. Der Kollateralkreislauf kann sich eher ausbilden. Ein hämorrhagischer Darminfarkt bei Mesenterialthrombosen ist deshalb selten. Es kommt erst dann dazu, wenn alle Gefäße verstopft sind.

Die meisten postoperativ entstandenen Mesenterialvenenthrombosen bleiben auf den Ort ihrer Entstehung beschränkt und machen kaum klinische Erscheinungen (Payr). Nur bei Darmeinklemmungen spielt die vom Darm zentral fortschreitende Thrombose eine gewisse Rolle. Nach Lösung der Einklemmung sieht man infolge Fortfalles der Schnürung und Freigabe des arteriellen Stromes eine Zunahme der cyanotischen Verfärbung, da der Abfluß erschwert ist. Bei dieser Art der Zirkulationsstörungen eingeklemmter Brüche darf nicht zu wenig reseziert werden.

Von allen thrombotischen Prozessen im Bereich der Mesenterialvenen haben für den Chirurgen diejenigen die größte Bedeutung, die sich im Anschluß an eine Infektion im Bereich der Eingeweide entwickeln. Bei diesen Formen meist *eitriger Thrombophlebitiden* kommt es zur Verschleppung infektiösen Materiales in die Pfortader und damit in die Leber, d. h. zu *Leberabscessen*. Solche eitrige Thrombophlebitiden finden sich z. B. bei Magen-Darmgeschwüren, Gallenblaseneiterungen und vor allem bei der eitrigen Appendicitis (Sprengel). Der Verlauf dieser Erkrankung ist meist ein letaler. Der Versuch durch Unterbindung der erkrankten Vene, zentral von dem infizierten Pfropf, den Kranken zu retten, gelingt unter Umständen in Frühfällen (WILMS).

Infolge seiner guten arteriellen Blutversorgung können einzelne Unterbindungen am Magen und Darm ohne Schaden ausgeführt werden (MADELUNG, RYDIGIER, MAASS, RITTER). Bekanntlich teilen sich die Mesenterialgefäße in sog. Arkaden. Solche Arkaden kommen am Dünndarm in wechselnder Zahl — etwa 3—5 — vor. Einzelne derselben kann man natürlich unterbinden; am gefährlichsten sind die Unterbindungen direkt am Darm, da die Anastomosen in der Nähe des Darmes immer spärlicher werden. Risse im Mesenterium, die parallel zum Darm verlaufen, sind deshalb stets gefährlicher als solche mit radiärem Verlauf.

Chronisch verlaufende Verlegungen der Mesenterialgefäße können vorkommen, ohne Gangrän des Darmes (KOLIN).

Am Dickdarm sind die Arkaden spärlicher. Ein Randgefäß verläuft parallel zum Darm und gibt an ihn Äste ab.

Auch wenn die Unterbindung, Verletzung oder embolisch-thrombotische Verlegung eines Mesenterialgefäßes nicht von Gangrän gefolgt ist, können als Folge der Ernährungsstörung Defekte, d. h. Geschwüre auftreten, die später zu narbigen Darmstenosen führen können. Gelegentlich kommt es sogar zum Ileus (SCHLOFFER).

Bei den tuberkulösen Darmstrikturen soll nach BUSSE der Verschluß der den erkrankten Teil versorgenden Blutgefäße zur strikturierenden Narbe führen.

Die **Mesenterial-Embolie** ist entweder die Folge eines Herzfehlers oder einer Arteriosklerose. An die Embolien setzt sich meist sekundär ein Thrombus an. Sie charakterisiert sich durch den plötzlichen Schmerz und den blutig gefärbten Stuhl. Bei diesem organisch bedingten Gefäßverschluß kommt nur die Darmresektion in Frage. Wegen der bald einsetzenden Darmwandschädigung ist ein Versuch mit antispastisch wirkenden Mitteln, wie bei der Extremitätenembolie, nicht gerechtfertigt.

Ungeklärt blieben bisher Fälle von sog. **Dünndarminfarkt,** die zur Heilung gelangten, ohne daß am erkrankten Gefäßsystem ein Eingriff erfolgte. Es mußte sich um eine vorübergehende Ischämie gehandelt haben, die man bisher durch Kompression von außen, Torsion, Invagination oder ähnliche Vorgänge erklärte. Allerdings blieb unbefriedigend, daß man meistens bei der Operation keinen Anhaltspunkt mehr für einen solchen Vorgang fand (keine Schnürfurche od. dgl.). Außerdem fiel eine gewisse Ähnlichkeit mit der Pankreatitis haemorrhagica auf.

GRÉGOIRE berichtet über einen 62jährigen Patienten, bei dem bei der Operation ein 2 m langer Dünndarmabschnitt schwarz verfärbt und gebläht war. Wegen des Allgemeinzustandes kam eine Resektion nicht in Frage. Auf Injektion von Adrenalin änderte sich das Bild schlagartig, der Darm konnte reponiert werden und der Patient genas.

Jede für das neurovegetative System toxische Substanz kann unter Umständen eine vorübergehende Lähmung und Stase in den Capillaren und kleinen Venen hervorrufen, die eventuell zur Ruptur und Blutung in die Umgebung führt. Das Blut verliert seinen O_2-Gehalt, genügt der Ernährung nicht mehr, es erfolgt Nekrose, eventuell Perforation des Betroffenen. Das Blut ist aber in den Gefäßen nicht geronnen. GRÉGOIRE bezeichnet diesen Zustand als sog. Intoleranz — Shock.

Manchmal behebt allein die Narkose, die zur Durchführung der Operation vorgenommen wird, die Störung. Sie wirkt auf das neurovegetative System im entgegengesetzten Sinne wie der Shock. In anderen Fällen führt Injektion von Adrenalin zur Wiederherstellung der Zirkulation. Ist letztere aber soweit geschädigt, daß eine Rückkehr zur Norm nicht mehr möglich ist, dann kommt nur die Vorlagerung oder Resektion in Frage.

Auch HORTOLOMÄI und BURGHELE weisen darauf hin, daß in einer nicht geringen Zahl sog. Darminfarkte mit typischer Verfärbung des Darmes weder ein Verschluß der Arterie noch der Vene gefunden wurde.

Wird nach GRÉGOIRE einem Tier in erster Sitzung Serum eingespritzt, nach einigen Tagen in Lokalanästhesie eine Darmschlinge freigelegt und in die Vene wiederum Serum eingespritzt, dann erfolgte nichts. Wurde das Serum aber direkt in die Darmwand injiziert, so zeigte sich eine infarktähnliche Veränderung. Wird bei der ersten Injektion das Serum in die Darmwand eingespritzt, 10 Tage später wieder an derselben Stelle, dann trat das Phänomen von ARTHUS auf. Einige Minuten nach der Injektion wurden die Äste der Mesenterialarterie pulslos und die Darmschlinge verfärbte sich schwarz. Bei Wiederholung dieses Versuches mit abgeschwächten Kulturen von Colibacillen konnte GRÉGOIRE diesen Effekt nicht erreichen. Dagegen kam es zum Infarkt, wenn Colitoxin in die Darmschlinge wiederholt eingespritzt wurde.

Zweifellos spielen vasomotorische Störungen eine gewisse Rolle. Versuche von LERICHE, FONTAINE und KUNLIN bewiesen, daß eine vorhergehende Sympathektomie des Plexus mesentericus superior mit oder ohne Wegnahme des lumbalen Anteiles oder Blockierung durch Novocain eine Ischämie begrenzen kann, die durch Ligatur der A. mesenterica superior hervorgerufen wird. Zwei so behandelte Hunde lebten weiter, während sonst bei Ligatur der Mesenterialgefäße ein Darminfarkt erfolgt. Es ist also sehr wahrscheinlich, daß jene erwähnten Infarkte durch vasomotorische Störungen bedingt sind.

Die Diagnose ist natürlich schwierig. Meist wird unter falscher Diagnose operiert. Wird der Sachverhalt erkannt, dann injiziert man sofort Adrenalin und gibt es am 1. Tage 2stündlich, am 3. Tage 3stündlich, am 4. Tage 4stündlich weiter. Unter Umständen stellt man schon bei der ersten Injektion beim eröffneten Abdomen die günstige Wirkung des Adrenalins fest.

KAIJSER berichtet über 2 Fälle, wo im Anschluß an eine nach Malariakur eingeleitete Salvarsanbehandlung akute Bauchsymptome auftraten. Bei der Operation stellte man in beiden Fällen hochgradige ödematöse Schwellung eines begrenzten Dünndarmgebietes fest, das als *allergisches Darmödem* angesprochen wurde. Viele Fälle sog. lokaler Ileitis oder lokaler Ileoappendicitis mit mehr oder weniger gleichzeitiger Lymphadenitis im Mesenterium sind als allergische Darmerkrankungen aufzufassen.

BACHY versuchte bei zwei eingeklemmten Schenkelbrüchen und einem eingeklemmten Leistenbruch mit stark infarziertem Darm und Gekröse Adrenalineinspritzungen ins Gekröse. In 2 Fällen verschwand fast augenblicklich die Verfärbung und die Peristaltik stellte sich ein. Im 3. Fall erfolgte die Wiederherstellung nur teilweise. An den irreparabel geschädigten Stellen blieb die Schwarzfärbung bestehen. Die Schlinge wurde eingenäht, trotzdem starb die Kranke. Vielleicht erleichtert der Erfolg der Adrenalineinspritzung bei der Operation die Entscheidung, ob man eine Schlinge resezieren oder vorlagern soll.

Der **Mastdarmvorfall** stellt einen Zustand dar, in dem Teile oder der ganze Mastdarm vorübergehend oder dauernd aus der Analöffnung herausgetreten sind. Man unterscheidet nach Ausdehnung einen *Schleimhautprolaps*, den *Analprolaps*, an dem die ganze Wand beteiligt ist und einen Prolapsus *recti*. Schließlich können beide gleichzeitig vorhanden sein.

Abweichungen von der *normalen Lage* des Rectums, seiner *normalen Befestigung*, der *normalen Festigkeit* des *Beckenbodens* können *angeboren* oder *erworben* sein. Angeboren ist manchmal ein steiler Verlauf des Steißbeines, ein Tiefstand der Douglas-Falte. Colon pelv. und Stigma können ein langes Mesenterium haben. Und endlich kann bei allgemeiner Muskel- und Bindegewebsschwäche auch der Beckenboden mitbetroffen sein.

Zum Prolaps *disponieren* Veränderungen der Darmwand, der Sphincteren, der Befestigung des Darmes und des Beckenbodens. Chronische Entzündungen führen, wie übermäßige Peristaltik mit häufigen Entleerungen, zur Dehnung und Erschlaffung der Darmmuskulatur, besonders auch des Sphincters.

Die Befestigung der inneren Mastdarmpartie leidet besonders durch chronische Darmerkrankungen, die mit stärkerem Pressen verknüpft sind. Die oberen Partien werden, besonders wenn die Douglas-Falte tief steht, durch den ständigen Druck nach unten geschoben, unter Lockerung der peritonealen Falten in die vordere Rectalwand eingestülpt, bis schließlich der Prolaps zutage tritt. Je weiter die Invagination fortschreitet, um so mehr lockern sich die peritonealen Befestigungen.

Zur Schwächung des Beckenbodens können gleichfalls chronische Darmerkrankungen, aber auch Traumen führen, z. B. bei Geburt, bei Sturz, operative Schädigung des Levator, Störungen seiner Innervation bei übermäßiger Dehnung.

Vielfach kombinieren sich die Schädigungen. Hochenegg hält für die größte Mehrzahl eine Schädigung des Levator ani für das Primäre und die wichtigste Ursache.

Mindestens an zweiter Stelle sind chronische Erkrankungen des unteren Dickdarmendes zu nennen. Dann folgten abnorme peritoneale Verhältnisse und Befestigungen.

Die sog. *Spontan-*, d. h. *Berstungsruptur* des *Mastdarmes* kann einen gesunden oder kranken Darm treffen. Bei außergewöhnlich schwerem Heben kann bei kräftigen Leuten die vom Peritoneum bedeckte Wand des Mastdarmes einreißen, ebenso beim übermäßigen Pressen zum Stuhlgang (Heinecke, Melchior). Beim Rectumprolaps wurde in einigen Fällen eine Ruptur der gedehnten und weniger widerstandsfähigen Wand durch den heftigen Druck der Bauchpresse beobachtet.

Rupturen durch komprimierte Luft kommen dadurch zustande, daß der Schlauch einer Luftpumpe aus irgendwelchen Zwecken ein- oder dicht am Anus vorbeigeführt wird, wodurch der Darm stark gebläht wird und meist intraperitoneal reißt.

Verletzungen unterhalb des Levator ani sind meist leichter Art und geben nur Anlaß zu Eiterungen im periproktalen Gewebe. Solche oberhalb desselben zeigen weniger günstigen Verlauf, intraperitoneale in Höhe der Douglas-Falte bieten Gefahr der Bauchfellentzündung, sowie des Prolapses der Därme in das Rectum nach außen.

Literatur.
Darm.

Adamson and Aird: Brit. J. Surg. 20, 220. — Adrian: Mitt. Grenzgeb. Med. u. Chir. 7, 407. — Adson: Zit. nach Henschen: Ann. int. Med. 6, 1044. — Albu: (1) Über Autointoxikation des Intest. tract. Berlin 1895. (2) Mitt. Grenzgeb. Med. u. Chir. 19, 452. — Aldrich: Ann. Surg. 1902, 343. — Andrews: Surg. etc. 12. — Anghel: Thèse de Paris 1897. — Anschütz: Verh. dtsch. Ges. Chir. 1925, 76, 303. — Aschoff: (1) Erg. inn. Med. 9, 1 (1912). (2) Berl. klin. Wschr. 1920, 1041. — Aschoff u. Matsuoka: Vgl. Rost: Pathologische Physiologie, 3. Aufl. — Ask-Upmark: Bruns' Beitr. 151, 73.
Bachy: Mem. Acad. Chir. 63, 184. — Baker: Boston med. J. 168, 766. — Barco: Pathologica (Genova) 29, 292. — Bartle: Amer. J. med. Sci. 171, 67. — Baumann: Dtsch. Z. Chir. 154, 41. — Baumann, J.: Dtsch. Z. Chir. 266, 335. — Baurmann: Dtsch. Z. Chir. 154, 4. — Bayliss: Zit. nach Perthes: Verh. dtsch. Ges. Chir. 1925. — Bayliss and Starling: (1) J. of Physiol. 24, 99; 26, 725. (2) Erg. Physiol. 1, 440. — Beaussenat: Bull. Soc. Anat. Paris 1897. — Becher: Zit. nach Tönnis. — Beck: Dtsch. Z. Chir. 11, 177;

15, 1. — BERGMANN, v.: Funktionelle Pathologie. Berlin: Julius Springer 1935. — BINET: Leç. de phys. Paris, 1935. — BIRT: Arch. klin. Chir. **176**, 686. — BLAYNAY: Brit. med. J. **1901**. — BÖSE u. HEYROVSKY: (1) Arch. klin. Chir. **90**, 587. (2) Dtsch. Z. Chir. **102**, 183. BOTTIN: (1) Rev. belge Sci. méd. **1932**, 4, 1. (2) Arch. klin. Chir. **185**, 705. (3) Arch. internat. Méd. exper. **11**, 751. (4) Presse méd. **1932**, 525. — BRANDT: Verh. dtsch. Ges. Chir. **1937**, 71. — BRANDES: Bruns' Beitr. **157**, 364. — BRAUCH: Beitr. path. Anat. **71**, 207. — BRAUN u. BORUTTAU: (1) Dtsch. Z. Chir. **96**, 544. (2) Dtsch. med. Wschr. **1909** II, 1381. — BRAUN u. WORTMANN: Der Darmverschluß. Berlin 1924. (Lit.) — BRÜNN: Mitt. Grenzgeb. Med. u. Chir. **21**, 1 (1909). — BRÜTT: Bruns' Beitr. **129**, 175. — BUNGE: Bruns' Beitr. **47**, 771. — BUSSE: Arch. klin. Chir. **83**, 236.

CANON: Surg. Clin. N. Amer. **2** (1922). — CHAPUT: Bull. Soc. Chir. Paris **1895**, 230. CHARRIN: C. r. Soc. Biol. Paris **1897**. — CHEEVER: J. Amer. Med. Assoc. **1913**, 246. CLAIRMONT u. RANZI: Arch. klin. Chir. **73**, 696. — COFFEY: Vgl. Chirurgische Operationslehre, SAUERBRUCH-SCHMIEDEN, 6. Aufl., Bd. 4. Leipzig 1933. — COSTANTINI u. BALLARIN: Arch. ital. Mal. Appar. diger. **4**, 463. — CORNER: Brit. med. J. **1913**, 325. — CRICKLOW: J. trop. Med. **23**. — CUTLER and PIJOAN: Surg. etc. **64**, 892. — CURTIS: Amer. J. med. Sci. **44** (1887). — CURRY and BARGEN: Surg. etc. **60**, 667 (März 1935). Ref. Zbl. Chir. **1936**, 54.

DIETRICH: Zit. nach v. BERGMANN. — DIEULAFOY: Acad. Méd. 1896. — DILIBERTI-HERBIN: Gazz. med. ital. **1903**. — DRAGSTEDT: Amer. J. Surg. No 11, 544.

EASTMAN: (1) J. amer. med. Assoc. **61** (1913). (2) Surg. etc. **18**, 228 (1914). (3) Ann. Surg. **59**, 41. — EICHEL: Bruns' Beitr. **22**, 219. — EICHHOFF u. PFANNENSTIEL: Bruns' Beitr. **115**, 71. — ENDERLEN-HOTZ: Mitt. Grenzgeb. Med. u. Chir. **23**, 755. — EWALD: Verh. dtsch. Ges. Chir. **1899**, 685.

FABRE: Presse méd. **1932** II, 1336. — FAVELLI: Zit. nach SCHOEMAKER. — FERRIER u. ADAM: Franz. Chir.-Kongr. Lyon 1894. — FINSTERER: (1) Verh. internat. Chir.-Kongr. Kairo 3, 434 (1935/36). (2) Verh. dtsch. Ges. Chir. **1937**, 70. — FISCHER, A. W.: (1) Verh. dtsch. Ges. Chir. **1931**, 187. (2) Zbl. Chir. **1932**, 57. — FISCHER u. KAISERLING: Verh. dtsch. Ges. Chir. **1936**, 44. — FONIO: Schweiz. med. Wschr. **1923**, 947. — FRANGENHEIM: Verh. dtsch. Ges. Chir. **1925**, 146. — FREY, v.: Bruns' Beitr. **14**, 1. — FRIEDRICH: (1) Arch. klin. Chir. **68**, 524. (2) Verh. dtsch. Ges. Chir. **1911**, 53. — FRITZSCHE u. STIERLIN: Med. Klin. **1914** II, 1302.

GANGL: Arch. klin. Chir. **131**, 292. — GARRÈ: Fortschr. Med. **1886**, 486. — GARRÈ u. NAEGELI: Handbuch der praktischen Chirurgie, 6. Aufl., Bd. 3. ((Lit.) — GASK u. ROSS: Chirurgisch-sympathisches Nervensystem. Leipzig: Johann Ambrosius Barth 1936. — GAZA, v.: (1) Z. urol. Chir. **13**, 129. (2) Zbl. Chir. **1922**, 1766. — GIGON: Wien. klin. Wschr. **1932** I, 107. — GLINSKI: Inaug.-Diss. St. Petersburg 1891. — GOSSET: Presse méd. **1928**, 1593. — GRÉGOIRE: (1) Internat. Z. Chir. **1**, 31, 571. (2) Mém. Acad. Chir. **63**, 930. — GUREWITSCH: Arch. klin. Chir. **154**, 584.

HABERER, v.: Verh. dtsch. Ges. Chir. **1931**, 184. — HABERLAND: Verh. internat. Chir.-Kongr. Kairo 3, 421 (Dez. 1935/36). — HADEN u. ORR: Surg. etc. **37**, Nr 4, 465. — HAEBLER: Münch. med. Wschr. **1929** I, 563. — HAIM: Arch. klin. Chir. **78**, 82. — HARKINS: Arch. of Path. **22**, 637. — HARTMANN u. MIGNOT: Zit. nach SPRENGEL: Deutsche Chirurgie, Bd. 64, S. 155. — HAUSWIRTH u. SILBERSTEIN: Med. Klin. **1925** II, 1728. — HEILE: (1) Münch. med. Wschr. **1925** I, 209. (2) Verh. dtsch. Ges. Chir. **1909**, 387. (3) Mitt. Grenzgeb. Med. u. Chir. **22**, 58; **26**, 345. (4) Verh. dtsch. Ges. Chir. **1925**, 82; **1931**, 197. — HEINECKE: Zit. nach Handbuch praktischer Chirurgie, Bd. 3, 6. Aufl., S. 1137. Stuttgart: Ferdinand Enke 1929. — HEMPEL: Chirurg **1934**, 14. — HENSCHEN: Helvet. med. Acta 4, 507. — HERTLE: Bruns' Beitr. **53**, 257. — HEUSSER: (1) Helvet. med. Acta 4, H. 5, 592. (2) Zbl. Chir. **1932**, 36. (3) Chirurg **1937**, 558. — HEUSSER u. SCHAER: (1) Bruns' Beitr. **153**, 548. (2) Zbl. Chir. **1930**, 1522. — HEY: Dtsch. Z. Chir. **154**, 250. — HEYDE: (1) Med. Klin. **1908**, 1675. (2) Bruns' Beitr. **76**, 1. — HILDEBRAND: Berl. klin. Wschr. **1920** II, 1089. — HOCHENEGG: Zit. nach Handbuch praktischer Chirurgie, 6. Aufl., Bd. 3, S. 1137. Stuttgart: Ferdinand Enke 1929. — HOFFMANN, V.: Zit. nach FRANGENHEIM: Verh. dtsch. Ges. Chir. **1925**. — HORTOLOMAI u. BURGHELE: Zbl. Chir. **1938**, 85. — HOWALD: Schweiz. med. Wschr. **1936** II, 799. — HURST: (1) Arch. des Mal. Appar. digest. **11**, 47 (1923). (2) Guy's Hosp. Rep. **34**, 317.

IVER and GAMBLE: J. amer. med. Assoc. **91**, 928.

JACKSON: (1) Arch. des Mal. Appar. digest. 7 (1913). (2) Surg. etc. **9**, 278. (3) Ann. Surg. **57**, 374. — JANKER: Verh. dtsch. Ges. Chir. **1932**, 80. — JAROSCHKA: Dtsch. Z. Chir. **183**, 99. — JOEST: Virchows Arch. **234**, 501.

KAIJSER: Arch. klin. Chir. **188**, 36. — KALK: Z. klin. Med. **118**, 560. — KATSCH u. BORCHERS: Z. exper. Path. u. Pharmakol. **12**, 225. — KIRSCHNER: Verh. dtsch. Ges. Chir. **1926**, 253; **1932**, 322 (vgl. PAESSLER). — KLAPP: Chirurg **6**, 253. — KLAUBER: Münch. med. Wschr. **1909** I, 451. — KLECKI: Ann. Inst. Pasteur 9 (1895); 11 (1899). — KNIGHT: Brit. J. Surg. **25**, 209. — KOCHER: Mitt. Grenzgeb. Med. u. Chir. **20**, 860. — KOLIN: Arch. klin.

Chir. 123, 684. — Körte: Verh. dtsch. Ges. Chir. 1925, 73. — Kretz: Mitt. Grenzgeb. Med. u. Chir. 17, 1. — Kreuter: (1) Dtsch. Z. Chir. 79, 1. (2) Arch. klin. Chir. 88, 303. — Krogius: Finska Läk.sällsk. Hdl. 41 (1899). — Kuntzen: Erg. Chir. 20, 606.

Läwen, Biebl u. Lauber: Dtsch. Z. Chir. 234, 490. — Läwen u. Lauber: Bruns' Beitr. 159, 446. — Lane: (1) Brit. med. J. 1, 701 (1905). (2) Berl. klin. Wschr. 1911 I, 741. — Lange: Verh. dtsch. Ges. Chir. 1925, 88. — Lefeuf u. Cotte: Zit. nach Schoemaker: Verh. dtsch. Ges. Chir. 1920, 216. — Leriche, Fontaine u. Kunlin: J. internat. Chir. 1, 457. — Levit, A.: Verh. internat. Chir.-Kongr. Kairo 3, 428 (1935/36). — Lieblein: Mitt. Grenzgeb. Med. u. Chir. 23, 1. — Litten: Virchows Arch. 63, 289. — London: Die Poly- fistelmethode. Lehrbuch der biologischen Arbeitsmethoden, 3. Aufl. 1926. — Longuet: Bull. Soc. Anat. Paris 1875, 799. — Lucchese: Clinica chir., N. s. 11, 241.

Maass: Dtsch. med. Wschr. 1895, 365. — Mackenzie: Zit. nach Moley: Schweiz. med. Wschr. 1938 I, 96. — Madelung: Arch. klin. Chir. 27, 277. — Madlener: Verh. dtsch. Ges. Chir. 1937, 95. — Magnus: (1) Erg. Physiol. 7, 41. (2) Pflügers Arch. 102, 123. — Makkas: Zbl. Chir. 1910, 1073. — Marek: Dtsch. Z. Chir. 90, 174. — Matthes: Z. Med.- beamte 17, 837. — Maycock: Brit. J. Surg. 25, Nr 99, 677. — Maydl: Vgl. Chirurgische Operationslehre, Sauerbruch-Schmiedl, 6. Aufl., Bd. 4. Leipzig 1933. — McCosh: Med. Surg. Rep. Presbyt. Hosp. New York 1902. — McLean: J. trop. Med. 23. — Meisel: Verh. dtsch. Ges. Chir. 1904, 220. — Melchior: Zit. nach Handbuch praktischer Chirurgie, 6. Aufl., Bd. 3, S. 1204. Stuttgart: Ferdinand Enke 1929. — Melzner: Verh. dtsch. Ges. Chir. 1926, 505. — Michalowski u. Vogelfanger: Arch. klin. Chir. 188, 167. — Milos- lavich u. Namba: Mitt. Grenzgeb. Med. u. Chir. 24, 215. — Miyake: Arch. klin. Chir. 95, 429. — Montanari: Ann. ital. Chir. 11, 1075. — Mordwinkin: (1) Russk. Wratsch 1916, 485. (2) Zbl. Chir. 1920, 92. — Moty: Rev. de Chir. 1890, 878. — Moynihan: Brit. med. J. 1910, 241. Mühsam: Dtsch. Z. Chir. 55, 143.

Naegeli: (1) Zbl. Chir. 1930, 2211. (2) Helvet. med. Acta 1, 33; 2, 175. — Naegeli u. Janker: Zbl. Chir. 1932, 42. — Naegeli u. Korth: Arch. klin. Chir. 180, 579. — Nami- low, Perumova u. Strepanova: Arch. klin. Chir. 168, 168. — Neumann, A.: Dtsch. Z. Chir. 64, 158. — Neumann, R.: Bruns' Beitr. 43, 676. — Noak: Mitt. Grenzgeb. Med. u. Chir. 35, 407. — Noetzel: (1) Arch. klin. Chir. 185, 599. (2) Verh. dtsch. Ges. Chir 1. 925, 148. — Nordmann: Verh. dtsch. Ges. Chir. 1926, 312; 1937, 658. — Nothnagel: Handbuch der speziellen Pathologie, Bd. 17.

Obadalek: Bruns' Beitr. 159, 160. — Obst: Erg. Chir. 30, 372 (Lit.). — Ochsner, Alton, Gage and Cutting: Poc. Soc. exper. Biol. a. Med. 29, 911. — Okamoto: Zbl. Chir. 1938, 7. — Orbeli ed Sawitsch: Arch. di Sci. biol. 20, 76 (1916). — Orr: West. J. Surg. 40, 72.

Paessler: (1) Chirurg 1936, 41. (2) Arch. klin. Chir. 186, 57. — Palma: Arch. ital. Chir. 22, 333. — Paterson: Lancet 1910, 708. — Payr: (1) Zbl. Chir. 1907, 55. (2) Verh. dtsch. Ges. Chir. 1904, 59. (3) Arch. klin. Chir. 84, 799. (4) Verh. dtsch. Ges. Chir. 1925, 146. — Pellegrini: Arch. Soc. ital. Chir. 1937, 908. — Pendl: (1) Verh. dtsch. Ges. Chir. 1926, 110. (2) Arch. klin. Chir. 114, 486. — Perthes: Verh. dtsch. Ges. Chir. 1925, 303; 1926, 110. — Petry: Bruns' Beitr. 16, 555. — Poyton and Paine: (1) Lancet 1911. (2) Brit. med. J. 1911. — Propping: Mitt. Grenzgeb. Med. u. Chir. 21, 536. — Prutz: Deutsche Chirurgie, Lief. 46k. — Pust: Verh. dtsch. Ges. Chir. 1925, 83.

Quani: (1) Arch. Surg. 6, (1922). (2) Amer. J. Surg. 38 (1920). — Quervain, de: (1) Zit. nach O. Naegeli: Helvet. med. Acta 3, 581. (2) Verh. dtsch. Ges. Chir. 1911, 80.

Redwitz, v.: (1) Bruns' Beitr. 87, 477. (2) Münch. med. Wschr. 1933 I, 54. — Reimer: Verh. dtsch. Ges. Chir. 1925, 79. — Reis, v. d. u. Schembra: Z. exper. Med. 52, 74. — Reiser: Z. Zellforsch. 15, 761; 17, 610. — Rheindorf: (1) Wurmfortsatzentzündung. Berlin: S. Karger 1920. (2) Berl. klin. Wschr. 1921 I, 106, 131. — Ribbert: Dtsch. med. Wschr. 1885 I, 193. — Rieder: Fortschr. Röntgenstr. 18, 99. — Ritter: Arch. klin. Chir. 87, 691. — Ritter, A.: Helvet. med. Acta 4, 597. — Rjesanoff: Chirurgia 33, 126 (1913). — Robineau: Verh. internat. Kongr. Chir. 1, 277 (1935/36). — Roger: Presse méd. 1911. — Roger et Garnier: C. r. Soc. Biol. Paris 57 (1905); 58 (1906); 65 (1908). — Romsauer: Frankf. Z. Path. 43, 184. — Rössle: (1) Beitr. path. Anat. 77, 121. (2) Mitt. Grenzgeb. Med. u. Chir. 42, 143. — Rost: (1) Nicht veröffentlicht. Pathologische Physiologie, 3. Aufl. Leipzig: F. C. W. Vogel 1925. (2) Chirurg 1930, 692 (Lit.). — Roth, Seulberger u. Brandes: Bruns' Beitr. 154, 426. — Roux, Roger et Sosné: Rev. Méd. 16 (1896). — Ruedel: (1) Zbl. Chir. 1932, 1581. (2) Verh. dtsch. Ges. Chir. 1932, 20. — Runeberg: Studium über die bei peritonealen Infektionen vorkommenden Bakterienformen. Berlin: S. Karger 1908. — Rupp: Verh. dtsch. Ges. Chir. 1925, 150. — Rydigier: (1) Berl. klin. Wschr. 1881 II, 593. (2) Dtsch. Z. Chir. 21, 546.

Sauerbruch: Mitt. Grenzgeb. Med. u. Chir. 12, 93. — Sauerbruch u. Heyde: Z. exper. Path. u. Therap. 6, 33. — Schar: Schweiz. med. Wschr. 1937 I, 650. — Scheele: (1) Bruns' Beitr. 129, 414. (2) Zbl. Chir. 1927, 988. — Schempp: Bruns' Beitr. 143, 728. — Schloffer: Mitt. Grenzgeb. Med. u. Chir. 7, 1; 14, 251. — Schmieden: Bruns' Beitr. 139, 130. — Schmieden u. Kallfelz: Verh. internat. Chir.-Kongr. Kairo 3, 375 (1935/36). —

Schneider: Zit. nach Ritter. — Schoemaker: (1) Verh. dtsch. Ges. Chir. 1931, 184; 1933, 210. (2) Verh. internat. Chir.-Kongr. Kairo 3, 325 (1935/36). — Schnohr: (1) Acta chir. scand. (Stockh.) 73, 84. (2) Klin. Wschr. 1932 I, 1026. — Schönbauer: Arch. klin. Chir. 130, 427. — Schönleber: Bruns' Beitr. 121, 597. — Schrumpf: Mitt. Grenzgeb. Med. u. Chir. 17, 167. — Schumacher: Bruns' Beitr. 159, 335. — Segale: Arch. ital. Chir. 4, 101 (1921). — Seifert: (1) Mittelrhein. Chir.-Tagg Würzburg, 1922. (2) Zbl. Chir. 1922 803, 1351. — Seulberger, Brandes u. Beykirch: Bruns' Beitr. 144, 135; 148, 583. — Seulberger, Brandes u. Roth: Bruns' Beitr. 158, 1. — Silhol: Franz. Chir.-Kongr. 1911. — Smith: Internat. J. Surg. 27 (1914). — Sonnenburg: Perityphlitis, 7. Aufl. Leipzig: F. C. W. Vogel 1913. — Soyesima: Dtsch. Z. Chir. 112, 425. — Spanner: Verh. anat. Ges. Amsterd. 1930. — Sperling and Wangenstreen: Proc. Soc. exper. Biol. a. Med. 32, 1183. — Sprengel: (1) Verh. dtsch. Ges. Chir. 1902, 447. (2) Arch. klin. Chir. 67, 587. (3) Appendicitis. Deutsche Chirurgie, Lief. 46d. Stuttgart: Ferdinand Enke 1906. — Staemmler: Beitr. path. Anat. 87, 700. — Steindl: Dtsch. Z. Chir. 163, 44. — Stierlin: (1) Dtsch. Z. Chir. 106, 407. (2) Klinische Röntgendiagnostik des Verdauungskanals. Wiesbaden: J. F. Bergmann 1916. — Stoeber u. Dahl: Mitt. Grenzgeb. Med. u. Chir. 24, 645. — Strohl: Soc. Méd. Straßbourg. Gaz. méd. Straßbourg 1848. — Sunder-Plassmann: (1) Bruns' Beitr. 163, 466. (2) Verh. dtsch. Ges. Chir. 1934, 112.

Takebayaski: Verh. dtsch. Ges. Chir. 1937, 97. — Tavel-Lanz: (1) Rev. de Chir. 1904. (2) Mitt. klin. med. Inst. Schweiz 1893. — Thiry: Sitzgsber. Akad. Wiss. Wien, Math.-naturwiss. Kl. 1, 50, 77. — Tietze: Arch. klin. Chir. 49, 111. — Thommen: Arch. klin. Chir. 66, 563. — Tönnis: Zbl. Chir. 1930, 2210; 1932, Nr 1, 57. — Torraca: Est. dal, Vol. 91, Rend. Accad. Sci. ed Chir. Napoli 1937. — Trendelenburg: Arch. f. exper. Path. 81, 55. — Trzebicki: Arch. klin. Chir. 48, 54.

Urabe: Z. exper. Med. 98, 357.

Veillon et Zuber: Arch. Med. exper. et Anat. path. 1898. — Vella: Moleschotts Untersuchung zur Naturlehre, Bd. 13, S. 40. 1882. — Verth, zur: Münch. med. Wschr. 1910 I, 169. — Verzar: (1) Erg. Physiol. 32, 391. (2) Schweiz. med. Wschr. 1937 I, 822. — Vorschütz: Dtsch. med. Wschr. 1922 I, 1073.

Wahren: Acta chir. scand. (Stockh.) 78, 121. — Walawelski: Arch. klin. Chir. 178, 645. — Walters and Bollmann: J. amer. med. Assoc. 88, Nr 15, 1138. — Wangenstreen u. Loucks: Arch. Surg. 16, 1089. — Wangenstreen and Paine: (1) J. amer. med. Assoc. 101, 1532. (2) Arch. Surg. 26, 933. — Warren: Brit. med. J. 1936, Nr 3818. — Weil: Erg. Chir. 2, 308 (1911). — Weiss: Zit. nach Ritter. — Welch, Masson and Wakefield: Surg. etc. 64, 617. — Wendel: (1) Erg. Chir. 13, 78. (2) Verh. Ges. Chir. 1925, 78. — Westphal: Verh. dtsch. Ges. Chir. 1931, 187. — Whipple: J. amer. med. Assoc. 67, 15. — Whitaker and Bargen: Surg. etc. 64, 849. — Wildegans: Verh. dtsch. Ges. Chir. 1932, 79. — Wilms: Zbl. Chir. 1909, 1041. — Winkler: Erkrankung des Processus vermiformis. Jena: Gustav Fischer 1910.

Yamamura, Nakamura, Hemmi u. Imaizuni: Bruns' Beitr. 166, 309.

Zander: Zbl. Chir. 1935, 638. — Zuelzer: Münch. med. Wschr. 1912 I, 706.

Pankreas.

Von Dozent Dr. med. habil. Dr. F. Meythaler-Rostock.

I. Anatomie und Bau.

Während bei den niederen Gruppen der Wirbeltiere, wie den Fischen, eine selbständige Bauchspeicheldrüse fehlt und ihre Funktion mit der Tätigkeit der Leber zusammenfällt (Hepatopankreas), ist bei den höheren Wirbeltieren und den Menschen eine Bauchspeicheldrüse vorhanden, die sich aus einer dorsalen und zwei ventralen Ausstülpungen der Darmwand entwickelt. Die dorsale Anlage wächst in denjenigen Teil des Mesogastriums dorsale aus, welcher bei der Entstehung der Bursa omentalis die hintere, mit dem Peritoneum parietale verschmelzende Wand der Bursa darstellt. Die beiden ventralen Anlagen bilden sich als eine links- und rechtsseitige Ausstülpung des Ductus choledochus, unmittelbar vor der Einmündung desselben in das Duodenum, die sich durch Sprossenbildung vergrößern. Diese Sprossen bilden die Grundlage für das weitere Wachstum des Organes und bilden sich teilweise in Ausführungsgänge um.

Die Drüse selbst stellt eine längliche Masse dar von etwa 15—22 cm Länge. Man unterscheidet den stark aufgetriebenen, der Duodenalschlinge angelagerten Kopf, das Mittelstück und den Schwanz. Die Form des Pankreas wird wesentlich durch den von den benachbarten Organen — Leber, Magen, Milz, großen Gefäßen — auf die weiche Drüsenmasse ausgeübten Druck bestimmt und das Pankreas paßt sich so der hinteren Fläche des Magens an, soweit es von der dorsalen Lamelle der Bursa omentalis überzogen ist. Der Kopf legt sich in die Konkavität der Duodenalschlinge und verbindet sich besonders innig mit der Pars descendens duodeni, in welcher auf halber Höhe der Ductus pancreaticus an der Papilla duodeni einmündet. Der Pankreaskörper ist nach hinten abgebogen und durch retroperitoneales Bindegewebe fixiert. Der Schwanz ist zur Aufnahme des Fundus ventriculi ausgehöhlt und zieht sich bis zur Milz.

Akzessorisches Pankreas. Die Anomalie der akzessorischen Bauchspeicheldrüsen kommt häufiger vor. Seit 1859 wurden 192 derartige Fälle beschrieben. Nebenpankreasse kommen meist in der Einzahl vor, in Ausnahmefällen sind bis zu 14 beobachtet worden. Ihr Sitz ist am häufigsten Duodenum und Magen, dann Dünndarm, Mesenterium, Mesocolon transversum, Lig. gastr. colic., großes und kleines Netz, Colon, Milz, Gallenblase. Sie liegen im Darm meist submukös oder in der Muscularis, seltener subserös, gelegentlich gehen sie durch alle Schichten. Häufig sitzen sie in einem Divertikel, das meist sekundär entstanden zu sein scheint. Die Nebenpankreasse können bei Zerstörung der Hauptdrüse gelegentlich dieselben ersetzen. Über die Entstehung ist nichts Sicheres bekannt. Man hat an eine Umbildung der BRUNNERschen Drüsen oder der Darmschleimhaut gedacht und an einen phylogenetischen Rückschlag. LAUCHE leitet sie von embryonalen Epithelknospen ab und faßt sie als dysontogenetische Heteropien auf. LANGERHANSsche Inseln fehlen oft (MARRAS).

CHRISTLIEB berichtet vom Fehlen des Pankreasschwanzes und eines dem Körperteil zugehörigen Abschnittes bei einer 69jährigen Frau, die infolge Gehirnblutung gestorben war. Die histologische Untersuchung deckte eine erhebliche Vermehrung und Vergrößerung der Inseln auf, die als ausgleichende Hypertrophie aufgefaßt wird. Kurze Zeit vor dem Tode trat ein Diabetes auf, was anzeigt, daß ein inkretorisches Unvermögen des unterentwickelten Pankreas erst bei hinzutretenden Allgemeinschädigungen offenbar zu werden pflegt.

Die **Ausführungsgänge** der kleinsten Drüsenläppchen vereinigen sich zu einem gemeinsamen Ausführungsgang, dem Ductus pancreaticus, der die ganze Drüse durchzieht. Er mündet mit dem Ductus choledochus an der Papilla Vateri meist gemeinsam in das Duodenum. Vor der Einmündung in das Duodenum liegt eine Erweiterung des Ausführungsganges. Seitenäste laufen von allen Seiten zum Ductus pancreaticus hin und beim Menschen findet sich außer diesem Ductus pancreaticus noch ein akzessorischer Ductus pancreaticus Santorini als Nebengang. Er stellt einen vom Pankreaskopf abzweigenden Seitenast des Ductus pancreaticus dar, und mündet etwas oberhalb — etwa $2^1/_2$ cm — der Papilla Vateri in die Papilla minor in das Duodenum ein. Von allergrößter Wichtigkeit für die Pathologie des Pankreas sind die so häufig vorkommenden Variationen der Pankreasgänge und insbesondere ihrer Einmündungsstellen, wobei die Nachbarschaft der Gallengänge eine für die Funktion des Pankreas wesentliche Rolle spielt. Den Anomalien liegen Entwicklungsstörungen zugrunde, die bei der Nachbarschaft von Gallen- und Pankreasgang schon bei geringster Anomalie große Störungen hervorrufen können. CLAIRMONT hat sich mit diesen Variationen besonders beschäftigt und 10 Haupttypen unterschieden. SCHMIEDEN hat durch Jodipininjektion vom Pankreasschwanz aus und folgender Röntgendarstellung weitere Einzelheiten der Variationen illustriert, wie es überhaupt mit der Injektionsmethode möglich ist das ganze Gangsystem bis zu den feinsten Verzweigungen zur Darstellung zu bringen. Wichtig ist die Anomalie, bei der Gallengang und Pankreasgang ohne Verbindung miteinander getrennt verlaufen und so der Verschluß des einen Ganges nicht wie normalerweise bei zusammenhängendem Verlauf durch das andere Gangsystem kompensiert werden kann. Eine weitere wichtige Anomalie stellt der in etwa 10% vorkommende Fall dar, daß der schließmuskellose Ductus Santorini der einzige Ausführungsgang ist und so bei Überdruck im Duodenum die Rückstauung des Inhaltes zuläßt, wodurch eine vorzeitige Aktivierung im Pankreas eingeleitet werden kann. Erklärlich sind die Störungen, die eintreten bei Verschluß des Gallenganges durch Papillensteine, so daß ein Übertreten von Galle in den Pankreasgang eintritt (CAMERON und NEBEL, SCHMIEDEN-SEBENING). Ernsthafte Störungen der Pankreasfunktion durch Eindringen von Galle sind die Folge genau wie umgekehrt Rückstauung von Pankreassekret und Einfluß in die Gallenwege Leberparenchymschädigungen bis zur Nekrose hervorrufen können (WESTPHAL). Gallengangsstörungen, sei es, daß sie durch Anomalien oder durch Erkrankungen verursacht werden, spielen für die Pankreasfunktion eine überragende Rolle.

Gefäßversorgung. Das Pankreas wird durch die Art. lienalis, hepatica, gastroduodenalis und pancreaticoduodenalis versorgt. Die Venen liegen in der Nähe der Arterien. Die Lymphgefäße folgen den Blutgefäßen in plexusartiger Anordnung. (Kaum ein anderes Organ besitzt so weit auseinanderliegende regionäre Lymphdrüsen.)

Die **Drüse** selbst zeigt eine Struktur von acinösem, alveolärem groblappigem Bau verbunden durch lockeres intraacinöses Bindegewebe. Die Zellen der Drüse zeigen zwei verschiedene Zonen, von denen die äußere aus einem gleichmäßigen Protoplasma besteht, während die innere gekennzeichnet ist durch eine reichliche Zahl von eingelagerten Körnchen, die offenbar der Sekretbereitung dienen. Im ersten Stadium der Verdauung nimmt die Innenzone der Zellen an Volumen ab, während die äußere Zone an Volumen in diesem Stadium zunimmt (HEIDENHAIN). In der Sekretionsphase zeigt die Zelle homogenes Protoplasma, während bei Sekretionsruhe die Granula überwiegen. Dieser Befund wird so gedeutet, daß die bei der Tätigkeit der Drüse verschwindenden Körnchen von dem Protoplasma der Drüsenzelle gebildet werden und als Vorstufen des bei der Sekretion gelieferten Drüsensekretes anzusehen sind (Zymogenkörnchen).

LANGERHANSsche Inseln. Im Jahre 1869 hat LANGERHANS Inselzellgruppen im Pankreas beschrieben, die, wie wir heute wissen, eine völlig von dem übrigen Pankreas verschiedene Gewebsart darstellen und das Insulin, das Inkret des Pankreas, erzeugen. LANGERHANS hat keineswegs die Größe seiner Entdeckung erkannt, sondern nur den nahen Zusammenhang zwischen den Inseln und nervösen Teilen des Pankreas geahnt. Während Vermutungen, daß das Pankreas in ursächlicher Beziehung zum menschlichen Diabetes stehe, schon auf das Jahr 1851 zurückgehe (BOUCHARDAT), kamen erst im Jahre 1893 und 1895 LAGUESSE, DIAMARE, SCHÄFER auf die Vermutung einer innersekretorischen Funktion der von LANGERHANS beschriebenen Inseln. Die Inseln stellen Knospen des Pankreasgewebes dar, zweigen sich davon ab, sind von einer Kapsel umgeben und haben nur Beziehungen zu den Blutgefäßen (DIAMARE). Von anderer Seite wurde zuerst betont, daß auf Grund von Vitalfärbungen Verbindungen zwischen Inseln und Gängen bestehen (BENSLEY). LANE hat Untersuchungen an dem Pankreas von Tieren unmittelbar nach dem Tode angestellt und versuchte so postmortalen Veränderungen der LANGERHANSschen Inseln aus dem Wege zu gehen. Er bezeichnet die relativ zahlreichen granulahaltigen Zellen nach Chromsublimatfixation als β-Zellen und die nach Alkoholfixation Granula aufweisenden, aber in der Zahl hinter den anderen zurücktretenden als α-Zellen

Ferner wurde beobachtet, daß die α-Zellen im Säugetierpankreas mehr an der Peripherie der Inseln zu finden sind. Die von BENSLEY beschriebenen γ-Zellen des Säugetierpankreas können als Übergangsformen zwischen Zellen der Pankreasausführungsgänge und den α- und β-Zellen angesehen werden. Bei guter Technik ist es im allgemeinen leicht, die charakteristischen Eigenschaften von insulären und acinösen Zellen auseinanderzuhalten und es besteht unter den Anatomen darin Übereinstimmung, daß es zwischen den LANGERHANSSchen Inseln und den Zellen der Acini keine Zwischenstufen gibt. So weisen die Acinuszellen in ihren inneren Zweidritteln die Zymogengranula auf und zeigen in ihrem äußeren Drittel eine homogene Schicht (Chromidialsubstanz, HERTWIG). Die Acinuszellen besitzen große chromatinreiche Zellkerne. Diese von CLAUDE BERNARD entdeckten Zymogenkörnchen werden während der äußeren sekretorischen Tätigkeit des Pankreas aufgelöst (KÜHNE und LEA) und sind also so Bestandteile einer Zelle, die während der Arbeit der Zelle verbraucht werden, um sich dann im Ruhestand wieder aufzufüllen. Sie stellen Vorstufen des spezifischen Sekretes dieser Zellen dar. Man hat daher auch das Pankreassekret liefernde eigentliche Pankreasgewebe als zymogenes Gewebe bezeichnet. Von besonderer Wichtigkeit für die Frage der inneren Sekretion der LANGERHANSSchen Inseln war die Klärung der Frage, ob zymogenes und insuläres Pankreasgewebe anatomisch und funktionell streng geschieden werden können oder Übergänge bestehen. Auf Grund der Tatsache, daß die Zellinseln von den Ausführungsgängen des Pankreas sich nach Injektion nicht füllten (V. EBNER und KÜHNE-LEA) war klar, daß die Zellinseln nicht in unmittelbarer Verbindung mit den Ausführungsgängen stehen. Die in dieser Beziehung beschriebenen gegenteiligen Befunde von LEWASCHEW, MANKOWSKI, NERLICH sind nach HERXHEIMER auf Verbindungen mit kleinen Gängen zurückzuführen, wie sie sich entwicklungsgeschichtlich erklären. SEYFARTH ist der Ansicht, daß die LANGERHANSSchen Inseln wohl direkten, nie aber ihren indirekten Zusammenhang mit den Ausführungsgängen verlieren. Durch den Mangel an Zymogenkörnchen treten die LANGERHANSSchen Inseln, besonders hervorgehoben durch die hellere Farbe, stark von dem sonstigen Zymogengewebe hervor. Zur Entscheidung, ob Übergänge zwischen insulärem und zymogenem Gewebe bestehen, ist die Frage wesentlich, ob die LANGERHANSSchen Inseln von einer sie umschließenden in sich abgeschlossenen Kapsel umgeben sind. So wird einerseits von einer Abgrenzung der LANGERHANSSchen Inseln vielleicht lediglich durch Gefäße (KÜHNE, LEA, RENAUT) geschrieben, andererseits wird ein die Inseln besonders abgrenzendes Gewebe bezweifelt (GIBBES, DIAMARE). Andere fanden wiederum nur einen Teil der LANGERHANSSchen Inseln umgeben von Bindegewebe (PUGNAT, V. HANSEMANN). Für das Bestehen einer scharfen völlig die Inseln umfassenden Abgrenzung gegenüber dem anderen Gewebe sprechen die Untersuchungen von WEICHSELBAUM, HELLY, ELZE, LÖWENFELD-JAFFÉ u. a. Streng konträr diesen Befunden stehen vor allen Dingen Behauptungen von HERXHEIMER-HERTEL, SAUERBECK, REITMANN, SCHLESINGER. Nach Untersuchungen von HERTEL, die an zahlreichen Serienschnitten am Schwein, Hund, Rind, Huhn, Meerschweinchen, Mensch durchgeführt wurden, ergab es sich, daß beim Mensch und Tier keine geschlossene Kapsel nachweisbar ist. Wo Bindegewebe eng größere Zellen umgibt, zeigt es Lücken. HERXHEIMER zog aus diesen Untersuchungen seines Schülers folgende Schlüsse: 1. Das Bindegewebegerüst in und um die Zellinseln trägt keinen anderen Charakter als das interacinöse Bindegewebe des übrigen Pankreas. 2. Dasselbe ist zwar vielfach um die Zellinseln angehäuft, jedoch ist eine echte, die Zellinseln ununterbrochen umgebende Kapsel, die als Trennung zwischen Inseln und Parenchym aufzufassen ist, nicht vorhanden. 3. Darf nach HERXHEIMER diese Kapsel nicht als Moment benutzt werden, welches etwa gegen die Fähigkeit der Verwandlung der beiden Zellarten ineinander spräche.

Fetale Entwicklung der LANGERHANSschen Inseln. Über die fetale Entwicklung des Pankreas sind sich alle Forscher einig, daß die LANGERHANSschen Inseln schon im 3. Monat aus dem Epithel der kleinen Gänge entstehen.

Schon im Jahre 1893 hat LAGUESSE richtig erkannt, daß sich die LANGERHANSschen Inseln durch Sprossung der epithelialen Ganganlage entwickeln. Nach seiner Ansicht sollen diese dann wieder verschwinden, an deren Stelle neue Zellen aus dem Drüsenparenchym zur Ausbildung kommen, jedoch auch diese sollen wieder zu Drüsenparenchym zurückgebildet werden. LAGUESSES Ansicht, daß dieser Wechsel auch im postfetalen Leben vor sich gehe, unterstreicht seine viel umstrittene „Balancementtheorie". Auch beim Studium der Embryologie der Inselzellen (HELLY, WEICHSELBAUM, KYRLE, LÖWENFELD-JAFFÉ, NAKAMURA) werden unmittelbar bestehende Beziehungen zwischen Drüsenparenchym und Zellinseln abgelehnt. Dieser Ansicht stehen die Untersuchungsbefunde von KÜSTER, KARAKASCHEFF, MIRONESCU, SEYFARTH, STIÉNEN gegenüber. Zymogenes Gewebe und LANGERHANSsche Inseln scheinen demselben epithelialen Bindungsmaterial der kleinen Gänge zu entstammen. Die Ursprünge der Inselbildung gehen auf die 12. Woche zurück, zu einer Zeit, wo die Inselzellanlagen in Gestalt knospenförmiger seitlicher Ausbuchtungen zunächst einiger Gänge erscheinen (SEYFARTH). 2—3 Wochen später sind die Inseln schon als solche deutlich zu erkennen. Sie liegen frei im Bindegewebe. Zwischen der 16.—17. Woche zeigen die größeren Inseln an der Peripherie kleinere Tubulus ähnliche Zellen. Nach SEYFARTH differenzieren sich die Zellinselzellen zu Tubuli und peripher in den Inseln ändert sich Anordnung und Zellcharakter der Zellen. In ihnen treten zymogene Granula auf. In solcher Anlage der Drüsenläppchen liegen im Zentrum die Zellinseln. SEYFARTH leugnet eine umschließende Kapsel um die Inseln. In der Mitte der Acini, die sich radiär um ein zentral entstehendes Lumen ordnen, bleiben Zellinselzellen erhalten, die den centro-acinären Zellen entsprechen. Es ist wohl heute als sicher anzunehmen, daß eine Neubildung sowie eine Regeneration bei evtl. vorkommender Schädigung der Inselzellen möglich ist. Während WEICHSELBAUM und NAKAMURA eine Regeneration bzw. einen Ersatz nur von kleinen Gängen ableiten, glaubt SEYFARTH, daß auch im postfetalen Leben Umwandlungen der peripheren Inselschleifen zu Drüsenacini und umgekehrt möglich sind. Nach Ansicht von HERXHEIMER, einer heute viel vertretenen Ansicht, ist die Umwandlung zwischen zymogenem Gewebe und Zellinseln in der einen oder anderen Richtung entwicklungsgeschichtlich durchaus verständlich. In neuester Zeit hat LIEGNER entwicklungsgeschichtliche Bauchspeicheldrüsenuntersuchungen auch in struktureller Hinsicht an Menschen und Meerschweinchen durchgeführt und große Ähnlichkeit beider feststellen können. Beim Menschen bilden sich in der 6. Graviditätswoche, beim Meerschweinchen zwischen 8.—12. Tag die ersten Gänge aus, deren Zellen allerdings in dieser frühen Anlage noch nicht mit Inselzellen verwechselt werden dürfen. Erst in der 13. Woche sieht man die ersten Inselanlagen im Schwanzteil. Zu gleicher Zeit bilden sich die zentral-acinären Zellen. Von dieser 13. Woche ab ist das endokrine und exokrine Drüsengewebe in steter Entwicklung, wobei das exokrine anfangs in der Zeit dem endokrinen überlegen ist. Von der 17. Woche ab überwiegt das endokrine, vielleicht infolge einer Ausbildungsstufe des Gefäßsystems, das gerade dem Inselgewebe stärkere Wachstumsimpulse zuführt. In der 21.—23. Woche liegt der Höhepunkt der Inselbildung, der so stark sein kann, daß das exokrine Parenchym zwischen den Inseln beengt wird. Auch wird angenommen, daß vor allen Dingen die morphologisch ausgereiften jedoch vielleicht auch ein Teil der noch nicht ausgereiften Inseln funktioniert. Ein Beweis für die Annahme, daß schon zu dieser Zeit völlig funktionstüchtige Inseln vorliegen müssen, bietet nach LIEGNER der Nachweis einer deutlichen Innervation. LIEGNER ist weiterhin der Ansicht, daß trotz gemeinsamer Abstammung aus den Ganganlagen des Pankreas Parenchym und Inselbildung für sich von statten gehen und daß die morphologische und funktionelle Verschiedenheit nicht angezweifelt werden kann. Weder eine acino-insuläre noch eine insulo-acinäre Umwandlung ist erwiesen (LIEGNER).

Nervöse Versorgung des Pankreas und der LANGERHANSschen Inseln. Die nervöse Versorgung des Pankreas erfolgt durch den Vagus und den Splanchnicus, und zwar geben beide Nervengruppen einmal Äste an die das Pankreas versorgenden Blutgefäße ab, und zweitens an die innerhalb der Drüsensubstanz gelegenen Ganglienzellen (autonome Zentren). Wegen dieser sehr verwickelten Innervation, wobei Blutdruckschwankungen eine bedeutende Rolle spielen, haben die Versuche durch Reizung der zuleitenden Nerven, also des Vagus oder des Sympathicus, die äußere Sekretion des Pankreas zu beeinflussen, zu recht widersprechenden Ergebnissen geführt (vgl. POPIELSKI, PAWLOW).

Es ist anzunehmen, daß bei der Nervenversorgung des Pankreas ähnliche Verhältnisse vorliegen wie bei der Leber. Beide Drüsen erhalten ihre nervösen Impulse in der Hauptsache durch Arterien begleitende Nerven und nur in geringem Anteil durch Fasern, die unabhängig vom Gefäßsystem direkt vom Ganglion coeliacum zum Drüsenparenchym ziehen. Das Pankreas empfängt seine sämtlichen Nerven aus dem Plexus solaris. Gemäß der Gefäßverteilung stammen die Nervenfasern aus dem Plexus hepaticus, dem Plexus mes. sup. und dem Plexus lienalis. Da in das Ganglion coel. sympathische und parasympathische Nerven einmünden, wird das Pankreas auch von beiden versorgt, jedoch versagt hier die Untersuchungstechnik in der einwandfreien Präparation der einzelnen Nerven. In der Hauptsache sprechen lediglich physiologische Erfahrungen für eine Beteiligung des Nervus vagus an der Nervenversorgung des Pankreas. Nach Untersuchungen von BRAUS ziehen Vagusfasern vom Magen her über den Pylorus und die Duodenalwand zur Drüse. DE CASTRO hat in der Nähe der LANGERHANSschen Inseln des öfteren kleine Ganglienzellen beobachtet, die sich in nichts von denen anderer Organe unterschieden. GREWING ist der Ansicht, daß diese Ganglienzellen den Beginn des postganglionären Neurons der parasympathischen Bahn darstellen. Die Drüsenzelle der LANGERHANSschen Inseln wird von einem dichten Gewirr von marklosen Fäserchen umsponnen (PENSA, DE CASTRO).

SIMARD (1935) gelang die Feststellung einer Sympathicusverbindung mit den Zellinseln beim erwachsenen Menschen. Ein Einfluß des Nervensystems auf die Tätigkeit der LANGERHANSschen Inseln steht somit außer Frage.

PAWLOW konnte in besonders sorgfältigen Versuchen doch regelmäßig durch Vagusreizung eine reichliche und durch Sympathicusreizung eine spärliche Sekretion von Pankreassekret erzielen. In experimentellen Studien fand FUJI, daß die sympathischen Nervenfasern im N. splanchnicus major die Blutgefäße des Pankreas zur Kontraktion bringen und so eine Hemmung auf die äußere Sekretion ausüben, während die darin befindlichen spinalparasympathischen Nervenfasern erweiternd auf die Blutgefäße wirken und so die äußere Sekretion fördern. Dabei ist der Einfluß der Reizung der spinalparasympathischen Nervenfasern stärker auf die Konzentration des Pankreassaftes als auf die Sekretmenge. Die Hemmungsfasern der äußeren Sekretion des Pankreas im N. vagus sind die sympathischen Fasern. Untersuchungen über die Innervation des Ausführungsganges des Pankreas ergaben, daß eine Reizung des N. splanchnicus major eine Kontraktion des Ausführungsganges hervorruft, ebenso wie bei Reizung des N. vagus. Die Nervenfasern im Vagus, die den Ausführungsgang zur Kontraktion bringen, werden durch Atropin nicht gelähmt. Durch Reizung spinalparasympathischer Fasern tritt eine leichte Erweiterung des Ausführungsganges auf (FUJI). Als Beispiel einer Anregung der Pankreassekretion auf nervösem Wege sei die durch den Anblick von Speisen eintretende sog. psychische Sekretion erwähnt (COHNHEIM).

II. Doppelte Funktion der Pankreasdrüse.

Die Pankreasdrüse hat eine *doppelte Funktion*, die in einer äußeren und in einer inneren Sekretion besteht. Sie ergießt ihr Drüsensekret durch den Ductus pancreaticus oder Wirsungianus in den Darm und erfüllt dadurch eine bedeutungsvolle Aufgabe bei der Verdauung; das Sekret besteht aus Wasser, Elektrolyten und Fermenten. Dieser sehr fermentreiche Pankreassaft enthält von Kohlenhydratfermenten Diastase, Maltase, Saccharase und Lactase, ferner eine Lipase, die durch die Gallensäuren aktiviert wird und von den Proteasen das Trypsin.

Außerdem wurde noch ein stark wirkendes Hämoleukolysin im Pankreassekret gefunden (DELEZENNE, WOHLGEMUTH, BELFANTI).

Das Hormon des Pankreas ist das Insulin, das im Jahre 1921 von BANTING und BEST im Institut von MACLEOD entdeckt wurde und dessen Bildung an eine zuerst von LANGERHANS (1869) beschriebene Zellgruppe im Pankreas geknüpft ist. Das Insulin ist ein Eiweißkörper, der eine aktive Gruppe unbekannter Natur besitzt (FREUDENBERG). Insulin besitzt die Fähigkeit, den Zuckergehalt des Blutes zu senken. Pankreasexstirpation ruft die Erscheinungen eines Diabetes mellitus hervor. Der Hauptabflußweg des Insulins ist die Blutbahn, und das Insulin gelangt durch die Vena pancreatico-duodenalis über die Pfortader direkt zu den Leberzellen. Neben dem Insulin wird im Pankreas noch ein weiteres Hormon das Glucagon gebildet, das im Gegensatz zum Insulin steigernd in die Blutzuckerregulation eingreift.

1. Äußere Sekretion.

Die *äußere Sekretion* des Pankreassaftes wurde an Hunden untersucht, denen entweder die Einmündungsstellen des Ausführungsganges mit einem benachbarten Stückchen Duodenum als Fistel in die Haut eingenäht wurde oder noch besser nach dem Vorgang von COHNHEIM und KLEE an Duodenalfistelhunden, bei denen man zur Ableitung der Galle die Gallenblase nach vorheriger Unterbindung des Choledochus mit einem tieferen Darmteil verbunden hat. Andererseits besteht am Menschen mittels der Duodenalsondierung (BERGER und HARTMANN) die Möglichkeit, Pankreassekret zur Fermentuntersuchung unmittelbar zu gewinnen und mit intraduodenal eingeführten Äther (KATSCH), 1922) einen Sekretionsreiz auf das Pankreas auszuüben und so eine Pankreasdiagnostik durchzuführen. Tritt auf einen solchen Ätherreiz hin keine starke Sekretionsvermehrung ein oder tritt eine typische Pankreasschmerzattacke auf, so liegt ein Pankreasschaden vor. Aufschluß über die Sekretion gibt weiter die sog. „Fermententgleisung", unter der wir eine Erhöhung des physiologischen Diastasespiegels im Blut und Harn verstehen bei gleichzeitigem Ansteigen der atoxylresistenten Lipase im Serum. Die Diastasevermehrung kann schon bei leichteren Pankreasstörungen, Stauung im Gangsystem auftreten und findet sich regelmäßig bei schweren akuten Nekrosen. Diagnostisch wichtig ist der Nachweis der Lipase im Serum, die nur bei anatomisch verändertem Pankreas gefunden wird.

Allerdings sollen bei akuten Pankreaserkrankungen und bei subakuten mitunter Fehlresultate auftreten, so daß POPPER und SCHOLL die Bedeutung der Lipasebestimmung zur Feststellung chronischer Pankreasaffektionen ablehnen. Bei Erkrankung der Gallenwege ohne nachweisbare Pankreasbeteiligung findet sich in einem relativ hohen Prozentsatz eine Lipasevermehrung, ferner erfährt der Wert der Lipasevermehrung eine Einschränkung durch die Häufigkeit erhöhter Lipasewerte bei Strumen, Carcinom, perniziöser Anämie und Diabetes.

Auch die Höhe des Rest-N wurde für die Bedeutung der Klinik der akuten Pankreaserkrankung herangezogen, da die Höhe des Rest-N der Schwere der Pankreasaffektion parallel zu gehen scheint. Während diagnostisch die Rest-N-Bestimmung bei der Pankreasnekrose weniger wichtig ist, ist sie prognostisch wichtig, da die Rest-N-Vermehrung eine drohende Anurie und Urämie anzeigt, die durch die Frühoperation nur noch verschlimmert würde. Bei Fällen von akuter Pankreasnekrose mit erhöhtem Rest-N und verminderter Urinsekretion ist also eine Frühoperation kontraindiziert (BERNHARD).

Die Sekretion des Pankreassaftes findet schon in nüchternem Zustande statt, sie ist von einem beträchtlichen Sauerstoffverbrauch des Pankreas begleitet (STILL, BENNET und SCOTT). Hunde mit Pankreasdauerfistel zeigen im Hungerzustand (24 Stunden) kontinuierliche Pankreassekretion. Der maximale Sekretionsdruck, gemessen mit Manometer von 2 mm Durchmesser, beträgt

300—340 mm (BERG und ZUCKER). Eine Anregung erfolgt aber erst durch Nahrungsaufnahme bzw. wenn Nahrungsmittel das Duodenum passieren.

Anregung der äußeren Sekretion. Salzsäure im Duodenum ruft auch dann eine lebhafte Saftabsonderung hervor, wenn das Darmstück von jeder nervösen Verbindung getrennt ist, so daß die Salzsäure als das physiologische Stimulans der Pankreassekretion anzusehen ist. Die das Duodenum passierenden Nahrungsstoffe können reflektorisch durch nervöse Einflüsse reizend auf die äußere Sekretion des Pankreas wirken oder auf dem Blutwege, als Folge von resorbiertem Sekretin. Die hauptsächlich wirksame Anregung seiner äußeren Sekretion erfährt das Pankreas jedoch nicht durch nervöse Bahnen, sondern auf dem Blutwege durch die Resorption des von der Darmschleimhaut gebildeten Stoffes des Sekretins.

Die Bedeutung dieses Sekretins ist von STARLING und BAYLISS erkannt worden, die hier zum ersten Male den Ausdruck Hormon prägten. Sie wiesen in der Darmschleimhaut zunächst ein Prosekretin nach, d. h. eine Vorstufe des Sekretins, welch letzteres sich aus dem Prosekretin erst unter dem Einfluß der Salzsäure des Magens bildet. Dieses so gebildete Sekretin wird nach BAYLISS und STARLING vom Darm aus schnell resorbiert und dem Pankreas auf dem Blutwege zugeführt. Das Vorkommen der Vorstufe — des Prosekretins — wird bestritten (SALOU, GLEY, vgl. auch OPPENHEIMER). Nach diesen Feststellungen soll vielmehr die Salzsäure nur als Lösungsmittel für das Sekretin wirken und zugleich das dem Sekretin hinderliche Erepsin beseitigen. Das Sekretin entfaltet sicherlich seine Wirkung auf dem Blutwege: Wird der Kreislauf zweier Hunde wechselseitig miteinander verbunden und in das Duodenum des einen Tieres Säure eingebracht, so wird hierdurch die Sekretion der Bauchspeicheldrüsen beider Tiere angeregt. Etwa 5 Minuten nach dem Eintritt von Salzsäure in den Darm erfolgt die Sekretion. Andererseits darf nun wieder nicht der Schluß gezogen werden, daß nur Salzsäure allein Sekretinbildung bewirkt. Diese Fähigkeiten kommen auch Nahrungsmitteln wie Fettsäuren, Seifen und Peptonen zu. Stark gereinigte Sekretinpräparate bewirken Gallenfluß und zeigen diuretische Wirkung.

Menge des Sekretes. Die Menge des abgesonderten Pankreassekretes bei einer Mahlzeit ist recht groß und steht in Abhängigkeit zur Menge des Magensaftes (STEPP und SCHLAGINWEIT). Sie ist nach den Versuchen von COHNHEIM und KLEE bei Fleischnahrung noch größer als bei Kohlenhydratnahrung und zeigt bei Kohlenhydratfütterung Verschiedenheiten je nach der Art und der Zubereitung der vegetabilischen Nahrungsmittel. WOHLGEMUTH gibt im Gegensatz hierzu an, daß die Menge des Pankreassaftes bei Kohlenhydratnahrung am größten sei und HEINEKE hat auf Grund dieser Angaben empfohlen, Patienten mit Pankreasfisteln Diabetikerkost zu verordnen. Einen überzeugenden Erfolg hat man von dieser Kostform nicht gesehen. Hingegen wird durch Röntgenbestrahlungen die Sekretion des Pankreassaftes für kurze Zeit herabgesetzt. Die Fisteln gewinnen dann Zeit sich zu schließen (ROST).

Beobachtungen über die Absonderung des Pankreassaftes beim operierten Menschen mit Fisteln stammen von SCHUMM und GLÄSSNER. Es sind, soweit das bisher zu übersehen ist, die Unterschiede in Art und Menge der Sekretion beim Menschen und Hunde nicht vorhanden.

Fermente. Trypsin. Im Pankreassaft sind eine Anzahl der Verdauung dienenden Fermente vorhanden. Das Trypsin, dessen Kenntnis wir vor allen Dingen KÜHNE verdanken, ist ein proteolytisches Ferment, das aber die Eiweißkörper nicht, wie das Pepsin, nur bis zum Pepton, sondern bis zu den Aminosäuren abbaut. Es ist in der Drüse als Vorstufe, die man Zymogen zu nennen pflegt, vorhanden und wird nach PAWLOW durch einen in der Darmwand vorhandenen Stoff, die Enterokinase, aktiviert, d. h. in wirksames Trypsin umgewandelt. Das Trypsin entfaltet seine Wirksamkeit vor allem in stark alkalischer Lösung, wie sie im Pankreassaft normalerweise vorhanden ist. Die Aktivierung des Trypsins ist übrigens nicht allein an das Vorhandensein einer Enterokinase gebunden; auch manchen Bakterien kommt die Fähigkeit zu, Pankreastrypsin zu aktivieren (DELEZENNE, BRÉTON, HEKMA), ferner Kalksalzen (DELZENNE), Leberpreßsaft (WOHLGEMUTH) und einer Anzahl von Kolloiden (LARGUIER DES BANALS). Durch Untersuchungen von CAMUS und GLEY ist schließlich gezeigt worden, daß bei bestimmter Versuchsanordnung, z. B. Pilocarpininjektionen, das Trypsin schon in der Drüse aktiviert wird, also ein aktiver Pankreassaft sezerniert wird. Diese Möglichkeit ist, wie wir noch sehen werden, nicht unwichtig für die Erklärung des Zustandekommens einer Pankreasnekrose.

Lipase. Das Steapsin (Lipase) spaltet, wie zuerst von EBERLE beobachtet worden ist, sowohl Neutralfette als auch niedere Ester in Glycerin und Fettsäuren. Es ist im Pankreas in sehr wechselnder Menge vorhanden, besonders reichlich beim nüchternen Tier (GRÜTZNER). Die Wirkung des Steapsins wird wesentlich gefördert, wenn man zum Pankreassaft gallensaure Salze hinzufügt (MAGNUS); es handelt sich jedoch bei diesem Vorgang nicht um eine Aktivierung, da das Steapsin als fertiges, nicht als Proferment vom Pankreas ausgeschieden wird. Fehlt das Steapsin, so beobachten wir Fettstühle, ein bekanntes diagnostisches Kennzeichen für Erkrankungen der Bauchspeicheldrüse.

Diastase. Die diastatische Wirkung des Pankreassaftes, also die Spaltung von Stärke in Zucker, wurde zuerst von BONCHARDAT und SANDRAS beobachtet. Amylase findet sich in wechselnder Menge im Pankreassaft aller Tiere. Wie aus experimentellen Untersuchungen und klinischen Erfahrungen von LÉPINE und BARRAL, LANGENDORF, SCHLESINGER, CLERC und LOEPER, WOHLGEMUTH, MOEKEL und ROST, BLOCK u. a. hervorgeht, steht auch das amylolytische Ferment des Blutes in bestimmter Beziehung zur Pankreasamylase, insofern als der größte Teil des Blutfermentes nichts anderes ist als ein Sekretionsprodukt der Pankreasdrüse, das auf dem Blutwege zur Ausscheidung kommt.

Man findet infolgedessen nach Entfernung des Pankreas eine Verminderung und umgekehrt, bei Unterbindung des Duct. pancreaticus und dadurch bedingter Stauung der äußeren Drüsensekretion, eine Steigerung der Werte des amylolytischen Fermentes im Blute. Hand in Hand mit der Steigerung der Blutdiastase geht eine solche im Urin (ROSENBERG), deshalb empfiehlt WOHLGEMUTH die Bestimmung der Amylase im Urin, um einen Verschluß des Duct. pancreaticus diagnostizieren zu können. Nach BLOCK findet sich bei Ulcus ventriculi und Entzündungen in der Nähe des Pankreas eine starke Vermehrung der Blutamylase.

Nuclease. Von den anderen im Pankreassaft enthaltenen Fermenten sei nur noch die Nuclease (SACHS) kurz genannt, die in diagnostischer Hinsicht eine gewisse Rolle spielt, da die von SCHMIDT angegebene Kernprobe das Vorhandensein oder Fehlen dieser Nuclease zur Grundlage hat. Es kommt eine Nuclease jedoch auch in der Darmschleimhaut vor. Die Glutinase und Kasease, die nach den neueren Untersuchungen möglicherweise mit dem Trypsin identisch sind, können wir ebenso wie das Hämolysin (FRIEDEMANN, WOHLGEMUTH) und die noch völlig ungeklärten nekrotisierenden und blutdruckerniedrigenden Substanzen hier übergehen.

Ausschaltung der äußeren Sekretion und ihre Folgen. Welche Folgen für den Körper das völlige *Fehlen der äußeren Sekretion des Pankreas hat,* ist vielfach mit Hilfe von Unterbindungen der Ausführungsgänge des Pankreas untersucht worden (ROSENBERG, LOMBROSO, FLECKSIEDER, HOLMBERG). Nicht alle hier mitgeteilten Tierversuche sind allerdings verwertbar, da es besonders beim Hunde wegen häufiger akzessorischer Gänge nicht genügt, den Duct. Wirsungianus und vielleicht noch einen weiteren Gang zu unterbinden, man vielmehr alle zwischen Darm und Drüse befindlichen Stränge mit Ausnahme der Gefäße durchtrennen muß, um sicher zu sein, daß nicht doch noch Pankreassaft in den Darm einfließt. Genau durchgeführte Stoffwechseluntersuchungen nach völliger Ausschaltung der äußeren Sekretion des Pankreas, wie sie vor allem von ROSENBERG und neuerdings von HOLMBERG angestellt worden sind, lassen frühzeitig eine Störung in der Eiweißausnutzung erkennen, so daß nur etwa $^2/_3$ des Stickstoffes resorbiert werden, während die Aufnahme von Fett und Kohlenhydraten nach der Unterbindung aller Pankreasgänge anfänglich noch etwa normal ist und erst im späteren Verlauf der Erkrankung, wenn es zu einer hochgradigen Zerstörung der Drüse gekommen ist, stärkere Abweichungen aufweist. Dann erhalten wir die für die Diagnostik so wichtigen Fettstühle.

Im Abbau der Eiweißstoffe und im Abbau der Nucleinsäure läßt sich eine Änderung bei Ausschaltung der äußeren Sekretion nicht nachweisen. Ob, wie ROSENBERG es annimmt, bei Unterbindung der Pankreasausführungsgänge die Fermente in größerer Masse in die Blutbahn übertreten, um von da aus „wie das Eisen" wieder in den Darm ausgeschieden zu werden, woraus sich die verhältnismäßig geringfügige Störung in der Zerlegung und Verwertung der Nahrungsmittel nach dieser Operation erklären soll oder ob die Resorption des Eiweiß und Fett hauptsächlich durch eine innersekretorische Tätigkeit des Pankreas bedingt wird (LOMBROSO), während die äußere Sekretion hierfür weniger von Belang ist, läßt sich nicht so ohne weiteres gegeneinander abwägen. Beides kann sehr wohl nebeneinander vorkommen. Jedenfalls hat die Ansicht LOMBROSOS, besonders auch durch die Untersuchungen FLECKSIEDERs, sehr an Boden gewonnen. FLECKSIEDER konnte nämlich nachweisen, daß die Fettverdauung normal bleibt, wenn das Pankreas unter die Bauchhaut implantiert wird, wobei also die äußere Sekretion völlig ausgeschaltet ist.

Die anatomischen Veränderungen, die das Pankreas bei der Unterbindung des Duct. pancreaticus erleidet, bestehen zunächst in einer hochgradigen Erweiterung der Ausführungsgänge, die zum Schluß, wie ROSENBERG fand, „mit einer klaren, gelblichen alkalisch reagierenden Flüssigkeit, welche keine Fermentwirkung mehr zeigt, gefüllt sind". Es kommt zu einem Untergang aller Drüsenzellen, die durch ein mehr oder weniger derbes Bindegewebe allmählich ersetzt werden. Innerhalb dieses Bindegewebes, das dem Organ eine Härte wie Knorpel verleiht, findet man zahlreiche Rundzellenanhäufungen und Blutungen. Wie KÜHNE und LEA, neuerdings RICKER, NATUS und KNAPE gezeigt haben, kann man das Pankreas des Kaninchens sehr gut während des Lebens des Tieres mikroskopisch beobachten und so die Veränderungen, die sich in der Drüse abspielen, im einzelnen verfolgen. NATUS hat mit dieser Methode unter anderem die Veränderungen an der Bauchspeicheldrüse nach Gangunterbindung studiert. Nach den Untersuchungen von LAGUESSE, SCHULZE, SSOBOLEFF u. a. (an Kaninchen) erhalten sich nach der Unterbindung des Pankreas die LANGERHANSschen Inseln sehr lange unversehrt, was mit den klinischen Erfahrungen über Fehlen von Diabetes bei Pankreassteinen gut übereinstimmt. Es kommt übrigens bei jungen Hunden dem Pankreas eine weitgehende Regenerationsfähigkeit zu, die sich auch auf die LANGERHANSschen Inseln erstreckt (MORA), während bei älteren Tieren derartige Beobachtungen nicht gemacht worden sind.

BANTING benützte bei der Entdeckung des Insulins im Jahre 1921 zur Herstellung des insulinhaltigen wirksamen Pankreasextraktes Bauchspeicheldrüsen von Tieren, deren Ausführungsgänge unterbunden waren, um so die zerstörende Wirkung des Trypsins zu verhindern.

Experimentelle Untersuchungen über die Leberfunktion bei Unterbindung des Ductus pancreaticus ergaben keine sichtbaren Resultate (KODAMA). Wurden Hunden die Ausführungsgänge des Pankreas unterbunden und durchschnitten, so trat eine fettige Leberdegeneration auf, die von der Peripherie zum Zentrum fortschritt. Diese Ausbreitungsform würde dafür sprechen, daß die ursächliche Noxe durch das Portalblut zugeführt wird und im Darm als Folge des Ausfalls der äußeren Pankreassekretion entsteht, wobei die Natur dieser Noxe unbekannt ist (AUBERTIN und Mitarbeiter). Wird dagegen der Pankreassaft in einen Ureter abgeleitet, so treten die Lebergeneration und auch die schweren Störungen des Allgemeinbefindens nicht auf (LOEWY). Hieraus schließt LOEWY, daß die Fettdegeneration der Leber nicht einfach durch das Fehlen des Pankreassekretes im Darm zu erklären ist, sondern daß womöglich im Pankreassaft normalerweise ein bisher noch nicht bekannter Stoff enthalten ist, der die Fettablagerung in der Leber hintanhält. Bei der Ableitung des Pankreassekretes in den Ureter wird dieser Stoff vielleicht vom Organismus rückresorbiert (LOEWY).

a) Chronische Pankreatitis.

Die histologischen Veränderungen nach langdauernder Sekretstauung in der Pankreasdrüse sind denen sehr ähnlich, die wir bei der chronischen Pankreatitis des Menschen zu sehen gewohnt sind (HESS). Genau wie bei der experimentellen Gangunterbindung bleiben (BARTH) bei solchen Fällen von chronischer Pankreatitis die LANGERHANSschen Inseln zunächst erhalten. Zum Verständnis der Anfangsstadien der chronischen Pankreatitis und der sich dabei abspielenden pathologischen Vorgänge sind besonders die Untersuchungen von NATUS wertvoll, der, wie oben schon erwähnt wurde, den Pankreasausführungsgang beim Kaninchen unterband und dann das Pankreas während des Lebens des Tieres mikroskopisch beobachtete. Es beruht aber diese chronische Pankreatitis durchaus nicht nur auf einer einfachen Sekretstauung; meist kommen Infektionen von seiten der Lymph- oder Blutbahnen hinzu (DEAVER), oft ist die chronische Pankreatitis das Überbleibsel der sogleich zu besprechenden akuten Pankreasnekrose. Als Grundlage für das Verständnis des klinischen Krankheitsbildes werden wir aber auf die Veränderungen, die wir beim Tier nach Gangunterbindung gefunden haben, zurückgreifen müssen.

Der Ausfall der äußeren Sekretion des Pankreas bei solcher chronischen Pankreatitis wird nach AD. SCHMIDT durch den Befund unverdauter Muskelfasern und eines fettigen Überzuges im Stuhlgang gelegentlich bewiesen (Fettstühle). Daß diese Stuhlveränderungen bei dem genannten Krankheitsbild nicht regelmäßig zu erheben sind, daß überhaupt die Diagnose sehr schwierig sein kann und trotz der zahlreichen angegebenen klinischen Untersuchungsmethoden oft nicht mit Sicherheit gestellt werden kann, ist durchaus verständlich, wenn man sieht, daß selbst die experimentellen, unvollkommenen Gangunterbindungen, wie sie ROSENBERG u. a. ausgeführt haben, zwar zu einer Sklerose eines großen Teils der Drüse führten, aber nicht zu einer erkennbaren Änderung des Stoffwechsels.

Die starken Schmerzen, die solche Patienten mit chronischer Pankreatitis haben und die ja oft zur Verwechslung mit Gallensteinanfällen führen, sind nach BARTH auf eine Beteiligung des benachbarten Plexus solaris oder seiner Zweige zu beziehen (SCHMIEDEN). KATSCH hat die Schmerzattacken des Pankreas mit ihrem charakteristischen Linksschmerz, dem Gürtelgefühl in der linken Körperhälfte, entlang dem Rippenbogen in die Milz und linke Nierengegend mit einer hyperalgetischen Zone dem 8 Dorsalsegmentvolumen entsprechend identifiziert und so einen überaus wichtigen Beitrag zur Pankreasdiagnostik geliefert. Durch die von KALK bei chronischer Pankreatitis herausgearbeiteten Klopfzonen wird die enge Beziehung von Pankreas und Plexus solaris erneut bestätigt. Der Schmerz verschwindet auf paravertebrale Anästhesie von D 8 (LAEWEN und v. GAZA).

Chirurgisch therapeutisch geht man bei Fällen von chronischer Pankreatitis von der angenommenen Sekretstauung durch Gangverlegung aus, und da man annimmt, daß diese Sekretstauung durch gleichzeitig vorhandene Gallenstauung verstärkt wird, so sorgt man durch eine Gallenblasenfistel oder durch eine Verbindung der Gallenblase mit dem Magen für einen Abfluß der Galle. GOHRBRANDT ist es in 3 Fällen, in denen ein völliger Verschluß der Ausführungsgänge des Pankreas vorlag, gelungen, durch Anastomose eines intrapankreatischen Ausführungsganges mit dem Magen oder Duodenum Abfluß für das Pankreassekret zu schaffen.

b) Akute Pankreasnekrose.

Ein sehr großes chirurgisches Interesse hat die zuerst von BALSER beschriebene sog. akute Pankreatitis oder besser *Pankreasnekrose*. Das ungemein charakteristische anatomische Bild der sich rasch und unvermittelt entwickelnden und ohne chirurgischen Eingriff zum Tode führenden Krankheit besteht erstens aus einem Zugrundegehen der Pankreasdrüse, wobei diese von Blutungen durchsetzt ist (bei der Pancreatitis haemorrhagica wird das CULLENsche Zeichen, blutige Durchtränkung der tiefen Weichteilschichten um den Nabel gefunden) (FALLIS 1937), und zweitens in Nekrosen des die Drüse umgebenden Fettgewebes, die durch den Austritt von Pankreassaft, speziell Steapsin, bedingt sind und drittens in Entzündung.

Diese zahllosen im Mesenterium und großen Netz gelegenen stippchenförmigen, marmorweißen, linsengroßen Nekrosen des Fettes, die aussehen, als ob jemand das Netz und Mesenterium mit Kalk bespritzt habe, beherrschen das anatomische Bild derart, daß sie den Ausgangspunkt der experimentellen Bearbeitung dieser Erkrankung gebildet haben. Es war zunächst zweifelhaft, ob diese Fettgewebsnekrosen überhaupt etwas mit dem Pankreas zu tun hatten, bis es LANGERHANS gelang, durch Einspritzung von Pankreassaft in das subcutane Fettgewebe von Kaninchen dieselben Nekrosen auf experimentellem Wege zu erzielen, wie wir sie beim Menschen sehen. LANGERHANS konnte nachweisen, daß diese Fettgewebsnekrosen auf einem Abbau des Fettes und Bindung der frei werdenden Fettsäuren an den Kalk unter Bildung von fettsaurem Kalk beruhen. Sind so die Fettgewebsnekrosen als Wirkung des im Pankreassaft vorhandenen Steapsin hinreichend geklärt, so fragt es sich nun, wie das Steapsin aus der Drüse, in die freie Bauchhöhle gelangt, mit anderen Worten, wie es zu einer Zerstörung der Pankreasdrüse kommen kann. Hier stehen sich zwei Ansichten gegenüber, die beide durch zahlreiche Experimente zu stützen versucht worden sind. Die eine, augenblicklich von der Mehrzahl der Untersucher vertretene Ansicht ist die, daß bei der Zerstörung der Bauchspeicheldrüse, genau wie bei dem Auftreten der Fettgewebsnekrosen die im Pankreas vorhandenen Fermente beteiligt sind. Und zwar soll die Zerstörung durch das Trypsin besorgt werden (POLYA, KIRCHHEIM u. a.). CHIARI spricht deshalb von einer „Intravitalen Selbstverdauung". Wir stehen damit aber derselben Überlegung gegenüber, wie bei der Frage der Entstehung des Ulcus ventriculi. Wie kommt es, daß das Pankreas auf einmal für diese in ihm enthaltenen Fermente angreifbar wird? An diesem Punkte teilen sich die Anschauungen der Untersucher. RICKER, NATUS und KNAPE kommen auf Grund ihrer Beobachtungen am lebenden Pankreas des Kaninchens zu der Ansicht, daß die Zerstörung des Pankreas mit dem Trypsin zunächst nichts zu tun hätte. Sie konnten hingegen im Experiment zeigen, wie leicht das

Pankreas mit Stase und Hämorrhagien auf alle möglichen Reize antwortet. Man hat nach Ansicht von RICKER, NATUS und KNAPE zur Erklärung der bei der Pankreasnekrose vorhandenen schweren Blutung in die Bauchspeicheldrüse das Trypsin durchaus nicht nötig. Wichtiger als das Trypsin sollen nach den Untersuchungen von KNAPE sogar die Salze des Pankreassekretes sein. Es ist nach KNAPE anzunehmen, daß, sobald das Pankreassekret aus irgendeinem Grunde Gelegenheit hat, aus den Drüsengängen in das umgebende Gewebe auszutreten, diese Salze einen so starken Reiz auf die Gefäßnerven ausüben, daß sich eine schwere Blutung in das Pankreas hinein entwickelt. Es fragt sich nur: Wie kann das Pankreassekret auf einmal in das umgebende Gewebe austreten? Bei hochgradiger Sekretstauung ist das möglich, doch solche liegt, soweit das pathologische Material verwertbar ist, bei Pankreashämorrhagie gewöhnlich nicht vor. Denkbar ist ja allerdings, daß ein Krampf des ODDISCHEN Schließmuskels statthat, wie das ARCHIBALD auf Grund verschiedener Versuche annimmt, und daß daraus eine Sekretstauung im Bereich der Pankreasdrüse folgt, die in der Leiche nicht mehr erkennbar ist. Nach KNAPE spielt sich aber der ganze erste Akt der Erkrankung in den Blutgefäßen ab und die Pankreashämorrhagie entsteht in der Weise, daß durch irgendeinen Nervenreiz, der den Körper irgendwo trifft, ein Gefäßkrampf im Pankreasgebiet einsetzt und daß dadurch zunächst einmal eine kleine umschriebene Stelle im Pankreasgewebe nekrotisiert. Ähnliches konnte KNAPE beim Kaninchen bei mikroskopischer Beobachtung der lebenden Pankreasdrüse beobachten. In dieses nekrotische Gewebe nun kann der stark reizende Pankreassaft eintreten, und nunmehr setzt er das Zerstörungswerk fort. Das Primäre wäre also nach KNAPE, genau wie beim Magengeschwür, der reflektorische Gefäßkrampf. KNAPE stellt aus der Literatur eine ganze Anzahl von Fällen zusammen, wo solche Pankreasnekrosen auf diesem reflektorischen Wege entstanden sein sollen, so Pankreashämorrhagie beim Erhängen, beim Erwürgen, beim Heben schwerer Lasten, bei schwerem Blutverlust usw. Er selbst beobachtete einen Fall, wo ein gesunder Mann beim Schwimmen eine akute Pankreatitis bekam mit anatomisch schwerer Zerstörung des Pankreas. Da der Mann ertrank, zeigte dieser Fall, wie außerordentlich schnell das ganze Pankreas durch eine solche Blutung zerstört werden kann, so daß man in der Tat dazu kommt, hier einen reflektorischen Vorgang anzunehmen (Pankreasapoplexie).

Schon vor RICKER und seiner Schule vertrat eine große Anzahl Untersucher die Ansicht, daß die Zerstörung der Bauchspeicheldrüse dadurch erfolgt, daß die Blutzufuhr zum Pankreas gestört ist. Es war das ja eine sehr naheliegende Vorstellung, die sich gut mit den Ansichten über die Entstehung des Magengeschwürs deckte. Entsprechende Versuche stammen von HILDEBRAND, PAYR und MARTINA (Quetschung des Pankreas) u. v. a. Am erfolgreichsten mit ihren Versuchen durch Thrombosierung der Venen oder Embolisierung der Arterien Pankreasnekrosen zu erhalten, waren BUNGE und GULEKE, denen es mehrfach gelang, durch Injektion embolisierender Substanzen in die Blutbahn, wie Paraffin, Öl, Luft usw., anatomische Veränderungen zu erzeugen, die der menschlichen Fettgewebs- und Pankreasnekrose außerordentlich ähnlich sahen. Die klinischen Befunde von SCHULTZE von Aneurysma der Art. pancreatico-duodenalis als Grund einer Pankreasnekrose beleuchten den Wert dieser Versuche. DEAVER nimmt an, daß diese Schädigung der Bauchspeicheldrüse Folge einer Hinüberwanderung von Bakterien aus der Gallenblase auf dem Lymphwege sei.

Eine zweite Gruppe von Untersuchern vertritt die Anschauung, daß von vornherein den wesentlichsten Anteil an der Zerstörung der Bauchspeicheldrüse das Trypsin habe, nur müsse das in der Drüse in inaktivem Zustand vorhandene Trypsin aktiviert werden. Wir haben oben gesehen, daß diese Fähigkeit, Trypsin zu aktivieren, bei der normalen Verdauung der Enterokinase zukommt, die in der Darmwand enthalten ist. Es kann aber ferner das Trypsin absterbender Zellen (Leukocyten, Bakterien usw.) aktiviert werden. Um eine solche Aktivierung innerhalb der Drüse zu erreichen, spritzte KÖRTE etwas Darminhalt direkt in das Parenchym des Pankreas ein, während HLAVA, CARNOT u. a. hierzu Reinkulturen von Bakterien benutzten. Die auf diese Weise erreichten Veränderungen entsprachen jedoch der akuten Pankreasnekrose des Menschen keineswegs. Es kam meist nur zu umschriebenen Veränderungen, Abscessen, Blutungen, bindegewebigen Narben und spärlichen Fettgewebsnekrosen, woraus eigentlich nur geschlossen werden kann, daß das normale Pankreas verhältnismäßig widerstandsfähig gegen eine Infektion ist. Den Verhältnissen, wie sie im menschlichen Körper möglich sind, kamen die Versuche viel näher, bei denen Darminhalt, Bakterien, Galle, Blut, Salzsäure, Fett, Seifen, Öl, Fettsäuren usw. in den Ausführungsgang des Pankreas eingespritzt wurden, oder bei denen der Abfluß der Galle durch Vernähung der Papilla Vateri gehindert wurde (NORDMANN).

Solche Versuche stammen von KÖRTE, CARNOT, HILDEBRAND, ROSENBACH, FLEXNER, POLYA, EPPINGER, SEIDEL, GULEKE, HESS, KNAPE, DELBET, DELEZENNE, GLÄSSNER, NORDMANN u. v. a. Man muß jedoch durchaus betonen, worauf besonders auch KNAPE und RICKER immer wieder hingewiesen haben, daß diese Versuche doch Verbindungen darstellen von Aktivierung des Pankreassaftes und einer Gewebsschädigung, vielleicht auch Krampf der Blutgefäße.

Die Versuche mit Einspritzung verschiedener Substanzen in den Pankreasausführungsgang haben nun in der Tat Veränderungen ergeben, die der menschlichen Pankreasnekrose anatomisch und klinisch entsprechen, und daß es, trotz des ODDISchen Muskels, der den Schluß der Papilla Vateri bewirkt, dem Duodenalinhalt gelingt, in den Duct. pancreaticus einzudringen und in der geschilderten Weise unter Mitwirkung des aktivierten Trypsins und des Steapsins eine typische Pankreas- und Fettgewebenekrose hervorzurufen, haben die Versuche von SEIDEL gezeigt, der das Krankheitsbild durch Unterbindung des Duodenums nach vorhergegangener Pylorusresektion und Gastroenterostomie erzeugte. Einen interessanten klinischen Fall, der die Möglichkeit des Eindringens von Darminhalt in den Pankreasgang gut illustriert, teilte SIMMONDS mit. Es fand sich bei akuter Pankreasnekrose ein Spulwurm im Pankreasgang. Seither sind in der Literatur ungefähr 50 Fälle von Einwanderung von Spulwürmern in den Ductus Wirsungianus beschrieben. Es mag hier daran erinnert sein, daß nach den anatomischen Untersuchungen von ROST der ODDISche Muskel sehr verschieden ausgebildet und auch nach seinem Tonus bei den einzelnen Individuen der gleichen Art (Hund) recht verschieden kräftig ist. Als weitere Ursache kennen wir heute den Lieblingssitz von Pulsionsdivertikeln gerade an dem Punkt des Duodenums, wo der Choledochus durch die Muskelschichten des Duodenums in die Papilla Vateri einmündet. Genaueste Röntgendiagnostik läßt solchen Sitz von Divertikeln oft als Ursache von bisher nicht erkannten Beschwerden einer Pankreaserkrankung erkennen. Durch die entzündlich infiltrierte Divertikelwand kommt es zu einer allgemeinen Divertikulitis die sich auf Ductus pancreaticus und choledochus weiterpflanzt und auf diese Weise zu einer Stase in dem Gangsystem führt. Besteht so eine Cholostase, so ist der Weg zur Infektion, Steinbildung und den Cholecystopathien ebenso offen wie zu Erkrankungen des Pankreas. v. BERGMANN warnt in solchen Fällen vor der Exstirpation des Divertikels, da Stenosen der Ausführungsgänge die gefährliche Folge sind und empfiehlt die Cholecystoduodenostomie, wenn nur Gallengangskomplikationen vorliegen, oder nach einem Vorschlag KIRSCHNERs die Transplantation des Choledochus in einen distalen Abschnitt des Duodenums.

SCHMIEDEN (1927) hat in seinem Referat zur Chirurgie des Pankreas die Entstehungswege zusammengefaßt und in schematischen Darstellungen wiedergegeben. Er teilt sie ein in

1. Caniculärer Weg, a) biliär, b) intestinal.
2. Lymphweg, a) biliär, b) intestinal.
3. Vasculär, a) embolisch, b) spatisch, c) toxisch.
4. Traumatisch (Schuß, Stichverletzungen — Operationsschäden).

So können nach SCHMIEDEN folgende Entstehungswege für eine Pankreasnekrose in Betracht kommen: Einmal kann der Ductus Wirsungianus den aufsteigenden Weg für den aktivierenden Duodenalinhalt bilden, ein andermal der Ductus Santorini, dessen Lage und Bedeutung sehr inkonstant ist, zumal er noch ohne Schließmuskel in das Duodenum einmündet. Ferner kann das schädliche Agens auf dem Wege der Gallengänge einbrechen, so daß jetzt Galle und Bakterien die Rolle des Aktivators übernehmen wie im vorigen Falle der Duodenalinhalt. Infektionen können auf dem Lymphwege oder auf dem Blutwege zum Pankreas gelangen, und zuletzt können traumatische Ursachen, wozu auch Operationen in der Nähe des Pankreas zu zählen sind, für die Entstehung einer Pankreasnekrose in Betracht kommen.

Wir können auf Grund der mitgeteilten experimentellen Resultate sagen, eine Fettgewebsnekrose kommt dann zustande, wenn das Pankreas auf irgendeinem Weg geschädigt und dadurch der Einwirkung des vorher aktivierten Verdauungssaftes zugänglich gemacht wird, vielleicht ist letzteres sogar nicht einmal nötig. Im Experiment läßt sich diese Voraussetzung sowohl durch eine Störung der Blutzufuhr als auch durch Eindringen von Darminhalt in die Ausführungsgänge erfüllen. Die akute Pankreatitis ist oft mit Gallensteinen oder Entzündungen der Gallenblase verbunden, aber selten mit Choledochussteinen. Auffallend ist es ferner, daß meist sehr fette Menschen von der Erkrankung betroffen werden. Die Befunde von FISCHLER, daß ECKsche Fistelhunde besonders zu Pankreasnekrosen neigen, können wir in ihren möglicherweise sehr weittragenden Folgen noch nicht überblicken.

Sind so die anatomischen Veränderungen der Pankreasnekrose durch diese zitierten Versuche einigermaßen geklärt, so fragt es sich noch, wodurch der schwere zum Tode führende klinische Verlauf dieser Erkrankung zustande kommt. Nach MARAGLIANO sind folgende Möglichkeiten vorhanden: Es kann sich 1. um eine peritoneale Infektion oder um einen peritonealen Reiz handeln; 2. um eine Vergiftung durch Seifen; 3. um eine Vergiftung durch Fermente und schließlich 4. um eine Vergiftung mit Substanzen, die sich nicht näher analysieren lassen, die sich aber aus dem zersetzten Pankreas bilden. Während früher v. BERGMANN und GULEKE, die diese Frage ausgedehnt experimentell bearbeitet haben, der Ansicht waren, daß es sich bei dem Tode an Pankreasnekrose um eine Trypsinvergiftung handle, und daß man durch vorhergehende Trypsininjektionen die Tiere immunisieren und retten könne, kommen die Autoren zu der Anschauung daß die Giftwirkung nicht durch das Trypsin allein bedingt sei, sondern von allen möglichen Stoffen herrühre, die aus dem autolytisch zerfallenen Pankreas entstehen und dann zur Aufnahme in den Kreislauf kommen. Die gleiche Ansicht vertritt DOBERAUER. Man beobachtet übrigens auch gelegentlich tödlich verlaufende Fettgewebsnekrosen mit selbst histologisch völlig normalem Pankreas (ARNSPERGER, SCHLEGEL). Wodurch und auf welchem Wege es hier zu einem Austritt von Fermenten aus der Drüse kommt, ist noch unklar, man wird aber an die oben beschriebene „innere Sekretion" dieser Verdauungsfermente erinnert (FLECKSIEDER, LOMBROSO).

2. Innere Sekretion des Pankreas.

Pankreasexstirpation. Bei allen Versuchstieren entwickeln sich nach Pankreasentfernung die Symptome eines Diabetes mellitus. Eine Ausnahme macht nur der Vogel, bei dem eine totale Pankreasexstirpation wohl eine Hyperglykämie zur Folge hat, während die Glykosurie ausbleibt. Pankreaslose Vögel magern jedoch ebenfalls stark ab und sterben im Koma, ohne daß Acetonkörper im Urin auftreten. Als Folge der Pankreasentfernung tritt Polydipsie, Polyphagie und Polyurie, allgemeine Abmagerung, Hyperglykämie, Glykosurie und Ketonkörperbildung ein. MINKOWSKI und MEHRING zogen aus ihren klassischen Versuchen schon 1889 den Schluß, daß das Pankreas das zum normalen Ablauf des Kohlenhydratstoffwechsels notwendige Hormon produziere. Das Ausbleiben des Diabetes nach experimenteller Unterbindung der Ausführungsgänge des Pankreas, durch die der exkretorische Teil der Drüse verödete, die Inseln aber völlig unverändert ließ, war der Beweis, daß die innersekretorische Funktion den LANGERHANSschen Inseln zukommt. BANTING und BEST glückte es dann 1921, das Insulin aus den LANGERHANSschen Inseln zu gewinnen.

Etwa 24 Stunden nach der Pankreasexstirpation steigt der Zuckergehalt des Blutes an, das Maximum der Glykosurie ist im allgemeinen erst am 3. Tage erreicht, der Glykogeninhalt des ganzen Körpers sinkt so stark ab, daß aus ihm wenige Tage nach der Operation bestenfalls nur wenige Gramm Zucker gebildet werden können. Die Mahlzeiten rufen eine vorübergehende Hyperglykämie hervor, die ihr Maximum etwa 2 Stunden nach der Mahlzeit aufweist und dann zum Ausgang erst zurückkehrt. Während aber die reine Fleischmahlzeit beim normalen Tiere keine Schwankung der Glykämiewerte hervorruft, trat beim pankreatektomierten Tier auch nach reiner Fleischmahlzeit eine Hyperglykämie auf (BAISSET, BOUGNARD und ROUZAUD). Da normalerweise nach jeder Pankreasexstirpation erhöhter Blutzucker auftritt, sind Ausnahmen dieses gesetzmäßigen Geschehens besonders erwähnenswert. KREHL, ENDERLEN, GLATZEL, PU fanden an pankreatektomierten Tieren (ENDERLEN), daß nicht selten in den späteren Stadien der Krankheit, aber noch bei gutem Befinden die Glykosurie bei bestehender Hyperglykämie verschwand. Die Tiere verhalten sich wie Vögel ohne Pankreas. Daß es nach Pankreasexstirpation sogar zu initialer paradoxer Hypoglykämie kommen kann, zeigen Beobachtungen von MEYTHALER und REINWEIN. Nach totaler Pankreasexstirpation sahen sie Hunde an der schwersten Hypoglykämie erkranken und zugrunde gehen. Bei der experimentellen Reproduktion dieser Hypoglykämie wurde gefunden, daß durch die unvermeidliche manuelle Einwirkung während der Exstirpation größere Mengen Insulin in die Pfortader ausgeschüttet wurden. Eine Blockade der Einflußmöglichkeit von Insulin durch Ligatur der Vena pankreatico-duodenalis verhinderte die sonst beobachtete Blutzuckersenkung im Verlaufe der Operation. Diese Befunde wurden von HORSTERS bestätigt. Es ist nicht anzunehmen, daß andere Organzellen außerhalb des Inselgewebes Insulin produzieren. Nach HORSTERS kann neben veränderter Insulinresorption die nach Pankreasexstirpation auftretende Hypoglykämie auf einer Mitbeteiligung bzw. Schädigung nervös regulatorischer Vorgänge beruhen. Ein verschiedenes Verhalten der Versuchstiere auf Pankreasexstirpation kann durch vikariierendes Eintreten von Nebenpankreasdrüsen, dislozierten Pankreasablagen oder versprengten Pankreaskeimen zustande kommen.

Die Leber nach Pankreasexstirpation. Die Leber verliert nach Entfernung des Pankreas außerordentlich rasch ihr Glykogen, während das Glykogen der Muskulatur langsamer verschwindet. So fand MINKOWSKI 5 Tage nach der Totalexstirpation noch 0,25% Glykogen im Muskel, in der Leber waren nur noch

Spuren von Glykogen nachweisbar (HÉDON, BANG, HINSELMANN). Als Folge der Glykogenverarmung der Leber nach Pankreasexstirpation wandert das Fett aus den Depots nach der Leber (ROSENFELD, GEELMUYDEN), Hyperlipämie und Fettleber sind die Folge. Schon MEHRING und MINKOWSKI fanden einen Fettgehalt von 30—40% des Feuchtgewichtes der Leber. Von SEO konnte in der Leber pankreasloser Hunde ein Neutralfettgehalt von 8,51—36,48% und eine Erhöhung des Gesamtextraktes an Fettsubstanz im Blut festgestellt werden.

ALEXANDER und EHRMANN beobachteten ein vermehrtes Auftreten von Fett im Urin, LOMBROSO ermittelte in den Faeces einen Fettgehalt, der den Nahrungsfettgehalt quantitativ weit überstieg. Als Ursache der Störungen im Fetthaushalt nach Pankreatektomie nimmt GEELMUYDEN eine vermehrte Fettausscheidung der pankreasdiabetischen Fettleber durch die Galle an. Ebenso wie der Glykogengehalt der Leber wird auch der Glykogengehalt der Muskulatur niedrig, der im Durchschnitt nur 0,019% gegenüber einem Normalwert von im Durchschnitt 0,87% beträgt. Völlig erschöpft wird der Glykogengehalt der Muskulatur durch Muskelarbeit. Dagegen bleibt der Glykogengehalt des Herzens hoch und auch der Glykogengehalt der Niere steigt an. Zuckerzufuhr steigert beim pankreaslosen Tiere die Zuckerausscheidung wesentlich und zugeführte Kohlenhydrate werden in kürzester Zeit wieder fast quantitativ ausgeschieden. Casein scheint besonders viel Zucker liefern zu können, während eine eindeutige Vermehrung der Zuckerabgabe nach Zufuhr von Fett nicht eintritt, aber es geht die Fähigkeit zur Fettablagerung an den normalen Depotstellen verloren und das Depotfett wandert vor allem zur Leber, um dort auf Grund seines Antagonismus mit dem beim Pancreas diabetes fehlenden Glykogen dessen Stelle zu ersetzen, es besteht Lipämie. Ähnlich wie beim menschlichen Diabetes treten beim Hunde Ketonkörper auf, jedoch in weit geringerem Maße als beim Menschen. Beim völlig pankreaslosen Tier ist der Eiweißumsatz um das 2—4fache gesteigert, die Ursache der Steigerung ist noch unbekannt. Als Ursache des erhöhten Eiweißzerfalles wird eine Störung zwischen Pankreas und Thyreoidea angenommen mit Überwiegen des Schilddrüseninkretes, so daß es zu vermehrtem Eiweißabbau komme (EPPINGER, FALTA, RUDINGER). Andererseits wird der Kohlenhydratmangel beim diabetischen Tiere auf die vermehrte Zuckerbildung aus Eiweiß zurückgeführt (LANDBERGER, FALTA, GROTE, STAEHELIN). STAUB sieht die Ursache des erhöhten Eiweißumsatzes und damit der vermehrten Zuckerbildung in einem kompensatorischen Vorgang: „Der Organismus sucht durch Erhöhung der Zuckerkonzentration in den Gewebsflüssigkeiten, die durch Ausfall des Pankreashormons verlangsamte Zuckerverbrennung zu forcieren und zieht zur Erhöhung der Zuckerkonzentration alle Reserven auch Eiweiß und Fett heran."

Partielle Pankreatektomie. Nach unvollständiger Pankreasexstirpation entsteht ein experimentell transitorischer Diabetes (SANDMEYER). MINKOWSKI wies nach, daß ein Diabetes sich erst nach Entfernung von $^9/_{10}$ Pankreas entwickelt und zeigte ferner, daß der Pankreasdiabetes ausbleibt, wenn ein großes Stück Pankreas außerhalb der Bauchhöhle eingepflanzt wird. Durch groß angelegte Untersuchungen fand ALLEN, daß sich durch Regeneration des zurückbleibenden Drüsengewebes der Kohlenhydratstoffwechsel bald wieder dem normalen nähern kann. Es ist sehr bemerkenswert, daß ein winziger zurückgelassener Rest von Pankreas genügt, um einen normalen Ablauf des Kohlenhydratstoffwechsels zu gewährleisten. Im Gegensatz zum apankreatischen Diabetes kommt es beim partiellen viel leichter zu Ketonurie, deren Ursache vielleicht in der mangelhaften Resorptionsfähigkeit des völlig pankreaslosen Tieres zu suchen ist.

Die Leber bei partieller Pankreatektomie. Nach SANDMEYERS Untersuchungen 1894 tritt bei nur teilweiser Pankreasexstirpation ($^1/_8$—$^1/_{10}$)

keine große Fettleber auf. Im Gegensatz zum apankreatischen Tiere kommt es bei nur teilweiser Pankreasexstirpation leichter zu einer Ketonurie dieser Tiere, vor allem nach Zufuhr großer Fettmengen (LANGFELDT). Beim SANDMEYER-Diabetes ist im Gegensatz zum apankreatischen Diabetes der Eiweißumsatz nicht erhöht (ALLEN, LANGFELDT) und der Quotient D : N ist meist niedriger als beim völlig pankreaslosen Tiere. Während beim apankreatischen Tier Fettleber, Eiweißumsatzsteigerung, Grundumsatzerhöhung regelmäßig auftritt, findet sich beim SANDMEYER-diabetischen Tier Fehlen der Fettleber und Ketonurie, niedriger Eiweißumsatz und Ausbleiben der Gesamtumsatzsteigerung. Diese Unterschiede hängen von der Menge des exstirpierten Pankreasgewebes ab.

a) Insulin.

Das Insulin gehört in die Gruppe der Eiweißstoffe. Die chemische Untersuchung des Hormons ist außerordentlich erschwert, so daß wir auch heute noch keineswegs genau über seinen Aufbau orientiert sind. An eine synthetische Darstellung des Insulins ist somit noch nicht zu denken. Das Insulin wird aus dem Pankreasdrüsenmaterial auf Grund verschieden ausgearbeiteter Verfahren gewonnen, die meist dem gleichen Prinzip folgen.

Die frische Bauchspeicheldrüse wird mit angesäuertem Alkohol stehengelassen, die abfiltrierte Lösung bei 30⁰ im Vakuum eingeengt und der Rückstand in 80%igem Alkohol gelöst. Es wird abfiltriert und die blanke Lösung mit dem doppelten Volumen abs. Alkohol versetzt, wodurch der größte Teil des Eiweißes ausfällt, das Insulin aber in Lösung bleibt. Der Rückstand wird eingeengt und die Fette ausgelöst. Nach erneuter Fällung durch Alkohol wird die Reinigung des Insulins fortgesetzt und das Rohinsulin von seinen Begleitstoffen befreit. Als Fällungsmittel dienen Pikrinsäure, Trichloressigsäure oder auch Salze der Benzoesäure, zum Aussalzen Ammonsulfat oder Kochsalz. Der isoelektrische Punkt des Insulins liegt zwischen p_H von 5—5,4. Durch Extraktion von 1 kg Pankreas erhält man etwa 2800—3400 Einheiten Insulin.

J. ABEL gelang es, das Insulin in krystallisierte Form zu bringen und damit frei von allen Begleitsubstanzen darzustellen. Die wahrscheinlichste Formel des Insulins wird mit $C_{49}H_{69}O_{14}N_{11}S$ angegeben, mit rund 15% Stickstoff und 3,2% Schwefel. BÜRGER hat mit seinen Mitarbeitern ebenfalls ein krystallines Insulin (Bonn) zur Darstellung gebracht, das er frei von Glucagon aus dem amerikanischen Trockeninsulin Squibb herstellte und das dieselben chemischen Eigenschaften wie das ABELsche krystalline Insulin hat. Durch die Darstellung von krystallinem Insulin war es möglich, genauere Angaben über die physiologischen Wirkungen des Insulins zu machen (BÜRGER und Mitarbeiter). Die Wirksamkeit der Krystalle beträgt im Mittel 25 internationale Einheiten pro Milligramm. Insulin ist in Wasser löslich und thermostabil, so daß die Lösungen sterilisiert werden können. Empfindlich ist Insulin gegen Alkali, dagegen beständig in Säuren. Angegriffen wird Insulin von den Verdauungssäften insbesondere von Trypsin, so daß eine perorale Wirkung des Insulins nicht erfolgt. Ultraviolette Strahlen zerstören Insulin.

Standardisierung. Die Standardisierung des Insulins wurde früher im biologischen Test am Kaninchen mit geringen speziellen Abweichungen der verschiedenen Hersteller hauptsächlich nach der alten Torontoer Methode durchgeführt, wobei der von den Torontoer Forschern bei der Insulinprüfung gedachte Prüfungseffekt im hypoglykämischem Symptomenkomplex bestand. Da die Erfolge bei Anwendung der Krampfgrenze als Test aber gezeigt hatten, daß der Krampfeffekt nicht gleichzeitig und parallel mit der von den Torontoer Forschern gegebenen Blutzuckerkrampfzone aufzutreten braucht, richtet man sich jetzt nur nach der Blutzuckerkurve. In subcutaner Darreichung an Kaninchen wird das zu prüfende Insulin mit dem Standardinsulin, das der Kontrolle der Standardisierungskommission unterliegt, verglichen. 1 mg dieses Standards entspricht 8 solchen Insulineinheiten

(1 E = 0,125 mg), wie sie provisorisch vom Insulinkomitee der Torontoer Universität definiert wurden. Weitere Bestimmungen der internationalen Genfer Standardisierungskommission besagen, daß als biologisches Testobjekt Kaninchen oder Mäuse zur Verwendung kommen können. Die Berechnung erfolgt aus einer Formel, wobei der durchschnittliche Blutzuckergehalt, über die Dauer von 5 Stunden kontrolliert, von dem unmittelbar vor der Injektion festgestellten Blutzuckerausgangswert abzuziehen ist. Oder es wird die prozentuale Verminderung des Blutzuckergehaltes innerhalb von 5 Stunden bei einer Anzahl von Kaninchen berechnet, von denen die eine Hälfte der Tiere je 2 E des Standards pro Kilogramm, die andere Hälfte am selben Tage eine vermutlich äquivalente Dosis des zu prüfenden Präparates injiziert erhält.

Für eine wirksame biologische Standardisierung müssen vor allem zwei Bedingungen erfüllt sein. Erstens muß der als Kennzeichen gesetzte Effekt scharf und eindeutig sein; zweitens müssen sich Tier A und B bei der quantitativ gleichen Zufuhr desselben Stoffes in den Grenzen eines biologischen Versuches gleich verhalten (DE JONGH-LAQUER); zu der ersten Bedingung sei folgendes gesagt: Anfangs bestand dieser sichtbare Effekt aus den Krämpfen, die nach genügender Dosis bei fast allen Tieren auftraten. Leider mußte aber bei Untersuchung der dazugehörigen Blutzuckerwerte festgestellt werden, daß die Werte, bei denen die verschiedenen Tiere krampften, nicht übereinstimmend waren, ja nicht einmal bei ein und demselben Tiere bei demselben Blutzuckerwert Krämpfe auftraten, sondern sich hierbei Unterschiede bis zu 30 mg-% vorfanden. Außerdem wurde festgestellt, daß Krämpfe sich an bestimmten Tagen ohne erkennbare Ursache häuften, eine gewisse Abhängigkeit vom Futter aufwiesen (LEVINE) und mit zunehmender Reinheit der Insulinpräparate seltener wurden (LAQUER). Man ging daher dazu über, den niedrigsten Wert der Blutzuckerkurve zu Vergleichen heranzuziehen. Zuletzt wählte man als Kriterium den sog. Krampfwert von 45 mg-%, d. h. von 40—49 mg-%, womit nicht gesagt war, daß die Tiere auch de facto krampften, doch wurde auch schon darauf hingewiesen, daß man nicht einfach einen Punkt der Blutzuckerkurve zu Vergleichen heranziehen könne, sondern erstens den Grad der Senkung, zweitens den zeitlichen Verlauf = Steilheit des Abfalles, drittens die zeitliche Dauer des Abfalles zu berücksichtigen habe (DE JONGH-LAQUER).

Die Erfüllung der zweiten Vorbedingung zur biologischen Auswertung des Insulins am Kaninchen, daß die Tiere auf die gleiche Menge Insulin gleich reagieren müßten, gelang anfänglich nicht. So begann man Versuche darüber anzustellen, welche Faktoren diese verschiedene Ansprechbarkeit der einzelnen Tiere auf die gleiche Menge Insulin ausmachen könnten. Man stellte erst einmal eine weitgehende Abhängigkeit der Insulinempfindlichkeit von der vorhergehenden Fütterung fest und fand, daß der Nüchternblutzucker in gesetzmäßiger Weise von der vorhergegangenen Ernährung abhängig sei (GIGON, FALTA). Kaninchen, die Grünfutter, also basische Nahrung bekommen hatten, reagierten stärker als solche, die mit Körnernahrung, welche sauer ist, gefüttert waren (ABDERHALDEN, WERTHEIMER). Kohlenhydratfrei ernährte Tiere reagierten stärker als kohlenhydratreich ernährte. GIGONs Versuche an ölgefütterten Tieren ergaben eine gesteigerte Insulinresistenz. Reichliche Wasserzufuhr schwächte, Wasserentziehung förderte die Insulinwirkung (ADREWS). Um den Nüchternwert mehr zu stabilisieren, ging man dazu über, die Tiere 24 Stunden vor dem Versuch fasten zu lassen. Der Nüchternwert betrug so bei 22 Kaninchen im Mittel 96 mg-% (LANGECKER und STROSS).

Wesentlich ist ferner, ob junge oder ausgewachsene Tiere zur Standardisierung benutzt werden. Letzteres ist unbedingt zu empfehlen, da junge Tiere in allen Körperkorrelationen labiler sind und vor allem auch ihr Gewicht größeren Schwankungen unterworfen ist. Denn das Gewicht spielt bei der individuellen Insulinempfindlichkeit eine außerordentliche Rolle. Wenn ein Einfluß des Gewichtes von einigen Autoren (DE JONGH-LAQUER) auch abgeleugnet wird, so sind die meisten der Überzeugung (DEPISCH, HÖGLER, ÜBERRACK), daß eindeutige Beziehungen zwischen Gewicht und Empfindlichkeit bestehen. Am besten verwendet man Tiere zwischen 1700—2500 g (STROSS-WICHOWSKY). Nach BOMSKO soll das Gewicht nicht mehr als um 200 g von 2 kg abweichen. BLATHERWICK-LONG-MAXWELL-HIRL sind der Auffassung, daß Gewicht und Insulindosis in dem Spielraum von 1700—2500 g einfach proportional sind. Nach WALTERS ist die krampfmachende Dosis proportional dem Quadrate des Gewichts.

BÜRGER und KOHL haben zur Auswertung des krystallinischen Insulins die intravenöse Applikationsform nach der „Flächenwertmethode" angegeben und gefunden, daß 1 mg des internationalen Standardinsulins 8 internationale Einheiten enthält. MEYTHALER und BINGEL haben als Standardisierungsmethode für Insulin die intravenöse Applikationsform empfohlen, da hierdurch der bisher bei Besprechung der Fehlerquellen der Testmethode noch nie erwähnte, die Insulinwirkung störende Resorptionsfaktor bei subcutaner Zufuhr wegfällt. Bei intravenöser Zufuhr konnte so eine genaue Standardisierung des Insulins erreicht werden, die durch den Begriff Wirkungsintensität präzisiert wurde (MEYTHALER-BINGEL).

Protamininsulin. Seit der Entdeckung eines neuen Insulins, des Protamininsulins von HAGEDORN und seinen Mitarbeitern, haben Nachprüfungen in Amerika und England ergeben, daß dieses Insulin die Fähigkeit besitzt, langsamer und länger seine Wirksamkeit zu entfalten. Große Dosen zeigen eine Wirksamkeit noch nach 2 Tagen. Hypoglykämien treten weit weniger häufig auf als beim Insulin (LAWRENCE und NORA ARCHER). Die täglichen Blutzuckerschwankungen sind nach Protamininsulin sehr viel geringer und man benötigt im Vergleich zum gewöhnlichen Insulin rund 28% weniger (MOLLER, EGGERT, MEINERT-THOMSEN, SPRANGUE, BENJAMIN, BLUM, OSTERBERG, KEPLER, RUSSELL, WILDER). Bei einem Vergleich des Einflusses von gewöhnlichem Insulin, Protamininsulin und krystallinischem Insulin auf die Blutzuckerhöhe ergab sich, daß die Reaktionsweise bei insulinempfindlichen und insulinresistenten Kranken bei allen Insulinarten die gleichen waren. Bei schweren Diabetikern konnte die Blutzuckerhöhe am besten durch eine Injektion von Protamin oder krystallinischem Insulin am Abend reguliert werden. Wegen der langsamen Wirkungsweise kann man beim diabetischen Koma kein Protamin oder krystallinisches Insulin geben (FREUND, ADLER). Auch eine Mischung von Protamin, Insulin und Zink wurde zur Verlangsamung der Resorption und damit zur Verstärkung der Wirkung benützt, wobei scheinbar eine Steigerung der Insulinempfindlichkeit durch den Zinkzusatz eintritt, denn Zinkzusatz bedingt schwere, lang anhaltende, hypoglykämische Reaktionen (RABINOWITSCH, FOSTER, FOWLER, CORCORAN, SCOTT und FISCHER).

b) Wirkung des Insulins.

Blutzucker. Der Blutzuckerabfall nach Insulin setzt nach MACLEOD praktisch sofort ein, die Zufuhrart ist auf den Wirkungsbeginn von nur geringem Einfluß. Der tiefste Stand und die Gesamtdauer der Hypoglykämie sind stark abhängig von der Größe der Insulingabe. Beim gesunden Menschen wird der tiefste Punkt des Blutzuckerstandes bei raschem Abfall innerhalb der ersten halben Stunde erreicht, ein Wiederanstieg führt innerhalb 1—3 Stunden zum Ausgangswert zurück (BODANSKY und SIMONSON 1924, RAAB 1924). Beim Kaninchen, dessen Reaktionsgröße gegenüber Insulin sehr variabel ist, beginnt der Blutzucker schon wenige Minuten nach intravenöser Zufuhr zu sinken (BANTING-BEST 1922, CORMIK, MACLEOD und Mitarbeiter 1923). Die Blutzuckersenkung nimmt mit Erhöhung der Insulinmenge anfangs stark, später weniger zu (LAQUER und DE JONG 1925). Alter, Entwicklungsstadium, Wachstumsgröße, Nahrungszufuhr, Nahrungsart, Umweltfaktoren beeinflussen beim Kaninchen bis zu 1000% Reaktionsunterschiede die Wirkungsstärke des Insulins (REISS 1934). Während aber immer in der einschlägigen Literatur betont wurde, daß der anfängliche Blutzuckerabfall nach intravenöser Insulingabe in einer praktisch gleichmäßigen Kurve zum tiefsten Punkt führt, haben MEYTHALER und KLEINEIDAM erwiesen, daß der Abfall nicht gleichmäßig stattfindet, sondern von häufigen, zackenförmigen und flüchtigen Erhöhungen unterbrochen wird, die aber nur bei Blutzuckeruntersuchungen im 1—2 Min.-Intervall zutage traten. Diese Schwankungen in der fallenden Blutzuckerkurve konnten als Symptome gegenregulatorischer Maßnahmen des sympathikochromaffinen Apparates, infolge vermehrter Adrenalinsekretion erwiesen werden (MEYTHALER und WOSSIDLO 1936).

Wirkungsintensität des Insulins. Der Begriff „Wirkungsintensität" (intendere = umfassen), graphisch darstellbar, gibt einen Maßstab für Wirkungsstärke und Wirkungsdauer des Insulins. Da die Regulation des Kohlenhydratstoffwechsels von der Gesamtheit der neuro-hormonalen Regulationsmechanismen abhängt, erfahren wir, in welcher Weise durch Insulin gesetzte Störungen des Zuckerstoffwechsels durch den normalen und pathologischen Organismus reguliert werden. Die Lösung dieser Frage mußte gleichzeitig Aufschluß sowohl über die Wirkungsintensität des Insulins beim gesunden oder kranken Menschen als auch über das harmonische oder gestörte Zusammenspiel der Inkrete geben (MEYTHALER-SCHROFF).

Die Untersuchungen an stoffwechselgesunden Menschen ergaben eine in allen Fällen konstante Wirkungsintensität des Insulins in bezug auf Dauer und Stärke der Wirkung, mit Abweichungen nur innerhalb der Fehlergrenzen. Der Blutzucker nähert sich bei der Dosierung von 1 E/10 kg hypoglykämischen Werten, ohne daß hypoglykämische Symptome in Erscheinung traten. Ebenso ergab die Wirkungsdauer gleichartige Resultate, die Insulinwirkung war fast regelmäßig nach 1—1½ Stunde abgelaufen und der Ausgangswert des Blutzuckers wieder erreicht.

Die Wirkungsintensität zeigte an Kranken ein vom Normalen völlig abweichendes Bild. Bei Lebergeschädigten kommt es zu einer stark verzögerten Rückkehr der nach Insulin eintretenden Blutzuckersenkung zur Norm. Im Vergleich zur Untersuchung an Gesunden ist die Wirkungsdauer des Insulins über das Doppelte hinaus verlängert, bei gleichzeitig verstärkter Wirkungsweise der hypoglykämisierenden Eigenschaft des Insulins. Dabei ist der Grad der Wirkungsintensitätsänderung abhängig von der Schwere der Erkrankungsform. Die größte Wirkungsintensität fanden MEYTHALER und SCHROFF bei Parenchymveränderungen der Leber (Carcinom, Cirrhose), die zu Ikterus führten und bei einem fieberfreien Icterus simplex. Verzögert und verstärkt war die Wirkung bei Stauungsleber, bedingt durch Herzinsuffizienz. War die Erkrankung (z. B. bei Icterus catarrhalis) geheilt, der Bilirubinspiegel wieder zur Norm zurückgekehrt, so wurden wieder normale Wirkungsintensitätsflächen nach Insulin erhalten. Bei Morbus Biermer fand sich ebenfalls verlängerte und verstärkte Insulinwirkung. Bei Akromegalie ist die Wirkungsintensität nach Insulin stark verringert; der Blutzucker kehrt schon nach kurzer Zeit nach Injektion wieder zur Norm zurück, die Flächenwirkung ist weitgehend verkleinert. Bei einer schwersten allgemeinen Kachexie, die klinisch das Bild einer SIMMONDSschen Kachexie bot, kam es zu einer äußerst starken, lang andauernden Flächenwirkung des Insulins. Bei der relativ kleinen Menge von 1 E/10 kg war die Wirkung so verstärkt, daß der Versuch wegen schwerster hypoglykämischer Symptome abgebrochen werden mußte. Auch bei einem echten Fall von Morbus Cushing kam es zu verstärkter Wirkungsintensitätssteigerung; doch traten hier trotz tiefer Blutzuckerwerte keine stärkeren hypoglykämischen Symptome auf. Auch bei Morbus Addison ist die Wirkungsintensität weitgehend verstärkt (MEYTHALER-SCHROFF). BÜRGER und KOHL haben nachgewiesen, daß der Wirkungsumfang gleicher Insulinmengen vom Orte der Applikation abhängig ist und daß subcutane und intramuskuläre Injektionen wirksamer sind als intravenöse. Die Ursache wird auf die insulinzerstörende Kraft des Blutes zurückgeführt.

Insulin senkt den Blutzucker pankreasloser Tiere schneller als bei normalen Tieren. Durch Insulinzufuhr werden beim pankreaslosen Tiere alle Erscheinungen des Diabetes zum Verschwinden gebracht (BANTING und BEST), Coma diabeticum, wenn es nicht zu lange bestand, wieder beseitigt. Bei pankreaslosen Hunden wurde die Insulinmenge bestimmt, die erforderlich ist, um bei dauernder Insulinzufuhr den Blutzucker auf normaler Höhe zu halten. Der Bedarf schwankt erheblich zwischen 0,0051 und 0,035 Einheiten pro Kilogramm und Stunde. Jedoch ist der Bedarf an Insulin bei dem gleichen Tier während vieler Monate gleichbleibend (GREELEY). Nach einer gewissen Zeit der Insulinzufuhr entsteht bei pankreasdiabetischen Tieren eine Fettdegeneration der Leber, die wahrscheinlich auf das Fehlen der äußeren Pankreassekretion zurückzuführen ist. Es wird angenommen, daß im Pankreassaft normalerweise ein bisher noch unbekannter Stoff enthalten ist, der die Fettablagerung in der Leber hintanhält (LOEWY, AUBERTIN). Fütterung solcher Tiere mit rohem Pankreas verhindert die Fettdegeneration der Leber. Insulin einem Hunde zugeführt, dem 3—4 Tage vor der totalen Leberexstirpation auch das Pankreas entfernt wurde, beschleunigt den schon auf Grund dieses Experimentes eintretenden Blutzuckerabfall stark. Die Autoren MANN, JESSE, BOLLMANN sehen aus diesem Verhalten einen weiteren Beweis dafür, daß die Leber für das Zustandekommen der hypoglykämischen Wirkung des Insulins nicht wesentlich ist.

Wirkung auf die Muskulatur. Die Frage nach dem Angriffspunkt des Insulins ist identisch mit der Frage, in welche Körpergebiete der Zucker verschwindet, der nach Insulinzufuhr aus dem Blute abgegeben wird? Sicher nachgewiesen und auch am meisten bearbeitet ist die Wirkung des Insulins auf die Peripherie, auf die Muskulatur. So nimmt nach Insulinzufuhr die Spanne zwischen dem Blutzuckergehalt des arteriellen und dem Zuckergehalt des venösen Blutes zu, d. h. daß Insulin den Zuckerverbrauch im Gewebe und in der Muskulatur verstärkt (CORI und Mitarbeiter, FRANK und Mitarbeiter). Auch bei der künstlichen Durchströmung eines überlebenden Beinpräparates mit Blut sinkt der Zuckergehalt nach Insulinzusatz viel rascher ab als ohne Insulin (RAPER und SMITH, H. SATOH). Wird die Muskulatur durch Abklemmung der Hauptarterien von dem Insulineinfluß abgetrennt, so ist eine viel schwächere blutzuckersenkende Insulinwirkung nachweisbar (BÜRGER und KRAMER).

Auch im Herzmuskel verschwindet nach Insulin der Zucker, wie an Durchströmungen des überlebenden Herzens normaler und pankreasdiabetischer Tiere mit Insulinumsatz festgestellt werden konnte (MACLEAN und ŠMEDLEY, SATOH). Skeletmuskulatur und Herz nehmen also unter dem Einfluß von Insulin mehr Zucker auf.

Wirkungsmechanismus des Insulins auf die Leberzellen. Der Wirkungsmechanismus des Insulins auf die Leberzelle ist trotz ungeheuer großer Literatur noch keineswegs geklärt und es existieren nur vereinzelte Untersuchungen mit positiv verwertbaren Resultaten.

Durch Insulin wird eine Hemmung der *Glykogenolyse* angenommen. BERNHARD fand bei Durchströmung der isolierten Rattenleber bei einem Traubenzuckerzusatz von 2% Hemmung der Glykogenhydrolyse, durch Insulinzusatz zur Durchströmungsflüssigkeit wurde diese Hemmung nicht gesteigert. An der isolierten Kaninchenleber bewirkt Durchströmung mit Insulinzusatz weder Glykogensynthese noch Verminderung der Zuckerbildung (ISSEKUTZ). Durchströmungsversuche von Katzen- und Hundelebern (BURN und MARKS, BODO und MARKS) ergaben nur geringe Neubildung von Glykogen bei einem größeren Zuckergehalt zur Durchströmungsflüssigkeit; durch Insulinzusatz wurde diese Neubildung nicht beeinflußt. STAUB hat an der isoliert durchströmten innervierten und nichtinnervierten Leber Bilanzversuche angestellt mit dem Ergebnis, daß während der Durchströmung ohne Zusatz von Glykose Verlust der Leber an Glykogen und dauernde Zuckerabgabe an die Durchströmungsflüssigkeit auftritt. Ein geringer Glykogenansatz konnte erst bei einem Gehalt von 360 mg-% Zucker in der Durchströmungsflüssigkeit festgestellt werden. STAUB betont mit Recht, daß Bilanzversuche an der isolierten Leber immer nur ungenau sein können, da die Zusammensetzung der einzelnen Leberlappen eine immer verschiedene ist (JUNKERSDORF-SCHEIFF). ISSEKUTZ wies an der Froschleber eine Herabsetzung der Zuckerneubildung nach, wenn er Insulin 15—23 Min. den Fröschen vor dem Versuch und vor der Leberexstirpation injizierte. Bei hungernden Tieren fand GRAFE eine Abnahme der

Glykogenolyse nach Insulin und nur in einem einzigen Falle Zuckeransatz. Nach FORSGREEN findet ein rhythmischer Wechsel zwischen assimilatorischer Phase der Leberfunktion mit Steigerung des Glykogengehaltes und sekretorischer Phase mit Verminderung des Glykogens statt, wobei das Insulin nach Ansicht von FORSGREEN keinen merklichen Einfluß auf den Glykogengehalt und den Rhythmus der Leber zu haben scheint. Jedoch scheint aber die Empfänglichkeit der Leber für Insulin mit der rhythmischen Funktion der Leber zu variieren und in der sekretorischen Phase am größten zu sein. Mittels der Angiostomiemethode von LONDON wurde bei einem Vergleich des Vena portae und Lebervenenblutes gefunden, daß die Leber, die normalerweise bei nüchternem Zustand dem Gefäßsystem Zucker abgibt, mit dieser Abgabe auch nach Insulininjektion fortfährt (LONDON). Die Frage der Glykogenbildung in der Leber wurde mittels der WARBURGschen Methode untersucht und es konnte von BARREDA gezeigt werden, daß eine Neubildung von Zucker bei glykogenarmer und glykogenreicher Leber in geringem Maße nachzuweisen ist, wobei Zusatz von Insulin keine eindeutigen Veränderungen bringen. Andererseits konnte mit der Methode in Untersuchungen über die Einwirkung krystallinischen Insulins auf den Glykogengehalt der Leber festgestellt werden, daß die intraportale Injektion von kleinsten Mengen krystallinischen Insulins einen Glykogenverlust bis zu 55% des Ausgangswertes hervorrufen kann (BÜRGER-KOHL). Durch intraportale Injektion von Insulin wurde die Differenz des Zuckergehaltes des Blutes der Jugularvene und der Lebercapillaren durch beschleunigten Glykogenzerfall gesteigert. Nach Untersuchungen von MEYTHALER-BRÜNING kommt es im Beginn einer schon peripher bemerkbaren Insulinhypoglykämie zu stärkerer Zuckerausschüttung aus der Leber, die sich während der ganzen Insulinhypoglykämie bemerkbar macht. Die Leber setzt also auch nach Insulininjektion mit der Abgabe von Zucker fort, wogegen alle anderen Organe während der Insulinhypoglykämie Zucker retinieren. Während FALTA früher annahm, daß auch die Zuckeravidität der Leberzellen durch Insulin gesteigert wird und infolgedessen die Zuckerabgabe in der Leber gedrosselt wird, fanden RATHERY, KOURILSKY, GYÖRGYI, KLEINSCHMIDT während der Insulinhypoglykämie den Blutzucker in der Vena hepatica am höchsten und in der Pfortader am niedrigsten. Auch BOLLER und ÜBERRACK erhoben mit ihren Untersuchungen, daß die alimentäre Hyperglykämie noch gesteigert wird, wenn man den Zucker dem Organismus dann zuführt, wenn die Glykämie durch Insulin bereits im Abfallen begriffen ist, Befunde, die für eine Weitergabe von Zucker aus der Leber nach Insulin sprechen.

Wird bei einem pankreatogenen Diabetes der Leberzelle durch den bestehenden Hypoinsulinismus zu wenig Insulin zugeführt, so besteht nach NAUNYN als Grundstörung des Diabetes eine mangelhafte Glykogenfixation der Leber. THANNHAUSERS Ansicht deckt sich mit der NAUNYNs und nach seiner Meinung kann der Organismus nur die KH. verwerten, die die Stufe des Leberglykogens durchlaufen haben. Die Umwandlung von Glykose in Leberglykogen ist an die Anwesenheit von Insulin gebunden im Gegensatz zur Glykogensynthese in der Muskulatur, die auch ohne Insulin vor sich gehen kann (THANNHAUSER) und die vitale Leberzelle ist die Hauptstätte der Insulinwirkung. Eine ausschließliche hepatische Wirkung des Insulins liegt aber nicht vor, da die wichtigen Zuckerverwertungsorte wie Muskulatur unter Insulineinfluß wesentlich mehr Zucker aufnehmen können.

Nach STAUB sind die Vorgänge in der Leber beim Diabetes mellitus als sekundäre Folgen des in den Geweben herrschenden Insulinmangels aufzufassen und beruhen auf einer herabgesetzten Zuckerumsatzgeschwindigkeit, ein Vorgang wie er auch in der Hungerleber besteht. LESSER sieht die Insulinwirkung in einer Beschleunigung der Zuckerverwertung, ISAAC und SIEGEL in einer Beschleunigung des gekoppelten Prozesses zwischen Zuckerverbrennung und Glykogenbildung und FALTA stellte die Aviditätstheorie auf, wonach die Anwesenheit von Insulin Glykogenbildung und Zuckerverbrauch in den Zellen aller Gewebe außerordentlich steigert.

Nach Ansicht von POLLAK und anderen Autoren ist der rasche Abfall des Blutzuckers, der nach einer i.v. Injektion von Insulin eintritt, durch das Zusammenspiel zweier in gleicher Richtung wirkender Prozesse zu erklären: einmal durch Drosselung der Zuckerbelieferung des Blutes aus der Leber und beschleunigten Abfluß des im Blute kreisenden Zuckers in die Gewebe.

Insulinsekretion und Blutzuckerregulation. Im Blut normaler Menschen findet man nach einer kohlenhydratreichen Mahlzeit Insulin. Die Menge des im Blut kreisenden Insulins ist sehr gering und beträgt schätzungsweise 1—2 Einheiten pro 100 ccm Blut (BOLLER, ÜBERRACK und FALTA). Eine Bluttransfusion von stoffwechselgesunden Menschen auf insulinempfindliche Diabetiker ergab, daß das Blut normaler Menschen $^1/_2$—$5^1/_2$ Stunden nach kohlenhydratreicher Mahlzeit eine deutliche hypoglykämisierende Eigenschaft besitzt. Um Aufschluß über die Stärke der Insulinsekretion zu erhalten, bestimmte man die Menge Insulin, die erforderlich ist, um einen pankreasdiabetischen Hund auf einer normalen Blutzuckerhöhe zu halten und erhielt bei Umrechnung auf das Gewicht des Menschen eine tägliche Sekretion von 80 Einheiten pro Tag (LEDEBUR). Die Angaben variieren stark so: Im Hunger 15 E. (HOUSSAY), 7,8 E. (HOLM) und 48 E. für einen Ruheumsatz von 1642 Cal. Mittels der Angiostomiemethode wurde an Hunden direkt Pankreas und Nebennierenblut entnommen und auf Insulin- und Adrenalingehalt untersucht (LONDON-KOTSCHNEFF). Während das Adrenolumbalvenenblut auch bei nüchternem Tier stets Adrenalin enthält, gilt dies für das Insulin nicht. Dagegen konnte aus den Kurven der Insulin- und Adrenalinabgabe nach Brotfütterung ein deutlicher Antagonismus dieser Inkrete festgestellt werden. Die Größe der Pankreasinkretion ist aber sicher stark variabel in Abhängigkeit von Rasse, Konstitution und Nahrung, so daß genauere Angaben über die Stärke der Pankreassekretion nicht möglich sind. Der prozentuale Hormongehalt des Pankreas soll beim Hunde am reichlichsten, bei der Katze am geringsten, dazwischen in absteigender Reihenfolge Pferd, Schwein, Rind, Mensch sein. Relativ zum Körpergewicht ist aber der Hormongehalt bei Hund und Katze am größten, und bei Pferd und Rind am niedrigsten. Fleischfresser haben daher den höchsten Hormongehalt (SATO, TAKEUCHI und KOZUKA). HORSTERS und BRUGSCH konnten nachweisen, daß selbst beim Diabetes und sogar Coma diabeticum noch Insulin im Pankreas nachzuweisen ist, wobei Insulin am meisten über die Muskulatur verteilt außerhalb des Pankreas vorhanden ist. Erst durch die exakte Mikromethodik der Blutzuckerbestimmung (HAGEDORN-JENSEN, BANG-FOLIN) war es möglich, einige Aufschlüsse über die unendlich feine Regulation der Insulinabgabe des Pankreas zu erhalten, da wir heute noch nicht in der Lage sind, das Insulin exakt im Blute selbst zu bestimmen. Als Test der Insulinabgabe müssen wir daher das Blutzuckerverhalten benützen und aus Blutzuckerhöhe, Blutzuckerschwankungen, vor allem aber aus dem Ablauf der alimentären Hypoglykämie auf Art und Weise der Insulinproduktion schließen. Die Blutzuckerkurven beim Menschen zeigen schon normalerweise eine individuelle Konstanz und hängen von der jeweiligen Stoffwechsellage ab (HORSTERS). Auf Belastung mit großen Kohlenhydratgaben antworten Gesunde und auch Stoffwechselkranke an verschiedenen Tagen mit zwar artverschiedenen, untereinander aber vergleichbaren Blutzuckerkurven (HORSTERS). POLLAK nimmt an, daß für die Steilheit und Höhe des aufsteigenden Schenkels der hyperglykämischen Reaktion die glykopektische Funktion der Leber maßgebend sei. Die Glykopexiekraft der Leber ist sehr variabel und hängt

vor allen Dingen ab von dem augenblicklichen Glykogenbestand der Leber und
der Funktion der diesen Bestand in weitestem Maße regulierenden innersekretorischen Organe, die in enger funktioneller Korrelation mit dem vegetativen
Nervensystem arbeiten. Durch jede Form der Zuckerzufuhr wird im Organismus
Insulininkretion hervorgerufen, die sich am stärksten als Ausdruck einer überschießenden endogenen Insulinproduktion, als posthyperglykämische Reaktion
im absteigenden Schenkel der alimentären Blutzuckerkurve äußert. Während
nach peroraler Einnahme von Zucker das Maximum des Anstieges bereits nach
$^1/_2$ Stunde, der normale Ausgangswert jedoch nach 1—1$^1/_2$ Stunden erreicht
wird, verläuft die glykämische Reaktion nach i.v. Zuckerzufuhr bedeutend rascher
und die Reaktion ist nach $^1/_4$ Stunde völlig abgelaufen. Die Höhe und Stärke
des glykämischen Anstiegs hängt von der Menge des zugeführten Zuckers,
der glykopektischen Fähigkeit der Leber und den dem Zuckerangebot entgegenarbeitenden regulatorischen Vorgängen ab. Der zeitliche Anstieg des Blutzuckers nach p.o. Zufuhr wird ferner bestimmt durch die Resorptionsgeschwindigkeit des Verdauungstraktes. Während LONDON mittels Experimentalmethodik
überhaupt keine Resorption von Kohlenhydraten im Magen feststellen konnte,
fand HOLTZ mit unblutiger Methode die Möglichkeit der Resorption von Glykose
aus dem Magen in Höhe bis zu 10% der Resorptionsgröße im gesamten Magendarmkanal. Die Austreibungsgeschwindigkeit ist bei größten zugeführten
Glucosemengen am höchsten, bei kleinsten am niedrigsten. Bei röntgenologischer
Kontrolle des Austritts von Glucose in den Darm sah HOLTZ häufig bereits
2 Min. nach Beginn der Glucosegaben gefüllte Dünndarmschlingen und nach
durchschnittlich 15—45 Min. war die ganze Glucoselösung bis zum cöcalen
Ende des Ileums vorgetrieben. Der Anstieg der alimentären Serumzuckerkurve
beginnt bereits 5—10 Min. nach Glucosegaben (HOLTZ). HOLTZ kommt auf
Grund seiner experimentellen Beobachtungen über den Weg der Kohlenhydrate
in den tierischen Organismus zu dem Schluß, daß die alimentäre Blutzuckerkurve
bedingt ist durch Überfließen des resorbierten Zuckers in die Blutbahn, durch die
Reizwirkung der Kohlenhydratzufuhr sowie in späteren Stadien durch die
Reizwirkung der Hyper- und Hypoglykämie. GRAFE-MEYTHALER wiesen schon
früher nach, daß der Blutzucker als adäquates Hormon für die Insulinproduktion
seine Regulation peripher selbst steuert, in weitgehender Unabhängigkeit vom
ZNS., dem nur die Feineinstellung zufällt (MEYTHALER-CARIO, KOSAKA). Andererseits nimmt POLLAK an, daß die Insulinregulation entweder durch Reiz des hyperglykämischen Blutes auf ein Zuckerzentrum oder vermittels eines in der Darmwand durch Kohlenhydrataufnahme erzeugten Hormons mit sofortiger reflexartiger Wirkung direkt auf die Pankreasinkretion bedingt werde. Da nach
Vagusreizung an Hunden — auch in Parabioseversuchen — eine leichte Hypoglykämie auftrat, wurde eine Abhängigkeit der Insulinproduktion vom N. vagus
vermutet (ZUNZ und LA BARRE 1927, LA BARRE 1933). Jedoch beweisen zahlreiche Transplantationsversuche, die ohne Entstehung eines Pancreas diabetes
und ohne nennenswerte Blutzuckerstörungen einhergingen, daß der Einfluß der
Nn. vagi nicht wesentlich die Insulinproduktion verändert und daß vor allem
die Insulininkretion nicht von einer zentralen Stelle aus reguliert werden kann.
Gegen die Theorie der adäquaten peripheren hormonalen Steuerung des Blutzuckers im Sinne von GRAFE-MEYTHALER hat GEIGER vor allem methodische Einwände erhoben, die nicht nur von GRAFE und MEYTHALER selbst, sondern auch
von GAYET und GUILLAUMIE und besonders KOSAKA in jüngster Zeit widerlegt
wurden. In neuen Experimenten über die Rolle des Vagus bei der Blutzuckerregulation hat GEIGER gefunden, daß bei Hunden nach links Vagotomie eine Toleranzsteigerung auftritt, die tatsächlich im Sinne von GRAFE-MEYTHALER spricht.
Da allerdings nach GEIGER der Nüchternwert aber auch nach Durchtrennung

des rechten N. vagus sinkt und zu einer Toleranzherabsetzung führt, glaubt GEIGER die periphere Steuerung nicht voll anerkennen zu können. Er hält es für höchstwahrscheinlich, daß die Hypoglykämie nach Vagotomie dadurch zustande kommt, daß andere bisher unbekannte endogene Reize, die die Inseltätigkeit peripher regulieren, am entnervten Organ wirksamer werden. Diese hypothetische Auffassung von GEIGER kann aber die experimentellen Beweise von GRAFE-MEYTHALER nicht widerlegen. Ebenfalls gegen die Auffassung GEIGERs sprechen die Untersuchungsergebnisse von PHILLIPPS, QUIGLEY-HALLARAN-BARNES an vagotomierten und sympathektomierten Hunden. Die genannten Autoren fanden, daß Vagus und Sympathicus den normalen Ablauf der glykämischen Reaktion nach Zuckerbelastung nicht wesentlich beeinflussen. Der schnelle Anstieg nach Zuckergabe erweckte Zweifel, ob die alimentäre Hyperglykämie allein durch die Glucoseresorption bedingt sein könne oder ob eine Ausschüttung von Leberglykogen auf Grund eines Reizes die Ursache für den schnellen und hohen Blutzuckeranstieg wäre. CORI, WOODYAT, MAHLER und RICHAVY, POLLAK nehmen auf Grund ihrer Untersuchungen an, daß die Resorption der Kohlenhydrate im Dünndarm genügend schnell und intensiv vor sich gehe, um die alimentäre Hyperglykämie allein zu bewirken. POLLAK errechnete, daß schon in den ersten 3 Min. bei einem Menschen von 60 kg Gewicht ungefähr 4,5 g Zucker resorbiert werden könnten, eine Menge, die der Gesamtblutzuckermenge dieses Menschen entspricht. Dagegen behaupteten EISNER und FORSTER, daß die alimentäre Hyperglykämie unter Umständen so schnell nach einer Zuckerzufuhr einsetzt, daß unmöglich zu dieser Zeit eine namhafte Resorption von Zucker aus dem Darm stattgefunden haben kann. Diese Autoren nehmen vielmehr einen spezifischen Reiz der Kohlenhydrate im Darmkanal an, der reflektorisch zur Zuckerausschüttung aus der Leber führt (HÉTENYI, MONEGNO).

Auch UMBER und ROSENBERG glauben, daß durch die aufgenommenen Kohlenhydrate ein Reiz auf den Zuckerbildungsapparat entweder auf dem Blutwege über die zentralen vegetativen Zentren oder unmittelbar vom Duodenum aus mittels eines Pankreas- oder Dünndarminkrets ausgeübt werde.

Gegen die reine Resorptionstheorie wird ferner noch die Tatsache eingewendet, daß die alimentäre Hyperglykämie so lange anhalten müsse, als noch Kohlenhydrate im Darm vorhanden wären. Es ist aber bekannt, daß der Blutzucker schon zu einer Zeit zu sinken beginnt, zu der noch mit Sicherheit Kohlenhydrate aus dem Darm resorbiert werden. Im Verlauf der glykämischen Reaktion müssen also blutzuckersenkende Mechanismen eingreifen, die POLLAK unter dem Ausdruck exogene Regulation zusammenfaßt. Auch noch andere Argumente, wie die posthyperglykämische Hypoglykämie, das Verhalten des Blutzuckers beim STAUB-TRAUGOTTschen Doppelbelastungsversuch und nach kontinuierlicher Zuckerinfusion lassen die Annahme einer reinen Resorptionstheorie nicht zu.

Aus Untersuchungen von MEYTHALER und SEEFISCH geht sicher hervor, daß der inkretorische Regulationsmechanismus des Blutzuckers schon in kürzester Zeit nach duodenaler Glucosebelastung einsetzt. Dieser findet seinen Ausdruck in einer geringen alimentären Prähyperglykämie zwischen der 1. und 5. Min. nach duodenaler Glucosegabe, und in der folgenden 5.—8. Min. alimentäre Prähypoglykämie, der die eigentliche alimentäre Hyperglykämie und die posthyperglykämische Hypoglykämie folgt. Die Untersuchungen ergaben mit nur geringen zeitlichen Verschiebungen des Auftretens der verschiedenen Phasen, die im folgenden Schema dargestellte Kurve mit der Einteilung in vier aufeinanderfolgende Phasen als die normale glykämische Reaktion nach duodenaler und peroraler Zuckerbelastung. MEYTHALER und SEEFISCH haben weiter durch experimentelle Untersuchungen des Blutzuckergehaltes verschiedener Gefäßbereiche nach intraduodenaler Glucosebelastung bewiesen, daß der der Glykämie entgegenwirkende Mechanismus, die vermehrte Insulininkretion, nicht wie POLLAK u. a. annehmen, erst auf dem höchsten Gipfel der Glykämie, also etwa 1 Stunde nach Glucosezufuhr, sondern schon sofort nach Beginn der Glucoseresorption wenige Minuten nach der Zuckerabgabe einsetzt. *Das Wesen der alimentären Hyperglykämie beruht primär auf Resorptionsvorgängen. Erst der resorbierte Zucker löst alle diejenigen Mechanismen aus, die die gegenregulatorischen Maßnahmen und somit die Glykopexiekraft von Leber und Peripherie bestimmen* (MEYTHALER und SEEFISCH). *Damit ist der lang bestehende Streit zugunsten der Resorptionstheorie geschlichtet.* Die Untersuchungen von MEYTHALER und SEEFISCH wurden

kürzlich von KOTSCHNEFF aus der LONDONschen Schule bestätigt (Angiostomiemethode). Zur Frage des Mechanismus der Blutzuckerregulation ist die Betrachtung der innersekretorischen Korrelation von Pankreas und Leber erforderlich.

Innersekretorische Korrelation von Pankreas und Leber. Die den Kohlenhydratstoffwechsel der Leber direkt regulierende Drüse ist das Pankreas mit seinem Hormon, dem Insulin. Die im Säugetierorganismus bestehende

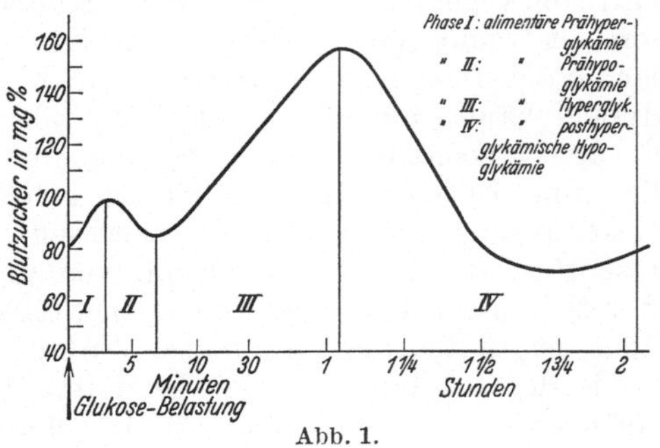

Abb. 1.

enge Korrelation zwischen Leber und Pankreas geht schon aus den anatomischen Lagebeziehungen beider Organe hervor. Der Hauptabflußweg des Insulins ist die Blutbahn, und das Insulin gelangt durch die V. pancreatico-duodenalis über die Pfortader direkt zu den Leberzellen. Gegen die frühere Annahme, daß das Pankreashormon vorwiegend in die Lymphgefäße übergehe, spricht neben anderen zahlreichen Gegenbeweisen vor allem die Tatsache, daß keine Lymphgefäße in den Inseln nachgewiesen werden konnten. Der direkte Einstrom des endogenen Insulins zur Leber ist für den Zuckerhaushalt der Leber und für die Blutzuckerregulation von großer Wichtigkeit. Wird das Pankreasvenenblut unter Umgehung der Leber direkt in die V. cava umgeleitet, so ändert sich der Glykogengehalt im Sinne einer Vermehrung, und das endogene Insulin entwickelt eine weit stärkere Wirkung als bei direktem Zustrom zur Leber (MEYTHALER-STAHNKE). Bei den so operierten Tieren trat Glykogenspeicherleber auf mit ähnlichen Symptomen, wie sie bei glykogenspeicherkranken Kindern festgestellt wurden (v. GIERKE 1929, v. CREVELD 1930 u. a.). Eine ungestörte direkte hormonale Beziehung zwischen Leber und Pankreas ist somit notwendige Voraussetzung für den normalen Ablauf der Blutzuckerregulation. Der funktionelle Reiz, den das Pfortaderblut auf die Leberzelle ausübt, wird ihr durch das Blut der V. pancreatico-duodenalis zugeführt, da nach Anlage einer Eckfistel die Leber nicht mehr imstande ist, einen normalen Ablauf der Blutzuckerregulation zu gewährleisten, während das insulinhaltige Pankreasvenenblut bei differenzierter Umleitung der V. portae (ohne V. p.-d.) in die V. cava allein einen normalen Ablauf der Kohlenhydratstoffwechselvorgänge aufrechtzuhalten vermag (MEYTHALER-NAEGELI 1933). Die Störungen der direkten Zuleitung von endogenem Insulin zur vitalen Leberzelle beweisen die Notwendigkeit der direkten hormonalen Korrelation zwischen Leber und Pankreas. Am klarsten zeigt sich die enge Beziehung beider Organe in Variation ihrer Exstirpation: Bei Exstirpation des Pankreas tritt Hyperglykämie, bei Entfernung der Leber Hypoglykämie ein. Werden beide Organe entfernt, so verschwindet der Blutzucker. Die Umwandlung von Glykose in Leberglykogen ist an die Anwesenheit von Insulin gebunden im Gegensatz zur Glykogensynthese in der Muskulatur, die auch ohne Insulin vor sich gehen kann (THANNHAUSER 1929). Die vitale Leberzelle ist die Hauptstätte der Insulinwirkung. Eine ausschließliche hepatische Wirkung des Insulins liegt aber nicht vor, da die wichtigsten Zuckerverwertungsorte wie Muskulatur unter Insulineinfluß wesentlich mehr Zucker aufnehmen können. Die Regulation der Insulinproduktion erfolgt nach POLLAK (1927) entweder durch Reiz des hyperglykämischen Blutes auf ein Zuckerzentrum oder vermittels eines in der Darmwand durch Kohlenhydrataufnahme erzeugten Hormons mit sofortiger reflexartiger Wirkung direkt auf die Pankreasinkretion. Der bei diesem Vorgang in der Leber angenommene Mechanismus der Glykopexie wird vom vegetativen Nervensystem reguliert (POLLAK 1929) und soll unabhängig von der endogenen Insulinproduktion vor sich gehen (HÖGLER 1932). Da nach Vagusreizung an Hunden — auch in Parabioseversuchen — eine leichte Hypoglykämie auftrat, wurde die Abhängigkeit der Insulinproduktion vom N. vagus angenommen (LA BARRE). Zahlreiche Transplantationsversuche jedoch, die ohne Entstehung eines Pankreasdiabetes und ohne nennenswerte Blutzuckerstörungen einhergingen, beweisen, daß der Einfluß der Nn. vagi nicht wesentlich die Insulinproduktion verändert und daß vor allem die Insulininkretion nicht von einer zentralen Stelle aus reguliert werden kann. Da die Höhe des Blutzuckers in direkter Wirkung auf die LANGERHANSSchen Inseln die Größe der Insulinproduktion bestimmt, trifft die Annahme wohl zu, daß der Blutzucker selbst das adäquate Hormon für die Insulinproduktion darstellt, deren Feineinstellung durch das vegetative Nervensystem reguliert wird (GRAFE-MEYTHALER 1927, MEYTHALER-CARIO 1930).

Insulin-Adrenalinantagonismus. Zahlreiche experimentelle Ergebnisse und klinische Beobachtung sprechen für ein Gegenspiel zwischen Insulin und Adrenalin. CANNON, McIVER und BLISS (1924) beobachteten, daß bei einer Katze während der Insulinhypoglykämie sich eine Beschleunigung des denervierten Herzens zeigte, die auf einer Hyperadrenalinämie beruht; nach Exstirpation oder Denervation der Nebennieren trat sie nicht auf. Wenn Glykose und Insulin gleichzeitig eingespritzt wurden und auf diese Weise eine Hypoglykämie vermieden wurde, kam es nicht zu Adrenalinvermehrung. Mit der Methode der Suprarenal-Jugularanastomose nach TOURNADE und CHABROL wurde der Beweis geliefert, wie die Insulinhypoglykämie eine zur Blutzuckererhöhung genügende Menge Adrenalinausscheidung hervorruft (HOUSSAY, LEWIS, MELINELLI 1924). Wenn beim Spender durch Insulin eine Hypoglykämie hervorgerufen wurde, entwickelte sich beim Empfänger eine Hyperglykämie. Wurde beim Spender die Hypoglykämie durch Glykoseinjektion verhindert, so wurden bei den Empfängertieren nur unbedeutende Blutzuckererhöhungen beobachtet. Durchschneidung der Splanchnici beim Spender ließ das Erscheinen der Hyperglykämie beim Empfänger ausbleiben. Noch weitere Versuche bewiesen die vermehrte Adrenalinausschüttung während der Insulinhypoglykämie. Beim Kaninchen entwickelt sich Dilatation der entnervten Pupille. Die hypertensorische Wirkung des Nebennierenblutes bei Hunden ist nach Injektion von Insulin größer (TSCHEBOKSAROFF und MALKIN 1925, SAPEGNOS und MAESTRI). Die Adrenalinsupersekretion ist unabhängig von der Blutdrucksenkung, die das Insulin zuweilen hervorruft (LA BARRE und HOUSSAY 1932). Die Menge des während der Insulinhypoglykämie abgesonderten Adrenalins wurde an Hunden bestimmt und betrug im Mittel das 10—20fache der Anfangsmenge (YEN, AOMURA und INABE 1933). Durch die verschiedensten Methoden wurde auch beim Menschen die Erhöhung der Adrenalinsekretion während der Insulinhypoglykämie festgestellt (KUGELMANN 1931, FERNBACH und DEKKER 1931, BRANDT und KATZ, MEYTHALER und KLEINEIDAM, MEYTHALER und WOSSIDLO).

Als weiterer Beweis einer vermehrten Adrenalinausschüttung wurde gefunden, daß die chromaffine Reaktion des Nebennierenmarkes bei Ratten, Mäusen, Tauben und Fröschen (POLL 1925), Kaninchen und Hunden (KAHN 1926), sowie weißen Mäusen (HOFMANN 1926) abnimmt. POLL gelang es so nachzuweisen, daß jeder Insulininjektion eine Ausschüttung von Adrenalin aus der chromaffinen Zelle folgt und er untersuchte in abgestuften Reihen die Verarmung des ganzen chromaffinen Systems an Adrenalin histobiologisch. Nach Durchschneidung der Splanchnici unterbleibt die Insulininjektion, die Ausschüttung von Adrenalin aus dem Nebennierenmark. Wird umgekehrt Adrenalin injiziert, so kommt es zu einer Insulinausschüttung. POLL schließt hieraus, daß nicht Adrenalin als solches die Veränderung bewirke, sondern ein Anstieg des Blutzuckers. Wird nämlich eine Hyperglykämie durch Glykoseinjektionen herbeigeführt, so erfolgt die Entleerung der Inselzellen ebenso prompt mit dem Erfolg einer Hypoglykämie. Zufuhr von Insulin hat eine Hypertrophie der Nebennieren zufolge (RIDDLE, HONEYWELL und FISCHER 1924, LANGECKER 1928, HARADA). Am überlebenden Spinaltiere wurde nachgewiesen, daß die durch Insulin hervorgerufene Hypoglykämie eine Adrenalinausschwemmung verursacht, die unabhängig von höheren Zentren von einem Spinalmechanismus beeinflußt wird (BROOKS).

CANNON vor allem gebührt das Verdienst, einwandfrei erwiesen zu haben, daß gesteigerte Anforderungen an den Organismus zu vermehrter Adrenalinsekretion mit vermehrter Adrenalinabgabe in das Blut führen, und es gelang ihm, durch klare Methodik früher widersprechende Angaben von STEWART und ROGOFF, GLEY und QUINQUAUD endgültig zu widerlegen. CANNON faßt die unter besonderen Bedingungen eintretenden Sonderausschüttungen von Adrenalin aus dem Nebennierenmark zu dem Begriffe der „Notfallsfunktion des sympathico-adrenalen Systems" (1928) zusammen. Durch diese Bezeichnung „Notfallsfunktion" (emergency function) wird zwar das Geschehen bei den meisten in Betracht kommenden Situationen, wie z. B. Asphyxie, Hypoglykämie, Shock, Verblutung usw., treffend charakterisiert, sie betont aber meines Erachtens zu sehr nur die auf einen „Notfall", also auf pathologische Störung eintretende Mehrabgabe von Adrenalin, somit nur eine Partialfunktion des sympathico-chromaffinen Systems. Die schon durch normale, physiologische Reize bedingte Mehrsekretion von Adrenalin, die primäre biophysiologische Funktion des Adrenalins, ist aber in diesem Begriff „Notfallsfunktion" nicht miterfaßt. Es gelang aber CANNON selbst, festzustellen, daß schon rein physiologische Vorgänge, wie z. B. leichte Muskelbewegung — eine Funktion also, die für den Organismus noch keinerlei „Notfall" im wahren Sinne des Wortes darstellt —, vermehrte Adrenalinabgabe aus dem Nebennierenmark bedingen. Nicht erst tatsächliche Muskel„arbeit", sondern schon geringfügige Muskelfunktion, wie Strecken der Beine oder Drehen des Körpers führen bei der Katze gleichzeitig mit den ersten Bewegungen zu vermehrter Adrenalinausschüttung. An der Katze mit entnervtem Herzen sind diese geringfügigen Bewegungen von einer Vermehrung der Herzschläge bis zu 11 Schlägen in der Minute gefolgt, eine Erscheinung, die nach Nebennierenexstirpation fehlt, also adrenalinbedingt ist. CANNON äußert selbst: „Daß es überraschend ist, daß das sympathico-adrenale System mit einer so bemerkenswerten Empfindlichkeit gegenüber Tätigkeiten des neuromuskulären Systems reagiert", also gegenüber rein physiologischen Tätigkeiten. v. BRÜCKE prägt die Wirkung dieser physiologischen abgegebenen Adrenalinmengen auf den arbeitenden Muskel zu dem Begriff der „Bereitschaftsreaktion", deren Aufgabe es ist, den Organismus „in den Zustand der Bereitschaft zu Maximalleistungen" zu versetzen. Über den Augenblick, in dem das sympathico-chromaffine System gegenregulatorisch in Erscheinung tritt, liegen eine Reihe von Angaben vor, die jedoch alle den sog. „kritischen Punkt" (CANNON) in verschiedener, voneinander ziemlich stark abweichender Blutzuckerhöhe festlegen. CANNON nimmt den kritischen Punkt bei relativ hohen Glykämiewerten, bei 70—80%, LA BARRE bei 75 mg-%, KUGELMANN bei 60 mg-%, HOUSSAY, LEWIS und MELINELLI sogar erst bei 50 mg-%.

In Untersuchungen konnte MEYTHALER nachweisen, daß der Augenblick, in dem das sympathico-chromaffine System seine Aktion beginnt, nicht von einem an eine bestimmte Blutzuckerhöhe fixierten Blutzuckerpunkt abhängig ist, bei dessen Unterschreitung erst Adrenalin vermehrt in das Blut abgegeben würde, sondern daß dieses System, die vitalen Vorgänge äußerst fein sichernd, bei jeglichem Abfall des Blutzuckers reagiert, unabhängig von der Höhe, auf der sich der Blutzucker zu Beginn der Senkung befindet. Nach unseren Befunden kommt es schon bei normalen, ja selbst bei durch Glucose künstlich erhöhten Glykämiewerten zu gegenregulatorischen Symptomen, sofern sich der Blutzucker in absteigender Linie bewegt. Ob der Blutzuckerabfall selbst oder das den Blutzuckerabfall verursachende Insulin die vermehrte Adrenalinsekretion bedingt, kann noch nicht entschieden werden. Die Aktion des Adrenalins oberhalb der tatsächlich für den Organismus gefahrbringenden kritischen Blutzuckerhöhe von 40—50 mg-% erfolgt stoßweise. Als Zeichen dieses stoßweisen Inkrafttretens von Adrenalin während der Blutzuckersenkung nach Insulin am Menschen kommt es zur flüchtigen Erhöhung der Pulsfrequenz bis zu 10 Schlägen in der Minute und zu flüchtigen Blutzuckererhöhungszacken auf der abfallenden Glykämielinie (MEYTHALER - KLEINEIDAM). Am isolierten Ohrpräparat konnte erwiesen werden, daß diese bei fast normalen Blutzuckerwerten auftretenden flüchtigen Erscheinungen nach kleinen Insulinmengen auf vermehrtem Adrenalingehalt im peripheren Blut beruhen (MEYTHALER-WOSSIDLO). Selbst bei hyperglykämisiertem Blute kommt es kurze Zeit nach Beginn des Abfalls bei hohen Glykämiewerten zu Adrenalinvermehrung im peripheren Blut in gleicher Weise, wie bei der durch Insulin verursachten Hypoglykämie (MEYTHALER-WOSSIDLO). Andere Ursachen, die zur Erklärung der erhöhten Adrenalinsekretion in Betracht kommen — wie psychische Erregung, Aderlaß, störende Einflüsse unspezifischer Substanzen des Blutes — wurden durch die Anordnung unserer Versuche weitgehendst ausgeschaltet. Aus diesen Untersuchungen über den Nachweis vermehrten Adrenalins im Blute geht also hervor, daß jeglicher Blutzuckerabfall, in welcher Höhe der Blutzuckerabfall auch immer beginnen mag, einen Reiz auf das sympathico-chromaffine System mit dem Erfolg einer Adrenalinausschüttung ausübt. Jeder Blutzuckerabfall wird durch eine Gegenregulation äußerst fein gesichert. Bei Werten über dem sog. „kritischen" Punkt, also über 50 mg-% Blutzucker, erfolgt diese Gegenregulation stoßweise, wie aus der Flüchtigkeit der Tachykardie- und Hyperglykämiezacken der abfallenden Blutzuckerlinie hervorgeht. Erst unterhalb dieses für den Organismus tatsächlich kritischen Wertes bei wirklicher Gefahr äußert sich die verstärkte Adrenalinmehrsekretion als tatsächliche Notfallsfunktion in Dauererhöhung des Pulses (MEYTHALER-KLEINEIDAM), in Dauererhöhung des Blutdruckes (KUGELMANN) und gleichzeitig beginnt im ruhigen kontinuierlichen Wiederaufstieg der Blutzucker zur Norm zurückzukehren. Ist der Wiederaufstieg des Blutzuckers erfolgt, so kehren Pulsbeschleunigung und Blutdruckerhöhung ebenfalls zur Norm zurück. Durch diese Untersuchungen wird der Mechanismus der Adrenalinabgabe in seiner Regulation auf Blutzuckerschwankungen aufgezeigt. Die nach Blutzuckerabfall eintretenden gegenregulatorischen Maßnahmen treten nicht erst am kritischen Punkt auf, bei dem ausgesprochene hypoglykämische Symptome wie Blässe, Tremor, Krämpfe usw. in Erscheinung treten, sondern sofort bei jeglicher Höhe des Blutzuckers, sofern er zum Abfall neigt. Das sympathico-chromaffine System arbeitet nicht so grob, erst bei Überschreiten einer fixierten

Gefahrengrenze in die Regulation der wichtigsten Körperfunktionen einzugreifen, es sichert vielmehr schon auf kleinste Veränderungen des Blutzuckers hin das physiologische Geschehen bei Werten, die noch keineswegs die Gefahr einer Hypoglykämie in sich tragen. Man muß daher bei der Begriffbildung der Adrenalinfunktion zwischen der Tätigkeit des chromaffinen Systems in physiologischen und pathologischen Zuständen trennen. Einer sog. „*Notfallsfunktion*" bei wirklicher Gefahr (stärkste Adrenalinabgabe z. B. bei Hypoglykämie, Asphyxie) geht eine *Sicherungsfunktion* des Adrenalins in stoßweiser Aktion voraus, die Körperfunktionen und Stoßwechselgleichgewicht sichert.

Insulin und Nebennierenrinde. An der Gegenregulation gegen die Insulinwirkung ist nicht nur das Nebennierenmark, sondern auch die Nebennierenrinde beteiligt. Bei Mangel an Rindenhormon tritt Hypoglykämie auf. Außerdem erfolgt Muskel- und Leberglykogenschwund sowie Zunahme der Blutmilchsäure. Die Störungen, die nach Rindenfortfall eintreten, lassen sich durch Zufuhr des fehlenden Rindenhormons völlig beseitigen (THADDEA). Auf den Ausfall der Rinde ist das Absinken des Zuckergehaltes auf hypoglykämische Werte zurückzuführen, daß bei pankreatektomierten Tieren nach Epinephrektomie eintritt. Angriffspunkt des Rindenhormons in seinem Antagonismus zum Pankreashormon und Kohlenhydratstoffwechsel ist die Leber (s. Kapitel Leber-Nebennierenrinde).

Pankreashormon und Hypophyse. Der Hypophysenvorderlappen mit seinem wahrscheinlich in den eosinophilen Zellen gebildeten Hormon — dem kontrainsulärgerichteten Hormon (LUCKE) — stellt ein für die Insulinregulation und damit für den Kohlenhydratstoffwechsel übergeordnetes Organ dar. Die Veränderungen die im Kohlenhydratstoffwechsel auftreten bei hypophysärer Insuffizienz wurden vor allem von HOUSSAY und BIASOTTI (1929/30/31) untersucht. Das kontrainsuläre Hormon wird nach Ansicht von LUCKE von dem Hypophysenvorderlappen durch den Hypophysenstiel direkt in den Liquor cerebrospinalis ausgeschieden und wirkt über das Zentrum durch Fortsetzung des Reizes über die sympathische Nervenbahn auf das Adrenalsystem. Das kontrainsuläre Hormon konnte im Liquor von Hypertonikern und graviden Frauen nachgewiesen werden (KYLIN, KJELLIN und KRISTENSON). Die Hypophyse greift so in enger Zusammenarbeit mit den vegetativen Kernen des Zwischenhirnes auf nervös-hormonaler Basis in den Leberstoffwechsel, Vorgänge, die im Kapitel Leber-Hypophyse näher ausgeführt sind. Hier seien nur die wesentlichsten und hervorragendsten korrelativen Beziehungen zwischen Pankreas und Hypophyse erwähnt. Am auffälligsten sind folgende experimentell bewiesenen Tatsachen: Die Exstirpation von Pankreas und Hypophyse am gleichen Versuchstier (Kröte, Hund) ergaben, daß sich beim hypophysenlosen Hund ein Pancreas diabetes weit langsamer entwickelt, leichter abläuft, geringere Acetonurin während des Hungers aufweist und ein viel längeres Überleben nach der Operation zeigt. Das auffälligste ist, daß diese Tiere trotz fehlendem Pankreas auch ohne Insulinzufuhr lange am Leben bleiben können. Wurde nun im Hundeversuch zuerst der Pancreas diabetes erzeugt, dann später die Hypophyse exstirpiert, so trat eine dauernde Besserung der diabetischen Stoffwechsellage ein, die vor der Hypophysenoperation nur durch Insulinzufuhr zu kompensieren war und Insulin war plötzlich nach Fortfall des Vorderlappens nicht mehr erforderlich. Das heißt also, daß nach Fortfall des endogenen Insulins bei gleichzeitiger Vorderlappeninsuffizienz ein Ausgleich der bestehenden Stoffwechsellage eintritt und daß diese Tiere also ohne Insulinanwesenheit im Körper nicht in das Coma diabeticum fallen. Selbst schwer pankreasdiabetische Tiere können nicht nur durch Hypophysenexstirpation vor einem Coma diabeticum geschützt werden, sondern sogar in die Hypoglykämiegefahrzone geraten, ohne daß Insulin parenteral zugeführt wurde (LUCKE 1933).

11*

Im Vorderlappen wurde ferner das pankreatrope Hormon (ANSELMINO, HEROLD und HOFFMANN) isoliert, das in seiner direkten Wirkung auf die LANGER-HANSschen Inseln eine Vergrößerung der Inseln hervorrufen soll.

Hypophyse und Zwischenhirn wirken so in entscheidendem Maß über den Weg des Adrenalsystems auf den Leberglykogenstoffwechsel ein, regulieren so den Kohlenhydratstoffwechsel, wobei wir über den Mechanismus auf Nebennieren und Pankreas und auch über den Angriffsmechanismus des pankreatropen Hormons noch keineswegs orientiert sind.

c) Insulinresistenz.

Unter Insulinresistenz versteht man einen Zustand verringerter Empfindlichkeit gegen Insulin, so daß die glykämieherabsetzenden Eigenschaften des Insulins nur in verstärkten Dosen oder überhaupt nicht zur Entfaltung kommen. Der Einfluß irgendwelcher Faktoren führt zu einer Verminderung der Hormonwirkung. Bekannt, wenn auch nur zahlenmäßig gering, ist das Auftreten der Insulinresistenz beim Pankreasdiabetes, beim extrainsulären Diabetes, Diabetes renalis, hepatogenen Diabetes und bei Infektionen.

FALTA unterscheidet zwischen Passagerer- und Dauerinsulinresistenz. Zu den Fällen der passageren Resistenz rechnet er die infektiös bedingte, die psychogene, die anaphylaktische, die hepatogen bedingte und die endokrine Insulinresistenz. Und unter dauerresistenten Fällen versteht er Diabetiker, die dauernd eine erhöhte Insulintoleranz aufweisen. Als Ursache der erhöhten Insulintoleranz nimmt FALTA eine Überfunktion der Gegenregulation an. Er konnte nach subc. Insulininjektion bei schweren insulinresistenten Diabetikern kein Insulin mehr im Blute nachweisen, einen Befund, den er auf das Auftreten eines Gegenstoffes zurückführt, durch den das Insulin unwirksam wird (FALTA, BOLLER, ÜBERRACK). Sicher ist, daß starke Gegenregulation die Insulinwirkung vermindern kann, wie schon aus den zahlreichen Untersuchungen über die Wirkungsintensität des Insulins beim Gesunden und Kranken hervorgeht. Andererseits vermögen proteolytische Fermente im Blute die Insulinfähigkeit zu hemmen oder bei infektiösen Prozessen kann Eiter zur Zerstörung von Insulin führen. Am eindruckvollsten ist die Insulinresistenz beim schweren Diabetiker die durch die Azidose selbst herbeigeführt ist, wobei vielleicht die von ENGEL betonte Veränderung des Ionenmilieus durch den Natriumverlust als Ursache in Frage kommt. Es gelingt im insulinresistenten Koma durch i. v. Alkalizufuhr die Resistenz zu durchbrechen. HERBST unterscheidet zwei Gruppen von Insulinresistenz. Insulinresistente Diabetiker ohne Azidose und Diabetiker mit Azidose. Als nichtresistent bezeichnet wird der Diabetes renalis und der hepatogene Diabetes. Hingewiesen sei noch auf die scheinbare Resistenz, die durch falsche Dosierung bedingt ist.

d) Sonstige Insulinwirkung.

Atmung. Die Atmung ist auf Insulin anfänglich etwas verlangsamt und dyspnoische Zustände sind während einer Hypoglykämie beobachtet worden. Bestimmungen des Verhaltens der Ventilationsgröße sind bisher nicht ausgeführt worden (s. TRENDELENBURG-KRAYER).

Herz und Kreislauf. Bisher herrschte die Ansicht, daß Insulin bei Herzkranken nur mit Vorsicht anzuwenden sei, da sonst Schädigungen eintreten. Hemmungen der Systolen oder Auftreten von Überleitungsstörungen sollen hauptsächlich nach zu großen Insulingaben vorkommen, wie auch allerdings reversible Veränderungen des EKG. im Sinne eines Niedrigerwerdens der T-Zacke festgestellt wurden. Da wir aber wissen, daß gerade der Herzmuskel beim Diabetiker besonders hoch an Glykogen ist und auch beim Herzen des Normalen

iel Glykogen gefunden wurde, also schon ein natürlicher Schutzmechanismus
iierdurch für das Herz besteht, liegt bei richtiger Dosierung keinerlei Grund für
ine Überängstlichkeit in der Insulinwirkung auf das Diabetikerherz vor. Über
lie Wirkung des Insulins auf den respiratorischen Quotienten, den Sauerstoff-
rerbrauch, die Kohlensäureproduktion und die Zuckerverwertung im Herzen
)ei diabetischen Säugetieren liegen Untersuchungen am isolierten Herzen von
RUICKHANK und STARTRUP vor. Nach Insulin steigt der RQ. an, der Sauer-
toffverbrauch bleibt der gleiche, die Kohlensäureproduktion wächst um etwa
l0% und die vorher völlig fehlende Zuckeroxydation erreicht einen beträcht-
ichen Wert. Aus diesen Ergebnissen wird geschlossen, daß das Insulin in dem
nit Glykogen noch reichlich angefüllten diabetischen Herzmuskel nicht auf die
3lykogensynthese, sondern nur auf den Kohlenhydratabbau wirken kann.

Im ersten Stadium der Insulinwirkung steigt der Blutdruck etwas an, wahr-
icheinlich auf der Basis der reaktiven Adrenalinämie, erhöht sich während der
Insulinhypoglykämie weiter bei gleichzeitigem Abfall des diastolischen Blut-
lruckes (KUGELMANN).

Magen-Darmtractus. Über die Einwirkung des Insulins auf die Motilität
les Verdauungskanals liegt in der Literatur bereits eine Anzahl von Untersuchungen vor. Das Studium des überlebenden Kaninchendünndarms ergab
(WINTER und SMITH 1924), daß Insulinzusatz zu der Nährlösung Verkleinerung
ler Amplituden, oft auch Tonusabfall zur Folge hatte, woraus auf einen hemmen-
len Einfluß des Insulins auf den Vagus im Darm geschlossen wurde. Untersuchungen am überlebenden Darm von Ratte, Meerschweinchen und Frosch
(ABDERHALDEN und GELLHORN 1925) zeigten, daß käufliche Insulinpräparate
lurch Beimengung von Phenol einen lähmenden Einfluß auf die Automatie des
Darms verbunden mit Tonusabfall, phenolfreie Präparate dagegen eine anregende
Wirkung im Sinne einer Tonussteigerung und Amplitudenvergrößerung hatten.
Es wurde weiter gefunden, daß Insulin mit Adrenalin und Cholin in bezug
auf den Darm stets im synergistischen Sinne wirksam sind. Im Insulin sind
also offenbar mehrere physiologisch wirksame Stoffe vorhanden, die sowohl die
sympathischen als auch die parasympathischen Endapparate im Sinne einer
Erregbarkeitssteigerung beeinflussen. Untersuchungen über den Einfluß des
Nebennieren, Pankreas- und Hypophyseninkrets auf die Motilität des überlebenden Kaninchendünndarms (SABURO TADA 1929/30) bestätigten die Beobachtung von Insulin und Adrenalin in bezug auf den Darm. Das Studium der
Insulinwirkung auf das überlebende Ileum und Colon des Meerschweinchens
nach TRENDELENBURG (PAVEL und MILCOU 1932) ergab in der Mehrzahl der
Fälle einen Tonusanstieg mit geringer Zunahme der Peristaltik, in einigen Fällen
einen hemmenden Einfluß. Weiter wurde gefunden, daß Insulin nicht an den
Muskelfasern direkt, sondern an den parasympathischen Endapparaten angreift.
Untersuchungen an Hunden mit Magenfistel (BULATAO und CARLSON 1924)
zeigten einen anregenden Einfluß des Insulins auf die Motilität des Magens, der
sich in Tonusanstieg und Zunahme der Peristaltik manifestierte. Diese Erscheinungen sind vielleicht auf eine Änderung im Stoffwechsel der motorischen
Gewebe, bedingt durch Mangel an Glucose oder Glykogen, zurückzuführen. Versuche an Hunden mit Avitaminose B (STUCKY 1928 und MULINOS 1931) ergaben,
daß für die Übermotalitätswirkung des Insulins ein bestimmter Faktor in der
Nahrung, wahrscheinlich Vitamin B, erforderlich ist. Die anregende Insulinwirkung auf die Hungerperistaltik des Magens wurde durch Untersuchungen
an Menschen und Hunden (QUIGLEY 1929) bestätigt. Dagegen hemmte Insulin
die Motalität des zu einer HEIDENHAINschen Tasche umgestalteten Fundusteiles des Magens bei Hunden (TEMPETON und QUIGLEY 1930), während es auf
den der gleichen Operation unterzogenen Pylorusabschnitt keinen Effekt hatte.

Nach beiderseitiger Splanchnikotomie bei Hunden änderte sich die Insulinwirkung auf die Motilität des Magens nicht, nach beiderseitiger Vagotomie hatte es einen hemmenden Einfluß. Es scheint also, daß die anregenden Impulse nach Insulin durch die N. vagi vermittelt werden. Bei vagotomierten Tieren wird vielleicht das sympathische System allein gereizt, während bei intakten Tieren die Reizung des parasympathischen überwiegt. Durch ein Experiment mit zwei durch Carotis-Jugularanastomose verbundenen Hunden wurde gefunden, daß die Hypoglykämie nach Insulin einen wesentlichen Einfluß auf die Motilität des Magens hat, der durch die N. vagi vermittelt wird (LA BARRE 1931). Untersuchungen an Hunden mit Magenfistel (REGAN 1933) ergaben Steigerungen der Peristaltik bis zu einem unvollkommenen Tetanus durch Insulin nach vorübergehender Tonussenkung und Ausfall der Peristaltik. Diese Erscheinung beruht auf einer Sympathicusreizung, die möglicherweise durch eine reflektorische Adrenalinausschüttung hervorgerufen wird. Die Wirkung des Insulins auf das Duodenum des Menschen (QUIGLEY und SOLOMON 1930) bestand in einem graduellen Ansteigen der Frequenz der Peristaltik bei unverändertem Tonus. Am Duodenum trat die Insulinwirkung etwa 15 Min. früher ein als am Magen und hielt mehrere Stunden an. Auch auf die Motilität des Colon wirkt Insulin, wie Untersuchungen an Hunden mit Colonfistel ergaben, anregend, indem die Ruheintervalle bei gleichzeitigem Tonusanstieg verkürzt werden. Die Wirkung auf das Colon war gleichmäßiger als auf den Magen (QUIGLEY und SOLOMON 1930). Mit der von STRAUB angegebenen Untersuchungsmethode konnte festgestellt werden, daß das Insulin bei subcutaner und intravenöser, intramuskulärer Applikation eine hemmende Wirkung im Sinne einer Verlängerung der Ruheintervalle ausübt bei zeitweiligen Rhythmusveränderungen. Die Insulinwirkung auf das Colon war gleichfalls eine hemmende (MEYTHALER-GRAESER 1935).

Magenchemismus. Verändert wird insbesondere der Magenchemismus durch die Einwirkung von Insulin im Sinne einer Magensaftsekretion und Aciditätssteigerung (BOLDYREFF und STEWART). Während auch bei Kranken (Krankheiten des Verdauungstractus) Insulinzufuhr eine Steigerung der Sekretion und Acidität in Abhängigkeit vom Eintreten einer Hypoglykämie hervorruft, traten beim Diabetiker solange keine Veränderungen auf, solange der Blutzucker noch über der physiologischen Grenze lag. Schwankungen der Acidität treten erst dann auf, wenn die Kranken hypoglykämisch wurden. Daraus geht hervor, daß Hyperglykämie die Magenfunktion hemmt, während Hypoglykämie sie stimuliert. Diagnostisch kann Insulin an Stelle des Histamins zur Feststellung einer scheinbaren oder echten Achlorhydrie und therapeutisch bei Magenhypotonie und Sekretionsschwäche angewandt werden. Der Effekt einer Insulinmastkur beruht so sicher zum Teil auf der Steigerung der Sekretion und Acidität, während Insulinverabreichung bei Hyperchlorhydrie und Ulcuskranken kontraindiziert ist (LIVIERATO und TSELIOS). Experimentell konnte durch hohe Insulingaben akute erosive und ulceröse Insulingastritis erzeugt werden (HANKE). Nach HANKES Ansicht handelt es sich um durch die Einwirkung des sauren Magensaftes bedingte peptische Geschwüre, die nicht auf eine Hypoglykämie zurückgeführt werden konnten. In fast 54% der Fälle von Diabetes besteht verminderte sekretorische Tätigkeit des Magens, die nach Injektion von Insulin behoben wird.

Uterus. Insulin übt einen tonus- und kontraktilitätsfördernden Einfluß auf die Uterusmuskulatur des Meerschweinchens aus und steigert die Pituitrinempfindlichkeit des Uterus in hohem Grade (KLAFTEN). Die Insulinbehandlung der Meno- und Metrorrhagien beruht in erster Linie auf einer Stimulierung der Ovarialfunktion und in einer Umstimmung des endokrinen Apparates (LIEGNER) und in dem „uterotonischen Insulineffekt", der als Frühreaktion beim Menschen Folge einer direkten Wirkung des Insulins auf die Uterusmuskulatur ist.

Irismuskel. Im hypoglykämischen Zustande nach Insulin besteht eine Miosis, die auf einer durch Insulin verursachten Kontraktion des Sphincter iridis beruht (Poos und Risse).

e) Hypoglykämie.

Fällt der Blutzucker unter ein bestimmtes Niveau, so tritt infolge des Zuckermangels des Blutes ein Krankheitsbild auf, dessen Anfangssymptome vorwiegend sympathikotoner Natur sind wie Nervosität, Schwächegefühl, Heißhunger, Angstschweiße, Zittern, Tachykardie, wechselnde Röte oder Blässe des Gesichtes, psychischen Veränderungen und auf das bei weiterer Zuckerverarmung des Blutes tonisch-klonische Muskelkrämpfe folgen. Dieses Bild lernte man zuerst durch zu große Verabreichung von Insulin kennen und bis heute liegen viele Beobachtungen und Experimente zur Klärung der Insulinkrämpfe vor, ohne daß die Ursache dieser Krämpfe, die jederzeit sofort durch Traubenzuckerzufuhr beseitigt werden können, geklärt ist.

An chronisch insulinvergifteten Tieren fand man Gehirnschwellung, regenerative Veränderungen des nervösen Parenchyms, Endarteriitis der Gehirngefäße, die etwa den Befunden bei der Wernickeschen Poliencephalitis haemorrhagica entsprechen, Gehirnblutungen, Netzhautblutungen, Stauungspapille, Sehnervenatrophie (Dünner, Ostertag und Thannhauser). Bei im hypoglykämischen Shock verstorbenen Menschen war Gehirnschwellung, mikroskopisch schwerste Veränderungen im Bereich von Cortex und Striatum im Sinne von hochgradigem Untergang der Nervenzellen nachweisbar (Bodechtel). Während heftiger hypoglykämischer Reaktionen war die Aufnahme von Zucker im Gehirn und der Sauerstoffverbrauch des Gehirns erheblich vermindert, der Lumbaldruck erhöht (Damashek, Myerson, Stephenson). Bowen, Byron, Beck haben einen Fall beobachtet, bei welchem die Sektion wie in anderen zahlreichen Fällen ein Gehirnödem ergab. Ursache des Todes sind demnach Veränderungen im Zentralnervensystem, die bei Erreichung eines gewissen Grades nicht mehr reversibel werden können. Bisher sind etwa 20 tödlich verlaufende Fälle von Hypoglykämie bekannt. Die Histologie der endokrinen Drüsen im Stadium der Hypoglykämie ergab eine gesteigerte sekretorische Tätigkeit der Hypophyse, gesteigerte Funktion der Schilddrüse, erhöhte Aktivität der Langerhansschen Inseln, Aplasie der Thymusdrüse, Glykogenschwund der Leber, gesteigerte Tätigkeit des Nebennierenmarkes, bis zu Degenerationserscheinungen. Die Nebennierenrinde zeigte ähnliche Reaktionen wie bei der Schwangerschaft (Collin, Drouet, Watrin, Florentin). Diese Befunde sind alle als Ausdruck der durch die Hypoglykämie hervorgerufenen Gegenregulation zu denken, wobei am meisten die Drüsen durch Hyperämie und Ermüdungserscheinungen gekennzeichnet waren, die im Synergismus gegen die Insulinwirkung arbeiten. Die Leber fährt im hypoglykämischen Stadium mit ihrer Glykoseabgabe weiter fort und kann daher nach schwersten Hypoglykämien glykogenarm angefunden werden. Histologisch zeigte sie blasses Aussehen besonders der peritonealen Elemente, was zweifellos auf die gesteigerte Glykogenmobilisation zurückzuführen ist. Ist dagegen das Gegenregulationssystem erschöpft, so bleibt die Glykogenmobilisation der Leber aus. Bei einem an Hypoglykämie gestorbenen nichtdiabetischen jedoch mit Insulin behandelten Kinde wurde reichlicher Glykogengehalt der Leichenleber nachgewiesen sowie eine weitgehende Hemmung der diastatischen Kräfte für das lebereigene Glykogen (Popper und Wosasek). Am Herzen sind elektrokardiographische im Shock vollkommen gleichartige Veränderungen sichtbar, die im Niedrigwerden der T-Zacke bestehen und die reversibel sind (Chatel und Palisa). Im Blut werden bei Insulinkrämpfen geringe Erhöhung des Milchsäuregehaltes, Verminderung von K- und P-Gehalt, keine Veränderungen des Ca-Spiegels, geringe Zunahme der Ketonkörper, keine wesentliche Veränderung des CO_2-Bindungsvermögens und des p_H im Plasma gefunden. Der Rest-N ist oft etwas vermindert (NAGASUE und MATSUI). Die Oberflächenspannung des Blutserums wird durch Insulin nennenswert herabgesetzt (SCUDERI).

Es ist am wahrscheinlichsten, die Ursache der Insulinkrämpfe in einem Versiegen der Oxydation in den Zellen des Zentralnervensystems zu suchen, infolge Sauerstoffmangels des Gehirns. Hierfür spricht auch die Tatsache, daß Sauerstoffmangel den Ausbruch der Krämpfe begünstigt. Im hypoglykämischen Shock ist der Kreislauf insbesondere der des Gehirns beeinträchtigt, und mehr oder weniger lokalisierte Zirkulationsstörungen treten auf. Neben der Anoxämietheorie, der Theorie der Zirkulationsstörungen wird die Theorie der gestörten Wasserbilanz und die Adrenalintheorie noch als Erklärung genannt. Bei Hunden wurde festgestellt, daß der Wasserhaushalt des Tieres auf die Krämpfe bei der Insulinhypoglykämie einen erheblichen Einfluß hat. Wasserarme Tiere hatten keine Krämpfe (DRABKIN und RAVDIN). Andere Vorgänge vermögen den Mechanismus zu beeinflussen, z. B. die Zufuhr von gewissen Chemikalien, die Durchschneidung der Ganglia stellata. Die operative Entfernung beider Ganglien machten das Tier fast unempfindlich gegen Insulin. Durchschnitt man danach beiderseits den Splanchnicus, so wurde das Verhalten nach Insulin wieder normal (DRABKIN und RAVDIN).

Auf Grund der Beobachtungen der mit Insulin behandelten Diabetiker haben wir das Bild des hypoglykämischen Zustandes kennengelernt. Im Laufe der letzten Jahre gelang es, auch solche hypoglykämische Syndrome zu erkennen, die ohne die blutzuckersenkende Wirkung des Insulins zustande kommen. MEYTHALER und EHRMANN unterscheiden in einer neuesten Zusammenstellung eine Reihe verschiedenartiger Hypoglykämienformen:

Die symptomatischen Hypoglykämien. Zuerst wären die Hypoglykämien aus exogenen Ursachen zu erwähnen, hervorgerufen durch von außen an den Organismus herangebrachte Faktoren, wie z. B. die „glykoprive Intoxikation" durch Phlorrhizin (FISCHLER), die Insulinhypoglykämie (BANTING, BEST-COLLIP 1922, ZÜLZER, DORN, MARXER 1908), Insulinhypoglykämien zur Behandlung der Schizophrenie (SAKEL 1936), zur Behandlung unterernährter Kranker zwecks Mast (BENNET), Behandlung von Asthmaleiden (WEGIERKO 1935), Vergiftungen durch Chlor, Hydrazin, Phosphor (BODANSKY 1923), Morphium, Strychnin, Pilzen, Bandwurmmittel (MARCHAL 1936), ferner durch Parathormon, Vitamin C, Synthalin, Trypsin, Acetyl-Cholin, Atropin, Ergotamin, Bongkreksäure, NaCl, Guanidin, Trypaflavin, durch Duodenalextrakte (LA BARRE 1935), Sekretin, Duodenin, Ichthyol, Schwefel, Galeginsulfat.

Hypoglykämien aus endogenen Ursachen. Hierbei handelt es sich um Blutzuckersenkungen, deren Ursache im Organismus liegt, wie bei der echten Spontanhypoglykämie und deren Symptomatologie ebenfalls mit der echten Spontanhypoglykämie übereinstimmt, deren Pathogenese aber eine grundlegend andere ist. Bei der echten Spontanhypoglykämie haben wir es mit Senkungen des Blutzuckers zu tun, die primär auf einer Störung der Blutzuckerregulation, im allgemeinen also der eines endokrinen Organes beruhen, während es sich bei den symptomatischen Hypoglykämien um Blutzuckersenkungen als Begleitsymptome irgendeiner anderen Erkrankung oder Umstellung des Organismus handelt.

Hypoglykämien als Begleitsymptome anderer Krankheiten. Wir finden sie außerordentlich häufig, bei Erkrankungen der Leber z. B., so daß die hepatogen bedingten Hypoglykämien von einigen Autoren zu den echten Spontanhypoglykämien gezählt werden. Diese Einteilung lehne ich ab, weil im allgemeinen echte Spontanhypoglykämien durch Leberschäden erst dann auftreten, wenn große Teile des Leberparenchyms zerstört sind. Dann steht allerdings die Leberaffektion so im Vordergrund, daß das Krankheitsbild der echten Spontanhypoglykämie verwischt wird. Bekannt sind Hypoglykämien nach Leberparenchymschädigungen durch Gifte (WILDER 1936) bei subakuter parenchymatöser Hepatitis (MOORE 1934), bei einer 4 Jahre zurückliegenden Hepatitis (MARX 1933). CRAWFORD (1931) teilt den Fall einer letalen Hypoglykämie mit, der ein primäres Lebercarcinom zugrunde lag. Zu den hepatogenen Hypoglykämien wären die Hypoglykämien bei der von GIERKEschen Glykogenspeicherkrankheit zu zählen. Bei Magenblutungen, bei starken Magenschmerzen, bei Ulcera duodeni, bei Cholelithiasis und Cholecystitis (HARRIS 1934,

ۇCHUR-TAUBENHAUS 1935, SZYFMAN 1935) können Hypoglykämien auftreten, so daß ۇusammenhänge zwischen den Hypoglykämien und Magen- bzw. Darmkrankheiten nicht للzu selten sind. Als weitere Krankheiten, die mit Hypoglykämie einhergehen können, ۇeien die Dystrophia musculorum progressiva (MESSINI 1933), Lungentuberkulose (HECHT 926), die acetonämischen und eklamptischen Krämpfe Jugendlicher (GRIFFITH 1929, ۇANCONI 1933, MACLEAN 1936), Kopfschmerzen und Neurasthenie (CAMMIDGE 1930), ۇigräne (GRAY 1936), das Puerperium Eklamptischer (OBATA 1923), Hyperventilations-ۇetanie (WILDER 1934), Encephalitis (RATHERY 1931) und Perniciosa (WILDER 1932) ۇrwähnt.

Bei Epileptikern werden in der überwiegenden Mehrzahl der Fälle niedrige Blutzucker-ۇverte gefunden (HARRIS 1933, NIELSEN 1934, TYSON 1935, YASKIN 1936, NEDVED 1936, ۇOGLIANI 1936). In diesem Zusammenhang sei die SAKELsche Insulin-Shocktherapie der ۇchizophrenie erwähnt, bei der der hypoglykämische Shock mit seinen tiefgreifenden ۇentralvegetativen Angriffspunkten und seiner auslösenden Adrenalinsekretion benutzt ۇvird, um Psychosen zu beeinflussen. Hypoglykämien sind bekannt bei katatonen Stupor-ۇuständen, bei Melancholikern, Psychoneurotikern und Hebephrenen (GENZEL 1924).

Als Begleitsymptome physiologischer Umstellungen des Organismus treten Hypoglyk-ۇimien auf, wohin die Hypoglykämien bei der Lactation (STENSTRÖM 1926, WIDMARK) ۇind die Neigung zu leichten Hypoglykämien bei Graviden gehören (CARR 1931, MEIGNANT ۇ1932, STENSTRÖM 1932). Symptomatische Hypoglykämien werden ferner durch lang ۇandauerndes Hungern hervorgerufen, das „Hungerödem" geht mit tiefsten Blutzucker-ۇwerten einher, während andererseits durch dauernd übertriebene, reichliche Nahrungs-ۇzufuhr es ebenfalls zu Hypoglykämien kommen kann (LAMI 1930, HARRIS 1932, LABBÉ 1932). Ebenso kann plötzliche Alkoholabstinenz von Potatoren zu Hypoglykämien führen (MAARSSO ۇ1935). Als Folge langdauernder Muskelarbeit sowie nach sportlichen Leistungen treten ۇsowohl beim Trainierten als auch beim Untrainierten, bei letzterem nach einer kurzdauernden „Arbeitshypoglykämie" Hypoglykämien auf (MEYTHALER). So stellten GORDON und LEVINE bei einem Marathonläufer am Ziel einen Blutzuckerwert von 45 mg-% fest. Auch ۇnach Fechten, 400-Meterlauf, Radfahren usw. wurden hypoglykämische Blutzuckerwerte beobachtet. Daß auf dem Sportplatz, vor allem im Anschluß an kurzdauernde maximale Anstrengungen, Hypoglykämien auftreten können, die evtl. sogar zu Krämpfen und Be-ۇwußtlosigkeit führen, ist eine in den letzten Jahren immer bekannter werdende Tatsache. Nach MEYTHALER (1937) beruht der mit hypoglykämischen Blutzuckerwerten einhergehende ۇsog. „tote Punkt" auf Adrenalinmangel (Sportshock) (MEYTHALER 1937). Hypoglykämien ۇals Begleitsymptome künstlich hervorgerufener Umstellungen des Organismus können durch Überwärmung in Form von heißen Bädern, hohen Außentemperaturen, Einwirkung des ۇelektrischen Stromes, Unterbindung oder Exstirpation der Speicheldrüsen, durch schwere Verbrennungen, Röntgenbestrahlung des Pankreas, nach Lumbalpunktion und partieller Leberausschaltung auftreten. Häufig werden Hypoglykämien nach Magenoperationen beobachtet (BECKERMANN 1933) und nach KORANYI (1936) durch Läsion örtlicher vege-ۇtativer Nerven bedingt sein.

Die echten Spontanhypoglykämien. Unter diesem Begriff können wir nun infolge des vorangegangenen Ausschlusses sämtlicher anderer Hypoglykämien diejenigen Zustände von Blutzuckerverarmung zusammenfassen, die primär auf der Störung eines oder mehrerer der den Blutzuckerregulationsmechanismus bestimmenden Faktoren beruhen. „Spontaner Hyperinsulinismus", „Hyperinsulinismus", „Idiopathische Hypoglykämie", „Spontane Glykopenie", „Glykopriver Symptomenkomplex" sind andere Bezeichnungen dieser Kohlenhydratstoffwechselstörung, für die WILDER (1936) den deutschen Namen „Zucker-ۇmangelkrankheit" prägte. Nach ALVAREZ (1936) sind „die Ursachen der Spontanhypo-ۇglykämie, diese als Krankheit sui generis aufgefaßt, in einer pluriglandulären Dysfunktion zu suchen, die den neuroendokrinen und chemisch-osmotischen Regulationsmechanismus für die Glucose im Blut stören".

In ihren Auswirkungen stellt die Spontanhypoglykämie eine dem Diabetes mellitus diametral entgegengesetzte Stoffwechselkrankheit dar, die genotypisch jedenfalls in engen Beziehungen zu diesen steht (HARRIS 1932, FALTA 1936), ebenso häufig ist wie dieser, und bei der wir uns vor allem bezüglich ihrer Pathogenese mit denselben Problemen auseinander-ۇzusetzen haben, wie bezüglich der des Diabetes. Hier sind vielleicht einige Fälle von Interesse, bei denen es im Anschluß an spontanhypoglykämische Zustände zu einem Diabetes mellitus kam (Erschöpfung der LANGERHANSschen Inseln?), bzw. umgekehrt ein Diabetes in seinem weiteren Verlauf von einer Spontanhypoglykämie abgelöst wurde. SZYFMANN (1937) beschreibt den Fall einer 40jährigen Patientin mit labilem vegetativen Nervensystem, bei der es im Verlauf einer Gallenblasenerkrankung zu einem Diabetes mellitus kam und im Anschluß daran zu schweren Spontanhypoglykämien. UNVERRICHT (1935) beobachtete 3 ähnliche Fälle von „transitorischem, prädiabetischem Spontanhyperinsulinismus"; BICKEL (1935) einen Fall von „initialen Dysinsulinismus" mit schweren Spontanhypoglykämien, 6 Monate vor dem Auftreten eines Diabetes. Umgekehrt sahen WEIL (1932), RATHERY (1934),

Brink (1934) Spontanhypoglykämien mit epileptiformen Krämpfen im Anschluß an einen Diabetes.

Bevor wir auf die Spontanhypoglykämien eingehen, die ätiologisch nachweisbar auf der Störung eines der den Blutzucker regulierenden Faktoren beruhen, seien die Fälle von sog. „funktioneller Spontanhypoglykämie" erwähnt, bei denen sich keine organischen Veränderungen nachweisen ließen. Landau (1933) denkt als Erklärung für diese Fälle an eine „Fehlsteuerung" des Pankreas, ausgelöst durch einen abnormen duodeno-pankreatischen Reflex auf die ins Duodenum eintretenden Ingesta. Hierhin gehören ferner die als „konstitutionelle Hypoglykämien" bezeichneten Fälle, bei denen die ungeklärte Ätiologie in der Konstitution der Erkrankten gesucht wurde. Mag auch in einem Teil dieser Fälle die oft schwer faßbare Causa unentdeckt geblieben sein, so soll doch eingeräumt werden, daß eine bestimmte Konstitution auch für die Erkrankung an Spontanhypoglykämie wenigstens die Rolle eines prädisponierenden Faktors haben kann. Hierher gehört jene „gesunde" Studentin, die nach 3tägiger Fett-Gemüse-Diät schwerste Hypoglykämien bekam (Schröder 1928), ferner der Fall eines nervös belasteten Marineoffiziers mit „vagotonischer Einstellung" (Doré 1934), 1 Fall von Erckelentz (1934) und Kuhn (1936), die als konstitutionelle Hypoglykämien bezeichnet sind. Janssen (1936) beschreibt vorübergehende, konstitutionell bedingte hypoglykämische Symptome bei „gesunden" Personen in der täglichen Praxis, z. B. bei Schulkindern, die dadurch Schwierigkeiten beim Unterricht haben. Auch Wilder (1936) spricht von konstitutioneller Neigung zu Hypoglykämien und Ziegler (1932) fand diese besonders häufig bei nervösen, vor allem bei vegetativ stigmatisierten Personen, bei diesen soll nach Stenström (1936) vor allem die alimentäre posthyperglykämische Hypoglykämie besonders tief sein.

Die Spontanhypoglykämien durch primären Hyperinsulinismus. Diese beruhen auf einer Überproduktion der Langerhansschen Inseln des Pankreas an Insulin und werden von einigen Autoren als einzig echte Spontanhypoglykämien bezeichnet (Fanta 1937). Die Zahl der in der Literatur beschriebenen Fälle von absolutem Hyperinsulinismus auf Grund autoptisch nachgewiesener Hypertrophie des Inselorgans (und nur diese sollen hier berücksichtigt werden) ist, seit Cammidge, Jonas und Harris (1924), zuerst das Vorkommen „spontan erniedrigter Blutzuckerwerte" bei gesunden und bei kranken Menschen beschrieben, die Harris damals bereits auf einen Hyperinsulinismus zurückführte, außerordentlich gewachsen.

Interessant ist das Vorkommen selbst angeborener Spontanhypoglykämien durch Inselhypertrophie, wie sie bei Neugeborenen diabetischer Mütter beschrieben wurde (Ehrich 1934). Selten sind echte Spontanhypoglykämien infolge von Pankreasnekrosen. Brink (1934) und Dannenberg (1935) teilen solchen Fall mit.

Pankreascarcinome. In einer beträchtlichen Anzahl der Fälle von Spontanhypoglykämie fanden sich als organische Grundlage Pankreascarcinome. Den ersten klassisch gewordenen Fall von absolutem Hyperinsulinismus infolge eines primären Langerhansschen Carcinoms, das insulinproduzierende Metastasen in Leber und Lymphknoten gemacht hatte, beschrieb Wilder (1927), dabei bestanden schwerste Spontanhypoglykämien, die terminal nur durch stündliche Zuckerzufuhr zu halten war. 1936 beschrieb er einen ähnlichen Fall bei einer Frau mit Inselzellcarcinom. 1929 veröffentlichte Massa einen Fall echter Spontanhypoglykämie, dem ebenfalls ein primäres Pankreascarcinom zugrunde lag und auch in einem 1935 von Hermann beschriebenen Fall handelt es sich um ein solches. Munakata gelang es 1936, die anfänglich als epileptische Ausnahmezustände angesehenen schweren Verwirrtheitsphasen eines 40jährigen Patienten durch Entfernung eines Carcinoendothelioms der Inselzellen vollständig zu heilen. Den letzten Fall echter Spontanhypoglykämie durch Inselzellcarcinom mit insulinproduzierenden Metastasen in der Leber veröffentlichte Cragg (1937).

Pankreasadenome. Die weitaus häufigste Grundlage für primären Spontanhyperinsulinismus aber bilden Pankreasadenome. MacCienaham beschrieb 1929 den Fall eines 40jährigen Negers mit spontanhypoglykämischen Anfällen, denen ein autoptisch erwiesenes Inselzelladenom zugrunde lag. 1930 teilte Frank eine letal verlaufende Spontanhypoglykämie mit, deren Autopsie multiple Pankreasadenome ergab. Im selben Jahr sah Krause einen Fall, bei dem intra vitam auf Grund von Belastungskurven die Diagnose Inselzelladenom gestellt wurde, an dessen Folgen der Patient starb. Howland und Campbell konnten bei einer Frau die gleiche Diagnose als Ursache schwerer hypoglykämischer Erscheinungen stellen und die Kranke durch operative Entfernung des Tumors heilen. Auch Womak (1931) gelang die Entfernung eines echten Adenoms der Langerhansschen Inseln, welches Spontanhypoglykämien verursacht hatte. In 1931 von Terbrüggen mitgeteilten anatomischen Befunden bei Spontanhypoglykämien infolge multipler Inseladenome gingen diese von primären Pankreasgangresten aus. Auch in einem der beiden 1933 von Wolf mitgeteilten Fälle, die mit Halluzinationen und Krämpfen einhergingen, ergab die Sektion das klinisch vermutete Inselzelladenom. 1934 beschrieb Ross den Fall eines Mexikaners, der nachts auf dem Nachhauseweg bewußtlos zusammenstürzte und komatös in die Klinik eingeliefert wurde. Heftige epileptiforme Anfälle ließen zunächst an ein traumatisches Hirnödem denken, jedoch führten die extrem niedrigen Blutzuckerwerte, der Pseudo-Babinski im Koma, sowie der auffallende therapeutische Effekt von Dextrose-Injektionen zur Diagnose Hyperinsulinämie durch Pankreasadenom, dessen operative Entfernung Heilung brachte.

Weitere auf autoptisch erwiesenen Inselzelladenomen beruhende Fälle echter Spontanhypoglykämie beschrieben im Jahre 1935 MARKOFF, JOHN, FRANK, WHIPPLE; letzterer konnte in 6 Fällen durch operative Entfernung der Adenome Beschwerdenfreiheit erzielen. 1936 wurde von HARNAPP der erste Fall in Europa veröffentlicht, bei dem die chirurgische Entfernung eines rechtzeitig erkannten Inseladenoms (durch SAUERBRUCH) gelang, was zur Beseitigung der schweren Spontanhypoglykämien eines 7jährigen Mädchens führte. Die jüngste Mitteilung über Inselzelladenome erfolgte im Jahre 1937, und zwar berichtete erst vor kurzem REITER über 2 Fälle von Spontanhyperinsulinismus durch Inseladenom, dessen Annahme im ersten Fall durch die Sektion bestätigt und welches im zweiten Fall trotz differentialdiagnostischer Schwierigkeiten rechtzeitig erkannt und operativ entfernt wurde. Ein katastrophales Zusammentreffen eines Spontanhyperinsulinismus, hervorgerufen durch ein Pankreasadenom bei einem Patienten mit Carcinom des Sigmas beschreibt LANG.

Spontanhypoglykämien durch Dysinsulinismus. Wechselnde Funktionszustände des Inselorgans, die bald zu einer Hyperinsulinämie, bald zu einer Hypoinsulinämie führen können, gehen nach HARRIS (1924) meist mit Dysfunktion anderer endokriner Drüsen einher, so daß die Abgrenzung dieser Fälle gegen die durch pluriglanduläre Störungen bedingten kaum möglich ist. Im Jahre 1928 beobachtete LA ROCHE chronische Spontanhypoglykämien durch Dysinsulinismus mit polyglydulären Störungen. 1933 veröffentlichte BOKSER einen Fall von prolongierter Pankreatitis mit Perturbation des inkretorischen Gleichgewichtes, zurückgeführt auf einen Dysinsulinismus, der bald zu Hyper- bald zu Hypoglykämie und damit zu funktioneller Affektion antagonistischer Blutdrüsen geführt hatte. LJVRAGA (1933) wies darauf hin, daß Hypoglykämie sogar bei Hypoinsulinismus vorkommen kann. Hierhin möchten wir einen Fall von WINANS (1933) zählen, bei dem schwerste hypoglykämische Krämpfe einen Hyperinsulinismus vermuten ließen, dessen Probelaparotomie aber an Stelle der erwarteten Hyper- eine Pankreashypoplasie ergab.

Spontanhypoglykämien durch sekundären Hyperinsulinismus. In diesen Fällen beruht die Hyperinsulinämie nicht auf einer primären Insulinüberproduktion seitens des Pankreas, sondern auf der Unterfunktion eines oder mehrerer der „kontra-insulär" wirkenden Gegenregulationsorgane *(Nebenniere, Schilddrüse, Hypophyse, Ovar)*, deren normale Produktion an kontrainsulären Stoffen erst die Voraussetzung für denjenigen Blutinsulinspiegel ist, der die physiologische Konstanz des Blutzuckerspiegels (nüchtern 70—115 mg-%) allein aufrechterhalten kann.

Bekanntlich ist die Gegenregulation gegen jeglichen Blutzuckerabfall an das sympathicochromaffine System gebunden, welches durch Adrenalinabgabe schon auf kleinste Veränderungen des Blutzuckerspiegels hin das physiologische Geschehen bereits bei Blutzuckerwerten sichert, die noch keineswegs die Gefahr einer Hypoglykämie in sich tragen. Beim Stoffwechselgesunden kommt es — unabhängig von der absoluten Blutzuckerhöhe, ja selbst bei durch Glucose künstlich erhöhten Glykämiewerten — zu gegenregulatorischen Maßnahmen, sofern sich der Blutzucker in absteigender Linie bewegt. Einer sog. „Notfallsfunktion" bei wirklicher Gefahr geht eine „Sicherungsfunktion des Adrenalins" in stoßweißer Aktion voraus. Dieses stoßweise Inkrafttreten von Adrenalin kommt z. B. zum Ausdruck darin, daß der Blutzuckerabfall nach intravenöser Injektion zur Prüfung der „Wirkungsintensität des Insulins" (MEYTHALER 1935) nicht in einer gleichmäßigen Linie erfolgt, sondern von Hyperglykämiezacken als Symptomen gegenregulatorischer Maßnahmen unterbrochen ist. In typischen Fällen von Spontanhypoglykämie durch relativen Hyperinsulinismus ist diese Gegenregulation aufgehoben oder mindestens abgeschwächt, wie z. B. der beobachtete Fall zeigt, bei dem die außerordentlich vertiefte und verlängerte Wirkungsintensität (Blutzuckerabfall bis 9 mg-%) ein durch Adrenalinstöße praktisch ungehindertes Absinken des Blutzuckers zeigt (MEYTHALER und EHRMANN 1938). Die Spontanhypoglykämien durch sekundären Hyperinsulinismus infolge Unterfunktion einer einzigen kontrainsulären „Sympathicus"-Drüse sind besonders häufig bei dem auf Hypoadrenalismus durch Nebennierenunterfunktion beruhenden Morbus Addison. WADI (1928) beschrieb schwere Spontanhypoglykämien bei ADDISONscher Krankheit. In einem klinisch als Encephalitis gedeuteten Fall von ANDERSON (1930) mit hypoglykämischen Symptomen ergab die Autopsie einen Nebennierentumor.

Daß Nebenniereninsuffizienz einen Hyperinsulinismus vortäuschen kann, sah auch RABINOVITSCH (1932) bei einem im hypoglykämischen Koma ad exitum gekommenen Mann, dessen Autopsie eine vollständige Substitution des Nebennierenmarkes durch lymphoides Gewebe ergab. LABBÉ (1932) deutete einen Fall schwerster Spontanhypoglykämie mit Blutzuckerwerten bis 17 mg als durch Nebennierenschwäche bedingt. 1936 veröffentlichte

WELTY das Sektionsergebnis zweier Neger mit Morbus Addison, deren Exitus im spontan-hypoglykämischen Koma erfolgt war: es ergab Nebennierentuberkulose und Status thymico-lymphaticus. Letzterer sei erwähnt als ein Beitrag zur „insulären" Wirksamkeit des Thymus, dessen Überfunktion (Hyperthymismus) MESSINI (1933) als eine der Grund-lagen für endokrin bedingte Spontanhypoglykämie bezeichnete. Auch eine von BRIGGS (1937) beobachtete extrapankreatische Spontanhypoglykämie mit letalem Ausgang erwies sich autoptisch als durch Nebennierenatrophie bedingt. Es sei bei dieser Gelegenheit übrigens auf die große Gefahr der durch Insulin bewirkten Hypoglykämien hingewiesen, die des öfteren bei irrtümlich mit Insulin (zur Mast) behandelten ADDISON-Kranken vor-gekommen ist (CURSCHMANN). Weitere Fälle von Spontanhypoglykämie durch sekundären Hyperinsulinismus wurden bei Unterfunktion der ebenfalls zu den kontrainsulär wirkenden „Sympathicus"drüsen zählenden Thyreoidea beobachtet, und zwar sowohl bei Dysthyreoidie (MEIGNANT 1932), Hypothyreoidismus, als auch bei Myxödem. WILDER führte 1932 die Spontanhypoglykämie einer 66jährigen auf deren 8 Jahre vorher ausgeführte Schild-drüsenexstirpation zurück. Einen Hypothyreoidismus vermutete GOLDZIEHER (1936) in 20 von 112 Fällen chronischer Spontanhypoglykämie. Nachdem BAUDOIN (1935) bei 2 Myxödematösen Neigung zur Spontanhypoglykämie festgestellt hatte, veröffentlichte MARX (1936) den Fall einer schwachsinnigen Zwergin mit hypothyreoiden Zügen, die im schwersten hypoglykämischen Koma eingeliefert wurde und bei der für die Entstehung des relativen Hyperinsulinismus nicht nur die mangelhafte Gegenregulation seitens der Schilddrüse, sondern außerdem eine zentrale (Schwachsinn) und eine hypophysäre Kom-ponente (Zwergwuchs) mitverantwortlich war. Auch in dem gleichzeitig von ihm beschrie-benen Fall einer Myxödematösen mit Blutzuckerwerten bis zu 17 mg-% handelte es sich, wie die Sektion zeigte, um eine Mitbeteiligung der Hypophyse. CURSCHMANN machte bereits vor langem auf die Möglichkeit, die eigenartigen schweren Kollapse mancher Hypo-thyreosen durch Hypoglykämien zu erklären, aufmerksam, wobei er erwähnt, daß Hypo-thyreosen stets die Neigung zu Hypoglykämien eigen ist.

Bemerkenswert ist der mehrfach beobachtete Zusammenhang des Auftretens von Spontanhypoglykämien mit veränderter Ovarialfunktion. WILDER beobachtete 1930 bei einem seiner beiden Fälle von hypophysärer Spontanhypoglykämie postmenstruelle Häufung der Anfälle. HARRIS (1932) betont die Möglichkeit der Entstehung eines Hyperinsulinismus durch ovarielle Unterfunktion. GRÖNBERG (1933) sah eine Spontanhypoglykämie im Anschluß an die Menopause, STENSTRÖM (1933) eine solche im Anschluß an einen Partus einsetzen. — Schreibt man dem Ovar in bezug auf den Kohlenhydratstoffwechsel eine kontrainsuläre „Sympathicus"wirkung zu (BERNER 1922, FONSECA 1929, KAUFMANN 1929, JAYLE 1933, SENDRAIL 1934), die zu einer Blutzuckersteigerung auf dem Wege über die Schilddrüse oder über die Hypophyse führt, und berücksichtigt man, daß die Ovarialhormone, besonders das Follikulin, eine adrenalinartige Wirkung auf den Blutzucker haben (CONTARDO 1932, AMIBILIA 1935), so kann man sich diese Zusammenhänge leicht erklären.

Spontanhypoglykämien durch pluriglanduläre Störungen. Den meisten Fällen echter Spontanhypoglykämie liegen, auch wenn sie auf dem veränderten Funktionszustand nur einer Inkretdrüse zu beruhen scheinen, in Wirklichkeit pluriglanduläre Veränderungen zu-grunde (HARRIS, LANDAU, STENSTRÖM, FALTA, WILDER). Nach STENSTRÖM sind diese sogar häufiger der pathogenetische Grund für Spontanhypoglykämien als Pankreasverän-derungen. Darüber bestehen entgegengesetzte Meinungen, wie überhaupt bezüglich der Pathogenese der Spontanhypoglykämien heute noch ebensoviele ungeklärte Probleme zu lösen sind wie bezüglich der des Diabetes. „Das große Diabetesproblem, nämlich die Diskre-panz zwischen den experimentellen Erfahrungen über den Pankreasdiabetes auf der einen und den anatomischen Befunden am Pankreas auf der anderen Seite besteht in derselben Form auch für die Spontanhypoglykämie" (MARX 1936). Spontanhypoglykämien durch pluriglanduläre Störungen können dadurch entstehen, daß mehrere Blutdrüsen gleichzeitig erkrankt sind und primär zur Blutzuckersenkung führten oder daß zunächst eine einzige Inkretdrüse durch veränderten Funktionszustand die Hypoglykämie hervorrief, die dann ihrerseits sekundär Veränderungen an anderen endokrinen Organen bewirkte (COLLIN 1932). STENSTRÖM nahm 1926 als Ätiologie des hypoglykämischen Komas einer 34jährigen Frau schwere Störungen der inneren Sekretion an. In 3 Fällen von chronischer Glykopenie fand PRIBRAM (1928) Zeichen, die auf eine multiglanduläre Hypofunktion hinwiesen. Im selben Jahr ergab die Obduktion eines Falles von PETTERSON, der an spontanhypoglykämi-schen Komata mit Hypotemperatur, Herabsetzung des Grundumsatzes und Blutdrucksen-kung gelitten hatte, „pluriglanduläre Atrophie" bei normalem Pankreas. Einen ähnlichen autoptischen Befund, nämlich multiple Blutdrüsensklerose mit vorwiegender hypophysärer Beteiligung ergab die Sektion einer im spontanhypoglykämischen Koma ad exitum ge-kommenen Patientin STENSTRÖMs (1933), bei der sich die Spontanhypoglykämie im An-schluß an einen Partus entwickelt hatte. 1936 teilte STENSTRÖM einen weiteren hierher gehörigen Fall mit, und auch bei einer Patientin NEDVEDs (1936) handelte es sich letzten Endes um eine Spontanhypoglykämie durch pluriglanduläre Affektion.

Spontanhypoglykämien durch hypophysärmesencephale Störungen. Da die Tätigkeit der Hypophyse — des Hypophysenvorderlappens — als kontrainsulär wirkende, an der Aufrechterhaltung der Blutzuckerkonstanz in hervorragendem Maße beteiligte „Sympathicus"-drüse hinlänglich nachgewiesen ist (BÜCHLER 1922, LUCKE 1933, LUCKE-HAHNDEL 1933, ANSELMINO-HOFFMANN 1934), so ist ohne weiteres verständlich, daß Unterfunktion des Hypophysenvorderlappens zu Blutzuckersenkungen führen muß, ebenso wie es verständlich ist, daß Schädigungen der benachbarten zentralvegetativen Kohlenhydratstoffwechselzentren Hypoglykämien auszulösen imstande sind. Die enge Verbindung von Hypophyse und Zwischenhirn macht eine strenge Trennung der hypophysären von den zentralbedingten Spontanhypoglykämien unmöglich. 1930 stellte WILDER an Hand von 2 Fällen, in denen die hypophysäre Grundlage der Erkrankung vorwiegend auf Grund des Röntgenbefundes anzunehmen war, erstmalig das Krankheitsbild der „hypophysären Spontanhypoglykämie" auf. Dabei gelang es ihm, eine Reihe von Fällen aus der Literatur zusammenzustellen, bei denen ebenfalls eine in vivo oft nicht diagnostizierte hypophysäre Spontanhypoglykämie vorgelegen hat. Er fand diese Fälle besonders häufig unter den sog. „fetten hypophysären Kachexien" (LICHTWITZ), jenen Fällen von SIMMONDSscher Krankheit also, in denen die hochgradige Abmagerung, das hervorstechendste Symptom dieser auf Unterfunktion des HVL., in seltenen Fällen auch einmal auf infundituboraler Läsion (MARCHAND 1934) beruhenden Kachexie durch eine Mastkur mit dem eigenen Insulin, „endogene Insulinmast" (FALTA), zum Verschwinden gebracht wird. CURSCHMANN weist jedoch darauf hin, daß solche pastösen, nicht untergewichtigen SIMMONDS-Fälle von REYE als mitigierte Form beschrieben worden sind, bei denen besonders die hypothyreogenen Symptome hervortreten und zur Wasserretention und Sparsamkeit des Stoffwechsels führen. 1933 betonte KYLIN, 1935 HANTSCHMANN die Häufigkeit spontanhypoglykämischer Anfälle bei SIMMONDSscher Kachexie. Allerdings ist die Neigung vieler Fälle von Morbus Simmonds zu Hypoglykämien sehr gering, wie die gute Toleranz der Kranken gegenüber zur Mast verwandtem Insulin beweist (CURSCHMANN). Den „Winterschlafanfall" jener Patientin von PRIBRAM (1927), vom Verfasser als primär thyreogen gedeutet, bei der sich im Anschluß an den 6. Partus eine von BAUER und WILDER klinisch als klassisch bezeichnete und auch autoptisch als solche erwiesene hypophysäre Kachexie mit periodisch wiederkehrenden Schlafanfällen entwickelte, faßt WILDER als hypophysäre Spontanhypoglykämie auf, wobei er die bis zu 7 Tagen dauernden, mit Untertemperatur, Pulsverlangsamung und Fehlen der Reflexe einhergehenden Schlafanfälle, in deren einem der Exitus erfolgt, als hypoglykämische Komata ansieht. Als zentralbedingt sind 2 Fälle von Spontanhypoglykämie bei subarachnoidaler Blutung aufzufassen, die RATHERY (1931) beschreibt. Im selben Jahr veröffentlichen MARX-LAUBENTHAL den forensisch besonders interessanten Fall eines Kriegsbeschädigten mit Stirnschuß, der in einem seiner spontanhypoglykämischen Dämmerzustände eine Brandstiftung begangen hatte, für die er Amnesie angab. Diese Möglichkeit wurde zugegeben und als Ursache seiner Spontanhypoglykämie von den Verfassern eine Läsion der vegetativen Zentren im Zwischenhirn infolge Spätkomplikation durch den Hirnschuß angenommen. — Strafbare Handlungen mit völliger Amnesie, die im affektiven, als Strafausschließungsgrund zu bewertenden hypoglykämischen Dämmerzustand begangen wurden, beschreibt auch SERKL (1936). — An eine Störung der zentralvegetativen Steuerung als Grundlage für die hypoglykämischen Komata einer 44jährigen Patientin denkt McGOVERN (1932) vorwiegend auf Grund eines Unfalles, den die Patientin 3 Jahre vor dem Auftreten ihrer Anfälle gehabt hat. Einen weiteren Fall zentralbedingter Spontanhypoglykämien mit Komata, atypischem, neurologischem Syndrom, Aphasie, Hemiplegie beschrieb ZISKIND (1933). 1935 werden 3 weitere Fälle von hypophysärer Spontanhypoglykämie mitgeteilt, den einen beschreibt POROT bei einer 15jährigen Patientin mit hypophysärem Infantilismus, die beiden anderen GIAUNI bei 2 Knaben mit Dystrophia adiposo genitalis bzw. Wachstumsstillstand seit dem 6. Lebensjahr. 1936 weist MARX an Hand seiner 3 bereits erwähnten Fälle nochmals ausdrücklich auf die Bedeutung der zentralen Faktoren für die Entstehung von Spontanhypoglykämien hin; DARROW bezieht im gleichen Jahr die Ursache für eine mit Krämpfen einhergehende Spontanhypoglykämie zweier Schwachsinniger auf deren Encephalogramm nachweisbarer Schädigungen des Gehirns. CURSCHMANN endlich erwähnt den Fall eines Postencephalitikers mit ausgesprochenen hypoglykämischen Anfällen.

III. Zusammenhang zwischen äußerer und innerer Sekretion.

Die innere Sekretion des Pankreas ihre Beziehungen zur äußeren Sekretion hat für den Chirurgen besonderes Interesse bei den Verletzungen und Erkrankungen des Pankreas (s. hier Kapitel: Traumatischer Diabetes).

Bei den Verletzungen handelt es sich oft um Querrisse (GARRÉ, HOMEYER, HEINEKE u. a.), die durch Naht geheilt werden können oder um Schußverletzungen (ENDERLEN). Gröbere Störungen, besonders das Auftreten einer länger anhaltenden Glykosurie oder gar das Auftreten eines echten Diabetes mellitus sind nach der Naht nicht beobachtet worden. Aber jede Verletzung des Pankreasgewebes gibt Veranlassung zu einer Funktionsstörung, die durch eine vorübergehende Inselschädigung zu einer kurzdauernden Hyperglykämie führen kann. Diese Störungen treten nicht nur bei Zerreißungen des Organes, sondern auch bei Quetschungen ohne grobmechanische Schädigungen ein (JORNS 1935). Erfolgt eine so starke Verletzung des Pankreas durch das Trauma, daß sie einer völligen Zerstörung der Bauchspeicheldrüse gleichkommt, so liegen die gleichen Verhältnisse wie beim experimentellen Diabetes vor. In der Beziehung der äußeren und inneren Sekretion nimmt man auf Grund tierexperimenteller Untersuchungen an, daß nach Unterbindung der Ausführungsgänge des Pankreas keine gröbere Hemmung auftritt; jedoch erfolgt eine Vermehrung der Insulinproduktion. Bei Vögeln fanden HERXHEIMER und MOLDENHAUER (1932) nach Pankreasunterbindung vermehrte Insulinabgabe aus den Inselzellen (HERXHEIMER und CARPENTIER). Wurde bei Hunden durch Unterbindung des Ductus pancreaticus oder durch Massenligatur am Schwanzteil die äußere Sekretion des Pankreas teilweise gehemmt, so trat 2 Monate später eine Senkung des Blutzuckerspiegels im Nüchternzustand auf (ALPERN und BESUGLOW), Resistenzvermehrung gegenüber Traubenzucker, Gewichtszunahme und Fettspeicherung waren nachweisbar, alles Symptome, die auf eine vermehrte durch die Pankreasgangunterbindung zurückzuführende Hyperfunktion des Inselapparates hindeuten. Nach Ansicht von LA BARRE und ZUNZ, die die Beziehungen der inneren und äußeren Sekretion mittels der Anastomosemethode zweier Hunde untersuchten (derart, daß das Empfängertier das Pankreasvenenblut des Spenders in den Kreislauf V. jugularis erhält), wird durch Pankreassaftabfluß, ausgelöst durch Sekretin, Trypsin entzogen und Insulin hat freies Spiel und Hypoglykämie ist die Folge. Insulinneubildung im Pankreas nach Stenose des Ausführungsganges durch Pankreaskopfcarcinome wurde in 2 Fällen beobachtet (BURKHARDT).

Zur Prüfung der insulären Tätigkeit wurde der Schwanzteil des Pankreas isoliert. Während nun das äußere Sekret ungestört ins Duodenum fließen kann, wird der Pankreasschwanz so in eine Drüse ohne Ausführungsgang verwandelt (MANSFELD, ALPERN und LEITES, NATHER, PRIESEL und WAGNER). Histologische Untersuchungen des Schwanzteiles in verschiedenen zeitlichen Abständen zeigen nun, daß nach einer kurzen Periode eines Ödems eine allmähliche Zerstörung der acinären Elemente eintritt. Man findet eine steigende Menge von Bindegewebe, zuerst um die Läppchen herum, dann in den Läppchen und schließlich Pankreascirrhose. Die Inseln zeigen in den ersten 2 Wochen Ödeme, später erscheinen hier große solide Zellkomplexe, die die Gefäßanordnung und Färbeeigenschaften von Inselgewebe haben. Die Isolierung des Pankreasschwanzes führt frühzeitig zu einem Anstieg der Diastase im Blut, wobei der Diastaseanstieg der Menge des isolierten Gewebes proportional zu gehen scheint. Die Ligatur des Kopfes ergibt viel höhere Diastasewerte als die der Ligatur des Schwanzes (TAKATS). Es ist als Seltenheit anzusehen, wenn bei einer akuten Pankreasnekrose ein schwerer Diabetes auftritt, während Hyperglykämie und Glykosurie bei fast 50% aller akuten Pankreaserkrankungen die Regel ist (JORNS, BERNHARD). Spätfolgen akuter Pankreaserkrankung in Form von leichteren Kohlenhydratstoffwechselstörungen oder Auftreten eines Diabetes mellitus sind häufiger. BERNHARD hat Nachuntersuchungen angestellt und gefunden, daß etwa 10% aller Pankreasnekrosen einen Diabetes mellitus und 20% leichtere Kohlenhydratstoffwechselstörungen davontragen. SCHMIEDEN wies sogar regelmäßig noch lange Monate nach Pankreasnekrose Kohlenhydratstoffwechselstörungen nach. Auch bei klinisch nicht besonders in Erscheinung tretenden Pankreaserkrankungen, wie z. B. bei Gallenblasenentzündung oder ins Pankreas penetrierenden Ulcera des Magens oder Duodenums, ist eine Beteiligung der innersekretorischen Pankreasfunktion vorhanden. BERNHARD wirft ebenso wie JORNS die Frage auf, ob der Grad der Hyperglykämie zur Ausdehnung der Organveränderungen bei akuter Pankreasnekrose in Beziehung stünde, kommt aber berechtigtermaßen zur negativen Stellungnahme. Von den übrigen und selteneren Erkrankungen des Pankreas wie Lues, Tuberkulose, Pankreascysten, Carcinome ist nur zu sagen, daß sie sehr selten gleichzeitig Diabetessymptome aufweisen, es müßte denn sein, daß die durch die Erkrankung des Pankreas hervorgerufenen Veränderungen von so starker Ausdehnung sind, daß mindestens $^9/_{10}$ der Drüse zerstört ist und keine Regeneration eingetreten ist. Dieses Bild wäre dann dem experimentellen SANDMEYER-Diabetes gleichzusetzen.

IV. Diabetes mellitus.

Über das Wesen und die Ätiologie des menschlichen Diabetes sind schon, seit sich die Medizin mit dem Diabetes mellitus beschäftigt und vor allem seit der Entdeckung des experimentellen Pankreasdiabetes durch MERING und MINKOWSKI (1889), die mannigfaltigsten Ansichten und auch Streitfragen entstanden. Sichergestellt ist, daß die Erblichkeit sowohl in recessiver als auch dominanter Vererbung eine große Rolle spielt. Der insuläre erwachsene Diabetiker trägt den Charakter seiner Zuckerkrankheit in seinem Erbgut (und der Charakter bleibt deshalb in der Regel konstant, UMBER). UMBER hat an 3 in der Erbanlage konkordanten eineiigen Zwillingspaaren erlebt, daß der Charakter des diabetischen Erbgutes bei beiden Partnern immer der gleiche war und daß Umwelteinflüsse nur Manifestationsschwankungen hervorriefen. JOSLIN konnte an seinem großen Diabetikermaterial — sowohl Erwachsene als auch Kinder — feststellen, daß bis 1922 mehr Männer als Frauen erkrankt waren und daß seither sich dieses Verhältnis umgekehrt verhält. Die Zahl der Erkrankungsfälle wächst stetig von der Jugend bis 54 Jahren, dann fällt die Zahl der Erkrankten erheblich ab. Bei den meisten Diabetikern beginnt die Erkrankung zwischen 50 und 60 Jahren. Bei den Juden, insbesondere bei den Frauen, tritt der Diabetes viel früher auf. Frauen erkranken häufiger nach dem Klimakterium an Diabetes. Die Größe der diabetischen Kinder übertrifft den Durchschnitt. Während die meisten Diabetiker bei Beginn der Erkrankung übergewichtig sind, findet man bei Kindern und Wachsenden im Beginn der Erkrankung immer Untergewichtigkeit. Besonders bei den Juden ist die gleichzeitige Fettleibigkeit fast immer die Regel (JOSLIN, ELLIOT, LOUIS, DUBLIN und MARKS). Die Diabetesmortalität ist bei den Juden 6mal größer als bei den Nichtjuden. Besonders gering ist die Erkrankung an Diabetes bei der japanischen Rasse. Was die Verteilung des Diabetes auf die verschiedenen Berufe betrifft, so stehen diejenigen Berufe, die mit Lebensmittelverkauf zu tun haben, an der Spitze, ferner Bahnarbeiter, Zugführer, während geistige Berufe nicht stärker als andere Berufe zum Diabetes prädestinieren. Ganz abzulehnen ist die frühere Annahme, daß der Diabetes ein Privileg der Wohlhabenden sei.

Daß Pankreasexstirpation ein dem menschlichen Diabetes ähnlichen Zustaud hervorruft, viele menschlichen diabetischen Symptome in sich vereint, liegt einwandfrei klar, aber wir kennen in der menschlichen Pathologie keinen so kompletten Diabetes wie er durch totale Exstirpation der Pankreasdrüse beim Tier erzeugt werden kann. Und trotz der Ähnlichkeit der pankreasdiabetischen und menschlichen Symptome bestehen Unterschiede, die besonders hervorgehoben werden müssen, da wir ja heute noch nicht mit Sicherheit wissen,

ob der menschliche Diabetes ebenso wie der tierexperimentelle auf reinem Insulinmangel beruht. Gehört doch zum Entstehen eines experimentellen Diabetes
die Entfernung fast der ganzen Drüse und bleiben nur minimalste Reste noch im
Organismus, so ist die Aufrechterhaltung des Kohlenhydratstoffwechsels gewährleistet und ein Diabetes bleibt aus. Ferner ist die Leber pankreasdiabetischer
Tiere fast glykogenfrei und fettreich, während die Leber selbst im Koma ge-
storbener Diabetiker noch auffallend viel Glykogen und infolgedessen nur geringfügigen Fettgehalt aufweist. Auf Grund der Erfahrungen des tierexperimentellen Diabetes müßte man doch annehmen, daß je weniger Insulin im
Organismus kreist, desto schlechter die Kohlenhydratverwertung ist, insbesondere auch die Kohlenhydratverwertung in der Leber, denn wir wissen, daß
die Umwandlung von Zucker in Glykogen in der intakten Leberzelle absolut
an die Anwesenheit von Insulin gebunden ist (THANNHAUSER), im Gegensatz
zur Muskulatur, wo die Glykogensynthese auch ohne Insulin erfolgt. Diese
Tatsache findet ihre Bestätigung in der glykogenarmen Leber totalpankreas-
diabetischer Tiere. Die pathologisch-anatomischen Veränderungen, die wir bei
menschlichen Diabetikern im Pankreas und Inselsystem finden, sind bei allen
Meinungsverschiedenheiten in diesem Punkt, doch bei weitem niemals so,
daß sie einem totalen Ausfall der Insulinproduktion und damit einem pankreasdiabetischen Organismus gleichkämen. Der menschliche Diabetiker produziert,
wie wir auch aus Insulinbestimmungen menschlicher diabetischer Organe wissen,
noch so viel Insulin, daß es auffällig ist, daß trotz Anwesenheit dieser Menge
Insulin überhaupt ein Diabetes entsteht, zum mindesten gibt diese Tatsache
Veranlassung, an andere Möglichkeiten in der Ursache des Diabetes zu suchen.

Überblicken wir die anatomischen Befunde kurz, so werden Sklerose und
Atrophie der Inseln infolge Gefäßkrankheiten oder Entzündungen des Pankreas,
hyaline und hydrophische Degeneration der Inseln angegeben. Letztere sollen
gerade bei jugendlichem Diabetes und bei allen akut verlaufenden Diabetes-
fällen vorkommen (HERXHEIMER, WEICHSELBAUM). ALLEN ist der Ansicht,
daß die hydrophische Degeneration eine Folge der funktionellen Überbelastung
des Inselsystems sei durch Überbelastung von Kohlenhydraten oder allgemeiner
Überernährung. Es ist sehr fraglich, ob eine exogene Überbelastung oder eine
Veränderung der endogenen nervösen Impulse eine hydrophische Degeneration
verursachen kann. Eine elektrische Inselerkrankung, wie sie dem klinischen Bild
des Diabetes zugrunde liegt, finden wir in ihrer reinsten Form nur beim jugendlichen Diabetes (HEIBERG), allerdings ist die anatomische Ursache dieser elektiven Inselerkrankung noch vollständig ungeklärt. Man nimmt heute an, daß
endogene Momente, die wir mit unseren Untersuchungsmethoden vielleicht'
heute noch nicht erfassen können, für das Zustandekommen der elektiven Inselerkrankung ausschlaggebend sind. Die anatomischen und histologischen Veränderungen, die im Pankreas von Diabetikern gefunden werden, wechseln also
stark und stehen vor allem in keiner Beziehung zu dem klinischen Typus des
Diabetes. Nach LABBÉS Untersuchungen überwog im mittleren Lebensalter der
sklerosierende Prozeß, in den Jugendjahren mehr der degenerative. Es gibt auch
Fälle, in denen überhaupt am Pankreas keine oder minimalste Veränderungen
gefunden wurden. Bei der Suche nach dem Sitz der Erkrankung an anderen
Stellen gelang es nicht, etwa an anderen endokrinen Drüsen oder am Nervensystem
solche Veränderungen festzustellen. Ich glaube, daß eine solche Erkrankung,
wie sie der Diabetes darstellt, sich überhaupt nicht in einer anatomischen Veränderung äußert, sondern nur in einer eingeschränkten Funktionsbreite der endokrinen Sekretion sich kundtut. Die Funktion eines jeden Organes hängt zweifellos
von nervösen Impulsen ab, so daß man vielleicht auch hier die primäre Störung
nicht im Erfolgsorgan selbst zu suchen hat, sondern daß sie vielmehr in einer

ibergeordneten nervösen Regulation zu suchen ist. Von den Infektionskrank-
ieiten hat keine besondere Neigung, sich im Pankreas zu lokalisieren. Es kann
ıber bei jeder Infektion zu akuten oder chronischen Pankreatitiden kommen,
)hne daß eine echte diabetische Erkrankung die Folge ist. Der Altersdiabetes
st meist durch Sklerose der Gefäße verursacht. Besonders zu erwähnen sind
lie toxischen Schäden, die gleichzeitig Leber und Pankreas in Mitleidenschaft
:iehen und zu einer gleichzeitigen Degeneration des Leber- und Pankreasparen-
:hyms führen. Nicht allzuselten ist die echte Lebercirrhose mit einer Cirrhose
les Pankreas verknüpft, bei denen dann Zuckerausscheidung auftritt. Merk-
vürdigerweise finden wir bei der akuten Pankreasnekrose höchstens vorüber-
çehend Glykosurie auch bei denjenigen Kranken, die diesen schweren Zustand
iberstehen.

Zur Erklärung des *Wesens der Zuckerkrankheit* hat MINKOWSKI *die sog. Zucker-
)xydationstheorie* aufgestellt, die besagt, daß das Wesen der diabetischen Stoff-
veselstörung auf dem Unvermögen einer ausreichenden Kohlenhydratverbren-
ıung in der Peripherie besonders in der Muskulatur beruht. Der Zucker kann
ıur ungenügend verbrannt werden, staut sich im Blute an und wird dann von der
Niere ausgeschieden. Da der Zucker von Geweben nur ungenügend verwertet
verden kann, kommt es trotz der Zuckerstauung in den Geweben zu einem
Zuckerhunger in den Geweben. Auf diesen falschen Zuckerhunger hin reagiert
lie Leber mit einer vermehrten Glykogenverzuckerung zum Nachschub und
versucht gleichzeitig das verzuckerte Glykogen durch Neubildung von Glykogen
ıus nichtkohlenhydrathaltigem Material vor allem durch Eiweiß zu ersetzen.
v. NOORDEN, der ebenfalls früher diese Ansicht teilte, trat später dafür ein,
laß das Wesentliche beim Diabetes die Hemmungslosigkeit des Glykogenzerfalles
jei infolge der ausfallenden dämpfenden Wirkung des Insulins auf den diasta-
:ischen Prozeß. Die Folgen hiervon sind vermehrte Zuckerabgabe an das Blut
ınd Verarmung der Glykogenreserven. NAUNYN andererseits ist der Ansicht,
laß die Leber des Diabetikers ein Unvermögen besitze Zucker zu Glykogen aufzu-
)auen. Er prägte damit den Begriff der Dyszooamylie. UMBER, FALTA, JOSLIN,
THANNHAUSER, GRAFE u. a. vertreten die Ansicht, daß die Vorgänge im dia-
)etischen Stoffwechsel komplexer Natur sind, wobei einerseits Störung der
Glykogenbildung und Glykogenfixation in Leber und Muskulatur, andererseits
Störung in der Zuckerverwertung vorliegt. BÜRGER nimmt an, daß infolge an-
çeborenen oder erworbenen Insulinsmangels die geordnete Verwendung der
Kohlenhydrate vor allem in der Muskulatur verhindert sei und daß der dadurch
)edingte „paradoxe Zuckerhunger" zu einer dauernden Mehrproduktion von
Kohlenhydraten durch die Leber und damit zu den diabetischen Symptomen
:ührt.

Bei dieser Annahme wäre die Dyszooamylie der Leber sekundärer Natur,
çenau so wie die Mobilisation der Fettreserven (BÜRGER).

In jüngster Zeit wurden überraschende Befunde beim Studium der Beziehung
:wischen der Blutzuckerhöhe und der Zuckerverwertung von SOSKIN und
LEVINE erhoben. Die Autoren stellten fest, daß der völlig pankreaslose Hund
— also ohne jedes Insulin — einen bestimmten Anteil des vom Normaltier
verwerteten Zuckers ausnützen kann und daß sowohl beim normalen als auch
beim pankreaslosen Tier der Ausnützungsgrad von der Höhe des Blutzuckers
ıbhängig ist. Bei einer bestimmten Blutzuckerhöhe nutzt in einem gewissen
Glykämiebereich der pankreaslose Hund weniger Zucker aus als der normale
bei gleichem Blutzucker, aber bei seiner gewöhnlichen Hyperglykämie nutzt
ler pankreaslose Hund mindestens ebensoviel aus wie der normale bei der
ıhm eigenen normalen Blutzuckerhöhe. Auf Grund dieser Ergebnisse ist die
„Nichtausnützungstheorie" nur mit besonderer Einschränkung anwendbar,

während die „Überproduktionstheorie" sich als wichtigerer Bestandteil der neuen Auffassung behauptet (Soskin und Levine 1937).

Klärung in der Frage nach dem Wesen des Diabetes mellitus des Menschen werden wir erst dann erhalten, wenn wir über den Angriffspunkt des Insulins genauer orientiert sind als es bis heute der Fall ist, trotz der ungeheuerlichen Literatur die seit Entdeckung des Insulins erwachsen ist. Wir nehmen heute mit einem gewissen Recht an, daß das Haupterfolgsorgan die Muskulatur darstellt, wie Arbeiten von Bürger, Brentano usw. betonen, aber über den Angriffspunkt des Insulins auf die Leber, des wichtigsten Organes im Zuckerstoffwechsel, wissen wir noch viel zu wenig, als daß wir behaupten könnten, sie stehe bezüglich der Insulinwirkung nicht im Vordergrund. Die Formulierung des Angriffspunktes des Insulins ist also besser dadurch ausgedrückt, daß der Angriffspunkt nicht nur in der Leber, sondern auch in der Muskulatur zu suchen ist. Laufberger, Geelmuyden u. a. Autoren nehmen an, daß das Insulin erschwerend auf die Nachlieferung des verschwindenden Zuckers aus den Glykogenbeständen der Leber wirke, also die Wirkung in einer Hemmung der Glykogenolyse bestünde und daß der diabetische Zustand und die Insulinwirkung nur mit der Einwirkung auf die Glykoneogenie sich allein erklären ließe. Thannhauser nimmt meiner Ansicht nach mit Recht gegen diese Annahme Stellung und betont, daß, wenn Insulin lediglich auf die Glykoneogenie im Sinne einer Hemmung einwirke, das pankreasdiabetische Tier in seiner Leber reichlich Glykogen haben müßte, da durch den Ausfall des Insulins ja nur die Glykoneogenie entbremst und die Zuckerneubildung ins Uferlose gesteigert wäre. Dem ist aber nicht so, da die Leber des pankreasdiabetischen Tieres immer glykogenfrei angefunden wird. Thannhausers Theorie geht dahin, daß durch Insulin zweifellos die Glykoneogenie und durch Nahrungskohlenhydrate verursachte Hyperglykämie zum Rückgang gebracht werden, aber nicht durch eine primäre Hemmung der Zuckerneubildung und des Zuckerangebotes, sondern durch das Insulin dürfte ein in der Leberzelle vorhandener Stoff wahrscheinlich ein Ferment zur Leberglykogensynthese befähigt werden, so daß die durch Glykoneogenie und die Nahrung aufgenommenen Kohlenhydrate zu Glykogen aufgebaut werden können. Die Leber steht in der Diabetesfrage schon deswegen im Vordergrund, da sie zur Erzeugung der Hypoglykämie absolut erforderlich ist, da ohne Leber trotz Pankreasexstirpation kein Diabetes auftreten kann. Aber leider *wissen wir* über die direkte Insulinwirkung auf die Leber *noch zu wenig*, um hierdurch das Wesen des Diabetes zu ergründen. Nehmen wir als Grundlage der diabetischen Stoffwechsellage einen Hypinsulinismus an, so sind die Hauptsymptome der diabetischen Störung in einer mangelhaften Glykogenbildung, Hyperglykämie, Glykosurie, in einer ungenügenden Kohlenhydratverbrennung in der Leber, in einer krankhaft gesteigerten Glykoneogenie und in der Bildung von Ketonkörpern zu suchen (Thannhauser). Die Bildung von Ketonkörpern ist der Ausdruck eines unvollständigen Abbaues von Fettsäuren und bestimmten Aminosäuren. Außer dieser auf Grund von Insulinmangel hervorgerufenen Glykoneogenese kann vermehrte Glykoneogenese noch entstehen auf Grund eines Überschusses von diabetogener Substanz des Hypophysenvorderlappens oder teilweise vielleicht auf Grund einer Hyperaktivität der Nebennieren bzw. der Schilddrüse. Man spricht dann von einem extrainsulären Diabetes, der durch Überfunktion der Gegenregulation hervorgerufen wird. Wir kennen als extrainsuläre Formen des Diabetes den schon lange bei Erkrankung der Hypophyse bekannten sog. hypophysären Diabetes, der in etwa 35% bei Akromegalie vorkommt (Borchardt). Von Lyall und Innes wird ein interessanter Fall eines relativ jugendlichen Diabetes beschrieben, bei dem nach anfänglicher schlechter Kohlenhydrattoleranz und hohen Insulindosen allmählich die Kohlenhydrattoleranz stieg und

Insulin nicht mehr erforderlich war. Als Ursache der Besserung des Diabetes wurde ein Hypophysentumor gefunden, der den den Diabetes erzeugenden Vorderlappen der Hypophyse zerstörte und so den extrainsulären hypophysär bedingten Diabetes dadurch zum Verschwinden brachte.

Diabetes und Trauma. Die Frage der Möglichkeit einer traumatischen Genese des Diabetes mellitus ist in der Literatur eine viel erörterte und viel umstrittene. Das Problem ist sowohl von der medizinischen-wissenschaftlichen als auch von der juristischen Seite von größter Bedeutung. Während man den Begriff des traumatischen Diabetes früher nur auf solche Fälle, wo nach Gehirnverletzung oder Gehirnerschütterung eine Glykosurie auftrat, bezog, erweiterte man ihn später auch auf Zuckerausscheidung nach psychischem Trauma. Wir wissen heute, daß durch die Feststellung einer Glykosurie noch keineswegs die Diagnose Diabetes mellitus gestattet ist, da neben der insulär bedingten Glykosurie zahlreiche Formen extrainsulärer Genese bekannt sind. Ich erinnere nur an die organischen und funktionellen zentralnervösen Störungen, die innersekretorischen Störungen nichtpankreatogener Natur, die Glykosurie hervorrufen, die Glykosurien, bedingt durch pharmakologische Einflüsse, die Aderlaßhyperglykämie, die febrile Hyperglykämie usw.

Durch die Entdeckung v. MERING und MINKOWSKIS ist die Entstehung eines echten Diabetes durch traumatische Zerstörung ohne weiteres denkbar. Da wir aber wissen, daß nur die quantitative Zerstörung der Bauchspeicheldrüse einen dauernden Diabetes zur Folge hat, so müßte es schon ein sehr schweres Bauchtrauma sein, das zweifellos, da die Bauchspeicheldrüse sehr geschützt liegt, die anderen Bauchorgane in einer derartig schweren Weise mitverletzen würde, daß ein solches Trauma kaum mit dem Weiterleben des Verletzten vereinbar wäre. Dieser Vorgang muß also seinem ganzen Hergang nach ein äußerst seltener sein. Bei einer schweren Schädigung des Pankreas, die nicht zum Tode führen würde, könnte man sich im Hinblick auf die experimentellen Ergebnisse einmal einen transitorischen, also einen SANDMEYER-Diabetes, vorstellen oder bei einem schon konstitutionell minderwertigen Pankreas, also bei einem schon lange bestehenden Diabetes, die Auslösung desselben zur Evidenz, aber nicht seine Entstehung. Die Möglichkeit der Entstehung oder Auslösung eines Diabetes durch direkte traumatische Schädigung des Pankreas muß also anerkannt werden. Dagegen fehlt uns bisher jeglicher Beweis, daß durch andere Verletzungen des Körpers ein insulärer Diabetes entstehen könne, auch nicht auf dem Umwege über eine extrainsuläre Glykosurie.

v. NOORDEN (1927) präzisierte ganz scharf: „Nach Maßgabe der gesamten experimentellen Pathologie und Pharmakologie führt beim Tier keine Brücke von der sympathicogenen transitorischen Störung des Zuckerhaushaltes zum chronischen Diabetes." Weiter sagt v. NOORDEN: „Die Piqure-Glykosurie stellt sich heute nur als ein Sonderfall der großen Gruppe „chromaffine Glykosurie" dar und einstweilen ist es erlaubt, alle anderen Formen der experimentellen transitorischen neurogenen Glykosurien in gleicher Weise zu deuten."

Die größten Schwierigkeiten liegen in der Beurteilung des sog. neurotraumatischen Diabetes. Der nervöse Apparat kann durch mechanische Insulte schwer geschädigt werden. Hier sind die traumatischen Neurosen zu nennen, die OPPENHEIM auf feinste Veränderungen des Nervensystems zurückführen und zu einer einheitlichen Krankheit zusammenfassen wollte. Diese Auffassung darf als widerlegt betrachtet werden. Die einwandfrei funktionelle Natur der traumatischen Neurose ist erwiesen. So wichtig diese Feststellung auch sein mag, so schwer ist die Entscheidung bei einer Kombination von psychischem Trauma und Glykosurie. Eine im Anschluß an ein mit starker Shockwirkung einhergehendes psychisches Trauma auftretende Glykosurie und Hyperglykämie von längerer Dauer kann nicht ohne weiteres als funktionelle Reaktion erklärt werden. Das Zentralnervensystem steht mit seinen Anforderungen auf nervösem und chemischem Gebiet durch cerebrospinale und sympathische Nerven mit den einzelnen Organen in Verbindung. Der Sympathicus ist auf das engste verknüpft mit den Drüsen der inneren Sekretion. Wir wissen alle, daß psychische Einflüsse einen bestehenden echten Diabetes mellitus einwandfrei verschlimmern können. Es gibt sichere Beobachtungen, daß durch schwere psychische Traumen ein echter Basedow entstehen kann. Der Ikterus nach Ärger ist nichts Unbekanntes. Die Beeinflussung der Magensekretion in den PAWLOWschen Versuchen stellt ein weiteres Beispiel dar. Und KREHL sagt: „Das Märchen vom gebrochenen Herzen, an dem jemand stirbt, ist kein Märchen." Es ist also als sicher anzunehmen, daß durch psychogene bzw. neurogene Ursachen organische Veränderungen ausgelöst werden können. Bei Betrachtung dieser teilweise noch dunklen Beziehungen zwischen Physis und Psyche ist also weder eine Überwertung experimentell gesicherter Tatsachen noch eine spekulative Einstellung erlaubt. THANNHAUSER weist darauf hin, daß von den geistigen Berufen diejenigen eine besondere Neigung zur diabetischen Störung haben, die mit großen seelischen Erregungen zu tun haben. LOEWY teilt mit, daß bei dem Fahrpersonal der Linie Paris-Mittelmeer Diabetes 7mal häufiger war als beim Büropersonal.

v. NOORDEN hat seine Erfahrungen über plötzliche Verschlechterung der Stoffwechsellage durch Aufregung an einem ungeheuren Diabetikermaterial mitgeteilt. Die glykosuriesteigernde Wirkung erstreckte sich aber nur in ganz vereinzelten Fällen auf mehrere Tage, klang sehr oft ab innerhalb eines Tages, meistens schon nach einigen Stunden. In vielen Fällen waren jedoch psychische Insulte ohne jeden Einfluß auf Blut- und Harnzucker, so daß eine bestimmte Gesetzmäßigkeit: psychisches Trauma und Beeinflussung des Kohlenhydratstoffwechsels abzulehnen ist.

Eines der größten Experimente am Menschen in bezug auf die Frage, ob ein echter Diabetes nur durch nervöse Einflüsse ohne Pankreaserkrankung entstehen kann, hat der Weltkrieg geliefert, wobei nicht zu vergessen ist, daß auch schon die Vorkriegsliteratur zur Vorsicht in der Anerkennung eines neurogenen Diabetes mahnte.

Es steht heute fest, daß der Krieg, der sowohl an körperlichen wie psychischen Schädigungen ungeheuer reich war, prozentual keine Vermehrung des Diabetes hervorgerufen hat. Die systematische Untersuchung hat JOSLIN an aus dem Kriege zurückkehrenden Soldaten vorgenommen; er fand unter 40000 Soldaten nur 2 Diabetiker. Dieses Maßexperiment ist natürlich gerade bei den Amerikanern am besten und gesundesten Menschenmaterial ausgeführt worden. Doch auch im deutschen Heere, wo in den letzten Kriegsjahren ältere und körperlich weniger qualifizierte Menschen eingestellt wurden, ist keine Zunahme des Diabetes bekannt geworden. GOTTSTEIN und UMBER teilen z. B. mit, daß in einem Berliner Reservelazarett unter 4041 Soldaten 1,2⁰/₀₀ Diabetiker waren, in der Charlottenburger Zivilbevölkerung dagegen 2,3⁰/₀₀. STRAUSS kommt zu dem gleichen Ergebnis. Gerade die mehrjährige Dauer des Krieges hätte bei den dauernden psychischen Spannungen sowohl im Heere als auch in der Heimat die Zahl der Diabetiker ins Ungeheure wachsen lassen müssen.

Die meisten Autoren (UMBER, MEYTHALER und JAKOBI u. a.) stehen heute auf dem Standpunkt, daß ein traumatischer Diabetes nur bei Schädigung des Inselorganes oder Schädigung auf infektiöser Basis (MEYTHALER und REICHEL) anerkannt werden kann.

Ein schwerer, längerdauernder, fieberhafter Infekt, insbesondere eine Sepsis, kann entzündlich oder toxisch ein gesundes Pankreas so schwer schädigen, daß ein echter Diabetes resultiert. Nach aller Erfahrung muß eine solche schwere pankreatische Schädigung zu den allergrößten Seltenheiten gehören und praktisch gar nicht in Frage kommen. Daß dagegen eine längerdauernde Sepsis eine latente pankreatische Minderwertigkeit in eine evidente überführt, mit anderen Worten, einen schlummernden Diabetes zur Auslösung bringt, dürfte nicht ganz so selten sein.

Wenn wir uns auf den Standpunkt stellen, daß Schädeltraumen, Encephalitis, Meningitis und schwerste psychische Traumen einen Diabetes nicht erzeugen, jedoch erwecken bzw. verschlimmern können, so geschieht dies nur aus einer rein juristischen Einstellung heraus; denn in all diesen Fällen handelt es sich um extrainsuläre Einflüsse, für die man nach der rein wissenschaftlichen Erkenntnis bisher keinen Übergang zu der Schädigung des Inselsystems kennt. Das Dunkel, das jedoch bisher noch über der psycho-physischen Verknüpfung, die wohl über das autonome Nervensystem führt, liegt, gibt uns die Berechtigung, in ganz besonders gelagerten Fällen mit strengster Kritik schwere physische und psychische Traumen als auslösende Ursachen eines Diabetes anzuerkennen.

Die Begutachtung eines Diabetes nach Trauma verlangt sorgfältigste Erhebung der Familien- und Individualanamnese, genaueste Untersuchung und kristischste Beurteilung. Nach unseren Ausführungen kann die Anerkennung eines traumatischen Diabetes immer nur einen Ausnahmefall darstellen, da wir nur in einem einzigen Fall — direkte Pankreasschädigung — die Pathogenese des traumatischen Diabetes erklären können.

Operative Beeinflussung des menschlichen Diabetes. Chirurgische Eingriffe zur Behandlung des menschlichen Diabetes wurden von verschiedenster Seite ınd auf die verschiedenste Weise unternommen, ohne daß sie von günstigem Einfluß auf die diabetische Stoffwechsellage begleitet waren. Der Zweck des chirurgischen Eingriffes sollte eine Erhöhung der Kohlenhydrattoleranz und Erhöhung der Insulinempfindlichkeit meist über den Weg des neurohormonalen Regulationssystemes darstellen. Versucht wurde durch die Ennervierung eines oder beider Nebennieren die dem Insulin antagonistische Adrenalinwirkung zu beseitigen und damit die Insulinproduktion zu stützen. Tatsächlich ließ sich im Tierexperiment durch Entnervung der Nebennieren die Adrenalinproduktion deutlich für kurze Zeit herabsetzen und es verschwanden sogar bei pankreasektomierten Tieren, denen beide Nebennieren ennerviert waren, die diabetischen Symptome (CIMINATA). Die Chancen sind aber für den menschlichen Diabetes außerordentlich gering, weil die Adrenalinproduktion nur herabgesetzt wird und niemals ganz aufgehoben werden kann, da ja das ganze über den Körper verteilte chromaffine System Adrenalin produziert. Ferner war im Tierexperiment zu zeigen, daß sogar schon nach 3—4 Wochen nach der Ennervierung kein Effekt der Operation mehr nachweisbar war (LUCKE). Erfolglose Versuche beim menschlichen Diabetes liegen vor (CIMINATA, CRILE, CORACHAN). Auf Grund der Mitteilung, daß als Folge einer Nebennierenentnervung ein Morbus Addison entstanden ist, ist neben den negativen bisherigen Resultaten nur vor solchen Eingriffen zu warnen (ROGOFF). Die Erfahrungen der nach Splanchnicusanästhesie und ebenso nach Splanchnikotomie erfordern erst weitere Untersuchungen, ehe ihre Anwendung für die Diabetestherapie in Frage kommt. Den Einfluß einer doppelseitigen Splanchnicusresektion auf den Stoffwechsel nach Insulinzufuhr bei einem Kranken mit schwerem Diabetes beschreiben HITCHCOCK und CURTIS. Der Insulinbedarf war nach der Operation erheblich vermindert, gleichzeitig fiel der Grundumsatz.

Im Tierversuch gelang es durch die Exstirpation des Ganglion coeliacum eine längerdauernde Erhöhung der Zuckertoleranz und Steigerung der Insulinempfindlichkeit zu erreichen, eine Operation, die beim Menschen zur Diabetesbehandlung nicht in Frage kommt.

Über die Wirkung der Entnervung des Leberhilus liegen eine Reihe von Angaben vor, die ebenfalls bisher keine Anwendung zur Behandlung der Zuckerkrankheit am Menschen erlauben, wenn auch tierexperimentell nach Leberentnervung eine Steigerung der Zuckertoleranz zu verzeichnen war und der durch Pankreasexstirpation bewirkte stärkere Anstieg der Blutzuckerkurve in leichteren Fällen fast vollständig behoben werden konnte. Bei gleichzeitiger partieller Pankreasexstirpation und Leberentnervung wird mit Ausnahme des schweren Pancreas diabetes nach Zuckerbelastung nur ein niedriger Blutzuckeranstieg sowie eine deutliche alimentäre Hypoglykämie beobachtet. Eine Einwirkung der Leberentnervung auf die Adrenalinhyperglykämie des pankreasexstirpierten Tieres konnte nicht registriert werden (KOMATSU).

Die Transplantation von Pankreasgewebe ergab nach tierexperimentellen Untersuchungen eine Besserung bzw. völlige Kompensation eines pankreasdiabetischen Kohlenhydratstoffwechsels. Wird das Pankreas z. B. am Halse eines pankreasexstirpierten Tieres transplantiert, so bleibt der Blutzuckerspiegel so lange normal, als das transplantierte Pankreas funktioniert. Wurden einmal normalen Hunden noch einige Pankreasdrüsen eingenäht (HOUSSAY, LEWIS, FOGLIA), so bleibt der Blutzuckerspiegel immer noch in normalen Grenzen. Die Glykämie tritt in gleicher Stärke auf bei normalen Hunden, wie bei Tieren, denen das entnervte Pankreas am Halse transplantiert wurde. Das entnervte Pankreas hat somit seine innersekretorische Wirkung nicht eingebüßt, lediglich die Feineinstellung der Insulinsekretion scheint geringfügig gestört zu sein.

Auch Versuche durch Gangunterbindung der äußeren Sekretion wurden zur operativen Besserung des Diabetes vorgenommen von dem Gedanken ausgehend, eine Wucherung und damit einen Hyperinsulinismus zu erzielen (Mansfeld und Szirtes). Die Versuche konnten jedoch nicht bestätigt werden (Galehr und Mitarbeiter, Depisch und Hasenöhrl). Pankreasgangunterbindungen am Menschen wurden von Linhart und Hüttl ausgeführt.

Auch vollständige Pankreasunterbindung nahe am Kopf bei drei Diabetikern führte zu einer Hyperplasie eines großen Teiles des Inselgewebes (Koster, Collens, Geshin), diese Autoren hatten die Wirkung einer Ligatur 2—3 cm vom Pankreaskopf entfernt bei Hunden untersucht, fanden 6—8 Wochen später eine starke Schrumpfung des Pankreas bei gleichzeitiger deutlicher Hypertrophie des Inselgewebes in dem noch vorhandenen Parenchym.

Auch auf dem Gebiete der Beziehungen zwischen Speicheldrüsen und Diabetes bestehen noch zahlreiche Widersprüche. Während Versuche beim experimentellen Pankreasdiabetes der Hunde nach Unterbindung der Stenonschen Gänge eine Besserung des Diabetes zur Folge hatte, konnte bei menschlicher Zuckerkrankheit kein Erfolg erzielt werden (Donati). Dagegen besteht bei mit Hypercalcämie und Arteriitis einhergehendem Diabetes die Möglichkeit, durch teilweise Entfernung der Nebenschilddrüsen die Wirkung der Diät-Insulinbehandlung zu verbessern.

Literatur.

Pankreas.

Abderhalden u. Gellhorn: Pflügers Arch. 208, 1, 135 (1925). — Abderhalden u. Wertheimer: Pflügers Arch. 203, 439 (1924); 205, 547 (1924). — Abel: (1) Proc. nat. Acad. Sci. U.S.A. 12, 132 (1926). (2) Arch. f. exper. Path. 173, 431 (1933). — Abel, Geiling, Roullier and Wintersteiner: J. of Pharmacol. 31, 65 (1927). — Adrews: Arch. int. Med. 38, 136 (1926). — Alexander u. Ehrmann: Z. exper. Path. u. Ther. 5, 367 (1909). — Allen: (1) Boston med. J. 172, 241 (1915). (2) J. amer. med. Assoc. 4, 480 (1915); 74, 571 (1920); 161, 16 (1921). (3) Amer. J. med. Sci. 160, 781 (1920); 181, 18, 350 (1921). (4) Amer. J. Physiol. 54, 375, 451 (1920/21). (5) J. metabol. Res. 1, 5, 185, 615 (1922). — Alpern u. Besuglow: Klin. Wschr. 1928 I, 586. — Alpern u. Leites: Klin. Wschr. 1925 II, 1551. — Alvarez: Ann. int. Med. 5, 31—35 (1936). — Amilibia: Arch. Gynäk. 159, 453—460 (1935). — Anselmino, Herold u. Hoffmann: Klin. Wschr. 1933 II, 1245. — Anselmino u. Hoffmann: Klin. Wschr. 1934 II, 1048–1052. — Archibald: 17. internat. med. Kongr. London 1913. — Arnsperger: Dtsch. Z. Chir. 189, 189, (1925). — Aubertin: C. r. Soc. Biol. Paris 118, 148, 1305 (1935).

Baisset, Bougnard et Rousaud: Sang 7, 894 (1933). — Balser: Virchows Arch. 90, 520 (1882). — Bang: Beitr. chem. Physiol. 10, 320 (1907). — Banting, Best and Collip: Amer. J. Physiol. 62, 1 (1922). — Banting, Best and Macleod: (1) Proc. amer. physiol. Soc., Dez. 1921. (2) Amer. J. Physiol. 59, 479 (1922). — Banting and Best: (1) J. Labor. a. clin. Med. 7, 251, 464 (1922). (2) Transroy. Soc. Canada, Sec. V. 16, 27 (1922). — Banting, Best, Collip, Macleod and Noble: Amer. J. Physiol. 62, Nr 1, 162—176 (1922). — Barre, La: (1) Arch. internat. Physiol. 38, 409 (1930). (2) C. r. Soc. Biol. Paris 107, 258 (1931). — Barre, La et Houssay: C. r. Soc. Biol. Paris 109, 1133—1135 (1932). — Barre, La et Zunz: Arch. internat. Physiol. 31, 20 (1929). — Barreda: Naunyn-Schmiedebergs Arch. 178, 133 (1935). — Barth: Arch. klin. Chir. 74, H. 2, 358 (1904). — Beckermann: Dtsch. med. Wschr. 1933 I, 683, 684. — Belfanti: Milanese 3, Nr 5, 261—276 (1924). — Bennett: Amer. J. Psychiatr. 92, 1425—1431 (1936). — Bensley: Amer. J. Anat. 12, 297 (1911). — Berg and Zucker: Proc. Soc. exper. Biol. a. Med. 28, 724—726 (1931). — Berger u. Hartmann: Wien. Arch. inn. Med. 28, 1 (1935). — Bergmann, v.: (1) Z. exper. Path. u. Ther. 3, 401 (1906). (2) Funktionelle Pathologie. Berlin: Julius Springer 1936. — Bernard: C. r. Acad. Sci. (Paris) 1856. — Bernhard: (1) Bruns' Beitr. 144, 158 (1928). (2) Klin. Wschr. 1931 I, 632; 1931 II, 1761 bis 1764. (3) Dtsch. Z. Chir. 245, 399 (1935). (4) Zbl. Chir. 1935, 71. — Bickel: Bull. Soc. méd. Hôp. Paris, III. s. 51, 7—12 (1935). — Blatherwick, Long, Maxwell and Hirl: Amer. J. Physiol. 69, 155 (1924). — Block: (1) Z. klin. Med. 93, 381 (1922). (2) Arch. klin. Chir. 118, 114, (1921). — Bodansky: Amer. J. Physiol. 66, Nr 2, 375 (1923). — Bodansky and Simonson: Proc. Soc. exper. Biol. a. Med. 21, 281 (1924). — Bodechtel: Dtsch. Arch. klin. Med. 175, 188 (1933). — Bodo and Marks: Amer. J. Physiol. 65, 48 (1928). — Bokser: Polska Gaz. lek. 1933, 451—465. —

BOLDYREFF and STEWARD: J. of Pharmacol. 46, 419 (1932). — BOLLER u. ÜBERRACK: Wien. Arch. inn. Med. 23, 173 (1932). — BOLLER, ÜBERRACK u. FALTA: Wien. Arch. inn. Med. 25, 1 (1934). — BOMSKOW: Methodik der Hormonforschung, Bd. 1. Leipzig: Georg Thieme 1937. — BONCHARDAT et SANDRAS: C. r. Soc. Biol. Paris 20, 143, 1085 (1845). — BORCHARDT: Z. klin. Med. 66, 332 (1908). — BOURCHARDAT: De la glycosourie en diab. sucré. Paris 1883. — BOWEN, BYRON and GILBERT BECK: Ann. int. Med. 6, 1412—1425 (1933). — BRANDT u. KATZ: Z. klin. Med. 123, 23 (1933). — BRENTANO: Dtsch. med. Wschr. 1935 I, 365, 409. — BRÉTON: C. r. Soc. Biol. Paris 56, 35 (1889). — BRIGGS: Amer. J. digest. Dis. a. Nutrit. 3, 436—438 (1937). — BRINK: Z. klin. Med. 127, 488—498 (1934). — BROOKS: Amer. J. Physiol. 107, 577 (1934). — BRÜCKE, v.: Wien. klin. Wschr. 1926 II. — BÜCHLER: Z. Neur. 80, 331—361 (1922). — BÜRGER: Arch. f. exper. Path. 87, 233 (1920). — BÜRGER u. KOHL: Naunyn-Schmiedebergs Arch. 173, 431 (1933); 174, 130 (1933); 178, 269 (1935). — BÜRGER u. KRAMER: Z. exper. Med. 61, 449 (1928). — BULATAO and CARLSON: Amer. J. Physiol. 68, 148 (1924); 69, 107 (1924). — BUNGE: (1) Arch. klin. Chir. 71 (1903). (2) Erg. Chir. 4, 408 (1912). — BURKHARDT: Arch. f. exper. Path. 130, 1 (1928). —BURN and MARKS: J. of Physiol. 61, Nr 4, 497—517 (1926).

CAMMIDGE: Lancet 1924, 207, 1277—1279. — CAMUS et GLEY: J. Physiol. et Path. gén. 6, 987 (1907). — CANNON: (1) Amer. J. Physiol. 33, 356 (1914). (2) Erg. Physiol. 27, 380 (1918). — CANNON, McIVER and BLISS: Amer. J. Physiol. 69, 48 (1924). — CARNOT: Thèse de Paris 1898. — CARR: J. amer. med. Assoc. 97, 1850—1852 (1931). — CASTRO, DE: Trav. Labor. Recherch. biol. Univ. Madrid 21, 423 (1923). — CHATEL u. PALISA: Klin. Wschr. 1935 II, 1784. — CHIARI: Verh. dtsch. path. Ges. 1901. — CHRISTLIEB: Virchows Arch. 289, 241 (1933). — CIMINATA: Klin. Wschr. 1932 I, 150. — CLAIRMONT: Schweiz. med. Wschr. 1923 I, 301. — CLERC et LOEPER: C. r. Soc. Biol. Paris 66, 871 (1909). — COHNHEIM: Münch. med. Wschr. 1907 II, 2581. — COHNHEIM u. KLEE: Zur Physiologie des Pankreas. Hoppe-Seylers Z. 78, 464—484 (1912). — COLLIN: Endocrinol. 10, 271—305 (1932). — COLLIN, DROUET, WATRIN et FLORENTIN: C. r. Soc. Biol. Paris 108, 66 (1931). — CONTARDO: Boll. Soc. Biol. sper. 7, 98—101 (1932). — CORACHAN: Proces-verb. 43. Congr. franç. Chir. 1934, 898. — CORI: J. of biol. Chem. 66, 691 (1925). — CORI u. Mitarb.: J. of Pharmacol. 22, 355 (1923). — CRAGG: Arch. int. Med. 60, 88—99 (1937). — CRAWFORD: Amer. J. med. Sci. 181, 496—502 (1936). — CREFELD, v.: Z. Kinderheilk. 52, 299 (1932). — CRILE: Amer. J. Surg. 24, 378 (1934). — CRUICKHANK: J. of Physiol. 77, 365 (1933). — CRUICKHAND and STARTRUP: J. of Physiol. 81, 153 (1934). — CURSCHMANN: (1) Lehrbuch der Differentialdiagnose, 8. Aufl. (2) Endokrine Krankheiten. Dresden u. Leipzig: Theodor Steinkopff 1927.

DAMASHEK, MYERSON and STEPHENSON: Amer. J. Neur. 33, 1 (1935). — DANNENBERG: Pediatr. J. 7, 44—54 (1935). — DARROW: Amer. J. Dis. Childr. 51, 575—582 (1936). — DEAVER: Med. J. a. Rec. 119, Nr 3, 130—132 (1924). — DELBET: Bull. Soc. nat. Chir. Paris 40, 24 (1914). — DELEZENNE: C. r. Soc. Biol. Paris 54 (1889); 1902; 55 (1903); 63, 274. — DEPISCH u. HASENÖHRL: Z. exper. Med. 58, 81 (1927). — DEPISCH, HÖGLER u. ÜBERRACK: Klin. Wschr. 1924 I, 619. — DIAMARE: (1) J. internat. d'Anat. (A) 16, 155 (1899). (2) Internat. Mschr. Anat. u. Physiol. 16, 155 (1900). — DOBERAUER: (1) Bruns' Beitr. 48, 456 (1906). (2) Chir.-Kongr. 1906, S. 114. — DONATI: Med. Welt 1934, 37, 77. — DORÉ: Bull. Soc. méd. Hôp. Paris, III. s. 50, 532—534 (1934). — DRABKIN and RAVDIN: Amer. J. Physiol. 118, 174—183 (1937). — DÜNNER, OSTERTAG u. THANNHAUSER: Klin. Wschr. 1933 II, 1054.

EBERLE: Physiologie der Verdauung. Würzburg 1854. — EBNER, v.: Zit. nach HERXHEIMER: Handbuch der inneren Sekretion, Bd. 1, S. 28. — EHRICH: Klin. Wschr. 1934 I, 550—554. — EINHART u. HÜTTE: Bruns' Beitr. 163, 206 (1936). — EISNER u. FORSTER: Berl. klin. Wschr. 1921 I, 839. — ELZE: Wien. klin. Wschr. 1913 II, 1157. — ENDERLEN: Zit. nach ROST: Pathologische Physiologie, S. 42. — ENDERLEN, GLATZEL u. PU: Arch. f. exper. Path. 139, 20 (1929). — ENGEL: Klin. Wschr. 1934 II, 1682. — EPPINGER, FALTA u. RUDINGER: Z. klin. Med. 66, 1 (1908); 67, 380 (1909). — ERCKELENTZ: Münch. med. Wschr. 1934 I, 550—554.

FALLIS: Ann. Surg. 106, 54—57 (1937). — FALTA: (1) Verh. 36. Kongr. inn. Med. 1924, 120. (2) Die Zuckerkrankheit, 1936. — FALTA, BOLLER u. ÜBERRACK: Klin. Wschr. 1934 I, 533. — FALTA, GROTE u. STAEHELIN: Beitr. chem. Physiol. u. Path. 10, 199 (1907). — FANCONI: Jb. Kinderheilk. 142, 1—25 (1934). — FERNBACH u. DEKKER: Klin. Wschr. 1931 II, 1755 bis 1757. — FISCHLER: (1) Dtsch. Arch. klin. Med. 100, 329 (1910). (2) Mitt. Grenzgeb. Med. u. Chir. 26, H. 4, 103 (1913). (3) Münch. med. Wschr. 1925 I, 471—512. — FLEXNER: Zit. nach SEIDEL. — FLECKSIEDER: Arch. f. exper. Path. 59, 407 (1908). — FONSECA: C. r. Soc. Biol. Paris 100, 425, 426 (1929). — FRANK: Münch. med. Wschr. 1935 II, 1829, 1830. — FRANK u. Mitarb.: Arch. f. exper. Path. 110, 225 (1925). — FREUDENBERG u. Mitarb.: Hoppe-Seylers Z. 202, 128 (1931); 213, 226, 248 (1932). — FREUND and ADLER: J. amer. med. Assoc. 107, 573—577 (1936). — FRIEDEMANN: Dtsch. med. Wschr. 1907 I, 585. — FUJI: Mitt. med. Ges. Tokyo 47, 1249 (1933).

GALEHR u. Mitarb.: Pflügers Arch. **218**, 477 (1928). — GARRÉ: Bruns' Beitr. **46**, 233 (1905). — GAYET et GUILLAUMIE: C. r. Soc. Biol. Paris **97**, No 35, 1145 (1927). — GEEL-MUYDEN: (1) Erg. Physiol. **21 I**, 274—360 (1923). (2) Norsk. Mag. Laegevidensk. **85**, Nr 4, 285—292 (1924). (3) Erg. Physiol. **31**, 1 (1931). — GEIGER: Arch. f. exper. Path. **144**, 317 (1930). — GEIGER, BINDER u. RUSZTAK: Arch. f. exper. Path. **176**, 355 (1934). — GENZEL: Mschr. Psychiatr. **55**, 327—336 (1924). — GIBBES: Quart. J. microsc. Sci. **24**, 183 (1884). — GIERKE, v.: Med. Klin. **1931 I**, 576, 611. — GIGON: Z. klin. Med. **101**, 17 (1924). — GLÄSSNER: Z. physiol. Chem. **40**, 465 (1903). — GLEY: J. Physiol. et Path. gén. **14**, 241, 530 (1912). — GLEY et QUINQUAND: J. Physiol. et Path. gén. **17**, 807 (1918). — GOLDZIEHER: Endocrinology **20**, 86—92 (1936). — GORDON and LEVINE: J. amer. med. Assoc. **85**, 7, 508, 509 (1925). — GOTTSTEIN u. UMBER: Dtsch. med. Wschr. **1916 II**, 1309. — GRAFE: Naunyn-Schmiedebergs Arch. **119**, 91 (1927). — GRAFE u. MEY-THALER: Arch. f. exper. Path. **125**, 181 (1927); **131**, 80 (1928); **136**, 360 (1928). — GRAY: Endocrinology **19**, 549—560 (1935). — GREELEY: Amer. J. Physiol. **120**, 345—349 (1937). — GREVING: Handbuch der Neurologie, Bd. 1. 1935. — GRIFFITH: J. amer. med. Assoc. **93**, 1526—1529 (1929). — GRÖNBERG: Hygiea (Stockh.) **94**, 1005—1011 (1932). — GROSS u. GULEKE: Die Erkrankungen des Pankreas. Berlin: Julius Springer 1924. — GRÜTZNER: Pflügers Arch. **12**, 285 (1876). — GULEKE: (1) Arch. klin. Chir. **71**, 726 (1903). (2) Münch. med. Wschr. **1910 II**, 1673. — GYÖRGYI-KLEINSCHMIDT: Z. exper. Med. **54**, H. 1/2, 23—31 (1927).

HAGEDORN, JENSEN, KRARUP and WODSTRUP: J. amer. med. Assoc. **106**, 177—180 (1936). — HANKE: (1) Z. exper. Med. **93**, 447 (1934). (2) Innere Sekretion und Chirurgie. Berlin: Julius Springer 1937. — HANSEMANN, v.: Verh. dtsch. path. Ges. **4**, 187 (1901). — HANTSCHMANN: Dtsch. Arch. klin. Med. **176**, 397—403 (1934). — HARNAPP: Dtsch. med. Wschr. **1936 I**, 840. — HARRIS: (1) J. amer. med. Assoc. **83**, 10, 729—733 (1924). (2) Internat. Clin., I. s. **42**, 9—29 (1932). (3) J. amer. med. Assoc. **100**, 321—328 (1933). (4) Amer. J. digest. Dis. a. Nutrit. **1**, 562—569 (1934). — HECHT: Klin. Wschr. **1925 II**, 1595—1597. — HÉDON: (1) Arch. Méd. expér. **3**, 44 (1891). (2) Rev. Méd. **30**, 617 (1910). — HEFTER: Handbuch der experimentellen Pharmakologie, Erg.-Werk, Bd. 5. Berlin: Julius Springer 1937. — HEIBERG: Virchows Arch. **287**, 629 (1933). — HEIDENHAIN: Hermanns Handbuch, Bd. 5. S. 1. 1883. — HEINECKE: (1) Berl. klin. Wschr. **1907**. (2) Arch. klin. Chir. **84**, 1112 (1907). — HEKMA: Arch. f. (Anat. u.) Physiol. **1904**, 343. — HELLY: Arch. mikrosk. Anat. **67**, 124 (1906). — HERBST: Z. klin. Med. **133**, 186 (1937). — HERMANN: Münch. med. Wschr. **1935 II**, 1361—1365. — HERTEL: Beitrag zur normalen und pathologischen Anatomie der L. Zellinseln des Pankreas. Diss. Gießen 1909. — HERTWIG: Handbuch der pathologischen Physiologie, Bd. 16 I. — HERXHEIMER: (1) Dtsch. med. Wschr. **1906 I**, 829. (2) Verh. dtsch. path. Ges. **1909**, 276. (3) Dtsch. med. Wschr. **1920 I**, 522. (4) Handbuch der inneren Sekretion, Bd. 1. Leipzig: Curt Kabitzsch 1932. — HERXHEIMER u. CARPENTIER: Beitr. path. Anat. **76**, 270 (1927). — HERXHEIMER u. MOLDENHAUER: Handbuch der inneren Sekretion. Bd. 1, S. 73. 1932. — HESS: (1) Münch. med. Wschr. **1903 II**, 1905, 1907. (2) Mitt. Grenzgeb. Med. u. Chir. **19**, 661 (1909). — HÉTENJI: Verh. Kongr. inn. Med. **1926**, 306. — HILDE-BRAND: (1) Zbl. Chir. **1895**, 297. (2) Arch. klin. Chir. **57**, 435 (1898). — HINSELMANN: Z. physiol. Chem. **61**, 265 (1909). — HITCHCOCK and CURTIS: Amer. J. Physiol. **116**, 76, 77 (1936). — HLAVA: Zit. nach POLYA: Mitt. Grenzgeb. Med. u. Chir. **24**, 49 (1912). — HÖGLER: Wien. klin. Wschr. **1932 II**, 1244, 1245. — HOLM: (1) Klin. Wschr. **1926 II**, 1540. (2) Arch. f. exper. Path. **121**, 368 (1927). — HOLTZ: Biochem. Z. **235**, 104 (1931). — HOLTZ u. SCHREIBER: Biochem. Z. **235**, 104 (1931). — HOMEYER: Münch. med. Wschr. **1907 II**, 2036. — HORSTERS: (1) Naunyn-Schmiedebergs Arch. **160**, 692—698 (1931). (2) Z. exper. Med. **83**, 72 (1932). — HORSTERS u. BRUGSCH: Z. exper. Med. **66**, 143 (1929). — HOUSSAY et BIASOTTI: (1) C. r. Soc. Biol. Paris **105**, 121 (1930). (2) Presse méd. **1931**, 237. (3) Endocrinology **15**, 511 (1931). — HOUSSAY, LEWIS et FOGLIA: C. r. Soc. Biol. Paris **100**, 144 (1929). — HOUSSAY, LEWIS et MOLLINELLI: C. r. Soc. Biol. Paris **85**, Nr 37, 1212 (1921); **91**, Nr 31, 1013 (1924). — HOUSSAY u. Mitarb.: C. r. Soc. Biol. Paris **101**, 239, 241 (1929). — HOWLAND and CAMPBELL: J. amer. med. Assoc. **93**, 674—679 (1929).

ISAAC u. SIEGEL: Handbuch der normalen und pathologischen Physiologie, Bd. 5. S. 469. 1928. — ISSEKUTZ: Biochem. Z. **147**, 264 (1924).

JANSSEN: Nederl. Tijdschr. Geneesk. **1936**, 2761—2763. — JAYLE: Gynéc. **27**, 637—673 (1932). — JOHN: Endocrinology **19**, 689—694 (1935). — JONAS: Med. Clin. N. Amer. **8**, Nr 3, 149—156 (1924). — JONGH, DE u. LAQUER: Biochem. Z. **163**, 308 (1925). — JORNS: Bruns' Beitr. **161**, 520 (1935). — JOSLIN: The treatement of diabetes mellitus, p. 173. 1928. JOSLIN u. Mitarb.: Amer. J. med. Sci. **191**, 759—775 (1936); **192**, 9—23 (1936). — JUNKERSDORF u. SCHEIFF: Pflügers Arch. **226**, 481 (1931).

KAHN: Pflügers Arch. **212**, H. 1, 54—63 (1926). — KALK: (1) Jkurse ärztl. Fortbildg **18**, H. 3, 7—25 (1927). (2) Z. klin. Med. **109**, H. 1/2, 118 (1928). — KARAKASCHEFF: (1) Dtsch. Arch. klin. Med. **82**, 60 (1904); **87**, 291 (1906). (2) Verh. dtsch. path. Ges. **8**, 166 (1904). — KATSCH: (1) Zur Klinik der Pankreaserkrankungen. Verh. 4. Tagg Ges. Verdgskrkh. **1924**.

89. (2) Vom Pankreas. Jkurse ärztl. Fortbildg **1925**, März-H. — KAUFMANN: Dtsch. med. Wschr. **1929** I, 650—652. — KIRCHHEIM: Arch. f. exper. Path. **74**, 374 (1913). — KLAFFEN: Z. exper. Med. **99**, H. 6, 757 (1936). — KNAPE: (1) Virchows Arch. **207**, 277 (1912). (2) Dtsch. Z. Chir. **121**, 471 (1913). (3) Virchows Arch. **207**, 321 (1912). — KODAMA: Fukuoka-Ikwadaigaku-Zasshi (jap.) **28**, deutsche Zusammenfassung S. 35, 36 (1935). — KÖRTE: Berliner Klinik, Dez. 1896. — KOHL: Naunyn-Schmiedebergs Arch. **182**, 550 (1936). — KOMATSU: Arch. klin. Chir. **174**, 65 (1933). — KOSAKA: J. of Physiol. **79**, Nr 4, 416 (1933). — KOSTER, COLLENS and GESHIN: Proc. Soc. exper. Biol. a. Med. **31**, 66 (1933). — KOTSCHNEFF: Pflügers Arch. **233**, 160 (1933). — KRAUSE: Klin. Wschr. **1930** II, 2346—2349. KREHL: Pathologische Physiologie, 1930. — KÜHNE: Virchows Arch. **39**, 130 (1867). — KÜHNE u. LEA: Untersuchungen aus dem Physiologischen Institut der Universität Heidelberg, Bd. II, pt. 4448. 1882. — KÜSTER: Arch. mikrosk. Anat. **64**, 158 (1904). — KUGELMANN: Klin. Wschr. **1931** I, 58—62. — KUHN: Mschr. Psychiatr. **93**, 83—92 (1936). — KYLIN: Sv. Läkartidn. **1933**, 905—907, 934—948. — KYLIN, KJELLIN u. KRISTENSON: Dtsch. Arch. klin. Med. **177**, 139 (1935). — KYRLE: Arch. mikrosk. Anat. **72**, 141 (1908).

LABBÉ: (1) Presse méd. **1932** I, 885—887. (2) Ann. Méd. **37**, 385 (1935). — LAEWEN: Der Schmerz und neuere Wege seiner chirurgischen Bekämpfung. Halle/Saale: Max Niemeyer 1933. — LAGUESSE: (1) C. r. Soc. Biol. Paris **1893**; **59**, 368. (2) Le Pancréas. Storck & Cie. 1906. — LAGUIER DES BANALS: C. r. Acad. Sci. Paris **141**, 144. — LAMI: Clin. med. ital., N. s. **61**, 264—278 (1930). — LANDAU: Rev. belge Sci. méd. **5**, 549—567 (1933). — LANE: Amer. J. Anat. **7**, 409 (1917). — LANG: Virchows Arch. **257**, H. 1/2, 235 (1925). — LANGECKER: Naunyn-Schmiedebergs Arch. **134**, 155—167 (1928). — LANGECKER u. STROSS: Biochem. Z. **161**, 295 (1925). — LANGENDORFF: Arch. f. (Anat. u.) Physiol. **1879**, 1. — LANGERHANS: Festschr. d. Assistenten f. VIRCHOW, 1891. — LANGFELDT: Acta med. scand. (Stockh.) **53**, 1 (1920). — LAQUER: (1) Klin. Wschr. **1924** I, 440. (2) Hormone und innere Sekretion. Dresden u. Leipzig: Theodor Steinkopff 1934. — LAQUER u. DE JONGH: Biochem. Z. **163**, 308 (1925). — LAUCHE: Virchows Arch. **252**, 39—88 (1924). — LAUFBERGER: Klin. Wschr. **1924** I, 264. — LAWRENCE and ARCHER: Brit. med. J. **1936**, 747—749. — LEDEBUR, V.: OPPENHEIMERs Handbuch der Biochemie, Erg.-Bd. 3, S. 951. 1936. — LÉPINE et BARRAL: C. r. Acad. Sci. Paris **1891**. — LESSER: Biochem. Z. **202**, 294 (1928). — LEVINE: Amer. J. Physiol. **74**, 695 (1925). — LEWASCHEW: Arch. mikrosk. Anat. **26**, 453 (1886). — LICHTWITZ: BERGMANN-STAEHELINs Handbuch der inneren Medizin, Bd. 4, Teil I. — LIEGENER: (1) Z. mikrosk.-anat. Forsch. **30**, 494 (1932). (2) Z. Gynäk. **48**, 2883 (1935). — LINHART: Zit. nach DEMEL u. KRAMER: Mitt. Grenzgeb. Med. u. Chir. **41**, 587 (1928/30). — LINHART u. HÜTTL: Bruns' Beitr. **163**, 206 (1936). — LIVIERATO u. TSELIOS: Arch. Verdgskrkh. **59**, 313 (1936). — LJVRAGA: Diagn. e Tecn. Labor **4**, 729—742 (1933). — LÖWENFELD-JAFFÉ: Verh. Ges. dtsch. Naturforsch. **85**, 174 (1913). — LOEWY: C. r. Soc. Biol. Paris **118**, 1305 (1935). — LOMBROSO: (1) Arch. f. exper. Path. **56**, 357 (1907). (2) Erg. Physiol. **9**, 1 (1910). (3) Arch. internat. Physiol. **22**, H. 1/2 (1923). — LONDON: (1) ABDERHALDENs Handbuch der biologischen Arbeitsmethoden, Abt. 5, Bd. 1, 8, S. 861. 1932. (2) Angiostomie und Organwechsel. Moskau: Verlag f. exper. Med. 1935. — LONG: Amer. J. digest. Dis. a. Nutrit. **3**, 488, 489 (1936). — LUCKE: (1) Arch. f. exper. Path. **170**, 166 (1933). (2) Z. exper. Med. **91**, 106—113 (1933). — LUCKE u. HAHNDEL: Z. exper. Med. **91**, 483—491 (1933). — LYALL and INNES: Lancet **1935** I, 318.

MAARSSO: Bibl. Laeg. (dän.) **126**, 214—230 (1934). — MACLEAN: Arch. Dis. Childh. **11**, 274 (1936). — MACLEAN and SMEDLEY: J. of Physiol. **45**, 470 (1912). — MACLEOD: Kohlehydratstoffwechsel und Insulin. Berlin: Julius Springer 1927. — MAGNUS: Z. physiol. Chem. **48**, 376 (1906). — MAHLER u. RICHAVY: Med. Klin. **1926** II, 1135. — MANKOWSKI: 13. Congr. internat. Méd. Paris, Tome 3, p. 302. 1900. — MANN and BOLLMANN: Amer. J. Physiol. **103**, 45 (1933). — MANSFELD u. Mitarb.: Klin. Wschr. **1924** I, 2378; **1927** I, 195. MANSFELD u. SCIRTES: Arch. f. exper. Path. **130** I, 1—27 (1928). — MARAGLIANO: Policlinico **19**. — MARCHAL: Bull. Soc. méd. Hôp. Paris, III. s. **52**, 338—344 (1936). — MARCHAND: Ann. méd.-psychol. **92** II, 281—285 (1934). — MARKOFF: Schweiz. med. Wschr. **1935** II, 717—719. — MARRAS: Akzessorische Bauchspeicheldrüsen. Studi sassar. **13**, 109 (1935). — MARX: (1) Nervenarzt **6**, 193—197 (1933). (2) Dtsch. med. Wschr. **1936** I, 843—845. — MARX u. LAUBENTHAL: Nervenarzt **4**, 592—598 (1931). — MASSA: Giorn. Clin. med. **10**, 679—721 (1928). — McCORNICK, MACLEOD, NOBLE and K. O'BRIEN: J. of Physiol. **57**, Nr 3/4, 234—252 (1923). — McGOVERN: Endocrinology **16**, 293—295 (1932). — MEIGNANT: Encéphale **27**, 310—329 (1932). — MERING u. MINKOWSKI: (1) Zbl. klin. Med. **10**, 393 (1889). (2) Arch. f. exper. Path. **26**, 371 (1890). (3) Zbl. klin. Med. **1889**, 343. — MESSINI: Monit. endocrin. **1**, 94—97 (1933). — MEYTHALER: Naunyn-Schmiedebergs Arch. **178**, 330—332 (1935). — MEYTHALER u. BINGEL: Klin. Wschr. **1937** I, 589. — MEYTHALER u. BRÜNING: Naunyn-Schmiedebergs Arch. **185**, H. 2, 203 (1937). — MEYTHALER u. CARIO: Arch. f. exper. Path. **154**, 193 (1930). — MEYTHALER u. GRAESER: Naunyn-Schmiedebergs Arch. **178**, H. 1, 27 (1935). — MEYTHALER u. JAKOBI: Erg. inn. Med. **45**, 189 (1933). — MEYTHALER u. KLEINEIDAM: Naunyn-Schmiedebergs

Arch. 178, 315 (1935). — MEYTHALER u. NAEGELI: Noch unveröffentlicht. — MEYTHALER u. REICHEL: Med. Welt 1935, Nr 39, 1391. — MEYTHALER u. REINWEIN: Arch. f. exper. Path. 159, H. 5/6, 583 (1931). — MEYTHALER u. SCHROFF: Klin. Wschr. 1935 I, 893. — MEYTHALER u. SEEFISCH: Naunyn-Schmiedebergs Arch. 178, H. 4/5, 471 (1935). — MEYTHALER u. STAHNKE: Arch. f. exper. Path. 152, 185 (1930). — MEYTHALER u. WOSSIDLO: Naunyn-Schmiedebergs Arch. 178, H. 3, 320 (1935). — MINKOWSKI: Arch. f. exper. Path. 31, 85 (1893). — MIRONESCU: C. r. Soc. Biol. Paris 66, 992 (1909). — MOECKEL u. ROST: Z. physiol. Chem. 67, 495 (1910). — MOLLER, EGGERT, MEINERT u. THOMSEN: Acta med. scand. (Stockh.) 89, 308—328 (1936). — MOORE: Brit. med. J. 1934, Nr 3814, 225—227. — MORA: Thèse de Paris 1913. — MULINOS: Proc. Soc. exper. Biol. a. Med. 28, 520 (1931). — MUNAKATA: Arch. klin. Chir. 185, 624—632 (1936).

NAGASUE u. MATSUI: Verh. jap. Ges. inn. Med. 1927, 24, 36. — NAKAMURA: Virchows Arch. 253, 286 (1924). — NATHER, PRIESEL u. WAGNER: Klin. Wschr. 1927 II, 2089—2091. — NATUS: Virchows Arch. 199, 202 (1910). — NEDVED: Revue neur. 66, 328 (1936). — NERLICH: Untersuchungen über Bau und Funktion der L. Inseln. Diss. Breslau 1906. — NEUBERT: Roux' Arch. 111, 29 (1927). — NIELSEN: Arch. of Neur. 31, 1055—1062 (1934). — NOORDEN, v.: Zuckerkrankheit, 6. Aufl., S. 165. Berlin 1912. — NOORDEN, v. u. ISAAC: Die Zuckerkrankheit und ihre Behandlung. Berlin 1927. — NORDMANN: Berl. Ges. Chir., Bd. 12. 1920.

OBATA: Arch. of Gynaec. 119, 80—96 (1923).

PAVEL et MILCOU: C. r. Soc. Biol. Paris 107, 258 (1931). — PAWLOW: NAGELLS Handbuch der Physiologie, Bd. 2, S. 731, 737. 1906. — PAYR u. MARTINA: Dtsch. Z. Chir. 83, 189 (1906). — PENSA: (1) Bull. Soc. méd.-chir. Paris 1904. (2) Internat. Mschr. Anat. u. Physiol. 22 (1905). — PETTERSON: Acta med. scand. (Stockh.) 69, 232—240 (1928). — PHILLIPS: Amer. J. Physiol. 105, 257 (1933). — POLL: Med. Klin. 1925 II, 1717—1719. — POLLAK: (1) Klin. Wschr. 1927 II, 1942—1946. (2) Naunyn-Schmiedebergs Arch. 140, H. 1/2, 28 (1929). Klin. Wschr. 1937 I, 887—892. — POLYA: Mitt. Grenzgeb. Med. u. Chir. 24, 49 (1912). — POPIELSKI: Pflügers Arch. 86, 215 (1901). — POPPER u. SCHOLL: Med. Klin. 1934 I, 335—337. — POPPER u. WOSAZEK: Virchows Arch. 288, 673 (1933). — POROT: C. r. Congr. franç. Méd. 1935, 134, 135. — POSS u. RISSE: Arch. f. exper. Path. 112, 176 (1926). — PRIBRAM: (1) Arch. path. Anat. u. Physiol. 264, H. 2, 498—521 (1927). (2) J. amer. med. Assoc. 90, 25, 2801, 2802 (1928). — PRIESEL u. WAGNER: Klin. Wschr. 1927 II, 1036; 1928 I, 430. — PUGNAT: J. Anat. et Physiol. 33, 267 (1897).

QUIGLEY: Amer. J. Physiol. 90, 89 (1929); 91, 467, 475, 482, 488 (1930). — QUIGLEY, HALLARAN and BARNES: J. Nutrit 5, 77 (1932). — QUIGLEY and SALMON: Amer. J. Physiol. 91, 488—495 (1930).

RAAB: (1) Z. exper. Med. 42, 723 (1924). — (2) Die Drüsen mit innerer Sekretion. Wien u. Leipzig: Aesculap-Verlag 1937. — RABINOVITSCH: Amer. J. med. Sci. 184, 494—503 (1932). — RABINOWITSCH, FOSTER, FOWLER and CORCORAN: Cand. med. Assoc. J. 35, 239 bis 252 (1936). — RAPER and SMITH: J. of Physiol. 62, 17 (1926). — RATHERY: Bull. Soc. méd. Hôp. Paris, III. s. 47, 578—582, 1471, 1578—1582 (1931). — RATHERY, KOURILSKY et LAURENT: C. r. Soc. Biol. Paris 103, 565 (1930). — REGAN: Amer. J. Physiol. 104, 90 (1933). — REISS: Die Hormonforschung und ihre Methoden. Berlin u. Wien: Urban & Schwarzenberg 1934. — REITER: Klin. Wschr. 1937 I, 844—849. — REITMANN: Z. Heilk. 26, 1 (1905); 27 (1906). — RENAUT: C. r. Acad. Sci. Paris 89, 247 (1879). — RICKER: Bruns' Beitr. 87, 729 (1913). — RIDDLE, HONEYWELL and FISCHER: Amer. J. Physiol. 68, Nr 3, 461—476 (1924). — ROCHE, LA: Rev. méd.-chir. Mal. Foie etc. 3, 481—527 (1928). — ROGOFF: J. amer. med. Assoc. 106, 279 (1936). — ROSENBACH: Zit. nach SEIDEL. — ROSENBERG: (1) Pflügers Arch. 70, 371 (1889). (2) Inaug.-Diss. Tübingen 1890. — ROSENFELD: Arch. f. exper. Path. 55, 179 (1906). — ROSS: Amer. J. Dis. Childr. 28, Nr 4, 447—457 (1924). — ROST: Pathologische Physiologie des Chirurgen, 3. Aufl. Leipzig: F. C. W. Vogel 1925.

SABURO TADA: Tohoku J. exper. Med. 14, 400 (1929); 15, 50 (1930). — SACHS: Z. physiol. Chem. 46, 336 (1906). — SAKEL: Wien. klin. Wschr. 1936 II, 1278—1282. — SALOU: J. Physiol. et Path. gén. 14, 509 (1912). — SANDMEYER: Z. Biol. 31, 12 (1894). — SAPEGNO e MAESTRI: Boll. Soc. Biol. sper. 6, 830, 831 (1931). — SATO, TAKEUCHI u. KOZUKA: Verh. jap. Ges. inn. Med. 25, 72 (1928). — SATOH: J. of exper. Med. 13, 303 (1929). — SAUERBECK: Verh. dtsch. Ges. Path. 1904, 217. — SCHÄFER: (1) Brit. med. Assoc. Lancet 1895, 321. (2) Brit. med. J. 1895 II. — SCHAFER and SCARPEY: (1) Lancet 1895 II, 321. (2) The endocrine organs. London: Longmanns, Green & Co. 1916. — SCHLEGEL: Bruns' Beitr. 133, H. 4, 562—582 (1925). — SCHLESINGER: Verh. 25. Kongr. inn. Med. 1908, 501. — SCHMIDT: (1) Arch. klin. Med. 87, 456 (1906). (2) Mitt. Grenzgeb. Med. u. Chir. 26 (1914). — SCHMIEDEN: (1) Münch. med. Wschr. 1906 II, 2289. (2) Arch. klin. Chir. 148, 319 (1927). — SCHMIEDEN u. SEBENING: Verh. 51. Tagg dtsch. Ges. Chir. 1927, 319. — SCHLESINGER: Virchows Arch. 154, 501 (1898). — SCHRÖDER: Acta med. scand. (Stockh.), Suppl. 26, 157 (1928). — SCHULTZE: Beitr. path. Anat. 38 (1905). — SCHULZE: Arch. Anat. u. Entw.gesch. 56 (1900). — SCHUMM:

Z. physiol. Chem. **36**, 292 (1902). — SCHUR u. TAUBENHAUS: Z. klin. Med.**128**, 292—307 (1934). SCOTT and FISHER: J. of Pharmacol. **58**, 78—92 (1936). — SCUDERI: Biochimica e Ter. sper. **20**, 418 (1933). — SEIDEL: Bruns' Beitr. **85**, 329 (1913). — SENDRAIL: C. r. Soc. Biol. Paris **116**, 735—737 (1934). — SERKL: Čas. lék. česk. **1936**, 1067—1069. — SEYFARTH: Neue Beiträge zur Kenntnis der L. Inseln im menschlichen Pankreas und ihre Beziehungen zum Diabetes mellitus. Jena: Gustav Fischer 1920. — SIMARD: C. r. Soc. Biol. Paris **119**, 27 (1935). — SIMMONDS: Dtsch. med. Wschr. **1910** II, 1673. — SOGLIANI: Note Psichiatr. **65**, 431—436 (1936). — SOSKIN and LEVINE: Amer. J. Physiol. **120**, 761 (1937). — STARLING u. BAYLISS: (1) Zbl. Physiol. **15**, H. 23, 682 (1901/02). (2) J. of Physiol. **28**, 325 (1902); **29**, 174 (1903). — STAUB: Insulin, 2. Aufl. Berlin: Julius Springer 1925. — STENSTRÖM: (1) Dtsch. Arch. klin. Med. **153**, H. 3/4, 181—189 (1926). (2) Acta path. scand. (Københ.), Suppl. **16**, 484–499 (1933). (3) Nord. med. Tidskr. **1936**, 1905–1913. — STEPP u. SCHLAGINWEIT: (1) Dtsch. Arch. klin. Med. **112**, 1—13 (1913). (2) Münch. med. Wschr. **1913** II, 1865. STEWART and ROGOFF: (1) Amer. J. Physiol. **44**, 543 (1917); **46**, 90 (1918); **69**, 605 (1924). (2) J. of exper. Med. **26**, 637 (1917). (3) J. of Pharmacol. **10**, 49 (1919). — STIÉNON: Archives de Biol. **33**, 61 (1923). — STILL, BENNET and SCOTT: Amer. J. Physiol. **106**, 509—523 (1933). — STRAUB: Arch. f. exper. Path. **169**, 1 (1933). — STRAUSS: Klin. Wschr. **1922** I, 885. — STROSS u. WICHOWSKI: Verh. 36. Kongr. inn. Med. **1925**, 161. — STUCKY u. Mitarb.: Amer. J. Physiol. **87**, 85 (1928). — SSOBOLEFF: Virchows Arch. **168**, 91 (1902). — SZYFMANN: Arch. des Mal. Appar. digest. **25**, 571—575 (1935).

TAKATS: Arch. Surg. **1929**, 771—775. — TEMPLETON and QUIGLEY: Amer. J. Physiol. **91**, 467—474 (1930). — TERBRÜGGEN: Beitr. path. Anat. **88**, 37—59 (1934). — THADDEA: Die Nebennierenrinde. Leipzig: Georg Thieme 1936. — THANNHAUSER: Stoffwechsel und Stoffwechselkrankheiten. München: J. F. Bergmann 1929. — TRENDELENBURG: Die Hormone. Berlin: Julius Springer 1934. — TRENDELENBURG u. KRAYER: Die Hormone. Berlin: Julius Springer 1934. — TSCHEBOKSAROFF u. MALKIN: Z. exper. Med. **47**, H. 5/6, 580 (1925). — TYSON: Amer. J. med. Sci. **190**, 164—169 (1935).

UMBER: (1) Ernährungs- und Stoffwechselkrankheiten, 3. Aufl., S. 178. 1925. (2) Klin. Wschr. **1931** I, 216. — UNVERRICHT: Dtsch. med. Wschr. **1935** I, 207—209.

WEGIERKO: Presse méd. **1935** II, 1379, 1380. — WEICHSELBAUM: Die Veränderungen des Pankreas beim Diabetes mellitus. Wien 1910. — WEICHSELBAUM u. KYRLE: Arch. mikrosk. Anat. **74**, 223 (1909). — WELTY: Amer. J. med. Sci. **192**, 760—764 (1936). — WESTPHAL: Münch. med. Wschr. **1936** II, 1553—1559. — WHIPPLE: Ann. Surg. **101**, 1299 bis 1335 (1935). — WIDMARK: Biochem. Z. **156**, H. 5/6, 454—459 (1925). — WILDER: (1) Dtsch. Z. Nervenheilk. **112**, 192—250 (1930). (2) Wien. med. Wschr. **1932** I, 399—401. (3) Z. Neur. **150**, 566—578 (1934). (4) Klinik und Therapie der Zuckermangelkrankheit. Wien, Leipzig u. Bern: Weidmann & Co. 1936. — WILDER u. Mitarb.: J. amer. med. Assoc. **106**, 1701—1705 (1936). — WINANS: Amer. J. med. Sci. **185**, 500—505 (1933). — WINTER and SMITH: J. of Physiol. **58**. XII (1924). — WOHLGEMUTH: (1) Biochem. Z. **4**, 271 (1907). (2) Dtsch. med. Wschr. **1908** I, 765. (3) Biochem. Z. **21**, 381 (1909). (4) Berl. klin. Wschr. **1910** I, 92. — WOLF: Bull. neur. Inst. N. Y. **3**, 232—251 (1933). — WOMAK: J. amer. med. Assoc. **97**, 813—936 (1931). — WOODYAT: J. of biol. Chem. **30**, 155 (1917).

YASKIN: Arch. of Neur. **35**, 923—925 (1936). — YEN, AOMURA and INABE: Tohoku J. exper. Med. **21**, 542—555 (1933).

ZIEGLER: Schweiz. med. Wschr. **1932** I, 398, 399. — ZISKIND: Arch. int. med. **52**, 76—85 (1935). — ZÜLZER, DORN u. MARXER: Klin. Wschr. **1908** II. — ZUNZ et LA BARRE: Arch. internat. Physiol. **27**, 265 (1927).

Leber.

Von Dozent Dr. med. habil. Dr. F. MEYTHALER-Rostock.

Einleitung.

Die Leber, ein epitheliales und reticuloendotheliales Doppelorgan, stellt die für den Stoffwechsel bedeutungsvollste Drüse im Organismus dar. In ihr spielen sich die wesentlichsten lebensnotwendigen intermediären Stoffwechselprozesse ab. Man hat versucht, diese überragende Rolle der Leber im Stoffwechselgeschehen durch Vergleiche zu verdeutlichen. C. LUDWIG hat sie „das größte Laboratorium des menschlichen Körpers" genannt. UMBER (1926) spricht von der „hervorragenden Werkstätte des Stoffwechsels", man nannte sie „Clearinghouse für Nahrungsmittel", „Verbrennungsmaschine", „Blutsieb", „Barriere"

in Beziehung zu ihrer entgiftenden, „Schwamm" in Beziehung zu ihrer Blutdepotfunktion; man hat die Leber mit einem Sortierwerk oder einer Bank
verglichen, da in ihr Verteilung und Umprägung der auf dem Pfortaderwege
ziemlich wahllos zugeführten Nahrungsstoffe stattfindet, Vergleiche, die aber
alle nicht die einzigartige, vielseitige, schöpferische Bedeutungsgröße der Leber
im Stoffwechsel tatsächlich zu erfassen vermögen. Die Leber ist ein zur Existenz
des Organismus unbedingt erforderliches Organ. Ausfall von Leberfunktionen
bedeutet schwerste Gefährdung des Lebens, völlige Ausschaltung der Leber
aus dem Organismus ist mit dessen Fortbestand nicht mehr vereinbar.

I. Leberbau.

Die Leber besteht aus einzelnen, gegeneinander gut abgegrenzten Leberläppchen, von denen jedes um eine Zentralvene angeordnet ist. Zwischen den
Läppchen befinden sich die Interlobulärräume, in denen die Äste der Pfortader, Leberarterien, Gallengänge, Lymphgefäße und Nerven liegen.

Der charakteristische Aufbau der Leber wird durch epitheliales und mesenchymales Parenchym bestimmt. Die unregelmäßigen, polygonalen Leberzellen
(epitheliales Parenchym) stellen die Hauptmasse des eigentlichen Parenchyms
dar. Hier spielen sich die meisten der für die Leber spezifischen Stoffwechselvorgänge ab. Die Leberzellen sind zu einem unter sich verbundenen Balkenwerk
aneinandergefügt und bilden durch radiäre Anordnung die Leberläppchen. Jede
Leberzelle steht mit mehreren Blutcapillaren und mindestens einem Gallenkanälchen in Verbindung. Die Gallencapillaren, die ohne eigene Wandung als
zwischenzellige Sekretcapillaren vom Ektoplasma der Leberepithelzellen begrenzt
werden, verlaufen zentral, entlang der Längsachse zweier Leberzellbalken. Um
den röhrenförmigen Leberzellbalken herum findet sich eine Lymphcapillar-
bzw. ein Saftkanalsystem (EPPINGER), das die Blutcapillaren mit eigener
Wandung durchziehen. Es bestehen innige Beziehungen der drei Gewebs-
bildungen: Leberzellbalken, Gallenkanälchen, Blutcapillaren. Dabei sind die
Gallencapillaren von den Blutcapillaren immer durch eine Leberzellreihe und
dem capillären Spaltraum zwischen Leberzellbalken und Capillarwänden getrennt. Durch diese weitmöglichste Entfernung der Gallencapillaren von den
nächstliegenden Blutcapillaren „sind diese zarten Sekretkanälchen den mechanischen Einwirkungen, die bei den oft und schnell auftretenden Volumenänderungen der Blutgefäße und den damit verbundenen Formveränderungen
der Leberzellen zustande kommen, am meisten entrückt" (PFUHL 1932). Das
Lebersekret fließt durch die Gallencapillaren in die an der Peripherie des
Läppchens gelegenen präcapillaren Gallengänge (ASCHOFF), denen nun eigene
Wandung von flachem und plattem Epithel zukommt, durch die an den Kanten
der Läppchen gelegenen interlobulären Gallengänge zu den großen sich am
Hilus zusammenschließenden Ductus hepatici.

Das *mesenchymale Parenchym* umfaßt das Bindegewebe und das weit-
verzweigte doppelte Blutgefäßsystem der Leber. Das Bindegewebe umhüllt
einerseits als GLISSONsche Kapsel äußerlich die Leber, dringt am Hilus in die
Leber ein und zerteilt diese durch Septen in größere und kleinere Lappen;
andererseits hält es als Stützgewebe die nahe zusammenliegenden Gebilde:
Pfortader, A. hepatica, Gallengänge, Nervenfasern und Lymphgefäße zusammen.
Zwei verschiedene Gefäßsysteme versorgen die Leber mit Blut, erstens die
V. portae, die das funktionelle Gefäß (FISCHLER) für die Leber darstellt, zweitens
die A. hepatica, die dieses Organ mit Sauerstoff versorgt. Beide Gefäßsysteme,
die am Hilus in die Leber münden, verzweigen sich capillär zwischen den Leberzellen und vermischen sich. Inmitten der Leberläppchen liegen die Lebervenen

(V. centrales), durch die das Austauschblut durch immer größere Stämme zur V. cava fließt. Die Leberarteriencapillaren besitzen — im Gegensatz zu den Gallencapillaren — eigene Wandung, als Endothel *ein sehr zartes Häutchen* mit geringer Kernzahl. Von den undifferenzierten „Reticulumzellen" der Lebercapillaren unterscheiden sich besonders differenzierte Teile des Endothelsyncytiums, die „KUPFFERschen Sternzellen", durch große, meist ovale Kerne und dicke Anhäufung von Protoplasma mit phagocytärer Eigenschaft sehr wesentlich. Je nach Bedarf können sich aus den inaktiven Reticulumzellen jederzeit aktive Sternzellen entwickeln. Diese ragen mit ihren Fortsätzen in die Leberzellen hinein und besitzen je nach ihrem Funktionszustand große Formveränderlichkeit. Sie haben unter physiologischen und pathologischen Bedingungen ganz besondere Aufgaben zu erfüllen und stellen neben den Epithelzellen funktionell die wichtigsten Strukturelemente der Leber dar. Sie sind imstande, kolloidale und corpusculäre Elemente aus dem Blut aufzunehmen, sie vermögen sogar mehrere Speicherstoffe gleichzeitig zu stapeln. Als „Zuträgerzellen" für die Leberzelle (PFUHL) sind sie so normalerweise von besonderer Bedeutung; ebenso kommt ihnen eine große Aufgabe beim Blutabbau und somit bei der Gallenfarbstoffbildung unter normalen und pathologischen Verhältnissen zu. Bei Entzündungen haben die Sternzellen die Aufgabe der Phagocytierung der verschiedensten Bakterien und der Aufnahme und Beseitigung nekrotischer Gewebselemente. Nach Milzexstirpation vermögen die Sternzellen Milzfunktion zu übernehmen, sie vergrößern sich, erledigen die Blutmauserungsfunktion der Milz und speichern Eisen und Eisenpigment (M. B. SCHMIDT 1914, LEPEHNE 1914). So konnte bei milzexstirpierten Mäusen und Kaninchen periportale Zellwucherung als Ersatzbildung für fehlendes Milzgewebe festgestellt werden (M. B. SCHMIDT 1914).

Auf Grund der großen Bedeutung, die den KUPFFERschen Sternzellen bei der Funktionstüchtigkeit der Leber zukommt, betrachtete die MINKOWSKISche Schule (ROSENTHAL und HOLZER) die Leber als Doppelorgan, das sich aus dem eigentlichen spezifischen Lebergewebe und den Sternzellen zusammensetzt und auch nach ROESSLE bilden Leberzellbalken mit zugehöriger Gallencapillare und Sternzellen eine funktionelle Einheit, ein „Hepaton". Daraus folgt, daß eine ungestörte Leberfunktion nur dann gewährleistet ist, wenn beide Systeme — das epitheliale und reticuloendotheliale — ungestört zusammenarbeiten. Jede Schädigung des einen muß die Funktion des anderen Systems gefährden. Und doch besteht bisher keine Möglichkeit, in jedem Falle einer klinischen Erkrankung der Leber den Zusammenhang mit einer anatomischen Störung dieser beiden Organsysteme zu erbringen.

Die chemische Zusammensetzung der Leber. Die Leber enthält Eiweißkörper, Fette und Kohlenhydrate, außerdem noch eine Reihe von anorganischen Substanzen. Die chemische Zusammensetzung ist großen physiologischen Schwankungen unterworfen, die durch Depotassimilations- und Dissimilationsfunktionen der Leber bedingt sind. Die Kohlenhydrate werden in der Leber meist in Form von Glykogen gefunden, das bei Bedarf zu Traubenzucker abgebaut, an die Peripherie weitergegeben wird. Zu starker Glykogenspeicherung kommt es bei Glykogenspeicherkrankheit (Hepatomegalia glycogenica, v. GIERKE), bei der die Lebervergrößerung auf einer starken Glykogeneinwanderung und Glykogenstapelung bei mangelhafter Glykogenmobilisation beruht.

Die Aufnahme von Fett ist von der Glykogenbildung abhängig, da zwischen Fettinfiltration und Glykogenbestand ein ausgesprochener Antagonismus in der Leberzelle herrscht. Das als Nahrung zugeführte Fett wird physiologischerweise nur in geringer Menge von der Leber gespeichert, zumal die Hauptmenge des zugeführten Fettes nach der Resorption in der Darmwand durch die Lymphe abtransportiert wird. Bei gewissen pathologischen Speicherungszuständen (GAUCHER, NIEMANN-PICK) kommt es infolge von Einwanderung von Lipoiden zur vielfachen Lebervergrößerung. Auch bei Tuberkulose und Vergiftungen (Alkohol, P, Phlorrhizin, Cocain) findet Fetteinwanderung auf Kosten von Glykogenschwund statt. Der Eiweißgehalt (Kollagen) der Leber findet sich vermehrt bei chronischer Stauung, Cholangitis, Leberhypertrophie, am stärksten bei Lebercirrhose, vermindert ist er dagegen bei Leberatrophie (HOPPE-SEYLER und LANG 1934).

Volumen der Leber. Die wesentliche funktionelle Beanspruchung der Leber wird schon allein durch ihre außerordentliche Größe angezeigt. Das Volumen, das im Fetalleben zeitweise fast die ganze Leibeshöhle einnimmt, stellt beim Embryo von einem Monat $1/2$, beim Neugeborenen $1/20$ und beim Erwachsenen ungefähr $1/33$ des gesamten Körpergewichtes dar. ROESSLE (1919) gibt als mittleres Lebergewicht von jungen, kräftigen, im Krieg gefallenen Soldaten 1676 g an.

Das Lebervolumen repräsentiert aber keine absolut starre Größe; es wird physiologischerweise durch Stoffwechsel- und Blutregulationsfunktion in bestimmten Intervallen und durch pathologische Störungen vorübergehend oder dauernd verändert.

Im Assimilationszustand mit vorherrschender Glykogenspeicherung wird die Leber groß und schwer, so wiegt sie bei einem erwachsenen Kaninchen von etwa 2 kg bis zu 144 g; im Sekretionsstadium mit vorherrschender Zucker- und Galleausscheidung wird die Leber klein und leicht, sie wiegt bei einem 2 kg schweren Kaninchen nur etwa 50 g (FORSGREN). Zur Vergrößerung der Leber, die eine Zunahme bis zu 15—18% betragen kann, führt auch Wasserzufuhr. Die Volumenzunahme war in der Regel 30—40 Min. nach dem Trinken am größten (H. MARX).

Volumenänderungen der Leber treten vor allem bei Erkrankungen der Leber selbst, aber auch bei vielen primär außerhalb der Leber sich abspielenden Erkrankungen (z. B. Herz-, Milzerkrankung) als reaktiver Ausdruck ihrer Mitbeteiligung auf.

Von einer direkt durch Parenchymschwellung bedingten Lebervergrößerung unterscheidet sich die zirkulatorisch und die toxisch reaktiv entstandene Organvergrößerung (KOBRAK). Entzündung der Leber selbst hat toxisches Ödem auf der Basis eines Capillarverschlusses zur Folge, so daß es auf diese Weise zu Volumvergrößerung kommen kann. Akute diffuse Lebervergrößerung findet sich weiter bei toxischen Leberschädigungen (Phosphor, Arsen, Salvarsan, Atophan), bei enterogenen Leberschäden, bei cholangitischen Prozessen und bei mechanischer Behinderung des Galleabflusses. Vor allem bei akut auftretender Herzschwäche kann sich akut diffuse schmerzhafte Lebervergrößerung ausbilden, während chronische Herzmuskelinsuffizienz von einer chronischen Stauungsleber begleitet ist. Die Größe der Stauungsleber geht dem Schweregrad der Herzinsuffizienz ungefähr parallel. In ihrer Volumenveränderungsfähigkeit stellt die Leber ein Divertikel des rechten Herzens dar. Sie ist imstande, jahrelang das rechte Herz vor Blutüberfüllung zu schützen, Ascites und portale Stauungserscheinung hintanzuhalten, bis sie bei eintretender „Cirrhose cardiaque" ihre Kompensationsfähigkeit verliert. Dann erst tritt die abdominelle Dekompensation symptomatisch in Erscheinung.

Während bei der zirkulatorisch bedingten Form die Stauung das wesentliche Moment darstellt, kommt die reaktive Lebervergrößerung durch einen aktiven, unter Nervensteuerung stehenden Prozeß zustande, der den Blutzufluß erleichtert, den Abstrom dagegen erschwert (KOBRAK). Wir kennen Infektionskrankheiten mit starker und solche mit geringer Neigung zur Lebervergrößerung.

Diese „reaktive" Vergrößerung ist fast regelmäßig vorhanden bei Kokkeninfektionen, vor allem bei Streptokokkenangina, Sepsis, Scharlach, Erysipel, ferner bei Typhus, Ruhr, Coli, Fleckfieber, Lues II, Malaria, häufig bei Di; geringer reagierende Infektionen sind unkomplizierte Grippeinfekte, katarrhalische Anginen, Masern, Parotitis, Varicellen und akute Tuberkulose (KOBRAK).

Chronisch entstandene diffuse Lebervergrößerung findet sich außer bei chronischer Herzmuskelschwäche vor allem bei der LAENNECschen Cirrhose im hypertrophischen Stadium und bei anderen Formen der Cirrhose. Die Lebervergrößerung bei Polycythämie und Polyglobulie ist auf chronische Blutüberfüllung des Organs zurückzuführen; hier erfüllt die Leber ihre Blutdepotfunktion in stärkstem Maße. Zur außerordentlichen Vergrößerung der Leber — auf das 4—5fache der Norm — kommt es bei einer Reihe von Leberkrankheiten, die mit Speicherung verschiedener Substanzen, wie Fett, Lipoid, Amyloid, Glykogen, einhergehen und von Störungen der intermediären Stoffwechselvorgänge begleitet sind. Chronische diffuse Lebervergrößerung findet sich ferner bei lange bestehendem mechanischem Verschluß der Gallenwege, bei der WILSONschen Krankheit, bei Melanosarkom und der diffus infiltrierenden Lebercarcinose, bei leukämischen Erkrankungen und der Lymphogranulomatose. Zu ungleicher Lebervergrößerung dagegen kommt es bei umschriebenen Krankheitsprozessen (z. B. Carcinome, Sarkome, Lymphogranulome, Leberabscesse, Echinokokken, Gummen, Hämangiome). Zentral gelegene Leberabscesse können infolge entzündlicher Hyperämie ihrer Umgebung zu diffusen Vergrößerungen führen. Nach Zufuhr von Hypophysenvorderlappen- und unspezifischen Organextrakten tritt eine Steigerung des Lebergewichtes von durchschnittlich 60, aber bis zu 250% auf (EFFKEMANN und HEROLD 1935). *Verkleinerung des Lebervolumens* findet sich vorübergehend im sekretorischen Stadium und bei allen Zuständen, die zu transitorischer Leberglykogenmobilisation führen, also unter dem Einfluß von Adrenalin und adrenalogenen Substanzen, bei CO_2-Atmung und O_2-Mangel (GOLLWITZER-MEIER) usw., ferner unter der Einwirkung von Pitressin und wahrscheinlich auch von Thyroxin. Verminderung des Lebergewichtes wird weiter bedingt durch Hunger und Unterernährung; bei der durch chronische Unterernährung verursachte Ödemkrankheit wurden Lebergewichte von nur 950 g gefunden (CRAMER). Akute gelbe Leberatrophie und LAENNECsche Cirrhose im Endstadium führen zu echter Verkleinerung des Lebervolumens.

Härtegrad der kranken Leber. Je nach der Art der Lebererkrankung ist auch der *Härtegrad* des Organs ein verschiedener. Chronische Stauungsvorgänge (z. B. bei venöser Stauung infolge Herzinsuffizienz, bei Speicherkrankheiten usw.) und entzündlich-indurative Prozesse (Cirrhosen) führen zu vermehrter Konsistenz der Leber. Akute diffuse Lebervergrößerungen dagegen können normalen oder geringeren Härtegrad als das gesunde Organ aufweisen.

Lage und Lageveränderung der Leber. Die Leber wird durch eine mechanisch-funktionelle Koppelung (capilläre Adhäsion) zwischen Leber und Zwerchfell in ihrer Lage gehalten. Der Druck, der auf dem Zwerchfell lastet, ist ein negativer, so daß der Bauchinhalt bei entspannten Bauchdecken in das Hypochondrium hineingezogen wird, während die Schwere der Eingeweide diesem Saugdruck entgegenwirkt. Nach neuerer Anschauung kommt den anatomisch bekannten Ligamenta der Leber nur unterstützende Aufgaben bei der Fixation der Leber in normaler Lage zu; die wesentliche Rolle spielt neben dem Tonus der Bauchmuskulatur, die gleichsam als Widerlager unter der Leber ruhenden Darmteile und vor allem die Druckverhältnisse im Abdomen. Lageveränderungen der Leber, die relativ selten sind, treten dann ein, wenn Druckänderungen im Abdomen entstehen und die Leber durch irgendeinen Krankheitsprozeß in der

Bauchhöhle nach unten gezogen wird (z. B. Verwachsungen, Gastrektasie). Es gerät dann der Darm zwischen Leber und vordere Bauchwand, infolge der Lösung der mechanisch-funktionellen Koppelung zwischen Leber und Zwerchfell treten Atmungsbeschwerden auf, die Behinderung der Zwerchfellatmung führt zu der bekannten Tussis hepatica. So kann das klinische Bild der Hepatoptose oder der Wanderleber entstehen. Nach den Erfahrungen muß man jedoch annehmen, daß das Bild einer Wanderleber eher durch eine Formveränderung der Leber hervorgerufen wird, als daß es sich um eine Hepatoptose handelt (TANDLER).

II. Leber und Störungen der Nervenversorgung.

Die Leber wird von Vagus und Sympathicus innervatorisch versorgt. Die sympathischen Fasern ziehen über das Ganglion coeliacum als Nn. splanchnici mit der A. hepatica in die Leber hinein; der Vagus kann auch unter Umgehung des Ganglions mit einem kleineren Fasernanteil direkt zur Leber gelangen. Die Nerven begleiten im interlobulären Bindegewebe vor allem die Arterien bis tief in das Lebergewebe hinein und bestimmen auf Grund ihrer vasomotorischen Funktion die sehr wechselnde Blutfülle des Organs. Aber auch ein direkter Nerveneinfluß auf die Leberzelle ist möglich; die Nerven treten zum Teil — unabhängig von den Gefäßen — in der Tiefe des Parenchyms mit ihren feinen Fortsätzen an die Leberzelle heran und umspinnen sie plexusartig (RETZIUS 1894, KÖLLIKER 1902, STÖHR jun. 1928). In die Nervenstämmchen sind häufig kleine Gruppen von Ganglienzellen eingelagert (DOGIEL, PFUHL 1932). Von großer Bedeutung ist der Befund RIEGELEs (1928), daß feinste Nervenfäserchen in die Leberzelle selbst eindringen, um dort mit einer Reticularen zu endigen. Im Gegensatz zu STÖHR jun., der eine, zur Größe des Organs „unverhältnismäßig geringe" Nervenversorgung beschreibt, betonen L. R. MÜLLER, RIEGELE und PFUHL die „beträchtliche Zahl von Lebernerven, die im Verhältnis zur Größe des Organs steht". „Wahrscheinlich ist das Leberparenchym nahezu gleichmäßig von Nervenfasern durchsetzt und wird jede Leberzelle von ihnen berührt" (PFUHL 1932). Es ist also mit Sicherheit anzunehmen, daß der Nervenversorgung eine große Rolle in physiologischen und pathologischen Zuständen zukommt.

Aus der Klinik der Gallensteinkrankheiten kennt man schon lange den nach der rechten Schulter hin ausstrahlenden Schmerz. Wir wissen heute, daß die afferenten Fasern für Leber und Gallenblase in das 9.—10. Dorsalsegment einstrahlen. Mittels eines injizierten Anaestheticums läßt sich die radikuläre Versorgung innerer Organe ziemlich scharf lokalisieren, so daß man relativ genau die den einzelnen inneren Organen zugeordneten Rami communicantes bestimmen kann und damit auch, durch welche Wurzeln die afferenten Fasern der betreffenden Organe ins Rückenmark eintreten. Für Leber und Gallenblase kommen Th$_9$ und Th$_{10}$ rechts in Betracht. In diesen Rückenmarksegmenten kann nun ein Überspringen der Empfindsamkeit in die entsprechenden radikulären Zonen erfolgen, so daß Hauthyperästhesien — durch HEAD und MACKENZIE erkannt — entstehen können. Eine Anästhesie der Empfindungsnerven der Leber bzw. ihrer Segmente beseitigt ihre Schmerzempfindsamkeit. Auf dieser Tatsache beruht die Möglichkeit der lokalanästhetischen Operationen, so daß durch paravertebrale Anästhesie schmerzlos an den betreffenden Organen operiert werden kann. Splanchnicusanästhesie nach KAPPIS (1928) vermeidet die Schmerzen, die durch Zug am Mesenterium entstehen, schmerzlose intraabdominale Operationen sind so möglich.

Es ist erstaunlich, daß gerade das Gebiet der nervösen Störungen in bezug zur Leberfunktion lange Zeit völlig unbeachtet und mangelhaft bearbeitet blieb.

Und doch unterliegt die Tatsache keinem Zweifel, daß nervöse Tätigkeit und Leberfunktion eng zusammenhängen. Erst experimentelle Untersuchungen — vorwiegend des letzten Jahrzehntes — teils durch operative Eingriffe, teils durch Einwirkung verschiedener am vegetativen Nervensystem angreifender Pharmaca — brachten über diese Fragen einige Aufklärungen.

Durchschneidung der zur Leber ziehenden Nerven (FREUND) oder völlige Denervierung der Leber (PLAUT 1922) beeinträchtigt die chemische Wärmeregulation oder schaltet sie völlig aus, ein Beweis dafür, daß die Wärmebildung in der Leber vorwiegend durch nervösen Einfluß reguliert wird. Anästhesie von D_8—D_{10} schaltet die zur Leber führenden Nervenbahnen aus, welche einerseits die Zuckerabgabe aus der Leber fördern, andererseits die Zuckeraufnahme und Zuckerassimilation hemmend beeinflussen (HIRSCHHORN und POPPER 1933). Nach Durchschneidung der Splanchnici wird die Leber sehr blutreich, die Läppchencapillaren erweitern sich, während die Leberzellen durch Druck schmal und länglich werden; Adrenalin und Splanchnicusdurchschneidung läßt die Leberhyperämie noch deutlicher erscheinen (KAWAI). Ausschaltung der Sympathicusfasern der V. portae hat Hyperglykämie zur Folge (CHIANELLO). Die nach Splanchnicussektion oft beobachtete Erhöhung der alimentären Blutzuckerkurve, die mit fast völligem Schwund des Leberglykogens einhergeht, wurde auf rein mechanische Beeinflussung der Nebennieren während der Operation zurückgeführt (DEMANT 1934). Nach Durchschneidung sämtlicher zur Leber verlaufenden vegetativen Nerven kommt es zu einer Dämpfung der Zuckerabgabe (DEPISCH, HASENÖHRL und SCHÖNBAUER, KOMATSU). Wesentlich für den Ablauf der Stoffwechselvorgänge ist aber, daß auch nach Ausschaltung der sympathischen Nervenendigungen in der Leber, z. B. durch Splanchnicusdurchschneidung, gleichmäßige Abgabe von Zucker in Ruhe erfolgen kann unter der Bedingung der inaktiven Durchblutung und unveränderten hormonalen Beeinflussung (RUPP). Erst bei erhöhten Anforderungen ist ein regulatorisches Eingreifen des Nervensystems unerläßlich, so bleibt z. B. nach Durchschneidung der Nn. splanchnici und Injektion von Insulin der Blutzucker solange auf hypoglykämischen Werten, daß erst am folgenden Tage der Blutzuckerausgangswert wieder erreicht wird (RUPP). Die von allen nervösen Verbindungen befreite Leber, die nur noch mit Herz und Lungen in Verbindung steht, kann noch Glykose speichern, jedoch kein Glykogen mehr spalten (BASSANI 1932). Für die Glykogenspaltung sind hormonal-nervöse Einflüsse unbedingt erforderlich.

Splanchnicusreizung hat immer Blutausschüttung aus der Leber zur Folge; nach der Splanchnicusreizung füllt sich das Lebergefäßbett wieder mit Blut auf (ECKARD). Ebenso kommt es nach Splanchnicusreizung gesetzmäßig zu Leberglykogenmobilisation.

Die Menge der Gallensekretion wird durch Entnervung an der Leberpforte nicht beeinflußt (NAGAE, LUNDBERG). Dagegen wird die Ausscheidung des Bilirubins in den ersten 10 Tagen nach der Entnervung dauernd stark herabgesetzt; ebenso wird die hämoklasische Krise nach Entnervung auf die Dauer von etwa 2 Monaten positiv (NAGAE). Eine mäßige Störung der Bilirubinbildung nach Sympathektomie der A. hepatica tritt ein, die aber nach 10 Tagen wieder zur Norm zurückgeht (LEONE).

Die Frage des Nerveneinflusses auf die Leberfunktion wurde ferner durch Einwirkung verschiedener auf das vegetative Nervensystem wirkender Pharmaca untersucht. Adrenalin und adrenalogene Substanzen rufen durch Erregung der sympathischen Nervenendigungen Leberglykogenmobilisation hervor. Auch die Reizsubstanzen des parasympathischen Nervensystems (Pilocarpin, Physostigmin, Cholin, Acetylcholin) führen zur Hyperglykämie, die durch Atropin

und Ergotamin verhindert werden kann (BORNSTEIN und Mitarbeiter). Die
Galleabsonderung wird durch Pilocarpin gefördert, durch Atropin oder Adrenalin
gestört (KALK und BRANISTEANU, TAKANO).

III. Blutversorgung der Leber und ihre Störungen.

Grundlegende Bedeutung für die Leberfunktion hat die komplizierte Blutversorgung des Organs, das seinerseits wieder Einfluß auf die Blutzirkulation
des gesamten Organismus ausübt. Auf dem Blutwege werden der Leber alle
Stoffe zugeführt, die zur Verarbeitung gelangen sollen, sie stellt im intra- und
extrauterinen Leben eine „Kontrollstation" (FISCHLER) für das Blut dar. Im
embryonalen Leben erhält die Leber das für den Stoffwechsel so wichtige Blut
aus dem Dottersackkreislauf, später aus der Nabelvene, so daß die Hauptmenge
des fetalen Blutes die Leber passieren muß, im extrauterinen Stadium fließt der
Leber das gesamte Blut aus allen innerhalb des Peritoneums gelegenen Organen
durch die V. portae zu. Die Blutversorgung wird um so reicher, je differenzierter
die Leber in der Tierreihe ist, so daß die Leber der Säugetiere und des Menschen
entsprechend ihrer großen Stoffwechselbedeutung die reichste Gefäßausbildung
besitzt. Die Blutversorgung der Leber ist für die pathologische Physiologie des
Chirurgen von besonderem Interesse. Für den Chirurgen ist es ungeheuer schwer,
in den komplizierten Mechanismus des Leberstoffwechsels helfend einzugreifen,
so daß die chirurgische Therapie der Leberkrankheiten bis jetzt im Vergleich
zu den anderen therapeutischen Erfolgen eine relativ geringe ist. Das Interesse,
das der Chirurg der Physiologie der Leber entgegenbringt, beruht in der Hauptsache darin, den physiologischen Organmechanismus kennenzulernen, um zu
erfahren, unter welchen Bedingungen Gefahr vorliegt, unter denen der Leberstoffwechsel akut versagt und den Organismus mit Stoffen überschwemmt, die
rasch tödlich wirken. Der Erfolg einer vielleicht an einem ganz anderen Körperteil vorgenommenen Operation kann so zunichte gemacht werden. „Sicherung
bedrohter Leberfunktionen bedeutet für den Chirurgen die gewonnene Schlacht"
(HENSCHEN).

Im Vordergrund der therapeutischen Erfolge bzw. der Versuche, die der
Chirurg bei Lebererkrankungen vornehmen kann, steht also zunächst nur die
Beeinflussung der Zirkulationsverhältnisse in der Leber.

Die Leber besitzt im Kreislauf eine so große Selbständigkeit, daß sie neben
dem Herzen als Kreislauforgan in den Vordergrund gestellt werden muß.
Zwischen Blutmenge des Organismus, die mit 70—80 ccm pro Kilogramm berechnet wird, und dem Blutgehalt der Leber besteht eine konstante Beziehung.
Eine normale Leber von 1500 g Gewicht enthält bei normalen Kreislauf-
verhältnissen etwa 500 ccm Blut, so daß der Blutgehalt etwa 35% des Gesamt-
gewichtes der Leber und 53% im Verhältnis zum Parenchym der ausgebluteten
Leber beträgt (GERLACH). Als Blutversorgungsmenge der Leber nimmt man
für 100 g Lebersubstanz und Minute etwa 80 ccm Blut an (SCHMID, BURTON,
OPITZ, MACLEOD und PEARCE). Die Leber stellt ein geradezu ideales *Blutdepot*
dar; sie ist in der Lage, durch Kapazitätsänderung des Strombettes im Neben-
schluß große Mengen Blutes zu speichern (BARCROFT) und gewichtsmäßig bis
zu 59% des entbluteten Organs abzugeben (REIN). Blutdepotfunktion und
Kreislaufgeschehen führen ein „ständiges Spiel von erstaunlicher Präzision"
(REIN), jede Mehrleistung des Organismus hat Entleerung des Depots zur Folge
und ist nur durch diese möglich. So ist die Leber imstande, durch ihre Regulationsmechanismen z. B. das rechte Herz vor Blutüberfüllung und den Organismus
vor Flüssigkeitsüberschwemmung zu schützen.

Die Leber ist ein Organ mit doppelter Blutversorgung. Sie ist zwischen Darm und Kreislauf wie folgt eingeschaltet: Einerseits fließt ihr auf dem Wege der V. portae sauerstoffarmes Blut zu, das aber das ganze reiche Aufbaumaterial aus Darm, Pankreas und Milz zur Stoffwechselleistung zur Verfügung stellt. Andererseits werden ihr auf dem Wege der A. hepatica Sauerstoff und Hormone aus Nebenniere, Schilddrüse und Hypophyse) zugeführt, die dem Organ erst Existenzmöglichkeit und die Fähigkeit zur Stoffwechselleistung gewähren.

Das abführende Gefäßsystem wird durch die Lebervenen gebildet, die das Leberblut über die V. cava zum Herzen senden. Zwischen den Leberzellen liegt — zur Ermöglichung des Stoffaustausches — das capilläre Verzweigungsgebiet des arteriellen und portalen Gefäßsystems, in dem sich venöses und arterielles Blut mischen. Die Blutverteilung in einem größeren Leberteil geht so vor sich, daß V. portae und A. hepatica, gemeinsam einströmend, einen Leberteil umspinnen. „Man sieht sofort, daß das eigentümlich blattartig gestaltete Innere dieses Bezirkes bedingt ist durch die räumliche Anordnung der das Blut zum Herzen abführenden Lebervenen. Ihre Verästelung — am besten als Sammelvenen, aber auch als Sublobularvenen bezeichnet — splittern sich wie die Rippen eines Blattes oder die Äste eines Baumes in die Zentralvenen auf, zu denen jeweils, als ihr Mittelpunkt, die aus den Pfortaderästen sich aufsplitternden Capillaren verlaufen. Die Verzweigungen des Stammes der A. hepatica und V. portae verhalten sich zu denen der Lebervenen räumlich wie die ineinandergesteckten Gipfel zweier Bäume, deren Äste sich aber an keiner Stelle berühren. Die Verbindung zwischen den Ästen stellen die Blutcapillaren dar" (HUECK).

Die von KÖLLIKER (1902) aufgestellte und von LÖFFLER (1928) u. a. erneut aufgegriffene Theorie der „*intrahepatischen Pfortaderwurzeln*" besagt, daß die Endäste der Leberarterien im interlobulären Bindegewebe in mittlere und Schlußäste der Pfortader münden, so daß das Arterienblut erst auf dem Umwege der Pfortader in das Läppchen gelange. AUNAP (1931) dagegen nimmt an, daß die Leberarterien sich in Capillaren aufspalten und daß aus diesen Capillaren ein Venensystem entsteht, das dann in das Läppchen mündet. Nach KASTERT (1935) finden sich im interlobulären Raum im Gegensatz zu den Arteriencapillaren nur wenige, verhältnismäßig breite Schlußäste der Pfortader, die nach kurzem Verlauf in verschiedene Läppchen einfließen. Die Capillaren der Leberarterien begleiten die Pfortaderäste und die Gallengänge erreichen die Kapsel und die Wände der Lebervene und münden dann selbständig, ohne sich in Venen zu sammeln, direkt in die Leberläppchen ein.

Da die beiden zuführenden Strombahnen unter verschiedenem Anfangsdruck stehen, ist ein Druckausgleich an den Endästen der Leberarterie und Pfortader nur möglich, wenn der arterielle Druck dem venösen angepaßt wird. Die von KÖLLIKER als Ort des Druckausgleiches angenommenen „inneren Wurzeln" existieren nach Ansicht von OLDS und STAFFORD, AUNAP (1931), KASTERT (1935) u. a. nicht. Nach PFUHL sind mehrere Faktoren an diesem Druckausgleich beteiligt: die starke Muskulatur der in der Spatia interlobularie verlaufenden Arterien, die notwendige Passage des Arterienblutes durch die Capillaren vor deren Einmündung zur Läppchenperipherie und die auffallende Länge, Dünne und starke Kontraktilität dieser perilobulären Endäste. Auch KASTERT betont besonders die Länge der Capillaren, die ja auch nötig ist, um den größeren Druck der Leberarterie, die den Druck der Pfortader um das 8—9fache (BURTON-OPITZ) übertrifft, auszugleichen, denn ein hemmungsloses Abfließen des Blutes zur Zentralvene ist nur möglich, wenn in den ins Läppchen eintretenden Capillaren Druckgleichheit herrscht. Auf dem Zusammenwirken der eben besprochenen Faktoren wird unter normalen Verhältnissen der Arterienblutdruck auf das feinste reguliert.

Die Leberarterie. Die Leberarterie entspringt mit der A. gastr. sin. und der A. lienalis aus der A. coeliaca. Schon bei einem 10 mm großen Embryo besteht eine bis zum Ductus hepaticus verlaufende Leberarterie, die in der späteren Embryonalzeit entlang dem Ductus hepaticus und cysticus verläuft. Schon im frühesten Embryonalstadium besteht in Form eines im Mesenchym gelegenen Capillarplexus eine Verbindung mit dem venösen Gefäßnetz. Bei der Leberarterie des Menschen ist streng zwischen A. hepatica communis und A. hepatica propria zu unterscheiden. Von der A. hepatica communis geht als kräftiger Ast die A. gastro-duodenalis und als schwächerer Ast die A. gastr. dextra ab. Die Endzweige der Leberarterie werden nach KÖLLIKER in Rami vasculares, die die Gebilde der Interlobulärräume und die Wand der Leber-venen mit arteriellem Blut zu versorgen haben, und in Rami capsulares, die mit den Arterien der Kapsel und denen des Zwerchfelles anastomosieren und in Rami septales eingeteilt (PFUHL).

Es ist für den Chirurgen von allergrößter Wichtigkeit zu wissen, daß zahl-reiche anatomische Variationen sowohl an der A. hepatica communis als auch an der A. hepatica propria und ihren zwei Hauptverzweigungen vorkommen (BUDDE, RIO BRANCO, HELLER). Eine akzessorische A. hep. sin. mit Ursprung aus der A. coronaria ventr. dex. wurde von KURJE beschrieben; die eigentliche A. hep. sin. fehlte, so daß die Gefahr der Nekrose des linken Leberlappens bei Verletzungen des akzessorischen Gefäßes bestand. Eine überzählige, aus der A. coeliaca entspringende Leberarterie beschrieb TOLDT und bei Lageanomalie der Gallenblase auf der linken Leberseite führte eine aus der A. mesenterica sup. entspringende Leberarterie zum rechten Leberlappen, während der linke normalerweise durch einen Ast aus der A. coeliaca ernährt wurde. Beziehungen von Mißbildungen zu Anomalien der Leberarterien scheinen im übrigen sehr selten zu sein (HANSER).

Die intrahepatische Leberarterienverzweigung bildet sich aus rechtem und linkem Ast der Leberarterie in Form zweier oft völlig getrennter Gefäßbäume, die in der Kapsel anastomosierend enden oder auch schon intrahepatisch zahl-reiche Anastomosen aufweisen können (MARTENS, SEGALL, WALKER und MELNI-KOFF).

Leberarterienverschluß. Die Folgen eines *Leberarterienverschlusses* hängen von der nie übersehbaren Größe der intrahepatischen Anastomosen ab. Arterielle und venöse Leberkollateralen sind nur sehr schwach ausgebildet. Läßt man in die Leberarterie eines Hundes physiologische NaCl-Lösung einfließen, so strömt etwa $^1/_5$ durch die Pfortader, der Rest durch die Lebervenen aus. Bei Einfluß in die Pfortader dagegen entweicht die Hauptmenge durch die Leber-venen und nur der $^1/_{187}$ Teil durch die Leberarterie (AIWASJAU 1931). Die *Unter-bindung* oder embolische Verlegung der Leberarterie (der A. hep. propria) ist beim Menschen und denjenigen Tieren, die nicht über so reichliche Anastomosen wie der Hund verfügen, meist von einer ausgedehnten Nekrose des Lebergewebes gefolgt (COHNHEIM und LITTEN, JANSON, EHRHARDT, v. HABERER, NARATH II, OEHLECKER). Die Totalnekrose der Leber nach Leberarterienverschluß ist vom baldigen Tode gefolgt (NARATH II, THOELE, RITTER). Die Resultate älterer Autoren stimmen nicht in allen Einzelheiten überein; dies liegt zum großen Teil daran, daß nicht in allen Fällen darauf geachtet wurde, an welcher Stelle die Unterbindung vorgenommen wurde, und ob nicht abnorme Ver-zweigungen, Zweigteilungen usw. der A. hepatica vorgelegen haben, wie sie ja beim Menschen und noch mehr bei den gebräuchlichen Versuchstieren, vor allem den Hunden, gar nicht so selten vorkommen. Aufklärende Unter-suchungen stammen vor allem von v. HABERER, der an den verschiedensten Stellen der A. hepatica Unterbindungen vorgenommen und zur Kontrolle von

ler Aorta aus unmittelbar nach dem Tode der Tiere Gefäßinjektionen vor-
genommen hat. Diese Untersuchungen ergeben, daß die A. hepatica communis
ohne jeglichen Schaden an jeder Stelle unterbunden werden kann, da durch
Umkehrung des Stromes rückläufig z. B. in der A. gastr. duodenalis ein Kolla-
eralkreislauf für die so empfindliche A. hepatica eintritt. Unterbindet man die
A. hepatica communis vor dem Abgang der A. gastr. dextra, so besteht die
Gefahr der teilweisen Nekrose der Leber. Bei Unterbindung der eigentlichen
Hepatica propria kommt es zur Totalnekrose der Leber, es sei denn, daß eine
anatomische Seltenheit insofern vorliegt, daß genügend akzessorische Leber-
arterien vorhanden sind. Die Unterbindung des rechten oder linken Astes der
A. hepatica propria bedeutet in den meisten Fällen den Tod. Nach Verschluß
eines arteriellen Gefäßes in der Leber stellt sich sofort ein Kollateralkreislauf
her, der die arterielle Versorgung des betreffenden Leberteiles sicherstellt
SEGALL 1923). Die Versuche v. HABERERs und später NICOLETTIs über die
Unterbindung der beiden Endzweige der A. hepatica propria haben gezeigt,
daß eine Nekrose in den betreffenden Lappen nur dann eintritt, wenn dieser
verhältnismäßig isoliert ist. Dies trifft beim Kaninchen stets zu; unterbindet
man hier einen der beiden Äste der A. hepatica propria, so geht das Tier infolge
der Nekrose des der Leberarterie zugehörigen Lappens zugrunde. Die Ansicht
NICOLETTIs, daß beim Menschen bei der breiten Verbindung der Leberlappen
untereinander die Endzweige der A. hepatica propria ungestraft unterbunden
werden könnten, trifft nicht zu (NARATH II, THOELE, OEHLECKER).

Im großen und ganzen sind die durch den Tierversuch und die anatomischen
Untersuchungen gewonnenen Ergebnisse durch die Beobachtungen am Menschen
bestätigt worden. Beim Menschen führt die Unterbindung *eines* Astes der
A. hepatica propria fast immer zum Tode. Im Anschluß an Leberverletzungen
können sekundär — wohl als Folge von Thrombosen intrahepatischer Verzweigungen der Leberarterie — Nekrosen auftreten, die die eigentliche Todesursache
bilden. Arteriell anämische Leberinfarkte verschiedener Größe im Anschluß an
Leberschüsse bei Verwundeten, die noch einige Tage nach der Verletzung lebten,
hat LAEVEN beschrieben (s. auch THOELE, BURKARD und LANDOIS). Nur in den
seltensten Fällen ist die Unterbindung der A. hepatica propria erlaubt, wie z. B.
bei Bestehen eines extrahepatischen Aneurysmas, bei dem sich langsam parallel
mit Ausbildung des Aneurysmas allmählich ein Kollateralkreislauf ausgebildet hat
KEHR). Bei dem sehr seltenen Vorkommen intrahepatischer Aneurysmen, die an
der Verzweigung der A. hepatica propria liegen und Verletzungsfolgen zu sein
scheinen, wurde von SUDEK zur Herabsetzung des Blutdruckes die A. hepatica mit
Erfolg unterbunden. WENDEL hat nach vorheriger Unterbindung der A. hepatica
den rechten Leberlappen wegen eines Adenoms abgetragen, ebenso haben
v. HABERER bei einer Hytatidencyste des linken Leberlappens, KLOSE bei einem
primären Carcinom des linken Lappens erfolgreich operiert. Schon NARATH II
hatte in seiner Zusammenstellung (1916) 20 Fälle zusammengetragen, bei denen
operativ die A. hepatica oder einzelne Äste unterbunden worden sind. Der
Mensch verträgt also die Unterbindung der A. hepatica *communis* unbedingt; nach
der Unterbindung der A. hepatica *vor* dem Abgang der A. gastr. dextra können
kleinere Lebernekrosen auftreten. Bei Unterbindung der A. hepatica propria
kommt es nur bei gut entwickeltem Kollateralkreislauf, also in den seltensten
Fällen, *nicht* zu ausgedehnter Lebernekrose, ebenso wie solche meist bei Unterbindung der Hauptzweige aufzutreten pflegt. Ein Erfolg hängt immer von der
Ausbildung der Kollateralen ab, einem Faktor, der sich aber natürlich vorher
kaum abschätzen läßt (DE BLASI). Es ist hervorzuheben, daß in Fällen, wo die
A. hepatica vorher schon stark durch Arteriosklerose geschädigt war oder bei ausgedehnten Verwachsungen der Leber auch die Unterbindung der A. hepatica

propria jenseits des Ursprunges der A. pylorica gestattet ist, da in solchen Fällen genügende Kollaterale zu bestehen pflegen. Diese Tatsache hat sich BURDENKO zunutze gemacht, indem er zunächst im Tierversuch durch Netzvernähung mit der Leber einen Kollateralkreislauf zu erzielen suchte und dann wenige Tage später die A. hepatica propria unterband. Die Erfolge waren jedoch nicht völlig zufriedenstellend, immerhin glaubte er bei diesem Verfahren geringere Nekrosen zu beobachten. VILLANDRE vermied das Gefährliche einer Unterbindung der A. hepatica propria dadurch, daß er das Gefäß zunächst durch langsame Umschnürung einengte und erst später unmittelbar vor der Teilung endgültig unterband. In neuester Zeit ist es LIVIERATO, MAGLIANO, DERVENAGO angeblich gelungen, durch zweizeitige Unterbindung der A. hepatica propria und ihrer sämtlichen Äste sowie der A. diaphragmatica dextra die arterielle Blutzufuhr zur Leber vollständig aufzuheben, ohne dadurch den Tod herbeizuführen. Nach anfänglicher Somnolenz in den ersten 4—6 Tagen nach der Operation gewannen die Tiere ihren normalen Appetit zurück und unterschieden sich, abgesehen von einer leichten Schwäche, in nichts von normalen Hunden. Das Weiterleben dieser Tiere ist aber nur durch die Ausbildung eines durch die zweizeitig langsam ausgeführte Drosselung bzw. Unterbindung der A. hepatica denkbar. Denn alle Versuche und Erfahrungen an Leberarterienunterbindung an Menschen und Tieren sprechen dafür, daß das Lebergewebe unbedingt auf die Zufuhr von Sauerstoff angewiesen ist. Es herrscht heute die Anschauung, daß Unterbrechung der arteriellen Zufuhr jenseits der Einmündung von Kollateralen zur Nekrose des Lebergewebes führt. In seltensten Fällen kann genügend arterielles Blut auf Wegen, die sonst kaum in Frage kommen, z. B. über die A. phrenica, dem Organe zufließen.

Um nun die tödlichen Lebernekrosen nach Unterbindung der A. hepatica propria zu vermeiden, hat sich A. NARATH eingehend mit dem Problem der Verhütung der Lebernekrose nach Leberarterienunterbindung durch arterioportale Anastomose befaßt. Es gelang ihm, Hunde am Leben zu erhalten, wenn nach Ligatur der A. hepatica die durchtrennte Leberarterie in die Pfortader eingepflanzt wurde. Mit Gefäßnaht stellt er eine Anastomose von der A. renalis nach der Pfortader her oder er pflanzte die durchschnittene A. hepatica selbst in die Pfortader. Seine Versuche fanden durch CHIRON und BRUNNACCI Bestätigung, die bei gleicher Versuchsanordnung und Beobachtung der Tiere über längere Zeit hindurch normalen Ausfall der angestellten Leberfunktionsprüfungen feststellen konnten. Mit Recht weisen jedoch diese beiden Autoren auf die großen technischen Schwierigkeiten der Methode hin, auf die Gefährdung der Naht und die Bildung von Thrombosen. Diese Versuche sind von allergrößtem Interesse. Sie erweisen vor allem, daß die Leberzellen in der Lage sind, sich das zu ihrer Ernährung nötige arterielle Blut auch aus dem Pfortaderkreislauf herauszuholen, wenn in diesen arterielles Blut eingeleitet wird (vgl. auch PETROFF, JUNGE, BRÜNING). Besonders schön wird dies durch einen Fall belegt, wo bei einem der operierten Hunde durch einen Embolus *ein* Leberlappen kein arterielles Pfortaderblut erhielt und deshalb nekrotisierte, während die anderen Leberlappen am Leben blieben. Die Versuche zeigen weiter, daß die Pfortader selbst und das sie umgebende Bindegewebe nicht auf die Blutversorgung aus den Vasa vasorum angewiesen ist, sondern daß auch bei Wegfall der Vasa vasorum die Gefäßwand der Pfortader nicht nekrotisch zugrunde geht. Ob die Gefäßwand dabei Blut aus der Pfortader selbst bekommt oder auf welche Weise sonst die Ernährung vor sich geht, bleibt ungeklärt.

Da nicht allzuselten im Anschluß an besonders schwere operative Eingriffe am Magen, an den Gallenwegen oder an den Lebergefäßen (z. B. bei Aneurysma) unbeabsichtigt oder gewollt die A. hepatica unterbunden wird, kommt der

Einleitung von arteriellem Blut in die Pfortader zur Rettung solcher sonst unweigerlich dem Tode verfallener Patienten große Bedeutung zu. Die Seit zu Seit, sowie die termino-laterale Anastomose der A. hepatica mit der Pfortader ist technisch nicht ganz einfach, zumal es sich bei den Menschen, bei denen diese Operation in Frage kommt, um Patienten handelt, die schon einen schweren operativen Eingriff hinter sich haben. Jede technische Vereinfachung ist daher wesentlich. Mit den von MEYTHALER und NAEGELI angegebenen Magnesiumgefäßprothesen ist auch eine Anastomose einer mittelgroßen Arterie mit einer entsprechenden Vene End zu End möglich, und es gelang im Experiment eine Anastomose zwischen A. hepatica und einem geeigneten Mesenterialvenenast vorzunehmen. Der Vorzug dieses Vorgehens — Anlage einer terminalen arterioportalen Anastomose — liegt in den günstigeren Zirkulationsverhältnissen, bei denen eine Thrombose weniger leicht eintritt wie bei der Seit zu Seit-Anastomose. Die bei dieser arterio-portalen Anastomose vorgenommenen Leberfunktionsprüfungen ergaben im großen ganzen der Norm entsprechende Resultate (MEYTHALER und NAEGELI). Wie eine Anastomose der Milzvene mit der Leberarterie im Experiment erwies, ist auch das Milzblut imstande, die Leber genügend zu ernähren, um ihre Funktion und anatomische Unversehrtheit aufrechtzuerhalten. Allerdings trat dabei eine Milzstauung mit cirrhotischen Stellen auf (GHIRON und BADALLA 1933). Nicht nur operative Verletzung der Leberarterie, sondern auch *Thrombosen* und *Embolien* können zur Lebernekrose führen (CHIARI), die — wie ein von OEHLECKER mitgeteilter Fall zeigt — sich schon innerhalb 48 Stunden ausbilden können, zumal bei gleichzeitigem Bestehen von Anämie und Herzinsuffizienz. Über die feineren histologischen Veränderungen an der Leber bei Unterbindung der Leberarterie geben NARATH II und STECKELMACHER Auskunft. Die Nekrose beginnt nicht in den Wandungen der Pfortaderäste und Gallengänge, sondern im Zentrum der Leberläppchen (v. HABERER 1906, NARATH 1916).

Die aus zahlreichen Versuchen am Tierexperiment und aus den Erfahrungen am Menschen über Unterbrechung der Leberarterie an den verschiedensten Stellen sich ergebenden führenden Richtlinien sollen wegen ihrer großen Bedeutung für chirurgisches Handeln zusammenfassend kurz wiedergegeben werden:

Eine Unterbindung der A. hepatica communis ist für den Menschen dann ohne Schaden, wenn wenigstens eine der Seitenbahnen unverletzt ist. Die Unterbindung der A. hepatica propria vor Abgang der A. hepatica dextra ist nur im Notfall gestattet, da fast immer kleinere Lebernekrosen danach auftreten. Eine Unterbindung einer gesunden A. hepatica propria jenseits der Abgabe der A. gastrica dextra führt fast immer zur Totalnekrose der Leber. Eine kranke A. hepatica propria (Aneurysma) erlaubt eine Unterbindung, da meist schon ein die Nekrose verhütender ausreichender Kollateralkreislauf ausgebildet ist.

Bei dem relativ seltenen Vorkommen von *Aneurysmen der Leberarterie* unterscheidet man intra- und extrahepatale Formen. Als Ursache werden neben Lues, vor allem Infektionen, benachbarte Abscesse, die zur Assosion des Gefäßes führen und Traumen angeführt.

Pfortader. Bei Betrachtung der doppelten Blutversorgung der Leber spielt die *Pfortader* trotz ihres venösen Charakters durch Größe und Zwischenschaltung zwischen Darm und allgemeinen Kreislauf als „Kontrollstation" (FISCHLER) für das mit Nährstoffen beladene Blut die wesentliche funktionelle Rolle. Das *Quellgebiet* der Pfortader zerfällt in 2 Hauptteile: 1. in das Gebiet der V. gastro-lienalis, in die das Blut von Magen (V. coronaria), Pankreas und Duodenum (V. pancreatico-duodenalis), von Milz (V. lienalis) und vom Colon descendens (V. mesenterica inf.) einströmt, 2. in das Gebiet der V. mesenterica superior, in die das Blut vom Colon ascendens, transversum und Dünndarm fließt. Das Blut des unteren Teiles des Rectums gelangt über die V. haemorrhoidales und V. cava unter Umgehung des Leberkreislaufes zum Herzen und großen Kreislauf, eine für die rectale Therapie äußerst wichtige Tatsache, da durch diese Leberumgehung Medikamente in voller Wirksamkeit in den Kreislauf zu bringen sind.

In bezug auf die Blutversorgung soll der rechte Leberlappen bevorzugt werden, da der rechte Ast der Pfortader die direkte Fortsetzung des Hauptastes darstellt. Durch röntgenologische Untersuchung konnte festgestellt werden, daß bei geringer Injektionsmenge (Bariumbrei) sich erst Teile des rechten Leberlappens, bei erhöhter Menge (über $1^1/_2$ ccm) zunächst der ganze rechte Leberlappen, dann erst der linke sich füllten (MINNECI 1928). Niemals füllte sich der linke Leberlappen allein, sondern regelmäßig erst nach dem rechten.

Stromverhältnisse in der Pfortader. Da der Leber über die Pfortader als Sammelgefäß aus den verschiedensten Gebieten Blut zuströmt, und da man aus der Klinik erfahrungsgemäß weiß, daß sich bestimmte Erkrankungen regelmäßig in bestimmten Leberbezirken lokalisieren, wurden verschiedene *Stromverhältnisse in der Pfortader angenommen.* Französische Autoren waren die ersten, die die Theorie aufstellten, daß die aus beiden verschiedenen Quellgebieten kommenden Blutströme sich in der V. portae nicht vermischen, sondern in ihrem Lauf zur Leber getrennt bleiben (SÉRÉGÉ). Aus dem inselförmigen Auftreten der Veränderungen in der Leber bei Cirrhose schließt RIBBERT, daß das Pfortaderblut nicht gleichmäßig gemischt in die Leber gelange, daß jedoch bei heftigen Körpererschütterungen Mischung dieser Blutströme erfolge, so daß sie hierdurch nicht streng getrennt bleiben können. Tatsächlich gelangt nach radiologischen Untersuchungen in das Wurzelgebiet der Pfortader injiziertes Jodopin nicht gleichmäßig verteilt in die Leber (TH. NAEGELI), so daß man das Vorhandensein einzelner Strömungen im Pfortadersystem annehmen muß, die von bestimmten Wurzelgebieten versorgt werden. In die Milzvene eingespritzte Fremdkörper gelangen in einem gewissen Prozentsatz nur in den linken Leberlappen, können aber auch in anderen Abschnitten der Leber gefunden werden. Injektionen von Thorotrast in Mesenterialvenen, Pankreas und Milzvenen ließen ebenfalls röntgenologisch die verschiedene funktionelle Blutspeisung einzelner Leberbezirke feststellen (MEYTHALER und BRÜHANN).

Durch die Anordnung der portalen Blutversorgung wird die Leber rein funktionell in zwei nicht mit der anatomisch bekannten Teilung zusammenfallenden Bezirke wie rechten und linken Leberlappen geteilt, sondern in zwei fast gewichtsgleiche funktionelle Hälften (GLÉNARD, SIRAUD, SÉRÉGÉ, LOOKEN, MINECCI, NAEGELI, HENSCHEN u. a.). Diese funktionelle Grenze verläuft nach SÉRÉGÉ-CANTLIE in einer Linie vom Gallenblasenbett zur Cavamündung der V. hepatica, so daß anatomische und physiologische Gliederung des Organes nicht zusammenfallen. Bei dieser rein funktionellen Teilung der Leber überwiegt der rechte Leberabschnitt an Größe geringfügig gegenüber dem linken. Nach HENSCHEN ist diese funktionelle Zweigliederung durch die wenig sich mischenden Hauptströme in der Pfortader bedingt. Er bezeichnet einen ersten reinen Hauptstrom, der im wesentlichen aus Milz- und Magenzone kommt und dem sich im Nebenstrom das Blut der V. mesenterica inferior aus dem Colon descendens anschließt als funktionell sinistrotrop, einen zweiten Hauptstrom aus dem Blute aus Duodenum, Pankreaskopf, Dünndarm, Colon ascendens und transversum als dextrotrop. HENSCHEN spricht von einem ,,Zonengesetz'' und unterscheidet auf einer von ihm aufgestellten Funktionskarte der Leber rechte und linke Leberhälfte und einen in der Mitte zwischen beiden liegenden sog. cholecystitischen Leberlappen. Er geht in seiner Korrelationsphysiologie und -pathologie sogar soweit, die Veränderungen der Leber bei Diabetes, Fettsucht,

Hepatopathien des Kindesalters, Appendicitis, Dysenterie, dextrotrop metastasierende Tumoren in die rechte Leberhälfte, dagegen Veränderungen bei Gastritis chronica, Gastritis alcoholica, lieno-hepatische Erkrankungen, dysenterische Geschwüre des Colon descendens und sinistrotrop metastasierende Tumoren in die linke Leberhälfte zu verlegen. Eine Kenntnis der Strömungsverhältnisse machen es dem Kliniker leichter, die Seitendiagnostik eines lokalen Leberprozesses zu diagnostizieren. Der tropische und appendicitische Leberabsceß und das Carcinom lokalisieren sich im rechten Quellgebiet der V. portae, also im rechten Leberlappen, während dysenterische Ulcera im Colon descendens, im Sigmoid und im Rectum metastatisch im linken Leberlappen abscedieren (HENSCHEN).

Zur Klärung der Strömungsverhältnisse in der V. portae wurde auch das Problem der *chemischen Zusammensetzung verschiedener Leberlappen aufgegriffen.* Während einige Autoren gleichmäßige Verteilung des Glykogens über die ganze Leber hin annahmen (CRAMER, RUBE, LUCHSINGER, KRATSCHMER und ROGER), wurden von anderen Wertdifferenzen bis zu 32% angegeben (WITTISCH, SUKKOW, RONA und NEUBAUER u. a.). SCHEIFF aus der JUNKERSDORFFschen Schule kam zu dem eindeutigen Resultat, daß sich irgendeine Gesetzmäßigkeit in der Stromverteilung an der lokalen Verteilung der chemischen Bestandteile in der Leber nicht nachweisen läßt. Die einzelnen Lappen derselben Leber wie auch dieselben Lappen verschiedener Lebern der gleichen Tierart weisen eine völlig differente Zusammensetzung auf. Es wurden chemische Unterschiede im Glykogengehalt von 17,9%, im Fettgehalt von 35,5%, im Rest-N-Gehalt von 32,1%, im Gesamt-N-Gehalt von 5,8% festgestellt. Nach SCHEIFF erklären sich diese beträchtlichen Unterschiede in der chemischen Zusammensetzung dadurch, daß den einzelnen Leberlappen aus verschiedenen Quellgebieten des Pfortaderstromes in getrennten Stromlinien fließendes, chemisch verschieden zusammengesetztes Blut zugeführt wird. Gleichgerichtete Experimente (LONZANO und BUCHER) unter Berücksichtigung der SÉRÉGÉ-CANTLIEschen Blut-Gallenscheide mittels Injektion von verschiedenfarbiger Tusche oder Kalomel-Fettemulsion unter verschiedenem Injektionsdruck in die V. lienalis und die V. mesenterica superior ergaben ebenfalls, daß bestimmte, regional fixierte funktionelle Arbeitsbezirke durch chemische Gewebsanalysen an Normal- und Hungerlebern von Hunden sich nicht unterscheiden lassen. Die ganz ungesetzmäßig voneinander abweichenden Resultate früherer Autoren wurden ursächlich mit der verschiedenen Blutanreicherung der einzelnen Leberlappen während der Obduktion in Zusammenhang gebracht. Die Untersuchungen von LONZANO und BUCHNER erbrachten ferner interessante Aufschlüsse über die Zuflußmengen bei verschieden dispersen Lösungen. Bei feindispersen Lösungen (Tusche) betrug der Zufluß nach links 100%, der Zufluß nach rechts 0%, der Abfluß nach links 76%, der Abfluß nach rechts 24%; es fließt hier also je $^1/_4$ der einen Seite auf die andere Abflußseite über, während bei Kalomelinjektion nur kleine Mengen der Emulsion auf der rechten Leberseite gefunden wurden. HENSCHEN schließt mit Recht aus den oben angeführten Befunden, daß mittels Farbstofflösungen kein Urteil über die Bilateralität der Leber gefällt werden kann, daß diese von einer zur anderen Seite überfließen. Bemerkenswert war aber der Befund, daß nach Injektion von Kalomel bei dreitägiger Lage des Tieres in rechter Seitenlage trotz Injektion in die Milzvene der Hauptteil der Kalomelmasse sich im rechten Leberlappen befand. HENSCHEN schließt hieraus, daß ähnlich wie bei einseitiger Lungenaffektion hier durch regelwidrige Körperlage die Injektionsmasse rückläufig über die Teilungsstelle der Pfortader zur anderen Seite überlaufen kann und stellt hieraus die Forderung der homolateralen Lagerung der Patienten bei einseitigem Leberabsceß auf.

Das Studium der einzelnen Pfortaderströme führte auch zu Beobachtungen über die *Strömungsgeschwindigkeit, Strömungsform, Strömungsweise* der einzelnen corpusculären Teile und den *Druck in der V. portae.* Diese einzelnen Faktoren stehen vor allem in pathologischen Zuständen in direkter Abhängigkeit voneinander.

Die *Strömungsgeschwindigkeit* des Pfortaderblutes beträgt beim Hund etwa 2—3 cm/Sekunde; der Blutstrom fließt in der Pfortader etwa 7—8mal langsamer im Vergleich zur arteriellen Stromgeschwindigkeit, so daß der Leber genügend Zeit gegeben ist, die Aufbaustoffe aus dem Darmblut zur weiteren Verarbeitung aufzunehmen. W. R. Hess konnte nachweisen, daß die sog. laminäre *Strömungsform* ohne turbulente Durchmischung des Blutstromes erfolgt und daß erst bei erhöhter Strömungsgeschwindigkeit und Druckerhöhung im Pfortadersystem transversale Blutbewegungen und Wirbelbildungen auftreten. Physiologischerweise sollen diese Bildungen nicht vorkommen, nach Ebert-Schimmelbusch strömen die Erythrocyten und Blutplättchen im zentralen Achsenstrom, während vereinzelte Leukocyten und Blutplasma mehr im Wandstrom fließen. Tritt eine Verlangsamung der Zirkulation ein, so fließen die Leukocyten und die Blutplättchen im Randstrom. Henschen gibt an, daß zwischen V. mesenterica superior und inferior keinerlei Druckdifferenzen bestehen, da die Lumenweite dieser beiden Venen annähernd gleich sei. Sie treffen sich relativ zur Pfortaderachse unter einem wechselnden Winkel von etwa 35⁰. Die Pfortader teilt sich ihrerseits nach links und rechts unter einem variablen Winkel von 40—50⁰. Unter diesen gegebenen Voraussetzungen müssen theoretisch die Elemente der beiden zentralen Achsenströme dank dem größeren Beharrungsvermögen stärker aufeinander treffen und im zentralen Achsenstrom der Pfortader intensiver gegeneinander diffundieren als im Bereich der beiden lateralen Randströme. Der Verteilungsgrad von im Blutstrom wandernden Elementen beim Ausströmen gegen eine symmetrische Zweigstelle hängt demnach von der Lage im Stromliniensystem, von der Geschwindigkeit der Strömung, von der Viscosität der Strömungsflüssigkeit, von Volumen, Druck-, Zu- und Abflußwinkel der Stromsäule, aber auch von der linearen Größe des fortbewegten Elementes relativ zur Rohrweite ab (Henschen). Durch Kalomelinjektion in die Pfortader konnte Henschen feststellen, daß die von ihm injizierten kleinen Einzeltropfen auf Grund ihrer großen Adhäsionskräfte zu einem großen Emulsionspfropf zusammenfinden und nicht wie die fein-dispersen Farbstofflösungen sich im Stromlinienverhältnis der einzelnen Pfortaderströme aufteilen. Dieser große Emulsionspfropf wird an der Zweigstelle der Pfortader fast ganz in den linken Abflußweg gerissen, so daß nur kleinste Mengen dieser Emulsion in die rechte Leber gelangen.

Klinische Beobachtungen von Erkrankungen mit Pfortaderhypertension ohne wesentliche Erkrankung der Leber selbst veranlaßten zum Studium der Umstände, die den *Pfortaderdruck* beeinflussen. Der Pfortaderdruck, der z. B. bei Katzen im Mittel zwischen 80—110 mm H_2O liegt, wird durch Bluteinflüsse über mesenterial- und hepatische Arterien und durch Tonusanstieg in den Verästelungen der Pfortader beeinflußt. Die Tatsache, daß der Druck in der Pfortader im Vergleich zu den peripheren Venen besonders hoch ist, liegt an den außerordentlich zahlreichen Anastomosen, die das Reservoir darstellen, in das beim peritonitischen Shock das Blut aufgenommen wird (Havlicek). Das Studium verschiedener Versuchsanordnung zeigte, daß Adrenalin zunächst eine Gefäßkontraktion der Pfortaderäste innerhalb der Leber hervorruft, die zu einem Anstieg des Pfortaderdruckes führt. In einer zweiten Phase steigt der Pfortaderdruck noch weiter an, eine Tatsache, die auf vermehrtem Bluteinfluß ins Pfortadersystem auf dem Wege über hepatische und mesenterielle

Arterien zurückzuführen ist. Vasopressin verursacht Pfortaderdruckabfall dadurch, daß durch Capillarkontraktion der Zufluß zur Porta verringert wird. Es ist dabei gleichgültig, ob die Wirkung auf dem Wege der mesenterialen oder der hepatischen Arterien eintritt. Hypophysenhinterlappenextrakte bewirken Druckerniedrigung. Intravenöse Gaben von Acetylcholin haben wechselnde Druckphasenerhöhung und -senkung zur Folge. Auf Histamin, ebenso auf Pepton, erfolgt schneller Druckabfall ohne nachfolgende Druckerhöhung; bei Erzeugung eines anaphylaktischen Shocks tritt Drucksenkung im Pfortadergebiet ein (CARNOT). Es besteht eine bemerkenswerte Anpassungsfähigkeit des Pfortadersystems an Änderungen des Blutzuflusses. Aufschlußreiche Pfortaderdruckstudien nach Änderungen im Pfortadersystem stammen von CARNOT, GAYET und MERKLEN (1930), die eine Steigerung des Blutzuflusses durch Herstellung einer Anastomose zwischen der durch ein Stück Carotis verlängerten rechten Nierenarterie und dem Leberende des Truncus duodeno-jejunalis herbeiführten. Selbst dann, wenn durch diese Anastomose 230 ccm Blut pro Minute fließt, steigt der Druck in der Pfortader nur um 1—2 cm Wasser. Die Reaktion auf intravenös zugeführtes Adrenalin war die gleiche wie beim Normalhund, ebenso beim ECK-Tier. Im Laufe von 5 Monaten hatte sich der Pfortaderdruck kaum um 2—3 ccm Wasser erhöht. Eine Zerstörung des Plexus coeliacus und mesentericus änderten den Pfortaderdruck nicht, ebensowenig trat eine Druckänderung ein, wenn der Blutzufluß zur Pfortader durch Ausschaltung eines größeren zuführenden Gefäßgebietes herabgesetzt wurde.

Störungen der portalen Blutversorgung der Leber. Störungen der portalen Blutversorgung der Leber sind bei der funktionellen Bedeutung des Pfortaderblutes für das Leberparenchym und damit für die Leberfunktion von allergrößtem Interesse. Die Wirkung der Pfortaderausschaltung im Experiment hängt sowohl von der Art des Versuchstieres als auch von der Stelle ab, an der die Pfortaderunterbindung vorgenommen wird, wobei zwischen plötzlicher und langsamer Abdrosselung unterschieden werden muß. Nach *plötzlicher Unterbindung* des Hauptstammes der Pfortader tritt der Tod schon nach wenigen Stunden ein (BERNARD, TAPPEINER, SOLOWJEFF, DOYON und DUFOUR, TILMANN, EHRHARDT, ITO und OMI, REDDINGIUS, STEENHIUS u. a.). Die Tiere sind am Leben zu erhalten, wenn die Pfortader nach allmählicher Drosselung unterbunden wird (ORÉ, BERNARD, SCHIFF, SOLOWJEFF). Eine allmähliche Unterbindung der Pfortader und ebenso eine Unterbindung einzelner Pfortaderäste ist deshalb für die Tiere nicht tödlich, weil das Pfortadersystem in der Leber kein abgeschlossenes Ganzes bildet, sondern vielfache Anastomosen mit Ästen der V. cava superior und inferior, sowie eine besonders enge Verbindung mit der A. hepatica aufweist (DE JOSSELIN DE JONGH). Ein außerordentlich klares Schema über sämtliche möglichen Kollateralen der V. portae mit der oberen und unteren Hohlvene hat THOMAS gegeben. Als Folgen einer Pfortaderstauung treten beim Menschen Splenomegalie und Ascites auf. Der Kollateralkreislauf bei zunehmender Pfortaderstauung pflegt sich an mehreren Stellen besonders stark auszubilden, so an der Schleimhaut der unteren Speiseröhre und des Mageneinganges, der Haut der vorderen Bauchwand, besonders in der Umgebung des Nabels (Caput Medusae) und an den Hämorrhoidalvenen. Es besteht hierbei die Gefahr der Diapedesis- und der Rexisblutung.

Unterbindung einzelner Pfortaderäste führt in dem dazugehörigen Bezirke zu Ernährungsstörungen der Leberzelle (EHRHARDT). Die Läppchen werden blaß, der Fettgehalt der Zellen erfährt eine Änderung und nach 2—3 Monaten war in einem Teil der Fälle die Leber narbig geschrumpft; es kam zu Veränderungen in den entsprechenden Leberlappen, die mit dem Bilde der Cirrhose die größte Ähnlichkeit hatten (STENHIUS, MOOS), während die übrigen Lappen kompensatorische Hypertrophie aufwiesen. Veränderungen der Leber im Sinne einer Cirrhose sind jedoch keineswegs regelmäßig nach Unterbindung der Pfortader beobachtet worden. Sie fehlen vor allem auch bei der embolischen Ausschaltung der V. portae (COHNHEIM und LITTEN). Nach Embolisierung der Pfortader beobachtete ZAHN die sog. „roten Infarkte“, die Herde von atrophischen Leberzellen mit Erweiterung der Capillaren darstellen. Während es sich bei den Veränderungen bei Verschluß der feinsten Pfortaderverzweigungen mit Verlegung der inneren Pfortaderwurzeln um echte Infarktbildungen handelt, ist dies bei dem „roten Leberinfarkt“ von ZAHN nicht der Fall. Da heute über die Entstehung dieses „Infarktes“ pathologisch-anatomische Klarheit besteht und das histologische Bild dem der cyanotischen Atrophie entspricht, schlägt GERLACH als richtigere Bezeichnung „infarktartige rote oder cyanotische Atrophie“ vor. Für die Art der Leberveränderungen nach Verschluß der Pfortader kommt es nach CHIARI darauf an, ob die interlobulären Zweige mitverlegt sind, oder ob es sich nur um einen Verschluß der größeren Gefäße handelt. Im letzten Falle bleiben die Verbindungen der Leberarterie innerhalb der Pfortader erhalten und diese „inneren Pfortaderwurzeln“ ersetzen einen großen Teil des ausgefallenen Blutes. Beim Zustandekommen einer solchen cyanotischen Atrophie muß durch starke Stauung im großen Kreislauf ein Überdruck der Leberarterien hervorgerufen werden oder es kommt durch gleichzeitigen Verschluß des zugehörigen Leberarterienastes oder durch verminderte Triebkraft des Herzens zu einer Abschwächung des arteriellen Druckes im Pfortaderblut (GERLACH).

Bei Unterbindung *eines* Pfortaderastes atrophiert der zugehörige Leberlappen, ohne daß der Tod des Tieres eintritt (ENDERLEN, THÖLE, DE JOSSELIN DE JONG, GERLACH, OEHLECKER, EHRHARDT, STEENHIUS, REDDINGIUS). Das Leberparenchym bedarf also unbedingt der Zufuhr von Portalblut auf direktem oder indirektem Wege. Bei Abschluß von Portalblut geht die Leberzelle zugrunde. Dies geht auch aus einem einwandfreien Falle von OEHLECKER hervor, bei dem es infolge einer alten Schußverletzung durch das Geschoß zu einer Verlegung des linken Pfortaderastes kam und bei dem ein völliger Schwund des linken Leberparenchyms die Folge war. OEHLECKER zieht hieraus die Folgerung, bei Notwendigkeit einer Resektion eines Leberlappens erst den zugehörigen Pfortaderast zu unterbinden, um dann, etwa nach einigen Wochen, in zweiter Sitzung die Resektion des geschrumpften Lappens vorzunehmen.

Die Ergebnisse der Tierversuche nach Unterbindung der Pfortader und ihrer Äste stehen in guter Übereinstimmung zu den mitgeteilten Veränderungen bei *Pfortaderthrombose.* Je nach ihrem Sitz hat JOSSELIN DE JONGH Thromben des Wurzelgebietes, des Stammes und der intrahepatischen Verzweigungen (radikuläre, trunkuläre und terminale) unterschieden. Auf Grund *radikulärer* Thromben entstehen im Dünndarm, wo keine genügenden ableitenden Anastomosen zu den Hohlvenen eintreten können, hämorrhagische Infarzierungen kleinerer oder größerer Darmstrecken. Ileuserscheinungen, Peritonitiden und Darmnekrosen sind die Folge. Meist sind die Darmnekrosen schon so stark ausgedehnt, daß eine Operation nicht mehr lebensrettend ist. Bei radikulärer Thrombenbildung im Dickdarm besteht eher Heilungsmöglichkeit, da im retroperitonealen Gebiet eine Umleitung des Blutes zur Vena cava stattfinden kann. Verschiedenste Ursachen können zu Pfortaderthrombosen führen, so akute und chronische Pfortaderentzündung mit infektiöser Wandschädigung, Phlebosklerose, wie sie bei Lebercirrhose regelmäßig gefunden wird, primäre oder isolierte, auf luetischer Basis beruhende Pfortadersklerose. Auch durch Druck von außen auf die Pfortader, der zu einer Stromverlangsamung führt, z. B. durch Tumoren oder peritoneale Verwachsungen, treten leicht Thrombosen auf. Traumatische Schädigungen, luische Erkrankungen, in seltenen Fällen auch kongenitale Einflüsse können Ursache für die als chronisch bezeichneten, oft wieder durch Organisation des Gefäßes rekanalisierten Pfortaderthrombosen sein. Je nach Sitz, Art, Dauer und eventueller Rekanalisierung der Thrombose sind die Folgen für das Leberparenchym völlig verschieden, so daß von geringfügigen Störungen im Lebergewebe bis zur völligen Zerstörung des Parenchyms alle Übergänge gefunden werden können. Tritt ein Verschluß durch *trunkuläre* oder *terminale* Thrombose ein, so ist eine Parenchymschädigung der Leber, die alle Stadien bis zur völligen Nekrose der Leber aufzeigen kann, regelmäßig die Folge. Bei der trunkulären Thrombose der Pfortader, durch die der ganze Stamm der Pfortader verstopft wird, tritt bei plötzlicher Thrombose der Tod schon nach wenigen Stunden ein. Die terminalen Thromben, also die Pfortaderthrombose innerhalb der Leber bedeuten im allgemeinen keine Lebensgefahr, weil die betroffenen Bezirke durch die Arterie und die Sauerstoffversorgung nicht nekrotisch werden. Bei der intrahepatischen aseptischen Pfortaderverlegung tritt eine Veränderung des betroffenen Lebergewebes im Sinne einer Atrophie ein. Kommt eine allmähliche Einengung der Pfortader bei *chronischer Thrombose* zustande, so besteht die Möglichkeit der Ausbildung von für den Blutstrom ausreichenden Kollateralen. Es erweitern sich die Venen der Speiseröhre, des Magens, der vorderen Bauchwand und des Ligamentum hepatoduodenale, so daß durch diese neuen Verbindungen schließlich der Ausfall der Pfortader ersetzt werden kann und das Leben dadurch erhalten bleibt (VERSÉ). Danach ist die Unterbindung *eines* Astes der Pfortader gestattet und stellt einen mit dem Fortleben durchaus vereinbarten Eingriff dar, während, wie LANGENBUCH es ausdrückt, „die Unterbindung des Hauptstammes der Pfortader im allgemeinen einer Tötung gleichkommt".

Von größtem Interesse ist es, zu erfahren, wie sich die Leber bei *temporärer* Abklemmung der Pfortader und der Arteria hepatica im Ligamentum hepatoduodenale verhält. Die temporäre Abklemmung des Ligamentum hepatoduodenale ist ja die nächstliegende Methode, um eine Blutung bei Leberresektion oder eine Blutung aus der A. cystica zu beherrschen. Sie ist wiederholt experimentell und auch operativ beim Menschen ausgeführt worden (TUFFIER, DE ROUVILLE, MACAGGI, COSENTINO, BARON, BORZÉCKY u. a.). Von einigen Autoren wird angegeben, daß keine Schädigung von einer auch längere Zeit (1 Stunde) fortgesetzten Abklemmung der im Ligamentum hepato-duodenale liegenden Gebilde zu bemerken ist. Dieser Tatsache steht entgegen, daß die Unterbindung der Pfortader gewöhnlich von raschem Kollaps und Tod gefolgt ist. Nach LANGENBUCH und RANSCHOFF soll schon bei Einführung des Fingers in das Foramen Winslowii eine erhebliche Blutdrucksenkung eintreten. BURDENKO beobachtete Chromatolyse in den Bauchganglien nach länger dauernder Abklemmung der Pfortader. Vielleicht beruht die nach Pfortaderunterbindung eintretende Blutdrucksenkung auf einer durch die Chromatolyse bedingten, zerstörten Adrenalinsekretion der chromaffinen Bauchganglienzellen.

Worauf ist nun bei Tier oder Mensch der plötzliche Tod nach akuter Pfortaderunterbindung zurückzuführen? Man war geneigt, die Todesursache in einer Verblutung in die Darmgefäße zu suchen, jedoch hat EHRHARDT gezeigt, daß oft gar keine so beträchtliche Stauung in den Darmgefäßen nach Pfortaderunterbindung zu bemerken ist. THÖLE hat im Tierversuch nach Unterbindung der Pfortader bei intakten Vagi Tiere im Kollaps infolge einer innerhalb weniger Minuten auftretenden beträchtlichen Blutdrucksenkung zugrunde gehen sehen. Durchschneidung der Vagi hatte den Erfolg, daß die Blutdrucksenkung und der Kollaps sich langsamer entwickelten, so daß es zu einem Infarkt der Därme kommt. Hiernach stirbt also das Tier nach Unterbindung des Hauptstammes

der Pfortader entweder im Kollaps oder an den Folgen der Stauung (Infarzierung des Darmes). Die Ursache dieses Kollapses ist noch nicht geklärt.
Nach ROST kommt ein Ausfall der Leberfunktion als Ursache für den Tod
nach Pfortaderunterbindung wohl nicht in Frage, da der Tod zu schnell erfolgt,
und da die Versuche der ECK-Fistel beweisen, daß die Ausschaltung der Leber
aus dem Kreislauf mit dem Fortleben eines Organismus durchaus vereinbar ist.

Untersuchungen, am lebenden Tier vorgenommen, geben interessante Aufschlüsse über die Durchströmungsverhältnisse der Leber und über die Wechselbeziehungen, die zwischen Pfortader- und Leberarteriendurchblutung bestehen.
Der Einfluß des Pfortaderstromes auf die arterielle Blutbahn nach Abklemmung
der Pfortader (Abfluß des Pfortaderblutes in die V. cava auf neu geschaffener
Anastomose mit der Nierenvene) wurde von OPITZ untersucht. Der Blutstrom
der A. hepatica steigerte sich um 10—15%, da nach Abklemmung der Pfortader auch der Widerstand im Verzweigungsgebiet der Leberarterie abnimmt,
die durch das capillare System mit dem Pfortaderstrom in Verbindung steht.
Ferner ergab sich, daß der Ausfluß aus den Lebervenen durch Abklemmung
der Arterie um etwa 30%, durch Abklemmung der Pfortader um etwa 60%
vermindert wird (MACLEOD und PEARCE). Die schon hierdurch bewiesene
gegenseitige Beeinflussung beider Ströme geht weiter daraus hervor, daß eine
Reizung des Plexus hepaticus eine Zunahme des Ausflusses aus den Lebervenen
zur Folge hatte, die wieder zurückging, ohne in Abnahme umzuschlagen. Bei
Reizung des Plexus hepaticus nach Unterbindung der Leberarterie waren
dagegen Änderungen der Ausflußmenge weit weniger ausgesprochen oder fehlten
völlig (MACLEOD und PEARCE). Die gut übereinstimmenden Durchschnittswerte
über die Blutversorgungsmengen der Leber liegen um etwa 80 ccm für 100 g
Lebersubstanz und Minute (SCHMID, BURTON-OPITZ, MACLEOD und PEARCE).

Die Durchblutungsgrößen beider Gefäßsysteme sind so aufeinander eingestellt, daß sie sich unter den verschiedensten Bedingungen gegenseitig ergänzen,
so daß immer eine ausreichende Sauerstoffversorgung der Leber gewährleistet
ist (SCHWIEGK). Nach Hypophyseninjektion nimmt die Pfortaderdurchblutung
stark ab, die Leberarteriendurchblutung regelmäßig zu; bei Abkühlung nimmt
die Pfortaderdurchblutung regelmäßig zu, bei Erwärmung ab. Bei lokaler
Wärmeapplikation auf die Lebergegend nimmt die Leberdurchblutung in beiden
Stromgebieten zu (SCHWIEGK 1932).

Umschaltungsvariationen. Wenn auch bei Verlegung der Pfortader durch
die Bildung von Kollateralen die Leber über die A. hepatica ihr Pfortaderblut
erhält, und wenn scheinbar keine wesentlichen Störungen durch den plötzlichen
Ausfall der portalen Blutzufuhr sichtbar zu sein brauchen, so wissen wir doch
aus zahlreichen Experimenten, vor allem durch Umschaltungsvariationen der
Gefäße, die eine direkte Zufuhr des Pfortaderblutes verhindern, bzw. die Pfortaderstrombahn zur Leber weitgehend drosseln, daß dem Pfortaderblut doch
eine große funktionelle Bedeutung in seinem direkten Zustrom zur Leber zukommt. Das Pfortaderblut übt auf das Leberparenchym einen funktionellen
Reiz aus, der für Bestehen und Funktion der Leberzelle eine unbedingte Notwendigkeit darstellt. Dies wurde vor allem durch die **Ecksche Fistel,** die eine
Anastomose zwischen V. portae und V. cava unter gleichzeitiger Drosselung
der Leber darstellt, bewiesen. DRAGSTEDT hat eine Methode als Ersatz für die
ECK-Fistel angegeben, indem durch Ligatur die Pfortader vor der endgültigen
Abbindung solange gedrosselt wird, bis sich ein genügender Kollateralkreislauf
zur Vena cava ausgebildet hatte. v. ECK hatte diese Gefäßanastomose aus der
Überlegung heraus geschaffen, die Lebensbedrohung durch Pfortaderthrombose
auf diese Weise zu beseitigen. In jüngster Zeit wurde sie am Menschen bei
Lebercirrhose von KLEINSCHMIDT und ODY angelegt. KLEINSCHMIDT äußert

ιuf Grund seiner negativen Resultate Bedenken über die Anlage einer Eck-Fistel beim Menschen mit dem Hinweis, daß wohl die gesunde Leber des Versuchs-ιundes diese Umleitung verträgt, während die kranke Leber des Menschen ιach diesem Eingriff versagt. Eine Entscheidung dieser Frage kann erst auf Grund weiterer Eck-Operationen bei Cirrhotikern gefällt werden. Die erfolg-ιeiche Anlegung einer Fistel zwischen der V. mesenterica superior und der V. cava inferior als Behandlung der Laennecschen Cirrhose hat unter Rückgang ιes Ascites Ody beschrieben.

Sofort nach Anlage einer Eck-Fistel erschlafft die Leber sichtbar, sie wird blässer, da der Blutreichtum bedeutend vermindert und die Zusammensetzung des in ihr kreisenden Blutes stark verändert wird; verminderte Gallenbildung ist eine weitere Folge. Die Frage, ob durch Drosselung des Pfortaderstromes Leberparenchymschädigung eintritt, wurde mit den verschiedensten Methoden, vor allem durch funktionelle Leberprüfungen, zu beantworten versucht. Bei Bestehen der Porta-Cava-Anastomose werden den Blutresorptionsanteilen ganz neue Bedingungen für den Eintritt in den Körper geschaffen und sie werden, wenigstens direkt, weitgehendst der Leber entzogen. Eine Funktionseinbuße ist die Folge. Der Glykogengehalt der Leber der Eck-Tiere ist ein geringer und entspricht ungefähr dem der Inanitionstiere, im Gegensatz zu dem Glykogen-gehalt der Muskulatur, der außerordentlich gesteigert ist (de Filippi). Nach Anlage einer Eck-Fistel ist die Leber nicht mehr imstande, einen normalen Ablauf der Blutzuckerregulation zu gewährleisten (Meythaler und Naegeli), ein Beweis dafür, daß bei Umgehung der Leber in der Korrelation der Faktoren, die für die Blutzuckerregulation verantwortlich sind, das dominante Wirkungs-zentrum weitgehend ausgeschaltet ist. Auch mittels der Heilmeyerschen Methode der Funktionsprüfung konnte regelmäßig bei Eck-Tieren Leber-schädigung nachgewiesen werden (Wachsmuth). Die Funktionseinbuße ist besonders bei Fleischintoxikation der Eck-Tiere stark ausgeprägt (Fischler, Gebhard und Fricke), bei fleischfreier, kohlenhydratreicher Nahrung konnten dagegen nicht regelmäßig sichere Schädigungen nachgewiesen werden (Gebhard und Fricke).

Umgekehrte Eck-Fistel. Um die physiologischen und pathologischen Vorgänge in der Leber weiter zu untersuchen, hat Fischler im Gegensatz zu der ver-minderten Blutzufuhr bei der Eck-Fistel eine erhöhte Blutzufuhr zur Leber durch Schaffung einer „*umgekehrten Eck-Fistel*" hergestellt, die so auch erhöhte funktionelle Ansprüche an das Organ stellt. Bei der umgekehrten Eck-Fistel fließt durch eine Anastomose von der V. cava und Pfortader bei gleichzeitiger Unterbindung der V. cava inferior oberhalb der Anastomosenstelle nicht nur das gesamte Darmblut — wie normalerweise — in die Leber, sondern auch das venöse Blut der ganzen unteren Körperhälfte. So besteht die Möglichkeit, die Fischler schon betont hat, beliebige Substanzen auf dem Blutwege direkt auf das Leberparenchym wirken zu lassen, da auch das Blut der unteren Hohl-vene zur Pfortader gelangt. Durch die dauernde Blutstromüberlastung, die schätzungsweise das Doppelte bis Dreifache der normalen Blutdurchströmungs-menge der Leber beträgt, kommt es zu Lebervergrößerung mit erhöhter funk-tioneller Arbeitsleistung, die sich z. B. in verstärkter Glucoseresorption bei direkter Glucosepassage ausdrückt. Untersuchungen über die Blutzucker-regulation bei umgekehrter Eck-Fistel nach i. v. Glucosezufuhr sowohl in die V. femoralis, also direkt zur Leber, als auch in die Ohrvene, also unter Umgehung der Leber, ergaben insofern große Unterschiede, als bei direkter Zufuhr zur Leber die Hyperglykämie in der Peripherie lange nicht so hoch stieg als bei Zufuhr in die Ohrvene (Meythaler und Naegeli). Die Leber fängt also, wenn ihr die Glucose direkt zugeführt wird, einen großen Teil zu Stapelungszwecken ab.

Da die Leber in bezug ihrer chemischen Leistungen im intermediären Stoffwechsel von der Einwirkung der Hormone abhängig ist, war anzunehmen, daß
die innersekretorischen Organe, die ihr Blut bzw. ihr Hormon direkt über die
Pfortader zur Leber senden, ganz besonders die Leberzelle zu beeinflussen
imstande sind. Hierzu gehören Pankreas und Milz. Zur genaueren Erforschung
dieser Verhältnisse wurden Umleitungsmethoden der V. pancreatico-duodenalis
(MEYTHALER und STAHNKE) und der V. lienalis in die V. cava (MEYTHALER
und NAEGELI) geschaffen. Wird die direkte Zuleitung der Hormone, wie sie
normalerweise anatomisch besteht, unterbrochen, so treten sowohl im Kohlenhydratstoffwechsel als auch im Gallenfarbstoffwechsel Veränderungen auf.
Weiter wurde zum Studium des funktionellen Reizes des Pfortaderblutes auf
die Leberzelle die **differenzierte ECK-Fistel** gebildet, die aus einer Umleitung
der V. portae ohne V. pancreatico-duodenalis in die V. cava besteht (MEY-
THALER und NAEGELI). Bei dieser Versuchsanordnung, bei der die Leber
lediglich das insulinhaltige Blut der V. pancreatico-duodenalis ohne das
Resorptionsblut der Pfortader erhält, verläuft auf Grund der hormonalen
Einwirkung der Kohlenhydratstoffwechsel völlig normal, so daß hieraus
geschlossen wurde, daß das Insulin in bezug auf den Kohlenhydratstoffwechsel
den funktionellen Reiz des Pfortaderblutes auf die Leberzelle darstellt (MEY-
THALER und NAEGELI).

Lebervenen. Die großen abführenden Wege der Leber werden durch die
Lebervenen dargestellt. Das Quellgebiet der Lebervenen im Inneren der Leber
sind die inmitten der Einzelläppchen liegenden „Zentralvenen", die in „Sammelvenen" übergehen und die sowohl Capillaren als auch Zentralvenen in sich
sammeln. Diejenigen Venen, in die keine Capillaren mehr münden, sind die
„größeren Lebervenen". Rein anatomisch-histologisch und funktionell zeigen
die einzelnen Venen große Unterschiede. Die Zentralvenen weisen überhaupt
keine geschlossene bindegewebige Wand auf, sondern nur einzelne Binde-
gewebsbündel; die Sammelvenen besitzen eine festere Bindegewebswand und
die größeren und großen Lebervenen besitzen reichlich elastische und bindegewebige Wand. Für die funktionelle Eigenschaft der Lebervenen ist der
Besitz an Muskelfasern außerordentlich wesentlich. Zentral- und Sammelvenen besitzen keine Muskelfasern, während den größeren Venen je nach Tierart größere Mengen contractiler Substanz zur Verfügung stehen. Diese con-
tractile Substanz befindet sich nach Art von Sphincteren als Verstärkung der
Ringmuskulatur stets am Austritt der Venen aus dem Parenchym, ohne weit
peripherwärts vom Organ geschoben zu sein. Hund, Seehund und Kaninchen
(STARCK) besitzen muskelreiche Venen. Der Mensch und ähnlich die Katze·
weisen bindegewebige, mit elastischen Fasern durchsponnene Venen auf, die
jedoch im Vergleich zu den Lebervenen des Hundes nur geringe muskuläre
Faserung besitzen (POPPER, ELIAS). Die Frage der Muskelschicht und Kontrak-
tionsmöglichkeit der Lebervenen ist wichtig zur Beurteilung der Drossel-
vorrichtungen an den Lebervenen, die von MAUTNER und PICK auf Grund
pharmakologischer Experimente zu dem umstrittenen Begriff eines in den
Lebervenen gelegenen *Sperrmechanismus* geführt haben. Diese Autoren hatten
mittels Perfusionsmethode an der überlebenden Leber bei Erzeugung eines
anaphylaktischen oder Peptonshocks und bei Histaminzusatz zur Durchströmungsflüssigkeit das Auftreten einer starken Durchblutungshemmung, die
mit einer auffallenden Lebervergrößerung einhergeht, festgestellt. Der funktionelle Abschluß der Lebervenen führt zu einem Ödem der Leber und nach
DALE verlassen im anaphylaktischen Shock etwa 50% des Plasmas die Blutbahn. Das Plasma tritt in die Lymphe über, diese wird eiweißreicher, die
Lymphräume treten stark hervor, und das Bild des akuten Histaminshocks

reist mit dem Bilde des toxischen Leberödems große Ähnlichkeit auf (ROESSLE).
So entsteht ein ganz anderes Bild als bei gewöhnlicher Unterbindung der Leber-
venen, bei der sich die Leber über Arterie und Pfortader mit Blut füllt und der
Lymphstrom durch den Ductus thoracicus zunimmt; hierbei ändert sich der
Eiweißgehalt der Lymphe nicht. Auch nach den Untersuchungen von TSCHERNO-
OROFF und POPOFF findet sich in der Leber des Hundes ein den Blutkreislauf
regulierender Mechanismus, der als ein Spiel der glatten Muskulatur der Lebervenen im Sinne von MAUTNER und PICK und des capillaren und präcapillaren
Netzes der Leber aufzufassen ist. Diese beiden Autoren sehen aber den Histaminshock nicht allein als das Resultat des Sperrspieles in der Leber an, sondern
führen ihn in hämodynamischer Hinsicht auf eine Blutüberfüllung der Gefäße
im Gebiete der Pfortader infolge einer Parese der capillaren Venenwände zurück.
Von SIMMONDS und BRANDES wird die Wirkung von Pepton auf die Lebervenen des Hundes darauf zurückgeführt, daß es zu einer spezifischen Durch-
lußhemmung infolge Kontraktion der Lebervenen kommt, wahrscheinlich als
Folge ihrer Konstruktion. Pepton ruft eine erhebliche Abnahme der Ausfluß-
geschwindigkeit aus der Leber hervor, gleichgültig, von welcher Vene aus
durchströmt wird. Während bei der Durchströmung von der V. portae aus
das Lebervolumen zunimmt, tritt bei der Durchströmung von der V. hepatica
aus eine deutliche Verringerung des Lebervolumens ein.

Der Sperrmechanismus (MAUTNER-PICK) ist an den Gehalt der Gefäße an
contractilen Elementen gebunden und der sperrmechanistische Effekt ist um so
größer, je reicher die Venenwand an solchen Elementen ist. Beim Menschen
ist nach POPPER eine, wenn auch nur schwache Drosselung des Blutumlaufes
in der Leber möglich, die sicher in der Wirkung aber schwächer ist als beim
muskelreicheren Hunde.

Verlegung der Lebervenen. Die experimentelle *Verlegung der Lebervenen* führt
zur Ausschaltung der Leber aus der Zirkulation, wobei es zu einer starken
Blutdrucksenkung und Hyperglykämie kommt (SOULA 1929). Bei teilweiser
Unterbindung der Lebervenen ist die auftretende Blutdrucksenkung geringer,
jedoch die Blutzuckersteigerung stärker ausgeprägt. Wird durch temporäre
Abklemmung der Lebervenen eine akute passive Blutüberfüllung der Leber
hervorgerufen, so zeigt sich schon nach kurzer Zeit morphologisch eine Erweiterung der Zentralvenen und der benachbarten Capillaren, es bilden sich Thromben
in den Zentralvenen mit Nekrose der Umgebung, man findet vielseitige Degeneration der Zellen um die Zentralvenen herum und Ödeme und Zellendegeneration
im Pfortadersystem. Vielfach wurde auch die experimentelle Verlegung der
Lebervenen zum Studium der retrograden Embolie verwandt (ARNOLD, HELLER
und RIBBERT).

ARNOLD beobachtete einen sehr lehrreichen Fall von retrogradem Embolus
der Lebervene, der für ihn Ausgangspunkt experimenteller Untersuchung wurde:
es ergab sich, daß die Verlegung der Lebervene bei längerem Bestehen mit
dem Auftreten roter Flecken in der Leber verbunden ist, die stark gefüllten
Capillaren entsprachen. Bei einer Anzahl klinisch beobachteter Fälle von
Thrombose der Lebervene wurden außerdem knotig-hyperplastische Herde,
Kapselverdickung, Bindegewebsvermehrung längs der Lebervene mit Schlänge-
lung der letzteren und dadurch bedingtem Umbau des Parenchyms beschrieben.

Besteht eine länger dauernde venöse Hyperämie, so gehen bei ungenügend
venösem Abfluß hochwertige Leberzellen zugrunde und schwinden, oft unter
Anhäufung von Fetttröpfchen in den peripheren Läppchenteilen. Bei zunehmender Stauung leidet das Organgewebe, und eine Abnahme seiner Leistung
ist die Folge.

IV. Übersicht über die intermediären Stoffwechselfunktionen der Leber und ihre Störungen.

Die Leber ist eine Drüse mit zugleich sekretorischen und exkretorischen Fähigkeiten. Man ist heute noch weit entfernt, die Gesamtheit aller Leberfunktionen tatsächlich zu erfassen. Wohl kennen wir eine große Reihe von Teilfunktionen, so die bedeutende Stellung der Leber im Eiweiß-, Fett- und Kohlenhydrathaushalt, auf der wiederum ihre große Rolle im Wärmehaushalt basiert. Wir wissen von ihrer Beteiligung an der Morphologie des Blutes, der Blutbewegung, Blutverteilung, Blutspeicherung und Lymphbildung. Ihr regulatorisches Eingreifen in den Mineral- und Wasserhaushalt ist erkannt, ebenso weitgehend ihre sekretorische biliäre und exkretorische entgiftende Funktion. Aber alle diese Aufgaben löst die Leber in einer uns noch völlig unbegreiflichen Weise. Wenn auch derartig ungeheure Stoffwechselvorgänge „schon a priori ganz gewaltige (innersekretorische) Vorgänge in der Leber, der größten Drüse des Körpers, voraussetzen‘‘ (FISCHLER), so ist bis heute doch noch kein spezifisches Stoffwechselhormon der Leber einwandfrei erwiesen. Eines aber wissen wir mit völler Sicherheit, daß die Leber Ziel und dominantes Wirkungsfeld zahlreicher Hormone ist. Ohne Hormone gibt es keine optimale Leberfunktion und ohne Leber keine optimale Hormonleistung. Die Gesamtheit der Leberleistung ruht auf der harmonischen Zusammenarbeit der einzelnen Leberteilfunktionen. Bei der außerordentlichen Mannigfaltigkeit dieser lebenswichtigen Prozesse kann sich eine ungestörte Synergie nur auf der Basis ungestörter hormonaler Beziehungen entwickeln. Die Leber ist das dominante Wirkungsfeld, zu dem alle Inkretdrüsen funktionsregulierend Hormone entsenden, wodurch sie erst in den Zustand der Situationsbereitschaft und des Leistungsvermögens gesetzt wird. Die Tätigkeit der Leber ist aber nicht nur von der Funktion der Inkrete abhängig, sondern auch vom Funktionszustand der peripheren Organe, wobei unter „Peripherie‘‘ alle Organe außer den Inkretdrüsen verstanden werden. *Somit kann eine physio-pathologische Betrachtung der Leber nur in Abhängigkeit von der Gesamtheit aller übrigen Organe des menschlichen Körpers — Drüsen mit innerer Sekretion und Peripherie — erfolgen. Die Leber steht so sehr im Mittelpunkt des Stoffwechselgeschehens, daß eine patho-physiologische Besprechung ihrer Funktion fast gleichbedeutend ist mit einer patho-physiologischen Darstellung der Stoffwechselvorgänge.*

1. Leber und Kohlenhydratstoffwechselstörungen.

Ein normaler Kohlenhydratstoffwechsel ist Vorbedingung für einen geregelten Ablauf des Gesamtstoffwechsels; erst auf physiologischen Kohlenhydratstoffwechselprozessen vermag sich ein normaler Fett- und Eiweißstoffwechsel aufzubauen. Die Leber besitzt die Fähigkeit der *Glykogenie*, d. h. der Synthese von Glykogen aus zuckerhaltigem Material, der *Glykoneogenie*, d. h. der Neubildung von Zucker aus kohlenhydratfreiem Material, der *Glykogenspeicherung* und der *Glykogenolyse*. Ist einer dieser Prozesse gestört, so werden alle übrigen Stoffwechselfunktionen der Leber in Mitleidenschaft gezogen und ein pathologischer Ablauf des Gesamtstoffwechsels ist die Folge. Die führende Rolle der Leber im Zuckerhaushalt geht am klarsten aus den klassischen Versuchen von MANN und MAGATH nach Leberentfernung hervor: Es kommt zu raschem Blutzuckersturz, da das zuckerliefernde Organ nun fehlt, an dem die zuckermobilisierenden Hormone angreifen könnten und das leberexstirpierte Tier geht unter den Symptomen des hypoglykämischen Shocks zugrunde. Eine Existenz des Organismus ohne Leber ist selbst bei dauernder Glucosezufuhr nur für 10 bis höchstens 36 Stunden möglich.

Glykoneogenie. Der Bildungsvorgang des Glykogens ist noch nicht geklärt, man weiß jedoch, daß hierzu eine intakte fermenthaltige Leberzelle und das Vorhandensein von Insulin und Zucker notwendig sind. Ist die Fähigkeit der *Glykoneogenie* gestört, und wird dieses Fehlen nicht durch Zuckerzufuhr von außen ersetzt, so treten schwere toxische Zustände auf. Es ist heute feststehende Tatsache, daß der normale tierische Organismus imstande ist, Zucker aus Eiweiß zu bilden; sichergestellt ist diese Zuckerneubildung aus einigen im Eiweißstoffwechsel entstehenden Aminosäuren, z. B. Glykokoll, Alanin, Cystin; Beweise für eine Glykogenbildung aus Eiweiß sind gegeben durch Glykogenbildung bei Eiweißfütterung, durch Leberdurchströmungen mit Aminosäuren und durch die Erfahrungstatsache, daß Eiweißgaben beim menschlichen Diabetes Glykämie und Glykosurie beträchtlich erhöhen. Die Glykogenbildung aus Fett ist ein heute noch heftig umstrittenes Problem. Wahrscheinlich ist die Glykogenbildung für den Glycerinanteil der Fette, Beweise für eine Glykogenbildung aus Fettsäuren dagegen sind noch nicht einwandfrei erbracht. Das klinische Verhalten des Diabetikers, dessen Zuckerausscheidung auf Eiweiß gesteigert, auf Fettnahrung dagegen unbeeinflußt oder sogar gebessert wird (PÉTRÉNKOST), spricht vorerst als ausdrucksvolles Experimentum in vivo gegen eine Glykoneogenie aus Fett.

Glykogen wird ferner aus der bei Muskelarbeit freiwerdenden *Milchsäure* durch oxydative Prozesse resynthetisiert. Bei Störungen dieser Resynthese Milchsäure-Glykogen kommt es zu einer Erhöhung des Blutmilchsäurespiegels und zum Auftreten von Milchsäure im Urin. Die nicht in der Leber resynthetisierte Milchsäure wird über Brenztraubensäure, Acetaldehyd und Essigsäure zu Kohlensäure und Wasser verbrannt.

Glykogenspeicherungsfunktion. Als *Depotorgan* vermag die Leber bis zu 14—18% ihres Eigengewichtes an Glykogen zu speichern. Zuckerzufuhr, die dieses Aufnahmevermögen der Leber übersteigt, führt zu Glykogenanhäufung in anderen Organen (z. B. Muskulatur); sind die gesamten Glykogenlager des Organismus gefüllt (Gesamtglykogengehalt des menschlichen Körpers etwa 300 g), so kommt es bei weiterer exogener Zuckerzufuhr zu Umbildung von Zucker in Fett mit Stapelung in Fettform. Die Leber hält an ihrem Glykogen zäh fest. Muskelarbeit in normalen Grenzen vermindert nur unwesentlich ihren Glykogenbestand, eine völlige Glykogenfreiheit der Leber durch Arbeit alleine ist scheinbar überhaupt nicht zu erreichen. Ehe die Leber ihren ganzen Glykogenvorrat ausgibt, tritt bei maximalen Leistungen, z. B. bei sportlichen Hochleistungen, ein Erschöpfungszustand des sympathico-adrenalen Systems ein, so daß es infolge Adrenalinmangels zu einer Unterbrechung des Zuckernachschubs aus der Leber nach der Peripherie — trotz noch vorhandener Glykogenbestände — kommt und Hypoglykämie und Shock die Folge sind (MEYTHALER). Völlige Glykogenfreiheit kann nur durch Phlorrhizin oder Gaben von Phosphor erzielt werden. Hungern in extremis vermindert den Leberglykogengehalt bis auf Spuren (HEIDENHAIN 1880, AFFANASIEW 1883, SIMICI, POPESCU und CRAIFALEANU 1931). Verminderung des Leberglykogens durch die Kriegshungerei war die wahrscheinliche Ursache der damals gehäuften Hepatopathien (UMBER). Ein gewisser Restbestand von Leberglykogen ist Vorbedingung für eine physiologische Glykogenie und Glykoneogenie, die Hungerleber hat die Fähigkeit der Glykogenbildung aus Traubenzucker verloren (EMBDEN). Es bestehen enge Beziehungen zwischen Glykogenbestand der Leberzelle und Funktionstüchtigkeit, der jeweilige Glykogengehalt ist gleichsam Indicator der Zelleistung. Bei sinkendem Glykogengehalt sind Leistungsfähigkeit (HAYASHI, IKUSHIMA u. a.), entgiftende Funktion und Widerstandsvermögen herabgesetzt (BOLLMANN und MANN 1935).

Die *Glykogendepotfunktion* der Leber ist mannigfaltigsten physiologischen und pathologischen Einflüssen unterworfen. Es kommt zu Änderung im Glykogengehalt sowohl bei primärer Lebererkrankung als auch bei Allgemeinerkrankungen des Organismus (z. B. Infektionskrankheiten), die erst sekundär Leberstörungen im Gefolge haben. Erstaunlich und immer wieder überraschend ist die Tatsache, daß sich bei schweren isolierten Leberkrankheiten, selbst schwersten Cirrhosen, ein annähernd normaler Glykogengehalt finden kann (zwischen 0,38 und 0,94% schwankend); die Parenchymzellen behalten bei isolierter Leberschädigung „als Zeugen einer fast unzerstörbaren Vitalität das Vermögen der Glykogenese" (HENSCHEN). Im Gegensatz zu dem relativ geringen Glykogenschwund bei isolierten Leberkrankheiten steht der schnelle und starke Glykogenschwund auf der Basis pancellulärer hormonaler Beeinflussung. Jede Störung im normalen endokrin-vegetativnervösen Korrelationsmechanismus der Leber führt zu Änderungen ihrer Speicherfähigkeit. Dabei ist es gleichgültig, an welchen Punkten des Korrelationssystems die Schädigung einsetzt, an den Inkretorganen (z. B. Schilddrüse, Nebenniere), am sympathischen Nervensystem oder dem Zentralnervensystem, das — über Hypophyse und Nebenniere als Vermittler — bei Schädigungen (z. B. Traumen, Tumoren), depotentleerend wirksam sein kann. Auch experimentelle Unterbindung des Ductus choledochus ebenso wie die Anlage einer äußeren Gallenfistel führt zu Leberglykogenminderung (KÜLZ und FRERICHS, DONATI, MALLINA). Diese Stoffwechselstörung kann durch Parenchymschädigung erklärt werden, die auf dem Mangel an Diastase aktivierender Galle beruht. Bei diesen Tieren bleibt auch infolge Glykogenmangels der Zuckerstich unwirksam. Wird durch partielle Gallengangsunterbindung partieller Ikterus hervorgerufen, so sind die ikterischen Leberteile stets glykogenärmer (DASTRE und ARTHUS 1889).

Glykogendepotfunktionsstörungen finden sich weiter bei Zirkulationsveränderungen der Leberblutzufuhr. So verliert die Leber bei Anlage einer ECK-Fistel ihre Fähigkeit als Glykogenspeicherorgan, die bei dieser experimentellen Anordnung der Muskulatur übertragen wird (DE FILIPPI). Bei der Umleitung nach MEYTHALER und STAHNKE dagegen, bei der die V. pancreaticoduodenalis allein, ohne V. portae in die V. cava geleitet wird — der direkte Zustrom des Insulins zur Leberzelle also gestört ist — kommt es zu Leberglykogenspeicherung mit mangelhafter Leberglykogenmobilisationsfähigkeit. Vielleicht liegt ein ähnlicher Prozeß der hormonalen Störung der Leberzelle bei der **Glykogenspeicherkrankheit** im Kindesalter zugrunde, die erstmals von v. GIERKE (1929) als *Hepato-Nephromegaliaglykogenica* beschrieben wurde und bei der die im Vordergrund des Krankheitsbildes stehende Lebervergrößerung' auf pathologischer Glykogenspeicherung bei mangelnder Glykogenmobilisierungsfähigkeit beruht. Klinische Symptome sind abnorm tiefer Blutzucker ohne hypoglykämische Symptome, geringe alimentäre Hyperglykämie, fehlende Glykosurie nach überreichlicher Kohlenhydratbelastung, Ketonurie und unterschwellige Adrenalin- und Thyreoidinhyperglykämie. Niemals wurden bei der unkomplizierten Glykogenspeicherkrankheit Milzvergrößerung, Ikterus, Ascites oder Urobilinogenurie beobachtet. Die Erkrankung findet sich bei Kindern; der Verlauf ist ein langdauernder, im fortgeschrittenen Stadium bestehen Wachstumsstörungen, die mit Entwicklungshemmung einhergehen. Das Auftreten der Erkrankung bei Geschwistern und bei Zwillingen spricht für eine in der Erbmasse liegende Veränderung. Die Ursache der Unfähigkeit des Glykogenabbaues wird in einer angeborenen Fermentanomalie gesucht, es besteht ein Fehlen oder ein Mangel von Leberdiastase (SCHÖNHEIMER); trotzdem vom Körper genügend Diastase gebildet wird, in Blut und Urin beträchtliche Mengen von Diastase gefunden werden (BEUMER, LOESCHKE, UNSHELM, KIMMELSTIL,

HERTZ, FABER, RAUH und ZELSON), findet bei dieser Leberanomalie kein Glykogenabbau statt. Ferment und Substrat sind wohl nebeneinander vorhanden, können aber nicht miteinander in Aktion treten. In dem System Sympathicus-Adrenalin-Diastase-Glykogen scheint irgendein Mechanismus fehlerhaft ausgebildet zu sein. Experimente haben erwiesen, daß schon Trennung der direkten hormonalen Einwirkung von Insulin auf die Leberzelle Veränderungen im Sinne einer Glykogenspeicherung verursachen (MEYTHALER). CREFELD denkt in der Erklärung des Krankheitsbildes an hormonale Faktoren, die während des fetalen Lebens, in dem normalerweise Leberglykogen schwer mobilisierbar ist, die lokale Anhäufung und den fermentativen Abbau des Glykogens in den Organen beeinflussen und unter Umständen auch noch im späteren Leben ihre Funktion beibehalten können. Geschwülste der Leber haben einen außerordentlich starken Glykogengehalt.

Glykogenolyse. Die normale glykogenhaltige Leber sorgt für den dauernden Zuckerbedarf der Peripherie und ist durch ihre äußerst feine Regulationsanpassungsfähigkeit imstande, sich in ihrer Zuckerabgabe weitgehendst nach dem Verbrauch zu richten. Durch den Prozeß der *Glykogenolyse*, d. h. des Abbaues von Glykogen und Glykose, einem Prozeß, der sich gleichsam antagonistisch zur Leberglykogensynthese verhält, wird die Leber befähigt, den wichtigsten Energiestoff, die Glucose, für die Peripherie dauernd zur Verfügung zu halten. Die Glykogenolyse beruht auf der Wirksamkeit eines in der Leber vorhandenen Fermentes, der Diastase. Nach LESSER ist das Glykogen räumlich vom diastatischen Ferment getrennt; diese wird wirksam durch einen wechselnden Quellungszustand der Zellkolloide: Quellung trennt, Entquellung vereint Substrat und Diastase. Eine bedeutsame Rolle bei dieser Quellung spielt die Wasserstoffionenkonzentration, deren optimale Reaktion auf der sauren Seite des Neutralisationspunktes liegt. Durch den beständig reversiblen Prozeß von Glykogenie und Glykogenolyse sorgt die Leber für die Aufrechterhaltung einer konstanten Blutzuckerhöhe (70—100 mg-%). Sie vermag als einziges Organ diese so wesentliche Aufgabe zu erfüllen; nach ihrem Versagen ist kein anderes Organsystem imstande, genügend Zuckermengen zur Garantie der Erhaltung des Individuums zur Verfügung zu stellen.

Blutzucker nach Leberexstirpation. Der entscheidende Beweis, daß der Blutzuckerspiegel maßgebend von der Leber reguliert wird und daß die Leber das lebenswichtige Zentralorgan darstellt, von dem aus der Zuckerbedarf der Peripherie über die Glucoseform dauernd gedeckt wird, geht aus den Untersuchungen nach Leberentfernung hervor. Nach Leberexstirpation kommt es rasch zu tödlicher Hypoglykämie, da das zuckerbildende und zuckerspendende Organ nun fehlt und damit die zuckermobilisierenden Hormone ihre Wirkungsstätte verloren haben. Adrenalin führt nicht mehr zu Blutzuckersteigerung, selbst völlige Evisceration oder Pankreasentfernung (MARCUSE 1894, KAUSCH 1897, MACLEOD und PEARCE, MANN und MAGATH) hat nach Leberexstirpation raschen Blutzuckerabfall zur Folge; nach MANN und MAGATH fällt der Blutzucker sogar noch schneller, wenn das Tier vor der Leberentfernung pankreasdiabetisch war. Die Peripherie ist nach Leberexstirpation nicht mehr imstande, den Organismus allein mit Zucker zu versorgen. Durch intravenöse Traubenzuckerzufuhr kann zwar für kurze Zeit das Zuckerdepot der Leber ersetzt werden, diese Zufuhr stellt aber nur einen vorübergehenden Ersatz dar, der das letale Ende nach Leberentfernung nicht aufzuhalten vermag.

In den ersten Stunden nach Leberentfernung erholen sich die Tiere zwar rasch, zeigen normale Reaktionen und nehmen Flüssigkeit zu sich, aber schon nach 3—8 Stunden setzen unter dem Zeichen zunehmender Muskelschwäche hypoglykämische Krämpfe ein, die meist innerhalb weniger Stunden zum Tode führen. In diesem Stadium lassen sich die Tiere durch Zufuhr von Traubenzucker nochmals wiederherstellen, jedoch ist eine dauernde Traubenzuckerinfusion, eine Überschwemmung des Kreislaufes mit Glucose erforderlich, um einer erneuten Hypoglykämie entgegenzusteuern. Weitere Stunden später beginnt das Endstadium, das einem komatösen Zustand ähnlich ist und in dem die Tiere, auch bei dauernder exogener Zuckerzufuhr, trotz hyperglykämischer Blutzuckerwerte zugrunde gehen.

Blutzucker bei teilweiser Leberausschaltung. Auch bei partieller Ausschaltung der Leber durch ECK-Fistel wird der Blutzucker sehr leicht zum Verschwinden gebracht, besonders in Kombination mit Hunger- oder Phlorrhizineinwirkung (FISCHLER). Die Nüchternblutzuckerwerte liegen leicht subnormal, der zeitliche Anstieg der Blutzuckerkurve nach Glucosebelastung tritt der Norm gegenüber verzögert auf (MEYTHALER und NAEGELI 1933).

Wird der direkte Einstrom des Insulins zur Leber durch eine Umleitung der V. pancreatico-duodenalis in die V. cava gestört, so kommt es auch hier zu tiefen Blutzuckerwerten infolge mangelnder Glykogenmobilisation bei Glykogenspeicherleber (MEYTHALER und STAHNKE 1930).

Blutzucker bei Leberkrankheiten. Erstaunlich ist die Tatsache, daß die Leber imstande ist, selbst bei schwersten pathologischen Zuständen noch lange Zeit eine normale Blutzuckerhöhe aufrechtzuerhalten. Je nach Beanspruchung ihrer Funktionen leistet sie noch bei schwersten diffusen Leberkrankheiten oder kachektisierenden Zuständen in ihrer Anpassungsfähigkeit optimale Arbeit, so daß Störungen meist erst spät und nur mittels feinster Reaktionen offenbar werden. Die Schädigungsphasen, wie wir sie gesetzmäßig experimentell z. B. nach Hepatektomie beim Hunde finden, kennen wir aus der menschlichen Pathologie fast überhaupt nicht. Da die Zuckermobilisierung in der Leber erst ungenügend wird, wenn mehr als 80% des Leberparenchyms zerstört sind, gehören Hypoglykämien, die auf der Basis von Leberschädigungen entstehen, zu den größten Seltenheiten. Bekannt wurden solch seltene Fälle von Hypoglykämien bei schwerster akuter gelber Leberatrophie, bei schwerem, durch Arsenbenzol entstandenem Ikterus, nach Chloroform- und Phosphorvergiftung, bei akuter diffuser Hepatitis (Fall von MOORE und O'FARELL), bei sehr großen Lebertumoren (z. B. Fall von BIELSCHOWSKY mit Ca-Metastasen der Leber). Dagegen finden sich häufig bei ausgedehnten Lebercirrhosen, Atrophien, Leberlues usw. ganz normale Blutzuckerwerte (ROLLY und OPPERMANN u. a.). Es muß also immer noch genügend funktionstüchtiges Lebergewebe vorhanden sein, um die wichtige Aufgabe der Konstanzerhaltung des Blutzuckers zu erfüllen, eine Tatsache, die auf der starken **Regenerationsfähigkeit** beruht, die das Leberparenchym gegenüber allen anderen hochdifferenzierten Geweben auszeichnet. Die Tatsache, daß sich im Tierversuch $^9/_{10}$ der Leber entfernen lassen und daß es trotzdem zu einer Regeneration des Organs kommt, ohne daß der Tod des Tieres eintritt, beweist, wie stark die Leberstruktur umbaufähig ist. Schon am ersten Tage nach der Operation treten — selbst bei Abtragung von 70% des Leberparenchyms an der Ratte — Erholungsvorgänge ein, die bis zur vollständigen Wiederherstellung des präoperativen Lebergewichtes innerhalb 14 Tage führten (HIGGINS und ANDERSON). Beschleunigt wird die Regenerationsfähigkeit des Leberparenchyms, wenn gleichzeitig mit der Leberentfernung eine Splenektomie kombiniert wird (HIGGINS und PRIESTLEY); geschädigt wird die Regenerationsfähigkeit, wenn gleichzeitig mit der Leberresektion eine Unterbindung des Gallenganges vorgenommen wird (HIGGINS und ANDERSON). Beim Huhn besteht eine weit geringere Regenerationsfähigkeit als beim Säugetier (HIGGINS, MANN und PRIESTLEY). Kaninchen vertragen die Entfernung von $^2/_3$ der Leber ohne auffällige Allgemeinstörungen (GLUCK, PONFICK); in kurzer Zeit ist der verbliebene Rest wieder um das Doppelte vergrößert; Größe und Gewicht der ursprünglichen Leber können innerhalb weniger Wochen sogar übertroffen werden. Auch Hunde vermögen nach Entfernung von 75% ihrer Leber den ursprünglichen Bestand ihres Parenchyms innerhalb 6 bis 8 Wochen voll zu regenerieren. So wurden bei Hunden Versuche gemacht über die Beeinflussung der Wiederherstellung des Lebergewebes nach teilweiser chirurgischer Entfernung von Lebergewebe durch Ableitung des Portalblutes, Unterbindung des Choledochus und Exstirpation der Gallenblase, sowie bei künstlich durch Tetrachlorkohlenstoff nach LAMSON und WING hervorgerufener Lebercirrhose. Während bei Normaltieren die Leberkanten sich schnell abrunden und das ursprüngliche Lebergewicht wieder erreicht wird, tritt infolge der gesetzten Schädigungen keine oder kaum Wiederherstellung des Lebergewebes ein, wenngleich sich auch histologisch manchmal Ansätze dazu nachweisen lassen (MANN, FISHBACK, GAY und GREEN). Dieses starke regenerative Wachstum des Leberparenchyms hängt nach THÖLE damit zusammen, daß Wegnahme eines Teiles der Leber nun die gleiche Blutmenge wie vor der Operation bei gleichem Gefäßtonus durch die stark verkleinerte Lebermenge fließt. Von dieser Hyperämie hängt das Wachstum ab, die Zellen hören nach Ansicht von THÖLE dann zu wachsen auf, wenn ein Gleichgewichtszustand zwischen Blutzufuhr und neugebildetem Gewebe erreicht ist. Es wäre wünschenswert, daß diese interessante Theorie im Experiment nachgeprüft würde. Auch beim Menschen begegnen wir diesem Wiederherstellungsvermögen der Leber, so z. B. bei Echinococcuscysten und anderen Erkrankungen, die mit einer mechanischen Zerstörung von Lebersubstanz verknüpft sind. Um die funktionelle Leistungsfähigkeit zu bewahren, genügt etwa $^1/_5$ des normalen Leberparenchyms. Diese Tatsache ist wichtig zur kritischen Bewertung und zum Verständnis der Erfolge bzw. der Mißerfolge, die die Anwendung der zahlreichen Leberfunktionsproben für die Diagnostik bisher ergeben haben.

Leberfunktionsprüfungen im Gebiete des Kohlenhydratstoffwechsels. Die Leistungsproben, die auf Prüfung des Kohlenhydratstoffwechsels beruhen, stellen vorwiegend Belastungen mit Lävulose und Galaktose dar; die vielfach auch als Funktionsprobe angewandte Belastung mit Glucose ist keine Leberfunktionsprüfung im engeren Sinne, da die Aufnahme und Verarbeitung der Dextrose nicht nur von der Funktionstüchtigkeit der Leber alleine abhängig ist, sondern vor allem Aufschluß über den Grad der Zuckerwertung im Gesamtorganismus gibt. Zu Beginn der Leberschädigung versagen die Belastungsproben häufig ganz; auch bei schwereren Erkrankungen der Leber versagen sie häufig, da die Klinik meist nicht das Bild der schwersten akuten Leberschädigung, sondern das der leichteren, oft sich chronisch hinziehenden Erkrankung bietet, die Zeit zur Ausbildung von Regenerationsvorgängen gestattet. *Alimentäre Glykosurie* mit abnorm hohem und langdauerndem Blutzuckeranstieg wurde bei Lebercirrhose beobachtet (TACHAU, FRANK, ISAAC, HETENJI). Bei Lebermetastasen und Cirrhosen tritt nach Glucosebelastung oft stundenlange Hyperglykämie auf (THANNHAUSER und PFITZNER). Bei Leberkranken, besonders bei Cirrhosen, kann nach *Lävulose*gabe im Gegensatz zum Verhalten beim Gesunden, Lävulosurie auftreten. Die im allgemeinen vorsichtig zu bewertende *Galaktose*probe fällt im wesentlichen bei akutem Versagen der oxydativen Fähigkeit der Leber positiv aus, also mehr bei akuten parenchymatösen Leberschädigungen, weniger bei chronischen Lebererkrankungen. Erhöhter Blutzucker nach Galaktosezufuhr wurde aber auch bei Icterus catarrhalis und lueticus, bei Cholelithiasis und Carcinommetastasen nachgewiesen. Die *Insulinglucose*belastung gibt nur allgemeine Auskunft über die blutzuckerregulierenden Fähigkeiten der Leber. Ist die Leberfunktion durch krankhafte Prozesse wie

Parenchymveränderungen bei Carcinom und Cirrhose, durch Verfettung z. B. bei Lungentuberkulose, durch Stauung im Pfortaderkreislauf bei Herzinsuffizienz oder durch Blutkrankheiten z. B. bei Morbus Biermer geschädigt, so treten nach intravenöser Insulinzufuhr im Ablauf der Stoffwechselvorgänge weitgehende Veränderungen gegenüber der Norm auf, die sich übereinstimmend in Wirkungsintensitätssteigerung äußern (MEYTHALER und SCHROFF 1935). So ist z. B. bei Icterus simplex die Wirkungsintensität um das 2—3fache gesteigert, eine Tatsache, die sich daraus erklärt, daß die Leber durch den Ikterus in ihrer Eigenschaft als regulatorisches Erfolgsorgan geschädigt ist. Bei reversiblen Erkrankungen — wie z. B. beim Icterus simplex — sind die Wirkungsintensitätsflächen nach Ablauf des Krankheitsprozesses als Zeichen wiedererlangter normaler Leberfunktion völlig normal (MEYTHALER und SCHROFF). Nach *Adrenalin* kann es bei Ikterus, Lebercirrhose, Cholangitis zu verminderter Reaktion gegenüber der Norm kommen (KUGELMANN). Auch bei akuten infektiösen Allgemeinerkrankungen wie Pleuraempyem treten Leberschädigungen mit Funktionseinbuße auf (REHN und EITEL). Die im Gefolge der Lungentuberkulose auftretende Leberverfettung ruft eine Funktionsstörung der Leber hervor, die sowohl mit der Lävulosebelastungskurve als auch nach intravenöser Insulindarreichung erkannt werden kann (MEYTHALER und PELZ).

2. Leber und Fettstoffwechselstörungen.

Trotzdem das resorbierte Nahrungsfett zum größeren Anteil (etwa 60%, MUNK und ROSENSTEIN, MANSFELD) unter Umgehung der Leber als resynthetisiertes Neutralfett durch die Chylusgefäße in direktem Zustrom zu den Körperzellen gelangt und dort als Depotfett gestapelt wird, ist die Bedeutung der Leber für den Fettstoffwechsel doch sehr groß. Die Fettstoffe bestehen aus den eigentlichen Fetten, d. h. den Glycerinestern der Fettsäuren und aus den Lipoiden. Der größte Teil des aufgenommenen Nahrungsfettes wird vor der Resorption in seine Bausteine, Glycerin und Fettsäuren, aufgespalten, ein Prozeß, der völlig an eine normale Leberfunktion geknüpft ist. Durch äußere Sekretion bildet die Leber die für die Fettresorption unerläßlich notwendige Galle, erst durch die Gallensäuren werden die Fettsäuren durch Additionsverbindungen in wässerige diffusible Form gebracht. Infolge ihrer oberflächenvergrößernden Eigenschaften stellen die Gallensäuren weiter ausgezeichnete Emulsionsbildner dar und verstärken durch diese ihre Eigenschaft die fettspaltende Kraft der Lipase. Die Leber hat somit bei der Resorption des Fettes ihre Tätigkeit nur in den Darm verlegt (FISCHLER). Bei mechanischem Ikterus bei Choledochusverschluß kommt es als Ausdruck des Fehlens der Galle zu schweren Fettresorptionsstörungen mit hellen, fettglänzenden Faeces. Ein nicht unwesentlicher Anteil des aufgenommenen Fettes wird allerdings in direktem Zustrom zur Leber transportiert, der Fettgehalt des Pfortaderblutes ist während der Fettverdauung erhöht (KERN 1935).

Neben dieser resorptionsvermittelnden Fähigkeit für die Nahrungsfette kommt der Leber ein weiterer wesentlicher Faktor insofern zu, als sie in die *Regulation* des Fetthaushaltes ökonomisch organisierend eingreift. Sind die eigenen Kohlenhydrat- und Fettvorräte der Leber erschöpft, so mobilisiert sie durch signalartige Impulse Nachschub aus dem Depotfett, das nach der Leber dirigiert, zu Organfett wird, um bei Bedarf in Energiestoff umgewandelt zu werden. Denn wie der pflanzliche Organismus vermag auch der tierische aus Fett Zucker zu bilden, worauf die wesentliche Bedeutung des Fettes innerhalb des Stoffwechselgeschehens beruht. Bei chronischem Kohlenhydratmangel,

z. B. bei Hunger oder Diabetes, vermag Fett in gewissem Grade für die Kohlenhydratverbrennung einzutreten. Andererseits wissen wir heute, daß in den intermediären Stoffwechselumsetzungen sowohl aus Zucker als aus Eiweiß Fett gebildet werden kann, Prozesse, die sich in der Leber abspielen und erst so ganz die große Bedeutung der Leber für den Fettstoffwechsel erhellen. Eine Reihe von Beobachtungen sprechen für eine zentrale *Regulation* des Fettstoffwechsels unter Mitwirkung des Nervensystems. Nur bei intakter Innervation erfolgt die Mobilisierung des Depotfettes. Nach Durchschneidung des Rückenmarkes in der Höhe des 1.—7. Brustwirbels bleibt die Lipämie, das Zeichen der Fettwanderung, aus, und es kommt nicht zur Fettleber, während nach Durchschneidung des Rückenmarkes unterhalb des 7. Brustwirbels die Fettmobilisierung normal verläuft (WERTHEIMER). Auch der Fettschwund bei trophischer Neurose, das Auftreten von hemiplegischen und paraplegischen Fettgewebshyperplasien und die periphere Nervengebiete befallenden lokalen Lipomatosen sprechen für eine Beteiligung des Nervensystems an den Fettstoffwechselvorgängen. Kohlenhydrat- und Fettstoffwechsel der Leber sind auf das engste miteinander verknüpft insofern, als ein Antagonismus in der gegenseitigen Vertretung zwischen beiden besteht (ROSENFELD, GEELMUYDEN, FLEISCHHAUER und POPPER u. a.). Sinkt die Glykogenbildung in der Leber infolge Kohlenhydratmangels (Hunger) oder bei Unfähigkeit der Kohlenhydratverwertung (bei Diabetes, Lebererkrankungen, toxischen oder infektiösen Schäden), so entwickelt sich infolge Fetteinwanderung aus den Depots eine Fettleber. Diese Fettwanderung — klinisch als Lipämie feststellbar — wird als kompensatorischer Ausdruck aufgefaßt, bei Kohlenhydratmangel wird Fett in erhöhtem Maße zur Deckung des Energiebedarfes benötigt. Durch Kohlenhydratgaben kann die Bildung einer Fettleber verhindert werden, Phlorrhizinhunde, denen Glucose zugeführt wurde (8 g/kg), wiesen keine Fettleber auf. Kohlenhydratzufuhr entlastet den Fettumsatz und dient als Schutz gegen die pathologische Ketonurie. Die Inkrete von Hypophyse, Schilddrüse, Pankreas und Nebenniere greifen regulierend in den Kohlenhydrat-Fettantagonismus der Leber ein. Leberfettanreicherung unterbleibt nach Prolan und Elityran (ANSELMINO-HOFFMANN), beide Hormone sind also starke Fettoxydatoren, deren Wirkung nach ROSENFELD aber nicht direkt, sondern indirekt über die Kohlenhydrate erfolgt. Die Leber bei Hyperthyreosen bietet den einzigen Ausnahmefall einer glykogenarmen Leber, die nicht der Verfettung anheimfällt. Insulin dirigiert das aufgenommene Fett in die Fettdepots (Löw und KOČMA). Wird beim pankreasdiabetischen Tier, bei dem es zu ausgesprochener Fettleber kommt, Insulin zugeführt, verschwindet das in der Leber gestapelte Fett und der anfänglich erhöhte Blutfettgehalt sinkt wieder zur Norm. Auch die Fettinfiltration der Leber bei phlorrhizinvergifteten Tieren wird durch Insulinzufuhr beseitigt und eine schon bestehende Ketonurie aufgehoben. Insulin wirkt indirekt auf den Fetthaushalt der Leber ein, auf Grund seiner direkten Regulationsfähigkeit auf deren Glykogenbestand. Im Gegensatz zum pankreasdiabetischen Tier, bei dem das Auftreten einer Fettleber die Regel ist, findet sich beim diabetischen Menschen keine Fettleber, sondern im Gegenteil ein wesentlich höherer Wert an Glykogen als bei an chronischen Erkrankungen Verstorbenen und gleichviel oder etwas mehr Glykogen als bei den Fällen mit akutem Tode (POPPER und WOZASEK 1933).

Unter dem Einfluß des Nebennierenhormons kehrt eine z. B. bei der ADDISONschen Krankheit bestehenden Hypercholesterinämie zur Norm zurück (THADDEA und FASSHAUER). Die Wirkungsweise des Nebennierenrindeninkretes auf den Fettstoffwechsel kommt wahrscheinlich auf dem Umwege über die Regulation des Gesamtstoffwechsels zustande.

Nach dem physikalischen Zustand des Blutes läßt sich zwischen latenter und manifester Hyperlipämie unterscheiden. Eine latente Lipämie kommt nur bei Cholämie vor; sie ist durch Vermehrung des Neutralfettes und der Lipoide, besonders des Cholesterins, ausgezeichnet, wobei aber die milchige Serumtrübung fehlt, was durch Lösung durch die vorhandenen Gallensäuren erklärt wird (Bürger). Unter den manifesten Lipämien verstehen wir exogene (alimentäre) und endogene Lipämien, wobei eine Reihe von den endogenen Lipämien als Transportlipämien aufzufassen sind. Nach reichlicher Fettnahrung kann die alimentäre Lipämie das 3—4fache des Nüchternwertes übersteigen; auf der Höhe der Fettresorption wird das Serum infolge kleinster Fetttröpfchen getrübt (Bürger und Habs). Diese physiologische Lipämie wird beim Stoffwechselgesunden niemals vermißt (Wendt). Ein Fehlen der alimentären Lipämie ist als pathologisches Symptom aufzufassen und beruht auf Fettresorptionsstörungen (z. B. bei Cholämie, bei Erkrankungen, die mit Stauungen im Gebiet des Pfortaderkreislaufes einhergehen und vor allem bei Lebercirrhose). Bei Eck-Fistel und bei Vögeln, bei denen normalerweise eine „natürliche Eck-Fistel" besteht, findet man nach Fettnahrung keine Lipämie (Fischler und Hagemann), wohl aber kann nach Kohlenhydratfütterung Serumtrübung auftreten (Fischler).

Der Abbau der höheren Fettsäuren erfolgt unter Phosphatidbildung und aus dem Fettsäureanteil der Phosphatide vermag die Leber Zucker zu bilden (Jost). Diese Synthese ist ein Prozeß, der wiederum nur in der Leber stattfinden kann. Die Fettsäuren werden nach dem Gesetz der β-Oxydation nach Knoop abgebaut. Daneben ist eine zweite Art des Abbaues der Fettsäuren in der Leber bekannt, bei der es zur Desaturation gesättigter Fettsäuren und zum Auftreten ungesättigter Verbindungen kommt (Leathes 1909). In irgendeiner Form treten ungesättigte Fettsäuren als Intermediärprodukte des Fettstoffwechsels auf, so daß man diese Substanzen als Zwischenstufen der β-Oxydation einreihen muß (Wachstein). Die geschädigte Leber schlägt von diesen beiden Abbauwegen vorwiegend den Weg der Desaturation ein, ungesättigte Fettsäuren gelangen dabei in das Blut. Die ungeschädigte Leber dagegen bildet trotz reichlichen Fettangebotes nicht in höherem Maße als normalerweise ungesättigte Substanzen. Eine geschädigte Leber vermag entweder nicht tiefer abzubauen, so daß es zur Anhäufung der ungesättigten Säuren kommen muß, oder aber, sie kann den vorläufig noch hypothetischen Weg (Jost, Hinsberg und Holland), der von den ungesättigten Verbindungen zu den Kohlenhydraten führt, nicht in dem gleichen Maße einschlagen wie die gesunde Leber. Beim Fasten tritt eine Mengenabnahme der Fett-Fettsäuren der Leber auf und anschließend auch der Phosphatid-Fettsäuren, daraus schließt Koyama, daß beim Hungerumsatz der Fett-Fettsäuren die gesättigten Fettsäuren, beim Umsatz der Phosphatidsäuren die ungesättigten Fettsäuren benutzt werden. Bei phosphorvergifteten Tieren wird sowohl die Abnahme der Fett-Fettsäuren als auch die Phosphatid-Fettsäuren der Leber gehemmt. Die Steigerung der ungesättigten Fettsäuren beim Stauungsikterus beruht auf einer latenten Lipämie, die Steigerung bei Parenchymikterus ist Zeichen einer Störung in der Umbau- und Abbaufähigkeit der Leber für Fettsäuren (Wachstein).

Die ungesättigten Fettsäuren stellen nur die erste Stufe des Fettabbaues dar, in dessen weiterem Verlauf die *Ketonkörper* (Acetessigsäure, Oxybuttersäure und Aceton) als Intermediärprodukte des Fettsäureabbaues auftreten. Die Bildung und Umsetzung der Ketonkörper ist eine leberspezifische Funktion, sie entstehen in der Leber nach dem Prinzip der β-Oxydation (Knoop Embden) aus den Fettsäuren mit gerader Zahl von C-Atomen. Beim Gesunden finden sie sich regelmäßig nur in ganz geringer Menge im Blute, sie entstehen vor allem dann, wenn in der hochgradig glykogenarmen Leber ein gesteigerter

Fettabbau einsetzt und die Fette, infolge Kohlenhydratmangels nicht mehr zu ihren Endprodukten, Kohlensäure und Wasser abgespalten werden können. Daß die Leber mit großer Wahrscheinlichkeit der einzige Ort der Ketonkörperbildung ist, geht aus Untersuchungen am ECK-Tier hervor (FISCHLER). Durch Drosselung der Leberfunktion infolge partieller Leberausschaltung tritt eine Beeinflussung der Acetonkörperbildung im Sinne einer Verminderung ein. Hunde mit umgekehrter ECK-Fistel, also bei erhöhter Tätigkeit der Leber, weisen dagegen eine größere Menge Acetonkörper auf als das normale Tier. Bei den besonders stark zur Ketonurie neigenden pankreasdiabetischen Tieren kommt es nach Hepatektomie zu einem Absinken der Ketonkörper (CHAIKOFF und SOSKIN). Daß die Leber als Ort der Ketonkörperbildung in Betracht kommt, beweisen ferner Durchströmungsversuche: eine künstlich durchspülte Leber vermag Aceton zu bilden (JOST); eine phosphorvergiftete Leber liefert beim Phlorrhizintier im Durchströmungsversuch weniger Aceton als eine nicht durch Phosphor geschädigte Phlorrhizinleber (ISAAC).

Als Ausdruck der Fettstoffwechselstörung kommt es bei Lebererkrankungen meist zu einer nachweisbaren Herabsetzung der Ketonkörperbildung (z. B. bei Lebercirrhose, Icterus catarrhalis) (SCHERK, CLERC und STAUB, BRENTANO).

Zur funktionellen Leberdiagnostik kann die Größe der Ketonkörperbildung nicht herangezogen werden, da keine Parallelität zwischen Schwere der Lebererkrankung und Größe der Ketonkörperausscheidung besteht. Auch der Wert der zur Prüfung der Fettstoffwechselfunktion von BÜRGER und HABS angegebenen Methode der Cholesterinölbelastung ist noch umstritten.

Das Ausbleiben der Ketonämie bei schweren Leberschädigungen stellt einen Indicator für eine kranke Leber dar, während Mehrbildung von Ketonkörpern beweisen, daß die β-Oxydationsfähigkeit der Leber erhalten ist. BRENTANO hat nun nachgewiesen, daß die Größe der Ketonkörperbildung weniger von der Leber und ihrem Glykogenbestand bestimmt wird als von der Peripherie. Er stellte fest, daß gleichzeitig mit vermehrter Ketonkörperausscheidung auch eine vermehrte Kreatinurie besteht, die er durch extrahepatale zur Kreatinurie führende Vorgänge erklärt. Da die Kreatinurie immer mit einem Zerfall im Skeletmuskel einhergeht, ist die Ketonurie als ein Zeichen für zerfallendes Muskelglykogen aufzufassen, so daß die Größe der Ketonkörper nur *ein* Zeichen für die Störung in der Peripherie darstellt und nicht Ausdruck einer Leberschädigung ist. Sollte die BRENTANOsche Auffassung zu Recht bestehen, so würde der Leber nur die Funktion der Fabrikation der Ketonstoffe zufallen, deren Größe aber von der Peripherie bestimmt würde.

Leber und Lipoidstoffwechselstörungen. Unter Lipoiden (OVERTON) versteht man eine Gruppe von Substanzen, die in ihren physikalischen Eigenschaften den Fetten gleichen, aber eine andere biologische Wertigkeit als die Fette besitzen. Man zählt diejenigen Substanzen zu der Gruppe der Lipoide, die Glyceride ein- und mehrwertiger Alkohole sind und die mit langgliedrigen Fettsäuren Ester bilden. Als energielieferndes Brennmaterial kommen die Lipoide im Gegensatz zu den Fetten nicht in Betracht. Sie finden sich besonders in den die Zellverbände trennenden Grenzflächen (OVERTON), sei es, daß sie membranartig die Zellen gegeneinander abgrenzen oder daß sie als ständig veränderliches Fluidum die Zellen umgeben. Sie durchtränken die Zellen selbst und geben die Befähigung für reaktionsträge Massen, Oberflächenveränderungen einzugehen. Mit großer Wahrscheinlichkeit spielen die Lipoide bei der Sekretion und Exkretion der Zelle, ihrer elektrischen Erregbarkeit und bei dem Eintritt von Wasser, Salzen, Alkalien, Toxinen usw. in die Zelle eine große Rolle. Man unterscheidet chemisch vier Gruppen von Lipoiden: Phosphatide, Sulfide, Cerebroside und die Sterine.

1. Phosphatide (Lecithin, Kephalin, Sphingomyelin). Der Organismus ist befähigt, Phosphatide selbständig zu bilden, die Leber enthält in reicher Menge Phosphatide. Die mit der Nahrung zugeführten Phosphatide werden zum größten Teil resorbiert, bei reichlicher Zufuhr besonders in der Leber gespeichert, Spaltung im Darm ist auch bei Abwesenheit, Resorption und Resynthese nur bei Anwesenheit von Galle möglich. Die ausgeschiedenen Phosphatide stammen zur Hälfte etwa aus der Galle, im übrigen wohl aus abgeschilferten Darmepithelien und Bakterien. Die Serumnüchternwerte der Phosphatide betragen bei Hunden durchschnittlich 160—170 mg-%. Sie sind vermehrt bei Stauungsikterus infolge verminderter Speicherungsfähigkeit der Leber, vermindert dagegen bei Gallefistelhunden infolge verminderter Resorptionsfähigkeit und bei Phosphorvergiftung, durch Abwanderung der Phosphatide in die Leber; die Serumwerte bei Phosphorvergiftung können 700—800 mg-% betragen.

NIEMANN - PICKSche Krankheit. Lecithin findet sich normalerweise als regelmäßiger Bestandteil aller Körperzellen. In pathologischen Zuständen kann es zu einer abnorm starken Einlagerung von Phosphatiden in allen Zellen kommen, die zur Zerstörung der eigentlichen Parenchymzellen führen kann. Eine primäre Lecithinstoffwechselstörung ist die NIEMANN-PICKsche Krankheit. Sie zeichnet sich, wie jede Speicherkrankheit, dadurch aus, daß alle entzündlichen Erscheinungen fehlen und daß es sich um chronische Veränderungen infolge starker Lecithineinlagerungen handelt. Die Erkrankung, die meist bei Kindern in den ersten beiden Lebensjahren auftritt, zeigt als charakteristische Symptome starke Vergrößerung von Leber und Milz — ohne daß Gelbsucht auftritt — Ascites und bräunliche Hautpigmentierung. Die histologische Leberuntersuchung zeigt, daß nicht nur die Reticuloendothel-, sondern alle Leberparenchymzellen von der pathologischen Lecithinspeicherung befallen sind. Ob es sich bei dieser schweren angeborenen Lipoidstoffwechselstörung primär um vermehrte Bildung oder gestörten Abbau der Phosphatide handelt, ist noch nicht bekannt. Experimentell ist es gelungen, durch Injektion von Sphyngomyelin am Kaninchen ein dem NIEMANN-PICKschen analoges Zellbild in der Milz zu erzeugen (BEUMER und GRUBER); auf Grund dieser experimentellen Ergebnisse suchen BEUMER und GRUBER die Ursache der Erkrankung in einer krankhaften Steigerung der endogenen Sphyngomyelinbildung. Auf eine Störung der Synthese der Phosphatide beruht die Avitaminose Beri-Beri.

GAUCHERSche Erkrankung. *2. Zerebroside* werden je nach Art ihrer Fettsäuren in Phrenosin und Cerasin unterschieden. Bei der GAUCHERschen Krankheit handelt es sich um eine pathologische Anhäufung von Cerebrosiden in besonders großen Reticulumzellen (GAUCHER-Zellen) in Leber, Milz, Lymphdrüsen und Knochenmark. Milz und Lebertumor stehen als Symptome im Vordergrund des Krankheitsbildes, das meist im Kindesalter beginnt und von einer hypochromen Anämie und gelben oder ockerfarbenen Hautveränderung begleitet sein kann. Nach BRILL 1901 beträgt die Dauer der Erkrankung, die bei Frauen 7mal häufiger als bei Männern vorkommt, durchschnittlich 19 Jahre. Familiäres Vorkommen der Erkrankung ist beschrieben; es wird eine recessive Vererbung der Erkrankung bei Manifestierung im weiblichen Geschlecht angenommen. Man nimmt heute eine konstitutionelle Natur einer Systemerkrankung an. Eine Mutation der reticuloendothelialen Zellen mit veränderter Stoffwechselfunktion wird von O. NAEGELI als Ursache der Erkrankung vermutet. Vermutungen noch rein hypothetischer Art über Zusammenhänge zwischen Gehirnlipoiden, Lipoidstoffwechsel, Nebennierenrinde und Organavitaminosen wurden in jüngster Zeit aus der CLAIRMONTschen Klinik an Hand eines größeren Beobachtungsmaterials geäußert (ZEHNDER).

3. Sulfatide. Ihre Bedeutung in physiologisch-pathologischer Hinsicht ist noch weitgehend ungeklärt.

4. Sterine. Cholesterin, der Hauptvertreter dieser Gruppe, ist ein hochmolekularer Alkohol mit einer ungesättigten Bindung. Cholesterin findet sich in allen Zellen des Körpers; Urin und Liquorflüssigkeit sind fast ganz cholesterinfrei. Außer dem Cholesterin haben Koprosterin (Dihydrocholesterin) und Ergosterin eine besondere Bedeutung gewonnen. Cholesterin, das besonders im Eigelb, Butter, Lebertran und Schweinefett vorhanden ist, wird als freies und verestertes Cholesterin in den Körper aufgenommen und im Darm durch Lipasen und Esterasen gespalten, wobei die Gegenwart von Galle zur ausreichenden Emulsionsbildung und zur Bildung des Fettes erforderlich ist, das die Sterine in Lösung bringt. Den Bildungsort der Cholesterine kennen wir noch nicht. Der Cholesteringehalt normaler Lebern beträgt etwa 1,0—1,4%, auf die Trockensubstanz bezogen, wovon die Hauptmenge auf das freie Cholesterin entfällt und nur etwa 0,2—0,3% auf das veresterte (FLEX). Der Cholesteringehalt der Lebern an Menschen, die an den verschiedensten Erkrankungen verstorben sind, bewegen sich zwischen 0,99 und 1,67% Gesamtcholesterin, wovon 0,17—0,58% auf den Esteranteil fällt. In den Fällen, in denen die Leber selbst erkrankt war, fand man den höchsten Cholesteringehalt, wie z. B. bei einem Falle von Lues congenita mit Feuersteinleber und einem Fall von Nabelsepsis mit Ikterus (BEUMER). Eine Untersuchung normaler und phosphorvergifteter Hundelebern ergab, daß die Werte bei den Normaltieren an der unteren Grenze der Norm lagen, während die phosphorvergifteten um etwa 100% erhöht waren, wobei die Hauptmenge des Gesamtcholesterins aus freiem Cholesterin bestand.

Wenn auch das resorbierte Cholesterin über den Ductus thoracicus in die Blutbahn gelangt, so kommt der Leber doch eine dominante Stellung in der inneren Umsetzung des Cholesterins zu. Infolge ihres Ausscheidungsvermögens reguliert sie die stabile Beziehungskonstanz zwischen dem freien Cholesterin und dem Cholesterinester des Blutserums, was vor allem durch Stoffwechselversuche an hepatektomierten Hunden erwiesen werden konnte (ENDERLEN, THANNHAUSER und JENKE).

Zweifel an der Ausscheidungsfunktion der Leber entstanden nach Untersuchungen von SPERRY, der in Tierexperimenten gefunden hatte, daß bei völligem Gallengangsverschluß, also unter Bedingungen, bei denen kein Gallencholesterin in den Darm gelangen kann, wesentlich mehr Cholesterin durch den Darm ausgeschieden, als durch die Nahrung zugeführt wird. BÜRGER zog hieraus den Schluß, daß die cholämische Hypercholesterinämie nicht in grob-mechanischem Sinne als Retentionshypercholesterinämie aufgefaßt werden kann, sondern daß durch den mechanischen Verschluß des Gallenausführungsganges alle diejenigen Substanzen der Galle im Blute zurückgehalten werden, welche Fette und Lipoide in Lösung zu halten geeignet sind. Nachprüfungen der Bilanzversuche von SPERRY und BEUMER wurden von HEINLEIN ausgeführt, mit dem Resultat, daß junge Hunde nach Milchfütterung mehr Cholesterin besaßen, als ihnen durch die Nahrung zugeführt worden war. Junge Tiere sind also imstande, Cholesterin zu synthetisieren. Das Nahrungscholesterin kann jedoch für den Aufbau verwertet werden, denn es wurde weniger ausgeschieden als zugeführt. Auch beim erwachsenen Hund ist die Bilanz positiv. So wird bei völlig cholesterinfreier Nahrung aus den vorhandenen Cholesterinvorräten mit den Darmsäften eine Menge Cholesterin ausgeschieden. Die Cholesterinsynthese für den erwachsenen Organismus ist jedoch noch nicht erwiesen. Die Rolle der Leber bei der Synthese ist noch nicht sicher bekannt, jedoch ist ihre Bedeutung wahrscheinlich. Die Funktion der Leber für die Resorption der Cholesterine ist bereits klarer. Während bisher angenommen wurde, daß Cholesterin nur bei Anwesenheit von

Galle resorbiert werden könne, fand HEINLEIN auch bei völliger Ableitung von Galle, z. B. bei Gallefistel und Obstruktionsikterus Cholesterinresorption. Die Ausscheidung findet in der Hauptsache durch die Dickdarmschleimhaut und in geringerem Maße durch die Galle statt. Die regulierende Wirkung der Leber auf den Cholesterinstoffwechsel wird durch Veränderung des Blutcholesterins bei Leberkranken erwiesen. Hypercholesterinämie wird nicht durch gestörte Ausscheidung, sondern durch gestörte Speicherungsfunktion der Leber bedingt. Viel seltener ist bei Lebererkrankungen Hypocholesterinämie. Bei phosphorvergifteten Tieren besteht eine Verminderung der Cholesterinester (HEINLEIN) bei kaum veränderter Menge von freiem Cholesterin als Folge verminderter Veresterungsfähigkeit der Leber. Die von BÜRGER aufgestellte Theorie, nach der ungenügende Resorption von Fettsäuren infolge Gallenmangels Ursache des Esterschwundes sein sollen, ist nach Versuchen am Gallenfistelhund abzulehnen.

Lebererkrankungen, die von Ikterus begleitet sind, die hauptsächlich auf Vermehrung des freien Cholesterins beruhen, führen zu Hypercholesterinämie. Mechanische Verlegung der Gallenausführungswege führt zu anfänglich stark erhöhten Blutcholesterinwerten, die jedoch bei langbestehenden Ikteruszuständen ohne genügenden Gallenabfluß nach dem Darm, besonders bei komplettem Choledochusverschluß, wieder zur Norm absinken können. Die Hypercholesterinämie bei ikterischen Zuständen beruht nicht einfach auf Retention in dem Sinne, daß der in der Leber angenommene Ausscheidungsort blockiert ist, sondern daß die vermehrten Gallensäuren im Blute Fette und Cholesterin vermehrt in Lösung halten (BÜRGER). Bei lange bestehenden Ikteruszuständen dagegen kommt es sowohl zu einer Störung der Resorption des enteralen Nahrungscholesterins als zu verminderter endogener Cholesterinneubildung, so daß selbst erniedrigte Blutcholesterinwerte nachgewiesen werden konnten. Wichtig ist daher die Bestimmung des Cholesterins im Blute, besonders die Untersuchung des sog. Estersturzes (THANNHAUSER). Bei schweren Leberdystrophien kann es zu stärkerer Veränderung *aller Cholesterine* kommen, ebenso können schwerere Formen von Icterus simplex eine Esterverminderung aufweisen. Bei schweren nichtikterischen diffusen Leberparenchymerkrankungen schwanken die Cholesterinwerte sehr stark. Es kann dabei zu einem Ansteigen des freien Cholesterins mit einem Mangel an verestertem Cholesterin zu einem „Estersturz" (THANNHAUSER) mit einer Umkehr des Verhältnisses freies Cholesterin/Estercholerin = 1 : 3 kommen. Die Frage, ob dieser Estersturz durch einen Mangel an Fettsäuren im Darm oder durch einen Mangel an Ferment zur Veresterung, also infolge echter fermentativer Leberstörung zustande kommt, ist noch nicht geklärt. Bei der akuten gelben Leberatrophie findet man niedrige Cholesterinwerte im Blute bei fast völligem Schwinden der Ester, diffuse Lebercirrhose führt zu einer Vermehrung des Plasmacholesterins bei ungestörter Veresterung; bei Gallensteinleiden wurde Hypercholesterinämie beobachtet (LANG).

3. Leber und Störungen des Eiweißstoffwechsels.

Auch an dem Eiweißaufbau und -abbau ist die Leber wesentlich beteiligt. Alle Produkte der Eiweißspaltung passieren früher oder später die Leber. Die im Magen-Darmkanal bis zu den Aminosäuren abgebauten Eiweißstoffe und die Spaltprodukte lienaler Herkunft gelangen direkt durch die V. portae, die Eiweißabbauprodukte aus der Muskulatur über den großen Kreislauf zur Leber.

Der Abbau der Eiweißstoffe geschieht durch Hydrolyse. Das große Eiweißmolekül wird in Peptone, diese in Peptide und in Aminosäuren aufgespalten.

Beim hungernden Tiere sind die Polypeptide in der Pfortader reichlicher als im arteriellen Blute. Bei entmilzten Tieren schwinden diese Unterschiede. Nach

Verabreichung von Pepton ändern sich die Werte in den Arterien, in der Pfortader steigen sie beträchtlich an; Polypeptide dürften also in der Leber gespeichert werden (MANZINI). Nach totaler Hepatektomie kommt es zu einem beträchtlichen Ansteigen des Blutpolypeptidspiegels (auf Werte bis zu 148 mg-% Polypeptid-N); die Leber hat die Aufgabe, durch eine langsame und umfangreiche Reinigungsarbeit das Überwiegen hoher molekularer Polypeptide im Blutkreislauf zu verhindern, ein Vorgang, der nicht in einem einfachen Zurückhalten besteht, sondern ein langsamer Abbau ist, der erst nach mehreren Passagen durch die Leber zu verwirklichen ist (FIESSINGER).

Guanidinbestimmung im Blut lebergeschädigter Tiere (Lebergifte, Gallengangsunterbindungen) ergab einen Anstieg des Blutguanidingehaltes proportional dem Grad des Leberschadens. Blockade des Reticuloendothels und Unterbindung der V. hepatica weisen beide darauf hin, daß dieser Anstieg ein Zeichen des gestörten Eiweißstoffwechsels in der Leberzelle selbst und somit als wichtiges diagnostisches Zeichen einer Leberzellerkrankung anzusehen ist (HIRAI 1937).

Eiweißspeicherung. Im Gegensatz zu den Kohlenhydraten und besonders zu den Fetten, die in bedeutender Menge als Reservestoffe abgelagert werden können, ist *Speicherung* von Eiweiß nur in geringem Grade möglich. Adrenalin führt zu einem Schwinden des Reserveeiweißes in der Leber (STÜBEL, PASCHKIS). Der größte Teil des aufgenommenen Eiweißes wird in der Leber zu Kohlenhydraten umgebaut, der kleinere Anteil zum Zellersatz benötigt. Von der Unversehrtheit der eiweißhaltigen Parenchymzelle hängt die Funktionstüchtigkeit der Leber ab; der Eiweißgehalt der erkrankten Leber ist wesentlich geringer als der einer gesunden (HOPPE-SEYLER); besonders gering ist der Eiweißgehalt der Schrumpfleber.

Aminosäurestoffwechsel. Der Leber kommt im Stadium des *Aminosäurestoffwechsels* insofern Bedeutung zu, als sie die Aminosäuren zum Teil zurückhält, synthetisiert, um sie später nach Abbau weiter zu geben.

Die Bausteine der Eiweißkörper sind fast ausschließlich Aminosäuren, d. h. organische Säuren, in welchen ein Wasserstoff durch die Aminogruppe NH_2 ersetzt ist. Die wichtigsten Aminosäuren, die im menschlichen Körper vorkommen, sind Glykokoll, Alanin, Serin, Leucin, Cystin, Cystein, Phenylalanin, Thyrosin, Tryptophan, Histidin, Aminovaleriansäure, Arginin, Ornithin, Prolin, Lysin, Asparaginsäure, Glutaminsäure.

Desamidierung. Beim Gesunden kommt es nach peroraler Aminosäurebelastung zu einem Anstieg des Amino-N-Gehaltes im venösen Blut. Bei diffuser Leberparenchymschädigung, z. B. bei akuter Hepatitis, Icterus simplex, Neosalvarsanikterus bei Lues, tritt Steigerung der alimentären Aminoacidämie und mit dieser parallel Aminoacidurie auf (PASCHKIS). Bei schwerster Leberschädigung finden sich Leucin und Thyrosin im Urin (FRERICHS). Als Ursache der gesteigerten Aminoacidämie bei Leberschädigung wird eine Hemmung der *Desamidierungsvorgänge* und daneben initiale Ausschwemmung aus der Leber angesehen. Denn die Leber greift vorwiegend in das Endstadium des Eiweißabbaues ein, indem sie zwei große Aufgaben erfüllt, einmal durch Desamidierung, d. h. Abspaltung der NH_2-Gruppe, die Aminosäuren abzubauen, weiter den Harnstoff zu synthetisieren. Wenn nach KREBS Desamidierung in fast allen Organen stattfinden kann, so vor allem auch in der Niere, ist dieser Prozeß doch wesentlich an normale Leberfunktion gebunden. Bei Störungen der desamidierenden Fähigkeit kommt es zu Hyperaminoacidämie und Hyperaminoacidurie. Unter pathologischen Verhältnissen steigen die Aminosäurestickstoffwerte, die normalerweise 1—3% des Gesamt-N im Urin ausmachen, auf 6% an.

MANKE hat versucht, mittels einer Belastungsprobe mit Gelatine Störungen der Desamidierungsfähigkeit der Leber nachzuweisen; jedoch versagt diese

Methode oft, da sie selbst bei so schweren Lebererkrankungen, wie bei der subakuten Leberatrophie, negativ ausfallen kann.

Harnstoffbildung. Der zweite wesentliche Vorgang innerhalb des Eiweißstoffwechsels ist die *Harnstoffbildung*. Die Abbauprodukte, die bei dem Umbau des Eiweißmoleküls entstehen, sind für den Organismus Giftstoffe. Die Leber ist nun befähigt, die beim Desamidierungsprozeß in ihr und den anderen Organen gebildeten Ammoniaksalzen mit Kohlensäure zu Harnstoff zu synthetisieren, so daß das für den Körper giftige Ammoniak, in unschädliche Ausscheidungsform umgewandelt, ohne Gefahr für den Organismus durch den großen Kreislauf zum Ausscheidungsorgan transportiert werden kann. Das Ferment Arginase ist wesentlich an der Harnstoffsynthese beteiligt; in allen Organen, in denen Arginase produziert wird, kann Harnstoff gebildet werden. Der Arginasegehalt der Leber übertrifft den aller anderen Organe bei weitem, sie ist also der Hauptort der Harnstoffbildung im Körper. Das Pfortaderblut ist sehr reich an Ammoniaksalzen; wenn es wie bei der ECK-Fistel, direkt in die V. cava umgeleitet wird, kommt es leicht zu den Symptomen einer Ammoniakvergiftung, die allerdings gewöhnlich nicht tödlich verläuft. Daß die Leber Hauptort der Harnstoffbildung sein muß, hat schon FISCHLER auf Grund der Eiweißintoxikation an ECK-Hunden erwiesen. Durch Überfütterung mit Fleisch kommt es bei ECK-Tieren zur „Fleischintoxikation", zu vermehrtem Auftreten von Ammonsalzen im Blut mit schwer toxischen Allgemeinsymptomen. Dabei ist die Verminderung des Harn-N besonders deutlich, während der Ammoniak-N ansteigt (GOEBEL). Dieses Sinken des Harnstoffgehaltes bei gleichzeitigem Anstieg des Blutammoniaks nach Leberausschaltung erklärt sich nach KREBS dadurch, daß die Harnstoffbildung im Körper ausfällt, die Desamidierung der Aminosäuren aber fortbesteht, so daß es zu Anhäufung von Ammonsalzen kommen muß. Werden Hunde mit ECKscher Fistel mit vollständig abgebautem Eiweiß ernährt, so vermögen sie aus diesen Abbauprodukten wie die Normaltiere ihr Eiweiß aufzubauen (ABDERHALDEN und LONDON). Die Untersuchungen nach Leberexstirpation beweisen mit Sicherheit, daß die Harnstoffbildung beim Säugetier vorwiegend in der Leber zentralisiert ist. Beim leberlosen Hund sinkt der Harnstoffgehalt des Blutes und der Gewebe schnell ab, so daß etwa 12 Stunden post operationem nur noch Spuren von Harnstoff nachzuweisen sind. Ohne Leber sind Aminosäuren nicht weiter aufbaufähig; der leberlose Hund ist nicht imstande, aus zugeführten Aminosäuren oder Ammoniumcarbonat Harnstoff zu bilden, es kommt zu einem Anstieg des Blutammoniaks (BOLLMANN, MANN und MAGATH). Die Funktion der Harnstoffbildung wird lange Zeit aufrecht erhalten, es genügen 30% des ursprünglichen Leberparenchyms zur Bildung einer normalen Harnstoffmenge. Selbst eine stark mit Phosphor vergiftete Leber vermag im Durchströmungsversuch aus Ammoniumsalzen Harnstoff zu bilden. Bei schwersten Lebererkrankungen des Menschen z. B. vorgeschrittener Lebercirrhose, wird diese Funktion noch lange aufrecht erhalten und selbst große Mengen von Ammonsalzen können vollständig in Harnstoff umgewandelt werden.

Die Bestimmung des Ammoniakgehaltes im Urin hat keinen diagnostischen Wert. Vermehrte Ammoniakausscheidung beruht auf dem Auftreten pathologischer Säuren, wie sie bei jedem leberkranken Organismus vorkommen. Durch Säuregaben (FRERICHS) und eiweißarme vegetarische Diät (THANNHAUSER) gelingt es, bei Lebererkrankungen dieser Anhäufung des Ammoniaks entgegenzusteuern. Die vermehrte Ammoniakausscheidung bei Leberschädigungen steht nicht mit einer Störung der Harnstoffbildung in Zusammenhang, sondern ist als Neutralisationsvorgang gegen eine Übersäuerung des leberkranken Organismus aufzufassen.

Für den Chirurgen ist besonders die Verwertung der Eiweißschlacken durch die Leber bedeutungsvoll. Häufig treten postoperativ Komplikationen auf, die nach allgemeiner Ansicht auf Zersetzungsprodukte von Eiweiß zurückzuführen sind, die in den Operationswunden entstehen. Besonders verhängnisvoll werden die Eiweißschlacken für den Organismus, wenn sie nicht durch die Leber verwertet werden können, wie z. B. bei der ECK-Fistel, aber auch bei der TALMAschen Operation. Vielleicht tragen sie auch an manchen Narkosetodesfällen die Schuld mit.

4. Leber und Purinstoffwechsel.

Auch zum *Purinstoffwechsel,* der ja nur eine Unterabteilung des Eiweißstoffwechsels darstellt, steht die Leber in naher Beziehung.

Man teilt die Eiweißstoffe in die einfachen und zusammengesetzten Proteine. Zu den letzteren gehören die Nucleoproteide; sie werden durch eine Anzahl Fermente, die in verschiedenen Organen vorkommen, in Nucleinsäure und einen Eiweißanteil zerlegt. Die Nucleinsäure wird dann weiterhin durch Fermente in die verschiedenen Purinbasen bis herab zur Harnsäure und von da aus rasch weiter gespalten. LEVENE und THANNHAUSER brachten Aufklärung über die chemische Struktur der Nucleinsäuren, die als Muttersubstanz der Harnsäure anzusprechen ist. Die Nucleinsäure besteht aus drei Hauptbausteinen: 1. Dem Pyrin oder Pyrimidin. Aus den Purinen leitet sich das Trioxypurin, die Harnsäure her. 2. Aus einem Kohlenhydrat, der d-Ribose (LEVENE). Die Verknüpfung der Purine Guanin und Adenosin mit den Kohlenhydraten führt zu den Puringlykosiden Guanosin und Adenosin. Aus ihnen entstehen die einfachen Nucleinsäuren, Nucleotide durch Veresterung mit 3. der Phosphorsäure. Trotz zahlreicher verschiedener Auffassungen ist heute die Harnsäure als Stoffwechselendprodukt anzusehen.

Es wird angenommen, daß die Harnsäure, die der Mensch ausscheidet, zu einem Teil aus dem eigenen Bestand der Kernsubstanzen, zum anderen Teile aus der aufgenommenen Nahrung stammt, man unterscheidet so zwischen einem *endogenen* und *exogenen Harnsäurestoffwechsel.* Die menschliche Leber nimmt im Purinstoffwechsel eine Sonderstellung ein. Während bei allen anderen Säugern die Leber durch eine fermentative Reaktion, die sog. Urikolyse, befähigt ist, aus der Harnsäure Allantoin (WICHOWSKY) als Endprodukt zu bilden, fehlt diese Eigenschaft bei der menschlichen Leber, so daß beim Menschen das Endprodukt des Nucleinsäureabbaues die Harnsäure bleibt. Im Tierreich ist der Harnsäureabbau zu Allantoin entscheidend an die Leber gebunden, nach Leberexstirpation hört er auf und es kommt zu einem starken Ansteigen der Harnsäurewerte im Blut, in den Geweben und im Urin (MANN und MAGATH). Beim Menschen dagegen können selbst bei schwersten Leberschädigungen noch große Mengen Harnsäure gebildet werden (WEINTRAUD), trotz der Differenziertheit der Fermente, die den Abbau der Kernsubstanzen in der Leber bewerkstelligen und die vor allem durch die Schule von THANNHAUSER geklärt wurden (z. B. Nucleophosphatasen, Nucleosiddeminasen und Nucleosidasen). Diese Tatsache beweist, daß diese differenzierten Fermente des Nucleinsäureabbaues nicht nur in der Leber vorkommen, sondern „ubiquitär" im Organismus vorhanden sind (THANNHAUSER), so daß der Abbau der Nucleinsubstanzen beim Menschen auch weitgehend unabhängig von der Leber vor sich gehen kann.

Zu vermehrter Harnsäure im Blute, zu Hyperurikämie, kommt es bei Zuständen, die vermehrten Kernzerfall im Gefolge haben, z. B. bei Leukämie, im Lösungsstadium der Pneumonie, nach Bluttransfusionen, nach Röntgenbestrahlung, bei Tumoren; ferner bei harnsäureretinierenden Nierenerkrankungen und vor allem bei der Gicht.

Die **Gicht** ist die auf einer Störung des Purinstoffwechsels beruhenden Erkrankung, die zu vermehrten Harnsäurewerten im Blut (20 mg gegenüber 3,5 mg der Norm) und zu Ablagerung von Harnsäure in den verschiedenen Geweben führt. Die Genese der Gicht ist noch keineswegs geklärt, so daß die verschiedensten Thesen angeführt werden. Es wäre denkbar, daß die vermehrte Harnsäurebildung bei Gicht auf vermehrtem Kernzerfall beruhe, eine Theorie, die aber abzulehnen ist, da sich keinerlei Anhaltspunkte dafür bieten, daß der Gichtkranke an vermehrtem Kernzerfall leidet. Man hat eine „Nierengicht" angenommen, bei der eine ungenügende Ausscheidung der normalerweise gebildeten Harnsäure vorliegen müßte; anatomische Grundlagen einer Nierengicht liegen aber nicht vor, denn die Gichtschrumpfniere ist sicher nicht die Ursache, sondern erst Folge der schon bestehenden Gicht. Es ist also wahrscheinlich, daß eine rein funktionelle Nierenstörung, durch Veränderung in dem die Nierensekretion beeinflussenden vegetativen Nervensystem, in der Ausscheidung von Harnsäure bei Gicht vorliegt. Es wird überhaupt keine andere Nierenfunktion früher geschädigt als die der Harnsäureausscheidung (KRAUS, THANNHAUSER, P. MÜLLER). Man hat die sekundäre Nierengicht von der primären konstitutionellen „echten" Gicht unterschieden, bei der die Störung offenbar irgendwo im fermentativen Abbau der Purinkörper gesucht werden muß. Da nun in der Leber zahlreiche Fermente nachgewiesen worden sind, die den Abbau der Nucleine bewerkstelligen, da ferner bei Hunden mit ECK-Fistel im Harn etwa die fünffache Menge Harnsäure auftritt wie beim normalen Tiere (FISCHLER, M. HAHN, MASSEN, NENCKI und PAWLOW), so wird von einem Teil der Autoren der Leber eine beträchtliche Bedeutung bei der Entstehung der Gicht zugesprochen, eine Ansicht, die allerdings keineswegs allgemein anerkannt ist. Denn pathologisch-anatomisch entspricht die Gichtleber lediglich dem Bild der chronischen Hyperämie, und es ist noch nicht sicher entschieden, ob Verfettung und interstitielle Entzündung, die bei Gichtkranken gefunden wurden, nur als zufällige Komplikationen aufzufassen sind. Zu echter Lebercirrhose führt die Gicht auf jeden Fall nicht.

5. Neuro-hormonale Führung der Stoffwechselvorgänge in der Leber.

Das ungeheuer feine Zusammenspiel von Glykogenie, Glykoneogenie und Glykogenolyse wird vor allem durch *nervös-hormonale* Führung geleitet und so die Konstanz des Blutzuckers gesichert. Unter dem regulierenden Einfluß des Zentralnervensystems erfährt so teils direkt, teils auf dem Wege über die inkretorischen Organe der intermediäre Kohlenhydratstoffwechsel der Leber in physiologischen und pathologischen Zuständen seine den Bedürfnissen des Organismus angepaßten Impulse. Die Störungen, die wir selbst bei ausgedehnten Erkrankungen der Leber finden, sind weit geringer als die Störungen der regulatorischen neuro-hormonalen Leitung. Die nervösen Bahnen des Sympathicus und Vagus beherrschen die Regulation der Stoffwechselvorgänge in der Leber. Rein psychische Erregungen steigern nicht nur beim Diabetiker, sondern auch beim völlig Stoffwechselgesunden den Kohlenhydratumsatz und führen zu emotioneller Hyperglykämie.

Der Glykogenstoffwechsel der Leber läßt sich von den verschiedensten zentral und peripher nervösen Stellen beeinflussen. Die *Hirnrinde* selbst ist für den Zuckerumsatz der Leber ohne Bedeutung. Exstirpation beider Hemisphären ist ohne Einfluß auf den normalen Blutzuckergehalt, und glykosurieerzeugende Reize führen auch bei großhirnlosen Tieren zu Harnzuckerausscheidung (MORITA 1915). Nach Abtragung des Gehirns bis zu den vorderen

Vierhügeln inklusive eines Teiles der hinteren Vierhügel tritt Resistenz gegen Insulin auf (Högler und Zell 1933, Donhofer und Macleod 1932), Verletzungen des Streifenhügels führen zu vermehrter Wärmebildung in der Leber und Muskulatur und somit zu erhöhter Körpertemperatur. Daß im Striatum bzw. im Pallidum ein übergeordnetes Zentrum für den Zuckerstoffwechsel liegt, wird von Dresel und Lewy angenommen, eine Ansicht, die aber von vielen Autoren als unbewiesen abgelehnt wird.

H. Spatz erklärt einzelne Wirkungen im Striatum durch die Nachbarschaft der ventrikelnahen Zentren im Hypothalamus. Effekte an den vegetativen Organen durch Eingriffe im Striatum lassen sich auch durch Verletzung von Faserverbindungen zwischen Streifenhügel — Corpus Lysii, Tuber cinereum, Pallidum und Hypothalamus — erklären.

Dem Zwischenhirn kommt bei der Regulation des Zuckerstoffwechsels große Bedeutung zu. Darauf weisen anatomisch gut fundierte Arbeiten von Karplus-Kreidl (1909), Isenschmidt und Krehl, Isenschmidt und Schnitzler (1914) hin. Glykosurie bis zu 4% trat nach Läsion des Hypothalamus auf (B. Aschner 1912, 1916). Große Dosen von Pyramidon rufen eine Hyperglykämie hervor, die sich als insulinresistent erweist und durch Ergotamin plus Narkose des Zwischenhirns verhindert werden kann. Es ist damit bewiesen, daß die Pyramidonwirkung auf den Blutzucker durch die Erregung sympathischer Zentren im Hirnstamme zustande kommt (Högler 1932). Der Ort der vegetativen Beeinflussung wird in anatomisch einwandfreien Arbeiten in den Hypothalamus und immer in unmittelbare Nachbarschaft des 3. Ventrikels verlegt. So konnten Karplus und Kreidl zeigen, daß der Effekt auf den Halssympathicus bei Reizung des Zwischenhirns lateral vom Infundibulum noch zustande kommt, wenn nur noch ein haselnußgroßes Stück Hypothalamus in Zusammenhang mit den Hirnschenkeln bleibt. Mit Recht weist Spatz (1927) darauf hin, daß es also „durchaus ungerechtfertigt ist, wenn vielfach die Vorstellung geäußert wird, der Hypothalamus schlechtweg oder gar nur kurzweg das Zwischenhirn sei der Sitz der vegetativen Innervation". Während z. B. Greving (1928—1931) detaillierte Zentren für die einzelnen Stoffwechselteilfunktionen angibt, lehnt Spiegel (1928—1932) die Identifizierung von bestimmten Zellgruppen zu bestimmten Stoffwechselzentren ab und führt die Stoffwechselstörungen, die nach Läsion des Hypothalamus beobachtet wurden, auf Zerstörung durchziehender Nervenfasern zurück. Högler hatte mittels der pharmakologischen Experimente durch Magnesiumhyperglykämie, Pyramidonhyperglykämie in Exstirpationsversuchen von Gehirnteilen festgestellt, daß das Zuckerzentrum, welches durch die Magnesiumsalze in Erregung gesetzt wird, nicht mit dem hypothalamischen bzw. dem auf Pyramidon ansprechenden Zuckerzentrum identisch ist, sondern sich in einem höher gelegenen Hirnstamm, und zwar im zentralen Teil des Corpus striatum befindet. Auf die Schwierigkeit der Deutung dieser Exstirpationsversuche weisen sie jedoch hin. Großes Interesse erwecken auch die Befunde, nach denen sich im Hypothalamus eine Stelle lokalisieren läßt, bei deren Reizung Adrenalinausschüttung die Folge ist (Beattie, Brow und Long 1930) und die stoffwechselregulatorischen Vorgänge in der Leber beeinflußt. Angaben über die Beeinflussung des Leberglykogens vom Kleinhirn aus liegen vor (Eckhard 1871, Hiller 1931 u. a.), doch wird das Bestehen vegetativer Zentren im Kleinhirn mit Recht abgelehnt und der komplizierte Apparat der Gleichgewichtshaltung bei experimentellen Eingriffen für diese Form der Zuckerausschüttung verantwortlich gemacht (Hiller 1931). Dresel und Lewy haben experimentell festgestellt, daß Verletzungen des Kleinhirns Hyperglykämie und Glykosurie zur Folge hätten, die nach $1^1/_2$ Stunden ihr Maximum erreichten. Lewy und Chinosaki fanden bei Krankheiten des Kleinhirnwurmes (Encephalitis)

Diabetes und an Hunden vorgenommene Experimente zeigen, daß bei Zerstörung der Uvula starke Hyperglykämie auftritt.

Mit einem in der Medulla oblongata gelegenen Zuckerzentrum beschäftigt sich eine große Reihe von Arbeiten, seitdem CLAUDE BERNARD (1854) zum ersten Male den Zusammenhang eines Stoffwechselvorganges mit dem Nervensystem nachwies. Während des Zuckerstiches haben die Leberzellen die Fähigkeit, Zucker in Form von Glykogen anzulagern, eingebüßt. Der Beweis, daß die Zuckerbildung beim Zuckerstich nur aus den Glykogenvorräten der Leber erfolgt, geht aus der Tatsache hervor, daß die Leber von Tieren, die auf Zuckerstich mit Hyperglykämie und Glykosurie reagieren, glykogenarm gefunden wird. Während BERNARD und nach ihm viele Autoren den Zuckerstich dahin deuten, daß von der getroffenen Stelle des Zentralnervensystems, also von eng umschriebenen Ganglienzellgruppen aus, efferent Erregungen zur Leber getragen werden, hatte schon der deutsche Physiologe ECKARD (1869) die Vermutung ausgesprochen, daß alle durch Stichläsion hervorgerufenen Effekte ebensogut durch Verletzung durchgehende Bahnen zustande kommen könnten, eine Ansicht, die gerade in unserer Zeit wieder Geltung bekommen hat (SPIEGEL 1927). Daß der Zuckerstich sich afferenter somatischer und nicht efferenter sympathischer Bahnen bediene, glaubt HILLER (1931) erwiesen zu haben. Solange aber morphologisch eine Unterscheidung von afferenten und efferenten Nervenfasern und ihre Zugehörigkeit zum cerebrospinalen oder vegetativen Nervensystem im Bereich der Medulla und Cerebrum nicht gelingt, ist diese Auffassung noch als hypothetisch zu betrachten. Eine einwandfreie Tatsache ist die unbedingte Abhängigkeit der Zuckerstichwirkung vom Sympathicus. Wird der Splanchnicus durchschnitten, so bleibt die Wirkung der Piquee aus (BERNARD, ECKHARD, KAHN und STARKENSTEIN 1911, JARISCH 1913). Der Zuckernachschub von der Leber zur Peripherie unterbleibt also nach Sympathicusausschaltung. Diese Tatsache wird auch durch Durchtrennung des Halsmarkes, in dem wichtige stoffwechselregulatorische Bahnen verlaufen, bestätigt (FALTA und PRISTLEY, FALTA 1928). Nach Durchtrennung des Rückenmarkes zwischen letztem Hals- und erstem Dorsalwirbel kommt es zu Absinken des Blutzuckers, während das Leberglykogen sich nicht vermindert. Nach Durchtrennung des Rückenmarkes im Bereich des unteren Dorsalmarkes wird dagegen die Zuckerstichwirkung nicht aufgehoben (BERNARD); die nervösen Impulse können dann von der Reizstelle in der Medulla oblongata über den Splanchnicus noch leberglykogenmobilisierend wirken. Dem Sympathicus fällt also die Rolle der nervösen Beeinflussung des Zuckerstoffwechsels zu. Durchschneidung der Nn. vagi ist für die Zuckerstichwirkung ohne Bedeutung. Wir sind also heute nicht mehr berechtigt, von bestimmt lokalisierten Zuckerzentren zu sprechen, deren Beeinflussung die Stoffwechselvorgänge in der Leber regulieren (ISAAC und SIEGEL). Wir wissen nur, daß diese regulatorischen Leistungen unter dem Bilde ausgesprochener Sympathicusbeeinflussung verlaufen und ferner, daß sympathische Reizung, gleichgültig an welchen Punkten der sympathischen Leitungsbahn sie angreift, zu Ausschüttung von Leberglykogen und damit zu Hyperglykämie führt.

a) Leber-Inkretorgane.

Hypophyse. Die Hypophyse ist ein für die Regulation des Kohlenhydratstoffwechsels und damit für die Lebervorgänge bedeutungsvolles Organ und heute an Einfluß dem Pankreas übergeordnet zu stellen. So bewiesen besonders die klassischen Untersuchungen von HOUSSAY und seiner Schule, daß die Hypophyse nächst Pankreas das Hauptorgan für die regulatorischen Vorgänge des Zuckerhaushaltes darstellt. Die Annahme von Beziehungen der Hypophyse zum Diabetes ist so alt, wie die Kenntnis der Akromegalie. So kennen wir das Vorkommen von Diabetes bei Akromegalie, die mit einer Splanchnomegalie einhergeht, die Kohlenhydratstoffwechselveränderungen bei der SIMMONDSschen Kachexie, die mit Splanchnomikrie verbunden ist, die Kohlenhydratstörungen bei Morbus Cushing usw. alles Tatsachen, die dafür sprechen, daß die Hypophyse in enger Zusammengehörigkeit mit den vegetativen Kernen des Zwischenhirnes auf nervös-hormonaler Basis in den Leberglykogenstoffwechsel eingreifen. Die Innervation und die Gefäßversorgung der Hypophyse läßt auch diese Zusammenarbeit vermuten. Hypophyse und Zwischenhirn stellt in gewisser Hinsicht ein selbständig nervös-hormonalregulierendes Organsystem dar, die Hypophyse selbst produziert eine große Anzahl Hormone und dirigiert damit andere innersekretorische Drüsen, wird aber auch im allgemeinen Geschehen der innersekretorischen Korrelation in bezug auf seine Absonderung von den anderen Drüsen geleitet. Es wird einerseits angenommen, daß die Inkrete des Hinterlappens für die Funktion gewisser Zwischenhirnzentren bestimmend sind oder andererseits, daß die Zwischenhirnzentren die Bildung und Abgabe der Hinterlappenhormone regulieren. Diese Frage ist noch nicht endgültig geklärt. Sicher ist, daß die in Betracht kommenden Drüsen mit innerer Sekretion direkt oder indirekt in die Sekretionsverhältnisse der Hypophyse regulierend eingreifen, wie wir besonders in der Regulation des Kohlenhydratstoffwechsels im Gegenspiel zwischen Insulin und kontrainsulären Hormon des Hypophysenvorderlappens sehen. Die Hypophyse besteht aus mehreren Teilen, die eine fast unübersehbare Reihe von Hormonen produzieren. Während der Vorderlappen drüsig gebaut ist, zeigt der Hinterlappen rein nervöse Struktur. Die Frage, ob auch beim Menschen, wenn auch nur rudimentär, ähnlich wie beim Tier ein funktionstüchtiger Mittellappen existiert, ist nicht geklärt und viel umstritten.

Die vom Vorderlappen in den Organismus abgegebenen Hormone sind ein wachstumsteigerndes Hormon, schilddrüsenstimulierendes, das kontrainsuläre Hormon, das sog. pankreatrope, die LANGERHANSsche Inseln stimulierende Hormon, das Ketokörperhormon, das leberglykogensenkende Hormon, das nebennierenrindenstimulierende Hormon und die Gonadotrope, die geschlechtsdrüsenstimulierende Hormone. Als Hormone des Mittellappens sind ihrer Funktion nach die Pigmenthormone zu nennen, während der Hinterlappen ein diuresewirksames, uteruskontrahierendes und kreislaufwirksames Hormon produziert.

Vor allem durch HOUSSAY (1921—1933) wurde die diabetogene Wirkung des Vorderlappenextraktes und seine regulatorische Fähigkeit beim experimentellen Pankreasdiabetes aufgezeigt und festgestellt, daß der Vorderlappenextrakt die hypoglykämischen und toxischen Wirkungen des Insulins aufhebt und daß durch Hypophysenentfernung ein Pankreasdiabetes verhindert wird. Hypophysenlose Tiere verhalten sich Insulin gegenüber überempfindlich, nach Injektion von Vorderlappenextrakt zeigen sie normale oder sogar höhere Insulinresistenz als gesunde Kontrolltiere; Hunde mit partieller Pankreatektomie und leichtem Diabetes erfahren durch den Extrakt eine stärkere Blutdruckzuckererhöhung, Vermehrung der Glykosurie und Ketonurie. Mit anderen Worten: Der pankreaslose Hund geht ohne Insulinbehandlung innerhalb kürzester Zeit zu Tode, während der pankreaslose und hypophysenlose Hund lange Monate leben kann und dann an keinem Diabetes, sondern an einer offenbar durch den Hypophysenausfall bedingten Kachexie zugrunde geht. Ferner konnte festgestellt werden, daß sich hyperglykämische, glykosurische und ketonurische Wirkungen bei hypophysektomierten Tieren und auch bei schilddrüsenlosen Tieren ebenso wie bei gleichzeitig hypophysen- und schilddrüsenlosen Tieren erreichen lassen. Nach Ansicht von Houssay steht heute noch nicht fest, ob der Vorderlappenextrakt die Insulinsekretion mindert oder neutralisiert, nur soviel scheint klar, daß wohl sicher eine extrahepatische Wirkung vorliegt. Vorderlappenextrakt, insbesondere das kohlenhydratstoffwechselregulierende oder kontrainsuläre Hormon ruft Hyperglykämie, Glykosurie und Polyurie hervor. Durch Zufuhr dieses kontrainsulären Hormons läßt sich die Insulinwirkung abschwächen, ausschalten oder überkompensieren. Die nach Hypophysektomie (Entfernung des Vorderlappens) eingetretene Insulinüberempfindlichkeit wird durch kontrainsuläres Hormon beseitigt (Lucke, Heydemann und Hechler). Interessant und die experimentellen Versuche am Hunde von Houssay bestätigend ist der Fall eines schweren Diabetikers, bei dem nach einiger Zeit die Diabetessymptome verschwanden und sogar Hypoglykämien auftraten, die auf der Basis eines Hypophysenschwundes — Überproduktion des Vorderlappens — entstanden (Lyall und Innes). Man nimmt an, daß die Vorderlappenhormone den unmittelbaren Weg in das Blut nehmen und so direkt auf den Organismus einwirken können. Der Wirkungsweg des kontrainsulären Hormones soll jedoch nicht der Blutweg sein, sondern es soll erst vermittels des zentralen Weges — Liquor, Gehirnzentren, sympathische Nervenbahnen und Nebennieren — auf den Zuckerstoffwechsel bzw. auf das Leberglykogen mobilisierend wirken und so seine antiinsuläre Wirkung entfalten (Lucke, Heydemann und Hahndel), denn nach Exstirpation der Nebennieren wie auch Entnervung bleibt die Hyperglykämie von Hunden nach Hypophysenvorderlappeninjektionen aus. Die diabetogene Vorderlappenwirkung ist sicher nicht einheitlicher Natur, sondern beruht auf mehreren getrennten Faktoren, unter denen das blutzuckersteigernde und ketonkörperbildende Hormon besonders zu erwähnen sind. Der thyreotrope Stoff des Hypophysenvorderlappens übt direkte Wirkung auf die Schilddrüse im Sinne hyperthyreotischer Veränderungen aus und ruft im Organismus ähnliche Veränderungen hervor wie Zufuhr von Schilddrüsenstoffe selbst. Der Glykogengehalt der Leber wird vermindert, wobei aber die Abnahme des Glykogens erst nach einer gewissen Latenzzeit auftritt (Eitel, Krebs und Loeser). Nach Einverleibung von Hinterlappenextrakten, wie z. B. Pituitrin, tritt Hyperglykämie und Glykosurie als Folge einer Leberglykogenmobilisation auf (Gömöri 1932), die nach Entfernung der Nebennieren fehlen soll (Fritz 1928). Die Erhöhung des Blutzuckers bleibt nach Hinterlappeninjektion aus, wenn die Tiere evisceriert sind wie auch bei Glykogenmangel der Leber (Clark). Ebenfalls rufen gleichmäßig die in den Hypophysenhinterlappenauszügen sich befindenden zwei Fraktionen — Oxytocin, Pitocin, Orathin und Vasopressin, Pitressin, Tonephin — Hyperglykämie und Leberglykogenmobilisation hervor (Bacqu-Dworkin, Nitzescu und Benetato, Gömöri 1934 u. a.), ohne daß man mit Bestimmtheit den die gykolytische Wirkung hervorrufenden Hinterlappenstoff kennt. Ob ein von Draper vermutetes drittes Hinterlappenhormon diese glykolytische Wirkung verursacht, ist heute noch hypothetisch.

Die Angaben von Nitzescu, wonach Pituitrin bei Kaninchen eine Vermehrung des Glykogens in der Leber und eine Verminderung in der Muskulatur bewirken soll, sind schwer zu erklären. Es könnte sich höchstens nach Gigon darum handeln, daß die durch Adrenalin hervorgerufenen Glykogenolyse durch Pituitrin gehemmt wird, eine Hemmung, durch die auf die Hyperglykämie folgende sekundäre Hypoglykämie erklärt werden kann.

Auch in den *Fettstoffwechsel der Leber greift die Hypophyse* ein durch die Produktion eines blutfettsenkenden, leberfettvermehrenden und ketonkörpervermindernden Hormons, des Lipoitrins (Raab 1926, Raab und Kerschbaum 1933), und durch das von Anselmino und Hoffmann (1931) beschriebene

Fettstoffwechselhormon bzw. das Orophysin (Magistris 1933). Raabs Erklärung der Wirkungsweise des Lipoitrins im normalen Stoffwechsel geht dahin, daß die Leber unter dem Einfluß der vom Lipoitrin tonisierter Nervenbahnen sowohl aus den peripheren Depots als auch alimentär aufgenommenes Fett absorbiert. Liegt nun eine Störung im Hypophysenzwischenhirnsystem vor, so verliert die Leber ihre Fähigkeit der Fettabsorption, die Depots werden überfüllt und Fettsucht ist die Folge (Raab 1937).

b) Leber-Nebenniere.

Die Frage nach dem Mechanismus der Glykogenmobilisation in der Leber steht unlösbar mit sympathischer Innervation und naturgemäß mit den dem Sympathicus angeschlossenen Inkretorganen in Beziehung. Vor allem kommt hier die *Nebenniere* in Betracht, denn Sympathicus und chromaffine Zelle gehören entwicklungsgeschichtlich, morphologisch und funktionell zusammen (Koelliker 1884, A. Kohn 1930, J. Wiesel 1930). Sie entstammen einer gemeinsamen Bildungszelle und unterstützen sich gegenseitig in ihrer Funktion. Während beim Menschen und bei den Säugetieren die Nebennieren zwei Schichten erkennen lassen, eine äußere Rinden- und innere Markschicht — Ineinanderlagerung kommen bei höheren Wirbeltieren vor — finden wir bei niederen Wirbeltieren keine strenge topographische Trennung beider Teile, sondern die beiden Gewebe sind ineinandergewoben. Die Frage der Lebensnotwendigkeit beider Gewebe, die in den letzten Jahren einige Klärung erfahren hat, wäre nur durch eine vollständige Entfernung eines Systems möglich, ein Eingriff, der nur auf Grund der anatomischen Lage bei Selachiern möglich ist. Biedl und später Kisch wiesen nach, daß nach Entfernung des Interrenalkörpers ähnliche Symptome auftreten, wie wir sie bei nebennierenlosen Tieren kennen, Argumente, die für die Lebensnotwendigkeit des Rindensystems sprechen. Da eine vollständige Entfernung des adrenalinogenen Markanteiles überhaupt nicht möglich ist, fehlt hier der analoge Beweis für die Lebensnotwendigkeit des Markanteiles. Sicher ist, daß nebennierenlose Tiere durch Zufuhr von Rindenextrakt am Leben erhalten werden können, während Adrenalinzufuhr den Tod nicht aufhalten kann. Diese Tatsache ist von eminenter Bedeutung für die Frage der Lebensnotwendigkeit des chromaffinen Systems und für die Rolle, die diesem System bei der physiologischen Zuckermobilisation zukommt. Nicht nur im Nebennierenmark medullär, sondern auch extramedullär im ganzen Verbreitungsgebiet des Sympathicus finden sich chromaffine Zellen, eine Tatsache, die nur durch die Abstammung aus der gemeinsamen Bildungszelle verstanden wird. Hieraus folgt, daß das Nebennierenmark nur die Hauptbildungsstätte aber keineswegs den alleinigen Bildungsort des Adrenalins darstellt (Kahn, Biedl, Wiesel, Pines). Besonders Wiesel 1930 weist darauf hin, daß es unbedingt notwendig ist, um die Frage der Lebenswichtigkeit des chromaffinen Gewebes festzustellen, sich endlich von dem Gedanken frei zu machen, daß dieses Gewebe nur ein intregierender Teil bloß der Nebennieren sei und die übrigen Abschnitte des Systems in ihrer Bedeutung zu unterschätzen."

Adrenalin übt eine zuckermobilisierende Wirkung auf den Organismus aus, und es tritt Hyperglykämie und Glykosurie auf, als Folge einer Verminderung des Leberglykogens, des Muskelglykogens und eventuell der übrigen Glykogenspeicher des Körpers. Gleichzeitig tritt eine Zunahme der Milchsäure im Blute auf, die größer ist als die Hyperglykämie. Die Milchsäure als Abbauprodukt des Glykogens stammt aus dem Muskel. Wenn auch etwa 17mal mehr Glykogen aus den Muskeln als aus der Leber verschwindet, so ist doch unwahrscheinlich, daß die Adrenalinhyperglykämie auf Rechnung dieses Glykogenabbaues zu setzen ist. CORI vertritt die Ansicht, da auch die auf Adrenalin erfolgende Hyperglykämie nicht allein aus dem Leberglykogen stammen kann, daß die Zuckerausnutzung im Organismus unter Adrenalin herabgesetzt sein muß, auf Grund seiner Untersuchungen über den Vergleich des arteriellen und venösen Zuckergehaltes und auf Grund der Befunde, daß bei gleichzeitiger Zucker- und Adrenalinzufuhr an der Katze über Stunden hinweg die Zuckeroxydation unterdrückt wird. Daß die Hyperglykämie nach Adrenalin nicht die Folge einer Hemmung der Inselzellenfunktion sein kann, geht daraus hervor, daß auch nach Pankreasexstirpation Adrenalinhyperglykämie auftritt. Pankreasdiabetische Tiere sind, wenn auch in geringerem Maße als gesunde, noch in der Lage, Glykogen in Leber und Muskulatur zu stapeln. Wahrscheinlich entstammt der vermehrte Blutzucker nach Adrenalin bei pankreatektomierten Tieren in der Hauptsache aus dem Muskelglykogen, da die Leber beim pankreasdiabetischen Tiere glykogenarm ist. Eine besonders stark glykogenspaltende Wirkung des Adrenalins wurde an der pankreasdiabetischen Leber (Schildkröte) gefunden; Insulinmangel befördert die glykogenmobilisierende Wirkung des Adrenalins. Im Mark der Nebenniere wird Adrenalin produziert, dessen hyperglykämisch wirksamer Schwellenwert um 0,1 γ liegt. Bei Dauerinfusion von Adrenalin in den allgemeinen Kreislauf nehmen Leber und Muskelglykogen ab und Sistieren der Dauerinfusion führt zu Hypoglykämie (P. SAMSON und H. R. JAKOBS 1932). Die der Adrenalin-Blutzuckervermehrung folgende Blutzuckersenkung ist die Folge einer durch die Zuckerzunahme ausgelösten Insulinausschüttung (SAMSON und JAKOBS 1933) und JEAN LA BARRE und ZUNZ wiesen die Förderung der Insulinabgabe durch Adrenalin am Tiere nach.

Immer ist der Grad der Adrenalinhyperglykämie vom Zustand der Leberzelle abhängig. Bei schwerer Leberzellschädigung wie bei Phosphorschädigung (FRANK und ISAAC 1911) bleibt die Adrenalinhyperglykämie aus. Sie ist vermindert bei Tieren, bei denen das normale korrelative hormonale Gleichgewicht der Leberzelle durch das Experiment geschädigt ist, so bei ECK-Fistel und bei Umleitung der V. pancreatico-duodenalis (MEYTHALER-STAHNKE 1930), bei der experimentelle Glykogenspeicherkrankheit erzeugt wird. Auch bei der Glykogenspeicherkrankheit im Kindesalter (v. GIERKE 1929) bewirkt Adrenalin keine nennenswerte Glykogenmobilisation. Den eindeutigen Beweis aber, daß die Leber Erfolgsorgan der Adrenalinwirkung ist, erbrachten MANN und MAGATH 1924 durch ihre Versuche, wonach Adrenalin nach Leberentfernung keine Wirkung mehr entfaltet.

An der Leberzelle selbst greift Adrenalin in einer noch nicht erkannten Weise an. Man nahm an, daß die Leberdiastase unter Adrenalinwirkung vermehrt, das Reaktionsoptimum verschoben sei. Andererseits wurde in dem erhöhten Milchsäuregehalt der Leber der die Glykogenolyse bedingende Vorgang gesehen (ELIAS 1925 u. a.). Nach LESSER (1918, 1927) wird durch das Adrenalin die räumliche Trennung zwischen Diastase und Glykogen aufgehoben, und mit dieser Ansicht ist gut vereinbar, daß Adrenalin nur an der intakten Leberzelle, nicht aber im Leberbrei glykogenolytisch wirksam ist. In wässeriger Lösung überwiegt die Geschwindigkeit der Glykogenolyse so sehr über die Synthese, daß dieses Moment als Ursache dafür angesehen wird, daß eine Glykogenbildung in der Leber in vitro bis heute nicht nachweisbar war. Nach LESSER sind in der intakten Leber besondere Einrichtungen vorhanden, die jedes neugebildete Glykogenmolekül sofort entziehen und hierdurch die Reaktion in Richtung der Glykogenbildung und Fixierung ermöglichen. In Zuständen der Zuckerbildung aus Glykogen ist die räumliche Trennung von Glykogen und Diastase vermindert bzw. ganz aufgehoben, so daß der Kontakt zwischen Ferment und Substrat erleichtert ist.

Schon BLUM (1901) vermutete nach der Entdeckung der Adrenalinglykosurie, daß der Zuckerstich auf dem Umweg über die Nebennieren durch Entladung des chromaffinen Systems wirksam sei, daß Piqure und Adrenalin auf den gleichen nervösen Bahnen Adrenalin mobilisieren. Diese Annahme, daß der Zuckerstich über vermehrte Adrenalinausschüttung wirke, konnte inzwischen durch viele Methoden experimentell einwandfrei sichergestellt werden (KAHN 1911, BORBERG 1912, FUJII 1920, TRENDELENBURG 1923, SCHLOSSMANN 1927, TOURNADE und CHABROL 1925, HOUSSAY und MOLINELLI 1924). Über die Frage, ob der nervöse Reiz beim Zuckerstich — der das klarste Beispiel einer experimentellen Leberglykogenmobilisation bietet — direkt über den N. splanchnicus unmittelbar der Leber zugeleitet wird, oder auf dem Umwege über die Nebennieren wirke, liegen zahlreiche allerdings widersprechende Angaben vor. Dieses Problem deckt sich mit der Fragestellung nach der Rolle, die das Nervensystem überhaupt normalerweise — ohne daß besondere Anforderungen an den Organismus gestellt werden — auf den Zuckerstoffwechsel der Leber ausübt. Wichtig ist die Tatsache, daß der Zuckerstich auch dann wirksam ist, wenn die Leber von allen nervösen Verbindungen mit dem Zentralnervensystem gelöst und so von einer direkten Nervenverbindung ausgeschlossen ist (JARISCH 1914). Ohne jeden Impuls vom Nervensystem nach Ausschaltung der sympathischen Nervenendigungen in der Leber kann im Ruhezustande gleichmäßige Zuckerabgabe stattfinden unter der Voraussetzung, daß Durchblutungsverhältnisse und hormonale Beziehungen unverändert bleiben (RUPP 1925). Es steht also fest, daß der Zuckerstichmechanismus eine zentral ausgelöste Adrenalinwirkung ist und nicht auf einem direkten nervösen Reiz auf die Leber beruht. Die Fragestellung nach dem Mechanismus der Zuckerstichwirkung muß also tiefer gefaßt werden als dies bis heute geschehen ist. Bei der Bedeutung, die mit Sicherheit auch dem extramedullär gelegenen chromaffinen Zellgewebe zukommt, wird sich völlige Klarheit erst dann ergeben, wenn nicht nur ein Partialanteil dieses Gewebes, das Nebennierenmark (FREUND und MARCHAND 1914, STEWART-ROGOFF 1918), sondern die Gesamtheit des chromaffinen Zellgewebes funktionell ausgeschaltet wird. Experimentell kann dies nur durch pharmakologische Beeinflussung des gesamten sympathico-chromaffinen Gewebes geschehen: in dem Befund von POLLAK, der nach Ergotamin Zuckerstichwirkung auf das Leberglykogen vollkommen vermißte, sehen wir einen Beweis dafür, daß erst nach funktioneller Ausschaltung des gesamten chromaffinen Zellgewebes die Hyperglykämie auf nervösen Reiz hin unterblieb. *Ein nervöser Reiz muß also unter folgenden Bedingungen ohne Einfluß auf das Leberglykogen bleiben:* 1. bei Reizunterbrechung von der Reizstelle zum sympathico-chromaffinen System (z. B. bei Halsmarkdurchtrennung), 2. bei Störung der Adrenalinbildung (Ergotaminintoxikation). 3. Bei Störung der Adrenalinausschüttung in die Blutbahn (Splanchnicusdurchschneidung). 4. Bei hormonaler Wegunterbrechung von Adrenalin zur Leberzelle (Unterbindung der A. hepatica, SCHIFF, Moss).

In physiologischen Zuständen findet eine Dauersekretion von Adrenalin statt, die den Organismus dauernd mit kleinen Mengen Adrenalin versorgt. Es tritt nach Reizung des Sympathicus nicht bloß eine einmalige Adrenalinausschüttung auf, sondern der Blutdruck ist bei Dauerreizung des Sympathicus am eviscerierten Tiere dauernd hochzuhalten. Nervöse Impulse führen zu einer echten Adrenalinvermehrung im Blute (ELLIOT, ASHER, CANNON, TOURNADE). Diuretica wie Diuretin und Coffein rufen auf nervösem Wege eine Adrenalinmehrabsonderung hervor und erzeugen auf diesem Wege eine Hyperglykämie, die nach Splanchnicusdurchschneidung viel geringer ist. In- und Umweltsfaktoren, sensorische Reize, psychische Einflüsse, Schmerzen, Kälte, Muskelbewegungen usw., alles Vorkommnisse der tatsächlichen Lebensereignisse steigern im Organismus die Adrenalinsekretion immer den jeweiligen Bedürfnissen und

Anforderungen an den Körper entsprechend deutlich, und CANNON hat mit seiner Bezeichnung *Notfallfunktion* des sympathico-adrenalen Systems in treffender Weise das Geschehen in Notfallsituationen erfaßt, experimentell bewiesen und gekennzeichnet. Dieser Notfall geht in pathologischen Zuständen mit einer beträchtlichen plötzlichen Adrenalinausschüttung einher, die durch starke Glykogenmobilisation in der Leber in kürzester Zeit das Gefahrenmoment beseitigt. Dieser Notfall trifft aber im allgemeinen Geschehen des Organismus nur eine Partialfunktion des sympathico-chromaffinen Systems und erfaßt die dem System auch im physiologischen Geschehen zukommende Funktion nicht mit. So existiert eine *Sicherungsfunktion* des sympathico-chromaffinen Systems für physiologische Vorkommnisse und physio-pathologische Grenzzustände (MEYTHALER). Vermehrte Adrenalinabgabe bei jedem Blutzuckerabfall — unabhängig vom kritischen Punkt und entfernt von der „Notfallsfunktion" — konnte im menschlichen Blute an Kaninchenohrpräparat und am durch Aconitin-hypodynamen Froschherzen erwiesen werden. Nachweisbare Adrenalinver-mehrung im peripheren Blute tritt bei Blutzuckerabfall nicht nur bei Werten oberhalb des kritischen Punktes, sondern auch bei erhöhten Blutzuckerwerten nach i.v. Glykosezufuhr im abfallenden Teile der Belastungskurve auf. Ob der Blutzucker selbst oder das durch den Blutzuckerabfall mehrsezernierte Insulin direkt Ursache der vermehrten Adrenalinabgabe ist, kann heute noch nicht mit Sicherheit entschieden werden, doch liegt die Vermutung nahe, daß der abfallende Blutzucker die gegenregulatorischen Maßnahmen des sympathico-adrenalen Apparates auslöst (MEYTHALER). Der Blutzucker, der selbst das adäquate Hormon für die Insulinproduktion darstellt (GRAFE-MEYTHALER) reguliert damit auch die Glykogenmobilisation. Wie auf einer fein abgestimmten Waage wird durch die Schwankungen des Blutzuckers Adrenalin oder Insulin vermehrt abgesondert. Der kleinste Ausschlag der Glykämie nach der hypo-glykämischen Seite hat vermehrte Adrenalinsekretion zur Folge und umgekehrt nach der ansteigenden Seite Insulinausschüttung zur Folge.

So übernimmt das sympathico-adrenale System gemeinsam mit der Leber die Funktion des Sicherheitsdienstes im Stoffwechselgeschehen des Organismus, denn nur mit dem Leberglykogen zusammen vermag das Adrenalin seine Sicherungsfunktion und Notfallfunktion auszuüben, und ohne Leber ist trotz Adrenalinsekretion der Sicherheitsdienst wirkungslos (MANN und MAGATH). Auf der anderen Seite schafft Insulin die zur Sicherung notwendigen Reserven und Vorrat an Glykogen. Nur durch diese Sicherungsfunktion des Adrenalins läßt sich die Tatsache erklären, daß die Leber durch die verschiedenen In- und Um-welteinflüsse glykogenarm wird und dadurch den Sicherheitsdienst gefährdet, Andererseits kennen wir z. B. bei Hochleistungen auf sportlichem Gebiete, daß körperliche Zusammenbrüche während oder nach der sportlichen Leistung nicht auf Mangel an Glykogen der Leber beruhen, sondern daß das chromaffine System durch die Hochleistung zusammen mit starken psychischen Erregungen erschöpft wird und so infolge Mangels an glykogenmobilisierendem Adrenalin der tote Punkt nicht überwunden werden kann und zu der unter dem Namen Sportkrankheit bekannten Zustandsbild des Kollapses infolge Hypoglykämie führt (MEYTHALER).

Je nach dem Grad der Ursache, die die Sicherungsfunktion auslöst, kann es sich um kurzdauernde leicht reversible Vorgänge handeln oder um schwere weniger leicht reversible Vorgänge, so daß in schwersten Fällen stärkste Glykogen-armut der Leberzellen mit sekundärer Fettinfiltration und Degeneration eintritt. So kann bei der Funktion des Sicherheitsdienstes, die auch ihre entgiftende Funktion mit einschließt, die Leber selbst in Gefahr kommen, schwer geschädigt werden und erkranken. Daß eine solche Leber größeren Einflüssen wie z. B.

durch Narkose, Operation usw. weniger Widerstandskraft entgegenstellt, ist eine wohlbegründete Erfahrungstatsache. Eine große Reihe von physiologischen Zuständen führen zu vermehrter Adrenalinausschüttung und infolgedessen zu vermehrter Glykogenolyse. Sensorische Reize, psychische Erregungen, Leben im Hochgebirge, Muskelarbeit und Sport, Einwirkung von Pharmaca, Asphyxie, Hämorrhagien, Kälte, üben Reize auf das chromaffine System aus. Weiter sind von Bedeutung die Kohlenhydratstoffwechselstörungen, die durch pharmakologische Beeinflussung, durch Narkose, Operation, Atemstörungen während der Operation und Blutverlust, Traumen, Kälte eintreten.

α) Psychische Erregungen.

Psychische Erregungen führen zu Hyperglykämie und Glykosurie. MARANON fand bei Fliegern vor dem Aufstieg deutliche Blutzuckererhöhung, die während des Fluges noch zunahm. CANNON und SMILLIE fanden nach einem anstrengenden Examen bei 4 von 9 Studenten Glykosurie, nach einer leichten Prüfung dagegen nur bei einem einzigen. CANNON und FISKE fanden bei einem Fußballwettspiel bei den nur zuschauenden Ersatzleuten Glykosurie. Klinische Erfahrung lehrt, daß jede Erregung die Stoffwechsellage des Diabetikers und auch des Leberkranken verschlechtern kann. CANNON und BRITTON versetzten eine Katze mit entnervtem Herzen durch den Anblick eines Hundes in Wut und Beschleunigung der Herzaktion und Hyperglykämie, Hemmung der Darmtätigkeit — alles Adrenalinsymptome — traten auf, Symptome, die nach Denervierung der Nebennieren nicht mehr auftraten. Neben anderen Sympathicusreizsymptomen wie Sträuben der Haare, Tachykardie, Hyperglykämie, weisen die Versuchstiere — nach Entnervung der Iris — Pupillenerweiterung auf, die nach Nebennierenausschaltung fehlt und somit adrenalinbedingt ist (MELTZER, KELLAWAY). Die Fesselungshyperglykämie (BÖHM und HOFFMANN) bei Versuchstieren ist auch zum Teil auf die psychische Erregung bei diesem Eingriff zurückzuführen und mit zunehmender Gewöhnung der Tiere an Laboratoriumsverhältnisse kann die Hyperglykämie bei Fesselung ausbleiben (BANG). BERTRAM, ESCHWEILER vermißten öfter einen merklichen Blutzuckeranstieg bei Kaninchen. Es wirken sicher bei der Fesselungshyperglykämie eine Reihe verschiedener Faktoren wie Nervenreiz, Asphyxie, Abkühlung blutzuckererhöhend (POLLAK), und die Glykosurie tritt in weit geringerem Maße auf, wenn die Tiere gegen Unterkühlung geschützt wurden. Die Nebennieren wurden nach Fesselung adrenalinarm gefunden (FUJII 1921, VINCENT 1925) und die Fesselungshyperglykämie tritt nach Nebennierenausschaltung in weit geringerem Maße auf (HIRJAMA 1926, GEIGER u. a.) und wird somit als Folge der Adrenalinausschüttung aufgefaßt (TRENDELENBURG 1928). Auch bei großhirnlosen Tieren tritt bei Fesselung Hyperglykämie auf.

Auch die so häufig bei Operationen gefundenen Blutzuckererhöhungen sind zum Teil auf psychische Einflüsse zurückzuführen. Schon eine Lumbalpunktion erhöht den Blutzucker um durchschnittlich 30—50% (SCHÖNFELD), jedoch kann dieser Anstieg bei der raschen Reversibilität des Vorganges nur unmittelbar nach dem Einstich erfaßt werden und nach einer halben Stunde sind die Ausgangswerte wieder erreicht. Die Encephalographie erhöht bis zu 226 mg-% Blutzucker. Bei Operationen in Lokalanästhesie überwiegt die Hyperglykämie (besonders bei operierten Fällen, denen starke psychische Traumen vorangingen [BLINOW und KOGAN, KINGREEN]). Vergleichende Blutzuckeruntersuchungen bei Gesunden in der Ebene und in luftverdünnten Höhen liegen von GOLDBERGER (1930) vor. Schon am 3. Tage ist im Hochgebirge der Blutzuckerspiegel gesteigert, um nach der 2. Woche um 30—40% des Tiefenwertes erhöht zu sein.

Nach hohen langdauernden Luftverdünnungen kommt es nach anfänglicher
Sympathicohypertonie in Umstimmung in Sympathicohypotonie zu Erniedrigung des Blutzuckers (ALTMANN 1930) und MONASTERIO fand erhöhte Adrenalinwirkung auf den Blutzucker bei Luftverdünnung. Der Blutzucker liegt um so
höher, je höher sich das Individuum über dem Meeresspiegel befindet. Als Ursache
ist Vermehrung der Adrenalinsekretion, Sonnenstrahlung, Temperatureinflüsse,
Unterdruck, Muskelarbeit und Kälte anzunehmen (MONASTERIO). Im Hochgebirge besteht eine vermehrte Beweglichkeit der Kohlenhydratreserven, und
Hyperglykämie ist die Folge. Weiße Mäuse zeigten in einer Höhe von 2910 m
im Glykogengehalt der Leber und der Muskulatur in der ersten Zeit ihres Aufenthaltes eine Mobilisierung und Verarmung der Kohlenhydratreserven, mit
nachfolgender Überkompensation sowohl von seiten des Körpergewichtes als
auch von seiten der Kohlenhydratreserven. Alle diese Erscheinungen sind der
Insulinwirkung sehr ähnlich (SAPEGNO). Nach Adrenalinzufuhr war die prozen-
tische Vermehrung des Blutzuckers im Gebirge geringer als in der Ebene, aber
die Zunahme trat schneller auf und verschwand auch schneller. MADON und
SAPEGNO erklären diese Tatsache mit der Annahme, daß der Einfluß des
Adrenalins auf den Kohlenhydratstoffwechsel im Hochgebirge an und für sich
gesteigert ist, daß aber diese Steigerung maskiert wird einerseits durch eine
Verminderung der verfügbaren Kohlenhydratreserven und andererseits durch
eine erhöhte Aktivität antagonistischer Mechanismen (Insulin). Niedriger Sauer-
stoffdruck vermehrt den Glykogengehalt der Leber und des Muskels, während
bei nebennierenlosen Tieren diese Vermehrung nicht stattfindet. EVANS nimmt
als Erklärung eine Umwandlung von Eiweiß oder Fett in Kohlenhydrat an.
DESCHWANDEN ist der Ansicht, daß in der Höhe und vor allem durch Bestrahlung
mit natürlicher Höhensonne eine raschere und vermehrte Insulinproduktion
erfolgt und daß in der Muskulatur Anhäufung und Verminderung der Kohlenhydrate bei Bestrahlung und Glykosezufuhr zeitlich rascher als Insulinglykose,
wohl infolge vermehrten Zuckerverbrauches bzw. Glykogenverlustes erfolgt.

β) Erstickung.

Experimentelle Erstickung hat Glykosurie zur Folge, die auf Grund der
gefundenen Nebennierenveränderungen auf Adrenalinausschwemmung zurückgeführt wird (STARKENSTEIN). Mechanischer Verschluß der Luftwege führt zu
Hyperglykämie (STARKENSTEIN, ARAKI, BANG und STENSTRÖM, MACLEOD,
DASTRE) und bei Asthma bronchiale (ROLLY und OPPERMANN) wurde erhöhter
Blutzucker gefunden. Sowohl Sauerstoffmangel als auch Kohlensäureüberladung
ist für das Zustandekommen der Erstickungshyperglykämie Ursache. O_2-Mangel
führt über die Nebenniere zu Zuckerausschüttung, jedoch wird auch angenommen,
daß sie auch zentral angreift, da nach Splanchnicusdurchschneidung die Hyperglykämie bei Katzen geringer gefunden wurde (KELLAWAY). Durchströmung
der isolierten Leber mit einer O_2-mangelhaften Durchströmungsflüssigkeit,
spricht für einen direkten Angriffspunkt an der Leber, den POLLAK durch die
Bildung saurer Eiweißprodukte zu erklären versucht. Kohlensäureüberladung
des Blutes hat vermehrte Zuckerausschüttung zur Folge (EDIE, DAVID, BACHE
und AUEL), CO_2-Gehalt der Einatmungsluft von 14—20% führt zu mäßiger,
ein Gehalt von 20% zu stärkerer Blutzuckersteigerung (BINSWANGER). Nach
Splanchnicus- und nach Rückenmarksdurchschneidung fällt die CO_2-Hyper-
glykämie aus (BINSWANGER). Wichtig sind die Versuche MACLEODs, wonach
nach Leberentfernung keine Hyperglykämie bei Asphyxie auftritt, wohl aber
nach Entnervung der Leber. Der Glykogengehalt der Leber nimmt in kohlen-
säurereicher Luft rascher ab, als in sauerstoffreicher oder sauerstoffarmer Luft.
So ruft Asphyxie neben weiteren sympathicotonischen Reizerscheinungen wie

Pupillenerweiterung, Sträuben der Haare, Tachykardie, Gefäßverengerung, Hyperglykämie hervor und bei Auswertung des Adrenalingehaltes konnten 2 γ für Minute und Kilogramm im Nebennierenvenenblut festgestellt werden (Houssay und Mollinelli 1926) wobei die vermehrte Adrenalinabgabe zur Verarmung der Nebennieren an chromaffiner Substanz führte (Starkenstein, Borberg). Durch die Methode der Nebennierenvenen-Jugularismethode ließ sich durch Asphyxie des Spendetieres Hyperadrenalinämie beim Empfängertier hervorrufen (Houssay und Mollinelli), die 3—4 Minuten nach der Asphyxie nachweisbar war (Tournade). Die nach Entnervung der Iris auftretende Pupillenerweiterung bei Asphyxie fehlt nach Nebennierenausschaltung (Elliot 1912, Hartmann 1923). Bei nichtoperierten Tieren fand Higaski sofort nach der Tötung den Adrenalingehalt der Nebennieren nach Asphyxie etwa 10% geringer als bei rascher Tötung ohne Asphyxie. Nach Durchschneidung des linken Splanchnicus ließ sich keine nennenswerte Veränderung des Adrenalingehaltes der Nebennieren nach Asphyxie feststellen, und auch der Unterschied zwischen der normalen und entnervten Nebenniere blieb innerhalb der Fehlergrenze (Kanowoka 1935).

Narkose hat Glykosurie und Hyperglykämie zur Folge, die darauf beruht, daß die Glykogenspeicher der Leber während der Operation und Narkose aufgebraucht werden. Diese Tatsache ist wichtig für die Prognose jeglicher Operationen, die mit längerer Narkose einhergehen, da reichlicher Glykogengehalt der Leber bester Leberschutz ist und Sorge getragen werden müßte, daß vor jeder Operation durch Ernährung durch kombinierte Insulintraubenzuckervorbehandlung eine Auffüllung der Glykogenspeicher erfolgt, um die ernsten, durch die Narkose bedingten Leberschäden zu vermeiden.

Zahlreich sind die Untersuchungen über die Narkosehyperglykämien und den Mechanismus, der sie bedingt. Chloroform, Äther, Avertin, Hedonal, Narcylen, Chloralhydrat, Urethan, Morphin rufen Glykosurie und Hyperglykämie hervor, die sowohl am Tierversuch als auch am Menschen gefunden wurde (ausführliche Literatur s. bei Fuss). Da Fesselung, Abkühlung, Asphyxie und physische Erregung vor der Operation nur als unterstützende Momente und nicht als Hauptursache der Narkosehyperglykämie anzusprechen sind, hat man eine verminderte Zuckeroxydation der Zellen als Ursache der Blutzuckersteigerung angenommen (Seegen, Oppermann, Pawel, Jakoby), eine Annahme, die aber durch Untersuchung von Warburg widerlegt wird, wonach erst bei höheren Narkoticumkonzentrationen eine Lähmung der Zellfunktion eintritt. Während der Narkose sind Muskelbewegungen und Stoffwechselfunktionen auf ein Minimum beschränkt und O_2-Aufnahme und CO_2-Abgabe herabgesetzt (Rumpf, Binz, Quinquad, Böck und Bauer), so daß keine gestörte Oxydationsfähigkeit, sondern ein vermindertes Sauerstoffbedürfnis des Organismus während der Narkose besteht (Fuss). Die Versuche von Fuss, daß vergleichende Untersuchungen des Hundes zwischen A. femoralis und V. femoralis während der Narkose keine Änderung des Zuckergefälles gegenüber dem Normalzustand ergaben, sprechen sehr gegen eine verminderte Zuckeraufnahme in der Peripherie während der Narkose. Zuckeruntersuchungen des Blutes der V. hepatica und V. portae während einer Äthernarkose beweisen die dauernde Zuckerausschüttung aus der Leber (Fuss), vor allem aber der Beweis, daß der Glykogengehalt der Leber nach Chloroform, Äther, Urethan, Morphinnarkose verringert gefunden wurde (Arnheim, Böhm, Battier und Soullier, Seelig, Franke und Förster, Hirayama). Nach Lebervenenunterbindung kommt die Chloroformhyperglykämie nicht mehr zustande (Garnier und Lambert), während nach Anlage einer Eck-Fistel noch Hyperglykämie nach Narkose auftritt (Keeton und Ross). Wird die Leber durch

langes Hungern (Luzzatto) oder durch Phlorrhizin oder Epinephrininjektionen
(Sansum und Rodyatt) glykogenarm gemacht, so tritt, wenn überhaupt, nur
eine sehr geringe Narkosehyperglykämie auf. Beiderseitige Splanchnicusdurchschneidung verringert sowohl nach Morphin (Eckhardt) als auch nach
Chloroform (Kaufmann, Battez) und Äther (Keeton und Ross, Fujii) die
sonst regelmäßige Glykosurie und Hyperglykämie. Die Tatsache, daß nach
Narkose eine Herabsetzung des Adrenalingehaltes der Nebenniere und der
chromaffinen Substanz festgestellt wurde (Schur und Wiesel, Fujii und
Takai spricht für Hauptbeteiligung des chromaffinen Systems. Wenn auch
nach Nebennierenexstirpation festgestellt wurde, daß völlig normale oder
mindestens ein Teil der Narkosehyperglykämie nach Äther und Morphin noch
auftritt (Bertram, Stewart und Rogoff, Burn, Holm), so darf hierfür als
Ursache an die Fähigkeit der Adrenalinsekretion des ganzen chromaffinen
Systems als Erklärung gedacht werden.

Während der Narkose tritt neben der Glykogenmobilisation eine Milchsäure-
erhöhung ein, die aber weder bei der Äthernarkose (Fuss) noch bei Avertin
oder Narcylennarkose (Fuss und Derra) in Parallelität mit der Blutzuckersteigerung steht und aus dem Kohlenhydratstoffwechsel entstammt. Wie schon
anfangs erwähnt, ist eine Herabsetzung der Oxydationsprozesse während der
Narkose nachweisbar bedingt durch das während der Narkose verminderte
O_2-Bedürfnis infolge herabgesetzter Muskel- und Stoffwechseltätigkeit, so daß
Sauerstoffmangel im Gewebe besteht, der zur Beeinträchtigung der Milchsäuresynthese und damit zu Erhöhung des Milchsäuregehaltes im Blute führt.
Störungen der Milchsäuresynthese zu Glykogen führt zur Glykogenverarmung
der Leber.

Eine Reihe von Narkosemitteln wie Avertin, Narcylen, Kombination von
Äthylensauerstoff, Avertin-Äther, Avertin-Lachgas, Avertin-Äthylen rufen
geringere Blutzuckersteigerungen hervor (Fuss und Derra, Widenhorn,
Oberhelmann), so daß diese Narkosen Anwendung finden müssen bei Erkran-
kungen, die mit Störnngen des Kohlenhydratstoffwechsels und der Leber ein-
hergehen. Umstritten ist die Leberschädlichkeit des Avertins, der nach Ansicht
von Anschütz, Specht und Tiemann bei eintretenden Avertintodesfällen „eine
Gemeinschafts- oder Kettenschädigung von Leber und Nieren" zugrunde liegt.
So soll eine gesunde und auch eine giftfeste erkrankte Leber nur dann dem
Avertinschaden anheimfallen, wenn sie auch ätherempfindlich ist. Auch die
Blutmilchsäuresteigerung ist bei Anwendung von Avertin und Narcylen weit
geringer als bei der gewöhnlichen Äthernarkose (Fuss und Derra). Disub-
stitutionsprodukte der Barbitursäure wie Pernocton, Somnifen, Amytal verändern
während der Narkose kaum den Blutzucker, und sind daher anderen narkotisch
wirkenden Mitteln wie Dial, Numal, Chloral und Luminal vorzuziehen. Diese
Mittel haben den Vorzug, daß sie in kleinen Mengen injiziert, in kurzer Zeit zur
Vollnarkose führen, ohne daß zur Vorbereitung der Narkose die für Blutzuckeruntersuchungen völlig untaugliche Morphindarreichung benötigt wurde. Diese
Narkosemittel eigneten sich daher besonders für tierexperimentelle Untersuchungen, zumal sie wie H. Baer am Grafeschen Universalrespirations-
apparat nachwies, den Grundumsatz im Nüchternzustande keineswegs beeinflussen. Sowohl in Somnifennarkose als auch in Pernoctonnarkose verlaufen
die Kohlenhydratstoffwechselvorgänge bezüglich alimentärer Belastung, Glykogenspeicherung in der Leber völlig normal (Rein und Schneider, Meythaler und Seefisch, Meythaler und Brüning, Sveinsson).

Droponal, Adalin, Luminal bewirken geringe Senkung des Blutzuckers
ebenso Medinal in kleinen Dosen und Chloralose in größeren Dosen. Chlorezon
führte anfangs zu Steigerung dann zu Senkung (Lehrman). Kleine Pyramidon-

dosen führen im Gegensatz zu großen Dosen zu Hypoglykämie und Hyperthermie. Diese Hypoglykämie wird ebenso wie die Hyperglykämie nach großen Dosen durch Ergotamin verhindert (Högler). Atropin verkehrt die blutzuckersenkende Wirkung kleiner Dosen in blutzuckersteigernde und erhöht die blutzuckersteigernde Wirkung großer Gaben weiter. Veronal verhindert sowohl Pyramidonhyper- wie -hypoglykämie (Högler). Auch die Leberfunktion verschiedenster Methode wird in Narkose geprüft. So ergab Bilirubinbelastung nach Chloroform eine Schädigung der Elimination, die 2 Tage anhielt, während Äther und Stickoxydul sie kaum beeinflussen (Takane). Chloräthyl setzt wie Chloroform eine sehr flüchtige Schädigung der Leberfunktion. Narkosen mit Morphin-Scopolamin und Pantopon-Scopolamin verursachen bei hoher Dosierung eine mäßige Eliminationsstörung, die bis zum folgenden Tage anhalten kann. Avertinnarkose ergibt sich am 1. und 2. Tage nach Narkose mäßige Verzögerung der Elimination. Chloräthyl und Avertin rufen dem Chloroform ähnliche, aber kürzer anhaltende Störungen der Leberfunktion hervor (Takane).

γ) Leber-Shock.

Im Shock findet sich neben anderen sympathicotonen Reizsymptomen fast regelmäßig Hyperglykämie. Beim traumatischen Shock wurden Zuckerwerte von 1,45% für periphere, 1,65% für Portalblut und 2,10% für das Blut der suprahepatischen Venen gefunden (Scarpell 1930). Nach anfänglicher Blutzuckersteigerung kann es bei schwerem anaphylaktischem Shock zu Blutzuckersenkung kommen (Grün und Reinwein 1932) und die Stärke der Hypoglykämie hängt bis zu einem gewissen Grade von der Art der shockauslösenden Substanz ab, die sich nach Eiweißinjektion von der Wirkung der sog. Glykokinine und der Quanidinderivate unterscheidet (Grün und Reinwein). Im anaphylaktischen oder Peptonshock ist Glykose ein Vorbeugungsmittel (Barral). Beziehungen zwischen der Blutzuckerhöhe und der Stärke des Shockes bestehen in der Weise, daß bei geringerem Blutzuckergehalt vor dem Shock stärkere Shockwirkungen auftreten (Barral).

Besondere Bedeutung für den Shock kommt der Leber zu und vergleichende Glykogenbestimmungen der Leber vor und nach traumatischem Shock ergaben Verminderung des Leberglykogens (Querrero 1931) und nach anaphylaktischem Shock wurden schwere Parenchymschädigungen bis zur Nekrose gefunden (Weatherford 1935). Hunde, die im anaphylaktischen Shock starben, weisen eine auffallende Glykogenarmut der Leber auf. Nach Ausschaltung der Leber aus dem Kreislauf oder nach Leberexstirpation bleibt die den anaphylaktischen Shock begleitende Hyperglykämie aus (La Barre und Hartog 1930). Am sensibilisierten Kaninchen, dessen Leber aus der Zirkulation durch Legierung der A. hepatica und Venenanastomose ausgeschaltet war, trat bei Reinjektion kein charakteristischer Shock auf (Pucinelli). Im Shock geben die Nebennieren vermehrte Adrenalinmengen an den Kreislauf ab, die am geringsten im anaphylaktischen Shock (Houssay und Mollinelli 1926, La Barre 1926), stärker im Peptonshock (Watanabé 1927) und im Histaminshock (Mollinelli) ist. Dale hat schon 1920 nachgewiesen, daß die Pupillenerweiterung am entnervten Auge der Katze nach Histamin bei Nebennierenausschaltung unterbleibt. Die Steigerung der Adrenalinausschüttung nach Shock, ebenso die für den Shock so typische Blutdrucksenkung geht dem Auftreten der Shockhyperglykämie etwa 2—10 Minuten voran (Sato, Ohguri und Wada 1935). Wurde bei nebennierenmarklosen Hunden ein anaphylaktischer Shock hervorgerufen und gleichzeitig während eines Shocks eine der normalen Adrenalinsekretion entsprechende Adrenalinmenge in der Zeiteinheit infundiert, so tritt eine Hyperglykämie ein, die aber kleiner ist als die Summe der Hyperglykämie, die durch den Shock allein entstehen würde. Die anaphylaktische Blutdrucksenkung tritt unter diesen Bedingungen in gleicher Weise ein, wie an normalen oder operierten Hunden ohne Adrenalininfusion. Die Adrenalininfusion begünstigt ausgesprochen die Erholung aus den Shockzuständen (OHGURI 1935) und intravenöse Adrenalininfusion behebt wirksam die Peptonblutdrucksenkung (BAUDOUIN, BÉNARD, LEWIN, SALLET 1935).

Lebernahe Eingriffe, Störungen der Regulierungsmöglichkeit des Kreislaufes durch Aufhebung des Bauchinnendruckes infolge einer Laparotomie, Abkühlung des Organes, das Auftreten von Reizleitungsstörungen während der Operation an Leber und Gallenwegen (E. REHN: 1937) können so Shockszutände hervorrufen.

δ) Leber-Blutentziehung.

Hyperglykämie nach Blutentziehung wurde zuerst von BERNARD beobachtet und später von vielen Autoren begünstigt. Infolge schwerer Blutungen kommt es zu niedrigem Blutdruck und zu analogen Wirkungen wie bei der Asphyxie. Ist der Blutdruck auf ein Niveau von etwa 70 mm Hg gesunken, so fangen die Gewebe an Sauerstoffmangel zu leiden und es treten sympathische Reizerscheinungen wie profuses Schwitzen, Tachykardie, Pupillenerweiterung und Hyperglykämie auf (CANNON).

Für die Erscheinungen der Aderlaßhyperglykämie ist die Leber verantwortlich, denn nach Ausschaltung der Leber durch Abbinden sämtlicher arterieller und venöser Gefäße tritt nach größeren Aderlässen keine Hyperglykämie auf (SCHENK). Daß es sich bei den Symptomen nach Blutverlust um eine vermehrte Adrenalinabgabe mit Glykogenmobilisation der Leber handele, konnte durch Aderlaß im Experiment erwiesen werden. Beim nichtnarkotisierten Tiere nach Durchtrennung der hinteren Wurzeln zwecks Schmerzausschaltung wurde die Adrenalinabgabe mit 0,3—0,4 γ für Minuten und Kilogramm bestimmt (SAITO 1928). Im Nebennierenvenen-Jugularisanastomosenversuch tritt durch Aderlaß von 100—200 ccm des Spendetieres Mehrproduktion von Adrenalin beim Empfängertiere auf (TOURNADE und CHABROL 1926, 1927). Auch andere Erklärungen wurden für das Zustandekommen der Aderlaßhyperglykämie beschrieben. So wurden Veränderungen der Blutzusammensetzung beim Aderlaß für den glykogenmobilisierenden Reiz auf die Leber angesprochen. LOEWY wies nach, daß die Blutdrucksteigerung jeweils der Blutverdünnung parallel gehe, und erklärt die Hyperglykämie damit, daß mit dem Flüssigkeitsstrom aus dem Gewebe das Glykogen aus der Leber als Glykose mit ins Blut gerissen würde. Auch eine „Asphyxie der Leber" wurde bei Aderlaß angenommen (TATUM) und die bei Blutverlust auftretende abnorme Säurebildung als Ursache der Leberglykogenmobilisation angeschuldigt (TATUM, ENDRES und NEUHAUS, BIELING, BENNET, WYMER). Durch den Blutverlust tritt offenbar auch eine Störung der Milchsäuresynthese ein (FUSS) und SCHMIDT und HÜBNER haben bei mit großem Blutverlust einhergehenden Operationen ebenfalls wie FUSS Vermehrung der Blutmilchsäure gefunden. Erklärt kann aber die Aderlaßhyperglykämie am besten durch die vermehrte Adrenalinausschüttung werden, die den Körper mit Glykose aus den Lebervorräten im Falle der Gefahr überschwemmt.

c) Leber-Nebennierenrinde.

Die *Nebennierenrinde* übt einen entscheidenden Einfluß hormonaler Natur auf die Regulation des Kohlenhydratstoffwechsels aus. Es ist, wie bei anderen Inkretorganen, auch für die Nebennieren eine Abhängigkeit vom vegetativnervösen System zu vermuten, doch liegt keinerlei sicherer Beweis hierfür vor.

Im innersten Teile der Rinde finden wir reichlich Nervenfasern (DOGIEL), die sich in sehr feine marklose geflechtartige Fäserchen um die Epithelzellen und die Blutgefäße aufsplittern, jedoch sind wir über das Verhalten der Nervenfasern zu den Drüsenzellen noch keineswegs unterrichtet. Nach Nebennierenentfernung tritt eine bald nach der Operation eintretende und bis zum Tode stetig zunehmende Hypoglykämie ein (BIERRY und MALLOISEL 1908, BORNSTEIN und HOLM 1923, LANGE und GROSSMANN 1928, MEYTHALER und CARIO 1930, BRITTON und SILVETTE 1933, HANDOVSKI und TAMMAN 1928).

Nebennierenexstirpation führt zu fast völligem Leberglykogenschwund und zu fettiger Degeneration mit Auftreten echter Nekrosen (PORGES 1909). Bei Oppossum und Murmeltier wurden ähnlich wie bei Hunden, Katzen, Meerschweinchen, Kaninchen ebenfalls schwerste Veränderungen im Kohlenhydratstoffwechsel gefunden (BRITTON und SILVETTE 1935). Nach einseitiger Nebennierenexstirpation tritt nach vorübergehender Störung bald wieder normales Stoffwechselgleichgewicht infolge kompensatorischer Überfunktion der zurückgelassenen Nebenniere und korrelative Unterfunktion des antagonistisch gerichteten Inselapparates ein. Neben den anderen Symptomen, die nach Nebennierenexstirpation auftreten, wie Gewichtsabnahme, Adynamie, Versagen der Temperaturregulation, Störungen der Atmung und Abnahme der Giftresistenz sind die Störungen des intermediären Kohlenhydratstoffwechsels am ausgeprägtesten. Das bis zum Tode stete Sinken des Blutzuckers ist auf einen Schwund der Glykogendepots in der Leber und zum Teil auch der quergestreiften Muskulatur zurückzuführen. Der Blutmilchsäuregehalt steigt an. Die Leber verliert die Fähigkeit selbst bei reichlicher Zuckerzufuhr Glykogen zu bilden. Zufuhr des Rindenhormons bei normalen Tieren bedingt schon innerhalb einer Stunde Zunahme des Leberglykogens und Muskelglykogens und erhöht den Blutzucker. Bei nebennierenlosen Tieren beseitigt Rindenhormon die Störungen des Leber- und Muskelglykogenhaushaltes und wirkt hinsichtlich Leber- und Muskelglykogenbildung ebenso wie das Adrenalin. Die Störungen im Mechanismus der Resynthese oder Verbrennung der Milchsäure, die vorwiegend in der Leber erfolgt, werden bei epinephrektomierten Tieren rückgängig gemacht. Die Störungen der Milchsäuresynthese werden als Ursache der Glykogenverarmung in der Leber angenommen (THADDEA), eine Annahme, die in Befunden ihre Bestätigung finden, wonach bei Normaltieren unter dem Einfluß der Natriumlaktatzufuhr eine erhebliche Glykogenbildung in der Leber stattfindet (NITZESCU und BENETATO 1932), während bei nebennierenlosen Tieren eine Zunahme des Leberglykogens vermißt wurde (BRITTON und SILVETTE 1934).

Wichtig sind die Wechselwirkungen, die in der hormonalen Korrelation der einzelnen Drüsen mit innerer Sekretion bestehen und die im Kohlenhydratstoffwechsel ihre Symptome aufweisen. Nach Nebennierenexstirpation sinkt der Blutzuckergehalt bei pankreaslosen Tieren ebenfalls auf hypoglykämische Werte ab (BRITTON-SILVETTE, VIALE), wobei der Glykogengehalt der Leber und der Muskeln niedriger bei den pankreasdiabetischen Tieren war, als bei denen, die nur pankreatektomiert waren.

Nach doppelseitiger Nebennierenexstirpation ist die hypoglykämisierende Wirkung von Insulin verstärkt und Rindenhormonzufuhr beeinflußt bei normalen Tieren die durch Insulin hervorgerufene Hypoglykämie nicht (THADDEA). Der Leber- und Muskelglykogengehalt ist bei pankreaslosen Katzen ohne Nebennieren niedriger als bei pankreatektomierten Tieren mit Nebennieren (THADDEA), Zufuhr von Rindenextrakt führt beim pankreasdiabetischen Tiere zu keiner Glykogenvermehrung. Sowohl intravenöse als auch enterale Zufuhr von Glykose führt bei nebennierenlosen Tieren trotz ihrer Glykogenarmut der Leber und Muskulatur nicht zu Glykogenanlagerung und die stark verzögerte alimentäre

Blutzuckerkurve spricht für das erschwerte Verarbeiten der angebotenen Zuckermengen. Nebennierenlose Tiere, die mit Rindenhormon behandelt sind, weisen normale Glykosebelastungskurven auf (THADDEA 1936, WILBRANDT und LENGYEL 1933), die durch die Nebennierenexstirpation verloren gegangene Glykogendepotfähigkeit wurde ihnen durch den Rindenextrakt wieder zurückgegeben.

Schilddrüsenlose Tiere überstehen die Nebennierenentfernung länger als Normaltiere, während Schilddrüsenzufuhr die Erscheinungen des Nebennierenrindenausfalles verstärkt (THADDEA 1936). Rindenhormonzufuhr bei nebennierenlosen hyperthyreotischen Tieren ist imstande, die starken Veränderungen des Kohlenhydratstoffwechsels vorübergehend zu bessern, so daß die Ausfallserscheinungen nicht so heftig auftreten.

Beim *Morbus Addison*, der durch eine Insuffizienz der innersekretorischen Funktion der Nebenniere gekennzeichnet ist, tritt die Wichtigkeit der Nebennierenrinde offenbar hervor, da durch Zufuhr von frischen Rindenextrakten die Störungen des Kohlenhydratstoffwechsels, wie die niedrige Lage des Blutzuckers und die veränderte alimentäre Belastungskurve zur Norm zurückgeführt werden können. Beim Morbus Addison weist die alimentäre Hyperglykämiekurve ein abnorm starkes Absinken in der posthyperglykämischen Phase auf, die nicht auf Überfunktion des Inselapparates, sondern als Unterfunktion des Nebennierenapparates aufzufassen ist (BURESCH 1931). Es ist die Frage, ob diese Veränderungen auf eine Erschwerung der Glykogenfixation in der Leber zurückzuführen sind oder ob es sich bei normaler Glykogendeponierung nur um eine erschwerte Glykogenmobilisation handele. Die glykogenmobilisierende Wirkung des Adrenalins ist beim Addison herabgesetzt (VON DEM BORNE, THADDEA), eine Tatsache, die dafür spräche, daß bei der glykogenmobilisierenden Wirkung des Adrenalins tatsächlich keine Glykogendepots in der Leber vorhanden sind (THADDEA). Andererseits könnte es sich aber auch um eine mangelhafte Glykogenmobilisationsfähigkeit der Leber handeln, bei normalem Glykogengehalt der Leber (BURESCH). Hierfür sprechen Untersuchungen über die Wirkungsintensität des Insulins, die bei Addison eine stark verlängerte Wirkung ergeben, wie wir sie bei Erkrankungen finden, die mit einer mangelhaften Gegenregulation auf abfallenden Blutzucker reagieren (MEYTHALER).

Störungen im *Eiweißstoffwechsel* treten nach Nebennierenexstirpation ein, die sich in einem gesteigerten Eiweißabbau äußern. So konnte experimentell erwiesen werden, daß der Rest-N in der Leber kurz nach totaler Nebennierenexstirpation stark erhöht war und daß der Leberrest-N-Gehalt bei den mit Rindenextrakt behandelten nebennierenlosen Tieren niedriger war als nach Epinephrektomie ohne Rindenzufuhr (THADDEA). Die durch Nebennierenexstirpation hervorgerufene Rest-N-Erhöhung in Leber, Blut und in quergestreifter Muskulatur kann durch Rindenhormonzufuhr zur Norm zurückgeführt werden (THADDEA, BRITTON und SILVETTE, ZWEMER und SULLIVAN).

Da nach Nebennierenexstirpation Veränderungen im NaCl-Stoffwechsel gefunden werden (BLUM) nimmt THADDEA an, daß die Rest-N-Zunahme nach Nebennierenexstirpation vielleicht durch den Chlorverlust eines nebennierenlosen Organismus bedingt wird. An der überlebenden Leber konnte eine Hemmung der Harnstoffsynthese nachgewiesen werden, die durch Rindenextraktzufuhr wieder zur Norm zurückgeführt werden konnte (PUTSCHKOW und KRASSNOW).

Auch Störungen im *Lipoidstoffwechsel* treten bei dem Reichtum der Rinde an Lipoidsubstanzen nach Nebennierenexstirpation auf, die sich in einer Vermehrung des Serumgesamtcholesterins äußern. THADDEA vermutet auf Grund eigener Organanalysen in der Leber, daß nach Nebennierenexstirpation eine pathologische Ausschwemmung aus den lebenswichtigen Organen infolge mangelnder Fixierung erfolgt.

d) Leber-Schilddrüse.

Auch für die Schilddrüse besteht, wie für die anderen Inkretorgane, eine Abhängigkeit vom vegetativen Nervensystem. Hierfür sprechen schon klinische Erfahrungen, da an dem Ausbruch oder der Akzentuierung der BASEDOWschen Erkrankung durch affektive Einflüsse — sei es ein einmaliges gewaltiges Schreckerlebnis, seien es die sich summierenden Wirkungen von Kummer, Sorge, Angst usw. — nicht zu zweifeln ist. Ob das Nervensystem hierbei direkt oder auf indirektem Wege durch eine Reihe unbekannter Zwischenglieder auf die Aktivität der Schilddrüse Macht gewinnt und auf welche Weise eine Struma basedowica entsteht, ist allerdings noch nicht erwiesen. MICULICZ nannte die Schilddrüse, insbesondere bei Basedow, einen Multiplikator, der in ein primär nervöses Geschehen eingeschaltet ist. Vielleicht spricht dafür, daß das Schilddrüseninkret in den Hirnstammzentren angreift, da Ausschaltung derselben durch den operativen Eingriff der Dekapitation und durch Hirnstammnarkotica die Wirkung aufhebt (ISSEKUTZ). Auch die Steigerung des Blutzuckers durch das thyreotrope Hormon (HÖGLER und ZELL) und die Herabsetzung des Blutcholesterins durch Thyroxin (FENZ) bleibt bei Narkose des Zwischenhirns aus. Die Schilddrüse steht so unter dem Einfluß des Sympathicus und ist in ähnlicher Weise wie die Nebenniere mit ihm funktionell gekoppelt; Reizung des sympathischen Nervensystems hat Ausschüttung des Schilddrüsenhormons zur Folge.

Auf Grund des regen Anteils, den die Schilddrüse bei der Regulation der Gesamtoxydation hat, kommt ihr auch schon normalerweise eine funktionelle Bedeutung bei der Regulation des Kohlenhydratstoffwechsels zu. Doch erst weitgehende Störungen ihres hormonalen Gleichgewichtes führen schon zu grob feststellbaren Veränderungen des Kohlenhydratstoffwechsels.

Bekannt ist das häufige Vorkommen von Kohlenhydratstoffwechselstörungen bei fast 25% aller BASEDOW-Fälle im Sinne einer Glykosurie. Nach Schilddrüsenentfernung wurde die Kohlenhydrattoleranz erhöht gefunden (MCCURDY, FRONTALI, MESSINA, JOHN, R. E. MARK), wenn auch andererseits keine eindeutige Störung der Kohlenhydratverwertung gefunden wurde (EPPINGER, FALTA und RUDINGER 1908, UNDERHILL und HILDITSCH 1909). Es tritt keine Änderung des Gehaltes an Leber- und Muskelglykogen nach Thyreoidektomie ein (BRITTON und MYERS 1928), ebensowenig verändert sich der Glykogengehalt des Herzmuskels (FIESCHI 1933). Nach NITESCU und BENETATO (1928) wird das Leberglykogen schilddrüsenloser Tiere langsamer als bei den Kontrolltieren abgebaut. Auch der Glykogenabbau in der überlebenden Leber erfolgt langsamer, wenn den Tieren einige Zeit vor dem Tode die Schilddrüse entfernt war (SIEGEL 1929, BURN und MARKS 1925). PENDE (1928) hatte bei schilddrüsenlosen Tieren fettige Degeneration, trübe Schwellung und Atrophie des Leberparenchyms bei Abnahme des Glykogen- und Zunahme des Cholesteringehaltes beobachtet. Viele experimentelle Ergebnisse weisen auf antagonistische Beziehungen zwischen Schilddrüse und Pankreas hin. So wurde nach Schilddrüsenentfernung Hyperplasie der Inselzellen des Pankreas gefunden und Schilddrüsenfütterung führt wohl zu Pankreasvergrößerung aber ohne Beteiligung der Inselzellen, die nach größeren Mengen von Schilddrüse Zeichen von Degeneration und Atrophie aufweisen (KURIYAMA, HARRING 1920). Bei Mäusen kommt es nach Thyroxininjektion zu Atrophie der Inselzellen (GLASER, FLORENTIN und WATRIN). Für einen Antagonismus zwischen Schilddrüse und Pankreas spricht auch die Tatsache, daß Insulin nach Thyreoidektomie stärker als in der Norm wirksam ist (Duchenau, Burn und Marks, Britton und Myers). Nach Burn und Marks finden sich Verhältniszahlen von 1:2 bis 1:6 in der Empfindlichkeit nach Insulin nach Thyreoidektomie. Britton und Myers (1928) fanden bei schilddrüsenlosen Tieren kurz nach der Operation eine Empfindlichkeitssteigerung gegenüber Inseln, die nach 5—6 Wochen wieder verschwand. Messina führt die Umwandlungen, die sich nach Schilddrüsenexstirpation im Kohlenhydratstoffwechsel vollziehen, darauf zurück, daß der Organismus bei Fehlen des Schilddrüsenhormons eher geneigt ist, die zugeführten Nahrungsstoffe zu speichern als sie zu verarbeiten. Dieser Zustand bedingt eine Erhöhung der Toleranz für Kohlenhydrate und der Glykogenbildung. Nach Untersuchungen von v. Noorden und Isaak, Zondek u. a. weisen Myxödemkranke selbst bei hoher Zuckerbelastung keine alimentäre Gykosurie auf. Das seltenere Auftreten von Glykosurie bei Myxödem wird auf eine gleichzeitig bestehende Schädigung des Inselorganes zurückgeführt (v. Noorden, Falta). Garrod dagegen ist der Ansicht, daß diese Glykosurie hypophysären Ursprungs sei, da sich nach Entfernen der Schilddrüse Hypophysenvergrößerung findet.

Die Störungen des Kohlenhydratstoffwechsels bei Morbus Basedow sind nicht einheitlicher Natur. Bekannt ist die Kombination von Hyperthyreoidismus mit echtem Diabetes mellitus (v. Noorden, Ewald, Falta u. a.), eine Kombination, die nicht allzuselten ist (Sattler). Die alimentäre Glykosurie bei Morbus Basedow hat ihr experimentelles Analogon in der alimentären Glykosurie, die nach reichlicher Zufuhr von Schilddrüsentabletten bei normalen Individuen und im Tierexperiment erzielt werden kann (Ewald, Dale, Dennig, v. Noordens, Georgjewsky, Strauss u. a.). Diese Glykosurie ist thyreogen dadurch charakterisiert, daß sie mit der Entwicklung des Morbus Basedow auftritt und parallel mit einer Besserung der Erkrankung, sei es durch Röntgenbestrahlung der Schilddrüse oder nach Strumektomie, wieder verschwindet. Auch nach Besserung oder Ausheilung des Basedow nehmen die alimentären Belastungskurven mit Traubenzucker wieder normalen Verlauf an. Nach Falta scheint die thyreogene Kohlenhydratstoffwechselstörung besonders häufig bei traumatisch entstandenem Basedow aufzutreten. Bei der Erkrankung von Basedow mit echtem Diabetes mellitus nimmt Falta eine selbständige Erkrankung des Inselorganes an. Hyperthyreoidismus hat eine starke Mehrbelastung der innersekretorischen Tätigkeit des Inselorganes durch Erhöhung des Zuckerbedarfes im Gefolge. Trotzdem normale Insulinmengen abgegeben werden, besteht ein dauernder relativer Insulinmangel; ist das Inselorgan nicht in der Lage, durch Überkompensation den nötigen Ausgleich zu schaffen, so tritt, besonders bei Zuckerbelastung, Hyperglykämie und Glykosurie auf. Durch diese Hypothese wird erklärt, daß Hyperthyreoidismus nicht bei allen Individuen zu Glykosurie führt und daß Glykosurie mit dem Rückgang der Hyperfunktion der Schilddrüse wieder verschwindet.

Untersuchungen zur Klärung des Einflusses der Schilddrüse auf die allgemeinen Körperfunktionen und den intermediären Stoffwechsel, insbesondere den Kohlenhydratstoffwechsel, wurden neben den Erfahrungen am Basedowiker und Myxödemkranken gewonnen, einerseits durch Exstirpation der Schilddrüse und andererseits durch Zufuhr von wirksamen Schilddrüsenpräparaten. Die Schilddrüse spielt eine dominierende Rolle für die Gesamtheit des Funktionsgetriebes des Organismus.

Die meisten Erfahrungen über den Einfluß der Schilddrüse auf den Kohlenhydratstoffwechsel betreffen den Glykogengehalt der Leber und den Blutzucker. So konnte im Experiment eindeutig festgestellt werden, daß vermehrte Zufuhr von Schilddrüsenhormon, z. B. durch Verfütterung des Organes (Cramer und Krause, Parhon) oder Zufuhr von Thyroxin (Romeis) das Leberglykogen vollständig zum Verschwinden bringt.

Schon 0,057 mg Thyroxin verursachen eine beträchtliche Verminderung, die doppelte Menge ein vollständiges Fehlen von Leberglykogen. Hierdurch erhalten ältere Arbeiten (CRAMER und KRAUSE 1913), die den Glykogenschwund in der Zelle bei Zufuhr von Schilddrüsensubstanz auf den Einfluß übermäßiger innerer Sekretion zurückführten, ihre Bestätigung. Während sonst Glykogenmangel in der Leber immer Fettleber zur Folge hat, tritt Fett bei diesem thyreogenen Glykogenschwund bemerkenswerterweise nicht auf (ABELIN und KÜRSTEINER).

Es steht fest, daß die hyperthyreoidisierte Leber ihr Glykogenanlagerungsvermögen verloren hat, daß selbst gute Glykogenbildner wie Dextrose, Lävulose, Milchsäure und Glykokoll, nicht mehr zu Glykogenansatz führen (ABDERHALDEN und WERTHEIMER). Auch die Acetonbildung ist bei der nach Schilddrüsenfütterung glykogenarm gemachten Leber geringer als sonst. Wird vermehrte Schilddrüsenzufuhr unterbrochen, so erreicht die Leber innerhalb weniger Tage wieder normale, selbst gesteigerte Glykogenwerte (KURIYAMA). Die Abnahme des Leberglykogens und Schilddrüsenzufuhr ist als Folge einer Hemmung der Fähigkeit zur Glykogensynthese aufzufassen (CRAMER und KRAUSE, KURIYAMA, ABELIN u. a.). Das Muskelglykogen ist gegen Thyroxin gegenüber dem Leberglykogen stabiler. So wurde bei Ratten anfänglich kaum eine Verminderung gefunden, sie trat erst bei dauernder Thyroxinzufuhr ein. Bei Meerschweinchen, deren Leberglykogen durch 0,2 mg Thyroxin erheblich abnimmt, bleibt das Muskelglykogen unangegriffen. Auffällig ist, daß Arbeitsleistung zusammen mit genügender Ernährung in der Leber von mit Thyroxin behandelten Meerschweinchen zu Glykogenansatz führt (BÖSL). Eine reichliche Kohlenhydratnahrung vermag also die Thyroxinwirkung bei Meerschweinchen zu kompensieren. Es fand sich bei den Thyroxintieren eine allerdings zahlenmäßig nicht faßbare umgekehrte Proportionalität beider Glykogenspiegel vor, insofern eine stärkere Senkung des Leberglykogens mit einer wenn auch nur geringfügigen Erhöhung des Muskelwertes einherging (BÖSL). Untersuchungen an angiostomierten Hunden über die Wirkungsweise des Thyroxins ergaben nach oraler Applikation eine Blutzucker- und Glykogenspiegelsteigerung vermutlich durch Nebennierenwirkung: Die Leber schüttet zunächst allein Glykogen aus und erst nach längerer Hormonapplikation auch die Lumbal- und Femoralmuskulatur. Die Glykogen- und Zuckerabgabe aus der Leber findet auch noch statt, wenn die Hormonapplikation über 12 Tage dauert (KOTSCHNEFF und SCHLEPAKOFF). Dieser Befund spricht dafür, daß die Leber die Glykogenbildungs- und Verzuckerkapazität unter Thyroxin nicht verliert. Thyroxinzufuhr führt zu starker Vergrößerung sowohl der Rinde als auch des Markes der Nebenniere (MINOUCHI), ein Befund, der vor allem die wichtige Tatsache erhellt, daß Schilddrüseninkret die Adrenalinproduktion verstärkt.

Über die Ursache des abweichenden normalen Geschehens nach vermehrter Schilddrüsenhormonzufuhr können nur Vermutungen geäußert werden, da morphologische Leberzellveränderungen hier fehlen. ABELIN faßt die Glykogenfreiheit der Leber bei Hyperthyreoidismus als spezifische Schädigung des Leberglykogenapparates durch die Schilddrüsensubstanz auf, die sich in Hemmung der Glykogenbildung oder Glykogenablagerung äußere. Er stellte die Hypothese auf, daß im Bedarfsfall die Glykogenstufe übersprungen werde und die Leber ohne vorherige Polymerisation den Blutzucker zu bilden vermöge. Nach CRAMER dagegen beruht der Glykogenmangel der Leber auf abnorm gesteigerter Verzuckerung des Glykogens. Nach seiner Ansicht kann erhöhte Glykogenbildung mit einem vollständigen Fehlen des Glykogenansatzes einhergehen, wenn die Verzuckerung des Glykogens mit seiner Bildung zeitlich zusammenfällt. HENSCHEN unterscheidet auf Grund seiner operativen Erfahrungen bei Basedow mehrere Stadien der Leberpathologie: im 1. Stadium besteht ein funktioneller Hepatismus mit einer Hochleistung sämtlicher Organe; im 2. Stadium liegt eine

Überaktivität der Organe vor, der im letzten Stadium eine degenerative Lebererkrankung, eine Erschöpfungshepatose folgt. Je nach dem vorliegenden
Stadium bestehen mehr oder minder schwere Leberstörungen, als deren Folgen
Lebercirrhose, schwere tödliche akute und subakute Leberatrophie mit Ikterus
auftreten können.

*Die Besprechung der Frage nach der Beziehung zwischen Schilddrüseninkret-
wirkung und Kohlenhydratstoffwechsel sind identisch mit der Frage nach den
Vorgängen, die sich in der Leber abspielen.*

Bei hyperthyreotischen Zuständen sind folgende Veränderungen des Glykogenstoffwechsels in der Leber anzunehmen: Der ganze Stoffwechselapparat arbeitet
nach vermehrter Schilddrüsenhormonzufuhr mit übermäßiger Innervation und
unter dem Aufgebot sämtlicher Reserven (ABELIN). Die gesteigerten Gesamt-
oxydationen benötigen einen vermehrten Blutzuckerverbrauch, der — wir
schließen uns hier der Auffassung von CRAMER an — nur durch eine gesteigerte
Glykogenbildung gedeckt werden kann. Da der Leber durch die pathologisch
gesteigerten Verbrennungen dauernd Glykogen entzogen wird, kann es nicht
zur Glykogenanlagerung kommen, diese kachierte Glykogenbildung entgeht so
durch sofortigen Abbau dem histologischen oder chemischen Nachweis und die
Leber wird glykogenfrei gefunden. Diese Ansicht erhält unseres Erachtens
durch die von ABELIN und Mitarbeiter gemachten Feststellungen eine Stütze,
daß die glykogenarme, hyperthyreoidisierte Leber nicht fettig degeneriert, und
daß reichliche Nahrungszufuhr die Leberglykogenabnahme hemmen und Fettzufuhr zu Beginn der Schilddrüsenwirkung sie völlig verhindern kann. Der von
der Leber in vermehrter Menge abgegebene Zucker wird für die gesteigerten
Oxydationen sofort dem Blute entzogen, so daß es zu Blutzuckerlabilität kommt
und auch Fälle von klinischem Hyperthyreoidismus infolge der raschen Umsetzungen nicht immer erhöhte Blutzuckerwerte aufweisen.

Untersuchungen bei Basedow und Myxödem ergaben — trotz gegensätzlich
gerichteter Krankheitsursachen — gleichsinnigen Ausfall der Wirkungsintensitätsprüfung nach intravenöser Insulininjektion im Sinne verstärkter und verlängerter Wirkungsintensität (MEYTHALER und H. MANN). Diese auffallende
Tatsache des gleichartigen Wirkungsausfalles sowohl bei Hyper- wie bei Hypothyreoidismus wurde auf verschiedenen Wirkungsmechanismen der durch Insulin
ausgelösten Gegenregulationsfaktoren zurückgeführt. Die Wirkungsintensität
nach Insulin bleibt dieselbe, da bei Basedow infolge der gesteigerten Schilddrüsenhormonzufuhr sekundär Überfunktion des sympathico-adrenalen Systems
mit Leberglykogenarmut — bei Myxödem dagegen reichlicher Glykogengehalt
bei Unterfunktion des sympathico-adrenalen Systems — besteht. Eine Überproduktion von mobilisierendem Stoff — wie bei Basedow — ist bei leeren
Glykogenspeichern ebenso unwirksam wie das Vorhandensein von stark gefüllten
Depots — wie bei Myxödem —, wenn der Mobilisationsfaktor infolge mangelhafter Gegenregulation fehlt. Der Ausfall der Wirkungsintensitätsprüfung ist
also in ihrem Endeffekt bei beiden gegensätzlich gerichteten Krankheitsbildern
derselbe. Andererseits ergab die Prüfung der Wirkungsintensität des Insulins
bei schilddrüsenlosen Tieren ähnlich wie bei Myxödemkranken verstärkte Insulinempfindlichkeit, die sich zeitlich nach der Operation steigert (MEYTHALER und
M. TH. MANN 1937).

Die Regulation des Kohlenhydratstoffwechsels bei thyreoidektomierten
Tieren nach Insulininjektion ist folgendermaßen zu erklären. Normalerweise
setzt regulatorisch bei Blutzuckerabfall eine Mehrausschüttung von Adrenalin
ein, die gegenregulatorisch durch Leberglykogenmobilisation für einen raschen
Blutzuckeranstieg sorgt (Sicherungsfunktion — MEYTHALER; Notfallsfunktion —
CANNON). Beim schilddrüsenlosen Tier besteht, ähnlich wie beim Myxödem,

mangelhafte Gegenregulation des sympathico-adrenalen Systems, bedingt durch Schilddrüsenhormonausfall, d. h. also, daß Unterfunktion der Schilddrüse mit mangelhafter Reaktion und mangelhafter Entladungsfähigkeit des chromaffinen Systems einhergeht. Da wir nun aus Tierexperimenten wissen, daß thyreoidektomierte Tiere normalen Glykogengehalt der Leber aufweisen und ferner, daß das Leberglykogen bei schilddrüsenlosen Tieren langsamer dem Abbau verfällt, liegt die Ursache in der verstärkten Insulinempfindlichkeit sowohl schilddrüsenloser Tiere als auch bei Myxödem in einer Gegenregulationsschwäche des sympathico-adrenalen Systems. Mobilisierungsmaterial ist reichlich im Organismus deponiert, kann aber infolge Adrenalinmangels nicht zur Verwertung gelangen. So erklärt es sich auch, daß Insulinzufuhr bei schilddrüsenlosen Tieren zu verstärkter Wirkungsintensität führt.

Es bestehen so über das Erfolgsorgan — die Leber — gewisse antagonistische Beziehungen zwischen Insulin und Thyroxin, die therapeutisch in Form von Insulininjektion bei thyreotoxischen Leberschädigungen Anwendung finden können.

Die heute oft angewandte Therapie des Basedows mit dem zur Zwischenhirnnarkose und damit zur Herabsetzung der Erregbarkeit der vegetativen Stoffwechselzentren führenden Prominals verhindert nicht den durch Thyroxin und thyreotropes Hormon hervorgerufenen Glykogenschwund der Leber (HOFF).

e) Milz und Leberglykogen.

Über den Einfluß der *Milz* auf den Kohlenhydratstoffwechsel der Leber liegen widersprechende Angaben vor.

Nach *Milzentfernung* wurde einerseits Zunahme von Leberglykogen (VERDOZZI, TOGAWA), Gleichstand des Glykogengehaltes (QUARANTA 1927, RATHERY und Mitarbeiter 1924), andererseits Leberglykogenabnahme (MURAO 1930, RATHERY, FIESSINGER) beschrieben. Die Abnahme des Leberglykogens, die bei Kaninchen nach Milzentfernung bei gleichzeitiger Gabe von Schilddrüsensubstanz verstärkt wurde, ließ an eine korrelative Beziehung von Milz und Schilddrüse denken (ASHER, HEPPE und SCHLIEPHAKE, SCHLIEPHAKE, MURAO, GASPARINI 1932). Beim gesunden Menschen trat nach Milzzufuhr blutzuckersenkende Wirkung nach kurzer anfänglicher Blutzuckersteigerung auf (HEPPE und SCHLIEPHAKE 1931, R. E. MARK 1932). Auf Zuckerbelastung wird nach Milzexstirpation meist verminderte Kohlenhydrattoleranz beobachtet (QUARTA 1909, FLAUM und SCHLESINGER 1932 u. a.). Durch eiweißfreien, oral verabreichten Milzextrakt konnte die toleranzvermindernde Wirkung der Milzexstirpation wieder ausgeglichen werden (A. V. MARX 1930).

V. Beziehungen zwischen Leber und Vitaminen.

Die Beziehungen zwischen Leber und Vitaminen, das sind biologisch wirksame organische Nahrungsbestandteile von hormonartigem Charakter, sind erst seit kurzem erkannt worden, unser Wissen hierüber steht noch in den allerersten Anfängen. Die Leber bildet eine wichtige Umprägungsstelle exogener Vitaminvorstufen und eine Speicherstätte für die gebildeten Vitamine. Am besten sind wir über die Beziehung zwischen Leber und *Vitamin A* ($C_{20}H_{30}O$) orientiert, seitdem der Lebertran als Vitamin-A-reicher Stoff erkannt worden war (KARRER). Vitamin A (McCOLLUM) kommt in einer Vorstufe, dem Carotin, in grünen Gemüsen und roten und gelb gefärbten Früchten vor. Dieses Provitamin wird nur im tierischen Organismus, und zwar in der Leber zu Vitamin umgewandelt (MOORE), eine Umprägung, die unter Aufnahme von Wasserstoff und nachfolgender Oxydation nicht quantitativ vor sich geht. Nach v. EULER steigert

Vitamin A die Sauerstoffaufnahme der Gewebe und wirkt als Oxydationskatalysator. Vitamin A wird ganz überwiegend in der Leber gespeichert, es findet sich bei Mensch und Tier fast nur in der Leber. Nach BAUMANN, RIISING und STEENBOCK enthält die Leber 95% des Vitamin-A-Gehaltes des gesamten Organismus (Ratte), der Rest findet sich in Lunge und Niere und nach VOGT auch in der Hypophyse, die das einzige Inkretorgan mit positivem Vitamin-A-Gehalt ist. Schon die fetale und die Neugeborenenleber zeigt einen hohen Vitamin-A-Gehalt, der dem des Erwachsenen ungefähr entspricht (NEUWEILER), Vitamin A ist bis in das höchste Alter hinein nachweisbar (ASCHOFF, BREUSCH und SCALABRINO). Bis zum 40. Lebensjahr steigt der Vitamingehalt des Serums an, um dann aber deutlich abzufallen. Auch bei Gravidität enthält die Leber 95% des gesamten Vitamin-A-Vorrates. Dieses Verhalten ändert sich auch nicht nach Zufuhr extrem großer enteral oder parenteral zugeführter Vitamin-A-Dosen. MOORE und ELLISON fanden in der Leber bisher gesunder, infolge Unfalls verstorbener Menschen als normalen Durchschnittswert an Vitamin A 221 i. E. im Gramm Frischleber. Bei an Krankheiten verstorbenen waren die Werte vermindert, bei Cholangitis z. B. 110, Carcinom 110, Lues 95, Tuberkulose 96, Sepsis 51 i. E./g Frischleber. Bei avitaminotischer Kost nimmt der Vitamingehalt der Leber rasch ab; Ratten verlieren hier ihre Vitamin-A-Reserven der Leber, die für Jahre hatten ausreichen sollen, innerhalb kurzer Zeit (DAVIES und MOORE, SANTOS RIUZ). Bei schweren avitaminotischen Störungen ist die Fähigkeit der Leber, Carotin in Vitamin A zu verwandeln, verlorengegangen; direkt zugeführtes Vitamin A kann aber auch dann noch verwertet werden. Nach SCHNEIDER und WIDMANN ist der Vitamin-A-Umsatz an den Glykogenumsatz der Leber gekoppelt. Die thyreogene Leberschädigung geht mit einem Vitamin-A-Verlust einher, der auf einem erhöhten Umsatz und Verbrauch, nicht aber auf einer mangelnden Umlagerungsfähigkeit beruht. Die Verwertungs- und Speicherungsfähigkeit des Vitamin A ist im Zustand der thyreogenen Leberschädigung 8mal höher als die seiner Vorstufen, der Carotine (SCHNEIDER und WIDMANN). Nach LASCH und ROLLER (1934/35) ist die Speicherfähigkeit für Vitamin A vorwiegend an die KUPFFER-Zellen gebunden. Vitamin-A-Speicherung erfolgt selbst bei schwerster Leberparenchymschädigung durch Phosphorvergiftung noch in normalen Grenzen, bei Ausschaltung der Reticuloendothelien durch Blockade des Reticuloendothelialsystems dagegen wird die Speicherungsfähigkeit für Vitamin A stark herabgesetzt oder völlig aufgehoben. Der Gehalt der Leber an Vitamin A ist durch Narkoticis beeinflußbar. Unter Äthereinfluß nimmt der Vitamin-A-Gehalt der Leber um 20—25% ab, der des Blutes um das 2—3fache zu; Äther bewirkt also einen Durchtritt von Vitamin A aus der Leber in das Blut (CHEVALIER und CHORON 1935). Starke Verminderung des Vitamin-A-Gehaltes wurde bei Puerperalsepsis, Lues, Enteritis gefunden, bei Erkrankungen also, bei denen Schädigung der Leber häufiges Begleitsymptom ist (GREEN WOLFF); Vitamin A fehlte völlig bei Lebercirrhose und Urämie (ASCHOFF, BREUSCH und SCALABRINO).

Das fettlösliche Vitamin wird nur bei Anwesenheit von Fett in der Nahrung resorbiert. Daher können sich Zeichen des A-Mangels bei Störungen der Fettresorption einstellen, z. B. bei Lebercirrhose, mechanischem Ikterus, bei Fehlen des Pankreassaftes im Darm. Lebertrandiät führt bei Hunden nach Pankreatektomie oder Unterbindung der Pankreasgänge zu einer viel geringeren Vitaminspeicherung als bei Kontrolltieren (RALLI und PARIENTE 1936).

Vom normalen Organismus wird Vitamin A nicht im Harn ausgeschieden, selbst nicht bei stärkster Belastung. Bei Überangebot vermag die Leber das Vitamin zwar nicht mehr zu speichern, es tritt in das Fettgewebe, schließlich in das Blut über, es kommt zur Xanthomatosis. Nur bei Allgemeininfektionen,

Tuberkulose, Krebs findet sich Vitamin-A-Ausscheidung im Harn, als deren Ursache SCHNEIDER und WIDMANN neben einer Leberschädigung eine Veränderung der Nierenpermeabilität ansehen. Bei Überdosierung von Vitamin A (Vogan, Essogen u. a.) kommt es zu einer ausgesprochenen Verfettung der KUPFFERschen Sternzellen.

Eine auf Avitaminose A zurückzuführende Erscheinung ist die Nachtblindheit (Hemeralopie), die durch A-Zufuhr, Lebertran, Vogan usw. rasch heilbar ist (MORI). Schon im alten Ägypten war die Heilwirkung von Leber gegen Nachtblindheit bekannt (*Ebers Papyrus,* etwa 1500 v. Chr. Geb.). Das relativ seltene Auftreten von Hemeralopie bei Leberkrankheiten ist vielleicht als Zeichen einer bereits eingetretenen Störung des Reticuloendothelgewebes aufzufassen (LASCH und ROLLER).

Für die enge Beziehung zwischen Leber und Vitamin A sprechen auch Befunde von Vermehrung des Serumcholesterins (JUSSATZ, COLLAZO, TORRES und RODRIGUEZ) und Vermehrung des Gesamtcholesterins in der Leber nach Vitamin-A-Verabreichung. Mit sehr hohen Dosen von Vogan konnte LASCH vor allem Erhöhung der Esterfraktion nachweisen.

In neuester Zeit ist besonders auf den Zusammenhang zwischen Hypovitaminosen und dem Verlauf von Wundheilung und Infektionskrankheit aufmerksam gemacht worden. In geeigneter Dosierung führt Vitamin A zu einer auffallenden Beschleunigung der Wundheilung (LAUBER). Die Widerstandsfähigkeit Vitamin-A-frei ernährter Tiere gegen experimentelle Infektionen wie Pneumokokken, Rotlauf usw. ist stark herabgesetzt (OELRICHS); Pneumokokkenserum wirkt bei A-avitaminotischen Tieren schwächer auf eine folgende virulente Pneumokokkeninfektion als bei normal ernährten Tieren (Ratte). Weiße Mäuse zeigen bei Vorbehandlung mit Vitamin A auf eine sonst tödliche Dosis von Staphylokokken und Streptokokken nur ganz geringfügige Krankheitssymptome (LAUBER). Durch Verabfolgung von Vitamin-A-Präparaten konnten prophylaktisch gegen epidemische Meningokokkenmeningitis Erfolge erzielt werden (CORKILL). Daß ein Antagonismus zwischen Vitamin A und Thyroxin besteht, wurde von v. EULER festgestellt und seither mehrfach bestätigt. Nach RAPPAI hemmen Carotin und Vitamin A die Stoffwechselwirkung des Thyroxins. Die Schilddrüse ihrerseits beeinflußt wiederum die Umwandlung von Carotin in Vitamin A im Sinne einer Hemmung. Die Wirkung von 0,05 mg Thyroxin, einer Dosis, die parenteral verabreicht, bei Ratten Gewichtsabnahme herbeiführt, wird durch gleichzeitige Gabe von 0,0025 mg Carotin verhindert. Eine sichere antagonistische Wirkung besteht zwischen Vitamin A und der Schilddrüse in bezug auf Leberglykogen und Leberfett (v. EULER). Auch durch das thyreotrope Hormon des Hypophysenvorderlappens konnte eine hemmende Wirkung auf das Vitamin A festgestellt werden. Durch Carotin und Vitamin-A-Zufuhr wird die bei geeigneter Dosierung des thyreotropen Hormons regelmäßig auftretende Leberglykogenverminderung verhindert (SCHNEIDER und WIDMANN). Hierbei ist bemerkenswert, daß Vitamin A hier nur die Wirkung des thyreotropen Hormons auf das Leberglykogen, nicht aber auf die biologische Struktur der Schilddrüse selbst aufhebt. Die Befunde von ABELIN, der durch Eigelb Schilddrüsenwirkung auf die Leber vermißte, lassen sich leicht auf die Vitamin-A-Wirkung zurückführen.

In guter Übereinstimmung mit den Beobachtungen über den Antagonismus Thyroxin-Vitamin A kann bei schwerem Basedow der Vitamin-A-Gehalt des Serums bis auf Null herabsinken. Andererseits konnte durch hohe Gaben von Vogan der A-Spiegel erhöht und Besserung einer BASEDOWschen Erkrankung erzielt werden (WENDT). Auf einer Störung des Vitaminumsatzes beruht nach SCHNEIDER und WIDMANN die Ostitis deformans Paget; nach diesen Autoren ist die Krankheitsursache in der Leber lokalisiert und beruht auf Umlagerungsunfähigkeit der Carotine zu Vitamin A.

Das antineuritische oder antiberiberi *Vitamin B_1*, von B. C. P. JANSEN auch Aneurin benannt (der Vorschlag, die Vitamine nicht mit Buchstaben, sondern mit chemischen Namen zu bezeichnen), ist das einzige bisher bekannte Vitamin, das tatsächlich ein Amin darstellt. Die Formel seiner Base lautet $C_{12}H_{17}N_3OS$. Vielleicht hat der Schwefelstoffwechsel der Leber Beziehungen zu seinem Aufbau. Die synthetische Darstellung von Vitamin B_1 gelang 1936 ANDERSAG und WESTPHAL. Vitamin B_1 hat eine spezifische Wirkung auf den Kohlenhydratstoffwechsel; bei Mangel an B_1 treten schwere Störungen des Kohlenhydratstoffwechsels der Leber ein. Der Bedarf an B_1 wächst mit dem Kohlenhydratgehalt der Nahrung; bei starker Kohlenhydratzufuhr erweisen sich normalerweise genügende Mengen von B_1 in der Kost als nicht mehr ausreichend. Bei übermäßiger Kohlenhydratzufuhr treten Beri-Beri-Erscheinungen früher und stärker auf als bei normaler Kohlenhydratzufuhr (FUNK). Durch starke Kohlenhydratfütterung konnte bei einem Teil der Versuchstiere polyneuritisartige Symptome festgestellt werden (ABDERHALDEN und WERTHEIMER). Andererseits wird der Mangel an Vitamin B_1 ohne Störung vertragen, wenn die Kohlenhydrate aus der Nahrung ausgeschaltet sind (RANDOIS und SIMMONET). Bei der Avitaminose vermögen große Zuckergaben äußerst starke Hyperglykämie hervorzurufen, die unter Umständen zu schwersten Krankheitssymptomen und Exitus führen kann (COLLAZO). Vitamin B_1, im Verlaufe einer 1 Monat dauernden vermehrten Zufuhr, steigert das Leberglykogen bei Kaninchen um 140% (LABBÉ). Die Leber avitaminöser Tiere ist glykogenfrei (ABDERHALDEN). Im ausgeprägten Krankheitsbild von Beri-Beri, besonders bei der akuten Form, Sôshin, ist die Leber infolge der allgemeinen venösen Stauung sehr blutreich, stark vergrößert, von vermehrter Konsistenz. Infolge Verfettung kommt es häufig zur typischen Muskatnußleber; Leberödem ist häufig. Nach NAGAYO kann — als auffallender Befund — neben Nekrose und Verfettung hochgradige Glykogenspeicherung angetroffen werden, so daß in demselben Läppchen oft drei Schichten hervortreten: zentrale Nekrose, peripherische Glykogenablagerung und dazwischen eine verfettete Mittelzone. Insulin beeinflußt die Kohlenhydratstoffwechselstörung bei Avitaminose B_1 günstig, es führt zu Glykogenablagerung in Leber und Muskulatur (BICKEL und COLLAZO). Der Blutzucker wird normalerweise durch B_1 nicht beeinflußt, erst bei Zufuhr von toxischen Dosen kommt es zu einer leichten Steigerung (HECHT und WEESE 1937). Eine kumulative Wirkung kommt Vitamin B_1 normalerweise nicht zu; erst bei Zufuhr von 600—700 mg/kg Tier treten akute toxische Erscheinungen mit Kollaps auf, ohne daß aber der Tod der Tiere eintritt (HECHT und WEESE). Der Verlauf der Avitaminose B_1 ist auch vom Schilddrüsenhormon abhängig. Mangel von Vitamin B_1 wird von schilddrüsenlosen Tieren besser vertragen als von normalen; besonders empfindlich sind mit Schilddrüse gefütterte Tiere, bei B-Avitaminose wirkt Schilddrüsenzufuhr abnorm stark (ARVAY).

Das *Anti-Pellagra-Vitamin B_2* (Lactoflavin) findet sich vor allem in der Leber, dann auch in Niere und Herz. Bei Zufuhr von B_2-freier Kost hört die Ausscheidung im Urin von Vitamin B_2 bereits auf, wenn die Tiere in Leber, Herz, Niere noch etwa 30% der normalen B_2-Menge enthalten. Perniciosaartige Anämien mit intakter Magensekretion (Anämie bei Sprue, bei Pellagra und Coeliakie) können durch B_2 geheilt werden; B_2 ist aber nicht mit dem gegen Anaemia perniciosa wirksamen Schutzstoff der Leber identisch (BRAND, v. DRIGALSKI u. a.), es versagt bei der echten perniziösen Anämie. Vitamin B_2 beeinflußt aber die Zahl der Thrombocyten im Blute, wie SCHIFF und HIRSCHBERGER bei Untersuchungen an gesunden Kindern und solchen mit Morbus Werlhofi nach Zufuhr von reinem Lactoflavin fanden.

Bei der *Sprue*, bei der ein Mangel an Vitamin B_2 ätiologisch bedeutungsvoll sein soll, ist die Leber in typischen Fällen immer verkleinert gefunden; in einem Falle fand OLLOPS das Lebergewicht bis auf 400 g (gegenüber 1600 g der Norm) bei einem Körpergewicht von 33 kg vermindert. Es findet sich fast regelmäßig eine erhebliche Atrophie unter dem Bilde der braunen Atrophie, ferner Hämosiderosis.

Vitamin C (antiskorbutisches Vitamin) kommt in allen frischen Früchten und Gemüsen vor, so auch in Kartoffeln, Kastanien und nach Untersuchungen russischer Autoren (GRJASNOW und ALEXEJEWA) in Kiefernadeln, so daß echter Kiefernadelextrakt direkt zum Vitaminisieren anderer Nahrungsmittel verwendbar sein soll. Die Leber ist außerordentlich reich an Vitamin C (v. EULER, GIROUD und LEBLOND) vor allem aber die Nebennierenrinde (SCENT-GYÖRGI), der wohl als Umwandlungs- und Speicherungsstätte für Vitamin C die wesentlichste Rolle zukommt, und nach GOUGH (1934) auch in der menschlichen Hypophyse, vor allem im jugendlichen und mittleren Alter bei normalem Ernährungszustand. Bei Kachexie oder im Alter kann Vitamin-C-Nachweis der Hypophyse negativ ausfallen. Chemisch handelt es sich um ein sehr reaktives, stark reduzierendes Kohlenhydrat, die Ascorbinsäure. Nach GUHA und GROSH kann das Vitamin synthetisch aus Mannose unter der Einwirkung von Lebergewebe von Tieren, die normalerweise keine exogene Vitamin-C-Zufuhr benötigen (Ratte, Kaninchen, Taube) (PEARSON), dargestellt werden, nicht aber aus dem Gewebe von Meerschweinchen oder Affen, die Vitamin-C-Zufuhr zu ihrer Nahrung brauchen. Vitamin C greift in die Zellatmung ein, indem es als H Vehikel das Zusammentreffen von O und H vermittelt. Beim Neugeborenen wurden hohe Vitamin-C-Werte festgestellt (ROHMER, BEZSSONOFF und STOERR). Nach VAN EECKELEN beträgt der Tagesbedarf eines Erwachsenen von 70 kg ungefähr 50 mg an Vitamin C. Im Urin werden ungefähr 25—35 mg Vitamin C täglich ausgeschieden (AHMAD), nach Narkose kommt es zu erhöhter Vitamin-C-Ausscheidung im Urin (BOWMAN und MUNTWYLER). Auch nach extrem hohen Dosen von Vitamin C konnten keine Symptome einer Hypervitaminose beobachtet werden. Beim normalen Menschen hat Ascorbinsäure eine blutzuckersenkende Wirkung (STEPP, SCHRÖDER und ALTENBURGER). Der Angriffspunkt des Vitamin C für den Kohlenhydratstoffwechsel ist in der Leber zu suchen; die auf den Glykogenstoffwechsel in der Leber bezügliche Wirkung dürfte nach ALTENBURGER als Katalysatorenwirkung zu erklären sein. Skorbutische Meerschweinchen weisen gegenüber normalen Tieren eine erhebliche Leberglykogenverminderung auf; nach Zufuhr von Ascorbinsäure kommt es wieder prompt zu Glykogenanreicherung der Leber. Normale Tiere zeigen bei Zufuhr von Traubenzucker und Kombination mit Ascorbinsäure höhere Leberglykogenwerte als bei reiner Traubenzuckerzufuhr; beim skorbutischen Tier führt Traubenzucker und Ascorbinsäure zu starker Leberglykogenanhäufung, während Tiere, denen nur Traubenzucker verabreicht wird, keinen Glykogenansatz aufweisen (ALTENBURGER). Von COLLAZO wurde nach Zufuhr von reinem Orangensaft bei Kaninchen Leberglykogenzunahme gefunden. Hypovitaminose C wurde bei erhöhten Temperaturen, vor allem bei Pneumonien mit hohem Fieber festgestellt (BULLOWA, ROTHSTEIN, RATISH und HARDE), ein Befund, der die Erfahrungstatsache, daß Temperatursteigerungen auch bei Fieberzuständen durch Obstsafthungerkuren zu senken sind (STEPP), gut erklärt.

Zwischen Vitamin C und dem Schilddrüsenhormon besteht ein Antagonismus: Ascorbinsäure hemmt den durch Thyroxin gesteigerten Glykogenabbau in der Leber; Schilddrüsenfütterung erleichtert das Eintreten von Skorbut. Skorbutkranke Tiere (Meerschweinchen) sind insulinüberempfindlich (BORGHI). Bei Glykogenverarmung avitaminotischer Tiere wird der Leberglykogenbestand durch Insulin wieder erhöht, wenn neben Insulin Traubenzucker gegeben wird

(Bickel und Mitarbeiter). Bei Tieren, bei denen sich infolge Vitaminmangels eine Lipämie eingestellt hat, verschwindet diese nach Insulinzufuhr (Bickel und Collazo).

Auffallend ist das weitverbreitete Zusammenvorkommen von Vitamin C und Vitamin A im pflanzlichen und tierischen Organismus. Nach v. Euler sind beide Vitamine an gewissen biologischen Oxydoreduktionssystemen beteiligt. Wendt und Schröder wiesen einen Antagonismus in der Wirkung beider Vitamine nach: bei gleichzeitiger Gabe von Vitamin A und C bleibt Hypervitaminose A aus oder wird zumindest stark abgeschwächt, die Anreicherung von Vitamin A in der Leber wird weitgehend verhindert.

Das *Vitamin D,* das als Vigantol bei Rachitis und osteomalacischen Erkrankungen Anwendung findet, kommt in der Leber, dem Lebertran und dem Eigelb vor. Der Dorsch speichert in seiner Leber sehr große Mengen von Vitamin D, die er, wie man annimmt, vielleicht selbst zu synthetisieren vermag. Daß eine Beziehung dieses Vitamins zur Leber besteht, geht aus der Tatsache hervor, daß die Zufuhr von größeren Mengen D-Vitamin den Serumcholesterinspiegel steigert.

Von den heute noch weiter genannten jedoch chemisch noch nicht rein dargestellten Vitaminen wäre das Vitamin E und Vitamin H noch zu erwähnen, die beide in der Leber in reichlicher Menge vorkommen und wohl auch dort gespeichert werden. Das Vitamin E stellt ein „Antisterilitätsvitamin" dar, während das Vitamin H bei der Verwertung von Eiweißkörpern und Fetten eine Rolle spielt und in der Therapie bei Hauterkrankungen (Ekzem, seborrhoischer Dermatitis, Psoriasis) (Bürger) angewandt wird.

Die Vitamine, von denen man heute annimmt, daß sie als aus der Pflanzenwelt stammende Substanzen die Fähigkeit gegenüber dem tierischen Körper besitzen, regulierend in den enzymatischen Stoffwechsel einzugreifen, spielen als Heilstoffe und als Körper, die die Widerstandskraft des tierischen Organismus erhöhen, gerade für die Chirurgie eine große Rolle. Wenn ihnen auch für die Entstehung von Tumoren keine Bedeutung zukommt, sowohl doch für das Tumorwachstum. Während der Dauer einer Infektionskrankheit beansprucht der Körper einen vermehrten Bedarf an Vitaminen, und eine vitaminreich zusammengesetzte Krankenkost muß gefordert werden, da der hypovitaminotische Organismus der Infektion leichter unterliegt. Ferner ist sowohl die Wund- als auch die Knochenheilung bei Hypovitaminose stark verzögert, woraus die Bedeutung der Vitamine für die Frage der Regeneration hervorgeht. Sonnentiere, bei denen experimentell die Knochenregeneration untersucht wurde, wiesen eine wesentliche Beschleunigung auf, als in Ställen untergebrachte Tiere (Lauber).

Glutathion. Das wichtigste, bisher bekannte Eiweißspaltprodukt ist das Cystin. Als Zwischenkatalysator in den Stoffwechsel eingeschaltet, stellt es durch die Fähigkeit der Wasserstoffaufnahme und Wiedergabe, also durch reversible Reduktions- und Oxydationsprozesse ein sog. „Redoxsystem" dar. Mit Glutaminsäure verbindet sich Cystin zum *Glutathion* (Hopkins 1921), das als Hauptvertreter der an der Zellatmung beteiligten Substanzen nahezu in allen pflanzlichen und tierischen Zellen vorkommt und ein allgemeiner Protoplasmabestandteil von hoher biologischer Bedeutung ist. Die Nebenniere enthält am meisten Glutathion, aber auch die Leber ist reich an dieser Substanz. Die Leber enthält beim Kaninchen 242 mg auf 100 Frischsubstanz (Matsumori und Okuda), beim Hunde 160 mg; für die menschliche Leber läßt sich ein Gesamtglutathiongehalt von nahezu 5 g errechnen, eine Menge, die im Vergleich zu anderen an der Zellatmung beteiligten lebenswichtigen Substanzen mit katalytischen Eigenschaften bemerkenswert hoch ist (Schreiber). Bei cystinarmer Kost ist die Gewebsatmung, vor allem auch in der Leber, herabgesetzt (LACLAU und MARENZI), der Glutathiongehalt der Leber vermindert sich stark und die Tiere (Ratten) können unter den Symptomen einer alimentären Dystrophie zugrunde gehen (ABDERHALDEN). Umgekehrt tritt Zunahme des Glutathiongehaltes der Leber ein, wenn Ratten mit cystinreicher Kost gefüttert werden (MELON). Bei nüchternen Tieren ist der Glutathiongehalt der Lebervenen stets höher als in der Pfortader, in der Verdauungsperiode findet der umgekehrte Vorgang statt. Hier scheint das Blut beim Durchgang durch die Leber Glutathion zu deponieren (BINET und WELLER 1935). Antianämische Substanzen zur Behandlung der echten Anaemia perniciosa wie Leber, Leberextrakte, Magenschleimhautextrakte enthalten Glutathion, vorwiegend in der S—S-Form.

Das Glutathion ist an allen lebenswichtigen und elementaren Stoffwechselvorgängen beteiligt. Nach HAMMET ist der Glutathiongehalt von sprossenden Geweben und sich teilenden Zellen erhöht. Diese anregende Wirkung auf die Zellneubildung wird von HAMMET auf die SH.-Gruppe zurückgeführt und am Menschen konnte Beschleunigung von Wundheilung durch die Sulfhydrylgruppe durch REIMANN und HAMMET nachgewiesen werden. Glutathion vermag ferner proteolytische Prozesse in der Zelle zu aktivieren und dadurch in den Eiweißumsatz regulierend einzugreifen. Als Aktivator der Stärkespaltung, durch katalytische Wirksamkeit über Oxydationsprozesse ist das Glutathion mit dem Kohlenhydratstoffwechsel verknüpft; es kommt ihm aber auch eine direkte Beteiligung am Zuckerstoffwechsel zu. Nach DRISCH führt einmalige Glutathionzufuhr — wohl durch direkten fördernden Einfluß auf die Blutglykolyse — zu einer vorübergehenden Blutzuckersteigerung. Als Folge einer Insulinbehandlung verlieren alle Organe, mit Ausnahme von Nebenniere und Knochenmark, einen erheblichen Teil ihres Glutathions; Adrenalinisierung verändert ebenfalls den Glutathiongehalt der Organe (MEDVEDA). Nur nach längerer Insulinbehandlung soll es zu einer Steigerung des Leberglutathiongehaltes um etwa 25% kommen (OTERO). Der Glutathiongehalt des arteriellen Blutes steigt sowohl nach Adrenalin als nach Insulin an (ZUNZ). Auch bei der Entgiftung hat Glutathion wesentlichen Anteil, hauptsächlich auf Grund seiner Cystinkomponente. So wirkt z. B. eine tödliche Dosis von Natriumkuprat bei der Ratte bei gleichzeitiger Verabreichung mit Glutathion nicht mehr letal (VOEGTLIN). Glutathion wird bei Entgiftungsprozessen verbraucht, es kommt zu Minderung des Glutathiongehaltes der Organe, z. B. bei Avertinnarkose (WAELSCH), Chloroformnarkose (GERHOLOWITZ und CAMPELL). Andererseits hat Zufuhr von Cystin Entgiftung, in Abkürzung der Narkosezeit zum Ausdruck kommend, zur Folge (WAELSCH). Das einzige Präparat, das bisher in seiner Konstitution und in seinen Wirkungen dem Glutathion nahekommt, ist das Detoxin.

Zu Glutathionabnahme kommt es normalerweise schon im Alter (VOEGTLIN) und bei pathologischen Zuständen wie Cirrhose (LABBÉ und NEPREUX), bei Beri-Beri (KITAMURA), bei Diabetes (PEGORARO, VARELA u. a.), bei Anämie (GABBE und BACH), ferner bei Fettsucht, Gicht und Sepsis.

VI. Leber und Störungen im Wärmehaushalt.

Eine Beteiligung der Leber an der Wärmeregulation ist heute als gesichert anzunehmen. Die Aufrechterhaltung eines genügenden Stoffumsatzes in der Leber gehört für die Homoiothermen zu den unerläßlichen Lebensbedingungen, da die Wärmebildung im Tierkörper zu einem erheblichen Teile von den intermediären Stoffwechselprozessen in der Leber abhängt (FISCHLER). Von der bei durchschnittlicher Tagesleistung gebildeten Calorienzahl von etwa 2250 Calorien liefert die Leber einen Anteil von etwa 30%. Auch die verminderte Körperwärme des Winterschläfers wird vorwiegend durch die Tätigkeit der Leber erhalten. Der Anteil der Leber an der Wärmebildung geht vor allem aus Versuchen nach partieller (FISCHLER und GRAFE) und nach totaler Leberentfernung (GRAFE und DENECKE) hervor. Leberexstirpation führt zu einem starken Absinken der Körpertemperatur bis auf 32,6⁰; die Wärmebildung kann gegenüber der Norm auf $^1/_3$—$^1/_5$ eingeschränkt sein. Klinisch kommt es bei Lebererkrankungen nur selten zu einem Versagen der Wärmeproduktion, da meist noch genügend funktionstüchtiges Leberparenchym vorhanden ist, und außerdem die einzelnen Nahrungsgruppen sich kompensatorisch weitgehend vertreten können. Bei schwersten Leberkrankheiten, z. B. Icterus gravis, bei akuter gelber Leberatrophie sind als Symptom infauster Prognose Temperatursenkungen bis unter 35⁰ bekannt.

Die Bedeutung der inneren Umsetzungen der Leber bei der Wärmebildung geht aus weiteren Tatsachen hervor. Die Leber selbst hat normalerweise immer eine höhere Temperatur als ihre direkte Umgebung, die Bauchhöhle. Auch im Fieber bleiben diese Verhältnisse gewahrt (HIRSCH und MÜLLER). Bei erhöhter Wärmeproduktion im Fieber ist die Lebertemperatur immer höher als die des Aortenblutes (KREHL und KRATSCH). Bei Abkühlung oder Erwärmung des Brustkorbes sinkt bzw. steigt die Bluttemperatur; die Lebertemperatur zeigt bei diesen Einwirkungen gleichsinnige Schwankungen, hat jedoch die Tendenz, ihre Temperatur regelmäßig um einige Zehntel-Grade höher zu halten als die Temperatur in der Bauchaorta (NEDZEL). Die Lebervenen weisen stets die höchste Temperatur, die im Körper zu beobachten ist, auf; das Blut der Lebervenen ist um 0,2—0,4⁰ wärmer als das der Pfortader (BERNARD). Das Blut der V. cava superior ist kälter, das der V. cava inferior wärmer als das Arterienblut, eine Tatsache, die nicht nur auf der vor Abkühlung in der Bauchhöhle geschützteren Lage der V. cava inferior zu suchen ist, sondern vor allem darin, daß dieser das wärmereichere Blut aus der Leber zugeführt wird. Wahrscheinlich stellt die Leber nicht nur auf Grund ihrer Eigenschaften als Stoffwechsel-, sondern auch als Blutspeicherungs- und Blutregulationsorgan eine wichtige Wärmequelle für den Organismus dar.

Die thermogene Funktion der Leber wird durch zentral-nervöse und vegetativ-hormonale Faktoren bestimmt. Durchschneidung des 5. Halssegmentes hebt sowohl die physikalische, d. h. die Wärmeabgabe steuernde, als auch die chemische, d. h. die Wärmebildung bestimmende, *Wärmeregulation* auf. Durch diesen Eingriff werden homoiotherme Tiere poikilotherm. Erwärmung der Carotiden führt nach anfänglicher Herabsetzung zu Erhöhung der Lebertemperatur, Abkühlung der Carotiden dagegen nach primärem Anstieg zu Erniedrigung der Lebertemperatur (KUMAMI 1934). Durch Leberentnervung wird die chemische Wärmeregulation völlig zerstört (KESTNER und PLAUT).

Es ist heute sicher, daß außer diesen zentralnervösen auch vegetativ-hormonale Faktoren an der Wärmeregulation beteiligt sind. Beim schilddrüsenlosen Tier führt Wärmestich nur zu geringerem Anstieg der Temperatur (LOEWI und WESELKO), schilddrüsenlose Tiere kühlen im kalten Bade stärker ab als normale (CORI). Insulin führt infolge vermehrter Glykogenbildung zu einer Hemmung der Wärmebildung und damit zu Temperatursenkung. Mit Insulin vorbehandelte Tiere sind bei Erniedrigung der Außentemperatur nicht mehr imstande, die zur Erhaltung der normalen Temperatur erhöhte Wärmeproduktion aufzubringen (LAUFBERGER). So ruft normalerweise Insulin eine gegen Überwärmung gerichtete wirksame Reaktion hervor. Der Antagonist des Insulins, das Adrenalin, führt durch Verzuckerung des Leberglykogens sowie durch

Mobilmachung und Abtransport des fest verankerten Muskelglykogens zu Stoffwechselsteigerung und somit zu Temperaturerhöhung.

Die Leber selbst ist gegen Abkühlung außerordentlich empfindlich, eine Tatsache, die für den Operateur äußerst wichtig ist. Direkte Abkühlung des Organes oder indirekte Abkühlung durch die Haut führt regelmäßig zu Funktionsstörungen, nachweisbar an Störungen der Zuckerregulation, die von den Graden der Abkühlung abhängig sind (PALMA). Die Leber reagiert gegenüber der Senkung ihrer Eigentemperatur so stark, daß sie Senkung um 1° Eigenwärme mit 10%iger Senkung ihrer Funktionsfähigkeit beantwortet (CRILE). Dabei kann eine postoperative Senkung der Lebertemperatur, je nach technischer Durchführung, bis zu 3° betragen, ein Faktor, der manchen Fall von akutem Stoffwechselversagen nach sonst gelungener Operation zu erklären imstande ist. Anatomisch macht die Abkühlung der Leber schon nach 1—5 Minuten eine, von den Graden der Abkühlung abhängige, oberflächliche Gewebsnekrose (PALMA).

Kälteeinwirkung auf den Organismus führt zu Leberglykogenmobilisation infolge vermehrter Tätigkeit des sympathico-adrenalen Systems (CANNON, STAEMMLER, MEYTHALER). In der Erholungsphase nach Kälteeinwirkung kommt es dagegen zu vermehrter Kohlenhydratzunahme in der Leber (LANCSOS), wohl als Ausdruck kompensatorischer Mehrtätigkeit des assimilatorischen parasympathischen Systems. Auch pathologisch gesteigerte Wärmezufuhr, Überwärmung, kann infolge gleichgerichteter Einwirkung des sichernden adrenalen Systems zu analogen Veränderungen führen.

Fieber und Leber. Wahrscheinlich spielt sich ein großer Teil der Vorgänge, die zu Fieber führen, bzw. das Fieber selbst darstellen, in der Leber ab. Im Fieber kommt es zu Erhöhung der Eiweiß- und Kohlenhydratumsetzungen in der Leber. Für die Beteiligung der Kohlenhydrate an der Wärmesteigerung spricht die Tatsache, daß Wärmestichhyperglykämie ausbleibt, wenn die Tiere vorher glykogenfrei gemacht waren (ROLLY), für eine Eiweißmitbeteiligung Experimente, die nach Halsmarkdurchschneidung, nach der die chemische Wärmeregulation aufgehoben wird, Erhöhung des Eiweißumsatzes ergeben hatten (FREUND).

Fast alle fieberhaften Erkrankungen führen infolge vermehrten Leberglykogenabbaues zu Hyperglykämie und bisweilen zur Glykosurie. Das im Fieber bestehende mangelhafte Glykogenanlagerungsvermögen beruht auf febriler Adrenalinämie. Die mangelhafte Glykogenanlagerung ist Ursache übermäßiger Fettanreicherung, die bei zu langsamem Fettabbau febrile Ketonurie bedingt. Als Ausdruck einer febrilen Leberzellschädigung kann ferner febrile Urobilinurie bestehen, die entweder auf gesteigerter Blutmauserung oder einer gehemmten Rückbildung des Bluturobilins in Bilirubin beruht.

VII. Leber und Störungen im Wasserhaushalt.

Der erwachsene Organismus besteht etwa zu $^2/_3$ (60—65%) aus Wasser. Wasser ist ein Bestandteil der Zelle selbst, es bestimmt alle wichtigen physikalischen und physiko-chemischen Zelleigenschaften und ist zugleich Lösungswie Beförderungsmittel der chemischen Stoffe. Es gibt wohl keinen Lebensvorgang, bei dem der Wasserwechsel nicht in irgendeiner Weise mitbeeinflußt wird, so daß jede größere Veränderung des Wasserwechsels zu schweren Störungen führen muß.

Zahlreiche Anhaltspunkte klinischer und experimenteller Natur liegen vor, die für eine mechanische und hormonale Beteiligung der Leber an der Regulation des Wasserwechsels sprechen. Die Leber selbst besteht etwa zu 70% (ENGELS) aus Wasser, so daß in ihr ungefähr 1000—1200 ccm, also etwa 3% des gesamten Körperwassers, enthalten sind. Peroral aufgenommenes Wasser passiert nach Resorption im Darm erst die Leber, ehe es sich über alle Organgebiete verteilt. Je nach dem Stoffwechselumsatz wird es in den Geweben zurückgehalten, um dann später, in den Kreislauf zurückgegeben, durch die Nieren ausgeschieden zu werden. Nur bei rectaler Zufuhr wird die Leberpassage umgangen. Nach ADLERSBERG wird peroral zugeführtes Wasser erst durch die Leberpassage, vielleicht durch einen hormonartigen Leberstoff, harnfähig gemacht. Intravenös infundiertes Wasser wird viel langsamer ausgeschieden als getrunkenes Wasser (ADLERSBERG). Auch nach subcutaner Infusion wird die Harnmenge kaum vermehrt (COW); dagegen wirkt Wasser, in eine Mesenterialvene infundiert, ebenso diuretisch wie peroral aufgenommenes (ADLERSBERG).

Wasserspeicherungsfunktion. An den verschiedensten Stellen des Körpers wird für äußerste Einsparung des lebensnotwendigen Wassers Sorge getragen, so vor allem auch in der Leber. Ähnlich wie bei ihrer Blutspeicherungsfunktion vermag die Leber Wasser durch Speicherung zurückzuhalten, um es bei Bedarf der Peripherie rasch zur Verfügung zu stellen. Die Frage allerdings, ob diese Speicherung auf eine Zurückhaltung von Blut im Gefäßgebiet oder auf Speicherung von H_2O in den Geweben der Leber selbst beruht, ist noch nicht entschieden. Schon normalerweise kommt es nach peroraler Wasseraufnahme zu Wasserspeicherung. Mittels fortlaufender Röntgenaufnahmen konnte nach Wasseraufnahme bei Kindern Lebervergrößerung nachgewiesen werden (KORANYI) und im Tierexperiment trat Lebervolumenzunahme bis zu 15—18% ein, die etwa 30—40 Minuten nach dem Trinken am ausgeprägtesten war (MARX). Nach großen Salz- und Wasserinfusionen ist die Leber stark geschwollen (COHNHEIM und LICHTHEIM, DASTRE und LOYE u. a.), sie vermag hierbei um 9% ihres Gewichtes zuzunehmen.

Wasserwechsel bei Leberkrankheiten. Bei *Erkrankungen der Leber* kann es häufig zu Störungen des Wasserhaushaltes kommen. Bei schwerer Lebererkrankung besteht ausgesprochene Neigung zu Wasserretention (z. B. bei Leberatrophie), die sich in verzögerter („hepatale Opsiurie", GILBERT und LEREBOULLET), verminderter Harnausscheidung, ja in völliger Anurie (hepatogene Anurie) äußern kann. Die Konzentration des Harnes ist bei Leberkrankheiten häufig herabgesetzt (ADLER, PICK und WAGNER, ADLERSBERG).

Dem Chirurgen ist die Anurie nach Steinoperationen an den Gallenwegen bekannt, die meist nur vorübergehend ist und auch ohne operativen Eingriff bei Choledochussteinen mit Kolik vorkommt.

Bei verschiedenen Arten von Lebererkrankungen, besonders bei Leberlues und bei Lebercirrhosen wird eine hepatorenale Hyposthenurie beobachtet, bei der die Stickstoffausscheidung trotz geringer Harnmengen normal ist. NONNENBRUCH hält diese hepatorenale Hyposthenurie für eine besondere Form der Konzentrationsverminderung bei Leberkranken, die keine renale Ursache hat. Als Symptom der gesteigerten Wasserretention bei Leberkrankheiten kommt es bei Leberfunktionsprüfung durch den VOLHARDschen Wasserversuch zu einer verzögerten Wasserausscheidung (z. B. bei Ikterus, Lebercirrhose, Lebercarcinom), d. h. nach Belastung mit 150 ccm Wasser oder Tee wird die aufgenommene Flüssigkeitsmenge innerhalb 4 Stunden nur unvollständig ausgeschieden. Da mit dem Abklingen der Lebererkrankung, z. B. bei Icterus catarrhalis, der VOLHARDsche Wasserversuch wieder normal ausfällt, können aus dem Verhalten der Wasserausscheidung auch prognostische Schlüsse über den Krankheitsablauf gezogen werden. ADLERSBERG gelang es, in etwa $^2/_3$ der Fälle von Icterus catarrhalis mit gesteigerter Wasserausscheidung im Verdünnungsversuch durch Diathermie der Lebergegend starke Wasserausscheidung

zu erzielen, die in manchen Fällen bis zu 100% betrug. Zur funktionellen Leberdiagnostik wurde auch die diuretische Wirkung der Quecksilberpräparate herangezogen; so können beim mechanischen Ikterus nach intravenöser Injektion
von Salyrgan die 2—7fachen Wassermengen wie normalerweise ausgeschieden
werden (POLLITZER und STOLZ).

Wasserspeicherung in der Leber bei Herzkrankheiten. Aus der Klinik der
Herzkrankheiten kennen wir den für eine Schwäche des rechten Herzens typischen portalen Stauungstyp, als dessen erstes Anzeichen eine Volumenver-
größerung der Leber infolge Wasserretention eintritt. Durch verstärkte Wasserretention und verminderte Wasserabgabe übernimmt die Leber eine Schutzrolle zur Entlastung des geschädigten Herzmuskels, so daß man geradezu von
einer Divertikeleigenschaft der Leber als Schutzfunktion des Herzens reden
kann. Da die Leber den Wasserwechsel nicht nur mechanisch, sondern auch
kolloid-chemisch durch Änderung des Gewebsdruckes reguliert, können große
Wassermengen ohne sichtbare Ödembildung gespeichert werden (PICK).

Wasserretention in der Leber. Schutz gegen Lungenödem. Nach ZACK
gewährt die chronisch induzierte Stauungsleber auch einen gewissen Schutz
gegen das Auftreten von Lungenödem. Bei Mitralstenosen mit Auftreten von
Lungenödem fehlt diese Leberschwellung oder ist nur gering; sie ist leicht durch
Novurit oder Salyrgan zur Rückbildung zu bringen („Blutleber"). Das gleiche
Verhalten der Leber findet sich bei den Lungenödemanfällen der „linkshyper-
trophen" Herzen. Fälle mit großer, harter, indurierter Stauungsleber dagegen
bleiben von Lungenödem verschont, wenn nicht gerade ein Infarkt ein solches
bedingt oder es sub finem vitae zur Beobachtung gelangt. Neben der geänderten
Blutverteilung spielt die unter dem Einfluß der geänderten Leberfunktion bei
chronisch indurierter Stauungsleber gesteigerte Avidität der Gewebe für Wasser
eine das Lungenödem verhindernde Rolle.

Mechanismus der Regulation des Wasserwechsels. Die Regulation des
Wasserwechsels wird sowohl durch mechanische als auch vegetativ-hormonale
Faktoren gesteuert. Die *mechanische Regulation* des Leberwasserwechsels wird
auf hämodynamischem Wege durch das Verhalten des Venensperrmechanismus
(MAUTNER und PICK) bewerkstelligt, die Aufnahme und Abgabe des Wassers
so durch Druckänderungen in den Lebergefäßen bestimmt. Bei Vagusreizung
kontrahieren sich die Muskelwülste der Lebervenen, sie verengern das Gefäß-
volumen und drosseln den Blutstrom; bei Sympathicusreizung öffnen sie sich
weit, sie erleichtern den Blutstrom „nach Art eines Schleusenwerkes". Die
stärksten Reizmittel sind der anaphylaktische, der Histamin- und Peptonshock. Die Kontraktion der Lebervenen hat einen Druckanstieg in den Lebercapillaren zur Folge, es kommt zu einem vermehrten Flüssigkeitsabstrom nach
den Lymphräumen der Leber und dem Ductus thoracicus. Bei Öffnung dieser
Sperre dagegen sinkt der Druck in den Lebercapillaren und es gelangt eine reich-
lichere Flüssigkeitsmenge wieder zurück nach dem Kreislauf. Wird dieser
Sperrmechanismus beim Hunde durch Anlage einer ECK-Fistel ausgeschaltet,
so ist die Wasserausscheidung nach peroraler Flüssigkeitsaufnahme beschleunigt,
die Diurese setzt — statt nach 1 Stunde bei einer gewissen Wasserbelastung —
schon nach 20—30 Minuten ein und ist stark vergrößert. Umgekehrt dagegen
kommt es bei Anlage einer umgekehrten ECK-Fistel zu einer Verminderung der
Diurese mit verzögerter Ausscheidung (LAMSON und RONA, MOLITOR und PICK,
KUNZ und MOLITOR, GLAUBACH und MOLITOR).

Wasserwechsel nach totaler Ausschaltung. Tierexperimentelle und klinische
Erfahrungen sprechen neben der mechanischen auch für eine *hormonale Beeinflussung des Wasserhaushaltes durch die Leber.* Nach Leberexstirpation, ferner
auch nach Leberschädigung durch Phosphorvergiftung kommt es bei Fröschen

zu Wasserretention, Zunahme des Körpergewichtes und Hydrämie (FRÖHLICH
und ZACK, MOLITOR und PICK). Auch direkt aus der Leber wurden diuretische
und antidiuretische Stoffe gewonnen (LAMPE, GLAUBACH und MOLITOR). Nach
CLAUSSEN scheidet die Leber mit der Galle einen diuresefördernden Stoff aus:
nach Ableitung der Galle durch eine Gallenfistel verschwindet die Diurese-
wirkung des Salyrgans und setzt erst nach Erguß der Galle in den Darm wieder
ein. Injizierte Gallensäuren befördern die Wasserausscheidung (ADLERSBERG
und TAUBENHAUS), selbst bei Ableitung der Galle nach außen (KAUFTHEIL und
NEUBAUER). Die Annahme eines spezifischen, den Wasserwechsel regulierenden Leberhormons, ist vorerst noch hypothetisch. Voraussetzung zur Aufrechterhaltung des normalen Wasserwechsels ist die ungestörte physiologische
Korrelation der Inkretorgane untereinander. Wenn in der Funktion eines
Gliedes dieses Systems Störungen vor sich gehen, dann ist auch das physiologische Wasserstoffwechselgleichgewicht des Organismus verändert (ROBOZ).
So vollzieht sich die regulatorische Aufgabe der Leber im Wasserhaushalt unter
dem Einfluß des Zwischenhirns, unter der Mitarbeit von Hypophyse, Schilddrüse, Inselorgan und Nebenniere. Innere Sekretion und Wasserwechsel sind
eng aneinander gekoppelte und voneinander abhängige Prozesse. Dabei läßt
sich schwer entscheiden, ob die inkretorisch bedingten Wasserschwankungen
in der Leber nur eine mit dem Glykogenbestand der Leber gleichlaufende Wasserretention oder Wasserabgabe bedeuten. Kohlenhydrate besitzen eine wasserretinierende Wirkung (ADLERSBERG und PORGES u. a.). BRITTON und SILVETTE
betrachten die schweren Störungen des Kohlenhydratstoffwechsels nach Neben-
nierenrindenausfall als Ursache der Veränderungen des Wasserwechsels; auch
die Wirkung von Insulin, die in einer Steigerung der Wasserbindungsfähigkeit der
Gewebe besteht, wird als indirekte Folge der Veränderungen des Kohlenhydratstoffwechsels aufgefaßt (ROBOZ). Daneben kommt dem Insulin aber auch eine
Einwirkung auf die mechanische Regulation des Wasserwechsels der Leber zu.
Nach Zufuhr hypotonischer Dextroselösung und Insulin kommt es zu einer
außerordentlich starken, röntgenologisch nachweisbaren Lebervolumenzunahme
(DUZAR); durch die vagotrope Wirkung des Insulins wird der Schließtonus der
Lebervenensperre gesteigert. Außerdem beruht die wasserretinierende Wirkung
des Insulins zum Teil auf Kochsalzretention (MEYER-BISCH); mit der Wasser-
retention parallel geht eine Kochsalzretention einher (MEYER, SECKEL, KALLNER).

VIII. Leber und Störungen im Mineralhaushalt.

Mit dem Wasserstoffwechsel untrennbar verbunden ist der *Mineralstoff-*
wechsel, niemals wird Wasser alleine bewegt, immer sind gelöste Mineralien
beteiligt. Die Leber trifft eine Auswahl der ihr zuströmenden Salze in der Weise,
daß einzelne Ionen die Leber ungehindert passieren, z. B. Calcium- und Phos-
phorsalze, wieder andere durch Speicherung zurückbehalten werden, z. B. Chlor
und Bicarbonat (BECKMANN), um später den Überschuß durch die Galle und
Lymphe abzuführen, während nur ein kleiner Teil den Blutweg wählt. Kalium-
salze dagegen werden zum kleineren Teil durch den Lymph- und Gallenweg
abgeführt, zum größeren Teil auf dem Blutwege. Unter ganz besonderen Bedingungen, z. B. bei Nierenschädigung, kann der Gehalt der Lebersubstanz an
Kochsalz bis zu 1,67% betragen (GROSS-SCHMITZDORF), eine Anhäufung, die
allerdings nicht ohne Einfluß auf die Leberzelle bleiben und zu Reizung führen
kann. Bei Zufuhr von Calciumchlorat in das Pfortadergebiet kommt es zu
einer Verdünnung, bei Zufuhr von Kaliumchlorid stets zu einer Eindickung des
Hepaticablutes (WOLLHEIM). Der Mechanismus für die Regulation des Mineralhaushaltes ist in erster Linie in der Leber selbst zu suchen, trotzdem die Frage,

inwieweit Störungen des Mineralhaushaltes bei Lebererkrankungen den Ablauf der Erkrankung oder den Gesamtorganismus beeinflussen, noch keineswegs geklärt ist. Leberkranke reagieren auf Zufuhr von Mineralstoffen ähnlich wie Ödemkranke; nach Zulage von Kochsalz wird der größte Teil des Chlors retiniert, während nach Zulage von Kaliumchlorid oder Ammoniumchlorid die Chlorausscheidung prompt und oft auch überschießend vor sich geht (KRISS und POLLAK). Bei den Lebercirrhosen verschiedener Ätiologie sind die Kaliumwerte des Plasmas erhöht, die Natriumwerte erniedrigt gefunden worden. Chlor und Natrium in den Erythrocyten waren immer herabgesetzt, Kalium dagegen erhöht. Beim Coma hepaticum fand sich ein deutlicher Anstieg von Natrium im Plasma und den Erythrocyten, dagegen eine Erniedrigung der Alkalireserve (SCHMITT und BASSE 1937). Nach intravenöser Normosalinfusion ist beim Leberkranken die Hydrämie verzögert (LANDAU und PAP). Die in ihrer Wirkungsweise noch unklare, klinisch aber sicher festgestellte Wirkung gewisser Mineralwasserkuren auf Gallenstauungen (Marienbad, Karlsbad, Mergentheim; Gicht-Salzschlirf) könnte wohl mit einer vorübergehenden Anhäufung der Salze in der Leberzelle und einer damit bedingten therapeutisch wirksamen Reizwirkung ihre Erklärung finden (FISCHLER).

IX. Entgiftende Leberfunktion und ihre Störungen.

Die Leber, die gleichsam als Filter in den Pfortaderstrom (oder zwischen Blut und Galle) eingeschaltet ist, erfüllt durch ihre *entgiftende Funktion* die Aufgabe, im intermediären Stoffwechsel entstandene oder von außen zugeführte toxische Produkte unschädlich zu machen. Nach experimentellen Untersuchungen ist das Portalvenenblut von Hunden für Kaninchen giftiger als das übrige Körperblut (ROGER). Giftquanten (z. B. Alkaloide), die auf intravenösem Wege sicher tödlich wirken, verlieren ihre Toxizität, wenn sie intraportal injiziert werden (FIESSINGER). Bei Injektion in eine Mesenterialvene tritt der Tod nach Arsenik (RAESTRUP) oder Natronseifen (MUNK) erst nach einer etwa 5mal so großen Gabe ein als nach Injektion in eine Körpervene. Strychnin und Morphin wirken bei direkter Zufuhr in den großen Kreislauf beim Säugetier rasch tödlich, dieselben Dosen, in eine Mesenterialvene injiziert, bleiben völlig unschädlich (WOHLGEMUTH).

Entgiftende Funktion nach totaler Leberausschaltung. Nach *totaler Leberausschaltung* durch Exstirpation führt eine Dosis Nicotin, die den normalen Frosch noch nicht einmal vergiftet, bei dem entleberten zu raschem Tode (SCHIFF).

Entgiftende Funktion nach partieller Leberausschaltung. *Partielle Leberausschaltung* durch eine ECK-Fistel kann vergrößerten Verlauf herbeiführen, wenigstens bei Stoffen, die nicht unmittelbar letal wirken, wie z. B. Strychnin. Da die Leber nicht völlig ausgeschaltet ist, vermag sie die durch arteriellen Zustrom in sie gelangenden Schadstoffe bis zu einem gewissen Grade unwirksam zu machen. Solche „Reabsorptionen" vermögen aber die partielle Ausschaltung der Leber nicht maßgebend zu beeinflussen (FISCHLER), wie das Beispiel der Kreosolvergiftung erweist. Die letale Dosis des Kreosols wird durch die ECK-Fistel herabgesetzt (LADE); das mit Kreosol vergiftete Tier geht zwar nicht sofort, aber nach 3 Tagen doch zugrunde, eine Tatsache, die sich nur durch die verzögerte, verminderte Funktionsfähigkeit der Leber nach partieller Ausschaltung erklärt. Bei Atropindarreichung vom Magen aus weisen Hunde mit ECK-Fistel dieselben schweren Vergiftungssymptome wie bei subcutaner Einverleibung auf. Dagegen zeigen Tiere, bei denen durch Unterbindung der unteren Hohlvene das ganze Blut aus ihrem Wurzelgebiet durch die Leber abgeleitet ist, eine sehr

viel geringere Giftwirkung bei Einspritzung von Atropin in die V. femoralis
als bei Injektion in die Kopfvene oder als Kontrolltiere (KOTLIAR).

Die **Schutzwirkung der Leber** trifft zu für intestinale Zersetzungsprodukte,
z. B. Indol, Phenol, Kresol, Schwefelwasserstoff; für Mineralstoffe, wie Jod, Brom;
für Schwermetalle, wie Eisen, Kupfer, Quecksilber, Arsen, Antimon; für Alkohol,
Ammonium, wie z. B. das Gift des Knollenblätterschwammes, ganz besonders
für Alkaloide, z. B. Morphin, Nicotin, Strychnin, Chinin und für Bakterientoxine.
Durch schnelle Ausscheidung mit der Galle wirkt sie gegen giftige Zwischen-
produkte beim Abbau zur Gallensäure und gegen bestimmte hochdisperse Farbstofflösungen entgiftend. Dieses Schutzvermögen der Leber steht in Abhängigkeit
von ihrer Parenchymzelle und wird vorwiegend durch ihren Glykogen- und
Vitamingehalt bestimmt. Die Leber hält von der toxischen Substanz das Quan-
tum zurück, das die Maximaldosis überschreitet (FIESSINGER). Dabei weist
die Leberbarriere bei den verschiedenen Schadstoffen ganz verschiedene Wirkungs-
stoffe auf. Während Giftstoffe meist schon bei der ersten Passage zurückbehalten
werden, passieren alimentäre Zersetzungsprodukte in der Regel verschiedene
Male die Leber, wobei jedesmal nur ein Teil in der Leber abgefangen wird. Die
Leber verhindert so durch langsame Sedimentierung bei mehrfachen Passagen
z. B. das Verhalten großer Polypeptidmoleküle im Blute. Bei Anwendung auf
die Klinik sind so viele toxische Phänomene verständlich, wie Migräne, Asthma,
Urticaria, die nicht bei Berührung mit dem toxischen Agens auftreten, sondern
erst nach längerem Kontakt mit ihm erscheinen. Das schwere toxische Leber-
syndrom, das hepatische Koma, erscheint im Verlauf der Leberinsuffizienz
nicht plötzlich, sondern schleichend. Die Aufladung mit toxischen Polypeptiden
erfolgt langsam, das Koma tritt erst dann auf, wenn die Toleranzgrenze erreicht
ist. Wird die entgiftende Funktion zum Teil ausgeschaltet, wie z. B. bei der
ECK-Fistel, so kommt es auch hier schon bei übermäßiger Fleischnahrung zur
„Fleischintoxikation" (PAWLOW, FISCHLER), die auf einer Überschwemmung
des Kreislaufes mit an sich normalen Abbauprodukten beruht, die aber bei
Umgehung der Leber zu schweren toxischen Allgemeinsymptomen bis zum
Koma und Exitus führen.

Das Schutzvermögen der Leber kann durch alle glykogenmindernden Eingriffe und Zustände herabgesetzt werden, so z. B. durch Durchtrennung der
Vagi am Halse, Verschluß des Choledochus, bei Lebertoxikosen usw. (HENSCHEN).
Ein im Tierversuch schon durch 48stündiges Hungern erzielter Glykogenschwund
mindert die Widerstandskraft gegen Gifte, gegen pathogene Keime und Infekte
(BOLLMANN und MANN). Andererseits steigert sich die toxische Potenz durch
kohlenhydratreiche Nahrung. Sicherlich spielt auch der augenblickliche Zustand, in dem ein Giftstoff die Leber passiert, eine nicht unwesentliche Rolle;
hyperämische Zustände steigern das Entgiftungsvermögen. Dabei ist nicht
unwesentlich, in welcher Weise die Leber vom Gift betroffen wird; wird das Gift
in langsam resorbierbarer Form zugeführt, so besteht gewissermaßen eine Indolenz
der Leber selbst großen Giftquanten gegenüber, die eine erkennbare Wirkung
auf das Leberparenchym nicht ausüben (RAESTRUP). Gibt man einen in Hoch-
dose letalen Giftstoff in starken Verdünnungen, so sinkt die Giftigkeit ganz
bedeutend. Wiederholte Zufuhr mancher Schadstoffe kann wohl durch chemische
Umstellung des Leberzellenmilieus zu einer Gewöhnung an das Gift führen,
z. B. bei Morphin oder Nicotin. In den meisten Fällen führt aber chronische
fortgesetzte Giftzufuhr zur Leber zur Toxikose des Organismus; die Leber reißt
zwar immer wieder das ihr zuströmende Gift an sich, vermag es aber infolge
endlicher Funktionsstörung nicht mehr zu fixieren, so daß das Gift schubweise
wieder in den Kreislauf gelangt (z. B. bei den Krisen Bleikranker). Nach HOPPE-
SEYLER geht die Schutzwirkung der Leber in dreifacher Weise vor sich: Ein Gift

kann durch Ablagerung in der Leber und nur langsame allmähliche Abgabe in die Zirkulation unschädlich gemacht werden, es kann durch Umwandlung oder Zerstörung in unwirksame Form gebracht oder endlich durch schnelle Ausscheidung durch die Galle ungiftig werden. Das Entgiftungsvermögen unterliegt starken individuellen Schwankungen. In welcher Weise die Leber durch Ablagerung Giftprodukte für den Gesamtkörper unschädlich zu machen imstande ist, entzieht sich vorderhand unserer Kenntnis. SATO hat aus der Leber ein entgiftendes Hormon „Yakriton" (Yakrit-Leber) extrahiert, das den Blutammoniakgehalt zu regulieren scheint und vor Vergiftung mit Ammoniumchlorid (3% Lösung), Phosphor, Phenol, Chloroform und durch hohe Gaben Kaninchen vor Vergiftung mit Dysenterietoxin schützen soll. Nachprüfungen liegen hierüber noch nicht vor, erscheinen aber als notwendig. Alkaloide wie Strychnin, Atropin, Morphin u. a. können bis zu 25—50%, ja bis zu 100%, von der Leber abgefangen werden (HEGER, ROGER). Auch Arsenik wird bei Vergiftung oder bei Durchspülen des überlebenden Organes mit arsenikhaltigem Blute im Lebergewebe fest verankert. Es sind vorwiegend wohl Abbaureaktionen (Reduktion und Oxydation) oder synthetische Prozesse, durch die die Gifte in ungiftige, harn- oder gallefähige Form gebracht werden. Die Entstehung ungiftiger Paarungsprodukte konnte durch Leberdurchströmungen nachgewiesen werden. Unter diesen ist die Bindung der Darmfäulnisprodukte (Insoxyl-Phenol-Skatolderivate) an Schwefel- und Glucuronsäure und die Bindung des beim Eiweißzerfall entstandenen Cyans an Schwefel bekannt. Auch die Harnstoffbildung, die Synthese von Ammoniak und Kohlensäure, darf als entgiftender Vorgang angesehen werden. Es ist denkbar, daß manche Stoffe, z. B. Arsenik, über die Bindung als arseniksaures Alkali organische Verbindungen eingehen und daß diese dann mit der Galle ausgeschieden oder in die Blutzirkulation allmählich abgegeben werden. Kolloidale Suspensionen von Metallen, Ammoniumbasen (Gift des Knollenblätterschwammes), Alkaloide und vor allem auch Bakterien und Bakterientoxine werden von den KUPFFERschen Sternzellen abgefangen und deponiert. Die bakterienbindende Eigenschaft der Leber erstreckt sich auf apathogene und pathogene Bakterien; eine vom peripheren Venensystem tödlich wirkende Dosis von Milzbrandbacillen wird in 64fach gesteigerter Dosis, vom Portalweg der Leber zugeführt, unschädlich gemacht und ohne Schädigung des Gesamtorganismus ertragen (FRÄNKEL). Nach MANWARING, FRITSCHER und COE entfällt im Staphylokokkenversuch auf die Leber allein 80% des Bakterieneinfanges; wird dem Blute des Tieres eine Spur von Serum eines immunisierten Tieres zugeführt, verankert die Leber fast die Gesamtheit der Bakterien. Durch Produktion von Agglutininen steht die Leber in weiterer Beziehung zur Antikörperbildung.

Entgiftende Leberfunktion bei Lebererkrankungen. Wenn so die Leber unzweifelhaft große Aufgaben im Abwehrsystem des Organismus zur erfüllen hat, so ist die Frage, ob krankhafte Veränderungen des Organes die entgiftende Funktion der Leber zu ändern imstande sind, noch ganz ungeklärt. Eine Leberfunktionsprüfung, die eindeutig den Grad der Leberschädigung durch Störung ihrer entgiftenden Funktion anzuzeigen imstande wäre, gibt es bis heute nicht. Wie für die anderen zahlreichen Leberfunktionsprüfungen (wie Belastung mit Kohlenhydraten, Proteinen usw.) gilt auch für die Entgiftungsmethoden die vernichtende Kritik der Wissenschaftler, die heute wohl mit die besten Kenner der Leberphysiologie und -pathologie sind, von MANN und BOLLMANN. Diese Autoren haben in zahlreichen experimentellen Untersuchungen nach Anwendung des Testes makroskopische und mikroskopische Leberuntersuchungen ausgeführt; keine der bisher bekannten Leberfunktionsproben war imstande, auch nur annähernd den Grad oder die Ausdehnung einer operativen Leberverkleinerung oder

Parenchymschädigung aufzuzeigen und die Entgiftungsmethoden werden als völlig unzureichend abgelehnt. Diese Tatsache beruht nun weniger darin, daß bei Leberschädigung andere Organe bis zu einem gewissen Grade kompensatorisch die entgiftende Funktion zu übernehmen imstande sind, als darin, daß diese, wie die übrigen der Leberfunktionen, noch durch einen kleinen Rest funktionstüchtigen Parenchymgewebes erfüllt werden können. Dazu kommt, daß nach Vergiftung selbst schwerster Art (z. B. Arsenik) der Abbau und Ersatz der nekrotischen Leberteile sehr schnell vonstatten geht (RAESTRUP). Dieser Ersatz vollzieht sich in kompensatorischer Hypertrophie des Restgewebes, weiter in echter Regeneration der ausgefallenen Teile, selbst durch Wucherung der in den Nekrosen erhalten gebliebenen Leberzellen.

Leberschädigung durch Ausübung ihrer entgiftenden Funktion. Da die Leberzelle außerordentlich empfindlich ist, wird sie bei Vergiftungen sehr leicht in Mitleidenschaft gezogen. Nach PFUHL kommen vor allem drei leberzellschädigende Gruppen in Betracht: 1. giftige Stoffwechselprodukte (akute gelbe Leberatrophie der Schwangeren); 2. Bakteriengifte, z. B. bei Sepsis, Fleckfieber, Typhus; 3. enterale oder parenterale Gifte, von denen eine Anzahl ihren Hauptangriffspunkt in der Leber haben, so z. B. Phosphor, Jodoform, Chloral, Alkohol, Arsen, Antimon, Kohlenoxyd, Gift des Knollenblätterschwammes. Aber auch vielgebrauchte Heilmittel, z. B. Salvarsan (HERXHEIMER und GERLACH 1921) und Atophan (KLINKERT 1927) können bei bestehender Disposition als Lebergifte wirken.

Für die Leberzelle ist somit der Dienst der Entgiftung, den sie dem Gesamtorganismus leistet, keineswegs gleichgültig und häufig ist ihr Untergang die Folge (dieser Funktionserfüllung). Anatomisch kann sich diese Schädigung in Glykogenschwund, Leberverfettung, wie wir sie bei Alkohol, Phosphor, Phlorrhizin und einer Anzahl Infektionskrankheiten finden, und schließlich in zentraler Nekrose der Leberläppchen äußern.

Die *Phosphorleber* kann als experimentelles Analogon der gelben Leberatrophie des Menschen angesehen werden (UMBER). Die Streitfrage, ob die Verfettung bei P-Vergiftung eine Fettdegeneration oder eine Infiltration darstellt, hat LEBEDEFF geklärt. Er ließ Tiere so lange hungern, bis sie ihren ganzen Fettvorrat eingebüßt hatten und führte dann unter gleichzeitiger Vergiftung mit Phosphor, Leinöl und Fleisch zu. Da die Leberzellen der Tiere dann vorwiegend Leinöl und kein eigenes Organfett enthielten, wurde angenommen, daß es sich hierbei um eine Fettinfiltration und nicht um Fettdegeneration der Leberzellen handelt. Bei der akuten Phosphorvergiftung bleiben die Leberzellen noch 8 Stunden nach Giftzufuhr funktionstüchtig; erst dann tritt der degenerative Vorgang der Leberzellen ein, beginnend im peripheren Abschnitt der Leberläppchen, um sich dann allmählich nach dem Zentrum zu verbreiten (NAKAMURA). Auch die in der Leber auftretende Fettablagerung geht von der Peripherie des Läppchens nach seiner Mitte zu. Diese Fettablagerung zeigt, ebenso wie der degenerative Vorgang der Leberzellen, eine temporäre Verminderung, um dann wieder verstärkt zuzunehmen. Gifte mit phosphorähnlicher Wirkung auf die Leberzelle sind Arsen, Antimon, Alkohol, Extractum filicis maris, Theacylon, Naphthol (HERXHEIMER). Hierher gehören auch Gewerbegifte wie Dimethylsulphat, Carbontetrachlorid, die zum Teil in der Gummiindustrie Verwendung finden und als deren Folge Lebercirrhose und akute gelbe Leberatrophie beobachtet wurden.

Für den Chirurgen sind die zentralen Läppchennekrosen der Leber von großem Interesse, da sie in einer gewissen Beziehung zur Chloroformvergiftung stehen; gerade hier sind diese zentralen Läppchennekrosen zuerst beobachtet worden (WHIPPLE und SPEARY, FISCHLER u. a.). Ähnlich wie Chloroform, durch das die Leber unter den Narkotica am meisten geschädigt wird, wirkt Chloräthyl und Avertin, während Äther und Lachgas eine viel geringere Wirkung ausüben (TAKANE). Nach den Tierversuchen von B. MÜLLER und den klinischen Untersuchungen von BALKHAUSEN an operierten Menschen tritt nach jeder längerdauernden Chloroform- aber auch bei Äther- und Mischnarkose eine Leberveränderung ein, die sich schnell wieder zurückbildet. Vielleicht ist hier auch ein Zusammenhang vorhanden mit der von ELLINGER und ROST beschriebenen Umwandlung des Oxyhämoglobins in Methämoglobin bei längerdauernder Narkose. Sicher kommt es bei Narkose zu einer schweren Störung des Kohlenhydratstoffwechsels der Leber, mit starker Leberglykogenmobilisation, die zu Hyperglykämie und Glykosurie führt und sekundäre Fettdegeneration der Leberzelle mit funktioneller Erschöpfung im Gefolge hat. Blutstickstoff und Blutharnstoff sind erhöht, es kann eine akut toxische Dystrophie mit frischen Nekrosen entstehen. Klinische Fälle, bei denen der Tod nach Chloroformnarkose auf Lebernekrose oder akute gelbe Leberatrophie zurückgeführt werden mußte, sind in der Literatur mehrfach beschrieben (GULEKE). Worauf die zweifellos bestehende Überempfindlichkeit der Leber gegen Chloroform beruht, ist aus den mitgeteilten Berichten nicht immer klar zu entnehmen. In einem von ROST beobachteten Falle fand sich neben der Lebernekrose bei einem etwas pasteusen Kinde eine Hyperplasie des gesamten lymphatischen Apparates. Die kindliche Leber scheint besonders chloroformgefährdet zu sein. Einen Spättodesfall bei einem 2jährigen Kinde 2 Tage nach einer Hernienoperation unter dem Bilde der akuten gelben Leberatrophie beschreibt HAIM. Die Überempfindlichkeit Ikterischer gegen Chloroform ist jedem Chirurgen bekannt, und man wird daher dieses Narkoticum in diesen Fällen strengstens meiden. Liegen schon vor der Operation Leberschäden vor, wie sie in Begleitung von chronischen Galleninfektionen, Steinverschluß des Ductus choledochus, bei chronischen Eiterungen usw. bestehen, so ist die Leber sowohl durch Chloroform und Chloroformmischnarkosen, aber auch durch Äther und Avertin gefährdet. Besonders gefürchtet ist der Choledochusverschluß bei lange bestehen dem Ikterus, und Todesfälle auch nach Äthernarkosen an Coma hepaticum sind gerade in letzter Zeit mitgeteilt. Operationen in Lokalanästhesie oder Lachgasnarkosen sind hier erforderlich. Über die Leberschädlichkeit des Avertins herrscht noch kein einheitliches Urteil. Während einige Autoren selbst unter einer großen Anzahl von Avertinnarkosen keinerlei Avertinschäden fanden (COENEN, HENSCHEN, KAPPIS, KONJETZNY, 1306 Avertinnarkosen, FLÖRCKEN, DENK, SEEFISCH, SUDECK), berichten andere über Leberschädigung durch Avertin (v. HABERER, KOENIG-HEINICKE u. a.).

Es haben nun die Versuche FISCHLERS gezeigt, daß dieser Zusammenhang jedenfalls kein einfacher ist, sondern in Beziehung zur Tätigkeit des Pankreas steht. Chloroform allein macht nämlich gewöhnlich beim gesunden Tier keine länger anhaltende Leberschädigung. Schaltet man jedoch die Leber durch ECKsche Fistel aus und gibt danach dem Tier reichlich Chloroform, so erhält man jetzt sehr leicht die zentrale Nekrose der Leber. Die Tiere sterben in einem eigenartigen komatösen Zustande. Es lassen sich jedoch bei Tieren mit ECKscher Fistel die gleichen Veränderungen in der Leber auch mit anderen die Leber schädigenden Giften außer Chloroform erreichen, und es sind Tiere, bei denen die Anlegung der ECKschen Fistel schon längere Zeit zurückliegt, nicht empfindlicher gegen Chloroform als normale Tiere. FISCHLER folgert deshalb aus seinen Versuchen, daß dem Chloroform nur eine auslösende Bedeutung für das Zustandekommen der erwähnten Leberveränderung zukommt. Diese Versuche bedürfen jedoch meines Erachtens einer Nachprüfung, da bei schon länger bestehender ECKscher Fistel sich womöglich wieder ein Kreislauf zur Leber hin gebildet haben kann. Die in irgendeiner Weise geschädigte Leber ist überempfindlich gegen Trypsin, das aus dem Pankreas stammt. Wird ein Tier vorher gegen Trypsin immunisiert (BERGMANN und GULEKE), so bekommt es bei ECKscher Fistel plus Chloroform keine zentralen Läppchennekrosen. Klinisch spricht für die Richtigkeit dieser Vorstellung das gleichzeitige gelegentliche Vorkommen von zentraler Lebernekrose und Pankreasfettgewebsnekrose (Fall von ASAMSKI), ein Zusammentreffen, das übrigens auch experimentell oft beobachtet worden ist. Der Tod bei diesen zentralen Lebernekrosen tritt nach FISCHLER durch eine Überschwemmung des Blutkreislaufes mit Lebersubstanz ein, die durch das Trypsin abgebaut worden ist. FISCHLER faßt den Chloroformtod aus diesem Grunde auch als eine Abbautoxikose auf.

X. Beziehungen zwischen Leber und Blut.

Die Leber übt in physiologischen und pathologischen Zuständen einen vielseitigen, wenn auch noch nicht völlig geklärten Einfluß auf die Morphologie des Blutes aus. Die Blutbildung, eine physiologische Funktion der embryonalen Leber, geht im extrauterinen Leben verloren; in pathologischen Zuständen kann diese Funktion aber jederzeit wieder aufgenommen werden.

Embryologische Blutbildungsfunktion der Leber. Die Leber beginnt unmittelbar nach ihrer ersten Anlage — vorwiegend als erythropoetisches Organ (MOLLIER 1909) — schon beim Embryo von 7,5 und 12,5 mm Länge (LEWIS, SCHRIDDE) mit der Blutbildung. Die Erythrocytenbildung geht in der Leber von einem embryonalen Netzwerk aus, die Blutzellbildung erfolgt im Reticulum außerhalb der Gefäßlichtung (MOLLIER). Diese physiologische erythropoetische Funktion der Leber nimmt gegen Ende der Embryonalzeit in individuell verschiedener Weise ab (NAEGELI). In der Neugeborenenleber finden sich noch regelmäßig (LOBENOFER), wenn auch nur wenig, Blutbildungsstätten (GRUBER), sie verschwinden erst gegen Ende des 6. Monats post partum völlig (HERLITZKA). Zahlreiche Blutbildungsstätten einer Neugeborenenleber sind Symptom einer Frühgeburt oder eines anderen pathologischen Prozesses. Das Wiedererwachen der **erythropoetischen Funktion im extrauterinen Leben** — mit Auftreten zahlreicher erythropoetischer Blutbildungsherde in der Leber — findet regelmäßig bei experimenteller Blutgiftanämie statt, z. B. nach Toluylendiamin oder Arsenwasserstoff (E. MEYER und HEINICKE, ITAMI, MORRIS, V. DAMARUS), ebenso kann die erythropoetische Funktion wieder auftreten bei schweren Anämien im Kindesalter (O. NAEGELI und SWART) bei perniziösen Anämien und Anämien septischer Natur (ENGEL, SCHATILOFF, MEYER und HEINICKE), bei kongenitaler Lues (NAEGELI, DI LUCCA), Knochenmarkscarcinom (KURPJUWEIT), Osteosklerose (ASKANAZY), angeborener Wassersucht (RAUTMANN, FISCHER), Infektionskrankheiten (HERZENBERG). Als Ort der Umwandlung wird das Gebiet der Lebercapillaren angesehen, die wieder den embryonalen Verhältnissen gleich werden, während das periportale Gewebe meist nur gering beteiligt ist oder intakt bleibt (SKORNJAKOFF, FURRER-NAEGELI).

Die *myeloische Funktion der embryonalen Leber* ist durch den Nachweis granulierter Leukocyten in der Leber beim Embryo von 2,7 cm Länge, also vor Anlage der Milz und des Knochenmarkes erwiesen (O. NAEGELI). Diese myeloische Leberfunktion bleibt lange erhalten und ist stets beträchtlicher als in der Milz, in der das myeloische Gewebe nur eine geringe Rolle spielt (NAEGELI). Bei der Wiederaufnahme der Erythropoese in pathologischen Zuständen treten regelmäßig myeloische Zellen in Gemeinschaft mit den erythropoetischen Herden auf, niemals dagegen sind lymphatische Neubildungen dabei festzustellen, wie auch in der embryonalen Leber lymphatische Formationen völlig fehlen.

Die postfetale hepatische Blutbildung wurde von Meyer und Heinicke mit „myeloischer Metaplasie" bezeichnet, ein Vorgang, der vor allem auch im Tierexperiment erwiesen werden konnte. So gelang der Nachweis von Blutzellen in der Leber bei infizierten anämischen Tieren (Dominici, Bezançon und Labbé, Nattan-Larrier), nach Einverleibung abgeschwächten Paratyphustoxins (Gruber), ebenso nach Streptokokkenzufuhr (Siegmund). Seyderhelm konnte bei der Perniciosa (Pferd) Leberveränderungen im Sinne der myeloischen Metaplasie feststellen.

Abbau der Blutkörperchen. In der Leber werden, wie auch in der Milz, dauernd gealterte und unbrauchbar gewordene Blutelemente, sowohl Erythrocyten als Leukocyten abgebaut. Es ist heute noch nicht geklärt, ob der physiologische Erythrocytenabbau vorwiegend durch Hämolyse, Fragmentation oder Phagocytose erfolgt. In pathologischen Zuständen bei schwerstem Blutzerfall, z. B. bei der konstitutionellen hämolytischen Anämie kann Phagocytose völlig fehlen (Naegeli). Gesichert ist heute die Tatsache, daß der Abbau der Erythrocyten eine Funktion des Reticuloendothel-Zellsystems ist. Zwischen der Intensität des Blutzerfalles und der Gallebildung bestehen insofern Beziehungen, als die Umwandlung der Erythrocyten in der Leber quantitativ zu Gallenfarbstoff vor sich geht (s. Kapitel Gallenfarbstoffbildung). Die Gallenfarbstoffbildung ist also an die Funktion des reticuloendothelialen Systems gebunden, nicht an die des Leberparenchyms, das für die Galle vorwiegend nur Ausscheidungsorgan darstellt. So kommt es, daß auch nach Ausschaltung der Leber durch Exstirpation (Mann und Magath) Bilirubinämie entsteht, da gewisse Mengen von Gallenfarbstoff auch ohne Leberfunktion gebildet werden können. Dagegen scheint die Leber bei der Entstehung experimenteller Ikterusformen die Hauptrolle zu spielen; die Entwicklung eines Toluylendiamin- oder Phenylhydrazinikterus unterbleibt nach Leberexstirpation (Rosenthal, Licht, Melchior), so daß angenommen werden muß, daß mit der Entfernung der Leber eine wichtige Quelle für die zum Ikterus führende Gallenfarbstoffproduktion zerstört ist (Rosenthal).

Veränderungen des roten Blutbildes bei Leberkrankheiten. *Lebererkrankungen* sind sehr häufig von Veränderungen des quantitativen und qualitativen Blutbildes begleitet. Der Durchmesser der Erythrocyten ist bei Leberschädigung oft wesentlich größer als in der Norm (Gamma 1926, 1933, Schulten, Melamos, Perelli). So fand sich *Zunahme des Durchmessers* der roten Blutkörperchen bei Cirrhosekranken im beginnenden präascitischen und vorgeschrittenen ascitischen Stadium, bei Kranken mit chronischer Stauungsleber (Gamna und Perelli), vor allem bei Pigmentcirrhosen, bei denen ein makrocytärer Umschlag im frischen Knochenmark gefunden wurde. Makrocytose fehlte bei Cholecystopathie und bei Fällen nichtdiffuser Lebererkrankung (Melamos). Ein Zusammenhang zwischen erhöhtem Serumbilirubin und Größenzunahme der Erythrocyten besteht nicht. Es gelang bisher nicht, den die Makrocytose verursachenden Stoff nachzuweisen. Die Vergrößerung der Erythrocytendurchmesser bei Stauungsleber infolge Herzinsuffizienz ist nicht hepatogenen oder myelogenen Ursprungs, sondern durch physikalische Änderung der Größenverhältnisse infolge CO_2-Überladung bei Dekompensation zu erklären. Bei Patienten mit Leberaffektionen bleibt die beim Gesunden eintretende, vorübergehende Vermehrung der Erythrocytenzahl nach kleinen subcutanen Histamingaben aus, ebenso nach Adrenalin. Diese Reaktion wird durch Blutdepotauspressung beim Normalen und Störung der Blutdepotfunktion bei Leber- sowie auch Milzkranken erklärt, wenn auch die Möglichkeit, daß es sich hierbei um Bluteindickung handelt, nicht ausgeschlossen werden kann (Kent und Rubel). Bei Icterus catarrhalis kommt es auf der Höhe der Erkrankung zu einer Vermehrung der Erythrocytenzahl im strömenden Blut (EPPINGER, KENT und RUBEL 1935), ein Symptom, das sich durch eine seröse Entzündung der Leber erklärt. Auch NAEGELI betont, daß einfacher Ikterus selbst bei hohen Graden nicht mit Anämie einhergeht, wie so häufig in der Literatur beschrieben wurde, sondern daß progressive Anämie bei Ikterus auf eine primär schädigende Ursache wie Carcinose, hämolytische Prozesse, schwere infektiöse Vorgänge oder Lebercirrhosen mit schwerer Knochenmarksalteration zurückzuführen ist. Nach VERZAR stellt Bilirubin einen Anreiz zur Erythropoese dar, eine Ansicht, die auch den experimentellen Befund erklärt, daß Gallenfistel zu Daueranämie mit Senkung des roten Blutspiegels auf $^2/_3$ der Norm führt, die durch Verfütterung von Gesamtgalle vermieden werden kann (SEYDERHELM und TAMMANN). Im Frühstadium der Cirrhose ist das rote Blutbild häufig unverändert, es kann in späteren Stadien schwer anämisch werden (MASINA und NAEGELI, JONA und AUBERTIN). Bei der akuten gelben Leberatrophie besteht häufig schwere sekundäre Anämie, nicht selten aber auch Vermehrung der Erythrocyten und des Hämoglobins, ein Symptom, das nach LICHTWITZ weniger auf den Wasserverlust zurückzuführen ist als auf die Tatsache, daß selbst unter diesen Verhältnissen noch eine Einwirkung der Leber auf die Blutbildung stattfindet, da sich bei Leberatrophie Vermehrung der Reticulocyten im strömenden Blute und stets totes Knochenmark in den langen Röhrenknochen findet. Es ist nicht auszuschließen, daß bei Leberzerstörung der antianämische Faktor aus der Leber frei wird und so die Blutbildung steigert (LICHTWITZ).

Durch *Leberexstirpation* wird das quantitative und qualitative Blutbild nicht verändert. Dagegen kommt es zu einer starken Verminderung des Fibrinogens infolge gestörter Fibrinogenregeneration (MANN, BOLLMANN), zu einer Abnahme des Gesamteiweißes im Plasma um durchschnittlich 28%, des Fibrinogens um 36%, des Albumins um 35% und des Globulins um 17%; das Verhältnis Albumin zu Globulin sinkt durchschnittlich von 1,28 auf 1,03 (CANTO 1930). Die Verminderung des Fibrinogens macht sich in Gerinnungsverzögerung frühestens 11 Stunden nach Leberentfernung bemerkbar (ROSENTHAL, LICHT und MELCHIOR). Auch nach Phosphorvergiftung kommt es zu Fibrinogenabnahme, so daß die Leber in erster Linie Bildungsstätte des Fibrinogens sein dürfte.

Tiere mit ECKscher Fistel weisen ebenfalls keine Veränderung des qualitativen oder quantitativen Blutbildes gegenüber der Norm auf. Allerdings bewegt sich die Zahl der roten Blutkörperchen an der oberen Grenze der Norm, ohne daß ausgesprochene Polycythämie besteht. Die Zahl der weißen Blutkörperchen ist vor und nach der Operation die gleiche. Bei Tieren mit *umgekehrter* ECK-*Fistel* dagegen kommt es zu einer relativen Eosinophilie, zum Auftreten von Jugendformen roter Blutkörperchen in geringer Zahl, und regelmäßig zu einer vermehrten Resistenz der roten Blutkörperchen (NASSAU 1914). Nach FISCHLER hängt die Erhöhung der physikalischen Resistenz der roten Blutkörperchen beim Hund mit umgekehrter ECK-Fistel möglicherweise mit einem vermehrten Untergang der roten Blutkörperchen zusammen, als dessen Folge ja häufig Resistenzvermehrung aufzutreten pflegt (MORAWITZ und PRATT 1908, PRATT und ITAMI 1909). Während einer *Fleischintoxikation* beim ECK-Tier tritt ebenso wie bei der glykopriven Intoxikation (FISCHLER) des ECK-Tieres keine wesentliche Veränderung des Blutbildes ein. Als einzig greifbarer Befund liegen die Leukocytenwerte an der unteren Grenze der Norm.

Die menschliche Leber, die normalerweise einen höheren Gehalt an Hämoglobinbildungsfaktoren aufweist als die tierische Leber, verarmt in pathologischen Zuständen, z. B. bei foudroyant verlaufenden Infekten, an diesen Faktoren (WIPPLE). Zu Polyglobulien, wohl hepatischen Ursprungs, führen Stauungszustände der Leber infolge Herzaffektionen. Durch Phosphor und Arsen verliert die Leber die Fähigkeit, Hämoglobin zu zerstören, so daß es zu einer toxischen Polyglobulie kommt (Hess und Saxl), ebenso durch Eisen, Blei und andere Metalle (Henschen). Für die chronische Stauungsleber ist das Unvermögen, Hämoglobin aus Extravasaten und Unterhautgewebe abzubauen, charakteristisch (Zack).

Zwischen der Leber und den weißen Blutzellen bestehen schon physiologische Beziehungen, insofern, als alle Organe mit erhöhter Stoffwechseltätigkeit zur Verarbeitung von Stoffwechselendprodukten Leukocytenanreicherung aufweisen. So enthalten die Gefäße der Leber durchschnittlich eine 2—5mal höhere Leukocytenzahl als z. B. die Hautgefäße. Die Leukocyten reagieren ganz besonders auf akut entzündliche und eitrige Prozesse von Leber und Gallenwege. Starke Leukocytose findet sich immer bei Leberabsceß, ebenso bei Leberatrophie. Leukopenie ist ein häufiges Begleitsymptom der Cirrhosen. Es kommt vorwiegend zu einer Senkung der Neutrophilen auf 5000 und tiefer, ein differentialdiagnostisch wichtiges Symptom, das, wie auch bei anderen Leberaffektionen, von einer groben Granulierung der Monocyten begleitet ist. Bei Lebercirrhosen ist das Knochenmark fettreich mit schlechter Ausreifung der myeloischen Zellen und Veränderung der Megakaryocyten (O. Naegeli). Schulten beschreibt bei Lebercirrhose starke Anisocytose der erythroblastischen und myeloischen Zellen, Rohr eine Vermehrung der lymphoiden Reticulumzellen. Das starke Hinaufschnellen der Leukocyten ist bei cholangitischen und cholecystitischen Erkrankungen ein äußerst wichtiges differentialdiagnostisches Symptom. Bei guten Abflußverhältnissen kommt es aber weder in bezug auf die Zahl noch auf die Form zu wesentlichen Veränderungen gegenüber der Norm (O. Naegeli).

Veränderung der Serum-Eiweißwerte bei Leberschäden. Wie die Leberexstirpation, so führen auch manche hepatische Prozesse zu Herabsetzung der Serum-Eiweißwerte, und zwar meist des Fibrinogens und Albumins, während das Globulin zunimmt. So kommt es zur Albuminverminderung sowie Veränderung des Albuminquotienten regelmäßig bei chronischer Hepatitis mit Ödemen und Ascites (Maggio 1934); diese Veränderungen genügen aber nicht als Anwendung einer Funktionsprobe, die den Grad der Leberschädigung genau festzustellen imstande wäre. Fibrinogenminderung findet sich bei den meisten Leberschädigungen wie Chloroform- und Phosphorvergiftung, akuter gelber Leberatrophie, bei schweren Cirrhosen und Amyloidosen und bei schwerem Ikterus. Die Globulinzunahme bei infektiösen und toxischen Leberprozessen ist sehr häufig, bei durch Sektion bestätigten Cirrhosen war sie regelmäßiger Befund (O. Naegeli).

Veränderung der Senkungsgeschwindigkeit bei Leberschädigung. Die Senkungsgeschwindigkeit der roten Blutkörperchen beruht auf dem Globulingehalt des Plasmas. So weisen Leberveränderungen, die mit Parenchymschädigung und verminderter Globulinbildung einhergehen, geringe Senkungsgeschwindigkeit auf, während andererseits entzündliche Prozesse der Leber und Gallenwege, ebenso wie maligne Neoplasmen, fortgeschrittene Cirrhosen mit Steigerung der Senkungsgeschwindigkeit einhergehen. Nach einer Statistik von O. Naegeli war die Senkungsgeschwindigkeit bei 38, durch Sektion bestätigten Cirrhosen, 35mal gesteigert, in den drei Ausnahmen lag kardiale Insuffizienz vor. Die Senkungsgeschwindigkeit bei Ikterus ist nicht gleichsinnig gerichtet. Nach den Erfahrungen der Rostocker Medizinischen Klinik ist sie bei Ikterus simplex, aber auch bei unkomplizierten Gallensteinkranken, erniedrigt oder normal, bei ernsten Infekten, Morbus Weil, Carcinom, Absceß, Echinococcus u. dergl., gesteigert. Jedenfalls bedeutet stark erhöhte Senkung bei Ikterus stets ein ernstes Leiden oder eine Infektion der Gallenblase.

Von großer praktischer Bedeutung ist die *Blutungsbereitschaft* von Patienten mit schweren Leber- und Gallenleiden, die durch einen Verlust des Blutes an Gerinnungsfähigkeit bedingt ist. Diese hämorrhagische Diathese der schwer

Leberkranken ist vom Chirurgen sehr gefürchtet, da sie bei Operationen ein äußerst gefahrbringendes Moment bedeutet. Nach einer Statistik von PETRÉN ist die „cholämische" Blutung in 10—15% der letal verlaufenden Fälle nach operativen Eingriffen bei Galleerkrankungen die Todesursache. Die schwere hämorrhagische Diathese, die bald unter dem Bild der Pseudohaemophilia hepatica mit profusen Blutungen, bald unter dem Bild der WERLHOFschen Krankheit verläuft, kann bei Phosphor- und Chloroformvergiftung, bei lange bestehendem mechanischen Ikterus, beim WEILschen infektiösen Ikterus, bei akuter gelber Leberatrophie, im terminalen atrophischen Stadium der Lebercirrhose und bei hepato-lienalen Erkrankungen auftreten. Die Ursache dieser Blutungsneigung ist noch nicht geklärt, wie ja überhaupt die Frage nach der letzten Ursache der Gerinnungsfähigkeit des Blutes noch ungelöst ist. Eine gesteigerte Permeabilität der Capillaren wurde bei Leberkrankheiten zwar in 71% der Krankheitsfälle gefunden; Störungen der Gefäßpermeabilität hängen wohl von der Größe der Leberschädigung ab, gehen aber mit der Stärke des Ikterus nicht parallel (SERRA). Die Gallensäuren vermögen im Reagensglas einen hemmenden Einfluß auf die Blutgerinnung auszuüben, doch sind Konzentrationen von 0,2—0,5% hierzu erforderlich, Werte, die selbst bei schwerstem Ikterus nicht erreicht werden (ROSENTHAL). Die Blutungsneigung kann auch nur zu einem kleineren Teil auf Thrombopenie zurückgeführt werden, denn eine Verminderung der Blutplättchen wird meist nur bei hepato-lienalen Erkrankungen beobachtet. Ob sie auf dem Mangel an Fibrinogen beruht, kann nicht entschieden werden, ehe klargestellt ist, ob die Leber die einzige Bildungsstätte des Fibrinogens darstellt. Nach experimentellen Untersuchungen von MANN, BOLLMANN und MARKOWITZ scheint die Gerinnungszeit zwar vom Fibrinogengehalt abzuhängen, einfache Beziehungen aber bestehen nicht. Nach neuen Untersuchungen scheint sie einem von HOWELL aus der Leber isolierten Stoffe, dem Antithrombin oder Heparin zuzukommen, der die Gerinnung verzögert oder verhindert, chemisch aber noch nicht definiert ist. Nach A. FISCHLER soll der Globulingehalt des Plasmas Ausdruck der Heparinmenge sein. Die Ursache der hämorrhagischen Diathese könnte also im Sinne von HOWELL auf einer Vermehrung oder einem Freiwerden des Heparins durch Leberschädigung beruhen. Auffallend ist immerhin die Tatsache, daß es bis heute noch nicht gelungen ist, experimentell durch schwere Leberparenchymschädigung eine hämorrhagische Diathese hervorzurufen, ein Beweis dafür, daß man über die letzte Ursache der Blutungsbereitschaft bei schweren Leberschädigungen noch keineswegs orientiert ist. Es ist aber zu betonen, daß nicht nur der Grad des Ikterus, sondern auch dessen *langfristiges* Bestehen das Auftreten der Diathese bedingt: letzteres Moment ist in Tierversuchen meist nicht zu berücksichtigen!

Zu einer Verzögerung der Gerinnung kommt es ferner im *anaphylaktischen* Shock, bei dem Verminderung von Fibrinferment und Fibrinogen besteht. Im Beginn der Anaphylaxie liegt eine Steigerung der Leberproteolyse vor, während im ausgeprägten Shockstadium eine allgemeine Lähmung der Zellfermente eintritt. Es kommt zu einer plötzlichen Blutanschoppung der Leber mit Abfall des Blutdruckes infolge Leerlaufes des Herzens.

Leberveränderungen bei Blutkrankheiten. Der unlösbare Zusammenhang zwischen Leber und Blut findet auch Ausdruck in Leberveränderungen bei Blutkrankheiten. Beim kongenitalen hämolytischen Ikterus führt die Ausscheidung der großen Mengen von Zerfallsprodukten durch die stark eingedickte Galle häufig zu Leberfunktionsstörungen und mitunter zu gallensteinähnlichen Koliken. Bei den hämolytischen Anämien kann die Leber vergrößert sein, sie ist aber nicht hart und nicht deformiert (O. NAEGELI). Bei der Polycythämie, der eine gesteigerte Erythropoese zugrunde liegt, kommt es infolge der starken Hyperämie zu Lebervergrößerung, zu cirrhotisch-adenomatösen Veränderungen oder narbigen Einziehungen (TÜRK, AXEL, BLAD). MOSSE beobachtete einen Fall, bei dem Polycythämie und Pfortaderthrombose mit Lebercirrhose gemeinsam bestand. Bei der BIERMERschen Anämie ist die Leber häufig etwas vergrößert, in der Konsistenz etwas vermehrt. Die Leber zeigt das Bild der trüben Schwellung, der zentralen Läppchenverfettung, wie sie in ähnlicher Weise bei den verschiedensten Infektionen und Intoxikationen gefunden wird, außerdem als Beweis der hämolytischen Natur der Perniciosa haemosiderosis (MEYER und HEINICKE, MORAWITZ, EPPINGER). In seltenen Fällen der Perniciosa wurden in der Leber Blutbildungsherde nachgewiesen.

Schon nach einigen Wochen Leberbehandlung schwinden die ursprünglichen schweren Symptome der Perniciosa. Es wird heute angenommen, daß das wirksame Prinzip (antiperniciöses Prinzip, WHIPPLE), das sowohl aus Leber wie aus Magenschleimhaut extrahiert werden kann, mit dem Magensaft ausgeschieden, im Dünndarm resorbiert und in der Leber deponiert werden kann. Hiermit stimmt überein, daß im Magensaft der Perniciosakranken dieser Faktor fehlt, außerdem, daß bei Morbus Biermer eine totale Achylia gastrica besteht. Ob daneben noch ein durch die Nahrung zuzuführender Stoff (Excentric Factor) oder konstitutionelle Momente eine Rolle spielen, ist noch nicht geklärt. Die Tatsache aber, daß nach Magenresektion äußerst selten echte Perniciosa auftritt, spricht für Beteiligung konstitutioneller Momente. So hat SCHMIEDEN bei mehr als 1000 Resektionen nur eine einzige „Perniciosa" gesehen und auch O. NAEGELI betont, besonders auf Grund einer Rundfrage bei zahlreichen Chirurgen (SCHMIEDEN, BIRCHER, DE QUERVAIN, V. HABERER, CLAIRMONT, HENSCHEN, SUDEK, ENDERLEN u. a.), daß die nach Magenresektion auftretende Perniciosa bei weitem nicht so häufig ist, als bisher beschrieben wurde. Meist entstehen Anämien von ganz anderem Typ, so z. B. die achylische Chloranämie, die einer Chlorose ähnliche Anämie, die aplastische, die sekundäre und der Perniciosa ähnliche Anämie. Ein Übergang einer sekundären Anämie in eine perniciosa-ähnliche bei reseziertem Magen wurde beobachtet (HENSCHEN, BAUMECKER und ZADECK, MEYER-BURGDORFF). Ein spätes Auftreten einer echten Anaemia perniciosa nach totaler Magenresektion wurde u. a. von DENNIG, BREITENBACH, HOCHREIN und SINCKE beschrieben.

XI. Störungen in der Beziehung zwischen Leber- und Herztätigkeit.

Die Leber ist im Rahmen des Gesamtkreislaufes bei physiologischen, besonders aber bei pathologischen Zuständen starken zirkulatorischen Schwankungen unterworfen. Durch ein überaus feines, vom vegetativen Nervensystem gesteuertes Spiel zwischen Herz, Arterien, Capillaren und Venen vermag sie die größte Blutmenge zu speichern (REIN, GRAB und JANSSEN). Sie stellt so für das Herz ein wichtiges Blutreservoirorgan, eine „Talsperre" dar, aus dem sich das Herz, je nach Bedarf, in Abhängigkeit von der Größe der Körperleistung, die zur Erhöhung eines Schlag- und Minutenvolumens erforderliche Blutmenge verschafft. Die Leber nimmt so auf Grund der ihr eigenen hämodynamischen Fähigkeit in äußerst feiner Weise regulatorischen und kompensatorischen Anteil an der Speisung des Herzens mit Blut und an der Blutzirkulation.

Die starke zirkulatorische Schwankungsbreite innerhalb der Leber ist nicht einfach eine mechanische Folge der Veränderungen im Gesamtkreislauf, sondern stellt eine aktive Leistung der intrahepatischen Arterien und Venen dar. In erster Linie erfolgt die Regulation des venösen Zustromes zum rechten Herzen durch die Schleusenfunktion der Leber. Die Blutabfuhr aus der Leber wird vor

allem durch die Lebervenensperre (MAUTNER und PICK, ELIAS u. a.) gedrosselt.
Mit der Lebervenensperre verknüpft sich eine gleichzeitige Sperre der empfind-
lichen Mesenterialvenen. Auch das Pfortadersystem hat die Fähigkeit, Blut zu
deponieren. Bei Erweiterung der Darmarterien strömt reichlich Blut in das
Portagebiet, ein Abfließen ist aber erst möglich, wenn der Druck im Portasystem
eine Höhe erreicht hat, die den Widerstand in der Leber zu überwinden vermag.
Sperrvorrichtungen spielen vielleicht auch hierbei wieder eine Rolle. Bei der
Blutabgabe aus der Leber handelt es sich um einen grundsätzlich verschiedenen
Vorgang wie bei der Blutabgabe aus anderen Organen, z. B. der Milz (REIN,
GRAB und JANSSEN). Die aus der Leber ausgeworfenen Blutmengen entstammen
nicht eigentlichen „Reservoiren"; die in der Leber gespeicherten Blutmengen
sind nicht aus dem arteriellen Kreislauf ausgeschaltet, auch als Stauungsleber ist
das Organ mit ebenso rasch strömendem Blute gefüllt wie der rechte Vorhof.
Die Leber speichert Blut durch Kapazitätsänderung des Strombettes im Neben-
schluß, sie kann ihr Fassungsvermögen bis zu 59% verändern und nach der
Schätzung von BARCROFT und nach Untersuchungen von REIN beim Hunde 20%
der Gesamtblutmenge als Speichervolumen zurückhalten. Der überragende Einfluß der Bauchorgane auf den Gesamtstrom des Blutes beruht daher zum großen
Teil auf deren Fähigkeit, die Kapazität ihrer Blutbahnen weitgehendst verändern
zu können, wozu sie durch Produkte des intermediären Stoffwechsels, z. B.
Eiweißspaltprodukte, Milchsäure, vor allem aber durch vegetativen Nerveneinfluß stimuliert werden. Alle diese Faktoren wirken zusammen, um das Quan-
tum des Zustromes zum Herzen zu regulieren. Die *Entspeicherung*, die Lösung
der im Abflußgebiet liegenden Sperrvorrichtungen, erfolgt durch sympathische
Innervation. Während pressorischer Reflexe kontrahiert sich, während depres-
sorischer dagegen erschlafft die Leber (GRIFFITH und EMERY). Nach Durchschneidung der postganglionären Fasern schwinden beide Reaktionen. Verminderung von CO_2 hemmt die vasomotorischen Reflexe in der Leber und bedingt vermehrte Blutfülle; Überladung des Blutes mit CO_2 (Asphyxie usw.) führt durch
unmittelbare reflektorische Erregung der Lebervasomotoren einerseits, andererseits mittelbar infolge vermehrter Adrenalinausschüttung zu Vasokonstriktion
in der Leber (VILLARET und Mitarbeiter, GRIFFITH und EMERY). Als Folge größerer
Blutverluste zieht sich die Leber zusammen, aber nur solange, als die Fasern
des Plexus hepaticus intakt sind (GRIFFITH und EMERY). Durch extrahepatische
Reizung adventitieller Nerven entsteht, je nach Stärke des angewandten Reizes
verschieden ausfallend, eine reflektorische, längere Zeit anhaltende Kreislauf-
änderung in der Leber (RACHOLD und RICKER). So wird die Blutmenge der Leber
zugunsten einer gerade erforderlichen stärkeren Durchblutung eines peripheren·
Organes verändert. Infolge Entspeicherung vermag das herznahe, dem Herzen
ja direkt vorgelagerte Organ, große Blutmengen in die Vena cava abzugeben. Bei
einem Minutenvolumen des Herzens von 3600 ccm entstammen dem unteren
Hohlvenengebiet 2400 ccm, also $^2/_3$, wovon nach den Untersuchungen von GRAB,
JANSSEN und REIN mit der REINschen Thermostromuhr 1200—2000 ccm aus
dem Porta-Lebergebiet kommen. Bei der aktiven Leberhyperämie (vor allem
im anaphylaktischen Shock) können 60% des sonst im normalen Tiere außerhalb
der Leber zirkulierenden Blutes aufgenommen werden. Bei Kreislaufinsuffizienz der passiven Leberhyperämie vermag die Leber mehr als das Doppelte ihres
Leergewichtes zu speichern. Diese passive oder mechanische Leberhyperämie,
klinisch als *Stauungsleber* in Erscheinung tretend, findet sich als Folgeerscheinung eines gestörten Blutabflusses aus den Lebervenen nach dem rechten Herzen.
Sie entwickelt sich daher vor allem bei Erkrankungen des Herzens, die zu Er-
lahmen des rechten Ventrikels führen (Mitral-Tricuspidalfehler, Myokardinsuf-
fizienz), bei Erkrankungen des Atmungsapparates, die das rechte Herz besonders

beanspruchen (Pulmonalstenose, Emphysem), seltener bei Perikarditis oder Aorteninsuffizienz, die ihre kreislaufstörende Wirkung erst nach Versagen des linken Ventrikels auf dem Umweg des kleinen Kreislaufes entfalten kann, der Grad der Rückwirkung auf die Leber ist je nach der Schwere der Störung des Abflusses ein ganz verschiedener. Bei akuter Herzschwäche kommt es zu plötzlicher maximaler Überfüllung des Capillarsystems, ohne daß reaktive Parenchymveränderungen nachweisbar sind. So hat ORTNER bei Bergsteigern eine akute oder subakute Form der Stauungsleber beschrieben, die die Aufgabe der Entlastung des überanstrengten Kreislaufes und Herzens übernimmt. Häufig ist die Leberstauung überhaupt das erste Zeichen einsetzender Herzschwäche (STILLER). Dem Kliniker ist das Bild des sog. „portalen Stauungstypes" gut bekannt, unter dem die Leber die für die Herzfunktion so wichtige kompensatorische Aufgabe der Entlastung des geschwächten rechten Herzens erfüllt, so daß jahrelang andere Herzdekompensationserscheinungen vermieden werden können. Auch bei Kindern mit Panzerherzen, bei denen nicht nur die Schlagtätigkeit beider Herzphasen, sondern auch das Herzwachstum gehemmt ist, vermag die Leber über Jahre hindurch einen Ausgleich zu schaffen (O. HESS). Besteht eine Stauungsleber lange Zeit in starkem Maße, so verursacht der erhöhte Capillardruck und die hierdurch bedingte schlechte Ernährung der Leberzelle in Kombination mit toxischer Schädigung der Leberzelle durch Schlackenstoffe des Gewebsstoffwechsels schwerste Leberzellschädigung, braune Atrophie, Verfettung und Untergang des Gewebes. Eine aktive, von Rückstauung aus dem Herzen völlig unabhängige Leberhyperämie kann unter dem Einfluß verschiedenster Bedingungen zustande kommen (z. B. unter veränderten klimatischen Einflüssen in den Tropen; bei Steigerung des vegetativen Nervensystems, z. B. in der Menstruation, WESTPHAL). Normalerweise führt die Verdauungsperiode infolge Blutüberfüllung des tätigen, seine Funktion ausübenden Organes zur aktiven Blutüberfüllung der Leber. Diese physiologische Schwellungsreaktion während der Verdauungstätigkeit ist nach LICHTWITZ eine Vorstufe der „Schwellungskrisen" (HENSCHEN), wie sie unter pathologischen Verhältnissen auf entzündlicher allergischer, angioneurotischer Grundlage auftreten. Während normalerweise diese akute Leberhyperämie nach Ablauf der Lebertätigkeit zurückgeht, kann sie pathologisch verlängert und gesteigert sein. Ist die Leber durch krankhafte Kapsel- oder Parenchymveränderungen starr und ihrer Elastizität beraubt, vermag sie diese physiologische Schwellungsfunktion nur ungenügend oder unter zu großem Organdruck auszuüben. Eine weitere Schädigung der Leber und erhöhte funktionelle Minderwertigkeit ist die Folge. Da es bekannt ist, daß eine schwer geschädigte Leber unter dem Einfluß einer reichlichen Mahlzeit „endgültig und irreparabel zusammenbrechen, daß Leberkoma und Tod folgen kann", darf nach LICHTWITZ einer solchen Leber eine größere Verdauungsarbeit nicht zugemutet werden. Als Begleitsymptom der Leberstauung kann Subikterus und Ikterus bei Herzkranken auftreten. Die Erhöhung des Blutbilirubinspiegels, der „cyanotische Ikterus" des Herzkranken beruht nach EPPINGER einmal auf gestörter Gallenfarbstoffausscheidung nach den Gallenwegen, vielleicht auch auf einer infolge der Stauung gesteigerten Funktion des reticuloendothelialen Apparates, die zu erhöhtem Blutabbau mit gesteigerter Gallenfarbstoffbildung führt. Zwischen dem Grad der Herzinsuffizienz und der Höhe des Gallenfarbstoffspiegels besteht kein konstantes Verhältnis. Weder aus dem Verlauf der Bilirubinämiekurve allein noch aus der isolierten Berücksichtigung der Konstanten bei Anwendung der Bestimmung des hydrodynamischen Zustandes im kardiovasculären System (nach PACHON und FABRE) kann bei Kreislaufdekompensierten eine eindeutige Prognose gestellt werden. Beide Bestimmungen jedoch, die dynamische und bilirubinometrische zusammen, sind imstande, wichtige prognostische Hinweise zu geben. Erkrankungen, bei denen Konstante und Bilirubinämie nicht in bestimmtem Verhältnis zueinander stehen (Ansteigen des Gallenfarbstoffspiegels im Blute bei abfallender Konstanten), sind prognostich ernst zu nehmen (MILOVANOVIC und STANOJEVIC 1935). So ist der Icterus gravis bei Herzkranken besonders gefährlich und prognostisch ungünstig. Kranke mit Stauungsleber sind gegenüber Infektionen und Giften nur wenig widerstandsfähig. Akute abdominelle Symptome wie Pseudoappendicitis, Pseudoileus, Peritonismus können bei Unkenntnis der Stausymptome zur lebensbedrohenden Laparotomie verleiten.

Beziehungen zwischen Herz- und Leberfunktion äußern sich auch in *Stoffwechselstörungen* bei Herzkranken. Bei schwerer Herzdekompensation ist der Nüchternblutzuckerspiegel erniedrigt, die alimentäre Belastungskurve verlängert (ROMANO, BOGUSKI, TATERKA). Infolge Leberstauung tritt eine Betriebsstörung in der Glykoneogenese und Glykolyse ein, zu der vielleicht eine Verschiebung des Adrenalin-Insulin-Gleichgewichtes kommt. Bei Herzdekompensation findet sich weiter deutliche Steigerung des Blutmilchsäurewertes (ADLER und LANGE, HOCHREIN und MEYER, MEAKINS und LONG, DI ROCCO); ein Parallelismus zwischen der Höhe des Milchsäurespiegels und der Stärke der Kreislaufstörung scheint nicht vorhanden zu sein (HOCHREIN und MEYER, BECKMANN). Nach FUSS beruht diese Milchsäurestoffwechselstörung bei Herzkranken auf 2 Faktoren: auf abnormer Milchsäureausschwemmung aus dem Muskel infolge gestörter Resynthese der Milchsäure im Muskel, ferner auf verminderter Elimination der Milchsäure aus dem Blute infolge gestörter Resynthese der Milchsäure in der Leber.

Am STARLINGschen Herz-Lungenpräparat zeigte sich, daß Blut, welches die Leber zuvor durchströmt hat und direkt dem Herzen zugeführt wird, sowohl Systole wie Diastole günstig beeinflußt, während die Schlagfolge nicht wesentlich verändert wird. Diese günstige Wirkung tritt nicht ein, wenn das Blut zuerst Herz und Lungen durchströmt hat, es muß sich also um eine Substanz handeln, die von diesen Organen aufgenommen wird. Es handelt sich hierbei offenbar weder um Glykose noch um Gallenbestandteile (BASSANI). Weiter konnte festgestellt werden, daß das Herz zunächst ausschließlich Kohlenhydrate verbraucht und erst, wenn diese nicht mehr zur Verfügung stehen, auch N-haltige Substanzen verwertet (BASSANI).

XII. Störungen der Korrelation zwischen Leber und Magen-Darmtractus.

Magenschädigung bei Erkrankung des Leber-Gallesystems. Schon die physiologische Tatsache, daß das gesamte Magen-Darmblut die Leber passiert, läßt auf eine enge Beziehung zwischen Leber und Magen-Darmtätigkeit auch unter pathologischen Verhältnissen schließen. Dieser Zusammenhang wird durch die wechselseitigen Störungen in beiden Systemen aufgedeckt. So führen latente Gallenblasenleiden fast immer zu Subacidität oder Achylie. Frische Cholecystitis dagegen kann mit Reizgastritis, mit Supersekretion und Superacidität einhergehen. Bei chronischer Cholecystopathie ist Hypochylie und Achylie häufig (LEVA 1895, GLASER, OHLY, RYDGARD 1921, ROHDE 1921), besonders bei Verschluß des Cysticus. Lange bestehender Ikterus kann zu typischen peptischen Geschwüren am Magen und Duodenum führen (BUDD, HABESOHN). Nach Cholecystektomie tritt häufig Achylie auf, ein Symptom, das aber als nicht gesetzmäßig zu betrachten ist (ROST 1924). Experimentell hervorgerufene, plötzliche Stauungen im Pfortadergebiet haben infolge der starken Blutansammlung Blutungen, Erosionen, manchmal Ulcera im Gefolge (HAGEMANN). Auch Stauungen im Pfortadergebiet, wie sie in Begleitung von Lebercirrhose vorkommen, können parenchymatöse Blutungen und Ulcera nach sich ziehen. Nach ROESSLE gehen die meisten Lebercirrhosen mit schweren Gastritiden, parenchymatösen Schleimhautblutungen, Varicenbildung, Ulcera und Neigung zu Magenphlegmone einher. Eine Berechnung von KOSSINSKY und Statistik von APPEL schränkt dagegen die Häufigkeit des Magenulcus bei Cirrhose der Leber auf einen Prozentsatz von 2—3% ein.

Die Ursachen, die bei Cholecysto- und Cholangiopathie zu Veränderung des Magenchemismus führen, sind trotz zahlreicher experimenteller Untersuchungen noch nicht geklärt. Unterbindung des linken Pfortaderastes führte neben Veränderungen von Leber, Niere, Gehirn zu Erosionen der Magenschleimhaut, so daß der Verdacht einer primären Leberstörung bei Bildung der Schleimhautveränderung des Magens angenommen wurde (GUNDERMANN, BERG und JOBLING). Auch durch Injektion von Extrakten veränderter Leberabschnitte konnten Ulcera erzielt werden (GUNDERMANN). Einführung von Galle in den Magen ruft bei einem Überschuß von 0,5% HCl Ulcera der Magenschleimhaut hervor (SMITH). Nach KATSCH besteht die Möglichkeit, daß sich der Entzündungsvorgang der Gallenwege, über das Duodenum fortschleichend, von hier aus über die Magenschleimhaut ausbreitet und zu Gastritis mit Ulcera führen kann. Auf Grund der Tatsache, daß sich Ulcera auch im Anschluß an Operationen bilden, die nicht an den Gallenwegen oder überhaupt im Quellgebiet der Porta ausgeführt wurden, stellte ROESSLE die Theorie auf, daß das Magenulcus als „zweite Krankheit" rein auf funktionellem, neuromuskulärem Wege entstehen kann. Von den erkrankten Gallenwegen ausgehende, reflektorische Einflüsse schädigen die Magensekretion und führen infolge Erschütterung der Selbstschutzeinrichtungen in der Magenschleimhaut zu autodigestativen Vorgängen mit Entzündung und Geschwürsbildung. Nach dieser Theorie kommt es also beim Gallenwegsleiden infolge eines viscero-viseralen Reflexes (v. BERGMANN) zur Geschwürsbildung des Magens. Auf Grund experimenteller Untersuchungen glaubt STAHNKE erwiesen zu haben, daß neben neurogen erzeugten Spasmen eine auf neurogener Basis entstandene Gastritis verantwortlich zu machen sei. Hiermit stimmt die Beobachtung überein, daß während eines Gallensteinanfalles Tonuserhöhungen und Spasmen am Magen auftreten, die infolge Kreislaufstörungen zu Erosionen und Ulcera, in Abhängigkeit von der Stärke und Dauer des Anfalles führen (WESTPHAL), ebenso die röntgenologische Feststellung, daß Gallenerkrankungen vermehrte Motilität und Spasmen, insbesondere der präpylorischen Partien, sowie vermehrte Wulstbildung verursachen (WESTPHAL, LUDWIG 1936).

Magenerweiterung bei Lebercirrhose beschreibt BOUCHARD. Nach URRATIA und HENSCHEN ist die akute Magendilatation im Gefolge von Operationen und der übermäßige Gallenerguß nach Eingriffen an den Gallenwegen „Meldezeichen einer toxischen Dyshepatie". Eigentümlich ist das Auftreten von Magen- oder Darmphlegmone bei Lebercirrhose (WALZ, BOSCH). Unter 100 in der Literatur beschriebenen Erkrankungen von Gastritis mit Phlegmone wurde $^1/_{10}$ der Fälle bei Lebercirrhose beobachtet, so daß WALZ vermutet, daß das den Ascites begleitende Darmwandödem die Infektion der Darmwand auch ohne äußerlich sichtbare Ulcerationen begünstige. Die Anschauung, daß eine große Anzahl von Lebercirrhosen enterogener Natur sei, wird von vielen Autoren vertreten (HOPPE-SEYLER, BAUMGARTEN, BOIX usw.), wie auch behauptet wird, daß eine auf der Basis von Alkoholabusus entstehende Cirrhose nur über eine primäre Gastritis sich entwickeln könne. Es ist aber noch nicht zu entscheiden, ob Veränderungen im Magen-Darmkanal bei Lebercirrhose als primär bedingte Störung oder als Folge von Stauungserscheinungen aufzufassen sind. Für Lebercirrhose spezifische Entzündungen der Magenschleimhaut lassen sich

mikroskopisch nicht nachweisen (BLEICHRÖDER, ROESSLE und ULRICH, CAR-
VAGLIA).

Darmstörungen bei Erkrankung der Leber. Das Auftreten von ileusartigen
Symptomen bei Lebercirrhose beobachteten ANSCHÜTZ, KOPP u. a. Von HEN-
SCHEN wird diese Form des Ileus als „hepatogener Ileus" gedeutet und einen
Teil der akuten Dilatationen von Magen und Duodenum wie die peritonitische,
postpneumonische und nach Äther auftretende postoperative Dilatation in diese
Gruppe miteinbezogen. Da nach HENSCHEN das funktionelle Nachlassen der
Leber als wichtigste Ursache des nichtinfektiösen postoperativen Ileus ange-
sehen wird, empfiehlt er in allen Fällen von Operation oder Erkrankungen ge-
fährdeter Darmdynamik die Leberfunktion sowohl prä- als postoperativ durch
Traubenzuckerbehandlung und durch intravenöse hypertonische Kochsalzlösung
zu sichern.

Leberstörungen bei Magenschäden. Störungen der Magentätigkeit haben
Störungen des intermediären Leberstoffwechsels zur Folge. Im Verlaufe der
Magensaftsekretion kommt es zu Hyperglykämie (SOULA, DUCUING, BUGNARD
und BUISSET 1933), Magenoperationen haben tiefe Blutzuckerwerte im Gefolge,
besonders nach Belastung kommt es zu auffallend tiefen sekundären Hypoglykämien (KORANYI 1936). In Untersuchungen über die alimentäre Hyperglykämie bei Ulcus ventriculi und Gastritis lagen die Blutzuckerwerte im allgemeinen noch in physiologischen Grenzen, bei Ulcus duodeni an der unteren
Grenze der Norm (MEYTHALER und MULSOW 1937). Übrigens hat CHRISTLIEB
nicht nur bei Magenresezierten, sondern auch bei Ulcus ventriculi und duodeni
und Reizmagen aus der Höhe der Beschwerden nach einem Blutzuckeranstieg
tiefe *Senkung* der Glykämie (bis unter 50 mg-%) bei starkem Säureanstieg
gefunden. Bei Carcinoma ventriculi wurde erhöhte und verlängerte Glykämie-
belastungskurve beschrieben (FRIEDENWALD und GROVE 1920, 1921, SIMON
und SMITH 1923), ein Befund, der von anderen Autoren nicht bestätigt werden
konnte (LE NOIR, DE FOSSEY und RICHETFILS, MEYTHALER und MULSOW).

Aufschlußreich sind besonders die intermediären Stoffwechseländerungen
nach Magenresektion. Es treten Störungen des Eiweiß-, Fett- und Kohlenhydratstoffwechsels auf; am wenigsten scheint der Eiweißstoffwechsel gestört
zu sein. Nach Verabreichung einer SCHMIDTschen Probekost beträgt der Stick-
stoffverlust bei BILLROTH I 6,8—11,9%, bei BILLROTH II 8,8—13,8% (SPATH).
Die Störungen, die nach totaler Magenresektion im Eiweißstoffwechsel auftreten,
sind nicht größer (KONJETZNY und BÜRGER, SCHIMA). Dagegen hat totale
Magenresektion mangelhafte Fettausnützung zur Folge, nach einer Fettmahl-
zeit steigt der Blutfettspiegel nur um wenige Prozent gegenüber der Norm
(404 zu 100%), es treten Durchfälle, Gärungs- und Fäulnisprozesse ein. Günstigere Resultate zeigt hier der nach BILLROTH I operierte Magen (SCHRÖDER,
SCHIMA, GABRILA, DIBOLD und TAUBENHAUS, HÄRTEL). Einwandfreie Veränderungen des Kohlenhydratstoffwechsels treten beim operierten Magen auf.
Denn das Wesen der alimentären Hyperglykämie hängt primär von Resorptionsvorgängen ab, erst der resorbierte Zucker löst alle diejenigen Mechanismen
aus, die die gegenregulatorischen Maßnahmen und somit die Glykopexiekraft
von Leber und Peripherie bestimmen (MEYTHALER und SEEFISCH). So liegen
die Blutzuckerwerte bei Magenoperierten niedriger, besonders nach Belastung
kommt es zu auffallend tiefen sekundären Hypoglykämien (KORANYI 1936);
nach Magenresektion tritt nach raschem Absinken des Blutzuckerspiegels im
Hungerzustande der Frühperiode ein steiler Anstieg nach Nahrungsaufnahme
ein. Bei Belastung mit Glucose erfolgt ein sehr hoher Anstieg und sehr tiefer
Abfall, ähnlich wie bei direkter Zuckerzufuhr zum Jejunum (LAPP, DIBOLD,
KALK, MEYTHALER-RONOW). Die ganze Reaktion ist in kürzerer Zeit als beim
normalen Magen abgelaufen.

Leberstörungen bei Ileus. Auch Ileus führt zu einer Leberschädigung mit Glykogenschwund, Fetteinwanderung, Erweiterung der Sinuoide nebst Verdünnung der Leberzellbalken (Cole und Elman). Die hauptsächlichste Veränderung ist eine zentrale Nekrose der Leberzellen. Je glykogenreicher die Leber ist, um so länger ist die Lebensdauer der Tiere bei experimentellem Ileus (Walwelski). Die Möglichkeit einer Autointoxikation vom Darm aus ist erwiesen. Hunde mit intaktem Darm kommen ad exitum, unter dem klinischen Bild des Ileus, wenn ihnen Darminhalt von an Ileus verstorbenen Hunden in den Darm gefüllt wird (Häbler). Normaler Darminhalt wirkt bei Injektion in die Halsvene tödlich, nicht aber bei Injektion in die V. portae (Magnus-Alsleben), d. h. daß durch die entgiftende Funktion der Leber diese Giftstoffe abgefangen und beseitigt werden. Nach Becher kommt es zur intestinalen Autointoxikation, wenn eine so starke Giftbildung im Darme entsteht, daß das normale Entgiftungsvermögen zur Neutralisation nicht mehr ausreicht. Ferner kann eine normale Giftbildung im Darm bei Störung des Entgiftungsvermögens der Leber oder bei Niereninsuffizienz Autointoxikation zur Folge haben. Die Bedeutung der Entgiftung von Darmgiften geht aus einem Experiment von Tönnis hervor, der durch Anlage einer Eck-Fistel nach Milchfütterung bei einem Jejunumblindsack starke Autointoxikation hervorrufen konnte. Der Intoxikationsgrad steht in Abhängigkeit von der Größe des Darminhaltes (Tönnis).

XIII. Gehirn und Leber.

Schon in der alten Medizin wurden Zusammenhänge zwischen Leber und Gehirn vermutet (Hippokrates). Heute kennen wir vor allem durch den Begriff der Wilsonschen Krankheit, die mit der Pseudosklerose von Westphal-Strümpell und den dabei auftretenden Torsionsspasmen oft beschrieben ist, Symptome, die als hepato-lentikuläre Degenerationen zusammengefaßt werden können. In dieses Gebiet der Zusammenhänge zwischen Leber und Gehirn fallen ferner die bei Lebererkrankungen so häufig vorkommenden Angstvorstellungen und Verwirrungszustände, Störungen vom Charakter der Schizophrenie, Störungen des neurovegetativen Gleichgewichtes. Stupor und Katalepsie konnten im Tierversuch nach Galleinjektion sogar experimentell hervorgerufen werden (Baruk).

Unter dem Begriff der hepato-lentikulären Degeneration versteht man eine Gruppe von Erkrankungen — Wilsonsche Krankheit, Westphal-Strümpellsche Pseudosklerose und Torsionsspasmus —, bei denen eine Wechselbeziehung zwischen Leberleiden und Gehirnerkrankung angenommen werden muß. Übrigens sind bei dem Torsionsspasmus nur ganz vereinzelt Lebercirrhose und Kaiser-Fleischerscher Hornhautring beobachtet worden! Bei der Wilsonschen Erkrankung (1912) sind Symptome von seiten des extrapyramidalen Bewegungssystems bei gleichzeitiger Veränderung der Leber in Gestalt einer Cirrhose vorhanden. Ihr verwandt ist die Westphal-Strümpellsche Pseudosklerose, die ebenfalls zur Gruppe der Heredodegeneration gehörig unter parkinsonähnlichem Bilde mit lebercirrhotischen Veränderungen einhergeht. Die oft familiär auftretenden Erkrankungen beginnen in der Jugend und bieten in den einzelnen Fällen ein wohl wechselndes, aber unzweifelhaft striäres Symptomenbild.

O. Naegeli teilt mit, daß bei langsam fortschreitenden älteren Affektionen über Dezennien weder Leber noch Milz gefühlt wurde, so daß man glaubt, einer reinen extrapyramidalen Affektion gegenüberzustehen und daß nur jahrelang bestehende kleinere Temperaturschwankungen mit starker Urobilinkörperausscheidung die Leberaffektion diagnostizieren ließ, die sich auch obduktorisch bei dem 61jährigen Patienten bestätigen ließ (Lüthy).

Die pathologisch-anatomische Grundlage stellt eine progressive Lentikulardegeneration dar, eigentümliche Veränderungen an den Stammganglien, symmetrische Degeneration des Putamen und oft auch des Globus pallidus (Status spongiosus, SPIELMEYER). Während noch WILSON annahm, daß die Lokalisation der Erkrankungsherde im Gehirn vorwiegend sich auf das Putamen erstrecken, gehen die neueren anatomischen Untersuchungen dahin, daß fast stets eine Mitbeteiligung anderer Gehirnteile vorhanden ist (NISSL, SPIELMEYER, BIELSCHOWSKY). In histologischer Hinsicht spricht WILSON von einer Gliawucherung und einem späteren Zerfall, durch den es zur Höhlenbildung kommt, zum Verschwinden der Fasern und Zellen und zur Bildung von Körnchenzellen, die zwischen den Maschen der Zerfallshöhlen liegen. Auch er stellt schon wie alle Nachuntersucher keinerlei Gefäßveränderungen fest. Außerdem konnte eine starke Gliawucherung mit Bildung riesiger Gliazellen, deren Leib unregelmäßig, blaß, von wabiger Struktur ist und deren Kern eine abnorme Größe erreicht, festgestellt werden (ALZHEIMER). Eindeutig liegen immer die stärksten pathologischen Veränderungen im Striatum, eine Tatsache, deren Ursache bis heute noch ungeklärt ist.

Bei der WILSONschen Krankheit ist die Leber in ihrem Äußeren stark verkleinert, höckerig und bietet das Bild der multilokulären Cirrhose (WILSON). Die Kapsel ist gallig gefärbt, die Höcker sind flach und rundlich, linsen- bis erbsengroß. Die normale Läppchenstruktur ist mehr oder weniger gestört, es finden sich rundliche bis zu fünfpfennigstückgroße Parenchymbezirke, die von Bindegewebe umkleidet sind. Die Leberzellen sind verschieden groß und das stark gewucherte Bindegewebe ist infiltriert und enthält zahlreiche neugebildete Gallengänge. Die Leberveränderungen werden nicht einheitlich beurteilt. WILSON selbst faßte die Leberveränderungen als multilokuläre Cirrhose auf, eine Ansicht, die auch RÖSSLE teilt, während die Ansicht, daß die WILSON-Leber auf einer Mißbildung beruht (MEYER, RUMPEL, HALL) und die Leberveränderungen als die Erscheinungen nicht endgültig differenzierten Lebergewebes aufzufassen ist, wohl nicht haltbar ist (SCHMINCKE).

Zwei große Gruppen von Ansichten in der Erklärung der kausalen Zusammenhänge zwischen Leber- und Gehirnkrankheiten, bedingt durch den Befund der bei den vielfachen Autopsien in ihrer Art gesicherten Organveränderungen, stehen sich gegenüber und vertreten drei verschiedene Ansichten:

1. Die Leber stellt den primären Herd der Erkrankung dar und als deren Folgeerscheinungen treten die Hirnveränderungen auf, die das klinische Bild der hepato-lentikulären Erkrankung erzeugen. Diese Vermutung ist bereits von WILSON selbst geäußert worden.

2. Leber und Gehirnerkrankungen sind die gemeinsame Folge einer noch unbekannten endogenen oder exogenen Noxe, wobei die Möglichkeit besteht, daß beide Erkrankungen ursächlich getrennt verlaufen. Auch in dieser Frage ist es noch zu keiner einheitlichen Klärung gekommen.

3. Die degenerativen Veränderungen im Gehirn stellen das Primat dar und rufen als sekundäre Erscheinungen die Lebersymptome hervor. Diese Formulierung der Frage geht besonders auf den CLAUDE BERNARDschen Zuckerstich zurück, wobei eine zentralbedingte Leberstörung angenommen werden muß.

Die älteste Auffassung und die auch heute eifrigst verfochtene ist die von WILSON angenommene These. Er erklärte die nach ihm benannte Erkrankung als eine toxisch bedingte Lebererkrankung, die die Gehirnveränderungen nach sich ziehen, und nahm als Ursache an, daß das allerdings noch unbekannte Toxin in der Leber entsteht und durch eine besondere wahrscheinlich chemische Affinität zu den Linsenkernen jene typischen Gehirnschäden erzeuge. WILSON weist dabei auf die Befunde von Gallenfarbstoff im Nucleus lentiformis und im Corpus subthalamicum beim Icterus neonatorum hin, den gleichen Teilen, die bei der WILSONschen Krankheit ausschließlich geschädigt scheinen. WILSONs

Anschauung von der chemischen Affinität der Noxe zu bestimmten Hirnpartien findet auch heute noch Anerkennung (T. V. Lehozky, A. Bostroem, S. A. Tschugunoff, Oppenheim, Rumpel, Schinke). Rössle nimmt ebenfalls eine Stoffwechselabnormität in chemischer Hinsicht an, die die für das extrapyramidale System und die Leber giftigen Stoffe liefert. v. Lehozky glaubt allerdings, daß die Lebererkrankung nicht allein hinreiche, sondern vielleicht die Erkrankung ganzer Organkomplexe nötig ist, eine Auffassung, die jedoch durch pathologisch-anatomische Befunde noch nicht bewiesen werden konnte. Die Wilsonsche These hat auch insofern eine Änderung erfahren, als angenommen wird, daß nicht die Leber an sich als Entstehungsort des hypothetischen Toxins anzusehen ist, sondern daß infolge einer Insuffizienz der Leberzellen aus dem Magen-Darmtractus Stoffwechselprodukte in den Blutkreislauf gelangen, die unter normalen Verhältnissen nicht entstehen bzw. nicht in den Kreislauf gelangen können (B. v. Joo, A. Bostroem). Diesen Toxinen käme die Schuld der Degenerationen im Mittelhirn zu.

In eigener Kritik haben sich nun die Vertreter dieser *„Intoxikationshypothese"* nach den Ursachen der Lebererkrankung gefragt, die es ihr unmöglich machen, ihre Funktion als Filter von Giftstoffen auszuüben. Manche älteren Autoren beschuldigten die Lues. Jedoch alle namhaften jüngeren Forscher, wie schon Wilson, so auch Bostroem, Bielschowsky u. a., besonders Kehrer, lehnen vom klinisch-serologischen wie auch vom anatomischen Standpunkt die Syphilis als Ursache der Wilsonschen Krankheit ab. Nach allgemeiner Ansicht soll die Syphilis auch nicht im Sinne einer Keimschädigung in Frage kommen. Kehrer widerlegt auch die Meinung, daß Alkoholismus der Kranken selbst oder deren Eltern, auf dem Wege der chronischen oder akuten Keimschädigung, eine ursächliche Rolle bei der Entstehung der Pseudosklerose spiele. In neuester Zeit wird nun die Ursache der Lebererkrankung wieder in einer Darmerkrankung, damit in einer Aufnahme von Giftstoffen durch die Darmschleimhaut und Weiterverbreitung durch den Pfortaderkreislauf in die Leber, gesucht (Bostroem). Die enterogene Theorie hat also mancherlei Stützen gefunden und es scheint auch die Art der Lebererkrankung für eine toxische Schädigung zu sprechen. Aber ein endgültiger Beweis für eine solche Entstehungsweise ist noch nicht erbracht.

Natürlich hat es auch von pathologischer Seite nicht an Erklärungsversuchen für die Entstehung der Lebercirrhose bei der Wilsonschen Krankheit gemangelt. Nach Bielschowsky muß man, wenn man die morphologischen Eigenarten der Wilson-Leber genügend in Betracht zieht, an die Auswirkung eines dysplastischen Faktors denken, eine Ansicht, die auch von Hallervorden geteilt wird. Rössler vertritt sogar die Ansicht, daß eine individuelle, eventuell sogar familiäre Disposition zu einer Stoffwechselstörung bestehe, die zu giftigen Stoffwechselprodukten führe. Auch O. Weltmann hält eine individuelle Disposition, als deren Stigma er den Fleischerschen Cornealring betrachtet, für sehr wahrscheinlich. Es müßte sich seiner Ansicht nach um Anlagedefekte sowohl der Leber wie auch des Gehirns handeln, damit das Krankheitsbild der Amyostase zur Entwicklung kommt. Hall nimmt eine konstitutionelle Minderwertigkeit von Hirnstamm und Leber sowohl wie deren Vererblichkeit an, in Übereinstimmung mit Bielschowsky. Auch hat man versucht, die pathologischen Veränderungen im Gehirn und in der Leber mit Anomalien des *Mineralstoffwechsels* in Verbindung zu bringen, auf Grund der großen Ähnlichkeit der hier vorliegenden Krankheitsprozesse mit den bei chronischer Vergiftung mit Kupfer und Silber vorkommenden pathologischen Befunden (Lütteken).

Auch an Versuchen hat es nicht gefehlt, vermittels *experimenteller Forschungen* den primären Charakter der Leberveränderungen zu beweisen. Trotz genauester Versuche und umsichtigster Beobachtungen konnte weder durch experimentelle Leberausschaltung — Eck-Fistel — noch bei akuter Lebervergiftung und Leberatrophie eine elektive Schädigung der zentralen Ganglien hervorgerufen bzw. beobachtet werden, sondern man fand diffuse degenerative Veränderungen, besonders der Hirnrinde (Kirschbaum, Spaar). Bei experimenteller Lebertoxikose ist nicht das Striatum, sondern die Rinde am meisten befallen (Pollak 1926). Das Scheitern dieser Versuche kann jedoch wohl kaum als Gegenbeweis angesehen werden, denn die experimentell erzeugten Leberschädigungen waren ganz schwerer, akuter Natur, im Gegensatz zu der chronischen Lebercirrhose bei der Wilsonschen Krankheit. Es wurden also in diesen Versuchen die Verhältnisse bei der Wilsonschen Krankheit in keiner Weise nachgeahmt. Zwar gelang es Weston und Phyllis Hurst 1928, durch Mangan wirkliche Lebercirrhosen zu erzeugen. Jedoch fanden sie bei ihren Versuchstieren keine Veränderung des Zentralnervensystems. Nur Mahain will elektive Veränderungen der Stammganglien durch Leberschädigung, vermittels Alkoholinjektionen in den Cysticus von Gallenfistelhunden festgestellt haben. Durch Ausschaltung der Leber bei Hunden und Katzen nahm man ihnen die Schutzkraft gegenüber eingeführten Harnstoffvorstufen (Guanidin), so trat eine Meningoencephalitis auf (Fuchs).

Auch bei seinen Versuchen waren die Stammganglien nicht elektiv erkrankt, sondern außer ihnen noch die Rinde, der Nucleus dentatus, die Oliva sup. K. Willemi ging so vor, daß er bei Kaninchen und Meerschweinchen durch Kauterisation die Lebern teilweise zerstörte. Bei allen diesen Tieren, die zum größten Teil am Leben blieben, konnte er schwere diffuse Parenchymveränderungen unspezifischer Art in der gesamten Rinde und in den basalen Stammganglien feststellen. Nach Ansicht des Verfassers waren die Stammganglien stärker affiziert als die Rinde. In neuester Zeit gelang es bei Tieren, welche durch operative Unterbindung des gemeinsamen Gallen- und teilweise des Pankreasganges eine Leberschädigung gesetzt bekommen haben, vom 4. Tage nach der Operation im Serum einwandfrei toxische Substanzen nachzuweisen (CRANDELL und WEIL). Inwiefern diese nun befähigt sind, Leber- bzw. Gehirnschädigungen hervorzurufen, muß zunächst dahingestellt bleiben. Immerhin ist durch all diese Versuche festgestellt worden, daß durch eine Leberschädigung oder -ausschaltung Gehirnerkrankung hervorgerufen werden kann. Jedoch muß der Versuch, auf experimentellem Wege das Primat der Lebererkrankung bei typischer Stammganglienschädigung nachzuweisen, als gescheitert aufgefaßt werden. Allerdings beweist dies Ergebnis nicht viel angesichts der oben betonten Insuffizienz der experimentellen Methoden.

Insbesondere für primäre Erkrankung der Leber spricht die Tatsache, daß es keinen durch Autopsie gesicherten Fall von WILSONscher Krankheit ohne ausgebildete Lebercirrhose gebe (F. LÜTHY).

Erwähnt sei noch der Fall von G. REYSTEDT, bei dem es sich um einen 12jährigen Jungen handelt, der mit einer Vergrößerung der Leber, der Milz und einem Ascites erkrankte. Erst 5 Jahre nach diesem ersten Auftreten der Lebererscheinungen machten sich die Anzeichen einer fortschreitenden Nervenerkrankung bemerkbar. Trotzdem nur unzureichende Sektionsbefunde von diesem Fall vorhanden sind, glaubt der Verfasser doch, daß der beschriebene Fall für die Auffassung spricht, daß die Leber das primär erkrankte Organ bei der WILSONschen Krankheit sei.

N. C. BORBERG berichtet über einen Fall von Lentikular- und Hinterstrangdegeneration bei Adenocarcinoma pancreatis mit Heparmetastasen und glaubt, daß dieser Fall eine weitere Stütze für das sekundäre Auftreten der Degeneratio lenticularis durch primäre Störung der Leberfunktion sei; ein etwas kühner Schluß, wenn man bedenkt, daß in Tausenden von Carcinomerkrankungen mit Lebermetastasen keinerlei ähnliche Erscheinungen festgestellt werden konnten.

Die zweite, der Zahl nach geringere Gruppe von Autoren glaubt nun, daß die beiden Veränderungen in Gehirn und Leber sich nicht gegenseitig bedingen, sondern nur zu gleicher Zeit, vielleicht von demselben auslösenden Faktor hervorgerufen werden. So wird hinsichtlich der Ätiologie die Ansicht vertreten, daß Leber- und Gehirnprozeß koordiniert sind und auf Defekten der Keimanlage beruhen (BIELSCHOWSKY). Einer toxisch bedingten, überhaupt exogenen Ätiologie gegenüber verhält sich BIELSCHOWSKY ablehnend und faßt vielmehr solche Hirnveränderungen als Folge einer Art Kachexie, welche sich in diesen empfindlichen Hirnpartien mit besonderer Eindringlichkeit bemerkbar macht, in Form regressiver Ganglienzellveränderungen, auf. Auch A. KUBITZ und M. STÄMMLER kommen zu dem Schluß, daß wahrscheinlich die Vorgänge an Leber und Gehirn unabhängig voneinander ablaufen, zumal zumindestens in einem Teil der Fälle die Syphilis im Spiele ist, eine Angabe, die jetzt allerdings von den meisten Autoren bestritten wird (WILSON, STERTZ, BOSTROEM). Auch R. KLEIBER kommt auf Grund von histopathologischen Untersuchungen zu dem Schluß, daß Leberkrankheit und Gehirnleiden koordinierte Prozesse seien, die einer Allgemeinintoxikation ihren Ursprung verdanken. Gegen die Annahme des Primates der Lebererkrankung spricht seines Erachtens die Tatsache, daß viele schwere chronische Degenerationen der Leber, wie z. B. die gewöhnlichen Cirrhosen, niemals eine Veranlassung zu derartigen Gehirnprozessen gegeben haben.

Die dritte Möglichkeit, nämlich die, daß die Gehirnprozesse das Primäre seien und durch ihre Nicht- bezw. Dysfunktion als vegetative Zentren der Leberfunktion jene Leberveränderungen bedingen, hat bis jetzt wenig Anerkennung gefunden, trotzdem diese Art der Entstehung gut vorstellbar ist.

WILSON, HAMILTON, JONES und BOSTROEM behaupten, daß allein schon die Tatsache, daß der Ikterus den eigentlichen schweren Krankheitssymptomen der WILSONschen Krankheit vorausginge, genüge, um ein Primat der Gehirnerkrankung zumindest sehr unwahrscheinlich zu machen. Diese Tatsache, die überhaupt den Kern des ganzen Problemes berührt und noch weiter behandelt werden wird, kann aber durchaus nicht als erwiesen betrachtet werden und somit ist dieser Einwand vorläufig jedenfalls noch als hinfällig zu betrachten.

Der erste, der sich für die Theorie der Ersterkrankung des Gehirns bei der WILSONschen Krankheit einsetzte, war BOENHEIM, nach ihm NAYRAC, RICKER. Ersterer nahm an, daß durch Erkrankung von vegetativen Zentren im Gehirn und Zerstörung derselben es zu einer Erkrankung der Leber und damit zu deren Dysfunktion komme. Vor allem hat BOENHEIM deshalb Widerspruch gefunden, weil es bis heute noch nicht gelungen war, die anatomische Existenz derartiger Leberfunktionszentren zu beweisen. Dieser Einwand ist inzwischen jedoch dadurch hinfällig geworden, daß ASCHNER, L. R. MÜLLER, BRUGSCH und DRESEL die Existenz derartiger Zentren bejahen und ihre Lage im Tuber cinereum annehmen. In letzter Zeit hat auch H. CURSCHMANN die Möglichkeit der Primärerkrankung des Zwischenhirns und einer sekundären Erkrankung der Leber in Erwägung gezogen; besonders unter Hinweis auf folgenden charakteristischen Krankheitsfall: bei einem 35jährigen Patienten entwickelten sich im Anschluß an ein schweres Schädeltrauma zuerst MÉNIÈRE-Symptome und traumatische Epilepsie und dann ein schweres pallidostriäres Syndrom. Erst später, nach Ausbildung der gesamten Hirnsymptome traten ein Icterus gravis, Lebercirrhose und Milzschwellung auf; an der Lebercirrhose starb der Kranke. CURSCHMANN glaubt nun den Zusammenhang zwischen Trauma und Hirnleiden und auch besonders den zwischen pallidostriärem Siechtum und sekundärer Lebercirrhose bejahen zu können. Zugleich wird von ihm auf einige Krankheitsfälle, die zu ähnlichen Schlüssen berechtigen, hingewiesen, nämlich die von M. ROTTMANN, A. WESTPHAL, F. BOENHEIM. Ferner macht H. CURSCHMANN darauf aufmerksam, wie oft bei der WILSONschen Krankheit das sehr geringfügige Leberleiden in gar keinem Verhältnisse zur Schwere des Hirnsyndroms stehe. Den näheren Wirkungsmechanismen versucht H. CURSCHMANN zu erklären, indem er einen *biologischen Zusammenhang zwischen Leber und Gehirn* annimmt, etwa im Sinne einer Vitalreihenkette von F. KRAUSS. Leber, Pankreas und Linsenkern würden in diesem Sinne als eine Art Symplasma, als ein funktionelles System anzusehen sein. Wenn nun ein Glied dieser Vitalreihenkette durch eine Störung getroffen ist, besteht die Möglichkeit, daß von ihm aus sekundär die anderen Teile mit- oder nacherkranken. Aus diesem Grunde lehnt H. CURSCHMANN auch die sekundäre Schädigung des Gehirns bei primärer Lebererkrankung nicht ab, betont aber, daß umgekehrt das Primat der Gehirnerkrankung nicht ein für allemal verneint werden könne.

Daß die Beziehungen zwischen Leber und Gehirn nicht nur in den schweren Fällen von WILSONscher Krankheit in Erscheinung treten, sondern auch schon in leichteren Fällen, die manchmal überhaupt als hepato-lentikuläre Degeneration nicht erkannt werden, hat H. CURSCHMANN in seinem erst kürzlich erschienenen Bericht über eine atypische milde Form der hepato-lentikulären Degeneration an Hand von 2 Fällen gezeigt. Es handelt sich bei dem zweiten Fall um einen Kranken mit einer spastischen leicht ataktischen Gehstörung ohne alle Pyramidensymptome und einem Intentionswackeln der linken Hand. Daneben bestanden chronisch rezidivierender Ikterus, deutliche Leberschwellung, Vermehrung des Serumbilirubins und pathognomische Blutzuckersteigerung auf Lävulose. H. CURSCHMANN glaubt auf Grund der Koinzidenz dieser beiden Symptomenkomplexe von extrapyramidaler und Lebererkrankung ein der Pseudosklerose nahestehendes Syndrom annehmen zu dürfen. Ohne auf die Reihenfolge der Erkrankungen in diesem Falle besonders einzugehen, unter Hinweis auf die oben erwähnten Arbeiten des Verfassers, ist es immerhin doch bemerkenswert, daß die ersten Erscheinungen von seiten des Nervensystems sich vor den ersten Erscheinungen der chronischen Gelbsucht bemerkbar machten, also eine Ersterkrankung des Nervensystems immerhin wahrscheinlich ist.

Wenn also nach dem soeben Gesagten die hepato-lentikuläre Degeneration nach WILSON ganz besonders geeignet erscheint, um Licht in die sicher vorhandenen Beziehungen zwischen Leber und Gehirn zu bringen, so muß doch konstatiert werden, daß wir von einer erschöpfenden Kenntnis aller Manifestationen dieser Krankheit noch weit entfernt sind, was ja auch in den verschiedenen Ansichten und Hypothesen über die Art und Wertigkeit der Relationen in starkem Maße zum Ausdruck kommt. Trotz der vielen Widersprüche beweist dieses Leiden jedoch die innige Verknüpfung vieler pathologischer Prozesse untereinander im Gesamtorganismus.

Aber nicht nur bei der WILSONschen Krankheit, sondern auch bei mehreren anderen Erkrankungen des Zentralnervensystems wurde nach damit in Verbindung stehenden Leberstörungen gefahndet. Besonders geeignet schienen auch die *Untersuchungen über Leberschädigungen bei epidemischer Encephalitis* zu sein, um näheres über die Art der Korrelationen zwischen Leber und Gehirn zu erfahren; besonders geeignet deshalb, weil Diskussionen über das Primat einer der beiden Organschäden, wie bei der WILSONschen Krankheit von vornherein wegfallen.

MEYER-BISCH und F. STERN haben 1922 genauere Untersuchungen über Leberfunktionsstörungen bei epidemischer Encephalitis gemacht, nachdem vorher nur einige Beobachtungen über Urobilinurie und alimentäre Lävulosurie bei akuten Encephalitisfällen gemacht worden waren (BOSTROEM, BOENHEIM). MEYER-BISCH und F. STERN untersuchten nun eine Reihe von mehr chronisch verlaufenden progressiven Formen der Encephalitis epidemica und fanden zum Teil sehr erhebliche Abweichungen von der Norm. Die Möglichkeit, daß diese Veränderungen des Leberstoffwechsels erst die Folge der encephalitischen Hirnläsion sind, geben die Verfasser zu, indem sie auf ganz lokalisierte vasomotorische Störungen und Schweißausbrüche hinweisen, die nur durch Läsion bestimmter vegetativer Zentren erklärt werden können. Andererseits halten sie die Möglichkeit, daß bei der chronischen Encephalitis die Leberfunktionsstörung erst die Folge einer umschriebenen Läsion vegetativer Hirngebiete im Hypothalamus oder Striatum ist, deshalb für unwahrscheinlich, weil diese

Stoffwechselalterationen auch bei Personen auftraten, die keinerlei Erscheinungen einer Herdläsion des Gehirns, insbesondere keine amyostatischen Symptome boten. Sie betonen, man müsse sich von der Vorstellung befreien, daß die Encephalitis auch in den akuten Stadien eine ganz lokale Hirnaffektion sei; denn die Tatsache, daß man bei so vielen akuten Encephalitikern schwere allgemein toxische Veränderungen, wie hohes Fieber, Delirien, Exantheme, Ikterus finde, spräche dafür, daß neben dem Gehirn der Gesamtorganismus affiziert sei. Wenn sie so eigentlich zu einer Ablehnung einer direkten Beziehung zwischen Gehirn und Leber bei der Encephalitis epidemica kamen, und sowohl Gehirn- wie Leberschaden als Folge der Infektion ansehen, so geben sie doch zu, daß es noch weitergehenderer Prüfungen des Stoffwechsels und der endokrinen Funktionen bedürfe, um zu entscheiden, ob die Störung der Leberfunktion Mitursache der progressiven Hirnveränderungen sind, oder ob auch vielleicht die Leberfunktionsstörungen nur den Ausdruck einer noch allgemeineren Schädigung bilden. Weitere Untersuchungen über die Leberfunktion im chronischen Stadium der Encephalitis epidemica sind von B. v. Joo gemacht worden mit Hilfe von Untersuchungen auf den Urobilingehalt des Harnes, das Verhalten bei der WIDALschen Hämoklasieprobe, bei Belastung mit Lävulose, Galaktose, Galle und Indigocarmin. Er kam zu dem Resultat, daß eine gewisse Leberschädigung nicht zu leugnen sei, betont aber, daß sowohl Leber wie extrapyramidales System bei der epidemischen Encephalitis gleichzeitig betroffen werden. Auch W. RUNGE und HAGEMANN konnten in einer größeren Anzahl von Fällen Leberfunktionsstörungen nachweisen. Weitere Berichte über Leberfunktionsstörungen bei den chronischen Formen der epidemischen Encephalitis stammen von L. I. SCHARGORODSKY und M. S. SCHEIMANN. Kranke mit vorwiegend hyperkinetischen-hypertonischen und Kranke mit vorwiegend hyperkinetischen Symptomen wurden in bezug auf den Kohlenhydratstoffwechsel von SCHARGORODSKY und M. S. SCHEIMANN untersucht. Nach Zuckerbelastung zeigten die Hypertoniker einer Hyperglykämie, während sich bei den Hyperkinetikern oft Hypoglykämien zeigten. Die gefundenen Stoffwechselstörungen sind nicht allein auf die Affektion der zentralen regulierenden Apparate zurückzuführen, sondern beruhen auch auf Funktionsstörungen der Leberzellen und Zellen anderer Organe, die die Höhe des Blutzuckergehaltes regulieren.

Der Japaner OHMARI SEIICHI stellte Leberfunktionsprüfungen bei der epidemischen Encephalitis (Typ B) an und kam bei diesen in Japan angestellten Untersuchungen zu dem Resultat, daß bei dem Typus B keine, oder kaum nennenswerte Funktionsstörungen der Leber zu konstatieren seien, ganz im Gegensatz zum Typus A. Jedoch glaube der Verfasser nicht berechtigt zu sein, diesen Unterschied als Merkmal zur genetischen Trennung der beiden Typen zu verwenden.

Zu einem ziemlich negativen Ergebnis bei Untersuchungen an 34 eigenen Kranken kommen E. O. FLYNN und M. CRITSCHLEY, denn sie konnten keinerlei regelmäßig nachweisbare Störungen finden, die für eine Beteiligung der Leber gesprochen hätten, abgesehen von einer Erhöhung des Blutzuckerspiegels, der auf eine Erkrankung des Sympathicus bezogen wird.

Die Italiener BUSCAINO und GRACIANI fanden bei der Encephalitis pathologischanatomisch geringe uncharakteristische Leberveränderungen, die hauptsächlich in Bindegewebsvermehrung bestanden.

Als weiteres Material BOENHEIMs sei endlich der vermehrte Urobilinogengehalt des Harnes bei allen Encephalitiden im Stadium des Beginnes angeführt. Nach einigen Tagen verschwand bei diesen Kranken die gesteigerte Urobilinausscheidung. Auch bei Rezidiven, so z. B. bei einem Encephalitiker mit schweren myoklonischen Schüben, fand BOENHEIM paroxysmal mit eigenartigen Magenstörungen des Patienten auch jedesmal gesteigerte Urobilinogenurie.

Schon vorher hatten v. ECONOMO und nach ihm HERZOG, OEHMIG, GRÜNWALD u. a. *Ikterus bei akuter Encephalitis* festgestellt; übrigens nur in vereinzelten Fällen. Bei chronischer Encephalitis wurden bereits 1922 von F. STERN und MEYER-BISCH einwandfreie Störungen der Leberfunktion gefunden (gesteigerte Urobilin-Urobilinogenwerte, die nach Lävulose noch anstiegen, Steigerung der Neutralschwefelausscheidung und auf Lävulose Hyperglykämie mit zum Teil anhaltender Lävulosurie). Ähnliche Befunde erhoben bei Postencephalitis SCHARGORODSKY und SCHEIMANN und OTONELLO. Letzterer glaubt, daß die Leber in den verschiedenen Krankheitsstadien der Encephalitis zuerst eine Hyperfunktion, später eine Erschöpfung ihrer Funktion erfahre. Später haben noch JAKOBI, RUNGE und HAGEMANN, WIMMER, PEDRINONI, O. KOCH, M. MEYER, MEYER-LEYSER, SCHOENEMANN, OHMORI, BÜCHLER u. a. die Leberfunktion der chronischen Encephalitiker untersucht; einige Autoren fanden negative Resultate, die meisten positive Schädigungen der Lebertätigkeit. Die letzteren Autoren fanden durchschnittlich in nicht weniger als 80% der Fälle Störungen der Leberfunktion bei Postencephalitikern, und zwar besonders die Untersucher, die mehrere Methoden der Funktionsprüfung anwandten. Auch mittels der ABDERHALDEN-Methode hat man untersucht: BÜCHLER fand in 38% seiner Fälle Leberabbau; in 26% Leberlipasen, positive Zuckerproben in 60%, Urobilin- bzw. Urobilinogenvermehrung in 41 bzw. 55%, erhöhten Bilirubingehalt des Serums sogar in 80% der Fälle. Auch das Röntgenverfahren zog man heran: KASTEN glaubte mittels Pneumoperitoneums festgestellt zu haben, daß bei Hyperkinetikern hypertrophische Cirrhose, bei Akinetikern reine Vergrößerung vorherrsche; ein Schluß, der angesichts der Grobheit der Methode meines Erachtens völlig in der Luft hängt. Wichtiger ist, daß sich auch anatomisch — außer bei WESTPHAL-SIOLI — in Fällen von ROSSI, RIZZO, BALO und BUSCAINO bei Postencephalitikern häufig Leberveränderungen fanden; z. B. parenchymatöse Colliquation der Leber.

Aus diesen Untersuchungen zieht R. NEUSTADT den Schluß — und zwar nur unter Berücksichtigung der mit zuverlässigen Methoden untersuchten Fälle —, daß die Leberfunktionsstörungen bei Postencephalitis noch häufiger seien als bei WILSONscher Krankheit. Da die chronische Encephalitis sicher eine primär und elektiv das Zwischenhirn befallende Krankheit ist, verdienen diese hohen Prozentzahlen der Leberfunktionsstörung bei ihr ohne Zweifel große Beachtung bei der Beantwortung der Frage nach Beziehungen zwischen Zwischenhirn- und Leberleiden.

Auch über die Gehirnsymptome in den finalen Stadien der akuten gelten Leberatrophie und der chronischen Lebercirrhose bestehen bis heutigen Tages nur Hypothesen, die dazu auch noch weit auseinandergehen. Eine der ältesten der Theorien ist die von LEYDEN, die als Ursache der neurologischen Veränderungen (Coma hepaticum) die Cholämie annimmt, d. h. eine Überschwemmung des Blutes mit Gallenbestandteilen bis zur Erregung derartig schwerer neurologischer Zustände. Diese Theorie hat viel Widerspruch erregt. So meint STRÜMPELL, daß eine derartige Anhäufung von Gallenbestandteilen unwahrscheinlich sei, zumal dieselben Erscheinungen neurologischer Art auch ohne stärkeren Stauungsikterus auftreten. Eine andere Auffassung vertritt der französische Arzt BOUCHARD. Dieser nimmt nämlich, zusammen mit anderen französischen Ärzten, an, daß beim Coma hepaticum die Leber die Funktion der Entgiftung, der im Darm entstandenen Produkte der Eiweißfäulnis verloren habe. Auch diese Auffassung entbehrt jedoch jeden Beweises, so daß sie wenig Anhänger gefunden hat. ISOLA, DOMENICO sieht die Ursachen des Coma hepaticum in Störungen des intermediären Eiweißstoffwechsels. Welcher Art diese Störungen sind, ob etwa Harnstoffvorstufen, wird von ihm nicht weiter erwähnt.

Eine dritte Auffassung vertrat FRERICHS, indem er unter Prägung des Namens „Acholie" annahm, daß toxische Substanzen infolge der gestörten Leberfunktion entstehen und so als ursächliches Agens der neurologischen Erkrankung angesehen werden müssen. Diese Auffassung findet auch heute noch Anklang. So bekannte sich z. B. STRÜMPELL zu ihr, indem er aber auch wie schon FRERICHS betonte, daß nicht allein die gallesekretorische Tätigkeit der Leber von Einfluß sei, sondern auch die übrigen Stoffwechselvorgänge der Leber. Er verglich die Acholie mit der Urämie. Nicht nur die Zerfallsprodukte der Eiweißstoffe haben als giftig zu gelten, sondern auch die der zerfallenden Leberzellen. Auch W. KIRSCHBAUM hat auf Grund histopathologischer Untersuchungen bei akuter gelber Leberatrophie versucht, eine Erklärung für die Beziehungen zwischen Untergang des gesamten Leberparenchyms und den schweren neurologenen Erscheinungen zu finden. Die Untersuchungen ergaben in 3 Fällen von akuter gelber Leberatrophie mit schweren psychischen und neurologenen Symptomen diffus ausgebreitete degenerative Prozesse am Gehirnparenchym, wie sie bei verschiedenen Intoxikationen oft gefunden werden. Jedoch glaubt er, daß diese Hirnbefunde keinen sicheren Aufschluß über die Wirkung toxischer Produkte aus dem pathologischen Leberstoffwechsel geben können. Hier sind Leber- und Gehirnveränderungen jedenfalls ganz andere als bei der WILSONschen Krankheit.

Im Gegensatz dazu berichtet H. STADLER über histopathologische Untersuchungen und kommt zu dem Schluß, sowohl an Hand des eigenen Materials, wie auch an Hand der gesamten Literatur, daß jeder chronische Leberprozeß, auch wenn er sich nicht als typische grobhöckerige Cirrhose manifestiert, zu den fraglichen Gehirnveränderungen führen kann. So haben Untersuchungen einer größeren Anzahl von Gehirnen, die von verschiedenen tödlich verlaufenen Lebererkrankungen stammten, ergeben, daß alle Übergänge zwischen jenen Fällen von Leberparenchymschädigung mit negativem histologischem Befund bis zur echten Pseudosklerose vorkommen. Bei relativ vielen Fällen jeder Art von Leberveränderung kommt es zur Reaktion der Makroglia mit der Neigung zur Entwicklung echter ALZHEIMER Kerne, schließlich auch zur Bildung echter nackter Kerne. Neben diesen eigenartigen Erscheinungen (an der Glia) gelingt es aber auch, Gewebsdefekte, die gelegentlich symmetrisch auftreten, mit allen Übergängen bis zum klassischen Status spongiosus nachzuweisen. STADLER *kommt zu dem Schluß*, daß sowohl die Gewebsdefekte als das *Auftreten der nackten ALZHEIMER-Kerne rein hepatogen entstehen können*. (Untersucht wurden Gehirne von akuter gelber Leberatrophie, atrophische Cirrhosen, biliäre Cirrhosen, Fettleber, Leberdystrophie, gummöse Hepatitis, Pfortaderthrombose, Verschlußikterus, Hämosiderose der Leber, Phlebosklerose der Pfortader, primäres Lebercarcinom, Tumormetastasen, Leberveränderungen bei BIERMERscher Anämie, 64% Gliaveränderungen der verschiedensten Stadien.)

G. Meyer berichtet von 2 Fällen akuter gelber Leberatrophie, die der Schwere des Autointoxikationsprozesses entsprechend von einer Psychose vom Typus des heftigen Deliriums acutum, begleitet waren. Er glaubt mit Recht bei der akuten gelben Leberatrophie von einer spezifischen Autointoxikationspsychose sprechen zu können.

Auch der *Icterus neonatorum*, den schon Wilson in Zusammenhang mit dem Leber-Gehirnproblem erwähnt, scheint bisher nicht geeignet, weitere Klärung in bezug auf die Beziehungen zwischen Leber und Gehirn zu bringen. Zu Beginn des 20. Jahrhunderts wurden von Orth und Beneke pathologisch-anatomische Arbeiten über den Kernikterus veröffentlicht, in denen aber nur zum Ausdruck kam, daß sich neben der Galleimbibition der Zentralganglien auch noch Nekrosen fanden. Über die Ätiologie konnten obige Autoren nichts sicheres erforschen. Nach Orth handelt es sich um eine sekundäre Gallenimbibition an den Orten der vorhergegangenen Nekrosen oder umgekehrt um Zerfall von Ganglienzellen nach vorheriger Schädigung durch Toxine. Der zweiten Auffassung schließt sich auch Beneke an, indem er die Gallensäuren für prädisponierend hält. Bewiesen konnte keine der beiden Theorien werden, so daß die Ätiologie weiter unklar bleibt.

Von zwei französischen Ärzten (Bouchut und Morenas) wird auf eine noch wenig bekannte Relation zwischen Leber und Nervensystem hingewiesen, nämlich die bei der digestiven *und der Säuglingstetanie*. Unter 55 autoptischen Berichten dieser beiden Krankheiten fanden sich 11mal Leberveränderungen. Verfasser legen auf die Leberinsuffizienz mehr Wert als auf den Vergiftungsfaktor bei dieser Form der Tetanie. Sie nehmen hier eine gleiche Wechselwirkung zwischen Leber und Gehirn an, wie sie bei der Wilsonschen Krankheit besteht.

Zur endgültigen Klärung des Kausalnexus zwischen Leber und Gehirnerkrankung ist nun vielfach versucht worden, durch Erforschung der zeitlichen Abfolge der einzelnen Stadien der Erkrankung zum Ziele zu gelangen. Dieser Weg, der besonders bei der Wilsonschen Krankheit beschritten worden ist und vielleicht der einzige sichere Weg ist, wird dadurch unsicher, daß es nach Ansicht vieler Autoren als nachgewiesen gelten muß, daß in gewissen Phasen der Wilsonschen Krankheit keine Störungen in der Gallesekretion festgestellt werden können. Insofern ist der Wert der häufig angestellten Leberfunktionsprüfungen bei der Wilsonschen Krankheit in Frage zu ziehen, ein Umstand, der aber aufgehoben wird durch die Tatsache, daß trotz der Unzulänglichkeit der meisten Leberfunktionsprüfungen sich doch meistens pathologische Verhältnisse der Leberfunktion ergaben.

Zu nennen sind aber noch die vielen *Leberfunktionsprüfungen bei fast allen Geisteskrankheiten*. So untersuchte v. Debeus die Leberfunktion bei Schizophrenie, K. Haug die der multiplen Sklerose. Beide konstatierten einwandfrei Leberfunktionsstörungen, die Haug bei der multiplen Sklerose nicht als Ursache, sondern als Folge der nervösen Krankheit bezeichnet, indem er eine Lokalisation des Krankheitsprozesses in den vegetativen Zentren des Zentralnervensystems annimmt. [Leberfunktionsprüfungen bei Geisteskrankheiten (G. Zonta, M. de Mennato, G. Fattovich, B. von Joo, R. Marthinsen, Loksina 1925)]. Sie alle ergaben eine mehr oder weniger ausgeprägte Störung in der Gallesekretion, ohne daß aber sicheres über die zeitliche Abfolge der beiden Krankheitserscheinungen bekannt gewesen wäre, wodurch alle diese Untersuchungen erheblich an Wert verlieren.

M. Lapinsky fand auch bei Kranken mit allgemein nervösen Beschwerden Leberfunktionsstörungen (Vermehrung des Urobilins, Urobilinogens, Indoxils, Scatoxils im Urin). Der Verfasser glaubt nun, daß diese beiden Störungen in den beiden verschiedenen Organsystemen in einem gewissen Zusammenhang stehen und glaubt sogar, daß in solchen wie von ihm angeführten Fällen eine spezielle, auf die Behandlung der Leber gerichtete Therapie indiziert sei. Im übrigen hält der Verfasser bei den anderen mit Lebererkrankung einhergehenden Nervenerkrankungen, die endogene Intoxikationshypothese in Verbindung mit einer gewissen Affinität gewisser Hirnteile für die Toxine, für die naheliegendste Erklärung.

Über *Leberfunktionsstörungen bei Alkoholdelirien* berichtet A. Bostroem. Seine Untersuchungen beziehen sich allerdings nur auf den Urobilinogennachweis. Urobilinogen wurde bei Alkoholisten im Delirium nachgewiesen, jedoch nicht bei chronischen Alkoholisten ohne Delirium. Er sieht den Zusammenhang zwischen Leberstörung und dem Delirium im Wegfall der entgiftenden Leberwirkung, die aber nur die Voraussetzung für das Delir schafft. Diesen Beobachtungen Bostroems widersprechen andere, die in zahlreichen Fällen bei Potatoren auch ohne Delirium Vermehrung des Urobilinogens im Harn feststellten. So wurde beim Delirium tremens in chronischem Alkoholismus funktionelle Läsion der Leber gefunden (Loksina 1925).

Zusammenfassend kann also konstatiert werden, daß nach dem heutigen Stand der Wissenschaft zweifellos Beziehungen zwischen Leber und Gehirn bestehen. Ferner kann festgestellt werden, daß die anfangs wenig beachtete Auffassung des Primates der Gehirnerkrankung durchaus nicht mehr von der Hand zu weisen ist. Leider besteht aber die Tatsache, daß fast alle Kenntnisse über diese

Dinge zum größten Teil hypothetischer Natur sind und daß aus diesem Grunde mit, die gesamten Untersuchungen noch lange nicht als abgeschlossen gelten können. Zur weiteren Klärung der Beziehungen scheinen der Kernikterus, die Paralysis agitans, der postencephalitische Symptomenkomplex nicht besonders geeignet, im Gegensatz zu der Krankheitsgruppe der WILSONschen Pseudosklerose, bei der man sowohl Infektionsursachen ausschließen kann, wie auch Alterserscheinungen, die vielleicht beim Parkinson eine Rolle spielen.

EPPINGER schließt sich der Ansicht von RÖSSLE an, der annimmt, daß die Leber und der Hirnstamm durch Gifte gleichzeitig geschädigt werden, und betont die Tatsache, daß Infekte aller Art durch Gefäßschäden neben den bekannten Schäden an anderen Organen auch Leber und Gehirn bald mehr oder weniger gerne befallen.

Auf welchem Wege die endgültige Erforschung der Beziehungen zwischen Leber und Gehirn erfolgen kann oder muß, sei dahingestellt. Sowohl klinische Untersuchungen, Tierexperimente, pathologisch-anatomische Untersuchungen werden zusammenwirken müssen, um dieses so interessante Problem ganz zu erforschen. Vielleicht ist es auch nach G. RICKER die Relationspathologie, die berufen ist, die heute leider noch bestehende Unsicherheit unserer Kenntnisse zu beseitigen.

XIV. Leber und Niere.

Eine gegenseitige Beeinflussung von Leber- und Nierentätigkeit, der unter physiologischen Bedingungen nur wenig Bedeutung zuzukommen scheint, liegt unter pathologischen Verhältnissen vor. Wir kennen das Auftreten einer Hämaturie bei den verschiedensten Leberleiden, eine Störung der Nierenfunktion bei den infektiösen und toxischen Ikterusformen, Fettdegeneration der Nierenrinde bei splenomegalen Cirrhosen, degenerative Veränderungen der Nierenparenchymzellen bei Cirrhosen (SUZUKI), Auftreten von hyalinen, mit gallig imbibierten Epithelien belegten Zylindern, beim totalen Gallengangsverschluß und beim parenchymatösen Ikterus. In der Leber nehmen bei gleichzeitiger Nierenschädigung die mit der Niere gemeinsamen Funktionen zu. Der Galaktoseversuch fällt bei chronischen Nephritikern und Nephrosekranken meist positiv aus, wobei trotz schwerster Nierenschädigung die farbstoffausscheidende Funktion der Leber gut erhalten sein kann. Nach doppelseitiger Entfernung der Nieren, nach doppelseitiger Ureterenunterbindung oder nach Schädigung der Nieren durch Gifte trat eine Steigerung der glykolytischen Fähigkeit der Leber auf (NUMA, SHOZO). Ausgesprochen ist die Funktionsstörung der Leber bei urämischen Zuständen, bei denen eine Herabsetzung der Farbstoffausscheidung, Vermehrung von Urobilin im Blute, Urobilinurie und Vermehrung der aromatischen Aminosäuren im Blute (BECHER) auftritt. Während, durch das Auftreten von Phenol und Kresol veranlaßt, BECHER annimmt, daß die entgiftende Funktion der Leber bei schwerer Niereninsuffizienz versagt, glaubt VOLHARD, daß an dem Zustandekommen der echten Urämie bei Insuffizienz der Nieren eine Störung der Leberfunktion nicht vorliegt. Da eine Leberparenchymerkrankung zu schwerer Nierenstörung führen kann, glaubt VOLHARD mit mehr Recht von einer Uraemia hepatica, von Hepatolysis uraemicans im Sinne einer Produktionsurämie zu sprechen als umgekehrt. Er führt hierzu an, daß Fälle von schwerstem Ikterus zu hochgradiger Niereninsuffizienz führten, die nach Ausheilen der Leberparenchymschädigung wieder völlig verschwand, und daß beim mechanischen Stauungsikterus unmittelbar an die das Stauungshindernis befreiende Operation Hepatargie mit Anurie und Urämie die Folge war (STAEHELIN, GRAUHAN, LAQUA). Es ist nicht anzunehmen, daß es sich beim Zustandekommen dieser Hepatargie um ein einfaches Versagen der entgiftenden Funktion der Leber handelt, sondern es müssen toxische und nierenschädigende Stoffe beim parenteralen Abbau des Lebergewebes entstehen, die normalerweise nicht im Leberextrakt vorhanden sind (WANGENSTEEN, A. PYTEL). In der französischen Literatur werden zwei Definitionen der Hepatonephritiden angegeben: VAGUE stellt die anatomische Läsion der Leber und der Nieren in den Vordergrund der Betrachtung, während DÉROT mehr vom klinischen Gesichtspunkte aus als Hepatonephritiden gleichzeitige Schädigungen der Leber und Nieren zusammenfaßt, die durch eine gleiche entweder infektiöse oder toxische Ursache hervorgerufen werden (DÉROT, MAURICE).

Die Nephritis hepatica wäre also durch eine hepatogene Eiweißzerfallstoxikose der Niere durch autoloytische toxische Leberproteine bedingt (C. HENSCHEN). In dem Zusammenhang zwischen Nieren- und Leberfunktion wären die schon bei der Pfortader erwähnten portarenalen Kollateralen auf ihre Funktion zu prüfen, Kollateralen, auf die besonders VILLAREZ und in neuester Zeit C. HENSCHEN aufmerksam machten. Beide Organe sind durch diese Kollateralen funktionell eng aneinander geknüpft, indem eine nierenwärts führende portarenale Verbindung besteht, die, wie gerade HENSCHEN betont, weniger in physiologischen Zuständen als in pathologischen Zuständen Bedeutung gewinnt. Überdruck in der Pfortader oder Pfortaderverlegung kann so zu einer starken Erweiterung dieser portarenalen Kollateralen führen, eine Erweiterung, die besonders stark bei der Lebercirrhose sich entwickeln kann. Eigentümlicherweise werden nur die Rindenpartien bei Störungen der portarenalen Blutversorgung befallen. Ligatur der Vena mesaraica inf. führt nach einiger Zeit zur Sklerose und Degeneration nur der Nierenrinde. Resektion des Netzes oder Ligatur eines Leberlappens bedingt Rindenveränderungen (CIOFFI). Starke venöse Erweiterung der Kollateralen bei ascitischen und anascitischen Lebercirrhosen eventuell mit kompensatorischer Nierenhypertrophie, Auftreten von Hämaturie oder Hämoglobinurie infolge portalen Hochdruckes bei acholurischem Ikterus, Lipoiddegeneration der Nieren nach Leberschuß sind erwähnt (s. bei HENSCHEN).

Auffällig ist, daß sich bei allen chronischen mit Rest-N-Erhöhung und Blutdrucksteigerung einhergehenden Nierenerkrankungen eine Verengerung der kleineren Lebergefäße, also eines vorzugsweise venösen Gefäßgebietes, findet. Im Gegensatz hierzu zeigt das Gefäßbild bei akuter und subakuter Nephritis sowie bei essentiellen Hypertensionen keine nennenswerten Veränderungen.

XV. Leber und Muskulatur.

Der Hauptbetriebsstoff für jegliche Muskelleistung ist neben Eiweiß und Fett das Glykogen, das dem Blute Zucker zur Erhaltung einer bestimmten Blutzuckerhöhe zur Verfügung stellt, ohne die körperliche Leistung nicht möglich ist. Da Glykogen im Muskel als solches im allgemeinen nicht verbrannt wird, stellt der Blutzucker allein die Größe der Arbeitsleistung für die Muskulatur dar, während das Glykogen immer nur die Milchsäure liefert. Das Substrat der Verbrennung stellt der Blutzucker dar, das Substrat der Glykolyse das Glykogen (RIESSER), nur im Notfall können Milchsäure und Glykogen und andere Kohlenhydrate zur Verbrennung gelangen.

CORI-CORI wiesen nach, daß die im Muskel freiwerdende Milchsäure, sofern sie nicht ausgeschieden oder zerstört wird, in der Leber zu Glykogen wieder aufgebaut wird. CORI-CORI haben damit bewiesen, daß ein Kreislauf des Kohlenhydratstoffwechsels zwischen Leber und Muskulatur besteht, der die Arbeitsleistung der Muskulatur reguliert. Leberexstirpation andererseits verlangsamt die Muskelglykogenresynthese, eine Störung, die vor allem in Beziehung zu dem durch den Leberausfall gestörten Glykämieniveau steht, denn Glykoseinjektion gestattet wieder eine normale Muskelglykogenresynthese (DAMBROSI). Der Anstieg in der Muskelglykogenbildung bei Glykosedarreichung an leberlosen Hunden bleibt andererseits aus, wenn das Pankreas gleichzeitig mit herausgenommen wurde und große Dosen von Insulin wirken nur kurz nach Wegnahme von Leber und Pankreas (MARKOWITZ, MANN, BOLLMANN).

Reguliert wird der Stoffwechsel der Muskulatur durch das neuro-hormonale System, so daß die Leistungsfähigkeit dieses Systems letzten Endes über die Leistungsgröße der Muskulatur entscheidet (MEYTHALER). Die Leistungsfähigkeit des Muskels hängt von einem ausreichenden Angebot an Blutzucker ab, dessen Höhe wiederum von der Größe der Arbeitsleistung bestimmt wird. Die Höhe des Zuckerspiegels im Blute wiederum reguliert den für die Arbeitsleistung so wichtigen Einsatz der Hormone Adrenalin und Insulin. Wir wissen heute, daß Adrenalin die Blutmilchsäure direkt vermehrt und die Synthese von Leberglykogen aus Milchsäure begünstigt, während Insulin die Milchsäurebildung aus Muskelglykogen hemmt und auch hemmend auf die Leberglykogenmobilisation einwirkt. Ob Insulin auch die Synthese von Leberglykogen aus Milchsäure hemmt, ist noch nicht bewiesen. Adrenalin unterstützt die Verwendung von Fett im Muskel ebenso wie die Bildung von Kohlenhydraten aus Fett und Eiweiß in der Leber.

Die ersten Berichte über das Verhalten des Blutzuckers bei Muskelarbeit stammen aus dem vorigen Jahrhundert. CHAUVEAU und KAUFMANN (1887) hatten am Pferd und CAVAZZANI (1894) am Hunde nach Muskelarbeit Blutzuckersenkung festgestellt, ein Befund, der später von WEILAND (1908) auch nach Arbeitsleistung beim Menschen erhoben wurde. Blutzuckersenkung nach langdauernder, schwerer Arbeitsleistung fanden ferner GORDON und Mitarbeiter (1925), BEST und PARTRIDGE (1929), MATHIES (1931) u. a. Nach faradischer Muskelreizung konnte REACH (1911) an Hunden 4mal Abnahme, 8mal Steigerung des Blutzuckers feststellen; in einem Falle blieb der Blutzucker unverändert; GROTE (1918) fand nach faradischer Reizung am Menschen nur leichte Blutzuckersenkung. LICHTWITZ hatte schon 1914 darauf hingewiesen, daß unmittelbar nach Arbeitsleistung häufig Blutzuckersteigerung gefunden wird und daß der Blutzucker erst später sekundär absinkt. Nach BÜRGER (1917) ruft körperliche Arbeit beim Gesunden zunächst eine leichte Steigerung des Blutzuckerspiegels hervor; dieser „primären Arbeitshyperglykämie" folgt meist ein Blutzuckerabfall, der recht erheblich sein kann und an den sich als 3. Phase ein Wiederanstieg zur Norm anschließt. BÜRGERs Beobachtungen wurden in den folgenden Jahren mehrfach bestätigt (BRÖMSAMLEN und STERKEL 1919, BRUUSGAARD 1929, HERBST 1929, BARRAL und BADINAND 1930 u. a.). Vorwiegend Blutzuckersteigerung nach Arbeit beschrieben LILLIE (1918, Arbeit am Ergostaten), CÄSAR und SCHAAL (1924, nach Waldlauf von 2000—2500 m), SCHENK (1925), SOLANDT und FERGUSON (1932), CACCURI und PRISCO (1932).

Auch der Blutzuckerspiegel bei kreisenden Frauen während der Austreibungsperiode wurde zum Teil auf die gewaltigen Muskelleistungen zurückgeführt (RYSER 1916 und BENTHIN 1911). Erhöhter Blutzuckerwert fand sich in der arbeitenden Extremität gegenüber der gelähmten (PINKUSSEN und KLISSINIUS 1924).

Senkung während der Arbeitsleistung mit Blutzuckeranstieg nach der Leistung wurde von CAMPOS, CANNON und Mitarbeiter (1929) und von CHRISTENSEN (1931) beschrieben. Nach WOLLMER (1931) tritt bei starker Muskelarbeit (5—12 mkg/sec) nach einer gewissen Dauer stets eine Blutzuckersenkung ein. Bei noch höheren Leistungen in der Zeiteinheit, etwa von 13 mkg/sec, kommt es zu einem scharfen Anstieg sofort nach der Arbeit, doch erfolgt auch hier wieder ein Abfall.

Untersuchungen über den Einfluß des Trainingszustandes wurden 1928 von HOFMANN und 1934 von MEYTHALER und DROSTE und von KNOLL und LÜSS (1934) vorgenommen. HOFMANN fand, daß mit zunehmendem Training die Arbeitshyperglykämie kleiner wird, um schließlich ganz zu schwinden. Bei gut trainierten Personen verläuft die Arbeitsblutzuckerkurve fast gerade. Nach KNOLL und LÜSS (1934) führen kurzdauernde Anstrengungen beim Trainierten zu Blutzuckersteigerung, beim Untrainierten häufig zu Blutzuckersenkung; nach langdauernder, erschöpfender Arbeit sinkt der Blutzucker sowohl beim Trainierten als auch beim Untrainierten.

Auch Angaben über die Beeinflussung der alimentären Hyperglykämie durch Arbeit liegen vor. Nach CASSINIS und BRACALONI (1926) sinkt während der Arbeit der Blutzucker auch ab, wenn Zuckerlösung verabreicht wurde, während es nach Arbeitsende erneut zu einem Anstieg kommt. Nach CACCURI und DI PRISCO (1932) wird durch eine kurz auf die Nahrungsaufnahme folgende Laufarbeit die Entwicklung einer alimentären Hyperglykämie weitestgehend hintangehalten. Beim Menschen verläuft die alimentäre Hyperglykämie bei leichter Arbeit wie in der Ruhe. Mit zunehmender Schwere der Arbeitsleistung wird die Kurve immer weiter abgeflacht, so daß jeder Anstieg fehlen, sogar eine Senkung eintreten kann (STRANDELL 1934).

Die Blutzuckerkurve nach subcutaner Adrenalininjektion wird durch körperliche Arbeit nur sehr wenig beeinflußt (STRANDELL 1934). Die nach Insulin auftretende Hypoglykämie wird durch Muskelarbeit verstärkt (BÜRGER und KRAMER 1928, CACCURI und DI PRISCO 1932 u. a.).

Durch Arbeitsleistung wächst Zirkulation und Glykogenolyse in der Leber (DILL 1935). Nach JOCKL (1935) bleibt selbst bei großer Arbeitsleistung das Verhältnis von Muskel- zu Leberglykogen und Höhe des Blutzuckers unverändert; im Augenblick der völligen Erschöpfung jedoch kommt es zu starker Blutzuckersenkung, während der Glykogenvorrat in Muskel und Leber nie unter einen Wert von 0,1% fällt. Es wird angenommen, daß dieses Glykogen zu den unentbehrlichen Bausteinen der lebendigen Substanz gehört und daß es im Gegensatz zu dem labilen oder Depotglykogen selbst nicht kurzfristig für energieliefernde Stoffwechselvorgänge freigemacht werden kann. Nach WAKABAYASHI (1928) soll beim trainierten Tier selbst bei völliger Erschöpfung noch eine wesentliche Menge Leberglykogen vorhanden sein, was beim untrainierten nicht der Fall ist. Nach LONG und GRANT (1930) kommt die Glykogenspaltung zum Stillstand, wenn 70% des Glykogens mobilisiert sind. KESTNER, JOHNSON und LAUBMANN (1931) nehmen an, daß nach langdauernder erschöpfender Arbeit beim Menschen im untrainierten Zustand nur noch Spuren von Glykogen vorhanden sein könnten. DEUTICKE (1936) konnte nachweisen, daß die Leber trainierter Tiere erheblich an Gewicht und Glykogengehalt zunimmt. Beim Kurzstreckenhund stieg der Leberglykogengehalt von 0,5 auf 6%, beim Langstreckentier auf 8 und 10,5% an.

Auch im trainierten Muskel nimmt das Glykogen stark zu (LENHARTZ 1936, FERRARI 1932, EMBDEN und HABS 1927, KNOLL und FRONIUS 1933, FERRARI 1932, PROCTER und BEST 1932). Bei stark arbeitenden Ratten nimmt das Muskelglykogen stärker ab als das Leberglykogen (LONG und GRANT 1930). Der untrainierte Muskel verliert bei Arbeitsleistung trotz seines geringeren Glykogengehaltes mehr Glykogen als der trainierte (FERRARI 1932).

Den Einfluß vorausgegangener Ernährung auf den Glykogengehalt und somit auf die Leistungsfähigkeit des Organismus erweisen Untersuchungen von HIRAMATSU (1932).

Bei Reisfütterung fiel der Blutzucker nach Arbeit (Ratte), erreichte erst nach 3 Stunden den Ausgangswert wieder; das stark verminderte Leberglykogen zeigte nach dieser Zeit erst wieder eine geringe Auffüllung, das noch stärker verminderte Körperglykogen war zur Hälfte wieder ersetzt. Bei Fleischfütterung dagegen erreichte der Blutzucker bereits 1 Stunde nach der Leistung wieder seine Ausgangshöhe, das Leberglykogen war nach 3 Stunden vollständig, das Körperglykogen etwa zur Hälfte wieder restituiert. Eine dem Energieverbrauch entsprechende Injektion von Traubenzucker ließ bei Reisfütterung den Blutzucker und das Körperglykogen rasch wieder zur Ausgangshöhe zurückkehren, das Leberglykogen dagegen war nach 3 Stunden noch stark vermindert. Bei Fleischfütterung führte Zuckerinjektion zu einer starken Hyperglykämie und zur Leberglykogenvermehrung, während das Körperglykogen in seinem Verhalten wenig beeinflußt wurde. Im Einklang zu diesen Erfahrungen steht die Ansicht von GRAFE (internationaler Sportärztekongreß 1936), daß die Kost des Sportlers genügende Mengen rasch angreifbaren Eiweißes enthalten soll, vor allem aber die Erfahrungstatsache, daß Wettkämpfer zur Zeit ihrer olympischen Hochleistungsform alle — mit Ausnahme von 8 Indern, die durch ihre religiösen Gebote am Fleischgenuß verhindert waren — außerordentlich große — für den Theoretiker unerwartete — Mengen tierischen Eiweißes verbrauchten (nach SCHENK 1936). „Wenn die besten Sportleute aller Länder für ihre Höchstleistungen bedeutend mehr Fleisch verlangen, als wir als auskömmliches Maß zu betrachten pflegen, muß das Fleisch bzw. das Muskeleiweiß für die Energieentfaltung doch bedeutend wichtiger sein, als wir Ärzte glauben" „...und die Trainer wollen ja schon lange nichts von unseren ‚Calorientafeln‘ wissen. Sie geben um so mehr Fleich, je größer die Kraftentfaltung — z. B. bei Schwerathleten — sein muß, und je größer die Arbeitsleistung in der Zeiteinheit" (SCHENK).

In diesem Zusammenhang interessiert die heutige Kenntnis über die Physiologie der Ermüdung. Nach SIMONSON kommen als gemeinsame Grundvorgänge für Ermüdung Anhäufung von Ermüdungsstoffen, Erschöpfung von Tätigkeitssubstanzen, Änderung des physikalischen chemischen Zustandes und Störungen von Regulations- und Koordinationsmechanismen in Betracht. Besonders diskutiert wurde in der Literatur die bei jeder Arbeitsleistung eintretende vermehrte Produktion von Milchsäure als Ermüdungsursache.

Jede Arbeitsleistung geht mit Steigerung der Milchsäurebildung im Muskel einher, die zu Blutmilchsäuresteigerung (SPIRO 1877, RYFFEL 1910, LICHTWITZ 1914, RIABOUSCHINSKY 1928), und zu Ausscheidung im Urin führen kann. Die Höhe des Blutmilchsäurespiegels ist von der Stärke der Arbeitsleistung abhängig. Bei geringer Arbeitsleistung kommt es nur zu einer Steigerung von etwa $\frac{1}{2}$—1 mg-% in der Minute, bei großer Muskelleistung dagegen steigt die Milchsäure rasch auf hohe Werte an und kann 126 mg-% (JERVELL 1928), sogar 150 mg-% (SCHENK 1925) erreichen. Nach FERRARI (1932) zeigt der untrainierte Muskel eine stärkere Milchsäurebildung als der trainierte. Nach DEUTICKE (1936) war die spontan und nach Glykogenzusatz im Muskelbrei erfolgende Milchsäurebildung in der trainierten Muskulatur absolut geringer, aber die Fähigkeit zur Milchsäurebildung blieb länger erhalten. Die Blutmilchsäuresteigerungen nach Arbeit sind relativ flüchtig. Normale Werte sind nach 15—20 Minuten (DRESEL und HIMMELWEIT 1929, MENDEL und GOLDSCHEIDER 1925) nach $\frac{1}{2}$ Stunde (JERVELL), spätestens nach 1 Stunde (HILL, LONG und LUPTON 1924) wieder erreicht. Bei hohem Blutmilchsäurespiegel kommt es auch zur Milchsäureausscheidung im Urin [COLOSANTO und MOSCATELLI (1868), bei Soldaten nach langen Märschen, FLÖSSNER und KUTSCHER (1926), bei Olympiakämpfern, SNAPPER und GRÜNBAUM (1926), bei Schwimmern und Läufern, KNOLL (1928), bei Skiläufern, vor allem den Langläufern, Schenk und Stähler (1929), vor allem nach kurzdauernden intensiven Skileistungen]. Nach Jervell (1928) werden bei schwerer Arbeit 1—2% der gebildeten Milchsäure im Harn ausgeschieden. An heißen Tagen kann ein Teil der Milchsäure auch durch Schweißsekretion verloren gehen (Snapper und Grünbaum 1929).

Beim Verschwinden der Arbeitsmilchsäure spielen die ruhenden Muskelgruppen (Barr und Himwich 1923) vor allem aber die Leber (Mann und Magath 1924, Embden und Jost 1927) eine große Rolle. Die im Muskel — oft in großen Quantitäten plötzlich gebildete — Milchsäure wird in der Leber zu Zucker zurückverwandelt (Janssen und Jost 1925). Im Gegensatz zur Leber verarbeitet der Muskel die Milchsäure relativ langsam (Meyerhoff 1919). Beweisend für die Bedeutung der Leber für den Wiederaufbau der bei Muskelarbeit entstandenen Milchsäure waren vor allem die Versuche von Mann und Magath (1924), die bei leberexstirpierten Tieren weder eine Umwandlung der i.v. verabreichten Milchsäure in Zucker noch eine Verbrennung der Milchsäure feststellen konnten, während die Milchsäure bei einem gesunden Tiere im Blut schnell absank. Die große Bedeutung der Leberfunktion für die Umwandlung der Milchsäure erweisen ferner Untersuchungen von Schneider (1930): Die von der V. portae der Leber zufließende Milchsäure ruft selbst in großer Menge und hoher Konzentration eine kaum nennenswerte Steigerung des Milchsäurespiegels in der V. hepatica hervor. Die Leber hält die ihr zuströmende Milchsäure fast quantitativ zurück. Im Gegensatz zu der bisher vertretenen Ansicht nimmt Jockl (1935) an, daß die Milchsäure während der Arbeit im Blute und im Gewebe zunimmt, daß sowohl bei einem mäßigen Ermüdungsgrad als nach völliger Erschöpfung der Milchsäuregehalt im Blut wohl erhöht, in Muskel und Leber jedoch erniedrigt ist. Es besteht so ein Konzentrationsgefälle in der Richtung Blut—Muskel—Leber. Aus dem Kreislauf der Kohlenhydrate: Muskelglykogen—Milchsäure—Leberglykogen—Blutzucker folgt nach Jockl, daß ein Zusammenbruch des Kohlenhydratstoffwechsels bei erschöpfender Arbeit erst dann erfolgt, wenn die Milchsäurebildung im Muskel nicht mehr ausreicht, um der Leber die genügende, zur Aufrechterhaltung des normalen Blutzuckerspiegels erforderliche Glykogensynthese zu ermöglichen.

Embden und Jost (1929) wiesen an Ermüdungsstudien am ganzen Tiere nach, daß auf der ermüdeten Muskelseite nicht mehr Milchsäure wie auf der unermüdeten gebildet wird, ein Befund, der zwar im Gegensatz zu den früher erhobenen Befunden steht, von Jockl (1933) aber bestätigt werden konnte. Untersuchungen am völlig ermüdeten Frosch ergaben, daß die Milchsäure in den Muskeln ansteigt, aber unterhalb der Grenze bleibt, bei denen am isolierten Muskel die Ermüdung eintritt (Simonson und Mitarbeiter).

Simonson — wie auch andere Autoren — folgern, daß die Milchsäure heute nicht mehr als Ermüdungssubstanz betrachtet werden kann. Hierfür spricht vor allem auch die Tatsache, daß bei Sauerstoffeinatmung trotz außerordentlichem Milchsäureanstieg maximale Leistung infolge Hinausschieben der Ermüdung bewältigt werden kann (Hill, Long und Lupton 1923). Wir müssen heute annehmen, daß die Änderung des physikochemischen Zustandes für die Ermüdung von primärer, die Anhäufung von Stoffwechselprodukten von sekundärer Bedeutung ist (Simonson). Eine wesentliche Rolle spielen sicher hormonale Regulationsmechanismen, die mit dem Zentralnervensystem nach unseren heutigen Kenntnissen in außerordentlich engem Zusammenhang stehen. Nach Bethe (1931) werden die zentralen Regulationsmechanismen von der Peripherie beherrscht. Schwerste körperliche Arbeit hat infolge eines peripheren Vorganges eine zentrale Ermüdung zur Folge, die wiederum Folge der Ermüdung des Kreislaufes ist. Es bestehen individuelle Unterschiede in der Ermüdbarkeit, die von den verschiedensten Faktoren abhängig sein können, vor allem von der verschiedenen Ansprechbarkeit des vegetativ-hormonalen Systems. Aber „trotz der ungeheuren Literatur über Ermüdung sind wir von einer umfassenden Ermüdungstheorie, die die vielfältigen Erscheinungen vereint und deutet, noch weit entfernt (SIMONSON 1935).

JOCKL (1930) beschreibt das Bild einer „Sportkrankheit", bei der im Anschluß an meist kurzdauernde, maximale Leistung — vor allem bei Wettkämpfern — Symptome wie Blässe, Schweiße, Kopfschmerzen, Sehstörungen, hochgradige Dyspnoe, Tachykardie, Erbrechen, ja selbst Bewußtlosigkeit und Krämpfe auftreten können.

Wenn auch die meisten Beobachtungen über den hypoglykämischen Symptomenkomplex nach 400-m-Läufen vorliegen, so ist dieser doch keineswegs an diese Strecke gebunden, sondern kann selbstverständlich auch nach anderen körperlichen Leistungen, sofern sie maximale Beanspruchung erfordern, auftreten, z. B. nach Fechten (BURGER und MARTENS), nach Fahrradarbeit (20 mg-%, CHRISTENSEN), nach Schilauf (50 mg-%, SCHNEIDER). Bei einem Marathonläufer stellte SCHENK am Ziel einen Blutzuckerwert von 60 mg-%, GORDON und LÉVINE 45 mg-% fest. BÜRGER und KRAMER sahen bei ihren Versuchen nach Arbeitsleistungen von 22 642 mkg Blutzuckerwerte von nur 28 mg-%.

MEYTHALER und DROSTE (1934) stellten bei 10 000-m-Läufern während der Leistung parallel mit den Ermüdungserscheinungen („toter Punkt") auftretende und nach Überwindung des „toten Punktes" wieder verschwindende Hypoglykämien fest. KNOLL (1936) fand bei Arbeitsversuchen im Tretrad im toten Punkt ein Absinken des Blutzuckers, der mit Überwindung der Leistungsschwäche wieder zur Norm zurückkehrt. DULIGE (1937) stellte experimentell fest, daß der tiefste Abfall des Blutzuckers während maximaler Arbeit der funktionellen Erscheinung des „toten Punktes" und die darauffolgende Vermehrung des Zuckergehaltes dem «second wind» entspricht.

Um das Zustandekommen der Sporthypoglykämie näher zu ergründen, haben MEYTHALER und WOSSIDLO (1935) Untersuchungen an Sportlern angestellt. Ausgehend von der Tatsache, daß Muskelbewegungen beim Tier immer mit Adrenalinausschüttung einhergehen (CANNON u. a.), wurde beim Menschen der Adrenalingehalt des peripheren Blutes in Abhängigkeit von verschiedenen Leistungsgraden und in Abhängigkeit von verschiedenem Trainingszustand (untrainiert, durchschnittstrainiert, hochtrainiert) geprüft. Als Methode wurde das empfindliche Kaninchenohrpräparat nach KRAKOW-PISSEMSKI benutzt. Es ergab sich, daß leichte und mittelstarke, nicht zu Erschöpfung führende Arbeitsleistung zu positivem Adrenalinnachweis im peripheren menschlichen Blute führt, während übermäßige, erschöpfende Arbeit kein Adrenalin im Blute mehr nachweisen läßt. Daraus wird geschlossen, daß der „tote Punkt", der mit einer Hypoglykämie einhergeht, auf Adrenalinmangel zurückzuführen ist.

Unsere Ergebnisse über das Verhalten des Adrenalins im peripheren Blute deuten unseres Erachtens viele der bisher noch ungeklärten Faktoren in den Beziehungen zwischen Sport und vegetativ-hormonaler Regulation, wie Blutzuckerablauf, Ermüdung, Erholung, Einfluß des Trainings usw.

Endogener Nachschub von Zucker aus den Glykogenspeichern bei körperlicher Leistung ist immer an die Funktion des sympathico-adrenalen Systems gebunden. Adrenalin tritt als die vitale Mobilisierungssubstanz des Organismus zur Durchführung einer Arbeitsleistung seine Sicherungsfunktion an. Beim Untrainierten sind Muskulatur und Kreislauf großer erschöpfender Arbeit nicht gewachsen; der Energiebedarf zur Leistung ist ein mäßiger, so daß das vorhandene Adrenalin zur Mobilisierung nicht aufgebraucht werden muß. Adrenalin ist daher im peripheren Blute nachweisbar, und der Blutzucker wird meist erhöht gefunden werden, da der mobilisierte Zuckervorrat infolge mangelhafter Muskelleistung gar nicht benötigt wurde.

Beim Durchschnittstrainierten halten sich Leistung und Adrenalinausschüttung ungefähr im Gleichgewicht, so daß die richtige, dem Verbrauch entsprechende Menge Glykogen mobilisiert wird. So kommt es meist zu einer mäßig abfallenden, nur geringen Schwankungen unterworfenen Glykämiekurve, die Adrenalinreserven sind nicht erschöpft, so daß Adrenalin im peripheren Blut nachweisbar ist.

Beim Hochtrainierten benötigt die „Peripherie" auf Grund ihrer außerordentlichen Leistungsfähigkeit ein so großes Energiematerial, daß der ganze zur Verfügung stehende Mobilisierungsstoff zur Beschaffung des Verbrennungsmaterials erforderlich wird. Das adrenale System kommt bei außerordentlicher Leistung schließlich mit Abgabe und Produktion nicht mehr nach, das Adrenalin wird völlig aufgebraucht, so daß auf diese Weise der erforderliche Glykogennachschub trotz noch vorhandener Glykogenreserven unterbrochen wird. Adrenalin ist daher im peripheren Blute nicht nachweisbar; infolge des Adrenalinmangels kommt es zu hypoglykämischen Blutzuckerwerten, damit zum „toten Punkt". Verständlich ist, daß alle Faktoren, die an sich schon vermehrte Adrenalinabgabe hervorrufen, wie Hitze, Sauerstoffmangel, starke Erregung usw. das Eintreten dieses Zustandes beschleunigen können. «Second wind» bedeutet hiernach das Wiederauftreten von Adrenalin nach vorausgegangener Erschöpfung des Adrenalins.

Der Zusammenbruch des Hochtrainierten beruht also primär — im Gegensatz zum Zusammenbruch beim Untrainierten — in einem Versagen des sympathico-adrenalen Systems. Sicherungs- und Notfallsfunktion versagen, es kommt zum Sportshock. Die Leistungsgrenze beim Untrainierten wird primär durch Muskulatur und Herz, die Leistungsgrenze beim Hochtrainierten primär durch das sympathico-adrenale System gesetzt.

Der Ermüdungsbogen beim Hochtrainierten umspannt also einen weiteren Kreisabschnitt als der Ermüdungsbogen des Untrainierten. Beim ermüdungsnäheren Untrainierten lokalisiert sich die Ermüdung primär in der Peripherie, infolge der Ermüdung des Kreislaufes kommt es zu einer Verschlechterung der Sauerstoffversorgung des Zentralnervensystems und so — als Folge der engen Verknüpfung von peripheren und zentralen Vorgängen — zu zentraler Ermüdung. Beim ermüdungsferneren Hochtrainierten dagegen ist die Ermüdung primär im sympathico-adrenalen System lokalisiert und führt erst sekundär zur Ermüdung der Peripherie und von hier aus — als tertiärem Vorgang — wiederum zur Ermüdung des Zentralnervensystems.

XVI. Leber und Lunge.

Die Leber stellt für die Lungen, als ein ihnen blutstrommäßig vorgeschaltetes Organ, eine Schleuse oder Filter dar, die in manchen pathologischen Zuständen durchbrochen wird. Bei Pneumonien findet man in der Leber bisweilen kleine Blutungen, Bildung der EPPINGERschen Gallencapillarthromben und oft auch Nekrosen, und als seltenere Komplikationen Leberabscesse. Umgekehrt finden wir z. B. bei Stauungen in den Gallenwegen oder bei infektiös bedingten Lebererkrankungen Übertritt der Bakterien auf dem Blutwege in die Lungen mit dem Resultat der pneumonischen Infiltration.

RÖSSLE hat besonders darauf geachtet, ob das Lungengewebe bei Lebercirrhose, bei der die entgiftende Funktion der Leber stark herabgesetzt ist und sie so stark durchlässig ist für Giftstoffe, in irgendeiner Weise geschädigt ist. Seine Untersuchungen verliefen negativ mit Ausnahme einer entschiedenen Häufigkeit des Lungenemphysems bei Lebercirrhosen. Lungencapillarschäden bestanden selbst nicht bei der akuten gelben Leberatrophie. Leberverletzungen führen oft zu Pneumonien, die auf embolischem Wege entstehen, Leberrupturen sind durch Lungeninfarkte kompliziert.

Auffällig ist die Entstehung eines Ikterus im Verlaufe einer Pneumonie. Wenn auch sicher eine extrahepatische Entstehung des Ikterus infolge vermehrten Blutunterganges in der entzündeten Lunge möglich ist, wie z. B. bei septischen Lungenleiden, so müssen wir doch den die Pneumonien in schweren Fällen begleitenden Ikterus als hepato-toxisch auffassen.

Eine häufige Begleiterscheinung *tuberkulöser Lungenerkrankung* ist die parenchymatöse Degeneration und Verfettung der Leber, die meist der klinischen

Untersuchung entgeht und erst obduktorisch festgestellt wird, denn in nicht allen Fällen ist sie vergrößert nachweisbar. Ferner kennen die Pathologen bei schwerer Lungenphthise eigenartige miliare Leberblutungen, die an der stärksten Wölbung der Konvexität der Leber am dichtesten stehen. Sie sind als angiektatische Prozesse infolge toxischer Wandschädigung der Gefäße aufzufassen.

LYTKIN stellte fest, daß die Gallenproduktion der Leber bei Lungentuberkulose leidet und nimmt einen Zusammenhang zwischen Leberfunktion und dem Grad der Kompensation des Lungenprozesses an. Er fand bei geringer Kompensation des Prozesses Urobilinurie, bei völliger Dekompensation Urobilin- und Bilirubinurie. Die Urobilinprobe erbrachte je nach der Schwere der Tuberkulose bei fast allen Forschern ein mehr oder weniger stark positives Ergebnis (LYTKIN, TORDAY, MALACH und BARAT). GERMANI weist an 30 Lungentuberkulosen Retention der Galle und ihren Zerfall in die einzelnen Bestandteile nach. Er erhielt geringe Urobilinausscheidung im Anfangsstadium bei all den Fällen, bei denen sich bald zunehmende Verschlechterung einstellte. Die Ursache dieser Erscheinung sieht er sowohl in gestörter Leberfunktion als auch in einer hämolytischen Wirkung der Tuberkulotoxine. Der Wert der Urobilinprobe bei Tuberkulose wird deshalb beeinträchtigt, da diese selbst für Lebererkrankungen nicht pathognomisch zu sein braucht. Die Bilirubinbelastung führte WARNECKE in 12 Fällen von schwerster Tuberkulose aus und erhielt nur zwei Ergebnisse, die für eine Leberparenchymschädigung sprachen. Auch die verschiedenen Methoden der Farbstoffausscheidung waren für den Beweis einer Funktionsstörung wenig brauchbar (ARENA, BARAT und WAGNER, TORDAY und HORAK). Die WIDALsche Leberprobe zur Prüfung des Eiweißstoffwechsels ist nicht von großem Wert (GOGLIA). HORAK fand nur.selten eine Schädigung des Eiweißstoffwechsels, BARAT und WAGNER erst bei schweren „atoxischen" Formen, ARGENTINA schon bei leichten.

Von besonderer Bedeutung ist das Verhalten des Kohlenhydratstoffwechsels der Leber bei Tuberkulose. Untersuchungen über die Glykämie im nüchternen Zustand bei Lungentuberkulose ergaben, daß der Blutzuckergehalt sich bei Tuberkulösen in größeren Schwankungen als beim Gesunden um die normalen Werte bewegt. Schwer toxische Formen zeigen häufig Hyperglykämie, obschon in seltenen Fällen auch hypoglykämische Werte gefunden wurden (CENTOSCUDI). Die Theorie, daß das tuberkulöse Gewebe eine insulinoide Substanz bilden könne, weist CENTOSCUDI zurück. HECHT schreibt einen abnormen Kurvenverlauf bei niedrigen Nüchternzuckerwerten nach Glykosebelastung einer Glykogenverarmung des Organismus zu; dagegen konnten SERIO und RUSSO erhöhten Glykämiespiegel feststellen. Die alimentäre Hyperglykämiekurve richtet sich in ihrem Verlauf nach der Art des tuberkulösen Prozesses. SERIO und RUSSO sehen die Ursache der Nüchternhyperglykämie und des abnormen Verlaufes der alimentären Hyperglykämiekurve in verschiedenen Faktoren, wie Fieber, Zerstörung von Lungengewebe und der daraus entstehenden verminderten glykolytischen Kraft, geringe Asphyxie, Schwankungen im vegetativ-endokrinen System und Funktionsstörungen der Leber. Für die gefundene Nüchternhyperglykämiekurve konnten sie ätiologisch nur eine mögliche Beziehung zu Leberaffektionen nennen. WARNECKE fand nach dieser Belastung Kurven mit verzögertem Anstieg und Abfall als Ausdruck der Leberzell- und Leberfunktionsstörung. Auch LANDAU, WALTER und GLOGAUER konnten den verlangsamten Abfall bestätigen, fanden aber normale Nüchternwerte.

Über die Galaktosehyperglykämiekurve berichtet TORDAY, daß in schweren Fällen von Tuberkulose eine Leberfunktionsstörung nachweisbar sei. Die Lävulosebelastungsprobe bringt am weitesten Aufklärung über Leberstörungen. Bei Verwendung kleiner Dosen (40—50 g) Lävulose verläuft beim Gesunden die Blutzuckerkurve gewöhnlich ganz flach. PETERS, HEINICKE, DE L'ESPINE gewannen aus 40 solchen Kurven von Gesunden eine „Normalkurve", die nach $^1/_2$ Stunde ihren Gipfel (0,020% über dem Nüchternwert) erreicht und nach spätestens 3 Stunden zum Ausgangswert (Nüchternwert) zurückkehrt. Diese Autoren stellten fest, daß diese Probe allen anderen Funktionsprüfungen überlegen ist. HORAK wies mit Hilfe dieser Probe bei Lungen- und Pleuratuberkulose meist eine Störung des Kohlenhydratstoffwechsels nach. Doch kann nach seiner Ansicht trotz hochgradiger Lungentuberkulose die Leberfunktion erhalten sein, wenn die pathologisch-anatomischen Veränderungen nicht die ganze Leber betroffen haben. Die Insuffizienz einzelner Teile kann durch Hyperfunktion gesunder Gebiete kompensiert werden. Demnach kann trotz pathologisch-anatomischer Veränderungen diese Probe auch negativ ausfallen, worauf DE MARTINI ausdrücklich hinweist. BARAT und WAGNER fanden auf Lävulosebelastung bei Tuberkulösen mit Hilusprozessen meist keine oder nur eine ganz geringe Veränderung der normalen Hyperglykämiekurve. Das gleiche Ergebnis erzielten sie bei Fällen mit afebrilen cirrhotischen Prozessen. Dagegen zeigte sich eine starkpositive Reaktion bei schwer febrilen Formen, die mit Darmtuberkulose verbunden waren. Ganz allgemein von einer Leberinsuffizienz bei Tuberkulose, die mit Hilfe der Lävulosebelastung nachgewiesen werden konnte, spricht ARENA.

VON METTENHEIM bringt Ergebnisse seiner Blutzuckeruntersuchungen an 88 tuberkulösen Kindern und kommt auf Grund der Blutzuckerkurven nach Glykosebelastung zu dem Schluß, daß bei tuberkulöser Erkrankung im Kindesalter ein je nach der Form der Tuberkulose mehr oder weniger deutliches Abweichen von der Normalkurve vorhanden ist. Er entnimmt daraus, daß diese pathologischen Kurven wohl auch im Kindesalter für die einzelnen Formen als typisch anzusehen sind, was er als allergisches Phänomen anspricht. Weiter erbringen die Ergebnisse der Belastungsproben mit Lävulose den Beweis einer gestörten Leberfunktion, denn sämtliche Kurven zeigen bei aktiven Prozessen verzögerten Abfall. Eine allergische Umstellung ist jedoch hier nicht zu erkennen.

Da der Leber eine große Rolle in der Antitoxinbildung zukommt, scheint es bei jeder Form der Tuberkulose — der produktiven und exsudativen Form — dringend erforderlich zu sein, der schon bald zu Beginn der Erkrankung auftretenden Leberverfettung entgegenzuarbeiten und den durch die Erkrankung gestörten Glykogenansatz in der Leber durch Kohlenhydratzufuhr in Kombination mit dem glykogenansatzfördernden Insulin nach Art der Insulinmastkur zu unterstützen (MEYTHALER und PELZ).

XVII. Ascites.

Bei den verschiedensten Lebererkrankungen kommt es zu Ansammlung von Flüssigkeit in der freien Bauchhöhle, die auf Transsudation oder Exsudation beruhen kann. Wir kennen *seröse Transsudate* als Zeichen von allgemeiner Kreislaufstörung, Pfortaderstauung, allgemeiner Kachexie, Folgen von Strangulation oder Invagination und *seröse Exsudate* als Folge der verschiedensten entzündlichen Erkrankungen in der Bauchhöhle. Ferner kennen wir den *chylösen Erguß*, den *reinen Bluterguß* und *gallige Ergüsse*. Während man sich früher das Auftreten von Ascites ähnlich wie die Entstehung von Ödemen rein mechanisch unter dem Bilde der Stauung durch Austritt von Flüssigkeit aus den Blutgefäßen vorstellte, wissen wir heute, daß es einen reinen Stauungsascites in dieser Form nicht gibt. Wenn wir das Bild der Leberstauung betrachten, so kennen wir verschiedene Stadien der Stauungshyperämie, die letzten Endes zu der indurierten atrophischen Stauungsleber führen. Selbst in diesem Endstadium ist das Vorkommen von Ascites ein relativ seltenes. Ist es vorhanden, so kann es sich nur um eine Kombination von Stauungsleber mit einer sich später ausbildenden echten Cirrhose handeln. Zum Zustandekommen eines jeden Ascites gehört eine Stoffwechselstörung der Zellen, hauptsächlich wohl der Endothelzellen, eine Störung, die man auch zur Gruppe der Entzündungen rechnen muß. Das Auftreten der Flüssigkeit ist nicht als einfaches Hindurchtreten von Serum durch eine undicht gewordene Gefäßwand aufzufassen, sondern als ein kolloidchemischer Vorgang, eine Art Sekretion der Endothelien. Aus diesen Gründen ist eine scharfe Trennung von Stauungs- und entzündlichem Ascites theoretisch nicht berechtigt, da zwischen beiden kein grundsätzlicher Unterschied besteht. Bei Vorhandensein eines „Stauungsascites" ist daher immer an eine andere Ursache des Ascites zu denken, wie z. B. Zuckergußleber, chronische Polyserositis, Peritonitis tuberculosa. Die Scheidung von Transsudat und Exsudat hat große Bedeutung. Durch ein Exsudat wird ein bakterieller Prozeß angezeigt, sei es, daß der Erguß primär auf Bakterienwirkung zurückzuführen sei oder daß ein Transsudat sekundär infiziert wurde, indem das lange Bestehen eines Ascites die Darmwand für die Bakterien durchlässig gemacht hat (LUBARSCH).

Für die Entstehung des Transsudates ist der den Zellstoffwechsel störende Faktor unbekannt. Man suchte ihn in der Stauung und hat Versuche mit allmählicher Einengung des Pfortaderkreislaufes durchgeführt, ohne daß beim Tier trotz hochgradiger Stauung im Pfortaderkreislauf ein Ascites auftritt. Die klinischen Befunde langsam verlaufender Pfortaderthrombosen sind wegen der verschiedenen Entstehungsursachen weniger verwertbar (SACHSER, J. DE JONG). In einem Teil der Fälle von Pfortaderthrombose wurde Ascites, im anderen Teil das Fehlen von Ascites beobachtet. Bei langsam und unvollständig sich entwickelnder Pfortaderthrombose kann sich das gewöhnliche Bild der Pfortaderstauung mit Meteorismus und Ascites ausbilden, das naturgemäß bei gleichzeitigem Bestehen von Lebererkrankungen ausschließlich auf das Organleiden bezogen werden dürfte. Andererseits begegnet man nicht selten Fällen von Lebercirrhose mit Ascites, wo auch die Sektion keinerlei Anzeichen einer Stauung im Pfortaderkreislauf aufdecken konnte. Daraus geht hervor, daß die Bedeutung der Stauung für das Zustandekommen des Ascites besonders bei Lebercirrhose sehr vorsichtig bewertet werden muß, und wir werden deshalb auch nicht allzuviel Hoffnung haben dürfen, durch operative Verbesserung der Zirkulationsverhältnisse in der Bauchhöhle den Ascites zu beseitigen.

Die gebräuchlichste Operation ist die TALMAR-DRUMONDsche. Beide Autoren schlugen vor, die Anastomosen von Pfortader zur Vena cava dadurch reichlicher zu gestalten, daß Netz, Milz, Leber und Gallenblase an der vorderen Bauchwand angenäht werden. Experimentelle Untersuchungen, daß die durch die Operation angelegten Anastomosen genügend arbeiten, stammen von TILLMANN, der nach dieser Operation ohne Schädigung einem Hunde die Pfortader unterbinden konnte. (Die Sektion jedoch ergab, daß die Pfortader nicht völlig verschlossen war und außerdem hat die Pfortader häufig sehr reichlich Kollateralen.) Nach den Tierversuchen von ITO und OMI genügt die Netzfixation nicht immer, die Hunde nach Unterbindung der Pfortader am Leben zu erhalten; erst die breite Verwachsung der Bauchorgane untereinander und mit der vorderen Bauchwand sichert eine genügende Ausbildung von Kollateralen. Die Autoren schlagen deshalb auch für die Ascitesbehandlung bei Lebercirrhose vor, künstlich solche Verwachsungen zu erzeugen. Auch die Anlage einer ECKschen Fistel ist empfohlen worden, sie ist jedoch beim Menschen bisher nur sehr selten ausgeführt worden. Der eine Fall ROSENSTEINs, der die Operation längere Zeit überlebte, zeigte jedenfalls was das Verschwinden des Ascites anbelangt, keinen durchgreifenden

Erfolg. GEBHARD und FRICKE fanden bei 4 von 14 ECK-Fistelhunden nach der Operation schwere Anämie, Ödeme und Ascites, für die bei der Sektion keine Ursache festgestellt werden konnte.

Eine ausführliche Statistik über die operativen Erfolge mit der TALMARschen Operation bei etwa 300 Fällen gibt BUNGE. Es ist danach nur in 30% der Fälle nach der Operation zu einem Verschwinden des Ascites gekommen. Neuere Statistiken scheinen etwas günstigere Ergebnisse zu haben. Den geschilderten Versuchen den Ascites speziell bei Lebercirrhose durch Beseitigung der Stauung zu bekämpfen, stehen diejenigen gegenüber, die sich symptomatisch darauf beschränken, das angesammelte Exsudat entweder durch häufige frühzeitige Punktion (EWALD u. a.) oder durch Dauerdrainage fortzuschaffen.

Literatur.

Leber.

ABDERHALDEN u. LONDON: Z. physiol. Chem. 54, 112 (1907). — ABDERHALDEN u. WERTHEIMER: (1) Z. exper. Med. 72, 472—489 (1930). (2) Pflügers Arch. 230, 601 (1932). (3) Pflügers Arch. 233, 395—415 (1933). (4) Pflügers Arch. 235, 53—59 (1934). — ABEL: Handbuch der pathologischen Physiologie, Bd. 16. 1930. — ABELIN: (1) Handbuch der pathologischen Physiologie, Bd. 16, Teil 1, S. 94. 1930. (2) Klin. Wschr. 1931 II, 2205. — ABELIN u. KÜRSTEINER: Biochem. Z. 198, 19—46 (1928). — ADAMSKI: Diss. München 1912. ADLER: Wien. klin. Wschr. 1923 II, 1980. — ADLER u. LANGE: Dtsch. Arch. klin. Med. 157, 129 (1927). — ADLER, A.: Zbl. Chir. 1937, 142. — ADLERSBERG: (1) Klin. Wschr. 1934 I, 393. (2) Wien. Arch. inn. Med. 25, 269 (1934). — ADLERSBERG u. PORGES: Klin. Wschr. 1933 II, 1446. — ADLERSBERG u. TAUBENHAUS: Z. Biochem. 177, 400 (1926). — AFFANASIEW: Arch. f. (Anat. u.) Physiol. 30, 385—436 (1883). — AHMAD: Biochemic. J. 30, 11—15 (1936). — AIWASJAU: Z. Anat. 96, 264—282 (1931). — ALTENBURGER: Klin. Wschr. 1936 II, 1129—1131. — ALTMANN: Z. klin. Med. 114, 642—661 (1930). — ALZHEIMER u. HÖSSLIN: Z. Neur. 8 (1912). — ANDERSAY u. WESTPHAL: Ber. dtsch. chem. Ges. 1937, 473, 2035. — ANSCHÜTZ: Zit. nach HENSCHEN. — ANSELMINO u. HOFFMANN: (1) Klin. Wschr. 1928 I, 734. (2) Klin. Wschr. 1931 II, 1245. — APPEL: Zit. nach HENSCHEN. — ARAKI: Hoppe-Seylers Z. 19, 422 (1894). — ARENA: Rinasc. med. 4, No 21, (1927). — ARGENTINA: Riv. Pat. e Clin. Tbc. 3, 582—593 (1929). — ARNHEIM: Wien. klin. Wschr. 1905 I, 43. — ARNOLD: Arch. klin. Chir. 98 (nach ROST). — ARVAY: Biochem. Z. 205, 433—440 (1929). — ASCHNER: (1) Zit. nach CURSCHMANN. (2) Pflügers Arch. 146, 1—146 (1912). — ASCHOFF: (1) Die Erkrankungen der steinfreien Gallenwege. Verh. dtsch. Ges. inn. Med. 1932, 261. (2) 27. Tagg dtsch. path. Ges. Rostock 1934. (3) Klin. Wschr. 1934 II, 1003. — ASHER: (1) Schweiz. med. Wschr. 1927 I, 802. (2) Physiologie der inneren Sekretion. Leipzig u. Wien: Franz Deuticke 1936. — ASKANAZY: Verh. dtsch. path. Ges. 1904. — AUNAP: Z. mikrosk.-anat. Forsch. 25, 238—251 (1931).

BAER, H.: (1) Arch. f. exper. Path. 51, 271 (1904). (2) Naunyn-Schmiedebergs Arch. 54, 153 (1906). (3) Biochem. Z. 127, 275 (1922). — BALKENHAUSEN: Dtsch. Z. Chir. 164. — BALO: Magy. orv. Arch. 26, 171 (1925). — BANG: (1) Biochem. Z. 58, 236 (1914). (2) Biochem. Z. 65, 283, 296 (1914). — BANG u. STENSTRÖM: Biochem. Z. 50, 437 (1913). — BARAT u. WAGNER: Beitr. klin. Tbk. 71, 597—603 (1929). — BARCROFT: J. of Physiol. 66, 32 (1928). — BARON: Zbl. Chir. 1911. — BARR and HIMWICH: J. of biol. Chem. 55, 523 (1923). — BARRAL: C. r. Soc. Biol. Paris 109, 1365 (1932). — BARRAL et BADINAND: C. r. Soc. Biol. Paris 105, 6—8 (1930). — BARRE, LA: C. r. Soc. Biol. Paris 95, 28, 855—857 (1926). — BARRE, LA et HARTOG: C. r. Soc. Biol. Paris 105, 470, 471 (1930). — BARUK: Ann. méd.-psychol. 92 II, 711, 712 (1934). — BASSANI (1): Boll. Soc. Biol. sper. 7, 1154 (1932). (2) Boll. Soc. Biol. sper. 8, 798 (1933). — BATTEZ: C. r. Soc. Biol. Paris 65 II, 721 (1908). — BATTIER et SOULLIER: Med. moderne 1893, 82. — BAUDOIN, BÉNARD, LEWIN et SALLET: C. r. Soc. Biol. Paris 118, 529—531 (1935). — BAUMANN, RIISING and STEENBOCK: J. of biol. Chem. 107, 705—715 (1934). — BAUMECKER u. ZADECK: Zit. nach MEYER-BURGDORFF, S. 608. — BAUMGARTEN: Verh. dtsch. path. Ges., 6. Tagg Kassel 1903. — BEATTIE, BROW and LONG: Proc. roy. Soc. Lond. B 106, 253—275 (1930). — BECHER: (1) Zit. nach HENSCHEN. (2) Med. Welt 1935, 518, 519. — BECKMANN: (1) Klin. Wschr. 1927 II, 2229. (2) Z. exper. Med. 59, 76 (1928). (3) Z. klin. Med. 110, 163 (1929). (4) Klin. Wschr. 1930 I, 49. — BENEKE: Münch. med. Wschr. 1903. — BENNET: Ber. Physiol. u. Path. 39, 398. — BENTHIN: Z. Geburtsh. 69, 198 (1911). — BERG and JOBLING: Arch. Surg. 20, 997 (1930). — BERGMANN: Z. exper. Path. u. Ther. 3. — BERGMANN, v.: Funktionelle Pathologie. Berlin: Julius Springer 1936. — BERNARD: (1) C. r. Soc. Biol. Paris 1850. (2) Leçon

sur la chaleur animal, p. 190. Paris 1876. (3) Leçon sur le diabète et la glycos. anim.
Paris 1877. — BERTRAM: Z. exper. Med. 37, 99 (1923). — BESANCON u. LABBÉ: Lehrbuch. — BEST and PARTRIDGE: Proc. roy. Soc. Lond. 105, 323 (1929). — BETHE: Handbuch der normalen und pathologischen Physiologie, Bd. 15, Teil 2. 1931. — BEUMER: Z.
Kinderheilk. 33, 184 (1922). (2) Z. exper. Med. 35, 328 (1923). (3) Dtsch. med. Wschr.
1925 I, 230. (4) Die Glykogenspeicherkrankheit. Wien u. Berlin: Urban & Schwarzenberg
1933. — BEUMER u. GRUBER: Jb. Kinderheilk. 146, 125 (1936). — BICKEL: Biochem. Z.
146, 493 (1924). — BICKEL u. COLLAZO: Dtsch. med. Wschr. 1923 II, 1408. — BIEDL: Innere
Sekretion, 3. Aufl. 1916. — BIELING: Biochem. Z. 60, 421 (1914). — BIELSCHOWSKY:
(1) Jkurse ärztl. Fortbildg 14, H. 5, 1—10 (1923). (2) Klin. Wschr. 1932 II, 1492. — BIERRY
et MALLOISEL: C. r. Soc. Biol. Paris 65, 232 (1908). — BINET et WELLER: C. r. Acad. Sci.
Paris 201, 992, 993 (1935). — BINSWANGER: Pflügers Arch. 193, 296 (1922). — BINZ: Virchows
Arch. 51, 152 (1870). — BLAD: Fol. haemat. (Lpz.) 1905, 684. — BLASI, DE: Ann. ital.
Chir. 12, 427—450 (1933). — BLEICHRÖDER: Virchows Arch. 177, 435 (1904). — BLINOW
u. KOGAN: Zbl. Chir. 1928, 2368. — BLUM: (1) Dtsch. Arch. klin. Med. 71, 146 (1901).
(2) Pflügers Arch. 90, 617 (1902). (3) C. r. Soc. Biol. Paris 96, 643 (1927). (4) Presse méd.
1928, 1411. — BÖCK u. BAUER: Z. Biol. 10, 363 (1874). — BÖHM: Naunyn-Schmiedebergs
Arch. 15, 450 (1882). — BÖHM u. HOFFMANN: Naunyn-Schmiedebergs Arch. 8, 271 (1878). —
BOENHEIM: Z. Neur. 60 (1920). — BÖSL: Biochem. Z. 202, 299 (1928). — BOGUSKI:
Polskie Arch. Med. wewn. 12, 656. — BOIX: Thèse de Paris 1894. — BOLOGNA: Arch.
Fisiopat. ecc. 5, 1—32 (1937). — BOLLMANN and MANN: Ann. int. Med. 9, 617 (1935). —
BOLLMANN, MANN and MAGATH: Amer. J. Physiol. 92, 92—106 (1930). — BORBERG:
(1) Skand. Arch. Physiol. (Berl. u. Lpz.) 28, 91 (1913). (2) Acta psychiatr. (København) 2,
201—220 (1927). — BORGHI: Arch. Ist. biochim. ital. 1, 69—91 (1929). — BORNE, VON DEM:
Z. klin. Med. 125, 249 (1933). — BORNSTEIN u. HOLM: Verh. dtsch. Ges. inn. Med. 1923,
201, 202. — BORNSTEIN u. Mitarb.: (1) Klin. Wschr. 1922 II, 1695, 1696. (2) Biochem. Z.
132, H. 1—3, 138—153 (1922). — BORZÉCKY: Bruns' Beitr. 88, 466. — BOSTROEM:
(1) Z. Neur. 68, 48—60 (1921). (2) Fortschr. Med. 1914, Nr 8/9, 205 u. 238. (3) Monographien Neur. 33, 108 (1922). — BOUCHARD: Zit. nach HANOX u. BOIX. — BRAND,
WEST and STUCKY: Proc. Soc. exper. Biol. a. Med. 30, 1382 (1933). — BREITENBACH:
Inaug.-Diss. München 1905. — BRENTANO: (1) Beiträge zur Physiologie und Pathologie
des Ketonkörperstoffwechsels. Habil.schr. Berlin 1932. (2) Z. klin. Med. 124, 237 (1933). —
BREUSCH u. SCALABRINO: Z. exper. Med. 94, 569 (1934). — BRILL: Amer. J. med. Sci. 120,
977 (1901). — BRITTON and MYERS: Amer. J. Physiol. 84, 132—140 (1928). — BRITTON
and SILVETTA: (1) Amer. J. Physiol. 99, 15 (1931). (2) Endocrinology 16, 633 (1932).
(3) Amer. J. Physiol. 105, 11 (1933). (4) Amer. J. Physiol. 107, 190—206 (1934). (5) Amer.
J. Physiol. 111, 305—311 (1935). — BRÖMSAMLEN u. STERKEL: Dtsch. Arch. klin. Med.
130, 358 (1919). — BRÜNING: Klin. Wschr. 1924 I, 710. — BRUGSCH: Handbuch der speziellen
Pathologie und Therapie innerer Krankheiten, Bd. 6, II, S. 405. Berlin: Urban & Schwarzenberg 1923. — BRUUSGAARD: Norsk. Mag. Laegevidensk. 90, 778 (1929). — BUDD: Zit.
nach HENSCHEN. — BUDDE: (1) Arch. klin. Chir. 128, H. 3, 586—604 (1924). (2) Münch.
med. Wschr. 1925 II, 1330, 1331. — BÜCHLER: Mschr. Psychiatr. 58 (1925). — BÜRGER:
(1) Z. exper. Med. 5, 25 (1917). (2) Münch. med. Wschr. 1922 I, 103—106. (3) Verh. Kongr.
inn. Med. 1931, 186. — BÜRGER u. HABS: Klin. Wschr. 1927 II, 2125, 2221. — BÜRGER
u. KRAMER: Klin. Wschr. 1928 I, 745. — BULLOWA, ROTHSTEIN, RATISCH and HARDE:
Proc. Soc. exper. Biol. a. Med. 34, 1—7 (1936). — BUNGE: Klin. Jb. 14 (1905). — BUR-
DENKO: (1) Zit. nach BORZÉCKY u. BARON. (2) Internat. Beitr. Path. u. Ther. Ernährgs-
störungen 4, 93—113 (1912). — BURESCH: Z. klin. Med. 118, 206—220 (1931). — BURGER
u. MARTENS: Klin. Wschr. 1924 I, 41. — BURN: J. of Physiol. 49, Proc., 12 (1915). — BURN
and MARKS: J. of Physiol. 60, Nr 3, 131—141 (1925). — BURTON-OPITZ: (1) Arch. ges.
Physiol. 124, 494 (1908). (2) Arch. ges. Physiol. 129, 206 (1909). (3) Arch. ges. Physiol.
135, 228 (1910). (4) Quart. J. Physiol. 3, 297 (1910); (5) Quart. J. Physiol. 7, 113 (1911).
(6) Arch. ges. Physiol. 146, 534 (1912). — BUSCAINA: (1) Riv. Pat. nerv. 28, 437—454
(1924). (2) Riv. Pat. nerv. 31, 116—160 (1926).

CACCURI e DI PRISCO: Clin. med. ital., N. s. 63, 937 (1932). — CÄSAR u. SCHAAL: Z. klin.
Med. 98, 96 (1924). — CAMPOS: Amer. J. Physiol. 87, 680 (1929). — CANNON: (1) Amer.
J. Physiol. 33, 356 (1914). (2) Erg. Physiol. 27, 380 (1928). — CANNON u. FISKE: (1) Zit. nach
FUSS, S. 328. (2) Erg. Chir. 26, 266—380 (1933). — CANNON and DE LA PAZ: Amer. J.
Physiol. 28, 64 (1911). — CANNON and SMILLIE: Amer. J. Physiol. 33, 356 (1914). — CANTO:
C. r. Soc. Biol. Paris 104, 1104, 1105 (1930). — CARNOT, GAYET et MERKLEN: C. r. Soc.
Biol. Paris 104, 1260—1263 (1930). — CARVAGLIA: Sperimentale 1912, 5. — CASSINIS e
BRACALONI: Arch. di Fisiol. 25, 408, 548 (1927). — CAVAZZANI: Zbl. Physiol. 8, 689 (1894). —
CENTOSCUDI: Riv. Pat. e Clin. Tbc. 7, 282 (1933). — CHAUVEAU et KAUFMANN: C. r. Acad.
Sci. Paris 104/105 (1887). — CHEVALIER et CHORON: C. r. Soc. Biol. Paris 120, 1223
bis 1225 (1935). — CHIARI: (1) Zit. nach KEHR: Chirurgie der Gallenwege. Neue deutsche
Chirurgie, Bd. 8, S. 155. (2) Z. Heilk. 19, 475 (1898). — CHIRON e BADALLA: Policlinico,

sez. chir. **40**, 308—320 (1933). — CHRISTENSEN: Arb.physiol. **4**, 470 (1931). — CHRISTLIEB: Verh. 22 Tagg nordwestdtsch. Ges. inn. Med. **1936**. — CIOFFI: Zit. nach HENSCHEN. — CLARK: J. of Physiol. **62**, VIII (1926). — CLAUSSEN: Z. exper. Med. **83**, 231 (1932). — CLERC u. STAUB: Klin. Wschr. **1931** II, 2001. — COEBEN: Zit. nach HENSCHEN. — COHN-HEIM u. LICHTHEIM: Virchows Arch. **69**, 106 (1877). — COHNHEIM u. LITTEN: Virchows Arch. **67**, 153 (1876). — COLLAZO: Biochem. Z. **23**, 335—350 (1931). — COLLAZO y PI-SUNER BAYO: Rev. méd. Barcelona **16**, 99—119 (1931). — COLLAZO, TORRES u. RODRIGUEZ: Klin. Wschr. **1934** II, 1678. — COLOSANTO e MOSCATELLI: Estratto dal Boll. Accad. Med. Roma **1886/87**. — CORI: (1) Amer. J. Physiol **94**, 557 (1930). (2) Amer. J. Physiol. **95**, 71 (1930). (3) J. of biol. Chem. **85**, 275 (1930). (4) Arch. f. exper. Path. **95**, 378 (1932). — CORI-CORI: Physiologic. Rev. **2**, 144 (1931). — CORKILL: J. trop. Med. **39**, 1—4 (1936). — COSENTINO: Leberverletzungen. Neue deutsche Chirurgie, Bd. 4, S. 10. — Cow: Arch. f. exper. Path. **69**, 393 (1912). — CRAMER: Z. Biol. **24**, 105—119 (1888). — CRAMER and KRAUSE: Proc. roy. Soc. Med. **86**, 550 (1913). — CRANDELL and WEIL: Arch. of Neur. **29**, 1066—1083 (1933). — CREFELD: Nederl. Tijdschr. Gennesk. **1933**, 4659. — CRILE: Zit. nach HENSCHEN, S. 499. — CURSCHMANN: (1) Med. Klin. **1934** I, 458. (2) Z. Neur. **89**, 579.

DALE: (1) Brit. J. Dermat. **1894**. (2) J. of Pharmacol. **18**, Nr 127, 42 (1921). (3) J. of Physiol. **74**, 343—375 (1932). — DAMARUS, v.: Arch. f. exper. Path. **58**, (1908). — DAMBROSI: C. r. Soc. Biol. Paris **114**, 1222—1224 (1933). — DASTRE: C. r. Soc. Biol. Paris, IX. s. **3**, No 28 (1891). — DASTRE et ARTHUS: Arch. de Physiol. **1889**, 473. — DASTRE et LOYE: Arch. Physiol. norm. et path., IV. s. **1888**, 83. — DAVID, BACHE u. AUEL: Münch. med. Wschr. **1914** I, 368. — DAVIES and MOORE: (1) Biochemic. J. **28**, 288—295 (1934). (2) Biochemic. J. **31**, 172—178 (1937). — DEBEUS, v.: Schizophrenie **3**, 181 (1933). — DEMANT: C. r. Soc. Biol. Paris **117**, 323 (1934). — DENK: Zit. nach HENSCHEN. — DENNIG: Zit. nach MEYER-BURGDORFF, S. 608. — DENNING: Münch. med. Wschr. **1895** I, 17,' 20. — DEPISCH u. HASENÖHRL: Klin. Wschr. **1930** I, 345. — DESCHWANDEN: (1) Schweiz. med. Wschr. **1929** II, 903. (2) Strahlenther. **46**, 713—723 (1933). — DEUTICKE: Klin. Wschr. **1937** I, 141. — DIBOLD u. TAUBENHAUS: Zit. nach MEYER-BURGDORFF, S. 605. — DILL, EDWARDS and MEAD: Amer. J. Physiol. **3**, 21 (1935). — DOGIEL: (1) Zit. nach PFUHL. (2) Arch. f. Anat. **1894**. — DOMINICI: (1) C. r. Soc. Biol. Paris **1900**, 851—949. (2) Presse méd. **1900**. (3) Arch. Méd. expér. **1900**. (4). Arch. Méd. expér. **1901** (5) Arch. Méd. expér. **1902**. — DONATI: Riv. Pat. sper., N. s. **2**, 447—457 (1934). — DONHOFER and MACLEOD: Proc. roy. Soc. Lond. **110**, 125—141 (1932). — DOYON-DUFOUR: Arch. de Physiol. **10**, 522 (1898). — DRAGSTEDT: Science (N. Y.) **1931** I, 315. — DRESEL: Zit. nach CURSCHMANN. — DRESEL u. HIMMELWEIT: Z. klin. Med. **112**, 528 (1930). — DRESEL u. LEWY: Dtsch. Z. Nervenheilk. **81**, 82, 83 (1924). — DRIGALSKI, v.: (1) Klin. Wschr. **1933** I, 308. (2) Klin. Wschr. **1934** I, 226. (3) Z. Vitaminforsch. **3**, 37 (1934). (4) Z. Vitaminforsch. **4**, 128, 177 (1935). (5) Klin. Wschr. **1935** I, 338, 773. — DRISCH: Naunyn-Schmiedebergs Arch. **182**, 301—312 (1936). — DRUMOND: Brit. med. J. **1896**. — DUCHENAU: C. r. Soc. Biol. Paris **80**, 248 (1924). — DULIGE: Klin. Wschr. **1937** I, 18. — DUZAR: Orv. Hetil. (ung.) **1927** I, 1058.

Ebers Papyrus, etwa 1500 v. Chr. Geb. Zit. nach WILLSTAEDT. — EBERT-SCHIMMEL-BUSCH: Zit. nach HENSCHEN. — ECK, v.: Mil.-med. J. Petersburg **132** (1877). — ECKARD: Pflügers Arch. **236**, 361 (1935). — ECKARDT: Arch. f. exper. Path. **12**, 275 (1880). — ECKELEN, v.: Mschr. Kindergeneesk. **4**, 151—159 (1935). — ECONOMO, v.: Zit. nach NEU-STADT: Nervenarzt **1929**, 101. — EDIE: Biochemic. J. **5**, 235 (1911). — EFFKEMANN u. HEROLD: Z. exper. Med. **96**, 195—208 (1935). — EHRHARDT: Arch. klin. Chir. **68**, 460 (1902). — EITEL, KREBS u. LOSER: Klin. Wschr. **1933** I, 615. — ELIAS: Z. exper. Med. **77**, 538—550 (1931). — ELIAS u. FELLER: Stauungstypen bei Kreislaufstörungen. Wien u. Berlin: Julius Springer 1926. — ELLINGER u. ROST: (1) Arch. f. exper. Path. **95**, 281 (1922). (2) Münch. med. Wschr. **1922** I, 772. — ELLIOT: J. of Physiol. **44**, 374 (1912). — EMBDEN: Verh. dtsch. Kongr. inn. Med. **23** (1906). — EMBDEN u. HABS: Hoppe-Seylers Z. **171**, 38 (1927). — EMBDEN u. JOST: Hoppe-Seylers Z. **165**, 224 (1927). — ENDERLEN, THANN-HAUSER u. JENKE: (1) Arch. f. exper. Path. **130**, 292, 308 (1928). (2) Arch. f. exper. Path. **135**, 131 (1928). — ENDRES u. NEUHAUS: Z. klin. Med. **47**, 585 (1925). — ENGEL: Virchows Arch. **153**, 537 (1898). — ENGELS: Arch. f. exper. Path. **51**, 346 (1904). — EPPINGER: (1) Hepato-lienale Krankheiten, 1920. (2) Verh. dtsch. Ges. inn. Med. **1922**, 15—39. (3) KRAUS-BRUGSCH' Handbuch der zpeziellen Pathologie und Therapie, Bd. VI/2, S. 293. 1923. (4) Die Leberkrankheiten. Wien: Julius Springer 1937. — EPPINGER, FALTA u. RUDINGER: (1) Z. klin. Med. **66**, 1 (1908). (2) Z. klin. Med. **67**, 380 (1909). — EPPINGER, KISCH u. SCHWARZ: Das Versagen des Kreislaufs. Berlin: Julius Springer 1927. — ESCHWEILER: Arch. f. exper. Path. **161**, 21 (1931). — EULER, v.: (1) Klin. Wschr. **1934** II, 1482. (2) Erg. Vitamin-Hormonforsch. **1**, 159 (1938). — EULER, v. u. KLUSSMANN: Hoppe-Seylers Z. **219**, 215—223 (1933). — EVANS: Amer. J. Physiol. **114**, 297 (1936). — EWALD: (1) Berl. klin. Wschr. **1845** I. (2) Berl. klin. Wschr. **1888**.

Faber: Frankf. Z. Path. **47**, 443 (1935). — Falta: Wien. klin. Wschr. **1910** I, 269. — Fattovich: Note Psichiatr. **62**, 431—449 (1933). — Fenz: Sitzg Wien. Ges. inn. Med. **1936**. — Ferrari: Pflügers Arch. **230**, 639 (1932). — Fieschi: Z. exper. Med. **86**, 408—412 (1933). — Fiessinger: Presse méd. **1932**, 1669. — Fiessinger et Cattan: (1) C. r. Soc. Biol. Paris **112**, 53, 171 (1933). (2) J. Physiol. et Path. gén. **31**, 759 (1933). — Fiessinger, Maurice Herbain and René Laucon: Arch. internat. Pharmacodynamie **43**, 216 (1932). — Filippi, de: Z. Biol. **49**, 511 (1907). — Fischer, W.: Dtsch. med. Wschr. **1912** I, 410. — Fischler: (1) Dtsch. Arch. klin. Med. **104**, 300 (1911). (2) Dtsch. Arch. klin. Med. **111**, 479 (1913). (3) Mitt. Grenzgeb. Med. u. Chir. **26**, 553 (1913). (4) Münch. med. Wschr. **1914** I, 101. (5) Physiologie und Pathologie der Leber, 2. Aufl. Berlin: Julius Springer 1925. — Fischler u. Grafe: Dtsch. Arch. klin. Med. **108**, 516 (1912). — Fischler u. Hagemann: Inaug.-Diss. Heidelberg 1912. — Flaum u. Schlesinger: Wien. Arch. inn. Med. **23**, 97 (1932). — Fleischhauer: Diss. Bonn 1931. — Flex: Biochem. Z. **104** (1920). — Flörken: Zit. nach Henschen. — Flössner u. Kutscher: Münch. med. Wschr. **1926** II, 1434. — Flynn and Critschley: Lancet **1925**, Nr 26, 1329—1331. — Forsgreen: (1) Anat. Anz. **51**, 309—314 (1918). (2) Z. Zellforsch. **6**, 647—688 (1928). — Fränkel: Zit. nach Henschen. — Frank: Hoppe-Seylers Z. **70**, 291 (1911). — Frank u. Issaac: (1) Z. exper. Path. u. Ther. **7**, 326 (1910). (2) Arch. f. exper. Path. **64**, 292 (1911). — Franke u. Förster: Biochem. Z. **159**, 48 (1925). — Frerichs: Klinik der Leberkrankheiten. Braunschweig 1858. — Freund: (1) Verh. dtsch. pharm. Ges. **1922**. (2) Arch. f. exper. Path. **93**, H. 4—6, 285—304 (1922). — Friedenwald and Grove: Amer. J. med. Sci. **163**, 22 (1922). — Fritz: (1) Magy. orv. Arch. **29**, H. 1, 8—15 (1928). (2) Pflügers Arch. **220**, H. 1, 101—106 (1928). — Frontali: Arch. internat. Physiol. **13**, 432 (1913). — Fuchs: Zit. nach Neustadt: Nervenarzt **1929**, 97. — Fujii: (1) Tohoku. J. exper. Med. **1**, 38 (1920). (2) Tohoku. J. exper. Med. **2**, Nr 1/2, 9—64; Nr 2/3, 169 (1921). (3) Tohoku J. exper. Med. **6**, 566 (1925). — Fujii and Takai: J. Biophysics **1**, 8 (1924). — Funk: Die Vitamine, 1922. — Furrer: Inaug.-Diss. Zürich 1907. — Fuss: (1) Z. exper. Med. **76**, 731 (1931). (2) Erg. Chir. **26**, 265 (1933). — Fuss u. Derra: (1) Arch. f. exper. Path. **156**, 64 (1930). (2) Mitt. 2. Z. exper. Med. **84**, 518 (1932). (3) Mitt. 1—4. Dtsch. Z. Chir. **235**, 201, 587; **236**, 114, 727 (1932). — Fuss u. Eschweiler: Zit. nach Fuss.

Gabbe: (1) Verh. dtsch. Ges. inn. Med. **1929**, 503—506, 537—543. (2) Klin. Wschr. **1929** II, 2077—2081. — Gabrila: Zit. nach Meyer-Burgdorff, S. 605. — Gamna: Klin. Wschr. **1933** I, 348, 349. — Garnier et Lambert: J. Physiol. et Path. gén. **2** (1903). — Garrod: Lancet **1912** I, 629. — Gasparini: Rinasc. med. **10**, 159—161 (1933). — Gaucher: (1) France méd. **1882**. (2) Thèse de Paris 1882. — Gebhardt u. Fricke: Z. exper. Med. **73**, 45 (1930). — Geiger: Klin. Wschr. **1933** II, 1313. — Georgjewsky: Z. klin. Med. **33**, 153 (1897). — Gerlach: Handbuch der speziellen pathologischen Anatomie und Histologie, Bd. V/1, S. 71. 1930. — Gesholowitz et Campbell: Arch. internat. Pharmacodynamie **41**, 377—386 (1931). — Gierke, v.: Beitr. path. Anat. **82**, 497—513 (1929). — Gigon: Biochem. Z. **174**, 257 (1926). — Gilbert et Lereboullet: C. r. Soc. Biol. Paris **53**, 276, 279 (1901). — Giroud et Leblond, C. P.: (1) Bull. Soc. Chim. biol. Paris **18**, 173 (1936). (2) Bull. Soc. Chim. biol. Paris **19**, 1105 (1937). — Glaser, Florentin u. Watrin (1): C. r. Soc. Biol. Paris **100**, 111 (1929). (2) C. r. Soc. Biol. Paris **107**, 372 (1931).— Glenard: L'hépatisme. L'expansion scientif. franç. Paris 1922. — Glaubach u. Molitor: Arch. f. exper. Path. **132**, 31 (1928). — Gluck: Arch. klin. Chir. **29**, 129 (1883). — Goebel: Z. exper. Med. **96**, 486 (1935). — Gömöri: Naunyn-Schmiedebergs Arch. **165**, 516—519 (1922). — Goglia: Fol. med. (Napoli) **11**, No 12, 441 (1925). — Goldberger: Boll. Soc. Biol. sper. **4**, 710, 711 (1929). — Gollwitzer-Meier: Z. exper. Med. **69**, 367—391 (1930). — Gordon: J. amer. med. Assoc. **85**, 508 (1925). — Gough: Lancet **1934** I, 1279—1281. — Grab, Janssen u. Rein: (1) Die Leber als Blutdepot. Klin. Wschr. **1929** II, 1539. (2) Z. Biol. **89**, H. 4 (1929). — Graciani: (1) Note Psichiatr. **12**, 219—235 (1924). (2) Note Psichiatr. **14**, 263—291 (1926). — Grafe: Internat. Sportärztekongr. Berlin 1936. — Grafe u. Denecke: Dtsch. Arch. klin. Med. **118**, 249 (1915). — Grafe u. Meythaler: Arch. f. exper. Path. **136**, 360 (1928). — Grauhan: Arch. klin. Chir., Kongr.-Bd. **133**, 267 (1924). — Green: Lancet **1932** II, Nr 5692, 723. — Greving: (1) Klin. Wschr. **1928** I, 734. (2) Verh. Ges. inn. Med. **1930**, 53. — Griffith and Emery: Amer. J. Physiol. **95**, 20 (1930). — Gross-Schmitzdorf: Ann. städt. Krk.haus München **14** (1906—1908). — Grote: Über die Beziehungen der Muskelarbeit zum Blutzucker. Halle: Carl Marhold 1918. — Gruber: Arch. f. exper. Path. **58**. — Grün u. Reinwein: Naunyn-Schmiedebergs Arch. **166**, 366 (1932). — Guha and Grosh: Current Sci. **3**, 251 (1934). — Gulecke: Arch. klin. Chir. **83**, 602 (1907). — Gundermann: (1) Münch. med. Wschr. **1913** II, 2332. (2) Mitt. Grenzgeb. Med. u. Chir. **41**, 107 (1928).

Haberer, v.: (1) Zit. nach Henschen. (2) Arch. klin. Chir. **78**, 557 (1906). — Habesohn: Zit. nach Henschen. — Häbler: Z. exper. Med. **54**, 524 (1926). — Härtel: Zit. nach Meyer-Burgdorff, S. 605. — Hagemann: Zit. nach Henschen, S. 579. — Hahn, Massen, Nencki u. Pawlow: Arch. f. exper. Path. **32**, 161 (1893). — Haim: Zit. nach

Henschen. — Hamilton and Jones: J. nerv. Dis. 43, 297 (1916). — Hammet: Arch. of Path. 8, 575—594 (1929). — Handovski u. Tammann: Naunyn-Schmiedebergs Arch. 134, 203—211 (1928). — Hanox et Boix: Arch. gén. Med. 1, 749 (1894). — Hanser: Handbuch der speziellen pathologischen Anatomie und Histologie. Berlin: Julius Springer 1930. — Hall: Monographien Neur. 1923, H. 37. — Hallervordem: Handbuch der Geisteskrankheiten, Bd. 11, S. 7. — Harring: Quart. J. exper. Physiol. 11, 231 (1917). — Hartmann: Amer. J. Physiol. 64, 1 (1923). — Haug, K.: (1) Mschr. Psychiatr. 88, 225 (1934). (2) Mschr. Psychiatr. 89, 23 (1934). — Havliczek: Verh. dtsch. Ges. Kreislaufforsch. 1934, 195—257. — Hayashi: Jap. J. Gastroenterol. 4, 287 (1932). — Hecht: Stuttgart. ärztl. Ver., Sitzg 12. Nov. 1925. — Hecht u. Weese: Klin. Wschr. 1937 I, 414, 415. — Heger: Zit. nach Hoppe-Seyler. — Heilmeyer: Pathologisch Physiologie, 1935. — Heinlein: Klin. Wschr. 1933 II, 1513. — Heller: Dtsch. Arch. klin. Med. 7 (1870). — Henschen: Arch. klin. Chir. 173, 488 (1932). — Heppe u. Schliephake: Z. exper. Med. 78, 209 (1931). — Herbst: Klin. Wschr. 1929 II, 1841. — Herlitzka: Sperimentale 4, 383 (1894). — Hertz: Klin. Wschr. 1933 II, 1725. — Herxheimer u. Gerlach: Beitr. path. Anat. 68, H. 1, 93—138 (1921). — Herzog: Zit. nach Neustadt: Nervenarzt 1929, 101. — Hess u. Saxl: (1) Biochem. Z. 19, 274 (1909). (2) Dtsch. Arch. klin. Med. 104, 1 (1911). — Hess, O.: Zit. nach Lichtwitz. — Hess, W. R.: Die Regulation des Blutkreislaufes. Leipzig: Georg Thieme 1930. — Hetenji: (1) Dtsch. med. Wschr. 1922 I, 420, 770. (2) Dtsch. med. Wschr. 1922 II, 1200. — Higgins and Anderson: Arch. of Path. 14, 42—49 (1932). — Higgins, Mann and Priestley: Arch. of Path. 14, 491—497 (1932). — Higgins and Priestley: Arch. of Path. 13, 573 bis 583 (1932). — Hill, Long and Lupton: J. of Physiol. 57, XLIV (Anhang) (1923). — Hiller: Z. Neur. 132, 95—145 (1931). — Hinsberg u. Holland: Z. exper. Med. 94, 47, 485 (1934). — Hirai: Jap. J. Gastroenterol. 9, 56, 57 (1937). — Hiramatsu: Biochem. Z. 255, 295 (1932). — Hirayama: (1) Tohoku J. exper. Med. 7, Nr 3/4, 364 (1926). (2) Tohoku J. exper. Med. 8, Nr 1, 37—40 (1926). — Hirsch u. Müller: Dtsch. Arch. klin. Med. 75, 287 (1903). — Hirschhorn u. Popper: Wien. klin. Wschr. 1933 I, 365. — Hochrein u. Meyer: Dtsch. Arch. klin. Med. 161, H. 1/2, 59 (1928). — Hochrein u. Sincke: Zit. nach Meyer-Burgdorff, S. 608. — Högler: (1) Wien. klin. Wschr. 1932 II, 1244, 1245. (2) Z. exper. Med. 84, 50—73 (1932). (3) Z. exper. Med. 84, 14 (1932). — Högler u. Zell: (1) Z. exper. Med. 86, 144—185 (1933). (2) Klin. Wschr. 1933 II, 1719—1722. (3) Z. exper. Med. 92, 181—234 (1934). — Hoffmann: Klin. Wschr. 1928 I, 43. — Holm: Z. exper. Med. 37, 81 (1923). — Hopkins: Biochemic. J. 15, 286 (1921). — Hoppe-Seyler: (1) Nothnagels Handbuch der inneren Medizin, 2. Aufl. 1912. (2) Die Krankheit der Leber, 2. Aufl., S. 342. Wien u. Leipzig: Alfred Hölder 1912. — Hoppe-Seyler u. Lang: Dtsch. Arch. klin. Med. 176, 663—668 (1934). — Horak: Čas. lék. česk. 63, Nr 14, 26, 27, 39 (1924). — Houssay: (1) C. r. Soc. Biol. Paris 86, 1115 (1922). (2) C. r. Soc. Biol. Paris 101, 935 (1929). (3) C. r. Soc. Biol. Paris 104, 1030 (1930). (4) C. r. Soc. Biol. Paris 111, 472 (1932). (5) C. r. Soc. Biol. Paris 112, 497 (1933). (6) C. r. Soc. Biol. Paris 113, 465 (1933). (7) C. r. Soc. Biol. Paris 114, 82 (1933). — Houssay et Molinelli: (1) C. r. Soc. Biol. Paris 91, No 31, 1045 bis 1049 (1924). (2) Rev. Soc. argent. Biol. 1, 402 (1925). (3) Amer. J. Physiol. 77, Nr 1, 181—183 (1926). — Howell: Zit. nach Henschen. — Hübner: Diss. Bonn 1931. — Hueck: Morphologische Pathologie. Leipzig: Georg Thieme 1937. — Hurst, Weston and Phyllis Hurst: J. of Path. 31, 303—342 (1928).

Ikushima: Jap. J. Gastroenterol. 2, 213 (1930). — Isaac: Z. physiol. Chem. 100, 1 (1917). — Isaac u. Siegel: Handbuch der normalen und pathologischen Physiologie, Bd. 16. 1931. — Isenschmidt u. Krehl: Arch. f. exper. Path. 70, 109 (1912). — Isenschmidt u. Schnitzler: Arch. f. exper. Path. 76, 202 (1914). — Isola, Domenico: Studium 11, No 10 (1921). — Issekutz: Wien. klin. Wschr. 1935 II, 1325. — Itami: Arch. f. exper. Path. 60, (1908). — Ito u. Omi: Dtsch. Z. Chir. 62, 141 (1907).

Jakobi: Zit. nach Neustadt: Nervenarzt 1929, 34, 96, 158. — Jakoby: Z. exper. Med. 70, 100 (1930). — Jansen, B. C. P.: (1) Rec. Trav. chim. Pays.-Bas et Belg. (Amsterd.) 55, 1046 (1936). (2) Klin. Wschr. 1937 I, 113. — Janson: Beitr. path. Anat. 17, 505 (1885). — Janssen u. Jost: Hoppe-Seylers Z. 148, 41 (1925). — Jarisch: (1) Z. exper. Path. u. Ther. 13, Nr 23, 1777—1779 (1913). (2) Pflügers Arch. 158, 478 (1914). — Jean la Barre u. Zunz: (1) Arch. internat. Physiol. 29, 281 (1927). (2) C. r. Soc. Biol. Paris 106, 124 (1931). — Jervell: Acta med. cand. (Stockh.), Suppl. 24/25 (1928). — John: Endokrinol. 11, 497 (1932). — Jokl: (1) Klin. Wschr. 1930 I, 984. (2) Klin. Wschr. 1935 I, 718. — Jona u. Aubertin: Zit. nach Henschen. — Jongh, de: Mitt. Grenzgeb. Med. u. Chir. 24 (1912). — Joo, B. v.: Med. Klin. 1931 I, 697, 698. — Jost: Hoppe-Seylers Z. 197, 90 (1931). — Junge: Virchows Arch. 248 (1924). — Jusatz: (1) Klin. Wschr. 1932 I, 36. (2) Z. exper. Med. 87, 529 (1933). (3) Klin. Wschr. 1934 I, 95.

Kaatsch: Zit. nach Henschen. — Kahn: (1) Pflügers Arch. 139, 181 (1911). (2) Pflügers Arch. 140, 209 (1911). (3) Pflügers Arch. 147, 445 (1912). — Kalk: Zit. nach Meyer-Burgdorff, S. 605. — Kalk u. Branisteanu: Naunyn-Schmiedebergs Arch. 166, 555—569 (1932). — Kallner, Seckel u. Meyer: Z. klin. Med. 105, 552—593 (1927). — Kanowoka:

Z. exper. Med. **26**, 148 (1935). — KAPPIS: (1) Zit. nach HENSCHEN. (2) Erg. Med. **11**, H. 1, 447 (1928). — KARRER: Helvet. chim. Acta **20**, 1147. — KASTERT: Virchows Arch. **294**, 774 (1935). — KAUFMANN: C. r. Acad. Sci. Paris **118**, 894 (1894). — KAUFTHEIL u. NEUBAUER: Zit. nach ADLERSBERG. — KAUSCH: Arch. ges. Physiol. **39** (1897). — KAWAI: Okayama-Igakkai-Zasshi (jap.) **45**, 1536 (1933). — KEETON and ROSS: Amer. J. Physiol. **48**, 1146 (1919). — KEHR: Münch. med. Wschr. **1903** I, 726, 932, 1861. — KEHRER: Z. Neur. **129**, 488—542 (1930). — KELLAWAY: Amer. J. Physiol. **53**, 211 (1919). — KENT u. RUBEL: Z. klin. Med. **128**, 472—479 (1935). — KERN: Diss. Bonn 1935. — KESTNER, JOHNSON u. LAUBMANN: Pflügers Arch. **227**, 539 (1931). — KESTNER u. PLAUT: Z. Biol. **76**, 183 (1922). — KIMMELSTIL: Beitr. path. Anat. **91**, 1 (1933). — KINGREEN: Arch. klin. Chir. **163**, 648 (1931). — KIRSCHBAUM: Klin. Wschr. **1922** II, 1609. — KISCH: (1) Pflügers Arch. **219**, 426 (1928). (2) Endokrinol. **1**, 31 (1928). — KITAMURA: Mitt. med. Akad. Kioto **3**, 153—166 (1929). — KLEIBER: Diss. Breslau 1914. — KLINKERT: Ther. Gegenw. **69**, 140 (1926). — KNOLL: Internat. Sportärztekongr. Berlin 1936. — KNOLL u. FRONIUS: Arb.-physiol. **6**, 295 (1933). — KNOLL u. LÜSS: Arb.physiol. **7**, 517 (1934). — KNOPP: Beitr. chem. Physiol. u. Path. **6**, 150 (1905). — KOBRAK: (1) Z. klin. Med. **120**, 112—127 (1932). (2) Z. klin. Med. **125**, 15—28 (1933). — KOCH, O.: Zit. nach NEUSTADT: Nervenarzt **1929**, 101. — KOENIG-HEINICKE: Zit. nach HENSCHEN. — KOHN: BETHES Handbuch der normalen und pathologischen Physiologie, Bd. XVI/1, II, S. 3. 1930. — KOMATSU: Arch. klin. Chir. **174**, 65 (1933). — KONJETZNY: Zit. nach HENSCHEN. — KONJETZNY u. BÜRGER: Zit. nach MEYER-BURGDORFF, S. 605. — KOPP: Zit. nach HENSCHEN. — KORANYI: Dtsch. Arch. klin. Med. **178**, 352—358 (1936). — KORANYI u. DUZAR: Dtsch. med. Wschr. **1928** I, 297. — KOSSINSKI: Zit. nach HENSCHEN. — KOTSCHNEFF u. SCHLEPAKOFF: Z. exper. Med. **95**, 403 (1935). — KOYAMA: J. of Biochem. **25**, 141—149 (1937). — KRAKOW u. PISSEMSKI: Pflügers Arch. **156**, 426 (1915). — KRATSCHMER u. ROGER: Zit. nach HENSCHEN. — KRAUSE: Z. klin. Med. **121**, H. 5/6, 563—627 (1932). — KRECKE u. HENSCHEN: Zit. nach HENSCHEN. — KREHL u. KRATSCH: Arch. f. exper. Path. **41**, 185. — KRISS u. POLLAK: Wien. klin. Wschr. **1928** II, 1667. — KUBITZ u. STÄMMLER: Beitr. path. Anat. **60**, 1 (1914). — KÜLZ u. FRERICHS: Pflügers Arch. **13**, 460 (1876). — KUGELMANN: Klin. Wschr. **1929** I, 264. — KUMAMI: Nagasaki-Igakkwai-Zasshi (jap.) **12**, 88—107; deutsche Zusammenfassung 107, 108 (1934). — KUNZ u. MOLITOR: Arch. f. exper. Path. **121**, 442 (1827). — KURIYAMA: Amer. J. Physiol. **43**, 481 (1917). — KURPJUWEIT: (1) Dtsch. Arch. klin. Med. **77**, 553 (1903). (2) Dtsch. Arch. klin. Med. **80**, 168 (1904).

LABBÉ et NEPREUX: C. r. Acad. Sci. Paris **192**, 1061, 1062 (1931). — LABBÉ, NEPREUX et GRINGOIRE: C. r. Soc. Biol. Paris **113**, 152 (1933). — LACLAU et MARENZI: C. r. Soc. Biol. Paris **103**, 1287, 1288 (1930). — LADE: Hoppe-Seylers Z. **79**, 327 (1912). — LAMPE: Arch. f. exper. Path. **119**, 83, 231 (1932). — LAMSON and ROCA: J. of Pharmacol. **17**, 481 (1921). — LANCSOS: Pflügers Arch. **233**, H. 6, 787 (1934). — LANDAU u. PAP: Klin. Wschr. **1923** II, 1399. — LANDAU, WALTER u. GLOGAUER: Z. Tbk. **43**, H. 2, 121 (1925). — LANGE u. GROSSMANN: Biochem. Z. **205**, 306—317 (1928). — LANGENBUCH: Deutsche Chirurgie, Bd. 5, S. 106. Zit. nach ROST. — LANGENBUCH and RANSCHOFF: Ann. Surg. **1908**. — LAPINSKY: Dtsch. Z. Nervenkrkh. **97**, 95—103 (1927). — LAPP u. DIBOLD: Arch. klin. Med. **173**, 550 (1932). — LAQUA: Bruns' Beitr. **129**. — LASCH: (1) Klin. Wschr. **1934** II, 1934. (2) Klin. Wschr. **1935** II, 1070. — LASCH u. ROLLER: Klin. Wschr. **1936** II, 1636, 1637. — LAUBER: (1) Chirurg **1933**, 626. (2) Bruns' Beitr. **158**, 293. (3) Klin. Wschr. **1935** II, 1702. (4) Bruns' Beitr. **164**, 365 (1935). (5) Münch. med. Wschr. **1937** I, 927. (6) Z. exper. Med. **98**, 432 (1936). (7) Med. Welt **1937**, 415. — LAUFBERGER: Z. exper. Med. **50**, H. 5/6, 754—765 (1926). — LEATHES and MEYER-WEDELL: J. of Physiol. **38** (1909). — LEBEDEFF: Arch. f. (Anat. u.) Physiol. **31**, 11 (1883). — LEHRMANN: Nov. chir. Arch. (russ.) **22**, 369 (1931). Ref. Z.org. Chir. **57**, 83. — LENHARTZ: Med. Klin. **1936** I, 761. — LEPEHNE: Dtsch. med. Wschr. **1914** II, 1361—1363. — LESSER (1) Biochem. Z. **102**, 304 (1920). (2) Biochem. Z. **184**, 125 (1927). (3) Biochem. Z. **215**, 1128 (1927). — LEVENE u. JAKOBS: (1) Ber. **42**, 2102, 2469, 2474, 2703, 3247 (1909). (2) Ber. **43**, 3150 (1910). — LEYDEN: Zit. nach STRÜMPELL. — LEYSER: Zit. nach NEUSTADT: Nervenarzt **1929**, 101. — LICHTWITZ: (1) Berl. klin. Wschr. **1914** II, 1018. (2) Klin. Wschr. **1933** I, 952. — LILLIE: Z. exper. Med. **6**, 91 (1918). — LIVIERATO, MAGLIANO et DERVENAGO: Ann. d'Anat. path. **12**, 787 (1935). — LOBENHOFER: (1) Beitr. path. Anat. **20**, Nr 18. (2) Beitr. path. Anat. **43** (1908). — LOESCHKE: Z. Kinderheilk. **53**, 553 (1932). — LÖW u. KOCMA: Klin. Wschr. **1932** I, 584. — LOEWY: NOORDENS Handbuch der Pathologie des Stoffwechsels, Bd. 2, S. 663. 1907. — LOKSINA: Med.-biol. Ž. **3**, 95—107 (1925). — LONG and GRANT: J. of biol. Chem. **89**, 553 (1930). — LONZANO u. BUCHNER: Zit. nach HENSCHEN. — LUBARSCH: Naturforsch.verslg Münster 1912. — LUCHSINGER: Zit. nach HENSCHEN. — LUCKE, HEYDEMANN u. HAHNDEL: Z. exper. Med. **91**, 483, 492 (1935). — LUCKE, HEYDEMANN u. HECHLER: Z. exper. Med. **88**, 65 (1933). — LUDWIG: Arb. anat. Inst. **56**, 513—593 (1919). — LÜTHY: Dtsch. Z. Nervenheilk. **123**, 101 (1932). — LÜTTEKEN: Diss. Erlangen 1931. — LUNDBERG: Amer. J. Physiol. **98**, 602 (1931). — LUZZATTO: Arch. f.

exper. Path. **52**, 95 (1905). — Lyall and Innes: Lancet **1935** I, 318. — Lytkin: Vrač. Gaz. (russ.) **16**, (1928).

Macaggi: Zit. nach Rost: Pathologische Physiologie, S. 165. — Macleod: Amer. J. Physiol. **23**, 279 (1909). — Macleod and Pearce: (1) Amer. J. Physiol., 527 (1908). (2) J. of Physiol. **26**, Nr 26, 1311—1315 (1913). (3) Amer. J. Physiol. **35**, 87 (1914). — Madon e Sapegno: Atti Accad. naz. Lincei, IV. s. **20**, 119—125 (1934). — Maggio: Boll. Soc. med.-chir. Catania **2**, 774 (1934). — Magistris: Wien. klin. Wschr. **1933**, 908. — Mahain: Thèse de Lausanne **1925**. — Malach u. Barat: Zit. nach Isaac. — Malamos: Dtsch. Arch. klin. Med. **177**, 209—223 (1935). — Malawelski: Arch. klin. Chir. **178**, 645—653 (1934). — Manke: Arch. Verdgskrkh. **54**, 285 (1933). — Mann: (1) Arch. Path. a. Labor. Med. **2**, Nr 4, 516—527 (1926). (2) Medicine **6**, Nr 4, 419—511 (1927). — Mann and Bollmann: (1) Amer. J. Physiol. **93**, 671 (1930). (2) Amer. J. Physiol. **111**, 483 (1935). — Mann, Bollmann and Markowitz: Amer. J. Physiol. **90**, 445 (1929). — Mann, Fishback, Gay and Green: Experimentelle Leberpathologie, III., IV. u. V. Mitt. Arch. of Path. **12**, 787 (1931). — Mann and Magath: (1) Amer. J. Physiol. **99**, 285 (1921). (2) Arch. int. Med. **30**, 73, 171 (1922). (3) Erg. Physiol. **23** I, 212—273 (1924). — Mansfeld: Ann. Tomarkin-Found. **2**, 120 (1932). — Manwaring, Fritscher u. Coe: Zit. nach Henschen. — Manzini: Boll. Soc. Biol. sper. **9**, 620 (1934). — Maranoń: Siglo méd. No 3432. Ref. Dtsch. med. Wschr. **1919** II, 1011. — Marchand u. Freund: Arch. f. exper. Path. **76**, H. 5/6, 324—335 (1914). — Marcuse: Z. klin. Med. **26**, 225 (1894). — Mark, R. E.: (1) Pflügers Arch. **211**, 521 (1926). (2) Erg. inn. Med. **43**, 667—763 (1932). — Markowitz, Mann and Bollmann: Amer. J. Physiol. **87**, 566 (1929). — Martens: Arch. klin. Chir. **114**, 1011 (1920). — Martin, de: Riforma med. **40**, No 4, 77—81 (1924). — Marx, A. V.: Med. Klin. **1930** II, 1728. Marx, H.: Wasserhaushalt des Menschen. Berlin: Julius Springer 1935. — Masina u. Naegeli: Fol. haemat. (Lpz.) **46**, H. 4 (1932). — Mathies: Pflügers Arch. **227**, 475 (1931). — Matsumori and Okuda: J. of Biochem. **11**, 407—414 (1930). — Mautner u. Pick: (1) Münch. med. Wschr. **1915** II, 1141. (2) Biochem. Z. **127**, 200 (1922). — McCollum: J. of biol. Chem. **19**, 245 (1914). — McCurdy: J. of exper. Med. **11**, 798 (1909). — Meakins and Long: J. clin. Invest. **4**, Nr 2, 273 (1927). — Medvedea: Z. med. Ciklu. **2**, 115 (1932). — Melon, Blanchètiere et Binet: J. Physiol. et Path. gén. **27**, 1—11 (1929). — Melnikoff: Z. Anat. **70**, 411 (1924). — Meltzer: Dtsch. med. Wschr. **1909** I, 576. — Mendel, Engel u. Goldscheider: Klin. Wschr. **1925** I, 262, 306, 542. — Mennato, de: Riv. Neur. **6**, 725—744 (1933). — Messina: Arch. Farmacol. sper. **54**, 14 (1932). — Mettenheim, v.: Med. Klin. **1934** II, 1020. — Meyer: (1) Virchows Arch. **201**, 349 (1910). (2) Biochem. Z. **209**, 200 (1929). — Meyer, G.: Arch. f. Psychiatr. **63**, 261—271 (1921). — Meyer, M.: Zit. nach Neustadt: Nervenarzt **1929**, 101. — Meyer-Bisch: Erg. Physiol. **25**, 574 (1926). — Meyer-Bisch u. Stern: Z. klin. Med. **96**, 328 (1923). — Meyer-Burgdorff: Chirurg **6**, H. 17, 42 (1934). — Meyer u. Heinicke: (1) Verh. dtsch. path. Ges. **1905**. (2) Dtsch. Arch. klin. Med. **88**, 435 (1907). (3) Münch. med. Wschr. **1906** I, 793. (4) Münch. med. Wschr. **1908** II, 1161. — Meyerhoff: (1) Pflügers Arch. **175**, 20 (1919). (2) Pflügers Arch. **182**, 232 (1920). (3) Pflügers Arch. **185**, 11 (1920). (4) Pflügers Arch. **188**, 114 (1921). (5) Pflügers Arch. **204**, 95 (1924). — Meythaler: (1) Klin. Wschr. **1934** I, 753. (2) Arch. f. exper. Path. **178**, 330 (1935). (3) Klin. Wschr. **1937** II, 951. — Meythaler u. Brühann: Noch unveröffentlicht. — Meythaler u. Brüning: Arch. f. exper. Path. **185**, 2 (1937). — Meythaler u. Cario: Arch. f. exper. Path. **154**, 193 (1930). — Meythaler u. Droste: Klin. Wschr. **1934** I, 439. — Meythaler u. Mann: Klin. Wschr. **1937** II, 983—985, 1009, 1010. — Meythaler u. Mulsow: Diss. Rostock 1937. — Meythaler u. Naegeli: (1) Noch unveröffentlichte Versuche. (2) Dtsch. Z. Chir. **240**, H. 1/2, 88 (1933). (3) Klin. Wschr. **1933** I, 596. — Meythaler u. Pelz: Beitr. Klin. Tbk. **85**, 618 (1934). — Meythaler u. Rossow: Noch unveröffentlicht. — Meythaler u. Schroff: Klin. Wschr. **1935** I, 893. — Meythaler u. Seefisch: Arch. f. exper. Path. **178**, 30 (1935). — Meythaler u. Stahnke: Arch. f. exper. Path. **152**, 185—197 (1930). — Meythaler u. Wossidlo: Klin. Wschr. **1937** I, 658. — Milovanovic u. Stanojewic: Z. klin. Med. **128**, 163—173 (1935). — Minneci: Ann. Clin. med. e Med. sper. **18**, H. 1, 21—28 (1928). — Minouchi: Fol. endocrin. jap. 7, deutsche Zusammenfassung S. 185—188 (1932). — Molitor u. Pick: Arch. f. exper. Path. **97**, 317 (1933). — Mollier: Arch. mikrosk. Anat. **74**, 474—524 (1909). — Monasterio: Z. exper. Med. **70**, 314—318 (1930). — Moore: (1) Lancet **1929** II, 380. (2) Biochemic. J. **31**, 155 (1937). — Moore and Ellison: Biochemic. J. **31**, 172 (1937). — Moore and O'Farell: Brit. med. J. **1934**, Nr 3814, 225. — Morawitz: Zit. nach Meyer-Burgdorff, S. 608. — Morawitz u. Pratt: Münch. med. Wschr. **1908** II, 1817. — Morita: Arch. f. exper. Path. **78**, 188 (1915). — Morris: Bull. Hopkins Hosp. **1907**, 200. — Moss: Arch. Heilk. **4**, 37. — Mosse: Dtsch. med. Wschr. **1907** II, 2175. — Müller, B.: Dtsch. Z. Chir. **146**. Zit. nach Balkenhausen. — Müller, L. R.: (1) Die Lebensnerven, 2. Aufl. Berlin: Julius Springer 1924. (2) Dtsch. Z. Nervenheilk. **111**, 102—110 (1929). — Munk u. Rosenstein: Arch. path. Anat. u. Physiol. **123**, 230 (1891). — Murao: Fol. endocrin. jap. **6**, deutsche Zusammenfassung S. 47, 48 (1930).

NAEGELI: Ver. igg niederrhein.-westfäl. Chir. Bonn, Juli 1929. — NAEGELI, O.: (1) Korresp.bl. Schweiz. Ärzte **1904**,. (2) Allgemeine Konstitutionslehre. Berlin: Julius Springer 1927. (3) Blutkrankheiten und Blutdiagnostik, 5. Aufl. Berlin 1931. — NAEGELI, TH.: Dtsch. Z. Chir. **22**, 92—96 (1930). — NAGAE: Z. exper. Med. **96**, 599 (1935). — NAKAMURA: Okayama-Igakkai-Zasshi (jap.) **46**, 101—114, deutsche Zusammenfassung S. 101, 102 (1934). — NARATH II: (1) Bruns' Beitr. **25**,. (2) Dtsch. Z. Chir. **135**, 305 (1916). — NAUSSAU: Arch. f. exper. Path. **75**, 123 (1914). — NATTAN-LARRIER: Inaug.-Diss. Paris 1901. — NAYRAC: Revue neur. **31**, 2 (1924). — NIEMANN: Jb. Kinderheilk. **79**, 1 (1914). — NEDZEL: Proc. Soc. exper. Biol. a. Med. **30**, 689 (1933). — NEUSTADT: Nervenarzt **2**, H. 1 bis 3, 34, 96, 158 (1929). — NEUWEILER: (1) Z. Vitaminforsch. **4**, 39, 259 (1935). (2) Z. Vitaminforsch. **6**, 4 (1937). — NICOLETTI: Z. Grenzgeb. **13**, (1910). — NIEMANN: Jb. Kinderheilk. **79**, 1 (1914). — NITZESCU: (1) C. r. Soc. Biol. Paris **98**, 58 (1928). (2) C. r. Soc. Biol. Paris **103**, 1359 (1930). — NITZESCU et BENETATO: (1) C. r. Soc. Biol. Paris **98**, 58 (1928). (2) C. r. Soc. Biol. Paris **99**, 896 (1928). (3) C. r. Soc. Biol. Paris **109**, 1007 (1932). — NOIR, LE, DE FOSSEY et RICHETFILS: (1) Arch. des Mal. Appar digest. **11**, 6 (1921). (2) Bull. Soc. méd. Hôp. Paris **39**, 14 (1923). — NONNENBRUCH: (1) Erg. inn. Med. **26**, 120 (1924). (2) Neue deutsche Klinik, Bd. 11. — NOORDEN, v. u. ISAAC: Die Zuckerkrankheit und ihre Behandlung. Berlin: Julius Springer 1924.

OBERHELMANN and DYNIEWICZ: J. amer. med. Assoc. **83**, Nr 25, 2022 (1924). — OEHLECKER: Arch. klin. Chir. **173**, 663 (1923). — OEHMIG: Zit. nach NEUSTADT: Nervenarzt **1929**, 101. — OELRICHS: Z. Hyg. **117**, 684—710 (1935). — OHGURI: Tohoku J. exper. Med. **26**, 114—120 (1935). — OHLY: Arch. Verdgskrkh. **45**, 239—254 (1929). — OHMORI: Okayama-Igakkai-Zasshi (jap.) **39**, Nr 4, 570 (1927). — OLDS and STAFFORD: Bull. Hopkins Hosp. **47**, 176—185 (1930). — OPPENHEIM: Nervenkrankheiten, Bd. 1. — OPPERMANN: Dtsch. Z. Nervenheilk. **47/48**, 590 (1913). — ORB: C. r. Acad. Sci. Paris **42**, (1865). — ORTH: Zur Diskussion in der 6. Tagg der dtsch. path. Ges. 1904. — ORTNER: Zit. nach LICHTWITZ. — OTERO: An. Inst. Modelo Clin. méd. **14**, 594—611 (1933). — OTTONELLO: Diagnosi **4**, H. 27—29, 71 (1924). — OVERTON: Studien über Narkose. Jena 1901.

PALMA: Arch. ital. Chir. **28**, 621—641 (1931). — PARHON: J. Physiol. et Path. gén. **15**, 76 (1913). — PASCHKIS: Klin. Wschr. **1929 II**, 1293. — PAWEL: Biochem. Z. **60**, 352 (1914). — PAWLOW, HAHN, MASSEN u. NENKI: Arch. f. exper. Path. **32**, 161 (1893). — PEARSON: J. of biol. Chem. **44**, 587 (1920). — PEDRINONI: Gazz. Osp. **46**, 342—344 (1925). — PEGORASA: Riv. Clin. med. **35**, 633—643 (1934). — PENDE: Endokrinol. **1**, 161—167 (1928). — PETERS, HEINICKE u. DE L'ESPINE: Z. exper. Med. **77**, 173—187 (1931). — PÉTRÉN: Acta chir. scand. (Stockh.) **58**, 1—6 (1925). — PETROFF: Beitr. path. Anat. **7**, 1 (1922). — PFUHL: Handbuch der mikroskopischen Anatomie des Menschen, Bd. 5, Teil 2. Berlin: Julius Springer 1932. — PICK: (1) Erg. inn. Med. **29**, 601 (1926). (2) Verh. Ges. Verdgskrkh. **1927**, 131. — PICK u. WAGNER: Wien. med. Wschr. **1923 I**, 695. — PINKUSSEN u. KLISSINIUS: Biochem. Z. **150**, 44 (1924). — PLAUT: Z. Biol. **76**, 183 (1922). — POLLAK: (1) Arch. f. exper. Path. **61**, 149 (1909). (2) Erg. inn. Med. **23**, 337 (1923). (3) Mitt. Ges. inn. Med. u. Kinderheilk. Wien **25**, Nr 1, 66, 67 (1926). (4) Klin. Wschr. **1927 II**, 1942. — POLLITZER u. STOLZ: Wien. Arch. inn. Med. **8**, 389 (1914). — PONFICK: Virchows Arch. **118/119** (1889). — POPPER: Klin. Wschr. **1931 II**, 2129—2131. — POPPER u. WOSASEK: Klin. Wschr. **1933 I**, 702. — PORGES: Z. klin. Med. **69**, 341 (1910). — PRATT u. ITAMI: Biochem. Z. **18**, 502 (1909). — PROCTER and BESTE: Amer. J. Physiol. **100**, 506 (1932). — PUCINELLI: Arch. internat. Pharmacodynamie **47**, 360 (1934). — PUTSCHKOW u. KRASSOW: Pflügers Arch. **220**, 44 (1928). — PYTEL, A.: Zbl. Chir. **1937**.

QUARANTA: Riforma med. **43**, 102 (1927). — QUARTA: Policlinico, sez. chir. **1909**, 507. — QUINQUAD: C. r. Soc. Biol. Paris **142**, 215 (1884).

RAAB: (1) Z. exper. Med. **49**, 179 (1926). (2) Erg. inn. Med. **51**, 125 (1936). — RAAB u. KERSCHBAUM: Z. exper. Med. **90**, 729 (1933). — RACHOLD u. RICKER: Virchows Arch. **284**, 754 (1932). — RAESTRUP: Untersuchungen über die Widerstandsfähigkeit der Leber gegen Gifte. Leipzig: Hahn 1927. — RALLI and PARIENTE: Amer. J. Physiol. **116**, 125, 126 (1936). — RANDOIS et SIMMONET: C. r. Acad. Sci. Paris **177**, No 19, 903—906 (1923). — RATHERY, BIERRY et LEVINA: C. r. Soc. Biol. Paris **91**, 26, 537—539 (1924). — RATHERY et COSMULESCO (1) C. r. Soc. Biol. Paris **113**, 834, 1115, 1430 (1933). (2) Ann. de Physiol. **9**, 939 (1936). — RATISH, HARDE and ROTHSTEIN: (1) Proc. Soc. exper. Biol. a. Med. **32**, 1088—1090 (1935). (2) Proc. Soc. exper. Biol. a. Med. **34**, 1—7 (1936). — RAUH and ZELSON: Amer. J. Dis. Childr. **47**, 808 (1934). — RAUTMANN: Beitr. path. Anat. **54**, 332. — REACH: Biochem. Z. **33**, 436 (1911). — REDDINGIUS: Verh. dtsch. path. Ges. **15**, 191 (1912). — REHN: Der Schock und verwandte Zustände des autonomen Nervensystems. Stuttgart: Ferdinand Enke 1937. — REHN u. EITEL: Klin. Wschr. **1932 I**, 529. — REIN: Klin. Wschr. **1933 I**, 1—5. — REIN, GRAB u. JANSSEN: Klin. Wschr. **1929 II**, 1539. — REYSTEDT: Acta med. scand. (Stockh.) **59**, 377—384 (1923). — RIABOUSCHINSKY: Biochem. Z. **193**, 161 (1928). — RIBBERT: Zbl. Path. **1897**. — RICKER: Z. Neur. **140**, 725—741 (1932). — RIEGELE: Z. mikrosk.-anat. Forsch. **14**, 73—98 (1928). — RIESSER: Klin. Wschr. **1936 II**,

1257. — Rio Branco: Essai sur l'anatomie et la medicine operative du tronc coeliaque et ses branches etc. Paris: Steinheil 1922. — Ritter: Zit. nach Rost. — Rizzo: Zit. nach Neustadt: Nervenarzt 1929, 158. — Roboz: Erg. inn. Med. 48, 470 (1935). — Rocco di Lucca: J. int. Sci. med. Naples 1884. — Roessle: (1) Zit. nach Henschen. (2) Mitt. Grenzgeb. Med. u. Chir. 25 (1913). (3) Jkurse ärztl. Fortbildg 1919, 20. (4) Ann. d'Anat. path. 6, 875—894, 931—945 (1929). (5) Entzündungen der Leber. F. Henke u. Lubarsch' Handbuch der speziellen pathologischen Anatomie und Histologie, Bd. 5. Berlin 1930. — Roger: (1) Thèse de Paris 1887, 228. (2) Traité de physiol., Tome III. Phys. du foie. Paris: Masson & Cie. 1927. — Rohde: Arch. klin. Chir. 33, H. 1/2, 197—231 (1921). — Rohmer, Bezssonoff et Stoeb: C. r. Soc. Biol. Paris 118, 56 (1935). — Rolly: Dtsch. Arch. klin. Med. 78, 250 (1903). — Rolly u. Oppermann: Biochem. Z. 48, 200, 259, 268, 471 (1913). — Romeis: Biochem. Z. 135, H. 13, 85—106 (1923). — Romano: Policlinico, sez. prat. 1934, 1841. — Rosenfeld: Med. Klin. 1932 I, 709. — Rosenthal: (1) Verh. dtsch. Kongr. inn. Med. 34, 77 (1932). (2) Krankheiten der Leber und Gallenwege. Berlin: Julius Springer 1934. — Rosenthal u. Holzer: Dtsch. Arch. klin. Med. 135, 257 (1921). — Rosenthal, Licht u. Melchior: (1) Naunyn-Schmiedebergs Arch. 115, 138—179 (1926). (2) Klin. Wschr. 1926 I, 537. (3) Klin. Wschr. 1927 II, 2076—2081. — Rossi: Zit. nach Neustadt: Nervenarzt 1929, 158. — Rost: Pathologische Physiologie. Leipzig: F. C. W. Vogel 1925. — Rottmann: Arch. de Psychol. 32 (1899). — Rouville, de: Zit. nach Rost: Pathologische Physiologie, S. 165. — Rube: Zit. nach Henschen. — Rumpel: Z. Nervenheilk. 49, 54 (1913). — Rumpf: Pflügers Arch. 33, 538 (1881). — Runge u. Hagemann: Erg. inn. Med. 26 (1924). — Rupp: Z. exper. Med. 44, H. 3/4, 476—481 (1925). — Rydgard: Arch. klin. Chir. 115, H. 3, 511—530 (1921). — Ryffel: J. of Physiol. 39, XXIX (Anhang) (1910). — Ryser: Dtsch. Arch. klin. Med. 118, 408 (1916).

Saito Tohoku: J. exper. Med. 11, 544—567 (1928). — Samson, P. and H. R. Jakobs: (1) Amer. J. Physiol. 99, 433 (1932). (2) Amer. J. Physiol. 103, 255 (1933). — Sansum and Roydatt: J. of biol. Chem. 21, 1 (1914). — Sapegno: Boll. Soc. Biol. sper. 9, 886 (1934). — Sato: (1) Tohoku J. exper. Med. 8, 232 (1926). (2) Proc. imp. Acad. Tokyo 2, 518 (1926). — Sato, Ohguri and Wada: Tohoku J. exper. Med. 25, 504—519 (1935). — Sattler: Die Basedowsche Krankheit. Leipzig: Wilhelm Engelmann 1909/10. — Saxer: Zbl. Path. 13, 577 (1902). — Scarpello: Riforma med. 1930 II, 1198—1201. — Scent-Györgi: (1) Dtsch. med. Wschr. 1932 I, 852. (2) Nature (Lond.) 1932, 576, 690. (3) Dtsch. med. Wschr. 1934 I, 556. (4) Brit. med. J. 1934, 558. — Schargorodsky u. Scheimann: Arch. f. Psychiatr. 81, 239—268, 371—394 (1927). — Schatiloff: Virchows Arch. (1908). — Scheiff: Pflügers Arch. 226, 481 (1931). — Schenk: (1) Pflügers Arch. 57, 553 (1894). — (2) Münch. med. Wschr. 1925 II, 2050, 2100. (3) Münch. med. Wschr. 1936 II, 1535. — Scherk: Z. klin. Med. 112, 317 (1930). — Schiff: (1) Untersuchung über die Zuckerbildung in der Leber. Würzburg 1859. (2) Neuere Schweiz. Z. Heilk. 1 (1862). — Schiff u. Hirschberger: Jb. Kinderheilk. 146, 181, 191 (1936). — Schima: Zit. nach Meyer-Burgdorff, S. 605. — Schliephake: (1) Klin. Wschr. 1929 II, 2098. (2) Klin. Wschr. 1930 II, 2207. (3) Dtsch. Arch. klin. Med. 172, H. 5/6, 523 (1932). — Schlossmann: Naunyn-Schmiedebergs Arch. 121, H. 3/4, 160—203 (1927). — Schmidt: (1) Arch. ges. Physiol. 125, 527 (1908). (2) Schmerz, Narkose u. Anästh. 1930, H. 9. — Schmidt, M. B.: Verh. dtsch. path. Ges. 1914, 156. — Schmitt u. Basse: Dtsch. Arch. klin. Med. 180, 22—26 (1937). — Schminke: Z. Neur. 57, 352 (1920). — Schneider: (1) Klin. Wschr. 1930 I, 761. — (2) Wien. klin. Wschr. 1933 II, 1448. — Schneider u. Widmann: (1) Biochem. Z. 224, 157 (1930). (2) Klin. Wschr. 1934 II, 1497. (3) Klin. Wschr. 1935 I, 670. (4) Klin. Wschr. 1935 II, 1454, 1786—1790. — Schönfeld: Jb. Kinderheilk. 138, 174 (1933). — Schoenemann: Z. Neur. 105, 175 (1926). — Schönheimer: Hoppe-Seylers Z. 182, 148 (1929). — Schridde: (1) Naturforsch. Verslg Köln 1908. (2) Zbl. Path. 19, 865 (1908). — Schröder: Zit. nach Meyer-Burgdorff, S. 605. — Schur u. Wiesel: Wien. klin. Wschr. 1907 II, 1202. — Schwiegk: Naunyn-Schmiedebergs Arch. 168, 693—714 (1932). — Seefisch: Zit. nach Henschen. — Seegen: (1) Zbl. med. Wiss. 1887, Nr 31/32. (2) Zbl. med. Wiss. 1888, Nr 14/15. — Seelig: Arch. f. exper. Path. 54, 206 (1906). — Segall: Surg. etc. 37, 152—178 (1923). — Sérégé: Slg klin. Vortr., N. F. 1900, Nr 576. — Sérégé-Cantlie: Siehe bei Henschen. — Serio e Russo: Tuberculosi 21, 284—295 (1929). — Serra: Boll. Accad. Med Roma 56, 364 (1930). — Seyderhelm: Beitr. path. Anat. 58, H. 2, 285—318 (1914). — Seyderhelm u. Tammann: Klin. Wschr. 1927 II, 1177. — Siegel: Klin. Wschr. 1929 I, 1069—1071. — Siegmund: Münch. med. Wschr. 1925 I, 639—643. — Simici, Popescu et Craifaleanu: C. r. Soc. Biol. Paris 106, 112 (1931). — Simon and Smith: South. med. J. 16, Nr 8, 582—587 (1923). — Simonds and Brandes: J. of Pharmacol. 35, 165 (1929). — Simonson: Erg. Physiol. 37, 297 (1935). — Skornjakoff: Dtsch. Arch. klin. Med. 101, 251 (1910). — Smith: Zit. nach Henschen, S. 579. — Snapper u. Grünbaum: Biochem. Z. 208, 212 (1929). — Solandt and Ferguson: Trans. roy. Soc. Canada, Biol. Sci. 26, 173. — Solowjeff: Virchows Arch. 62, 195 (1875). — Soula: Rev. méd.-chir. Mal. Foie etc. 4, 385 (1929). — Soula, Bougnard, Baisset et Fabre: C.r.Soc.Biol. Paris 109, 1242 (1932). — Spaar:

Zit. nach NEUSTADT: Nervenarzt **1929**, 98. — SPATH: Zit. nach MEYER-BURGDORFF, S. 604. — SPERRY: (1) J. of biol. Chem. **68**, 357 (1926). (2) J. of biol. Chem. **71**, 351 (1927). (3) J. of biol. Chem. **82** (1929). (4) J. of biol. Chem. **85**, 455 (1930). — SPIELMEYER: Z. Neur. **57**, 312 (1920). — SPIRO: Hoppe-Seylers Z. **1**, III (1877/78). — STADLER: Z. Neur. **154**, 606 (1936). — STAEHELIN: Bruns' Beitr. **123**. — STAEMMLER: Krkh.forsch. **8**, 327 (1930). — STAHNKE: (1) Arch. klin. Chir. **132**, H. 1, 1—59 (1920). (2) Würzb. Abh. **2**, H. 7, 183—193 (1925). (3) Fortschr. Röntgenstr. **33**, Kongr.-H., 18—28 (1925). — STARK: Klin. Wschr. **1933** I, 735, 736. — STARKENSTEIN: Z. exper. Path. **10**, 78 (1912). — STECKELMACHER: Beitr. path. Anat. **57**, 314—344 (1913). — STEENHIUS: (1) Arch. klin. Chir. **68**, 462 (1902). (2) Diss. Groningen 1911. — STEENHIUS u. MOOS: Lit. s. FISCHLER: Leberzirrhose. Erg. inn. Med. **3** (1909) u. LISSAUER: Berl. klin. Wschr. **1914** (Sammelref.). — STEPP: (1) Verh. Ges. Verdgskrkh. **1934**, 12—25 u. 57—72. (2) Frankf. wiss. Ver. 1935. — STEPP, SCHRÖDER u. ALTENBURGER: Klin. Wschr. **1935** I, 933. — STERTZ: Dtsch. Z. Nervenheilk. **117/119** (NONNE-Festschr.), 630 (1931). — STEWART and ROGOFF: (1) Amer. J. Physiol. **46**, 90 (1918). (2) J. of Pharmacol. **19**, 59 (1922). — STILLER: Zit. nach LICHTWITZ. — STRANDELL: Acta med. scand. (Stockh.), Suppl. **55**, 2455 (1934). — STRÜMPELL: Lehrbuch der inneren Medizin, Bd. 1. — STÖHR: Handbuch der mikroskopischen Anatomie des Menschen, Bd. 4. — STÜBEL: Pflügers Arch. **185**, 74 (1920). — SUDECK: Zit. nach HENSCHEN. — SUKKOW: Zit. nach HENSCHEN. — SVEINSSON: Naunyn-Schmiedebergs Arch. **177**, 221 (1935). — SWART: Virchows Arch. **182**, 419 (1905).

TACHAU: Dtsch. Arch. klin. Med. **104**, 437 (1911). — TAKANE: Arch. klin. Chir. **170**, 672 (1932). — TAKANO: Jap. J. Gastroenterol. **6**, 373—376 (1934). — TALMA: Berl. klin. Wschr. **1898** II, 1900. — TANDLER: Wien. klin. Wschr. **1908** II, 1661. — TAPPEINER: Arb. physiol. Anst. Lpz. **1873**. — TATERKA: Klin. Wschr. **1929** II, 1401. — TATUM: J. of biol. Chem. **41**, 59 (1920). — THADDEA: Die Nebennierenrinde. Leipzig: Georg Thieme 1936. — THADDEA u. FASSHAUER: Arch. f. exper. Path (1936). — THANNHAUSER: (1) Arch. f. exper. Path. **120**, 36 (1927). (2) Stoffwechsel und Stoffwechselkrankheiten. München: J. F. Bergmann 1929. — THANNHAUSER u. PFITZNER: Münch. med. Wschr. **1913** II, 2155. — THÖLE: (1) Neue deutsche Chirurgie, Bd. 4, S. 70, 102. 1912. (2) Chirurgie der Lebergeschwülste. Neue deutsche Chirurgie, Bd. 7, 1913. — THOMAS: Bibl. med. **1**, H. 2 (1895). — TILLMANN: Dtsch. med. Wschr. **1899**. — TÖNNIS: Zit. nach HENSCHEN. — TOGAWA: Biochem. Z. **109**, 1 (1920). — TOLDT: Denkschr. Akad. Wiss. Wien, Math.-naturwiss. Kl. **56**, 1 (1889). — TORDAY, ÁRPÁD: 10. Generalverslg Ver. Tbk.-Ärzte Ungarns, Sitzg 4. u. 5. Juni 1928. — TOURNADE: C. r. Soc. Biol. Paris **109**, 1123 (1932). — TOURNADE et CHABROL: (1) C. r. Soc. Biol. Paris **93**, 934 (1925). (2) C. r. Soc. Biol. Paris **94**, 119, 535 (1926). — TOURNADE et MALMEJAC: C. r. Soc. Biol. Paris **106**, 1149 (1931). — TRENDELENBURG: (1) Pflügers Arch. **201**, H. 1/2, 39—55 (1923). (2) Die Hormone. Berlin: Julius Springer 1934. — TSCHERNOGOROFF u. POPOFF: Z. exper. Med. **97**, 761 (1936). — TSCHUNGUNOFF: Z. Neur. **86**, 506 (1923). — TÜRK: (1) Wien. klin. Wschr. **1902** I, 163, 372. (2) Wien. klin. Wschr. **1904** I. — TUFFIER: Presse méd. **1909**.

UMBER: (1) Münch. med. Wschr. **1912** II, 1478. (2) MOHR-STAEHELINS Handbuch der inneren Medizin, 2. Aufl., Bd. 3, Teil 2. Berlin: Julius Springer 1926. — UNDERHILL and HILDITSCH: Amer. J. Physiol. **25**, 66 (1909). — UNSHELM: (1) Jb. Kinderheilk. **137**, 257 (1932). (2) Dtsch. med. Wschr. **1934** I, 663. — URRATIA: Zit. nach HENSCHEN.

VARELA, FUENTES, AGOLO y VILAR: Rev. Asoc. méd. argent. **43**, 245—254 (1930). — VERDOZZI: Arch. di Fisiol. **14**, 81 (1916). — VERSÉ: Beitr. path. Anat. **48**. — VERZAR u. ZIH: Biochem. Z. **205**, 238 (1929). — VILLANDRE: Zit. nach ROST. — VILLARET: Thèse de Paris **1906**. — VILLARET, BESANCON, CACHERER et FAUVERT: Paris méd. **1935** I, 455. — VINCENT: Quart. J. exper. Physiol. **15**, Nr 3/4, 319—326 (1925). — VOEGTLIN: J. of biol. Chem. **70**, Nr 3, 793—800 (1926). — VOGT: Med. Welt **1937**, 97. — VOLHARD: (1) ABDERHALDENS Handbuch der biologischen Arbeitsmethoden, Bd. 4, S. 489. 1929. (2) MOHR-STAEHELINS Handbuch der inneren Medizin, Bd. 6, S. 768. 1931.

WACHSMUTH: Z. exper. Med. **73**, 659 (1930). — WACHSTEIN: Z. klin. Med. **131**, 625 (1937). — WAELSCH: Med. Klin. **1933** II, 1466. — WAKABAYASHI: Hoppe-Seylers Z. **179**, 79 (1928). — WALCKER: Arch. klin. Chir. **120**, 819—858 (1922). — WALZ: Zit. nach HENSCHEN. — WANGENSTEEN: Endocrinologie **2**, 170 (1928). — WARBURG: Münch. med. Wschr. **1911** I, 289. — WARNECKE: Z. Tbk. **62**, 419—427 (1931). — WATANABÉ: Tohoku J. exper. Med. **9**, Nr 5, 412—453 (1927). — WEATHERFORD: Amer. J. Path. **11**, 611—630 (1935). — WEILAND: Dtsch. Arch. klin. Med. **92**, 223 (1908). — WELTMANN: Wien. med. Wschr. **1927** I, 831. — WENDT: (1) Erg. inn. Med. **42**, 213 (1932). (2) Klin. Wschr. **1935** I, 9. (2) Münch. med. Wschr. **1935** II, 1160. (3) Münch. med. Wschr. **1936** I, 808. (4) Z. ärztl. Fortbildg **1937**, 383. — WENDT u. SCHRÖDER: (1) Z. Vitaminforsch. **3**, 206 (1935). (2) Z. Vitaminforsch. **4**, 206 (1935). — WERTHEIMER: Pflügers Arch. **213**, 287 (1926). — WESTPHAL: (1) Arch. f. Psychiatr. **51**, 1—29 (1913). (2) 44. Kongr. inn. Med. 1932. — WESTPHAL u. SIOLI: Zit. nach NEUSTADT: Nervenarzt **1929**. — WESTPHAL u. STRÜMPELL: Z. klin. Med. **109**, H. 1/2. — WHIPPLE: (1) Amer. J. med. Sci. **175**, 721 (1928). (2) J. amer. med. Assoc. **104**, 791—793 (1935). —

WHIPPLE and SPERRY: Hopkins Hosp. Bull. **20** (1909). — WICHOWSKI u. WIENER: Beitr. chem. Physiol. u. Path. **9**, 247, 295 (1907). — WIESEL: Nebennieren. Handbuch der normalen und pathologischen Physiologie, Bd. 16. 1930. — WILBRANDT u. LENGYEL: Biochem. Z. **267**, 204 (1933). — WILLEMI: Fol. neuropath. eston. **68** (1921). — WILLSTAEDT: Klin. Wschr. **1935** II, 1665—1668, 1705—1709. — WILSON: Progressive lentikular Degeneration. Brain **34**, 295 (1912). — WIMMER: Zit. nach NEUSTADT: Nervenarzt **1929**, 101. — WITTICH: Zit. nach HENSCHEN. — WOLFF: Lancet **1932** I, Nr 569, 617. — WOLLHEIM: Z. exper. Med. **52**, 508 (1926). — WOLLMER: Dtsch. Arch. klin. Med. **170**, 122 (1931). — WYMER: Arch. klin. Chir. **143**, 200 (1926).

ZACK: (1) Zit. nach HENSCHEN. (2) Z. ärztl. Fortbildg **1932**, 164. — ZAHN: Naturforsch.-Verslg 1897, S. 9. — ZONDEK: Die Krankheiten der endokrinen Drüsen, S. 119. Berlin 1926. — ZONTA: Riv. sper. Freniatr. **58**, 425—434 (1934). — ZWEMER and SULLIVAN: Endocrinology **18**, 97 (1934). — ZUNZ: (1) Bull. Acad. Méd. Belg. **11**, 451 (1931). (2) C. r. Soc. Biol. Paris **108**, 223 (1931). (3) Arch. internat. Physiol. **35**, 56 (1932).

Literatur-Nachtrag.

ANSELMINO-HOFFMANN: Klin. Wschr. **1933** I, 1435.
ECKHARDT: Beitr. Anat u. Physiol. **16** (1883).
KARPLUS-KREIDL: Pflügers Arch. **135**, 401—416 (1910).
MÜLLER u. GREVING: Med. Klin. **1925** I, 569, 611.
REIN u. SCHNEIDER: (1) Z. Biol. **91**, 13 (1930). (2) Klin. Wschr. **1934** I, 870.
SCHIFF: Untersuchungen zur Physiologie des Nervensystems. Frankfurt a. M.: Lit. Anst. 1855. — SPATZ: Physiologie und Pathologie der Stammganglien. Handbuch der normalen und pathologischen Physiologie, Bd. 10, S. 318. — SPIEGEL: (1) Die Zentren des autonomen Nervensystems. Berlin: Julius Springer 1928. (2) Klin. Wschr. **1930** II, 1241 bis 1245.
UMBER: Zit. nach ADLERSBERG: Klin. Wschr. **1934** I, 393—399.

Galle.

Von Dozent Dr. med. habil. F. MEYTHALER-Rostock.

Anatomie und Physiologie.

Die Galle ist in erster Linie Sekret der Leber, durch das dem Körper für seine Funktionen lebensnotwendige Bestandteile zugeführt werden, ferner stellt sie in zweiter Linie Excret der Leber dar, indem auf diesem Wege schädliche Abfallstoffe aus dem Körper abgeführt werden.

Die Galle wird von den Leberzellen in kontinuierlicher Sekretion nach den Gallencapillaren abgegeben und von hier über die beiden Ductus hepatici, die sich zu einem gemeinschaftlichen Ductus choledochus vereinigen, dem Duodenum zugeführt. Das Ende dieses Ganges ist mit einem Schließmuskel, dem Sphincter Oddi, versehen, der den nicht kontinuierlichen, sondern erst auf bestimmte Reize (Eiweißnebenprodukte, Peptone, Fette, Lipoide) hin erfolgenden Austritt der Galle aus dem Gallengangsystem nach dem Duodenum regelt. Die Gallenblase, das Eindickungs- und Speicherorgan der Galle ist mit dem Ductus cysticus, der meist noch in der Leberpforte in den Ductus choledochus mündet, als blind endender Anhang des eigentlichen Gallenganges aufzufassen. Innerhalb des Ductus cysticus findet sich ein Klappenapparat (Valvula spiralis Heisteri), der den Übertritt der Galle aus der Leber zuläßt, dagegen das Abfließen der Blasengalle nach dem Choledochus nur bei stärkerer Kontraktion der Gallenblasenmuskulatur ermöglicht.

In nüchternem Zustand ist der Sphincter Oddi fest geschlossen und öffnet sich nur, wenn Speisebrei im Magen oder Duodenum den Reiz des Entleerungsmechanismus auslöst. Bei geschlossenem Sphincter Oddi entsteht ein starker Sekretionsdruck der Galle, die infolgedessen durch den Ductus cysticus nach der Gallenblase fließt, und bei neu erfolgtem Reiz vom Magen-Darmtractus aus, stark eingedickt, durch die Kontraktion der Blasenmuskulatur ins Duodenum entleert wird. Der Sekretionsdruck der Galle (bis etwa 200 mm Wasser) in den Gallenwegen wird durch Resorption der Galle in der Blase oder durch Änderung der Lebersekretion geregelt (BERG). Gallenfarbstoffe, Gallensäuren und ihre Salze, Lipoide, Cholesterin, Mucin und Eisen sind die wichtigsten Hauptbestandteile der Galle.

Für die Darmverdauung, insbesondere für die Fettresorption, ist die Galle unentbehrlich. Fehlt die Galle, so gelangt nur $^1/_7$—$^1/_2$ des bei Gallenzutritt resorbierten Fettquantums zur Resorption (VOIT, MÜLLER, F. MUNK). Nach WENDT kann es sogar bei vollständigem Verschluß der Gallenwege zu einem Fettverlust bis zu 73% des Nahrungsfettes kommen, Werte, die mit denen von Pädiatern beschriebenen hohen Fettverlusten bei kongenitaler Atresie oder angeborenem Fehlen der Gallengänge gut übereinstimmen. Die Intensität dieser Resorptionsstörungen wechselt stark, da auch viel geringere Fettverluste (45%) beim kompletten Ikterus beobachtet wurden (WENDT). Da der größte Teil der physiologischerweise durch die Spaltung der Pankreaslipase aus dem Neutralfett entstehenden Fettsäuren mit Hilfe der Gallensäuren in Lösung gehalten und zur Resorption vorbereitet wird, kommt es bei vollständigem Verschluß der Gallengänge (Steine, Geschwülste) oder bei Erkrankungen des Leberparenchyms (Hepatitis, katarrhalischer Ikterus, Zerstörung des Leberparenchyms) zu Fettresorptionsstörungen, die auf das Fehlen der Fettsäure lösenden Eigenschaften der Gallensäuren zurückzuführen sind (Literatur s. bei WENDT, MÜLLER, SCHMIDT, STRASBURGER, ALBU, BRUGSCH). Sowohl beim Menschen als auch beim Hunde im Experiment schwanken bei völligem Gallenabschluß in den Darm die nachgewiesenen Fettverluste, eine Tatsache, die vielleicht darauf zurückgeführt werden kann, daß selbst beim kompletten Abschluß der Galle noch Gallensäuren (WICHERT, POSPELOFF und JAKOWLEWA) und Urobilin (GERHARDT) im Urin gefunden wurde. WENDT hat diese Frage am choledochus-unterbundenen Hunde untersucht und ebenfalls noch am 8. Tage nach der Choledochusunterbindung Gallensäuren in deutlich nachweisbarer Menge (PETTENKOFERsche Reaktion) gefunden. Es gelingt also nicht, den Dünndarm wirklich gallensäurefrei zu bekommen, eine für die Fettresorption wichtige Untersuchung, da schon geringste Mengen Gallensäuren zur reichlichen Fettresorption genügen.

I. Aufgabe der Galle.

Die Galle hat die Aufgabe, die inaktiv sezernierte Pankreaslipase im Duodenum zu aktivieren, die dann erst Nahrungsfette in Glycerin und in Fettsäuren zu spalten vermag. Während Glycerin die für die Resorption erforderliche Bedingung der Wasserlöslichkeit erfüllt, müssen die Fettsäuren erst die Verbindung mit den Gallensäuren eingehen, um wasserlöslich und damit resorbierbar zu werden. Niemals vermag reiner Pankreassaft oder reine Galle Fett anzugreifen, erst in Verbindung, die im Duodenum vor sich geht, werden sie wirksam. Dies geht aus der Beobachtung von CLAUDE BERNARD hervor, der feststellte, daß bei Kaninchen, bei denen der Choledochus höher oben in den Darm mündet, als der Pankreasgang zwischen diesen beiden Einmündungsstellen kein Fett in den Chylusgefäßen nachweisbar war, während unterhalb des Pankreasganges die Zottenlymphgefäße milchig weiß und undurchsichtig sind. Daß umgekehrt Pankreassaft allein nicht zur Emulsionierung der Fette führt, beweist der Versuch DASTRES, der nach Unterbindung des Choledochus die Galle durch eine Cholecysto-Jejunalfistel in den Darm leitete und nunmehr erst unterhalb der Einmündungsstelle dieser Fistel die Chylusgefäße mit Fett gefüllt fand. Auch beim Menschen sind die Folgen auf die Verdauung verschieden, je nachdem ein Verschluß der Gallenwege durch Stein oder Tumor hoch oder tief von der Mündungsstelle ins Duodenum sitzt. Wenn nur die Galle fehlt — wie im ersten Falle — können Kohlenhydrate in normaler Weise ausgenutzt werden und auch die Eiweißverdauung ist höchstens in geringgradigem Maße gestört. Vom Fett aber entgehen etwa 60—80% der Resorption. Die Aufnahme von Fett durch die Chylusgefäße wird durch einen spezifischen Reiz von Galle und Pankreassekret auf das Zottengewebe bewirkt, welches durch die genannten Sekrete zu einer aktiven Aufnahme des Fettes gebracht wird. Die Verstärkung des Pankreassaftes durch Galle ist hauptsächlich eine Leistung der cholsauren Salze und kann durch künstliche cholsaure Salze nachgeahmt werden (RACHFORD MAGNUS). Durch die gallensauren Salze wird durch feine Emulgierung des Fettes eine Vergrößerung der Oberfläche und dadurch günstigere Bedingungen für die Lipasewirkung geschaffen. Nach VERZAR werden die Gallensäuren an die Epithelzellen der Darmschleimhaut absorbiert und leiten dort infolge ihrer hydropischen Eigenschaft an die Fettsäuren in wasserlöslicher Form durch das Epithel. Je reicher die Galle Gallensäuren ist, um so größere Fettmengen können im Darm resorbiert werden.

Bei Ausfall der Gallenausscheidung in den Darm bei mangelhafter Gallenproduktion oder bei extrahepatischen Gallenwegstörungen, werden stark in Fäulnis übergegangene Kotmassen entleert, die das mit der Nahrung aufgenommene Fett und auch die Fettsäuren unverändert enthalten und so lehmig fettig und glänzend erscheinen. Sekundär treten Störungen der Eiweißverdauung ein, da das unverdaute Fett das im Darm befindliche Eiweiß durch Umhüllung an der Verdauung und Resorption hindert. Die Fermente können so nur schlecht an das Eiweiß herantreten und außerdem stört der Fettüberzug des Darmepithels die Gesamtheit der resorptiven Vorgänge; nach HAMMARSTEN bildet die Galle außerdem mit dem sauren eiweißreichen Mageninhalt einen Niederschlag und reißt das Pepsin teilweise mit. Andererseits verstärkt aber die Galle die eiweißverdauende Wirkung des Pankreassaftes (RACHFORD und SOUTHGATE, BRUNS und DELZENNE), so daß die Eiweißverdauung auf der einen Seite gefördert, auf der anderen Seite gehemmt wird. So ist es erklärlich, daß ROSENBERG auch bei Ernährung mit großen Eiweißmengen keine Änderung in der Ausnützung vor und nach Anlegung einer vollständigen Gallenblasenfistel feststellen konnte. Auch die amylolytische Fähigkeit des Pankreassaftes soll durch Galle erhöht werden (SYDNEY, MARTIN und DAWSON WILLIAMS). Ebenso wie beim kompletten Ikterus bestehen Fettresorptionsstörungen bei Lebercirrhose, deren Ursache mehr auf die durch die Pfortaderstauung entstandenen entzündlichen Veränderungen der Magen-Darmschleimhaut zurückzuführen ist (WENDT), also sekundärer Natur ist. Störungen der Fettresorption rufen auch Störungen in der Cholesterinresorption hervor, die sich in einer Verminderung des Cholesterinspiegels zeigen. Ebenso wie die physiologische alimentäre Hyperlipämie bei Lebercirrhose, chronischen Gastroenteritiden. Verdauungsgastritiden bei Herzinsuffizienz u. a. verringert oder ausbleiben kann, so tritt in diesen Fällen auch eine verminderte alimentäre Hypercholesterinämie auf. Wir kennen bei cholämischen Lebererkrankungen die Verminderung des veresterten Cholesterins im Blute, die BÜRGER zuerst beschrieb und THANNHAUSER mit dem Ausdruck Estersturz bezeichnete. Während BÜRGER glaubt, daß es an dem Mangel der für die Veresterung zur Verfügung stehenden Fettsäuren infolge Darniederliegens der Fettresorption liegt, daß das freie Cholesterin zugunsten des veresterten vermehrt ist, erklärt THANNHAUSER diesen Estersturz mit einer Schwäche der esterifizierenden Kraft der Leber. Vollständige Ableitung der Galle nach außen führt zu einer Störung der Glykogenbildung und Glykopexie der Leber.

Das Glykogen schwindet aus der Leber (Külz und Frerichs) und der Zuckerstich bleibt unwirksam. Dastre und Arthus konnten nachweisen, daß nach partieller Choledochusunterbindung die betreffenden ikterisch gewordenen Leberpartien gegenüber der Norm Glykogenarmut aufwiesen. Wohlgemut erklärt diesen Glykogenschwund mit den der Galle eigenen aktivierenden Eigenschaften auf diastatische Fermentwirkung. Anlage einer äußeren Gallenfistel führt zu langsamem Anstieg des Blutzuckergehaltes, und Glykosebelastung zeigt herabgesetztes Zuckerfixationsvermögen der Leber (Donati).

Der enterohepatische Kreislauf.

Alle Stoffe der Galle beteiligen sich an dem sog. *entero-hepatischen Kreislauf,* der darin besteht, daß Stoffe von der Leber mit der Galle in den Darmkanal gelangen, dort verändert, resorbiert und mit dem Pfortaderblut wieder nach der Leber zurücktransportiert werden. Hier werden sie wieder in ihre Ursprungssubstanz umgewandelt und der Kreislauf beginnt von neuem. Nehmen wir als Beispiel den Kreislauf des Bilirubins. Bilirubin wird von der Leber nach der Galle ausgeschieden, gelangt durch die Gallenwege ins Duodenum, wird hier durch Bakterieneinwirkung zu Urobilinogen, durch weitere Reduktionsvorgänge zu Urobilin. Die Urobilinkörper werden im Darm resorbiert, gelangen auf dem Portalweg wieder zur Leber und werden hier wieder zu Bilirubin umgewandelt und durch die Leber ausgeschieden (Schiff 1861, Stadelmann 1896 u. a., Heckmann 1934).

Man unterscheidet den eigentlichen **kleinen enterohepatischen Kreislauf:** Leber — Gallenwege — Darm — Pfortader — Leber, an dem sich alle Bestandteile der Galle mit Ausnahme von Lecithin und Cholesterin beteiligen und einen **großen enterohepatischen Kreislauf:** Leber — Gallenwege — Darm — Ductus thoracicus — V. cava — A. hepatica — Leber, den Cholesterin und Lecithin durchlaufen. Diejenigen Stoffe, die den Weg über den kleinen eigentlichen enterohepatischen Kreislauf nehmen, sind bei hoher Konzentration der Galle im Serum höchstens nur in Spuren vorhanden. Die Gallensäuren finden sich bei einer Tagesmenge von 10—12 g in der Galle normalerweise überhaupt nicht im Serum. Cholesterin hingegen findet sich in der Galle zu 20—70 mg-%, im Serum hingegen zu 150 mg-%.

Wird durch Drainage der Gallenwege oder durch Anlage einer Eck-Fistel der enterohepatische Kreislauf zerstört, so kommt es zu einem starken Rückgang der Gallensekretion. Da capillare Verbindungen durch die Pfortaderverzweigungen und die Lebervenen in den Läppchen der Leber, sowie Anastomosen zwischen der Pfortader und dem Cavagebiet bestehen, könnte angenommen werden, daß es durch diese Anastomosen unter pathologischen Verhältnissen, z. B. bei diffusen Lebererkrankungen oder Stauungen im Bereich der Pfortader, zu einem abnormen Übertritt, der im enterohepatischen Kreislauf enthaltenen Stoffe, (Urobilinogen) in den großen Kreislauf infolge Überlaufens des enterohepatischen Kreislaufes kommt (Heckmann).

Gallenmenge. Die Menge der ausgeschiedenen Galle wechselt außerordentlich stark. Die Beobachtungen, die an Menschen und am Tier angestellt wurden, können jedoch nur mit Vorsicht Verwertung für die wahre physiologische Sekretionsmenge finden. Die Werte, die man bei völliger Ableitung der Galle aus einer Gallenblasenfistel nach Unterbindung oder völliger Verlegung des Choledochus fand, schwanken in großer Breite. So gab die Beobachtung an einer über 15 Monate beobachteten Patientin mit Gallenfistel Gallenmengen zwischen 860 und 1130 ccm (Mayo, Robson). Brand gibt Zahlen zwischen 16 und 1122 ccm und Gundermann nahm als Tagesmenge im Hungerzustand etwa 250 ccm an. Die Möglichkeit, daß zwischen Gallenmenge und Körpergewicht Beziehungen individueller Art bestehen, wäre denkbar.

Sehr wenig wissen wir über Veränderungen der täglich ausgeschiedenen Gallenmengen unter pathologischen Verhältnissen, da infolge mangelhafter Methodik uns ja noch nicht einmal heute die Norm der physiologischen Gallenmenge bekannt ist. Die durch Gallenblasenfistel gewonnenen Werte sind unphysiologisch und außerordentlich schwankend. Hierzu kommt, daß die Gallenblase unter physiologischen Verhältnissen mit einem Fassungsraum von etwa 50—60 ccm den größten Teil der Gallentagesmenge einzudicken und aufzubewahren vermag, um je nach Bedarf ihn zum Verdauungsakt abzugeben. Durch dieses Konzentrationsvermögen der Gallenblase wird die Schätzung der Sekretionsmenge sehr erschwert. Über eine *Vermehrung der Gallenmenge* in pathologischen Zuständen wissen wir nichts. Eine *Verminderung der Gallenmenge* darf nach KREHL im Hungerzustand und bei den Erkrankungen, die mit verminderter Nahrungsaufnahme einhergehen, angenommen werden. Zu einer starken Verminderung der Gallensekretion, ja zum völligen Versiegen kommt es bei entzündlichen Lebererkrankungen durch den Ausfall der sekretorischen Fähigkeit der kranken Leberzelle. Der Einfluß der Arbeit auf die Gallenabsonderungsfunktion der Leber ergibt eine erhebliche Abnahme der Gallensekretion, die nach Verwendung von galletreibenden Mitteln noch stärker ist. Bei Gewöhnung der Tiere an die Arbeit trat eine Abnahme der Gallenproduktionshemmung auf (KAPLAN).

Die Tageskurve der Gallenausscheidung zeigt Schwankungen, die einen rhythmischen Verlauf aufweisen. So wird Zunahme vom frühen Morgen an mit ein oder zwei Maxima in den Mittags- und Abendstunden, dann wieder Abfall bis zum Morgen angegeben. Bei Betrachtung der Gallenrhythmik ist der Einfluß der Nahrung und die Größe der Leberdurchblutung zu berücksichtigen. Unterbindung der Leberarterie führt zu einer Veränderung der Gallensekretion. Dementsprechend müßte die Menge der Galle auch in weitgehendem Maße abhängig sein vom Gefäßtonus der die Leber versorgenden Blutgefäße, wobei jedoch durch die antagonistische Innervation von Vagus und Sympathicus der Gefäße ein gewisser Ausgleich geschaffen wird. Daß ein von der Nahrung unabhängiger rhythmischer Gallensekretionsmechanismus besteht, nimmt FORSGREN an, den er in der Ausscheidung des Urobilins nachweisen konnte. Psychische Insulte beeinflussen die Gallenbildung und Menge (ROST). Bisher nahm man an, daß der Leber sekretorische Nerven für die Gallenbildung fehlen; nur EIGER glaubte gefunden zu haben, daß bei Reizung des Nervus vagus unterhalb des Abganges der Herzfaser eine Steigerung der Gallensekretion und bei Sympathicusreizung eine Verlangsamung der Gallensekretion eintrete. Bei konstanter Ernährung wurde nach Entnervung der Leber und nach Anlage einer Choledochusfistel die ausgeschiedene Gallenmenge gemessen und ein deutlicher Einfluß nicht festgestellt (LUNDBERG).

Mechanismus der Gallensekretion. Die Steuerung der Gallensekretion erfolgt in der Hauptsache vom Duodenum aus, indem beim Übertritt von Speisebrei aus dem Magen in den Darm Gallenausschüttung einsetzt. Bei der Steuerung der Gallenabgabe ist zu unterscheiden zwischen dem Reiz zur Gallenabgabe aus den Gallenwegen und Gallenblase in den Darm.

Vor allen Dingen spielt die sowohl in physiologischen als auch in pathologischen Zuständen so stark wechselnde Blutdurchströmung der Leber und ihre Abhängigkeit von den verschiedensten Faktoren eine große Rolle. Experimentell gesetzte Durchströmungsunterbrechungen der die Leber versorgenden Gefäße ruft sofort Gallensekretionsveränderungen hervor. Wird die Pfortaderdurchströmung durch Kompression oder durch Stauung unterbrochen oder vermindert (ROGER), versiegt der Gallenfluß, während andererseits erhöhte Druck-verhältnisse in der A. hepatica zu vermehrter Gallensekretion führen. So müssen ebenfalls alle die Blutdurchströmung der Leber verändernden Mittel auch eine Veränderung der Gallensekretion nach sich ziehen. Inkreteinflüsse auf die Gallensekretion sind erwiesen; Adrenalin und Hypophysin vermindern die Gallensekretion, Insulin steigert sie.

Medikamente, wie Atropin vermindern, Pilocarpin und Cholin erhöhen die Gallensekretion.

Als physiologische Erreger der Gallensekretion sind vor allem die Gallen-säuren zu betrachten, die nach Rückresorption im Darm auf dem Blutweg wieder zur Leber gelangen. Infolgedessen nimmt bei Ableitung des Sekrets durch eine Gallenfistel die Gallenmenge ab. SHIMIZU hat die Gallensäuren mit Hormonen verglichen, die besonders stark in die intermediären Stoffwechselvorgänge der Leber eingreifen und wahrscheinlich über diesen Weg die Gallensekretion der Leber weitgehend beeinflussen.

Als Reizstoffe von der Darmschleimhaut wirken Fette, Eiweißabbau-produkte und in besonderem Maße Eigelb, ferner Hypophysin und Magnesium-sulfat, während unverdautes Eiweiß, Zucker, Stärke, HCl und H_2O unwirksam sind (BABKIN). Die erstgenannten Stoffe führen zu einer wirklichen Sekretions-steigerung der Leber, nicht nur zu einer Ausschüttung von Blasengalle. Ob die Reizstoffe vom Darm aus auf die Gallensekretion direkt oder indirekt über die Bildung des Sekretins (BAYLISS und STARLING) wirken, ist nicht zu entscheiden. Psychische Einwirkung bei Nahrungsaufnahme spielt nur eine geringe Rolle (ROSE).

II. Zusammensetzung der Gallenflüssigkeit.

Die Galle ist in der Form, wie sie sich in dem Darm entleert, eine kolloidale, wässerige Lösung, ein Gemenge von grüngelber Farbe, das sich aus dem Sekret der Leberzellen und dem Schleim und den Epithelien der Gallengänge und Gallenblase zusammensetzt. Die hellgelbe, klare, dünnflüssige, schwach alka-lische Lebergalle (p_H der menschlichen Fistelgalle 8,0) wird in ihrem Reservoir, der Gallenblase, eingedickt. Das Wasser der Lebergalle, das deren Hauptmenge ausmacht (nach HAMMARSTEN 974, nach TIGERSTEST 965—988 auf 100), wird resorbiert, es resultiert eine zähe, dickflüssige, gelbbraune Blasengalle mit einem spezifischen Gewicht von 1,01—1,04. Es ist vorwiegend konzentrierte Blasen-galle, nicht frisch abgesonderte Lebergalle, die sich gleichzeitig mit dem Pankreas-saft im Duodenum über den Speisebrei ergießt.

Normalerweise enthält die Galle Gallenfarbstoffe, Gallensäuren, Cholesterin, Lecithin, Fette, Seifen, Spuren von Harnstoff, Glutathion, Mucin und an Mineral-bestandteilen Chlornatrium, Chlorkalium, Magnesiumphosphat, Eisen und Kupfer. Auch enthält die Galle ein amylolytisches Ferment (ROGER). In krank-haften Zuständen kann die Galle sowohl Zucker (bei Diabetes mellitus) als auch Eiweiß (bei Leberschädigungen nach Phosphor Alkohol und Arsen, L. BRAUER) enthalten. Auch körpereigene Stoffwechselschlacken und körperfremde Stoffe vermag die Galle auszuscheiden, eine Eigenschaft, die man sich zu therapeu-tischen (Antiseptica, Cholagoga, Salicylsäure, Urotropin u. a.) oder diagno-stischen Zwecken (verschiedene Leberfunktionsproben, Röntgendarstellung nach Tetrajodphenolphthalein) dienstbar gemacht hat.

Die **Gallensäuren** (Taurochol- und Glykocholsäuren) sind spezifisch und funktionell die wichtigsten Bestandteile der Galle. Hierdurch wird die Galle in erster Linie zum Sekret der Leber. Die Japaner gehen sogar so weit, wegen des großen Einflusses der Gallensäuren auf Fett- und Kohlenhydratstoffwechsel der Leber, die Gallensäuren mit Hormonen zu vergleichen und in Antagonismus zu Adrenalin zu setzen (Shimizu). Es wurde bei Untersuchung über den Einfluß verschiedener innersekretorischer Mittel auf die Gallensäureausscheidung gefunden, daß nach Adrenalininjektion (Hündin) Verminderung der Galle und Gallensäure, nach Pituitrin Verminderung der Gallensäure ohne Veränderung der Gallenmenge eintritt (T. Okamura).

Die Gallensäuren machen den Hauptteil der gelösten Stoffe aus und werden beim Hund in Mengen von 0,6—1,5 g produziert, beim Menschen in Mengen von 10—12 g. Sie sind charakterisiert durch Paarung von Taurin bzw. Glykokoll mit einer Cholsäure und gehen alle auf einen gemeinsamen Kohlenwasserstoff (Cholan $C_{24}H_{42}$) zurück. Durch die Cholsäure zeigen die Gallensäuren engste Beziehungen zum Cholesterin bzw. zu den Sterinen überhaupt (Wieland, Windaus und Borsche, Thannhauser). Sie enthalten genau das gleiche Ringsystem wie das Cholesterin, so daß man schloß, daß die Gallensäuren in der Leber aus Cholesterin entstehen.

Nach Untersuchungen von Thannhauser, Enderlen und Jenke kann aber vorerst nur gesagt werden, daß der Organismus imstande ist, die Gallensäuren synthetisch zu bilden und daß ein Übergang von Cholesterin in Gallensäure nur bei den Isomeren des Cholesterins, dem Allocholesterin und Coprosterin nachgewiesen ist.

Daß die Gallensäuren das Produkt des Leberstoffwechsels sind, nahm man aus den tierexperimentellen Erfahrungen bei Gallenfistel nach Anlegung der Eckschen Fistel an, wo es zu einem Absinken der Gallensäureausscheidung kam (Foster, Hooper und Whipple). Man fand starke Verminderung der Gallensäuresekretion in der Fistelgalle sowohl nach experimentellen Schädigungen der Leber durch Phosphor und Chloroform (Foster, Hooper und Whipple, Stadelmann), als auch der Gallensäuremenge der menschlichen Fistelgalle in den ersten Tagen nach Anlegung einer Choledochusdrainage (v. Czylharz, Fuchs und v. Fürth, Rosenthal, v. Falkenhausen und Freund). Der geringe Gallensäuregehalt des Blutes (Rosenthal und Wislicki, Jenke und Steinberg) und die geringe Gallensäureausfuhr im Urin bei hepatotoxischen und mechanisch bedingten Ikterusformen sprechen für die Annahme der Entstehung der Gallensäuren in der Leber. Als Bildungsstätte in der Leber kommen nicht die Kupfferschen Sternzellen in Frage, da die Gallensäuren erst im Bereich der epithelialen Leberzellen dem Bilirubin beigemengt werden (Barron, Huppert, Schmidt und Merril, Herzfeld und Hemmerli, Rosenthal und Wislicki). Im Urin Gesunder werden keine Gallensäuren ausgeschieden (Wilken). Aschoff stellt allerdings die Hypothese einer anhepatocellulären Entstehung der Gallensäuren auf, auf Grund der Tatsache, daß es am leberexstirpierten Frosch (Joh. Müller, Kunde und Molischott) und bei leberlosen Vögeln (Minkowski-Naunyn) nicht zu einer Anhäufung im Kreislauf kommt. Rosenthal und Zinner haben an vorgeschrittenen ausgedehnten Lebererkrankungen ohne gröbere Störung des Gallenabflusses (terminale atrophische Lebercirrhosen mit starkem Ascites) Gasanalysen nach Foster und Hooper angestellt und gefunden, daß der Bildungsmechanismus der Gallensäuren auch bei schweren diffusen Lebererkrankungen selbst im Endstadium des Krankheitsprozesses weitgehendst erhalten bleibt. Die Gallensäurewerte in der Duodenalgalle dieser Kranken bewegen sich ungefähr innerhalb der gleichen Zahlenbreiten, die Rosenthal in der Duodenalgalle Lebergesunder fand. Es besteht ein Einfluß der gallensauren Salze auf die Höhe des Blutzuckers und Blutcholesterins. Der Blutzucker erfährt mäßige, das Gesamtcholesterin deutliche Senkung nach Zufuhr (Kusaka). Cholsäure wirkt fördernd auf die Leberglykogenbildung. Je reicher die Galle an Gallensäure ist, um so größer kann die Menge des Fettes sein, die im Darmkanal resorbiert werden kann.

Die Blutzuckersenkung durch Gallensäure geschieht indirekt durch Anregung der miteinander gekoppelten inneren und äußeren Pankreassekretion. Bei pankreaslosen Tieren wird der Blutzuckerspiegel durch Gallensäure nicht verändert (HORSTERS). Von japanischen Autoren (FUZITA, KURAMOLO, FUZIWARA) wurde bewiesen, daß die Gallensäuren die Glykogenbildung in der Leber fördern. Es ist denkbar, daß die Gallensäure, die auf den Vagus reizend wirkt, unter vermehrter Insulinsekretion die Glykoneogenie in der Leber fördert, da die innere Sekretion des Pankreas vom Vagus beherrscht wird. Im Gegensatz zum Insulin soll die Gallensäure auf die Zuckerverbrennung im Organismus hemmend einwirken. Somit muß ein Unterschied zwischen der Wirkung von Insulin und Gallensäure bestehen. So wird die nüchterne Hyperglykämie und Glykosurie pankreasdiabetischer Tiere durch die Zufuhr von Cholsäure herabgesetzt. Das Blutzuckerniveau sinkt in der ersten Stunde maximal ab (9—17%), steigt dann langsam an und erreicht gewöhnlich in der 6. Stunde das Anfangsniveau. Die Ausscheidung des Harnzuckers wird in den ersten 6 Stunden um 7,1—18,0%, in den letzten 18 Stunden um 6,0—6,9% herabgesetzt. Die durch Zufuhr von Traubenzucker vermehrte Hyperglykämie und Glykosurie der pankreasdiabetischen Tiere wird durch Cholsäure ebenfalls herabgesetzt. Cholsäure steigert somit die Zuckerassimilation der pankreasdiabetischen Tiere, was eben wahrscheinlich auf die vermehrte Glykogenbildung der Leber zurückgeführt werden kann.

Cholesterin. Der Cholesteringehalt der Lebergalle schwankt zwischen 20 und 90 mg-%, eine Konzentration tritt in der Gallenblase bis zu 900 mg-% ein. Ester sind in der Galle nicht vorhanden, nur freies Cholesterin (THANNHAUSER-FLEISCHMANN). Bei völlig intakter Leberfunktion besteht eine gewisse Parallelität zwischen dem Cholesteringehalt der Galle und dem des Blutes. Daraus geht hervor, daß die Leber einen großen Anteil hat an der Ausscheidung des Cholesterins, das in der Hauptsache in die Galle abgegeben wird. Andererseits ergeben Experimente an leberlosen Tieren, daß die Cholesterinsynthese auch ohne Leber möglich ist (THANNHAUSER), während MANN und BOLLMANN keine Änderung im Gesamtcholesterin im Blute nach Leberexstirpation fanden. In der Gravidität soll eine verminderte Cholesterinausscheidung in der Galle bestehen (BACMEISTER und HAVERS). Bei Diabetikern, bei denen eine Hypercholesterinämie vorliegt, ist der Cholesteringehalt der filtrierten Galle deutlich kleiner als derjenige in der nichtfiltrierten, während sonst meist diese beiden Werte identisch sind (MORACHINI und MAESTRI). Die Autoren erklären dieses Vorkommnis mit der mehr oder weniger ausgesprochenen Tendenz zur Präcipitation des Cholesterins, eventuell als Vorstufe zur Steinbildung und erblicken in der Cholesterinämie den Ausdruck einer Insuffizienz der Leber, ausgelöst durch die Dysfunktion des Pankreas.

Glutathion, eine von HOPKINS isolierte lösliche Schwefelverbindung, ist ein Tripeptid und besteht aus Glycin, Glutaminsäure und Cystein. Die Angaben über den Glutathiongehalt sind außerordentlich schwankend. Der Wert der Lebergalle wird mit 10—200 mg-%, der der Blasengalle mit 300—600 mg-% angegeben (BALTACÉANO und VASILIU 1935).

An Kranken und Hunden wurde die Mucinbildung in Gallenwegen und das verschiedene Verhalten der Schleimhäute der Gallenwege unter veränderten Bedingungen untersucht und festgestellt, daß im Gefolge von mechanischer Stauung zuerst eine Steigerung der Mucinmenge eintritt, die später bis zum gänzlichen Verschwinden absinkt. Histologisch entspricht diesem Befunde eine anfängliche Hyperplasie der Schleimhaut mit Mucicarminophilie und später ein sklero-atrophisches Stadium. Das vorhandene Mucin geht durch Spaltung zugrunde. Nach Anlage einer Cholecystogastrostomie wird zuerst Vermehrung des Mucins gefunden (MALLET-GUY, PIERRE, MARC CHAMBON, ANDRÉ CHAMBON und PIERRE CROIZAT).

Gallenfarbstoff. Das eisenfreie Bilirubin, das die empirische Zusammensetzung $C_{33}H_{36}O_6N_4$ trägt, ist eines der biologisch interessantesten Abbauprodukte des Blutfarbstoffes. Es entsteht direkt aus Hämin und besitzt nahe Verwandtschaft mit dem Hämatoporphyrin. Das Bilirubin ist wie das Hämin aus vier Pyrrolkernen aufgebaut. Es krystallisiert aus Chloroform und zeigt die verschiedensten Farbreaktionen, wie die GMELINsche Reaktion, die EHRLICH-HIYMANS v. D. BERGHsche Diazoreaktion, während es andererseits keinerlei spektroskopische Erscheinungen zeigt. Das Bilirubin kommt in der Galle aller Säugetiere in geringen Mengen, normalerweise auch im Blutserum (unter 0,5 mg-%) und beim Ikterus in allen Geweben und im Urin vor. Das Bilirubin wurde von F. STAEDELER isoliert aus Rindergallensteinen und von H. FISCHER aus menschlichen Gallensteinen. Oxydation des Bilirubins führt bei saurer Hydrolyse zu Hämatinsäure und bei alkalischer zu Methyläthylmaleinimid. Die obere Grenze der Norm des Bilirubingehaltes der Blasengalle wird bei 300 mg-%, die untere bei 100 mg-% angenommen. Bilirubin ist der wichtigste körpereigene Schlackenstoff. Vermehrung des Gallenfarbstoffes über 400 mg-% findet sich bei Stauungszuständen und bei allen Erkrankungen mit gesteigertem Erythrocytenzerfall im Organismus, die erhöhtes Farbstoffangebot an die Leber zur Folge haben (Anaemia perniciosa, hämolytischer Ikterus, Blutgiftanämien u. ä.). Verminderung des Gallenfarbstoffgehaltes unter 100 mg-% läßt auf eine nicht konzentrierungsfähige Galle schließen und findet sich außerdem bei Degeneration der Leberzellen, bei fieberhaften Infektionskrankheiten, bei Tuberkulose, bei Lebercirrhosen und auf der Höhe der Erkrankung beim hepatocellulären Ikterus. Verminderung kann ferner bei unvollständig mechanischer Verlegung der Gallenwege gefunden werden.

III. Gallenfarbstoffbildung.

Eine vollständige Klärung des Problems der Genese des Gallenfarbstoffes ist auch heute noch nicht ganz erreicht, wenn auch mancherlei Aufschlüsse die Forschung der letzten Jahre bot, insbesondere haben die Arbeiten von MANN und MAGATH über Gallenfarbstoffbildung nach Leberexstirpation weitgehende Aufschlüsse geschaffen.

Zwei verschiedene Theorien stehen sich in der Literatur gegenüber. NAUNYN und MINKOWSKI sahen die Leber als alleinige Bildungsstätte des Bilirubins an, während VIRCHOW, ASCHOFF, EPPINGER u. a. auch eine Bilirubinbildung außerhalb der Leber gefunden haben.

NAUNYN und MINKOWSKI konnten bei entleberten Tieren durch Toluylendiamin oder Arsenwasserstoffvergiftung keinen Ikterus hervorrufen. Ein Befund, auf den sie ihre Theorie, daß die Leber der alleinige Ort der Gallenfarbstoffbildung sei, aufbauten. Durch McNEE aus der ASCHOFFschen Schule wurden die Untersuchungen von MINKOWSKI und NAUNYN an entleberten Gänsen nachgeprüft und er fand, im Gegensatz zu diesen Autoren, daß ein leichter Ikterus doch eintrifft. McNEE schloß aus dieser Tatsache, daß trotz Entleberung der Ikterus nicht ausbleibt, daß also das Bilirubin aus dem nicht völlig entfernten kleinen Leberstumpf stammen müsse oder extrahepatisch gebildet worden sei.

Extrahepatische Gallenfarbstoffbildung. Die Ansicht über das Bestehen einer extrahepatischen Gallenfarbstoffbildung geht auf VIRCHOW zurück. VIRCHOW fand in allen Blutextravasaten gelbe Krystalle — das Hämatoidin — und vermutete eine Verwandtschaft dieses Stoffes mit Bilirubin. Bewiesen wurde diese Verwandtschaft durch H. FISCHER, dem es gelang, das aus Echinokokkencysten gewonnene Hämatoidin sowohl seinem Krystallformat als auch seinen chemischen Reaktionen nach mit dem Bilirubin zu identifizieren. Dadurch war eigentlich schon eine extrahepatische Bilirubinbildung erwiesen. Ein weiterer Hauptbeweis zur Frage der extrahepatischen Gallenfarbstoffbildung wurde durch das biologische Experiment der Leberexstirpation durch MANN und MAGATH erbracht. Wenn auch die Hunde nach diesem Eingriff allerhöchstens 36 Stunden am Leben blieben, so genügte diese Zeit doch, um festzustellen, daß ohne Leber der Gallenfarbstoffgehalt des Blutes auf die 2—3fache Menge anzusteigen vermag. Bei einem mit Lackblut behandelten, entleberten Hunde fand ROSENTHAL 20 Stunden nach der Operation einen starken Ikterus. Eine Gallenfarbstoffbildung ohne Mitwirkung der Leber, sogar die Entstehung eines Ikterus ohne Leber ist also experimentell gesichert.

Außerdem aber liegen auch klinische Beweise über eine extrahepatogene Bilirubinbildung vor. Bilirubin wird in Blutergüssen gefunden und im Liquor cerebrospinalis nach Gehirnblutungen. In gewissen Stadien der Lungenentzündung fand EPPINGER die infiltrierte Lunge reich an Hämosiderin und bringt den Untergang der roten Blutkörperchen in der pneumonischen Lunge mit der Zerstörung der Erythrocyten in der Milz beim hämolytischen Ikterus in Parallele. Wo Blut aus den Gefäßen tritt, kann sich also — oft sogar in unerwartet großen Mengen — Bilirubin bilden.

ASCHOFF und seine Schüler und EPPINGER teilen die Bildung von Gallenfarbstoff dem reticuloendothelialen System, dessen Hauptorgan die Milz ist, zu. EPPINGER und auch LEPEHNE hatten Versuche angestellt durch Speicherung der KUPFFERschen Sternzellen mit körperfremden Stoffen, die Gallenfarbstoffbildung zu beeinflussen. Bei den mit Toluylendiamin vergifteten Tieren hatte EPPINGER in den Sternzellen phagocytäre Erythrocyten, ihre Trümmer, Eisenkörnchen und ein grünes Pigment gefunden, weshalb er, ebenso wie MC NEE annahm, daß die Sternzellen an der Bearbeitung der roten Blutkörperchen zu Bilirubin beteiligt seien. Eine Ausschaltung der Sternzellen bei Vögeln hatte LEPEHNE durch Injektion von Kollargol vorgenommen. Bei diesen Tieren blieb ein hämolytischer Ikterus nach Arsenwasserstoff aus oder wurde zum mindesten stark abgeschwächt. In diesen Befunden nach Blockade der Sternzellen sahen die Autoren den Beweis für die Beteiligung des reticuloendothelialen Systems an der Gallenfarbstoffbildung. Allerdings hat ROSENTHAL als fraglich hingestellt, ob man durch Kollargol oder Eisenblockade die Reticuloendothelien wirklich funktionell ausschalten könne; denn eine völlige Blockade ist, wie zahlreiche Arbeiten erweisen, äußerst schwierig.

Für die Klinik des Ikterus ist es nun von größtem Interesse, ob extrahepatische Gallenfarbstoffbildung zu einem allgemeinen Ikterus führen kann. Die Experimente und Beobachtungen sprechen im allgemeinen dagegen. Der Ikterus bei der Pneumonie ist nach EPPINGER schwer einheitlich zu erklären. Jedenfalls spielt der Faktor der pulmonalen Bilirubinbildung hierbei eine Rolle. Aber eine Ikterusentstehung von lokaler Bilirubinbildung aus scheint jedoch nicht allzu häufig zu sein. Die Möglichkeit der Bilirubinbildung im strömenden Blute, an die schon VIRCHOW bei gewissen nicht mechanisch bedingten Gelbsuchtsformen dachte (Ikterusformen bei Sepsis, bei Vergiftungen usw.) ist abzulehnen.

Einfluß der Milz auf die Gallenfarbstoffbildung. Wie Anatomie und Klinik der Leberkrankheiten lehren, besteht eine *enge Beziehung zwischen Milz und Leber*. Nach Milzexstirpation stellte PUGLIESE ein Absinken des Gallenfarbstoffgehaltes einer Fistelgalle fest, ein Befund, der von anderen Autoren nicht bestätigt wurde. EPPINGER glaubt die Unterschiede in den Befunden durch verschiedene Beschaffenheit der Milz vor der Exstirpation erklären zu können.

War die Milz vor der Splenektomie hämolytisch tätig, weil der Blutstrom die Pulpa passierte, dann sinkt nach der Splenektomie die Gallenfarbstoffbildung ab. Unverändert bleibt sie bei den Tieren, bei denen die Milz vorher nicht hämolytisch wirkte und so die Milzpulpa frei von roten Blutkörperchen war.

Heftig umstritten ist die Frage über eine aktive hämolytische Tätigkeit der Milz. EPPINGER setzt sich für die hämolytische Tätigkeit der Milz wenigstens in krankhaften Zuständen ein. H. v. d. BERGH fand als erster als Beweis einer direkten Bilirubinbildung in der Milz einen höheren Bilirubingehalt des venösen als des arteriellen Milzblutes. Ähnliche Beobachtungen — Erhöhung des Bilirubinspiegels im Milzvenenblut gegenüber dem Bilirubinspiegel der Milzarterie und der peripheren Arterien — wurden auch beim hämolytischen Ikterus des Menschen gemacht. MANN, MAGATH und BALTES konnten bei normalen Hunden einen höheren Bilirubingehalt des venösen als des arteriellen Milzblutes feststellen. EPPINGER glaubt, daß es sich um atypische Zirkulationsverhältnisse handelt während H. v. d. BERGH eine direkte Umwandlung der roten Blutkörperchen in Gallenfarbstoff in der Milz annimmt.

Ein weiterer Hinweis auf einen Einfluß der Milz auf die Bilirubinbildung liegt wohl unzweifelhaft in der Tatsache, daß beim hämolytischen Ikterus des Menschen die Milzexstirpation den Ikterus zum Schwinden bringt. Auch in Fällen von HANOTscher hypertrophischer Lebercirrhose konnte EPPINGER nach Milzexstirpation ein Verschwinden des Ikterus beobachten. Untersuchungen von NAEGELI und MEYTHALER über die Frage der extrahepatischen Bilirubinbildung ergaben, daß eine enge Korrelation zwischen Milz und Leber in bezug auf die Gallenfarbstoffbildung besteht, und daß der Milz eine aktive Bilirubinbildung wenigstens in pathologischen Zuständen zugesprochen werden muß. Die Untersuchungen wurden an toluylenvergifteten Tieren, bei Tieren mit Milzvenenabklemmung, bei Anastomose der V. lienalis mit der V. renalis, also unter Umgehung der Leber und bei ECK-Fisteltieren durchgeführt. Auf Toluylendiaminvergiftung tritt im Gegensatz zum normalen Tier kein Ikterus auf, wenn das Milzvenenblut unter Umgehung der Leber direkt in den großen Kreislauf gelangt. Die Versuche besagen, daß das Milzvenenblut eine durch Toluylendiamingift verursachte, Ikterus erregende Substanz enthält, die bei direktem Einfluß in die Pfortader ihre volle Ikteruswirkung behält, während sie bei Umgehung der Leber auf dem Wege des allgemeinen Kreislaufes irgendwo ihre Giftigkeit verliert. Der Toluylendiaminikterus wird somit als Resorptionsikterus der Leber angesehen, wobei der Milz eine große Bedeutung zukommt.

Wenn auch die Möglichkeit einer extrahepatischen Gallenfarbstoffbildung — in dem außerhalb der Leber gelegenen reticuloendothelialen System — somit experimentell bewiesen ist, so muß doch zusammenfassend gesagt werden, daß die Leber das einzige physiologische Ausscheidungsorgan für Gallenfarbstoff ist und die zentrale Bedeutung der Leber für die Ikteruspathogenese nach wie vor im Vordergrund steht.

Als Bildungsstätte des Gallenfarbstoffes, der aus dem Blutfarbstoff stammt, sind die KUPFFERschen Sternzellen anzusprechen, die überall da, wo sie als reticuloendotheliale Elemente verteilt sind — in der Leber und außerhalb der Leber — Gallenfarbstoff bilden können, während die Leberzellen selbst wahrscheinlich nichts mit der Gallenfarbstoffbildung zu tun haben.

Beim Ikterus vermag die Leber ihre normale Leistung, den im Blut angehäuften Farbstoff auszuscheiden, nicht mehr zu erfüllen. In der menschlichen Pathologie kennen wir bis heute noch keinen Zustand, bei welchem ein Ikterus durch eine außerhalb der Leber in vermehrtem Maße stattfindende Bilirubinbildung mit Sicherheit nachgewiesen wäre. „Es steht die Leber heute noch ebenso im Mittelpunkt der Pathogenese des Ikterus (NAUNYN, MINKOWSKI)

wie vor der Zeit des experimentellen Nachweises einer extrahepatischen Gallenfarbstoffbildung" (THANNHAUSER).

Diazoreaktion. EHRLICH hat 1883 eine für das Bilirubin charakteristische
Farbreaktion im Verlaufe seiner im Harn gefundenen *Diazoreaktion* entdeckt.
Während andere Verbindungen des Bilirubins wie Biliverdin, Bilifuscin, Biliprasin
und Urobilin im allgemeinen die Reaktion nicht geben. Ein chemisch-physi-
kalischer Unterschied zwischen extrahepatisch und hepatisch gebildetem Bilirubin im Ausfall der EHRLICHschen Reaktion konnte von HIJMANS V. D. BERGH
(Gallenfarbstoffe 1918) festgestellt werden. Das aus der Leber stammende oder
die Leber passierte Bilirubin ist wasserlöslich, während das extrahepatische,
nicht die Leber passierende Bilirubin schwer bzw. nur in Alkohol löslich ist.
Diesen Unterschied im Ausfall der EHRLICHschen Reaktion nannte H. V. D. BERGH
bei sofort eintretender Verfärbung „direkte" Probe und bei zur Verfärbung
erforderlichem Zusatz von Alkohol „indirekte" Probe. Allerdings besteht
zwischen dem direkt und indirekt kuppelnden Bilirubin zwar eine graduelle,
aber keine prinzipielle Differenzierung (H. FISCHER). Bei Ikterus, der infolge
mechanischen Verschlusses des Ductus choledochus auftritt, ist eine Vermehrung
des indirekten Bilirubins nachzuweisen, während aus dem Serum bei hämolytischem Ikterus, Morbus Biermer und Stauungsleber erst durch Zusatz von
Alkohol die indirekte Probe aufzutreten pflegt. Dieser für die Pathologie des
Ikterus wichtige Unterschied in dem direkten oder indirekten Ausfall der Diazoreaktion, dessen Klärung heute noch keineswegs zu geben ist, sagt, daß bei
starker Anhäufung des Gallenfarbstoffes im Blute bei intakter Leberzelle und
freien Gallenwegen, Bilirubin die indirekte Diazoreaktion gibt, während bei
Gallenwegsverschluß die direkte Probe nachweisbar ist. Wenn auch die
H. V. D. BERGHsche Reaktion keinen absoluten Maßstab für die vorhandene
Menge an Bilirubin abgibt, so ist sie doch für klinische Zwecke von Wert, da
es sich hier um eine Vergleichsuntersuchung handelt (H. FISCHER und
H. BARRENSCHEEN).

Die weiße Galle. Ist der Verschluß der Gallengänge durch Geschwülste
oder auch Steine ein vollständiger und langdauernder geworden, so zeigt die
in den Gallengängen aufgestapelte Galle oft nicht mehr ihre grüngelbliche
Farbe, sondern es bildet sich die weiße Galle, die fast nur aus Kochsalz, Schleim
und Wasser besteht. Vor allen Dingen gilt dies für den Verschluß des Ductus
cysticus, wobei sich ein sehr starker, oft fühlbarer Hydrops der Gallenblase
bilden kann. In krassem Gegensatz zu der Entfärbung der angestauten Gallenmenge in dem Gallenbereitungsapparat selbst steht der fortschreitend sich ver-
stärkende Ikterus. Bei einem lange bestehenden vollständigen Gallengangsverschluß kann es unter besonderen Bedingungen auch zur Ansammlung der
weißen Galle der Gallenwege kommen. Man hatte angenommen (KLOSE und
WACHSMUTH, COURVOISIER, KÖRTE), daß die weiße Galle ein Produkt der Leberzellen sei, welche unter der Druckatrophie so schwer geschädigt werden, daß
sie die Fähigkeit, Gallenfarbstoff zu bilden, einbüßen oder wenigstens teilweise
verlieren (STEINER). In Wirklichkeit handelt es sich jedoch um Füllung der
Gallenwege mit einer wässerigen, etwas glasig schleimigen Flüssigkeit, die die
Gallenwege selbst bilden. Die Bildung der weißen Galle im Gallenwegsystem
kann experimentell erzeugt werden, indem man entweder den großen Gallengang oberhalb der Cysticuseinmündung unterbindet oder den Ductus choledochus
zugleich mit dem Ductus cysticus verschließt (ROUS und MCMASTER). Der
Sekretionsdruck der abgesonderten schleimigen Flüssigkeit steigt so stark an,
daß er den Druck der Leber überwindet. Die Galle kann infolgedessen nicht
mehr in die Gallenwege übertreten und tritt ausschließlich ins Blut. Zur weißen
Galle kommt es anscheinend nur dann, wenn die druckregulierende Gallenblase

nicht mit in das gestaute System einbezogen ist (Rous und Master). Quincke, Kausch, Bertog glauben, daß als Folge des erhöhten Druckes in den Gallengängen die .Lebergalle sich in die Blut- und Lymphgefäße der Gallengänge anstatt in die Gallengänge selbst ergießt, bei gleichzeitiger krankhaft vermehrter Sekretion der Gallenwegsschleimhaut (Kausch und Berg). Bei stärkster Ausdehnung des Gallenwegshydrops können auch die Gallencapillaren von heller Flüssigkeit prall gefüllt sein und man sieht sie dann als ein Netz bläschenförmiger Vorwölbung unter der Leberkapsel (Hydrohepatose). Zur Ausbildung eines Gallenwegshydropses wurde früher bei Verschluß völlige Bakterienfreiheit angenommen (Kausch), andernfalls sich eine eitrige Cholangitis entwickelt.

Die weiße Galle entsteht häufiger durch das Steinleiden als nach einer Gallensperre durch Tumoren. Melchior beobachtete in den letzten 4 Jahren 14 Fälle, wobei es sich 4mal nur um einen Tumorverschluß handelt. Bernhard hat unter 5613 Operationen an den Gallenwegen in 25 Fällen weiße Galle festgestellt, wobei der Hydrops der Gallenwege in 16 Fällen durch Steine im Choledochus, in 1 Fall durch eine entzündete steingefüllte Gallenblase und in 8 Fällen durch eine Verlegung oder Kompression des Choledochus durch Tumoren oder eine chronische Pankreatitis hervorgerufen wurde.

Während einerseits angenommen wird, daß weiße Galle nur eintritt unter Fehlen jeglicher Entzündungserscheinungen (Melchior), werden andererseits Infektionen der gestauten Galle als Ursache angeführt (Bernhard). Im letzteren Fall soll durch die Leukocytenauswanderung in den Inhalt der Gallengänge der Gallenfarbstoff entfärbt werden, während durch den Katarrh der Schleimhaut der Gallengänge gleichzeitig eine Hypersekretion zustande kommt. Diese Erscheinungen, die Leukocytenauswanderung und die Hypersekretion werden in der Erklärung des Zustandekommens eines Hydropses der Gallenwege in den Vordergrund gerückt (Bernhard).

Analoge Verhältnisse wie bei dem Bild der weißen Galle findet man beim Krankheitsbild der sog. Hypercholorrhöe. Nach operativer Fistelbildung beschreibt Bergarèche Fälle mit enorm erhöhtem Gallenabfluß bis zu 2 Liter pro die und mehr, wobei eine immer stärkere Entfärbung bis zum Kolor eines wasserhellen Urins eintritt.

IV. Ikterus.

Ikterus ist das alarmierende optische Symptom einer Störung des enterohepatischen Kreislaufes entweder infolge zu reichlicher Bildung oder infolge Abschlusses der Galle vom Darm. Durch Übertritt von Gallenfarbstoff in das Blut kommt es zu Farbveränderungen von Haut und Skleren. Durch Ausscheidung von Farbstoff färben sich Harn, Schweiß und Exsudate, während Speichel, Magensaft, Muttermilch und Tränen unverändert bleiben. Liegen in der Leber oder in den Gallenwegen pathologische Zustände vor, die dem hepatocellulär gebildeten Bilirubin den normalen Abflußweg versperren oder besteht auf Grund einer Lebererkrankung eine Störung in der normalen Wechselbeziehung zwischen den Kupfferschen Sternzellen und den Leberzellen, die für die Ausscheidung des in den Kupfferschen Sternzellen gebildeten Bilirubins verantwortlich sind, so erfolgt ein Übertritt des Gallenfarbstoffes in das Blut und in die Lymphräume. Vor allem kommt als Abflußweg die Lymphbahn in Frage, da nach Unterbindung der Gallenwege ein Auftreten der Gallensäure in der Lymphbahn früher als in der Blutbahn (Fleischl), und schon eine Stunde nach Unterbindung des Gallenganges Bilirubin im Ductus thoracicus nachgewiesen werden konnte (Mayo und Green, Machida).

Tritt also eine Kompression der intercellulären Lebergänge auf, so folgt ein
Einbruch des Bilirubins in die perivasculären Lymphräume, um von hier indirekt
über den Ductus thoracicus oder direkt über die Verbindung der Lymphräume
mit den venösen Capillaren in die Blutbahn zu gelangen, und zur Hyperbilirubinämie zu führen. In den Geweben findet man bei Hyperbilirubinämie eine Durchtränkung mit gelöstem Gallenfarbstoff, in Drüsen und Nieren sog. Gallenfarb-
stoffzylinder und in der Leber Gallenfarbstoffthromben. Auch kann der Gallenfarbstoff in körniger und krystallinischer Form abgelagert sein, wie wir es insbesondere in Gewebsflüssigkeiten finden.

Die Farbtönung bei Ikterus kann variieren. Beim hämolytischen Ikterus eine
ausgesprochene Gelbgrün-Färbung: Flavinikterus; bei mechanischer Verlegung
der Gallenwege zeigt die Haut eine mehr dunkelgrüne Färbung: Verdinikterus;
bei anderen Ikterusformen, wie z. B. bei den hepatocellulären Erkrankungen,
bei denen außerordentlich viel Galle im Blut kreist, ist eine leicht gelblich-
rötliche Hautfärbung vorhanden: Rubinikterus.

Aus dem Symptom Ikterus läßt sich nicht ohne weiteres ein primäres Leberleiden diagnostizieren. Wohl kein Symptom einer Erkrankung wie gerade Ikterus
kann eine so verschiedenartige pathologische Ätiologie haben. Während zahlreiche schwerste Lebererkrankungen überhaupt oder zum mindesten lange Zeit
ohne Ikterus einhergehen können — wie Fettleber, Amyloidleber, leukämische
Lebertumoren, Speicherungsaffektionen der Leber, Stauungsleber —, so kann
es schon zu beträchtlichem Ikterus bei relativ leichten, prognostisch günstigen
Erkrankungen, wie z. B. bei einer Reihe von Infektionskrankheiten oder Infekten,
bei der Pneumonie, bei Morbus Weil u. a. kommen.

Formen des Ikterus. Bei jedem ikterisch Kranken sind 3 pathogenetische
Möglichkeiten zu bedenken:

1. Eine mechanische Verstopfung der Gallenwege mit Resorption des fertig
gebildeten Farbstoffes (mechanischer Stauungsikterus).

2. Eine infolge Schädigung der Leberzellen zustande gekommene Sekretions-
hemmung bei normalem Farbstoffangebot (hepatocellulärer Ikterus).

3. Eine relativ verminderte Sekretionsleistung der intakten Leberzellen
infolge vermehrten Angebotes bei gesteigerter Hämolyse (hämolytischer Ikterus).

Extrahepatisch-mechanisch bedingter Ikterus. Grobanatomische Hindernisse
können die Gallenwege verlegen. Infolge von Steinen, Tumoren, Strikturen,
durch Schleimhautschwellung oder Bildung von Gallezylindern bei entzündlichen
Prozessen wird der Abfluß von Galle gestört, es kommt zu Stauung. Während
die Leberzellen Galle weiter produzieren, ist ein Abfluß verlegt, die Blase, die
großen Gänge werden überfüllt. Infolge der Stagnation entwickeln sich Gallen-
thromben, die eine weitere Veranlassung zu verstärkter, die feinen Gallenwege
weiter verlegende Gallenstauung geben (EPPINGER). Es kommt zu Zerreißung
der feinen übermäßig gedehnten Capillarwände. Die Galle gelangt in die Lymph-
und Blutgefäße der Leber, von wo aus sie resorbiert in den allgemeinen
Kreislauf gelangt und schon einige Stunden nach der Resorption durch Gelbfärbung der Hand die Perturbatio circuli enterohepatici des enterohepatischen
Kreislaufes anzeigt. Der Farbstoff erscheint wieder im Urin. Später lagert
sich der Farbstoff auch in Schleimhäuten und den übrigen inneren Organen ab.
Mit dem Farbstoff gelangen auch die anderen Gallebestandteile ins Blut,
Cholesterin und vor allem die Cholsäuren, die wegen ihrer Giftigkeit weitere
Schädigungen hervorrufen können. Die Gallensäuren sind Ursache der bei
jedem mechanischen Ikterus auftretenden Bradykardie. Die Ursache des so
quälenden Juckreizes ist noch unbekannt; nach EPPINGER kommen hierfür
noch unbekannte intermediäre Produkte in Betracht.

Im Experiment konnte nach Choledochusunterbindung das Auftreten einer hochgradigen Glykogenarmut der Leber festgestellt werden; trifft eine Gallenstauung eine schon vor der Stauung glykogenarme Leber, so ist die Gefahr einer besonders starken Degenerationsbereitschaft der Leber sehr nahe (BERNHARD). Die mechanischen Formen des Ikterus sind für die Chirurgie die therapeutisch wichtigsten. Im allgemeinen findet man bei partiellen Verschlüssen des Gallengangssystems die leichteren Grade des Ikterus, jedoch ist auffällig, daß oft bei totalem Verschluß eine Bilirubinämie vom Grade eines mittelstarken Ikterus gefunden wird. Die diagnostische Abgrenzung der rein mechanisch, von der rein funktionell bedingten Form ist oft schwierig. Völlig acholischer Stuhl, Fehlen einer Urobilinogenurie, Gallensäureausscheidung, negativer Gallenblasenreflex, Hypercholesterinämie, fehlende Milzvergrößerung sprechen für mechanisch bedingten Ikterus.

Intrahepatisch mechanisch bedingter Ikterus. EPPINGER erwähnt auch einen intrahepatisch bedingten mechanischen Ikterus, der nach seiner Ansicht durch Exsudatansammlung und Erweiterung der Lymphgefäße oder auch durch Bindegewebswucherung entsteht. EPPINGER konnte nachweisen, daß Gift wie z. B. Histamin eine seröse Exsudation im Leberparenchym hervorruf, zu einer mäßigen Erweiterung der interlobulären Lymphbahnen führt und die Lymphgefäße der GLISSONschen Kapsel und der Pfortaderverzweigungen starke Erweiterungen erfahren. Hierdurch könnte infolge Kompression der Gallengänge ein intrahepatischer mechanischer Ikterus entstehen.

Auf jeden Fall haben wir es beim Ikterus durch Gallenstauung mit Veränderung der Leberzelle zu tun, wobei hinzukommt, daß bei mechanischer Verlegung der Gallengänge, wie z. B. bei Choledochusstein sehr rasch bakterielle Entzündungen nach der Leber zu aufsteigen (GUNDERMANN), so daß wir in praxi vielfach ein Nebeneinander von Ikterus durch Sperrung der großen Gallenwege und von Ikterus durch Störungen im Bereich des gallenabsondernden Apparates vor uns haben, wobei an der Sperrung der großen Gallenwege bei Gallenstein spastische Verschlüsse der Papilla Vateri oder Motilitätsstörungen der großen Gallenwege beteiligt sein können. Interessant ist, daß man z. B. bei Hunden durch Unterbindung des Ductus choledochus im allgemeinen keinen Ikterus (HABERLAND) bekommt, und daß oft beim Menschen trotz zahlreicher Gallensteine oder Krebsmetastasen, durch die viele Gallengänge verlegt werden, kein Ikterus auftritt (MASTER und ROUS). Im Tierversuch können bei normaler Leber $^3/_4$ der Gallenwege unterbunden werden bzw. $^{19}/_{20}$ sogar der Gallenwege können verlegt sein, ehe ein Ikterus auftritt. Besteht ein totaler Verschluß des Ductus choledochus (acholischer Stuhl und Fehlen von Urobilin und Urobilinogen im Urin), so müßte theoretisch die Gallenblase stark gefüllt und vergrößert sein. Für den Chirurgen wichtig ist jedoch, daß sie sich naturgemäß nicht mehr ausdehnen kann, wenn durch vorausgegangene Entzündungen die Gallenblase bei Eintreten des Choledochusverschlusses schon geschrumpft war. Dies könnte z. B. der Fall sein, wenn bei chronischem Gallensteinleiden ein Stein den Choledochus verlegt. Dagegen ist bei Tumoren im Bereich des Pankreas oder der Papilla Vateri die Gallenblase noch gewöhnlich normal, so daß bei hierdurch hervorgerufenem Ikterus eine große, stark gefüllte Gallenblase (COURVOISIERsches Zeichen) vorhanden ist.

Parenchymatöser Ikterus. Der parenchymatöse oder hepatocelluläre Ikterus ist charakterisiert durch das Fehlen eines Gallestromhindernisses, daher Galleübertritt ins Duodenum.

Zu dieser Reihe der intrahepatisch bedingten Ikterusformen gehört vor allem der Icterus catarrh. oder simplex, der infektiös-toxisch bedingte Ikterus, ferner alle weiteren hepatocellulär bedingten Ikterusformen. Letztere stellen

Intoxikationen mit den verschiedensten Giften wie Phosphor, Hg, Atophan, Avertin, Tetrachlorkohlenstoff, Pilzvergiftungen, Graviditätstoxikosen dar.

Keine einheitliche Auffassung besteht über die Entstehung des so häufig im jugendlichen Alter vorkommenden Icterus simplex. Die rein infektiöse bakterielle Entstehung auf dem Boden cholangitischer Prozesse (NAUNYN) wird als sehr unwahrscheinlich gehalten (EPPINGER, KREHL, NAEGELI), da nach ihrer Ansicht alle Symptome des Icterus simplex mehr für eine rein hepatocelluläre Entstehung auf dem Boden eines allerdings noch nicht bekannten Toxins sprechen. Das Fehlen der Leukocytose und die normale Senkungsreaktion sprechen für hepatocellulären Ursprung des Leidens, zumal die Leber selbst rein funktionell sich von der typischen Stauungsleber unterscheidet. Die histologische Untersuchung der Icterus-simplex-Leber ergibt keinerlei Zeichen einer groben mechanischen Stauung (EPPINGER), dagegen nachweisbare Parenchymschädigung, die EPPINGER veranlaßt, den Ikterussimplex als „akute Leberatrophie in Miniaturform" zu bezeichnen. Das klassische Beispiel eines parenchymatösen Ikterus stellt die akute Leberatrophie dar. Für eine im Vordergrund stehende Beteiligung des gesamten reticuloendothelialen Systems bei den verschiedenen Formen des parenchymatösen Ikterus spricht die Milzvergrößerung, die man immer wieder bei allen Formen des Ikterus dieser Genese antrifft.

Hämolytischer Ikterus. Bei der 3. Gruppe der Ikterusformen, dem hämolytischen Ikterus, ist die gesteigerte Gallenfarbstoffbildung durch einen starken Zerfall der roten Blutkörperchen bedingt, wobei die Erythrophagocytose der KUPFFERschen Sternzellen im Vordergrund zu stehen scheint. Bei diesem Krankheitsbild handelt es sich um einen Ikterus, der bedingt wird durch eine Erkrankung des gesamten reticuloendothelialen Systems und charakterisiert ist durch Anämie, Splenomegalie, Mikrocytose, Fehlen von Gallensäuren im Urin, Vermehrung des indirekten Bilirubins. Der Stuhl bleibt gefärbt und im Urin findet man bei fehlendem Bilirubin eine hochgradige Ausscheidung von Urobilin. Die immer beim hämolytischen Ikterus bestehende Splenomegalie hat deswegen größtes Interesse für den Chirurgen, da durch Exstirpation der Milz ein Verschwinden des erhöhten Blutzerfalles aufzutreten pflegt. Dieser gerade für den hämolytischen Ikterus so typische Befund hat den Gedanken aufkommen lassen, daß die Milz — als Hauptvertreter des reticuloendothelialen Systems — die alleinige Ursache des hämolytischen Ikterus sei. Sicherlich spielt die Milz durch ihr Vermögen der aktiven Bilirubinbildung eine Hauptrolle, wenn auch die größte Bedeutung der Milz bezüglich der Blutmauserung in ihrer Korrelation mit der Leber im sog. hepatolienalen System (EPPINGER) zu suchen ist. Es besteht eine enge Korrelation zwischen Milz und Leber in bezug auf die Gallenfarbstoffbildung, die z. B. schon daraus hervorgeht, daß Toluylendiaminvergiftung bei Hunden mit totaler Milzvenenunterbindung und bei Hunden mit Umleitung der V. lienalis in die V. renalis und bei ECK-Fistel-Tieren ein verspätetes und schwächeres Auftreten des Ikterus zeigt (MEYTHALER und NAEGELI). EPPINGER stellt die Theorie auf, daß in der Milz nur die Hämolyse vorbereitet wird, während sie endgültig in den KUPFFERschen Sternzellen der Leber vorsich geht. Warum nun die Erythrocyten so leicht beim hämolytischen Ikterus von den KUPFFERschen Sternzellen zerstört werden, führt EPPINGER auf eine mangelhafte Tätigkeit des Knochenmarkes und eine Produktion von resistent verminderten Erythrocyten aus dem Knochenmark zurück, bei gleichzeitiger Erkrankung des gesamten reticuloendothelialen Systems. Andererseits muß aber auch zum Zustandekommen eines Ikterus eine Leberschädigung vorliegen, wodurch die Leberzelle ihr Vermögen verloren hat, das angebotene Bilirubin zu verarbeiten und an die Galle abzugeben. Die physiologische Korrelation zwischen Milz, Leberzellen, KUPFFERschen Sternzellen und Knochenmark scheint bei hämolytischem Ikterus gestört zu sein.

Ikterus bei Pneumonie. Zu erwähnen wäre hier der nicht allzu selten zu beobachtende Ikterus bei Pneumonie, der eine Art hämolytischen Ikterus darstellt. In der Lunge kann Bilirubin gebildet werden, wie auch schon aus der Hämosiderose der Lunge hervorgeht. Es tritt aber wohl nur dann ein stärkerer allgemeiner Ikterus bei Pneumonie auf, wenn eine Leberschädigung gleichzeitig mit der Pneumonie einhergeht, so daß der auf Grund der Entzündung in der Lunge vermehrt gebildete Gallenfarbstoff nicht von den Leberzellen weiterverarbeitet werden kann. Ein Prototyp des hämolytischen Ikterus stellt der Icterus neonatorum dar. Infolge Sauerstoffmangels in Utero tritt eine Erythrocytose des Fetus auf (ANSELMINO und HOFMANN) (HASELHORST und STROMBERGER), die kurze Zeit post partum unter Hämolyseerscheinungen wieder verschwindet und ein Ikterus ist die Folge, falls die Leber das Angebot des vermehrten Gallenfarbstoffes nicht verarbeiten kann.

Aus der Klinik kennen wir den Begriff einer Cholangitis, Cholangitis lenta, Cholangiolitis und Cholangie als Ursache des Ikterus. NAUNYN und UMBER — ihre These wurde später auch von französischen Autoren übernommen — haben diesen Begriff der Cholangie gefaßt und vermuteten, daß als Ursache einer Gelbsucht eine infizierte gestaute Galle in Frage käme, die infolge der bakteriellen Einwirkung eine Gefahr für das Leberparenchym im Sinne einer subakuten oder akuten Leberatrophie (Cholangiolotoxikose) bilde. v. BERGMANN betont mit Recht, daß diese Form des Ikterus so sehr mit Hepatopathie, den infektiös toxischen und den biliären Cirrhosen in Zusammenhang stünde, daß sie nicht von jenen Erkrankungen abgetrennt werden könnte. Anatomisch handelt es sich bei der Cholangie immer um eine Erkrankung der Leberzelle selbst, da es eine selbständige Erkrankung der feineren Gallenröhrchen nicht gibt, sondern sie immer nur der Ausdruck einer Erkrankung der die feineren Gallenröhrchen bildenden Leberzellen ist. Es liegt bei diesen Zuständen also eine Erkrankung der Leber vor, die von den Gallenwegen, aber ebensogut auch vom Blut ausgehen kann. Auf jeden Fall scheint die reine Cholangitis eine seltene Erkrankung zu sein.

In der Literatur wird angegeben, daß anscheinend rein intrahepatisch entstandene Ikterusfälle auf die Tätigkeit des Choledochus und des Sphincter papillae Vateri zurückzuführen sind. Man hat den Ikterus in Fällen von histologisch sichergestellten schweren Cholangitiden mit Nekrose der Leberzellen durch Choledochusdrainage (BRAUN, KAUSCH, TIETZE) oder durch eine Verbindung der Gallenblase zum Darm (ROST) zur Ausheilung kommen sehen. Dieser Erfolg der Operation kann nur so erklärt werden, daß an dem Zustandekommen des Ikterus irgendeine Art von Funktions- oder Innervationsstörung des Choledochus bzw. der Papilla Vateri schuldig ist (WESTPHAL), womit übereinstimmt, daß der Choledochus bei den Operationen nicht erweitert, sogar auffallend eng gefunden wurde. Von BERG werden Fälle von Ikterus beschrieben, wo die intrahepatischen Gallengänge starke Erweiterungen zeigten, während die extrahepatischen nicht erweitert waren.

V. Folgen des Ikterus.

Die Folgen machen sich in erster Linie an der Leber selbst geltend. Der mechanische Ikterus führt zu einer Erweiterung der Gallencapillaren und zur Eröffnung der DISSEschen Räume. Die DISSEschen Räume können eine sehr starke Erweiterung erfahren, sind mit Flüssigkeit angefüllt, so daß infolgedessen ein erhöhter Lymphfluß im Ductus thoracicus eintritt. Beim Stauungsikterus hat man Aufspeicherung von Galle in der Gallenblase und in den erweiterten Gallenwegen bis zu einem Liter Menge gefunden. Trotz des Hindernisses hält die Gallensekretion der Leberzellen zunächst noch an, bald aber werden die Zellen teils durch den mechanischen Druck, teils durch die chemische Wirkung der Galle in ihrer Arbeit geschädigt. Bei der *parenchymatösen Form* des Ikterus führen die zugrunde gehenden Leberzellen zur Erweiterung der Gallencapillaren, beim *hämolytischen Ikterus* führt die Bildung von Thromben in den Gallencapillaren ebenfalls zur Erweiterung und zur Eröffnung der DISSEschen Räume.

Bei allen Störungen der Leber muß aber immer daran gedacht werden, daß sie ein epitheliales und mesenchymales Doppelorgan darstellt, daß also jedes der beiden Teilorgane getrennt voneinander erkranken kann. Selbst die schwerste Leberschädigung ist nie mit den Erscheinungen der experimentellen Hepatektomie zu vergleichen. Bei der akuten gelben Leberatrophie, der schwersten Lebererkrankung, ist der epitheliale Teil in Verfall, während das reticuloendotheliale System trotz stärkstens zunehmendem Ikterus bei der gelben Atrophie arbeitet. Die Glykogenaufstapelung wird geringer, es leidet die Abscheidung von Gallensäure und schließlich zeigt die Formveränderung an der Leberzelle auch für die schlichteste morphologische Betrachtung, daß eine schwere morphologische Schädigung der Leber vorliegt. Zellen, in denen es zur Anlagerung von Gallenfarbstoffkörnern kommt, lassen Kernuntergang oder Kernlosigkeit erkennen. Bestimmte zentrale Ganglienzellen und Kerne in der Medulla oblongata weisen beim Icterus neonatorum Gelbfärbung auf und man spricht von einem „Kernikterus", wobei noch keine Klärung darüber besteht, ob die Kerne durch den Gallenfarbstoff geschädigt werden oder ob nicht primär eine Kernumlagerung vorliegt und sich nur sekundär die schon geschädigte Zelle mit Gallenfarbstoff färbt. Andererseits wird gerade durch die Anhäufung von Gallensäuren im Blut das Nervensystem so stark in Mitleidenschaft gezogen, daß Lähmungen, Krämpfe, Delirien auftreten, und wir finden pathologisch-anatomische Ödeme in Gehirn und Rückenmark (Coma hepaticum). Die Cholsäuren wirken ferner erregend auf die zentralen Enden des Vagus und führen infolgedessen zu einer Bradykardie. Im Experiment ist die Verlangsamung der Schlagfolge des Herzens durch kleine Gallensäuredosen nachgewiesen. Durch Atropin kann sie wieder beseitigt werden.

In der Leber rückt an die Stelle zugrunde gehenden Epithelgewebes Bindegewebe und in zunehmendem Maße treten Rundzellen und auch Granulocyten und Plasmazellen auf, als Zeichen einer hinzutretenden entzündlich-reaktiven Erscheinung und es tauchen Gebilde auf, die als Gallengangswucherungen bezeichnet werden können. Ob es sich hier nun um reine Neubildung von Gallengängen handelt oder ob diese Form nur durch die Verkümmerung der zurückgebildeten und noch vom Untergang nicht betroffenen Leberzellen vorgetäuscht wird, ist noch fraglich (HAECK). Auf diese Weise können Nekrosen und Entzündungsherde leicht in der Leber entstehen. Untersuchungen über diese morphologischen Veränderungen nach Gallengangsverschlüssen liegen zahlreich im Experiment vor (FRERICHS, LEYDEN, LITTEN, NASSE, BAUER, QUINCKE, TSUNODA, TISCHNER, BELOUSSOW, SIEGENBECK VAN HEUKELOM u. a.), wobei sich bei den einzelnen Tierarten geringfügige Änderungen in dem Ablauf des pathologischen Befundes nachweisen ließen, ebenso wie die verschiedenen Tiere eine Unterbindung der Gallengänge verschieden gut vertragen.

Die anatomisch nachweisbaren Leberveränderungen werden durch hinzutretende Infektion, deren Eintritt durch die Gallenstauung außerordentlich begünstigt wird, noch sinnfälliger. Ein Teil der beschriebenen Veränderungen ist wohl überhaupt nur auf eine Infektion zu beziehen.

So fanden FREY und HARLEY bei aseptischer Unterbindung des Choledochus die Rundzellhaufen und Zellnekrosen in der Leber nicht, die von COHNHEIM und BELOUSSOW beschrieben worden waren, sondern sahen derartiges nur bei gleichzeitiger Peritonitis. Es tritt der Ikterus bei Gallengangunterbindung nach 3 Tagen auf; wird der Ductus thoracicus gleichzeitig unterbunden, so dauert es sogar wochenlang, bis wir einen Gewebsikterus bekommen (FREY und HARLEY). Sehr viel schneller kommt es zu Ikterus, wenn, wie das BÜRGER und FISCHER getan haben, die Galle durch Verbindung der Gallenblase mit der V. cava direkt in das Blut geleitet wird.

Intermediärer Stoffwechselhaushalt. Besteht ein Ikterus, so treten im intermediären Stoffwechselhaushalt der Leber Störungen auf, die auf einer Leberparenchymschädigung beruhen, aber auch auf eine Dysfunktion einer Reihe beim Ikterus miterkrankter Organe zurückzuführen sind. Schon bei geringem Grade einer Leberschädigung tritt eine mangelhafte Glykogenreaktion der Leberzellen auf, die man versucht durch die verschiedensten Funktionsprüfungen des Zuckerstoffwechsels zu erfassen. Es sei hier nur an den unterschiedlichen Ausfall der einzelnen Proben erinnert und damit die Schwere der Beurteilung gekennzeichnet, um Aufschluß über den Glykogengehalt der Leber zu erhalten. Andererseits haben wir die guten Erfahrungen in therapeutischer Hinsicht, der kombinierten Traubenzucker-Insulindarreichung bei Leberkrankheiten, um die Widerstandskraft einer Leber durch Glykogenanreicherung zu festigen. In neuester Zeit hat jedoch MANN auf sehr große Dextrosezufuhr beim Tier eine Ausscheidung von Urobilin im Urin und Erhöhung des Blutbilirubinspiegels nachweisen können, eine Tatsache, die deswegen von größtem Interesse ist, weil durch zu große Zuckergaben auf Grund dieses Experimentes eine Leberschädigung gesetzt werden kann und die therapeutischen Zuckergaben nur in gewissen Grenzen Erfolg versprechen. Aber ein einem experimentellen Gallengangsverschluß folgender Ikterus wird bei glykogenreicher Leber viel länger vom Hunde vertragen als bei Glykogenarmut der Leber (BOLLMANN und MANN). Die Widerstandsfähigkeit der Leber hängt von ihrer Glykopexiekraft ab, die bei Erkrankung der Leber vermindert ist.

Kohlenhydratstoffwechsel. So wenig heute noch die selbst bei schwersten Leberschäden und komatösen Zuständen auftretenden Leberstörungen eindeutig und in bezug auf die *Kohlenhydratstoffwechselproben* zu erfassen sind, genau so wenig Auskunft erhalten wir über die Vorgänge im Eiweißstoffwechsel einer geschädigten Leber. Am leberlosen Tiere tritt ein völliges Versiegen der Kernstoffbildung ein (MANN und MAGATH), die wir selbst in schweren leberkomatösen Zuständen oder bei Kranken mit Leberatrophie nicht erhalten. Dagegen ist in Parallele mit den Experimenten der Leberexstirpation in geringem Maße bei Leberinsuffizienz eine Erhöhung der Aminosäuren im Blut festzustellen. Ebenso finden wir oft eine Erhöhung der Harnsäurewerte im Blute bei Leberkranken.

Fettstoffwechsel. Sichtbarer sind die Störungen im *Fettstoffwechsel*, die eintreten, wenn Galle nicht in den Darm gelangt. Etwa 60% der Norm an Fett wird bei fehlender Galle nicht resorbiert. Fettstühle mit stark ranzigem Geruch, der auf einem höheren Gehalt von Fettsäuren zurückzuführen ist und auf einer bakteriellen Spaltung der Neutralfette beruht, ist die Folge. Kommt es zu einer Schädigung der Leber, wie wir sie aus dem Tierexperiment durch Vergiftung mit Phlorrhizin kennen, so tritt eine ausgesprochene Fettleber auf, und der normal bestehende Antagonismus von Fett und Glykogen verschiebt sich zugunsten der Fetteinwanderung.

Cholämie bei Leberinsuffizienz. Zu dem Bilde der *Cholämie bei Leberinsuffizienz* gehört die starke Neigung Ikterischer zu Blutungen. Diese Blutungen können venösen Ursprunges sein, oder sie weisen die Zeichen einer hämorrhagischen Diathese der verschiedenen Purpuraformen auf. Gerade diese Cholämiefolgen sind für den Chirurgen von allergrößter Wichtigkeit, damit er sich bei erforderlichen Narkosen und operativen Eingriffen über die Gefahren der Leberinsuffizienz in ihrer Auswirkung auf den Gesamtorganismus ein klares Bild macht.

Zu der Frage, warum das Blut Ikterischer in einer Anzahl von Fällen eine verzögerte Gerinnungsfähigkeit aufweist, haben MORAWITZ und BIERICH, PETRÉN, SCHULTZ und SCHEFFER u. a. Versuche angestellt. Chronische Formen von Ikterus können das Bild der schweren hämorrhagischen Diathese darbieten, wobei bald mehr der Typ der WERLHOFFschen Blutfleckenkrankheit, bald das Bild der Hämophilie mit Blutungen aus Nase, Magen, Darmkanal und Blutungen in das Unterhautzellgewebe vorliegt. Bei den Blutungen bei Ikteruskranken scheint es sich nicht um einen Mangel an Fibrinogen zu handeln, sondern das Fibrinferment entsteht nur langsam, wahrscheinlich weil ein Mangel an Thrombokinase vorliegt. Die verzögerte Gerinnung ist nicht proportional der Schwere der Gelbsucht und die Anwesenheit der Gallenbestandteile im Blut scheint nicht die Ursache der Gerinnungsstörung und Blutungen zu sein (SCHULTZ und SCHEFFER). Ebenso scheint die Entstehung der Blutungen nicht auf einen Ausfall der Leberfunktion zurückzuführen zu sein, denn die Gerinnungshemmung, die dann eintritt, dürfte auf Fibrinogenmangel beruhen (LURZ und RÖHRICH).

Klinisch ist es auffallend, daß durchaus nicht jeder Ikterus in gleicher Weise diese Verzögerung der Gerinnung, die zu den unangenehmsten operativen Nachblutungen führen kann, aufweist, ebensowenig wie es bei Hunden gelingt, durch experimentelle Unterbindung der Gallengänge die Blutgerinnung zu verzögern (PETRÉN). Ein Mangel an Fibrin ließ sich im Blut Ikterischer nicht nachweisen. Versuche, die so angestellt wurden, daß zu wenigen Tropfen Bilirubin Blut hinzugefügt wurde, ergaben eine starke Verzögerung der Gerinnung bei leicht blutenden Ikterischen, während normales Blut und Blut von nicht leicht blutenden Ikterischen durch so wenig Bilirubin in seiner Gerinnungsfähigkeit völlig unbeeinflußt blieb. Da DOYON und BILLET bei Leberdegeneration eine Herabsetzung der Fibrinogenwerte im Blute nachweisen konnten, wurde angenommen, daß auch bei Ikterischen die verzögerte Blutgerinnung der Ausdruck einer Schädigung des Leberparenchyms sei (PETRÉN, KUNIKA, SCHULTZ, SCHEFFER). Von anderer Seite wurde auch eine Schädigung der Blutgefäßendothelien in Betracht gezogen. Allerdings ist es bisher nicht gelungen, durch schwerste experimentelle Parenchymschädigung der Leber eine hämorrhagische Diathese im Tierversuch zu erzielen. Die Gallensäuren spielen praktisch bei der Blutgerinnung keine Rolle, da sie nur in sehr hoher Konzentration die Blutgerinnung verzögern, beim Verschlußikterus sich aber nur in geringer Konzentration im Blute finden (MORAWITZ und BIERICH). Nach ROSENTHAL stellen die Blutungen offenbar ein recht komplexes Phänomen dar, bei welchem neben Funktionsstörungen der Leber auch Hemmungen und Schädigungen der Gerinnungskomponenten des Blutes in Rechnung zu ziehen sind. Am häufigsten sind die Blutungen bei der akuten gelben Leberatrophie und den splenomegalen Cirrhosen, die von Ikterus begleitet sind (EPPINGER).

Gegen die Gefahr der cholämischen Blutungen wurde aus dem Gedanken heraus, daß es sich um eine Störung des Vitamin-D-Haushaltes handelt (SEIFERT), Höhensonnenbestrahlungen angegeben und tatsächlich konnte die verlängerte Blutungszeit in manchen Fällen verringert werden (BERNHARD).

Hypercholesterinämie. Die Lebererkrankungen mit Ikterus gehen mit *Hypercholesterinämie* einher, wobei die Hypercholesterinämie bei Lebercirrhosen und bei der akuten Leberatrophie eine starke Vermehrung des freien Cholesterins und Mangel an Cholesterinester aufweisen. Besteht ein Gallengangsverschluß sehr lange, so fallen die anfänglich erhöhten Cholesterinwerte bis über die

Norm ab. Schwere Formen des Icterus simplex gehen ebenfalls mit Esterverminderung einher (s. Kapitel Cholesterin).

Regulation des Wasserhaushaltes. Der Leber kommt bei der Regulation
des Wasserhaushaltes eine wesentliche Rolle zu, zumal nach Injektion von
Dextroselösung radiologisch deutliche Volumenänderungen der Leber nachgewiesen sind (DUZAR). Bezüglich der Störungen, die wir bei ikterischen Leberkrankheiten vorfinden, verweise ich auf das Kapitel Leber und Wasserstoffwechsel. In ihren physiologischen Zusammenhängen noch nicht aufgeklärt sind
Fälle von Anurie bei Ikterus (CLAIRMONT, v. HABERER, ROST). CLAIRMONT
und v. HABERER konnten an Tierversuchen an Hunden eine verzögerte Ausscheidung von Indigocarmin und Phlorrhizinzucker nach Unterbindung des
Ductus choledochus nachweisen. Bei Einspritzungen ins Blut bewirken die
Bestandteile der Galle eine Schädigung der Nierenzellen, die sich in einer
parenchymatösen Nephritis äußert. Vielleicht erfolgt auf diese Weise die Auslösung einer Anurie bei Leberkranken (STAEHELI).

Störungen des Eisenstoffwechsels. Störungen *des Eisenstoffwechsels* finden
wir beim Ikterus in unterschiedlicher Weise. BRUGSCH hat Untersuchungen an
Kranken mit den verschiedensten Ikterusformen vorgenommen und gefunden,
daß beim hämatotoxischen Ikterus, mechanischen Ikterus und bei der biliären
Cirrhose eine nennenswerte Steigerung des Eisengehaltes im Urin nicht nachweisbar war. Die mit der Duodenalsonde gewonnene Galle enthält zwar normalerweise schon recht erhebliche Mengen Eisen, doch konnte nicht gefunden werden,
daß beim Ikterus diese Eisenausscheidung noch gesteigert ist. Das beim Ikterus
durch die Aufspaltung des Hämoglobins freiwerdende Eisen wird offenbar in
den verschiedensten Organen abgelagert. So erwies sich der Eisengehalt der
Haut um 20%, der der Leber um 85% der Norm gegenüber gesteigert. Der
Eisengehalt des Serums ist beim Ikterus gesteigert. BRUGSCH ist der Ansicht,
daß bei Lebererkrankungen mit Ikterus die Bildung des Bilirubins und des
Eisens aus dem Hämoglobin hauptsächlich in der Leber erfolgt. Das Bilirubin
wandert in die Säfte, während das Eisen größtenteils in der Leber liegen bleibt.
Der erhöhte Eisengehalt der Haut beim Ikterus wird durch Speicherung aus
dem erhöhten Eisenspiegel des Blutes erklärt.

Hämatochromatose. Bei dem Krankheitsbild der *Hämatochromatose* wurden
besonders geringe Ausscheidungsmengen von Eisen im Harn und Stuhl gefunden
(EPPINGER), ja es findet sogar eine Retention von Eisen statt (HOWARD und
STEWENS, GARROD), die bis zu 30 g in der Leber betragen kann. Die Hämatochromatose geht mit einer Lebercirrhose einher, von der wir heute noch nicht
wissen, ob sie Ursache oder Folge der Eisenablagerung ist. EPPINGER stellt
als sehr zweifelhaft hin, ob die Schädigung der Leberfunktion durch die Eisen-
imbibition, durch die es zur Hämatochromatose kommt, zu einer Cirrhose führt.
RÖSSLE trennt scharf den Begriff der Hämatochromatose von dem Begriff der
Hämosiderose ab, wobei er die Hämatochromatose als Folge einer spezifischen
Capillarschädigung bezeichnet, unter Siderose eine Pigmentinfiltration versteht,
die nur als Ausdruck einer gesteigerten Hämolyse anzusprechen ist. Bei der
Hämatochromatose scheint das Gewebe die Fähigkeit verloren zu haben, das
Eisen zum Weiteraufbau an das Knochenmark abzugeben.

Nach kurzer Übersicht der wichtigsten Folgeerscheinungen des Ikterus ist
für den Chirurgen die Frage zu erläutern, bei welchen Formen des Ikterus ohne
Gefahr für eine noch weitere Verschlechterung der Leberinsuffizienz, als sie
schon durch die Krankheit selbst gegeben ist, operativ eingegriffen werden kann
und muß. Jeder stärkere und langdauernde Ikterus (über 8 mg-% Bilirubin)
gerät durch Operation in eine Gefahrenzone, die im Auftreten von cholämischen
Blutungen, Versagen der Leberfunktion, besteht. Auch allzu rasche Druck-

entlastung einer gestauten Galle kann zu lebensbedrohenden Leberödemen führen. Nicht zu spät eingegriffen werden muß bei jeder Gallenstauung infolge mechanischen Hindernisses, wenn eine konservative Behandlung versagt und wenn die Gefahr der Infizierung der Galle besteht.

VI. Gallenwege.

Die Galle hat auf ihrem Wege ein intra- und ein extrahepatisches Gallengangsystem zu durchlaufen.

Das Gallengangsystem innerhalb der Leber. Die Leberzellen sind zu Balken und Platten zusammengefügt, die zu einem rauhen netzartigen Fachwerk verbunden sind. Gleichzeitig besteht ein Raumnetz, das der Gallenkanälchen. Die Hauptmaschen dieser drei Raumnetze verlaufen radiär zur Läppchenachse bzw. zur Zentralvene. Jede Leberzelle steht also mit mehreren Blutcapillaren und mindestens einem Gallenkanälchen in Berührung (PFUHL). ASCHOFF bezeichnet die intrahepatischen Gallenwege als hepatische Hilusgänge (Teilungsgebiet des Hepaticus), als mittelgroße, als kleinere, ferner als interlobuläre oder terminale und schließlich als peri- bzw. intralobuläre oder präcapilläre Gallenkanälchen. PFUHL nennt die präcapillaren Gallenkanälchen septale oder perilobuläre Gallengänge, und die terminalen Gallenkanälchen interlobuläre Gallengänge. Nach ASCHOFF haben die Gallencapillaren selbst nichts mit dem Gallengangsystem zu tun, da ihre Wand nur von den Leberzellen, nicht aber von spezifischen Epithelzellen aufgebaut wird.

Gallengangsystem außerhalb der Leber. Die großen Gallengänge werden eingeteilt in das *Verbindungssystem:* den valvulären Ductus cysticus und in das *Leitungssystem:* Ductus hepaticus, Ductus choledochus und der glatte Teil des Ductus cysticus. In seinem anatomischen Aufbau steht der Anfangsteil des Ductus cysticus in der Mitte zwischen Gallenblase und den übrigen Teilen der großen Ausführungsgänge, während der glatte Teil des Cysticus nach seiner histologischen Struktur dem Hepaticus, Choledochus näher steht (PFUHL). Im Anfangsteil des Ductus cysticus finden wir ausgedehnte Klappenvorrichtungen, die sog. Valvula spiralis Heisteri (LÜTKENS und PFUHL). Der Gallenblasengang (3—4 cm) weist keine geschlossene Muscularis auf (HENDRICKSEN, ASCHOFF und BACMEISTER, RIETZ), desto reicher ist seine Wand an elastischen und nervösen Elementen (Ganglien und Nervenfasern). Sein oberer Teil (Pars proximalis) ist besonders eng und ausgezeichnet durch ein grobes Faltensystem, welches ihm bei der Füllung ein korkzieherartiges Aussehen verleiht, der untere Teil ist glatt. In seinem Aufbau gleicht der letztere ganz dem des Hepaticus und des Choledochus und bildet den wirklichen Ausführungsgang der Gallenblase. Alle diese Gallengänge (distaler Cysticus, Hepaticus und Choledochus) entbehren so gut wie ganz der glatten Muskulatur, sind nur aus Bindegewebe und elastischen Fasern aufgebaut und sehr reich an spezifischen Drüsen. Der Choledochus (8—12 cm) zerfällt in einen suprapankreatischen, pankreatischen und duodenalen Abschnitt. Bei sehr tiefem Zusammenfluß des Cysticus mit dem Hepaticus, nämlich im Pankreas selbst, fehlt ein suprapankreatischer Abschnitt.

Eine Sonderstellung im System der extrahepatischen Gallenwege nimmt die Gallenblase ein. Sie wird zum Teil sogar, zu Unrecht, als ein überflüssiges Anhängsel betrachtet, zum Teil als ein rudimentäres Organ, zumal Tiere wie Pferd und Ratte keine Gallenblase besitzen. Die Entwicklungsgeschichte zeigt, daß sie jedoch etwas Besonderes darstellt, und zwar einen eigenartig umgebauten Teil der Leberanlage selbst (BROMANN). Der extrahepatische Gallengangapparat, dem die Gallenblase als blind endigender Anhang zuzuzählen ist, hat neben ihrer rein mechanischen Funktion noch die Aufgabe, gewisse Gallenbestandteile zu resorbieren und Schleim zu produzieren, der wohl als Gleitmittel zu betrachten ist und das Oberflächenepithel vor dem macerierenden und schädigenden Einfluß der Galle zu bewahren hat.

Anatomie des Sphincter Oddi. Das ganze Gallengangsystem ist gegenüber dem Darm durch den ODDISchen Sphincter abgeschlossen, über dessen Bau Arbeiten von HENDRICKSEN u. a., MATSUNO, LÜTKENS, WESTPHAL, NUBOER, GIORDANO und MANN Auskunft geben. Die äußere Längsmuskulatur des Duodenums greift als längs- und schräggestellte Bündel auf den Choledochus eine ganze Strecke weit aufwärts über. Dann tritt allmählich die Ringmuskulatur des Duodenums als mehr darmwärts gelegener Abschnitt des ODDISchen Sphincters hervor. Die Muscularis mucosae bildet einen ausgesprochenen Sphincter als Abschluß um den Choledochus. An der unteren Partie des Choledochus sind nun zahlreiche Drüsen, die alle möglichen Übergangsformen zwischen BRUNNERschen Drüsen, Schleimdrüsen und serösen Drüsen aufweisen und das mucinhaltige Sekret der Galle absondern. ASCHOFF fand ein besonders reiches Netz von Ganglienzellgruppen, die die durch die Drüseneinlagerung auseinandergesprengte Muskulatur durchsetzen. Dieses Netz der Ganglienzellengruppen des ODDISchen Sphincters hängt mit dem Ganglienzellnetz des Duodenums auf das innigste zusammen. Nervöse Impulse können also leicht auf den ODDIschen Sphincter übergeleitet werden, der nicht nur mit seiner Muskulatur, sondern auch mit einer reichlichen Drüsensekretion arbeitet. Öffnen und Schließen des Sphincter Oddi wird von verschiedenen Faktoren beeinflußt. Seine Tätigkeit ist nicht immer konstant. Die Schließung kann durch Reize beeinflußt werden, die von den Eingeweiden herrühren, die vom Plex. mes. sup. versorgt werden. Es handelt sich um Reflexe, welche zu funktionellen Störungen Veranlassung geben können und die in 2 verschiedenen Arten eingeteilt werden können: 1. Erschwerung des Gallenflusses mit einer Stauung der Galle und einer Zunahme des intra- und extrahepatischen Druckes. 2. Lähmung des Sphincter Oddi mit unregelmäßigem Gallenfluß, Schwierigkeiten in der Gallenblasenfüllung und Konzentration der Galle (BORSOTTI).

Am Choledochus finden wir nicht mehr die charakteristischen Wandbestandteile, wie sie am Sphincter Oddi gefunden wurden. Der Ductus choledochus stellt eine fast nur aus elastischen Fasern und Bindegewebsmassen aufgebaute verhältnismäßig drüsenarme Wand dar. An der Abgangsstelle des Cysticus findet man wieder eine größere Drüsenansammlung. Am Übergang vom Cysticus in den Gallenblasenhals besteht eine stärkere Anhäufung von Muskulatur und von Drüsen. Die im oberen Cysticus liegenden Muskelmassen stellen einen sphincterähnlichen Apparat dar (LÜTKENS), dem eine große Bedeutung zukommt, denn selbst bei offenem Sphincter Oddi erfolgt bei einer Drucksteigerung der Gallenblase durch fremde Reize keine Entleerung der Galle (BORSOTTI).

Auf dem Wege des Hepaticus bis zur Hilusgegend der Leber findet man keine ausgeprägtere Muskulatur, wohl aber einen besonderen Reichtum von mehr verzweigten, fast knäuelartig gewundenen Drüsen, die an eigenartig differenzierte Gallengänge erinnern (ASCHOFF) und zum Teil in der Wand (RIESS), aber auch außerhalb der Wand der Hepatici liegen. Es ist also sowohl am Abgang des Choledochus vom Darm als auch an den Übergangsstellen der Gallenwege, einmal in das Sekretionsorgan der Leber, das andere Mal in das Resorptionsorgan der Gallenblase, jedesmal ein besonders reiches System von Drüsen eingebaut.

Aus diesem anatomisch-histologischen Bild der intra- und extrahepatischen Gallenwege geht also hervor, daß aus den Gallencapillaren die Galle in die Ampullen der präcapillaren Gallenkanälchen übertritt und in diesen zu den terminalen Gallenkanälchen überläuft (ASCHOFF). Von hier aus fließt die Galle weiter, ohne besondere Veränderung durch Drüsensekret zu erfahren, allerdings kann eine gewisse Speicherungsfähigkeit der Epithelien für Pigmente wie Hämosiderin oder auch für lipoide Substanzen festgestellt werden. Erst wenn die Galle nach Verlassen der Leber in das extrahepatische System einläuft, erfährt sie durch Beimischung zahlreicher Drüsensekrete ihre eigentliche Zusammensetzung.

Anomalien. Anomalien kommen in den verschiedensten Variationen vor. LADD teilt 45 Fälle von angeborenem Verschluß der Gallengänge mit (Bostoner Kinderklinik), wobei die Tatsache überraschend ist, daß Kinder mit dieser Mißbildung relativ lange leben können. Ein Kind mit kongenitaler Atresie des Ductus hepatici starb erst nach 12 Monaten an einer intraperitonealen Blutung. Mannigfaltige Verlaufsanomalien von Ductus hepaticus, cysticus, choledochus, ihren Vereinigungsstellen, Verlaufsanomalien der A. hepatica sind bekannt und deshalb besonders zu erwähnen, weil sie auf Grund ihres anormalen Verlaufes öfter zu Störungen im Sinne von Abknickungen, Stauungen usw. führen können. Spitzwinklige Einmündung von Ductus cysticus und Ductus hepaticus in den Ductus choledochus z. B. wird in 30% aller Fälle gefunden, ferner können auf eine längere Strecke beide Gänge parallel laufen und in einer gemeinsamen Scheide eingeschlossen sein (27% der Fälle) oder der Ductus cysticus (in etwa 40% der Fälle) verläuft spiralig um den Ductus hepaticus, um entweder an dem hinteren oder dem linken oder dem vorderen Umfange des Ductus hepaticus auszumünden (CORNING).

Als sog. idiopathische Choledochuscysten sind angeborene Erweiterungen des Gallenganges beschrieben, die auf einer angeborenen Schwäche der Ductuswand in ihrem duodenalen Abschnitt beruhen. Derartige Cysten können bei einem Inhalt von $2^1/_2$ Liter Flüssigkeit einen Umfang bis zu 45 cm aufweisen. Das klinische Bild ähnelt dem Bild der intermittierenden Gallenstauung.

BUDDE hat ein Schleimhautdivertikel des Choledochus beschrieben.

Nicht allzuselten verläuft der untere Choledochusabschnitt durch den Pankreaskopf und ebenfalls findet sich eine gemeinsame Ausmündung des Ductus choledochus und pancreaticus in der Papilla Vateri bzw. kurz oberhalb der Papille. Auch Anomalien infolge Gefäßverlegung sind bekannt. HELLER hat eine Stenose des Ductus hepaticus infolge abnormen Verlaufes der A. hepatica beschrieben. Durch den Druck des zentralen Teiles einer bogenförmigen A. dextra kam es zu einer hochgradigen Erweiterung des Ductus hepaticus. Interessant ist, daß die zentralwärts vom Ort des Druckes erweiterten und auch entzündlich veränderten Gallenwege cholesterinhaltige Steintrümmer enthielten, wogegen peripherwärts weder Steinbildung noch sonstige Veränderungen gefunden wurden.

VII. Anatomie der Gallenblase.

Die Gallenblase ist dem extrahepatischen Gallengangapparat als Anhängsel angeheftet. Ihr kommt starke autogene Kontraktionsfähigkeit zu. Sie besteht aus einer Reihe von *Schichten:* hohes prismatisches Epithel, lockere subepitheliale Schicht, Fibromuscularis, Submucosa, Subserosa und Serosa. Drüsen, die echten Schleim produzieren, kommen beim Menschen nur in der Nähe des Gallenblasenhalses vor (tubulöse oder alveotubulöse). Größere und mittlere Blutgefäße befinden sich in der äußersten Schicht der Fibromuscularis der Gallenblase und ein sehr dichtes Netz kleiner Gefäße in der subepithelialen Schicht, ferner ein Gefäßnetz in der Serosa. Die Gallenblasenarterien anastomosieren mit den benachbarten Arterien des rechten Leberlappens, die Gallenblasenvenen mit den entsprechenden Pfortaderästen. Ein stark entwickeltes Netz von Lymphgefäßen und Lymphspalten, die miteinander verbunden sind, setzen sich am Rande des Gallenblasenbettes in die Lymphgefäße der Leberkapsel fort (SUDLER). Die *Nerven* treten mit den Gefäßen an die Gallenblase heran, verzweigen sich in der Subserosa und Submucosa in Form eines groben Geflechtes; aus diesem Geflecht dringen kleinere Nervenbündel in die Muskulatur der Gallenblase ein und gelangen zu den zahlreichen Ganglienzellen (HARTING 1931). Die nervöse Versorgung erfolgt durch Vagus und Sympathicus.

Eine schwache Reizung des Vagus führt zu einer Steigerung des Bewegungsvorganges, die Gallenblase kontrahiert sich mit deutlichem Druckanstieg, im Cysticusgebiet sieht man bisweilen etwas deutlichere Einziehungen, die eigentliche Peristaltik, der Choledochus wird weiter gedehnt durch stärkere Füllung von der Gallenblase her, in das Mündungsgebiet tritt die Galle breiter hinein, durch melkartige Bewegungen in dem oberen Sphinctergebiet wird die Galle durchaus unabhängig von der Darmwand in den Zwölffingerdarm entleert. Wird der Vagus stärker gereizt, so hört diese Expulsionsarbeit für eine gewisse Zeit völlig auf: „Zu einem starren, ganz eng auf 2 mm Breite kontrahierten, tiefblassen Gebilde wird das Sphinctergebiet zusammengezogen, die stärkere Kontraktion der Gallenblase wird zu frustranen, der Choledochus erscheint prall gefüllt und aufgestaut." Starke Vagusreizung führt so zu einer hypertonischen Gallenstauung: „Im Collum-Cysticusgebiet ist eine hochgradige, aber nicht völlig verschließende Verengerung eingetreten durch die Kontraktion der ODDIschen Sphinctermuskulatur" (WESTPHAL 1922).

Eine Reizung des Sympathicus oder auch Adrenalininjektion hat den umgekehrten Vorgang zur Folge und führt zur hypotonischen Gallenstauung: Absinken des Druckes in der Gallenblase und Erweiterung derselben unter Tonusnachlaß, Weiterwerden des Lumens im Mündungsgebiet in seinem oberen Teil und auffallenderweise trotzdem Abflußhemmung.

Die Innervation und der Bewegungsvorgang im Gebiet des Sphincter Oddi sind sehr kompliziert, der obere Teil, das Antrum des Sphincters wird vagal zur Kontraktion erregt, der vorderste Teil, die Ringfasern in der Papille, sympathicotrop zur Zusammenziehung veranlaßt (WESTPHAL, SAKURAI, WATANABE, WINKELSTEIN und ASCHNER).

Das Collum-Cysticusgebiet hat eine andere Funktion als der Körper der Gallenblase. Dies geht schon daraus hervor, daß das Collum-Cysticusgebiet Vagusreizungen gegenüber besonders empfindlich ist und daß bei Vagusreizung trotz Druckerhöhung in der Gallenblase ein förmlicher Verschluß des Collum-Cysticusgebietes einsetzt (WESTPHAL und GLEICHMANN). Die Muskulatur in diesem Gebiet ist beim Hunde lange nicht so kräftig entwickelt wie beim Menschen (WESTPHAL und GLEICHMANN).

Anomalien der Gallenblase. Angeborenes Fehlen der Gallenblase mit Steinen im erweiterten Choledochus ist beschrieben (DANZIS). Nach Angaben sollen in der Literatur 95 Fälle von fehlender Gallenblase beschrieben sein, während angeborene Hypoplasien relativ häufiger beobachtet werden (entzündliche Schrumpfblase). Ebenso selten ist eine Verdoppelung der Gallenblase beim Menschen, die bei Tieren wie Katzen, Schafen häufiger gefunden wird. Von einer nur streng auf die eine Gallenblase lokalisierten Entzündung berichtet WISCHNEWSKY. Daß eine direkte Verbindung der Gallenblase mit den intrahepatischen Gallengängen, den sog. LUSCHKA-Gängen möglich ist, ergab die nicht allzu seltene Beobachtung solcher Anomalien. Vor allem diagnostisch und differentialdiagnostisch wichtig sind die bekannten Lageanomalien der Gallenblase, wenn sie auch heute durch die röntgenologische Cholecystographie im Gegensatz zu früher keine so allzu große Schwierigkeit bezüglich der Diagnostik noch bieten. Wir kennen die Wander- oder Pendelgallenblase, der wegen der Möglichkeit eventueller Torsion größeres chirurgisches Interesse zukommt, die mitten im Leberparenchym liegende Gallenblase (BUDDE), das angeborene Fundusadenom, das für die Pathogenese des Gallenblasencarcinomes eine größere Rolle spielen kann (ASCHOFF und BACMEISTER, KONJETZNY).

VIII. Physiologie der Gallenwege.

Während die Galle von der Leber in kontinuierlicher Weise gebildet wird, tritt sie unter normalen Verhältnissen nicht dauernd in den Darm über, sondern es erfolgt in der Gallenblase und den Gallengängen eine Speicherung. Der Druck in den Gallenhängen beträgt unter diesen Umständen etwa 200 mm Wasser (FRIEDLÄNDER und BARISCH, HEIDENHAIN, ROBITSCHEK und PUSOLT). Im Hungerzustand sind alle Verdauungsdrüsen in Ruhe, wie man sich jederzeit an Hunden mit Duodenalfisteln überzeugen kann. Aus der Duodenalfistel entleeren sich nur wenige Tropfen eines graubraunen, dünnflüssigen, alkalisch reagierenden Darmsaftes. Etwa stündlich wird diese Ruhe unterbrochen und es beginnt dann über ungefähr 10 Minuten hin die sog. „Leertätigkeit" aller Verdauungsdrüsen, wobei mehrere Kubikzentimeter Galle in den Darm entleert werden (PAWLOW, COHNHEIM und KLEE, ROST), und zwar in 2—3 einzelnen Schüssen. Abgesehen von dieser Leertätigkeit kommt es zu einem Erguß von Galle, wenn Speisen von der Darmschleimhaut aus oder andere Reizstoffe die Gallesekretion erregen. Es ist ein außerordentlich fein abgestimmtes, durch die nervöse Versorgung geleitetes Zusammenspiel, das die Bewegungen der Gallenblase, Gallengänge und der Muskulatur der Papilla Vateri (Oddi) regelt. WESTPHAL hat die Bewegungen der freigelegten Gallengänge im Tierversuch untersucht und den Einfluß der Nervenreizung geprüft. Er fand, daß nicht nur der Sphincter, sondern auch die Muskulatur des Choledochus ein „Hinausbeförderer der Galle" ist, daß dabei eine Art Saug- und Ausspritzbewegung statthat. Vagusreizung verstärkt diese Bewegungen. Starke Vagusreizung führt zu einer Abflußhemmung in den Gallengängen. Bei Sympathicusreizung fand sich eine Erschlaffung der Gallenblase. Das normale Entleerungsspiel geschieht durch Tonuszunahme im Collum-Cysticus-Sphinctergebiet (LÜTKENS) und Tonusnachlaß des Sphincter choledochus zieht die Gallenblase zusammen, so öffnen sich die Sphincteren innerviert durch den Vagus. Reiz des Sympathicus hat Erschlaffung der Blase zur Folge. Stärkere Vagusreize führen zu einer Sphinctersperre, gegen die auch die stärksten Kontraktionen der Gallenblase unwirksam sind. Der ODDIsche Muskelapparat ist imstande, einem Druck von 670 mm Wasser standzuhalten.

McGOWAN nahm bei 8 Cholecystektomierten mit Choledochusdrainage Manometermessungen des im Choledochus bestehenden Druckes vor. Es ergab sich folgendes: Morphiumgaben bewirkten eine Erhöhung des Druckes, was bei einem Kranken für 10 Minuten mit Schmerzen verbunden war. Außerdem wurde unabhängig von Morphiumgaben das Zusammentreffen von Schmerzen und Drucksteigerung festgestellt. Amylnitrit und Glyceroltrinitrat verminderten die durch Morphiumgaben erzeugte Druckerhöhung und Schmerzen. Röntgenogramme mit in das Choledochusdrain eingespritzter Kontrastflüssigkeit ergaben vor Verabreichung von Morphium leeren Choledochus und gefülltes Duodenum, nach Verabreichung von Morphium zeigte sich der Choledochus erweitert und die Kontrastflüssigkeit im Hepaticus und den Lebergallengängen, ein Zeichen, daß Spasmus den Übertritt in das Duodenum verhinderte.

Die von der Leberzelle kontinuierlich in das Gallengangsystem abgegebene Galle fließt bei geöffnetem Sphincter Oddi in den Darm ab, dagegen bei geschlossenem Sphincter steigt die Galle in den Gallenwegen an, um die Gallenblase mit Galle zu füllen. Normalerweise fließt die Lebergalle nur dann in das Duodenum ab, wenn sich im Magen und Duodenum Speisebrei befindet oder wenn durch andere Reize der Entleerungsmechanismus in Tätigkeit gesetzt wird. In der Nüchternheit ist der Sphincter Oddi, der den Abfluß der Galle nach dem Duodenum reguliert, geschlossen. Die Lebergalle, die unter einem Sekretionsdruck steht, fließt dann durch den Ductus cysticus nach der Gallenblase, wird hier eingedickt und gespeichert, bis eine neue Nahrungsaufnahme einen neuen Reiz bietet und die Blasengalle entleert und der Verdauungsarbeit dienstbar gemacht wird.

Physiologie der Gallenblase. Während man früher der Gallenblase die verschiedensten Funktionen zuschrieb, wissen wir heute auf Grund der verfeinerten Methodik der Untersuchungen, der zahlreichen Experimente und vor allem auch durch die Möglichkeit der röntgenologischen Beobachtung über die Funktion der Gallenblase Genaueres. Trotzdem wurden über die Funktion der Gallenblase immer wieder, selbst in jüngster Zeit, neue Theorien aufgestellt. So wurde angenommen, daß die Gallenblase lediglich zur Bildung von Schleim diene (SCHRÖDER VON DER KOLK), ein Stromregulator für den Gallenfluß sei (LUCIANI, DEHMEL und BRUMMELKAMP), ihre Funktion in einer erhöhten chemischen Wirksamkeit der eingedickten Galle liege (HOHLWEG) und zuletzt, daß die Gallenblase die Aufgabe hätte, Galle zu resorbieren und sie so dem Körperhaushalt zuzuführen (HALPERT). HALPERT vertritt auch die Ansicht, daß die Blasengalle sich überhaupt nicht durch den Ductus cysticus entleere, sondern daß die ihr durch diesen Gang zugeführte Galle normalerweise restlos resorbiert und durch die Blut- und Lymphwege abgeführt wurde. Obwohl diese Theorie mit den anatomischen Verhältnissen in Einklang zu bringen wäre, spricht vor allem die physiologische Lehre dagegen, daß in der Galle nicht nur wertvolle Sekrete, sondern auch Exkrete vorhanden sind, deren restlose Rückresorption nicht erwünscht sein dürfte. Gegen die Theorie von HALPERT wird von chirurgischer Seite (SCHMIEDEN) mit Recht der Einwand erhoben, daß die in der Gallenblase entstehenden Steine in großer Zahl auf dem Weg durch den Ductus cysticus in den Choledochus und in den Darm wandern. Trotz dieser selbst in jüngster Zeit neu aufgestellten Theorien wird man auf die experimentellen Arbeiten der letzten Jahre gestützt, an der alten Anschauung festhalten dürfen, daß die Gallenblase vorwiegend Eindickungs- und Speicherorgan der Galle darstellt. Wir können heute aber gesichert annehmen, daß die Gallenblase das Reservoir für die in der Leberzelle dauernd substituierte und in das extrahepatische Gallengangsystem ablaufende Galle bildet. Ist der Sphincter Oddi geschlossen, so erfährt sie ihre Füllung.

Ferner stellt die Gallenblase einen Kondensationsapparat für die Galle dar. In ihr werden die von der Leber sezernierten großen Gallenmengen durch Wasserresorption eingedickt, infolge der Resorptionsfähigkeit der Gallenblasenschleimhaut.

Eine weitere Funktion leistet sie, indem sie zusammen mit den Muskelapparaten des Sphincter Oddi und des Choledochus den Gallendruck regelt, den die Leberzellen für die Sekretion bedürfen und somit ein Ventil zur Druckentlastung darstellt. Wird im Experiment der Choledochus vorübergehend unterbunden, so tritt bei Anwesenheit der Gallenblase erst nach 2—3 Tagen der Stauungsikterus auf, während er bei fehlender Gallenblase weit früher aufzutreten pflegt.

Neben diesen Funktionen hat die Gallenblase auch entgiftende Funktionen. Der enterohepatische Kreislauf fängt körperfremde Verbindungen auf, isoliert sie und wirkt dadurch als Schutzvorrichtung. Die Gallenblase ist imstande, die gesamte zirkulierende Galle aufzunehmen, zu konzentrieren und wirkt so als Regulator der in einem dauernden Kreislauf von der Leber in den Darm und wieder in die Leber zurückfließenden Galle. Diese Verbindungen erfahren dabei dasselbe Schicksal wie das Jodtetragnost, über das wir durch die Methode der Cholecystographie unterrichtet sind. In den Körper eingedrungene und durch die Leber ausgeschiedene Gifte werden maximal in der Gallenblase angereichert.

Sie wirkt dadurch als Schutzvorrichtung des Organismus, besonders der Leber (Heckmann).

Die Frage, ob sich die Gallenblase durch eigene Kontraktion entleeren kann, ist heute in bejahendem Sinne entschieden. Erwiesen ist die aktive Kontraktion durch direkte Beobachtung (Ellinger), durch Nachweis intravesicalen Druckanstieges (Doyon), durch Herausbefördern von injizierten Farbstoffen (Stepp) und durch zahlreiche Beobachtungen an Gallenblasen, die mit Tetragnost gefüllt waren. Die Gallenblase entleert ihren Inhalt durch Zusammenziehung ihrer Muskulatur. Dieser Vorgang ist an zwei wesentliche Faktoren gebunden, er hängt von der periodischen Öffnung des Muskelapparates im Collum-Cysticusgebiet und von der Gallenblasenwand ab. Die Gallenblase kann sich so stark kontrahieren, daß sich die Schleimhaut in Falten legt und diese Falten sich im Innern berühren. Andererseits kommt der Gallenblase die Fähigkeit einer maximalen Dehnung zu. Die Wanddicke der Gallenblase schwankt bei Dehnung und Kontraktion der Blase beträchtlich. Zwischen Gallenblase und Collumsphincter besteht ein ausgesprochener funktioneller Antagonismus. Die Entleerung erfolgt in rhythmischen Abständen von 2—3 Minuten, wobei jedesmal nur kleine Gallenmengen auf einmal abgegeben werden. Dabei müssen wir annehmen, daß die Gallenblase sich nicht jedesmal vollständig, sondern nur teilweise entleert. Bei der physiologisch eintretenden Gallenblasenentleerung kommt es gleichzeitig zu einer Erschlaffung des Oddischen Muskels. Der Entleerungsmechanismus der Gallenblase wird im Leben durch äußere Faktoren beeinflußt. Eine große Rolle spielen das funktionelle Verhalten des Collum-Cysticussphincters, Gallenfluß, Rückfluß, der bei der Eröffnung des Sphincter Oddi entsteht, Sekretionsdruck im extrahepatischen Gallengangsystem, Druck der benachbarten Organe. Ebenso sind weiter mitbestimmende Faktoren der Gallenblasenentleerung Schwankungen des thorakalen und abdominellen Druckes und „melkende" Bewegungen des Duodenums. Die Kontraktion der Gallenblase ist unabhängig von der Magen-Duodenalperistaltik, sie bleibt bei Magen-Darmpassage der Röntgenmahlzeit geschlossen (Schöndube). Der „Gallenblasenreflex" wird vor allem durch Gaben von Fetten (Eigelb, Öl, Sahne, Butter, Milch) ausgelöst und man erklärt die auf Fett erfolgende Gallenblasenkontraktion auf humorale Weise. Durch die Einwirkung des Fettes auf die Darmschleimhaut soll ein auf dem Blutweg die Kontraktion auslösender hormonartiger Stoff aktiviert werden (Ivy). Neben einem hormonalen Reflexmechanismus besteht ein nervöser Mechanismus. Muscarin, Cholin, Pilocarpin führen zur Kontraktion der Gallenblase bei gleichzeitiger Steigerung des Tonus des Sphincter Oddi, während Atropin und Scopolamin eine Erschlaffung der Gallenblase und des Sphincter Oddi bewirken. Horsters hat die hormonale Beeinflussung der Gallenblasenkontraktion im Tierexperiment untersucht und gefunden, daß mit Ausnahme des Histamins, der Hypophysenhinterlappenpräparate und vielleicht der Epiphysenextrakte eine spezifische Wirkung auf die Gallenblasenkontraktion des Meerschweinchens nicht vorhanden ist. Steigt der Innendruck in der Gallenblase auf höhere Werte oder bei Anwesenheit von freien cholsauren Salzen in der Gallenblasengalle, so versagt auch Histamin in seiner contractilen Wirkung auf die Gallenblase (Horsters). Für den Mechanismus der Gallenblasenentleerung des Menschen sind neben den hormonal und nervös bedingten Kontraktionsvorgängen Schwankungen des abdominellen Druckes, die nach Untersuchungen von Horsters nach Hypophysininjektion beim Hunde bis zu 50 mm Wasser betragen, von großer Bedeutung. Neben dem Sekretionsdruck kommen für den Entleerungsvorgang im extrahepatischen System melkende Bewegungen des Duodenums in Betracht, die durch die sog. Ampulla choledochi vermittelt werden (Horsters).

Entfernung der Gallenblase. Versuche, der Bedeutung der *Gallenblase durch Entfernung* des Organes näherzukommen, sind zunächst nur in sehr allgemeiner Form angestellt worden. Man begnügte sich mit der Feststellung, daß die Tiere die Entfernung dieses Organes vertrügen, was ja gut damit übereinstimmte, daß auch beim Menschen gar nicht so selten geschrumpfte, kleine Gallenblasen, die sicher nicht mehr funktionsfähig waren, gefunden wurden, ohne daß wesentliche Krankheitserscheinungen während des Lebens bestanden hätten und daß auch nach operativer Entfernung der Gallenblase beim Menschen keine gröberen Störungen beobachtet wurden. Jedoch treten physiologische und morphologische Veränderungen der Gallenwege ein in Form einer leichten Hepatitis, Erweiterung der Gallenwege und Störungen des choledochoduodenalen Sphinctermechanismus (G. S. Bergh und Mitarbeiter). Im Gesamtstoffwechsel konnten Rosenberg und Rost nach experimenteller Cholecystektomie keine Veränderung für Eiweiß und Fett nachweisen. Hat man einem Tier eine Duodenalfistel angelegt und beobachtet es, wenn es nüchtern ist, so sieht man, daß sich aus der Fistel immer nur wenig ungefärbter Darmschleim (etwa 2 ccm in einer Viertelstunde) entleert. Nur alle Viertelstunden etwa kommt es zu einer plötzlichen Entleerung von einigen Kubikzentimetern Galle und Pankreassaft („Leertätigkeit") (vgl. Rost, Klee und Klüpfel). Spritzt man in den abführenden Schenkel des Zwölffingerdarmes etwas Witte-Pepton ein, so entleert sich schußweise reichlich Galle mit Pankreassaft vermischt, so daß man in wenigen Minuten 10 ccm oder mehr auffangen kann. Nach der Entfernung der Gallenblase ändert sich das Bild, wie aus den Tierversuchen von Rost hervorgeht, die in allen wesentlichen Punkten von Klee und Klüpfel bestätigt worden sind, in der Weise, daß in der ersten Zeit nach der Operation dauernd tropfenweise Galle in den Darm entleert wird. Die Tropfenfolge wird etwas schneller, wenn man Witte-Pepton einspritzt; zu einer Entleerung der Galle im „Schuß" kommt es jedoch zunächst noch nicht. Schon nach einigen Wochen tritt bei einem Teil der cholecystektomierten Tiere eine gewisse Kontinenz ein, d. h. sie entleeren bei Nüchternheit nicht dauernd Galle, sondern es fließt nur periodisch, ähnlich wie vor der Operation, die in den Gallengängen aufgespeicherte Galle schußweise in das Duodenum. Das Intervall zwischen zwei Perioden des Gallenergusses ist, besonders in den ersten Monaten nach der Operation, ein kurzes, erst allmählich werden die Pausen länger und es kann schließlich eine Kontinenz in der Gallenentleerung eintreten, die fast genau so vollständig ist wie beim normalen Hund mit Gallenblase.

Der Gallenerguß erfolgt, wenn Kontinenz eingetreten ist, bei den cholecystektomierten Tieren zeitlich genau so sicher wie beim normalen Tier. Die Menge der entleerten Galle ist allerdings nach Cholecystektomien beträchtlich kleiner wie vor der Operation und, was besonders wichtig ist, es entleert sich aus den Gallengängen, wenn die Gallenblase fehlt, alle Galle auf den Reiz des ersten das Duodenum passierenden Speisebreies; für die folgenden Chymusmassen steht dann keine oder nur wenig Galle mehr zur Verfügung. Es kommt noch hinzu, daß sich die Galle in den Gängen nicht eindickt, infolgedessen ärmer an wirksamen festen Substanzen ist wie die Blasengalle.

Nicht immer aber ist das Ergebnis ein so günstiges. Das hängt wohl ab von der Funktionstüchtigkeit des M. sphincter papillae (Oddi). Normalerweise soll dieser Muskel einen Druck von 150 mm Wasser aushalten (Jakobson). Ist dieser Muskel kräftig und gut funktionierend, so staut sich die Galle in den großen Gängen; die Gänge werden erweitert und bilden das Ersatzgefäß für die verlorene Gallenblase. Umgekehrt finden wir bei schlecht entwickeltem Sphincter keine Erweiterung der Gallengänge, aber auch einen mehr oder weniger dauernden Gallenfluß, also ein viel schlechteres funktionelles Ergebnis. Nach Ausschaltung der Gallenblase entwickelt sich eine Hypertrophie des Oddischen Sphincters (Nuboer und Westphal). Durch diese Untersuchungen finden die vielfachen physiologisch experimentellen Beobachtungen über die Folgen der Gallenblasenexstirpation beim Hund, wobei zunächst eine Parese des Sphincters, dann zunehmend eine stärkere Kontraktion desselben festgestellt werden konnte, ihre histologische Stütze. ROST konnte an Sektionsmaterial zeigen, daß die besprochenen Verhältnisse auch für den Menschen gelten (DELOCH) und er beobachtete zugleich, daß die Gefahr einer ascendierenden Funktion der Gallengänge zunimmt, wenn der Sphincter funktionsuntüchtig ist, wobei also dann die Gallengänge nicht erweitert sind. Warum ein Teil der vorher völlig normalen Tiere kontinent wird, ein anderer nicht, wissen wir zur Zeit noch nicht. Es sei hier erwähnt, daß, wie aus den Tierversuchen von ODDI, NASSE, DE VOOGT, CLAIRMONT und v. HABERER, sowie aus den Beobachtungen am Menschen von v. STUBENRAUCH, FLÖRKEN und ROST hervorgeht, sich nicht nur die Gallengänge nach Cholecystektomie beträchtlich erweitern, sondern auch der Stumpf der Gallenblase die Neigung hat, sich zu einer neuen Gallenblase auszubuchten, besonders wenn ein Stück vom Cysticus stehen geblieben ist. Nach den Untersuchungen von SPECHT und WATZEL sind es übrigens histologisch keine echten Gallenblasen, die sich aus den Cysticusstümpfen bilden, sondern es handelt sich ausschließlich um eine Dehnung der Wand des zurückgelassenen Cysticus- oder Gallenblasenstumpfes. Jedenfalls können wir aus dem Gesagten zusammenfassend folgern, daß die Gallenblase für die regelrechte Entleerung der Galle von größter Bedeutung ist und diese Bewegung der Gallenblase und den Gallengängen untersteht, wie die Bewegungen aller Bauchorgane der sympathischen und parasympathischen Innervation.

Die Reaktion und verdauende Fähigkeit von Galle und Pankreassaft vor und nach der Entfernung der Gallenblase hat ROST an Fistelhunden geprüft und keinen Unterschied vor und nach der Operation gefunden, was mit Befunden am Menschen, die DÜTTMANN mit der Duodenalsonde untersucht hatte, übereinstimmt. Die Angaben über das Verhalten des Magensaftes nach Entfernung der Gallenblase lauten verschieden. Da EINER, THOMSEN, ROST, MEYER keine Änderungen in den Säureverhältnissen und den Pepsinwerten vor und nach der Cholecystektomie gefunden haben, so kann man sagen, daß die Entfernung der Gallenblase als solche keinen Einfluß auf die Sekretion des Magensaftes hat, und daß die Verminderung der Salzsäure im Magensaft, wie sie HOHLWEG, LEVA, GLÄSER, ROVSING, KEHR, RIEDEL, v. ALDOR, OHLY, MIYAKE, RYDGAARD, RHODE, DÜTTMANN, COHN u. a. zum Teil im Experiment, zum Teil beim operierten oder kranken Menschen gefunden haben, nicht auf die Entfernung der Gallenblase, sondern auf irgendwelche Begleitumstände, z. B. Übergreifen der Entzündung auf die großen nervösen Zellanhäufungen in der Nachbarschaft der Gallengänge (Plexus solaris) zu beziehen sind. WALZEL-WIESENTREU und STARLINGER fanden übrigens auch beim operierten Menschen keine Verminderung der Magensalzsäure durch die Entfernung der Gallenblase.

Über die Folgen der Operation, bei denen die Galle durch Verbindung der Gallenblase in den Magen, Dünn- oder Dickdarm geleitet wird (Cholecystenterostomie), liegen experimentelle Untersuchungen von WIEDEMANN und ENDERLEN, FREUDENBERG und v. REDWITZ vor, die bei Hunden mit Magen- und Dünndarmfisteln die Verdauungstätigkeit vor und nach der Anlegung einer Verbindung von Gallenblase zu Magen und Darm studiert haben. Danach beeinflußt die Ableitung der Galle in den Magen, wenigstens bei Milchdiät, die Acidität des Mageninhaltes nicht. Nach v. HABERER und KELLING soll Galle im Magen die Salzsäuresekretion anregen. Die Motilität des Magens wird in der ersten Zeit nach der Operation nicht geändert, späterhin wird sie deutlich verzögert. Die Darmverdauung leidet durch die Ableitung in den Magen nicht. Die Änderung in der Verdauung bei Ableitung der Galle in den Dünndarm soll größer sein als bei der Gallenblasen-Magenverbindung. Bei der Ableitung der Galle in den Dickdarm ist im Tierversuch die Infektionsgefahr für die Gallengänge eine sehr große.

Experimentelle Untersuchungen über die Hepato-Cholangio-Enterostomie, d. h. die Verbindung von Verzweigungen des Ductus hepaticus mit dem Magen-Darmkanal, stammen von ENDERLEN und ZUMSTEIN sowie HABERLAND. Die anatomischen Verhältnisse sind bei normalen Tieren für die Ausführung der Operation nicht besonders günstig, da die größeren Gallengänge zu tief unter der Oberfläche der Leber liegen. Bei chronischem Gallengangverschluß sind die Verzweigungen des Hepaticus aber leichter zu erreichen. Einen schädlichen Einfluß auf das Lebergewebe übt der Darminhalt nicht aus, was ein Beitrag zu der oben erörterten Frage über die Selbstverdauung lebenden Gewebes ist.

Durch die in den letzten Jahren fortgeschrittenen Untersuchungsmethoden, wie z. B. die Anwendung der Duodenalsondierung mit Ausübung des Galle-reflexes und Anwendung der Cholecystographie und Cholangiographie konnten unsere Kenntnisse über die Funktion der Gallenblase und der Gallenwege vertieft werden.

Während früher die NAUNYNsche Infektionstheorie als Erklärung der Störungen im Gallenwegapparat wohl viel zur Klärung beigetragen hatte, so wissen wir doch heute, daß wir kein Organ, vor allen Dingen auch nicht den Gallengangapparat als einzig krankes Organ im Organismus betrachten dürfen, sondern die Gallengangstörungen immer in den Rahmen des Gesamtorganismus zu stellen haben. Konstitution, Heredität, Zustand des vegetativen Nervensystems spielen eine Rolle, ohne deren Kenntnisse eine Beurteilung der Betriebs-störungen der Gallenwege nicht möglich ist.

Mannigfaltige Ursachen können Erkrankungen der Gallenwege sein. So können mechanische Hindernisse, wie Steine oder die durch Mechanismus-störung des Ductus cysticus zur SCHMIEDENschen Dehnungskolik führende Zustände zur Stauung im Gallengangsystem führen. Starke Vagusreizung kann partiellen oder kompletten Spasmus des Sphincter Oddi zur Folge haben und die noch zu starken und kräftigen Gallenblasenkontraktionen erreichen keinen Abfluß der Galle. Es kommt zur Stauung bei gleichzeitiger Hypertrophie des ODDISchen Muskels, und Choledochuserweiterung und Gallenblasenhypertrophie wird die Folge (hypertonische Stauungsblase). Sympathicusreizung oder Vagus-paralyse führen dagegen zu Muskelerschlaffung bei geschlossenem äußeren Sphincterring (hypotonische Stauungsblase). Störungen der Resorptionsfähigkeit der Blase treten ein, die auch vom vegetativen Nervensystem abhängen. Vagus-reizung führt zu erhöhter, Sympathicusreizung zu verminderter Resorption, Stauungszustände erhöhen die Resorption. v. BERGMANN hat mit dem von ihm eingeführten Begriff der Cholecystopathie eine funktionelle Krankheitsgruppe bezeichnet und den Begriff der Dystinasion für die Gallenwege geschaffen. v. BERGMANN faßt unter diesem Begriff von dem Gesichtspunkt funktioneller Pathologie aus, sämtliche Erkrankungen der extrahepatischen Gallenwege mit der Gallenblase als Mittelpunkt zusammen. Er betont, daß sich gegen die Hepatopathie und die Cholangitiden, die oft nur ein Folgezustand lang bestehender Cholecystopathien sind, rein vom funktionellen Gesichtspunkt keine strenge Grenze ziehen läßt. WESTPHAL erweitert den v. BERGMANNschen Begriff der Cholecystopathie in Cholangiopathie und erfaßt damit auch noch in funktioneller Hinsicht den intrahepatischen Gallengangapparat. v. BERGMANN billigt diese Bezeichnung WESTPHALs nicht, da zum Zustandekommen der v. BERGMANNschen Dystinasion gerade neuromotorische Störungen der beiden Sphincterapparate am Gallenblasenhals und am duodenalen Ende des Chole-dochus gehören.

IX. Gallenwegveränderungen.

Störungen in der Motorik und Motalität, die zu Hemmung des freien Gallen-abflusses führen. In der Pathogenese der Gallenwegveränderungen können folgende Faktoren eine führende Rolle spielen:

1. Störungen in der Motorik und Motalität, die zu Hemmung des freien Gallenabflusses führen. 2. Stoffwechselstörungen. 3. Infektionen. 4. Stein-bildung.

Gallenstauung, Stauungsgallenblase. Durch eine Betriebsstörung in der Entleerung der Gallenblase kann es zu einer Stauungsgallenblase mit heftigen cholelitiasisähnlichen Koliken kommen (Schmieden und Rhode). Als dispo-nierende Momente für die Entstehung der Stauungsgallenblase nahmen sie eine infolge anatomischen Aufbaues und topographischer Lagebeziehungen der Gallenblase und abführenden Gallenwege rein mechanische Störung an.

Durch die Arbeiten von Westphal mit der Erkenntnis der neuromuskulären Funktionen der extrahepatischen Gallenwege und ihres nervös regulierten Sphincterspiegels rückte man von der rein mechanischen Deutung in der Ent-stehung der Stauungsgallenblase ab und nahm an ihrer Stelle dynamische Kräfte an, die nicht das Cysticusgebiet allein, sondern den ganzen Gallenweg-apparat betreffen. Dysfunktionelle Zustände im ganzen Gangsystem kommen also für die Verzögerung der gesamten Gallenwege und auch für akute Ent-leerungshindernisse für die sog. „falschen Steinanfälle" in Frage. Zum Ver-ständnis der Klinik, der auf rein nervöser Basis entstandenen Störungen der extrahepatischen Gallenwege (Motilitätsneurosen) sind die Bewegungsvorgänge am Gallengangsystem von allergrößter Wichtigkeit. Nicht nur an der Muskel-tätigkeit können bei den Cholangiopathien (Westphal) Störungen hervortreten, sondern auch beim Resorptionsprozeß in der Gallenblase. Die hypertonischen Stauungsgallenblasen zeigen hohe Gallenfarbstoffwerte, ein Beweis, daß neben dem zeitlichen Moment des längeren Aufenthaltes auch die resorptive Tätigkeit der Schleimhaut geändert sein kann. Viel häufiger erkranken Frauen an Cholangiopathien als Männer, und zwar Konstitutionstypen mit leichten hypo-physären, ovariellen Störungen mit Neigung zu Fettsucht, sehr verstärkter oder fehlender Menstruation, ferner besonders zarte, vegetativ stigmatisierte Astheni-kerinnen. Bei Männern überwiegen Astheniker und Neurastheniker. Aus der Klinik kennen wir das Bild der blanken Gallenstauung mit Schmerzen in der rechten Oberbauchgegend mit intermittierendem Charakter ohne Koliken, ohne Ikterus, ohne vermehrte Gallenbestandteile in Harn und Blut, ohne Milz-schwellung und ohne Temperatur. Umber konnte bei dieser Erkrankung des öfteren den unteren schmerzempfindlichen Pol einer abnorm großen steinfreien frei beweglichen Gallenblase mit auffällig kontrastreicher Schattentiefe infolge abnormer Eindickung des Inhaltes palpieren. Das Bild dieser Dyskinesie muß als hypotonische Stauungsgallenblase aufgefaßt werden, die eine schlechte Ansprechbarkeit auf Pituitrin und Öl zeigt. Bilirubin war in der Galle selten über 200 mg-%. Röntgenologisch zeigt sich Motilitätshemmung der Gallenblase, ein Bild, das durch Erschlaffung der Gallenblase und Verminderung ihres Aus-treibungsvermögens zustande kommt. Eine hyperkinetische Dyskinesie zeigt bei der Prüfung mit Witte-Peptonpilocarpin eine 3—10 Minuten anhaltende Entleerungsverzögerung durch Totalkrampf des Sphincter Oddi anstatt einer beschleunigten Entleerung beim Normalen, beim Pituitrinversuch an Stelle der normalerweise zuerst 15—20 Minuten lang eintretenden sympathicotropen Hemmung eine wahrscheinlich ebenfalls durch Sphincter Oddi-Krampf bedingte, im Anfang der vagotropen Phase eintretende, lange verzögerte Entleerung über 20—40 Minuten.

Auf die Störungen der Resorptionsvorgänge der Gallenblase, die sowohl bei der hypo- als auch bei der hyperkinetischen Dyskinesie der Gallenblase eintreten können, wurde schon früher aufmerksam gemacht. Bei diesen Zuständen handelt es sich um völlig infektfreie Dyskinesien der extrahepatischen Gallenwege, so daß weder Fieber, Milzschwellung noch Ikterus zu diesem Bild gehören. Es kann höchstens zu einer vorübergehenden Bilirubinämie und Bilirubinurie kommen.

Während früher bei der schmerzhaften Gallenstauung die Cholecystektomie ausgeführt wurde, hat man diese Heilungsmethode mit Recht verlassen, da die Herausnahme einer gesunden Gallenblase unnötig und auch wirkungslos ist. ROST hat experimentell versucht, durch Nervendurchschneidung die Spasmen zu beseitigen. SCHMIEDEN empfiehlt als logische Folgerung der Lehre WESTPHALs bei bestehender spastischer Kolik im Choledochus-Sphinctergebiet von der Choledochotomie aus eine sorgfältige Papillendehnung auszuführen. Sollte eine Operation unvermeidlich sein bzw. die operative Dehnung des Choledochussphincters durch Bougierung nicht erfolgreich sein, so wird eine Verbindung zwischen Choledochus und Duodenum zur Ausschaltung des Sphincter Oddi empfohlen (SCHMIEDEN) bzw. die Anlage einer Anastomose zwischen der Gallenblasenkuppe und dem Intestinalkanal. Den Haupterfolg der Therapie der Stauungsgallen bzw. der Cholepathia spastica fällt der inneren Medizin zu (Diät, Atropin, Papaverin, galletreibende Mittel). Während der Gravidität besteht eine hypertonische Stauungsgallenblase mit Entleerungsverzögerung, die von WESTPHAL ähnlich wie die Hyperemesis gravidarum oder die spastische Obstipation als Ausdruck einer erhöhten parasympathischen Erregbarkeit aufgefaßt wird.

Stoffwechselstörungen. Stippchengallenblase. ASCHOFF und BACMEISTER haben als erste auf die Natur einer gelbweißen körnigen und weißlichen Einlagerung der Schleimhaut als Cholesterinesterdepots in den histiocytären Elementen der Schleimhautfalten hingewiesen. ASCHOFF sieht heute in dem Auftreten der „Stippchengallenblase" den Ausdruck einer besonders deutlich entwickelten Stoffwechselstörung, bei welcher die Galle so reich an Cholesterinestern wird, daß es unter dem Einfluß der Resorption zu Ablagerung kommt. Die letzte Ursache der Stippchengallenblase ist allerdings unbekannt, eine Entzündung kann zur Entstehung beitragen. BOYD führt dieses Krankheitsbild auf eine Lipoidinfiltration der Gallenblase zurück. MORATTI glaubt, daß es sich bei Entstehung der Stippchengallenblase um eine primäre Behinderung des Lymphabflusses handelt und versucht für diese Auffassung Beweise experimentell zu erbringen. An Hunden wurde eine Lymphstauung hervorgerufen und 4 Wochen später erschienen makroskopisch deutlich sichtbare weiße Stippchen auf der Schleimhaut. 2—4 Monate später bildete sich der Zustand wieder zurück. MORATTI führt das Zustandekommen der Stippchengallenblase lediglich auf die Lymphstauung zurück, weil nach Aufhören der Lymphstauung nach 2—4 Monaten alle Stippchen wieder verschwanden. Enge Beziehungen zwischen Stippchengallenblase und Gallensteinentstehung werden angenommen, so daß die Cholecystektomie indiziert scheint (BERNHARD).

Infektion. Trifft zu einer Gallenstauung, sei es daß sie durch Steine, Tumoren, Verwachsungen der Gallenwege bedingt ist oder auf der Basis der WESTPHALschen neuromuskulären Dyskinesie infolge abnormer Vaguserregung beruht, eine enterogene Infektion durch Bacillen der Coligruppe, Enterokokken, Typhus- oder Paratyphuserreger, Spiroch. pallida, Spiroch. icterogenes oder hämatogene Infektion durch Streptokokken, Staphylopneumokokken, durch FRIEDLÄNDER-Bacillus usw., so entsteht das Bild der Cholangitis. Trotz einer durch Stauung und Infizierung der extrahepatischen Gallenwege hervorgerufenen klinischen

Cholangie in den extrahepatischen Gallenwegen können makroskopische Veränderungen fehlen (UMBER und HEINE). An den intrahepatischen Gallenwegen fanden sich jedoch in Abhängigkeit von Grad und Dauer der infektiösen Gallenstauung Epithelverfettung, Durchwanderung von Leukocyten, pericholangitische Zellanhäufung in größerem Umfang, ein Zustand, der zu regionären Parenchymveränderungen der Leber führen kann. Es gibt also cholangitische Infekte, auch als Cholangien bezeichnet (NAUNYN), die ohne makroskopische Veränderungen von Gallenblase und extrahepatischen Gallengängen einhergehen. So stellt die Cholangie nach UMBER klinisch eine Durchgangsetappe auf der Einfallsstraße eines leberwärts gleitenden Infektes der Gallenblase dar. Beschränkt sich die Entzündung nur auf die Gallenblase, so kommt es zu einer reinen Cholecystitis. Lokalisiert sich eine Cholangie lediglich auf die extrahepatischen Gallenwege, so tritt kein Ikterus auf, höchstens ist ein latenter Ikterus im Sinne LEPEHNES mit einer geringen Hyperbilirubinämie nachzuweisen. Hat jedoch der Prozeß auch die intrahepatischen Gallengänge befallen, so besteht ein manifester Ikterus. Kommt es auf diesem Weg zu einer eitrigen Cholangitis — Cholangitis calculosa — so sind gewöhnlich eitrige Komplikationen in der Leber die Folge. Die Schwere des Krankheitsbildes hängt von der Krankheitsbereitschaft der Leber und von dem flächenhaften Ausmaß ab, in welchem die Leber befallen wird. Das Stadium der cholangitischen Hepatose ist die Folge: Manifester Ikterus, Störung des Glykogenstoffwechsels der Leber, Störungen des Aminosäurestoffwechsels, unter Umständen Pankreatitis, Pankreasnekrosen. Bessert sich das Zustandsbild nicht nach kurzer Zeit, so entwickelt sich das Bild der akuten bzw. subakuten Leberatrophie. Wird außer dem Leberepithel auch das mesenchymale Stroma erfaßt, so entwickelt sich die von RÖSSLE beschriebene cholangitische Hepatitis, die zur cholangitischen oder biliären Cirrhose führt, und mit Ikterus, Lebervergrößerung, Ascites und meist mit Absceßbildung einhergeht. Von POPPER und GERZNER wurde untersucht, ob der Übertritt von Bakterien in die Galle als Ausdruck einer aktiven Leberleistung (Selbstschutz des Organismus) oder auf eine Gewebsschädigung im Sinne eines „Undichtwerdens" der „Blutgallenschranke" zurückzuführen sei. Nach i.v. Injektion von Bakterienaufschwemmungen waren trotz deutlich positiver Blutkultur in der Galle keine Bakterien nachweisbar. Erst nach vorausgegangener Leberschädigung (Chloroform, Urethan, Phosphor, Äther) wurden die Gallenkulturen positiv. Die Versuche sprechen dafür, daß die Bakterien infolge einer Schädigung des Lebergewebes und nicht durch eine aktive Leistung der Leberparenchymzellen oder Reticuloendothelien aus der Blutbahn in die Galle gelangen.

Die Erscheinungen der Gallenblasenentzündung sind bedeutend mannigfaltiger als die Erscheinungen der Entzündung der Gallenwege. Innerhalb der Gallenwege wird die Entzündung meist den Charakter von eitrigen Entzündungen tragen, während wir bei Gallenblasenentzündungen die verschiedensten Variationen beobachten können, leichte und schwere, sich langsam oder schnell entwickelnde Formen.

Porzellangallenblase. In seltenen Fällen kann es zu einer Verkalkung der Gallenblase, zur „Porzellangallenblase" kommen, die sich auf dem Röntgenbild als verkalkte Gallenblase dann unschwer erkennen läßt. Im ganzen dürften etwa 20 Fälle beschrieben sein (BIGIARDI). Die Verkalkung kommt vor allem bei Frauen über 50 Jahren vor. Man kann dabei drei verschiedene Formen unterscheiden. Bei der histologischen Untersuchung sieht man einen Verlust der Schleimhaut und eine fibröse Umwandlung der Wand. Im Tierexperiment läßt sich das Zustandsbild hervorrufen, wenn bei Kaninchen die Blutzufuhr zur Gallenblase unterbunden wird und man die Gallenblase von der Leber loslöst sowie gleichzeitig eine Unterbindung des Ductus cysticus durchführt. Diese drei Faktoren stellen die Ursache bei dem Zustandekommen des Zustandsbildes der verkalkten Gallenblase oder sog. Porzellangallenblase dar (RUSSUM, C. und F. HILL).

X. Steinbildung.

Das häufigste mechanische Hindernis des Gallenabflusses, das auch oft von Ikterus gefolgt ist, bildet die Verlegung der Gänge durch Steine. Unsere modernen Kenntnisse von den Gallensteinleiden beginnen mit den Arbeiten von MECKEL V. HELMSBACH (1856), der in Anlehnung an die Perlen- und Schalenbildung der Weichtiere auch die beim Menschen vorkommenden Steine folgendermaßen erklärte: Es handle sich um ein Gerüst von organischer Substanz, an das sich anorganische Salze angliederten und auf diese Weise das organische Grundgerüst versteinerten. Die endgültige Form würde durch Verdrängungsmetamorphismus bedingt. MECKEL V. HELMSBACH führt die Entstehung des Bindemittels auf einen steinbildenden Katarrh zurück, der die Voraussetzung einer jeglichen Steinbildung sei und er nahm ferner an, daß die Gallensteine einer dauernden Umbildung unterliegen. Danach stellt die Gallensteinbildung wie die Steinbildung im menschlichen Körper überhaupt ein kolloidchemisches Problem dar: Die normale Galle enthält eine Anzahl Kolloide und Krystalloide, die sich gegenseitig in Lösung halten. So wird das Cholesterin durch die Cholate in Lösung gehalten. Kommt es zu einer Verminderung oder Zerstörung der Cholate, so fällt das Cholesterin aus. Aber die Ausfällung des Cholesterins ist noch keine Steinbildung und aus einer reinen Cholesterinlösung fallen immer nur Einzelkrystalle aus. Wie SCHADE zeigen konnte, gehören besondere Bedingungen dazu, z. B. der Zusatz eines fettartigen Stoffes, um das Cholesterin aus der Lösung in Tropfenform zur Ausfällung zu bringen („tropfige Entmischung"). Die Tropfen schließen sich zusammen und wir haben schließlich eine einheitliche Masse vor uns, die das Fett frei gibt und langsam in Kugelform krystallisiert. Die Krystallisation bekommt immer mehr und mehr eine radiär strahlige Anordnung und damit wird die Ähnlichkeit mit dem Aufbau der Gallensteine immer größer. Was im Reagensglasversuch die fettige Substanz ist, die dem Cholesterin zugesetzt werden mußte, das ist beim Gallenstein das organische Gerüst, das den Stein durchzieht und das in der Literatur der letzten Jahre eine große Rolle gespielt hat im Streit darüber, ob die Bildung der Solitärsteine ein „entzündlicher Vorgang sei oder nicht" (KURU, AYOAMA, KRETZ, ASCHOFF). Es ist aber daher nicht daran zu zweifeln, daß man auch im Cholesterinstein ein gewisses Gerüst aus organischer Substanz findet. Nach NAUNYNs Meinung (1892) entwickeln sich die Mehrzahl aller Steine auf dem Boden einer Stauung, insbesondere auf dem Boden einer Infektion der Gallenwege und der Gallenblase. ASCHOFF hält den radiären Cholesterinstein für das Produkt aseptisch veränderter Galle, lediglich auf der Basis einer Stoffwechselstörung unter Begünstigung durch Stauung und dem Hinzutreten neuer Galle, eine Annahme, die von KREHL, LICHTWITZ und THANNHAUSER abgelehnt wird. Andererseits glaubt KREHL doch annehmen zu müssen, daß Cholesterinsteine ohne Infektion und Entzündung sich bilden können, denn es gibt Gallenblasen mit Cholesterinsteinen ohne jegliche Entzündung. SCHADE betont, daß zur Bildung von Konkrementen ein morphologischer Kern nicht notwendig sei. Nach FIESSINGER ist der Gallenstein zunächst von weicher Konsistenz und schwarzer Farbe und besteht aus Eiweiß und Bilirubin; dann setzt eine nach dem Mittelpunkt strebende Krystallisation ein, die mit einer gleichzeitigen Erhärtung des Steines einhergeht. Zu dieser Zeit erhält der Stein durch die Umgebung modelliert seine Form. „Der Stein bewirkt die Krystallisation und nicht die Krystallisation den Stein" (FIESSINGER und GOTHIER). SWEET vergleicht die Krystallisation der Gallensteine mit der Entstehung eines Eiswürfels, wo auch die Krystallisation von der Peripherie aus beginnt. Das Cholesterin und das Calcium befinden sich zunächst in einem kolloidalen Zustand, in dem sie sich gegenseitig unterstützen. Das Bilirubin diffundiert von außen nach innen, das Calcium von innen nach außen und bei ihrem Zusammentreffen werden farbige Ringe gebildet, zwischen denen niederschlagsfreie Schichten übrig bleiben (LIESEGANGschen Phänomen entsprechend). Selten zeigt die Gallensteinbildung andere Entstehungsarten, z. B. bei der Bildung von Maulbeersteinen, wo wahrscheinlich Cholesterin und Fettsäuren zusammenwirken. Hier kann der Vorgang verglichen werden mit der Entstehung von kleinen Butterpartikelchen in der Hauptmasse.

Von der Bildung der Cholesterinsteine wesentlich verschieden hat man sich die Bildung der Bilirubinsteine vorzustellen. Der Bilirubinkalk, der in reinem Wasser unlöslich ist, wird in der Galle durch sog. Schutzkolloide in Lösung gehalten. Solche Schutzkolloide (LICHTWITZ) für die Galle sollen von den Mucindrüsen der Gallenblase und Gallengänge gebildet werden, so daß eine Erkrankung dieser schleimbildenden Drüsen der Gallenblase zur Bildung von Gallensteinen führen würde (GLASER). Für diese Annahme spricht, daß Gallensteine besonders gerne in den LUSCHKAschen Gängen gefunden werden, wo die Mucindrüsen fehlen. Die Bilirubinkalksteine sind durch konzentrische Schichtenbildung ausgezeichnet, eine Form der Gesteinsbildung, die entsteht, wenn Kolloide ausfallen. Diese Kolloide sind Eiweißkörper wie Fibrin, die durch irgendeinen entzündlichen Prozeß in die Galle übertreten. Zusammen mit den Kolloiden fallen Krystalloide aus. Erst durch sekundären Umbau unter hauptsächlicher Beteiligung der Krystalloide gewinnt der Stein ein strahliges Aussehen. Vermischungen dieser beiden Steinsorten, Cholesterinstein und geschichteter Eiweißbilirubinkalkstein kommen häufig vor und sind kolloidchemisch leicht zu erklären. Wenn ROVSING jede Theorie ablehnt, die die Gallensteinbildung mit einer Entzündung in Zusammenhang bringt (GALIPPE-NAUNYN), und zwar hauptsächlich deshalb, weil man nur sehr selten bei Gallensteinen Bakterien in der Galle nachweisen kann, so ist dem entgegenzuhalten, daß es doch auch Entzündungen ohne Bakterien gibt und daß die Galle steril sein kann (GUNDERMANN), während sich Bakterien in der Leber und in der Wand der Gallenblase finden. Eine Eiweißausfällung hat stattgefunden, wenn ein Bilirubinstein vorhanden ist und eine Eiweißausfällung ist immer an das Vorliegen einer Art von Entzündung gebunden. Natürlich können die Vereiterung der Gallenblase bei Gallensteinen ebenso wie bei schweren Entzündungen etwas Sekundäres sein und nicht die Ursache der Steinbildung abgeben. Andererseits können Bakterien wohl sicher die chemische Zusammensetzung der Galle wohl so verändern, daß es zur Bildung von Steinen kommt.

Man hat bisher angenommen, daß die Mehrzahl der Gallensteine in der Gallenblase gebildet werden. AUFRECHT und ROVSING sind nun der Ansicht, daß die Gallensteine im allgemeinen in den Lebergängen entstehen, wo BOYSEN häufig Niederschläge von Pigmentkalk gefunden hat. Diese Pigmentsteine sollen bei fast allen Gallensteinen den Kern bilden. Vom Standpunkt der Kolloidchemie ist hier allerdings zu sagen, daß der „Kern", der früher bei der Erklärung der Steinbildung eine so große Rolle spielte, zur Entstehung der Steine nicht unbedingt nötig ist.

Durch die kolloidchemische Erklärung der Steinentstehung (SCHADE) hat die ASCHOFF-BACMEISTERsche Trennung in Cholesterinsteine und Bilirubinsteine eine starke Stütze erfahren (KRETZ und BOYSEN). Die sekundären Entzündungen, die uns zur Operation nötigen, finden sich allerdings ebenso

22*

häufig beim Cholesterinstein wie beim Bilirubinkalkstein und der Hydrops der Gallenblase ist nicht an den Cholesterinstein gebunden, sondern kommt auch beim Bilirubinkalkstein vor.

Die Ursache, die beim kranken Menschen die Veränderung im Gallengangsystem hervorruft, die schließlich zu einer Steinbildung führt, ist nicht sicher bekannt. Im Tierversuch gelingt es durch Schädigung der Gallenblasenschleimhaut und durch Infektion Pigmentkalksteine zu erzeugen (ROUS, MASTER und BRAUN, IWANAYA, WAGNER, AGRIFOGLIO), so daß trotz des Widerspruches von ROVSING an dieser Entstehungsmöglichkeit festgehalten werden muß (NAUNYN), zumal man in einem recht großen Prozentsatz der Fälle bei Gallensteinkranken entzündliche Veränderungen im Leberparenchym gefunden hat (TIETZE und WINKLER, GUNDERMANN) und auch gelegentlich Bakterien innerhalb der Steine gefunden werden. In diesem Zusammenhang ist ein Fall von MATTHIAS zu erwähnen, aus dem gleichzeitig auch Anhaltspunkte für die zeitliche Bildung von Gallensteinen gegeben werden. Ein Typhuskranker bekam in der 3. Woche eine Gallenblaseneiterung und starb. Es fanden sich Cholesterinkalksteine um einen aus Typhusbacillen bestehenden Kern. Da es experimentell nicht gelang, nach Einlegen von Gallensteinen in Bouillonkultur die Bakterien im Inneren des Steines nachzuweisen, so schließt MATTHIAS wohl mit Recht, daß die Steine sich in weniger als 60 Tagen gebildet haben.

Man hat vielfach den Cholesteringehalt von Blut und Galle bestimmt und ihn bei verschiedenen Erkrankungen, so bei Arteriosklerose (CHAUFFARD, GRIGANT, LAROCHE), Diabetes, in der Gravidität (HERMANN, NAUMANN, McNEE) und bei Eiweißüberernährung (BACMEISTER) erhöht gefunden. Vom kolloidchemischen Standpunkt aus ist es jedoch unwahrscheinlich, daß eine Steigerung des Cholesteringehaltes der Galle, wenn er nicht maximale Werte erreicht, zu einem stärkeren Ausfall von Cholesterin führt. Experimentell will CHALATOFF durch Cholesterinzufuhr beim Kaninchen Ausfällungen von Cholesterin in der Gallenblase erhalten haben, während IWANAYA und AGRIFOGLIO über negative Ergebnisse berichten.

JAHIEL glaubt beim Gallensteinleiden der Frau zwei getrennte Faktoren unterscheiden zu müssen. Bei der einen Gruppe handelt es sich um Erkrankungen mechanischer bzw. infektiöser Natur, die besonders dann gefahrdrohend sind, wenn das Leiden die Gallenblase überschreitet, d. h. auf Gallenwege und Leber übergreift. Bei der zweiten Gruppe handelt es sich um Erkrankungen, die nur bei der Frau gefunden werden. Sie treten einmal in der Pubertät, dann aber auch in der Menopause und schließlich in Verbindung mit Menstruation auf. Nach Ansicht von JAHIEL handelt es sich dabei entweder um eine hereditäre Sensibilisierung bei Kranken, deren Mütter gleichfalls schon entsprechende Symptome aufwiesen bzw. mit der Menstruation vorübergehende Leberkrisen. Bei der Entstehung von Gallensteinen im Kindesalter wurde ein Zusammenhang mit der Schwangerschaft angenommen, als deren Ursache die Hypercholesterinämie während der Gravidität in Betracht kommt (RÜTZ). Für die Gallenmotilität in der Schwangerschaft sind als charakteristische Faktoren erhöhte Reizansprechbarkeit auf Hypophysenhormon und im parasympathischen Sinne verstärkte Resorptionstätigkeit der Gallenblasenwand und verlängerte Verweildauer der Galle in der Gallenblase nachgewiesen, Faktoren, die zusammen mit der Graviditätshypercholesterinämie als begünstigendes Moment der Steinbildung eine Rolle spielen (KALK und SCHÖNDUBE).

Die Ansicht, daß sich in der Gravidität häufiger Cholesterinsteine entwickeln, wird vielfach in ursächlichem Zusammenhang mit dem erhöhten Cholesterinspiegel im Blut gesetzt. Vielleicht machen in der Schwangerschaft nur schon vorhandene Gallensteine mehr Beschwerden, weil das vegetative Nervensystem leichter anspricht. Daß bei Gallensteinkranken gelegentlich weniger Cholate in der Galle vorhanden sind als normal, konnten EXNER und HEYDROWSKY nachweisen. Wie oben ausgeführt wurde, begünstigt ja der geringere Gehalt von Gallensäuren das Ausfallen des Cholesterins in der Galle. Die Angabe, daß die Gallenstauung durch mechanische Momente wie Schnüren usw. (ASCHOFF, WESTPHAL) die Entstehung von Gallensteinen begünstigt, bestätigt die Klinik. Sollte es aber nicht die Mißhandlung dieser Gegend durch das chronische Trauma mehr im allgemeinen sein als wie die Gallenstauung, die zur Schädigung der Gallengänge und damit zur Steinbildung führt? Nach HOFBAUER hat die Zwerchfellbewegung einen Einfluß auf die Entleerung der Galle und er glaubte, daß die aufrechte Haltung des Menschen, durch die die Zwerchfellbewegung stark herabgesetzt wird, die Entstehung der Gallensteine begünstigt. Deshalb hätten Vierfüßler nur ganz selten Gallensteine. Daß der aufrechte Gang zu verschiedenen Schädigungen und frühzeitigen Abnützungen führt, ist zweifellos (vgl. Knie- und Fußgelenk). Doch wird man auch hier nicht zu einseitig die Zwerchfellbewegung allein in den Vordergrund stellen dürfen.

Eine bedeutungsvolle Frage ist es, ob sich Gallensteine in der Gallenblase auflösen können. HANSEMANN hat in die Gallenblase von Hunden menschliche Gallensteine gebracht und dann an ihnen Auflösungserscheinungen nachweisen können, die denen sehr ähnlich waren, die er bei Sektionen an menschlichen Gallensteinen beobachtet hatte. AOYAMA (ASCHOFF) konnte jedoch zeigen, daß sich menschliche Gallensteine zwar in Hundegalle, aber nicht in Menschengalle auflösen, was damit zusammenhängt, daß nach McNEE die Galle von Hunden, Kaninchen und vom Rinde sehr geringe Cholesterinwerte hat im Gegensatz zur menschlichen Galle. Es ergab sich auch bei eingeführten Gallensteinen in die Hundegallenblase nach Entfernung der Milz, daß genau wie bei den Hunden mit Milz die Gallensteine sich völlig auflösten, woraus der Schluß gezogen wird, daß die Hundegalle eine andere biochemische Zusammensetzung haben muß als die menschliche, so daß sie Gallensteine aufzulösen vermag (SCIUTI). Nach GLAESNER hat die Art der Ernährung einen ausgesprochenen Einfluß auf die Auflösung der Gallensteine, insofern bei Glykokollfütterung ein Stein sich nur wenig verkleinert, während er bei Cystinfütterung rasch verschwindet. Beispiele von Selbstsprengungen von Gallensteinen gibt ALI KROGIUS, deren Trümmer wieder den Kern für neue Steine abgeben.

Den heutigen Stand von der Lehre von den Gallensteinen können wir nach ASCHOFF folgendermaßen zusammenfassen. Die Unterscheidung der Gallensteine in infektiöse, metabolisch und vorwiegend statisch bedingte hat sich weiter bewährt. Zur ersten Gruppe gehören die gewöhnlichen Cholesterinpigment-kalksteine, zur zweiten die reinen Cholesterin- und reinen Pigmentsteine, zur dritten Gruppe die erdigen Pigmentsteine. Die letzteren entstehen gewöhnlich in den großen Gallenwegen, die anderen in der Gallenblase. Durch Stauung des Gallenblaseninhaltes wird die Infektion, die zur Entstehung der Cholesterin-kalksteine beiträgt, begünstigt. Bei dem Zustandekommen dieser Stauung sind nicht grobmechanische, sondern funktionell spastische Vorgänge ausschlag-gebend (Dyskinese WESTPHAL).

Durch experimentell hervorgerufene reine Dyskinesie ohne Infektion ist wohl die Erzeugung von Niederschlägen, aber nicht die von echten Gallensteinen gelungen. Die Infektion der Gallenblase erfolgt wahrscheinlich vorwiegend ascendierend. Enterokokken und Bacterium coli spielen hier die entscheidende Rolle. Die Infektion wird außer durch Dyskinesie des Gallengangsystems durch allerlei Störungen der Magensaftsekretion, die wechselseitig aufeinander ein-wirken und eng zusammengehören, begünstigt. Die reinen Cholesterinsteine sind so gut wie ausschließlich aus Cholesterin, die Pigmentsteine aus kupferhaltigem Bilirubinpigment zusammengesetzt. Das Zusammentreffen der „Kupfersteine" mit Pigmentcirrhose ist bis zu einem gewissen Grade symptomatisch, doch ist die Pigmentcirrhose keineswegs die einzige Voraussetzung für die Pigmentsteinbildung. Die sog. Mikrolithen (NEUMANN, ASKANAZY) haben allem Anschein nach mit der Bildung der Gallensteine, auch der rein metabolisch entstandenen, nichts zu tun. Die gewöhnlichen Cholesterinpigmentkalksteine unterliegen in einem gewissen Prozentsatz der Selbstzertrümmerung. Diese ist auf intravitale Entquellung der Kernmassen mit Bildung von Entquellungsspalträumen zurückzuführen. Soweit therapeutische Maßnahmen überhaupt eine oberflächliche Auflösung von Cholesterinkalksteinen bewirken können, begünstigt sie nur diesen Selbstzertrümmerungsprozeß. Dieser führt aber nur zur Vermehrung der Steinzahl, nicht oder nur ausnahmsweise zum erleichterten Abgang der Steine.

Die *Schmerzen der Gallensteinerkrankungen* hat man vielfach als Zerrungsschmerzen gedeutet. Der N. phrenicus führt sensible Äste, die von der Leberkapsel und den Gallenwegen über Sympathicusäste zum Ggl. coeliacum und von da zum Ggl. phrenicum laufen, von wo der Ramus phrenico-abdominalis die sensiblen Fasern längs des Hauptstammes in das Ursprungsgebiet (4. Cervicalnerv mit Anastomosen aus dem 3., 5., 6. Cervicalnerv) leitet. Sowohl bei Stauungsgallenblasen als auch bei Steingallenblasen, Verwachsungen der Gallenblase mit anderen Organen kann ein Druckschmerz im Verlauf des Phrenicus in dessen Halsteil als sog. viscero-visceraler Reflex beobachtet werden (WESTPHAL). Die pathologische Grundlage dieser Anfälle besteht manchmal in Entzündungen und Muskelkrämpfen der Gallenwege, die sehr schmerzhaft sein können. WESTPHAL und SCHMIDT konnten im Röntgenbild während des Gallensteinanfalles starke Bewegungssteigerung an Magen und Darm beobachten und schließen daraus, daß auch in den Gallengängen eine solche „parasympathische" bedingte Bewegungssteigerung vorhanden sein müßte, so daß der Schmerzanfall ein Kontraktionsschmerz der Gallenblase und Gallengänge wäre. Diese krampfartigen Zusammenziehungen der Gallengänge und des ODDIschen Schließmuskels kommen auch ohne Steinbildung vor und so erklärt es sich, daß der Chirurg immer wieder einmal bei einem Patienten mit typischem Kolikanfall operiert, ohne daß Steine zu finden sind. Auch die falschen „Rezidive" nach Entfernung einer mit Steinen gefüllten Gallenblase sind wohl als solche Krämpfe der Gallenwege aufzufassen, wenn sie nicht, wie vielleicht überhaupt ein Teil der Schmerzanfälle bei Gallensteinen auf irgendwelche Veränderungen im Sympathicus, besonders im Ggl. coeliacum zu beziehen sind (LIECK). RITTER teilt verschiedene Arten der Entstehung des Schmerzes bei Gallenblasenentzündung mit. Der Schmerz kann entstehen durch den Druck des in den Gallenblasenhals eingeklemmten Steines oder des dahinter aufgestauten Sekretes, durch zahlreiche teilweise von Fibrin verdeckte Nekrosen, die mit der Gallenblaseninnenwand auch die Nerven zerstören, heftigster Schmerz wird verursacht durch Totalgangrän der Gallenblase und Erhöhung des osmotischen Druckes und der Exsudatflüssigkeit.

Auch ein chronischer Ikterus kann durch Funktionsänderungen des Sphincter papillae hervorgerufen werden. Besonders aus den Untersuchungen von BERG ist zu entnehmen, daß solche Funktionsstörungen des ODDIschen Muskels neben angeborenen Anomalien der Gallengänge zu einer Erweiterung der intrahepatischen Gallengänge führen mit Änderung in der Zusammensetzung der Galle („Mukostase"). Es brauchen nur Verdauungsstörungen im weitesten Sinne des Wortes oder z. B. Opiumwirkung hinzuzukommen, um das bis dahin aufrecht erhaltene Gleichgewicht in den von Jugend auf erweiterten Gallengängen aus dem Gleichgewicht zu bringen, dann kann es sekundär zur Steinbildung oder Ikterus kommen.

Die Gefahr der Gallensteinerkrankung liegt weniger in den Steinen selbst als in der mit den Steinen verbundenen Entzündung der Gallengänge. Trotz des ODDIschen Schließmuskels können die Darmbakterien in die Gallengänge eindringen, zumal der Verschluß ein unvollkommener ist, wie man an der häufigen Einwanderung von Ascariden bis herauf zur Leber sieht. Da die Galle für alle möglichen Bakterien einen hervorragenden Nährboden darstellt, so halten diese sich dort lange lebend und virulent. Pneumokokken gedeihen allerdings schlecht in der Galle (FRAENKEL, KRAUSE), gut hingegen vor allem das Bac. coli (LAUBENHEIMER) und der Typhusbacillus (FORSTER). Es ist gelungen, sogar Jahrzehnte nach überstandenem Typhus noch den Erreger aus der Gallenblase zu züchten (NEUFELD, HÄNDEL, LAUBENHEIMER u. a.), und man hat angenommen, daß, wenn Leute jahrelang nach einem Typhus noch Bakterien im Stuhl ausscheiden, diese Bakterien aus der Gallenblase stammen. Allerdings wurde bewiesen, daß auch nach operativer Entfernung der Gallenblase die Kranken manchmal weiter Typhusbakterien mit dem Stuhl ausscheiden (ROST). In Frühfällen sollen die Erfolge der Gallenblasenentfernung bei Typhusbacillenträgern besser sein. Im Tierversuch am Kaninchen bekam WAGNER durch Einspritzung von Typhusbacillen in die Gallenblase eine Konkrementbildung, die er als Gallensteine anspricht. GUNDERMANN fand, daß man bei Gallenblasenentzündung besonders häufig Staphylokokken in der Wand der Gallenblase und in der Leber findet.

Nicht immer führt die Anwesenheit von Bakterien in der Gallenblase zu einer Entzündung; diese tritt vielmehr erst ein, wenn bei vorhandenen Erregern eine Stauung der Galle (EHRET und STOLZ) oder eine Zirkulationsstörung hinzukommt (KOCH). Bakterien gelangen nicht nur durch den Gallengang, sondern auch auf dem Blut- und Lymphwege in die Lebergänge und Gallenblase und führen so zu einer Cholangitis und Cholecystitis sowie zu der schwersten akut entzündlichen Erkrankung der Leber, dem Leberabsceß. Hierbei wird das eitrige Material der Leber hauptsächlich vom Darm her durch die Pfortader zugeführt. Deshalb beobachten wir solche Leberabscesse vor allem bei tropischer Ruhr (GOEBEL) und bei eitrigen Appendicitiden. WILMS empfahl bei solchen schweren Appendicitiden, bei denen Schüttelfröste den embolischen Transport des Eiters anzeigten, die V. colica dextra, die vom Appendix herkommt, zu unterbinden.

Über Leberabscesse auf rückläufigem Wege berichtet REINIGER. Nicht nur die Leberabscesse, sondern auch milder verlaufende „Cholangitiden" und „Hepatitiden" sind wohl nicht ganz selten auf dem Blut- und Lymphwege entstandene Infektionen. GRAHAM und PETERMANN konnten bei geringfügigen chronischen Appendicitiden periportale Entzündungen nachweisen, die nach unseren Erfahrungen gelegentlich Schmerzanfälle auslösen, wie bei Gallensteinen, und auch durch Einspritzung von Bakterien in den großen Kreislauf soll es nach PETERMANN gelingen, Entzündungen im Bereich der Leber zu bekommen. Diese akuten Hepatitiden, die mit Degeneration des Leberparenchyms verbunden sind und der akuten gelben Leberatrophie ähneln, haben für den Chirurgen deshalb großes Interesse, weil sie meist mit der falschen Diagnose Choledochusstein zur Operation kommen. Bei diesen Fällen hat man nun die Beobachtung gemacht (KAUSCH, TIETZE, BRAUN, ROST), daß der schwere Ikterus nach Anlage einer Cholecystoduodenostomie oder Choledochusdrainage rasch verschwand. Es ist hieraus der Schluß zu ziehen, daß der Ikterus nicht durch Verlegung der kleinen intrahepatischen Gallengänge entstanden ist, sondern daß eine Funktionsstörung der extrahepatischen Gänge in erster Linie wohl des Sphincter Oddi vorhanden ist. Nach Untersuchungen von MEYER, NEILSON und FEUSIER sowie BOIT, RAUCH und STEGEMANN wurde am Kaninchen mittels Gallengangfisteln geprüft, ob bei Einspritzung von Bakterien in die Blutbahn in der Galle Bakterien ausgeschieden werden. Für gewöhnlich ist es nicht der Fall: die Endothelien der Lebercapillaren verhindern den Übertritt von Bakterien in die Gallengänge, indem sie diese phagocytieren. Bei Leberschädigung kann dieser Wall undicht werden.

Geschwülste. An Geschwülsten im Gebiet der extrahepatischen Gallenwege ist das häufigste das Carcinom (Zylinderzell-Plattenepithel-Basalzellenkrebse), dessen Vorläufer gutartige Tumoren, wie Papillome sein können. Eine Seltenheit stellen Myome der Gallenblase dar, ebenfalls sind Sarkome als Seltenheiten zu erwähnen. Lieblingsstellen für das Carcinom im Gebiete der Gallenblase ist der Fundus und an den Gallengängen der Ductus cysticus. Der Ductus choledochus ist von den extrahepatischen Gallenwegen die häufigste Stelle des Sitzes von Tumoren, wobei in 10% der Fälle das Carcinom an der Papilla Vateri sitzt. Eine Kombination von Carcinom und Cholelithiasis ist nicht allzu selten, wobei in der Ätiologie des Carcinoms der chronische Reiz als Ursache angenommen wird, den die Steine ausüben. Die Häufigkeit des Vorkommens von Gallensteinen bei Gallencarcinom schwankt zwischen 65 und 95,4%. Nach einer Statistik von STERNBERG bestanden bei Gallenblasencarcinomen in 78,3% Steine, hiervon 87,7% Frauen. JUDD teilt 94% von Krebserkrankungen mit Steinbildung mit. STERNBERG vertritt hier den richtigen Standpunkt, daß eine Cholelithiasis nur dann zu den Präcancerosen gerechnet werden könnte, wenn sie mit gewisser Regelmäßigkeit zu Krebsentwicklung führen würde. Da er unter 1546 Gallensteinpatienten nur 90 Gallenblasencarcinome fand, lehnt er die Theorie der Gallensteinerkrankung als Präcancerosen ab. Andererseits ist die MAYO-Klinik der Ansicht, daß das Gallenblasencarcinom durch die Frühoperation der Gallensteine zu einem seltenen Leiden gemacht werden kann. Das Carcinom der Gallenwege wächst langsam und neigt erst spät zu Metastasen.

Chirurgische Eingriffe bei Gallensteinleiden. Die *chirurgischen Eingriffe,* die bei Gallensteinleiden am Gallengangsystem vorgenommen werden, bestehen in Exstirpation der Gallenblase oder in Eröffnung und Anlage einer Gallenblasenfistel. Die Erscheinungen, die auftreten, wenn die Galle über längere Zeit nach außen abgeführt wird, bestehen in Störungen der Verdauung. Bei Hunden mit Gallenblasenfistel ebenso wie bei Dünndarm- und Pankreasfistel treten Veränderungen am Knochensystem auf im Sinne einer Osteoporose (PAWLOW, LOOSER) beim Menschen beschrieben von SCHMORL, SEIDEL. Die Osteoporose im SCHMORLschen Falle unterschied sich von der einfachen senilen Knochenatrophie durch Überwiegen der resorptiven Vorgänge. Experimentelle Untersuchungen von HAWKINS und WHIPPLE an Hunden mit Gallenfisteln ergaben als hervorstechendste Symptome spontane Blutungen, Osteoporose und Zwölffingerdarmgeschwür. Die Störungen von seiten des Darmes ließen sich durch Kost und Zulage von Galle oder gallensauren Salzen beheben. Es wird angenommen, daß die spontane Blutung durch den Verlust einer Substanz auftritt, welche mit der Galle verloren geht. Zufuhr von Galle verhindert die Blutung. Die Osteoporose stellt sich unvermeidlich ein, wenn die Galle für Monate vom Darm ferngehalten wird. Sie beruht auf einem Mangel an D-Vitamin nach Ansicht von HAWKINS und WHIPPLE. Zufuhr von Leber verhindert die Osteoporose. An Stoffwechselveränderungen wurden bei Gallenfisteln ein herabgesetztes Zuckerfixationsvermögen der Leber, Verminderung des Glykogengehaltes der Leber gefunden, Störungen, die auf eine Leberparenchymschädigung zurückgeführt werden (DONATI). Veränderungen der Blutbestandteile sind um so ausgeprägter, je länger die Ableitung der Galle nach außen erfolgt und sind von degenerativen Veränderungen der Organe und von allgemeinen Stoffwechselveränderungen abhängig. Die Leukocytenzahl nimmt zu, Normoblasten treten auf, die Blutgerinnung wird langsamer und die osmotische Resistenz der Erythrocyten wird geringer (Lioy).

Durch die Cholecystenterostomie wird die Galle durch Verbindung der Gallenblase in den Magen, Dünn- oder Dickdarm geleitet. Hierüber liegen experimentelle Untersuchungen vor (Wiedemann, Enderlen, Freudenberg und v. Redwitz), die bei Hunden mit Magen- und Dünndarmfistel die Verdauungstätigkeit vor und nach der Anlage einer Verbindung von Gallenblase zu Magen und Darm untersucht haben. Die Ableitung von Galle in den Magen beeinflußt die Acidität des Mageninhaltes bei Milchdiät nicht. Im Magen soll die Galle die Salzsäuresekretion anregen (v. Haberer und Kelling). Die Motalität des Magens wird in der ersten Zeit nach der Operation nicht geändert, später wird sie deutlich verzögert. Die Darmverdauung leidet durch die Ableitung in den Magen nicht. Die Änderung in der Verdauung bei Ableitung der Galle in den Dünndarm soll größer sein als bei der Gallenblasen-Magenverbindung. Bei der Ableitung der Galle in den Dickdarm ist im Tierversuch die Infektionsgefahr für die Gallengänge eine sehr große. Experimentelle Untersuchungen über die Hepato-Cholangio-Enterostomie, d. h. die Verbindung von Verzweigungen des Ductus hepaticus mit dem Magen-Darmkanal, stammen von Enderlen und Zumstein sowie Haberland. Die anatomischen Verhältnisse sind bei normalen Tieren für die Ausführung der Operation nicht besonders günstig, da die größeren Gallengänge zu tief unter der Oberfläche der Leber liegen. Es ist umstritten, ob es nach Anastomosen zwischen den Gallenwegen und dem Magen-Darmkanal zu einer aufsteigenden Infektion und zu einer Cholangitis kommt, beim Tierversuch konnte man diesen Vorgang regelmäßig feststellen. Nach Beobachtungen von Bengolea muß man nach Anastomosen zwischen den Gallenwegen und dem Magen-Darmkanal auch beim Menschen mit dem Zustandekommen einer aufsteigenden Infektion rechnen.

Die Magentätigkeit ist für die Gallensekretion bestimmend. Normalerweise erschlafft nach Nahrungsaufnahme der Sphincter Oddi, so daß Galle ausgetrieben werden kann. Nach Magenresektion bleibt dieser Vorgang in der ersten Zeit nach Billroth II fast ganz aus (Kadokura). Ein schwacher Reiz zur Gallensekretion wird auch vom oberen Jejunum ausgelöst, wobei im Laufe der Zeit eine allmähliche Anpassung einzutreten scheint. Je tiefer aber die Anastomose am Jejunum sitzt, desto geringer ist der Sekretionsreiz. Am nächsten der Norm kommen die Verhältnisse beim Billroth I.

Die Angaben über das Verhalten des Magensaftes nach Entfernung der Gallenblase lauten verschieden. Da Einer, Thompson, Rost, Mayer keine Änderung in den Säureverhältnissen und den Pepsinwerten vor und nach der Cholecystektomie gefunden haben, so kann man sagen, daß die Entfernung der Gallenblase als solche keinen Einfluß auf die Sekretion des Magensaftes hat und daß die Verminderung der Salzsäure im Magensaft (Hohlweg, Leva, Glaeser, Rovsing, Kehr, Riedel, v. Aldoe, Ohly, Miyake, Rydgaard Rohde, Düttmann u. a.), zum Teil im Experiment, zum Teil beim operierten oder kranken Menschen gefunden haben, nicht auf die Entfernung der Gallenblase, sondern auf irgendwelche Begleitumstände, z. B. Übergreifen der Entzündung auf die großen nervösen Zellanhäufungen in der Nachbarschaft der Gallengänge (Plexus solaris) zu beziehen sind. Walzel-Wiesentreu und Starlinger fanden übrigens auch bei operierten Menschen keine Verminderung der Magensalzsäure durch die Entfernung der Gallenblase. Da der Gallenblase physiologischerweise eine Reihe wichtiger Aufgaben zufällt, wie Reservoir-Eindickungsfunktionen, Druckregulationsfunktionen, so wird in der Literatur mit Recht vor einer Entfernung der Gallenblase ohne strengste Indikation gewarnt. Eine Entbehrlichkeit der Gallenblase ist bekannt, doch treten

Störungen im Sinne sog. Rezidivbeschwerden nach Gallenblasenoperationen auf. Fällt die Gallenblase in ihrer Eigenschaft als Druckregulator weg, so kann sich unter dem Druck der Galle im Gallensystem ein zurückgelassener Cysticusstumpf zu einer Ersatzgallenblase ausbilden. SCHMIEDEN betont, daß die Exstirpation der Gallenblase daher immer einschließlich des Cysticus erfolgen soll, da sich in einem solch ausgeweiteten Cysticusstumpf neue Steine bilden können und ferner diesen erweiterten Cysticusresten die physiologische Eigenschaft der echten Gallenblase wie Eindickung usw. nicht zukommt.

Bei fehlender Gallenblase kommt es zunächst zu einem dauernden Einträufeln von Galle in das Duodenum an Stelle der normalen Rhythmik des Galleeinflusses in den Darm. Diese physiologische rhythmische Entleerung kommt erst zustande, wenn der ODDISCHE Muskel hypertrophiert (NUBOER, SCHÖNDUBE), so daß die Gallengänge allerdings in reichlich insuffizienter Weise wieder etwas Galle speichern können, um so die früher vorhandene physiologische Rhythmik allerdings in mangelhafter Weise nachzuahmen. Allerdings beschreibt KALK auf Grund seiner Beobachtung mit der Duodenalsonde, daß sich nach Cholecystektomien eine wesentlich konzentriertere abnorm bilirubinhaltige Galle entleeren könne und nimmt direkt eine vermehrte Eindickungsarbeit an. Inwieweit sich die physiologischen Verhältnisse wieder regenerieren können, hängt völlig individuell vom Sphincter Oddi ab und nach ROST bleibt bei insuffizientem ODDISchen Muskel lebenslänglich ein kontinuierlicher Gallenabfluß bestehen.

Nach Entfernung der Gallenblase bei hypertonischen Dyskinesien wird in den meisten Fällen der Sphincter zunächst insuffizient und bleibt es in manchen Fällen auch. Wird er bei gleichzeitiger Hypertrophie kontinent, so stellen sich Beschwerden mit dem Kontinentwerden des Sphincters alsbald nach der Operation ein. Dabei handelt es sich um eine hypertonische spastische Dyskinesie. Die Rezidivbeschwerden nach Cholecystektomien, die wegen Cholelithiasis ausgeführt wurden, können darin bestehen, daß der durch hypertonische Stauung weitgewordene Ductus choledochus mit seinem hypertrophischen Sphincter den gleichen Stauungsvorgang weiter unterhalten kann, also den Dyskinesievorgang weiter steigert. Diese Rezidivbeschwerden erzeugen Ikterus, Cholangitiden, unterhalten durch das muskelfunktionelle bedingte Abflußhindernis im Mündungsgebiet. Hier zeigt die Operation der Choledochoduodenostomie gute Resultate. Ist es zur Dyskinesie auf Grund einer Hypertrophie der Muskelzüge gekommen, die ganz vorne in der Papilla Vateri liegen, so fließt der Pankreassaft in den erweiterten Choledochus hinein und kann dort durch Aktivierung durch die Galle zu schwersten Nekrosen der Choledochusschleimhaut, Schädigung der Gallenblase (Nekrose und Gangrän, gallige Peritonitis) (BLAD, SCHÖNDUBE, ERB und BART, WESTPHAL), bei weiterem Hinaufdringen zur Leber zur Lebernekrose führen.

Im Gegensatz hierzu kommt es bei der atonischen Dyskinesie schon in den ersten Tagen nach der Operation zu Beschwerden und bei diesen Patienten beherrschen gastrointestinale Erscheinungen das Symptomenbild.

ROST hat experimentell nachgewiesen, daß nach Cholecystektomie die Funktionstüchtigkeit der Galle nicht geringer wird, auch prüfte er die Reaktion und verdauende Fähigkeit von Pankreassaft vor und nach der Entfernung der Gallenblase an Fistelhunden und fand keinen Unterschied vor und nach der Operation, ein Befund, der mit den Untersuchungen an Menschen, die DÜTTMANN mit der Duodenalsonde gemacht hat, übereinstimmt. Zu den Rezidivbeschwerden nach Gallenblasenoperationen gehört in erster Linie das Steinrezidiv. Nach SCHÖNDUBE kommt wohl selten ein echtes Steinrezidiv in Frage, meistens handelt es sich nach vorausgegangenen Eingriffen um Stenosen des Ductus choledochus und Adhäsionsbeschwerden.

Ebenfalls ergeben Erkrankungen des Zwölffingerdarmes selten Anlaß zu Nachbeschwerden.

Über die Spätergebnisse von 1046 Cholecystektomien berichtet die Gießener Klinik.

Operation der inneren Gallenfistel. Die Choledochoduodenostomie vergleicht man heute mit Recht mit der Gastroenterostomie. Man geht heute mehr von dem Gedanken aus (KIRSCHNER), die schädliche Gallengangdrainage und auch die operative Ausschaltung des Choledochussphincters zu vermeiden. Man verschließt den gereinigten Choledochus wieder, nachdem die Papille erweitert wurde. SCHMIEDEN warnt allein sehr diese Methode als die Methode der Wahl anzunehmen, da er stets gefunden hat, daß der Galle eine besondere Fähigkeit zukommt, feinste Nahtlücken zu durchdringen, vor allem auf Grund des in den Gallenwegen herrschenden Druckes. Er warnt deshalb auch vor der drainlosen Schließung der Bauchhöhle und rät zur Sicherheitstamponade auf die Gallengangnaht. Bei der Choledochoduodenostomie kann es jederzeit zu einer aufsteigenden Infektion der Gallenwege vom Darm aus kommen, da ja der Sphincter fehlt. So berechnen POPPERT, FLÖERKEN 10% Infektionsfälle. Von modernem Standpunkt aus wird am meisten die Cholecystogastrostomie empfohlen. Bei 6254 Operationen an den Gallenwegen wurde in 109 Fällen eine innere Gallenfistel angetroffen, es wird daher betont, daß bei inneren Gallenfisteln die Indikation zur Ausführung der Choledochoduodenostomie nicht engherzig gestellt werden darf (BERNHARD). DE BERNARDIS erhielt im Tierexperiment ausgezeichnete Resultate bei Ausführung einer Cysticoduodenostomie. Sie schafft einen neuen Gallenabfluß, der die Funktion des Choledochus übernimmt. Der Cysticus führt auch zur Bildung eines Schließmuskels, welcher vollkommen kontinent werden kann. Bei keinem Tierversuch wurde ein Reflex aus dem Duodenum in die Gallenwege gefunden. Ebenso fehlen bei den histologischen Untersuchungen in der Leber und in den Gallencapillaren entzündliche Veränderungen. Der Cysticus wird nahe der Anastomose länger erweitert und hypertrophiert sich. Die Erweiterung kommt durch eine Innervationsstörung zustande, die Hypertrophie wird durch dynamische Ursachen hervorgerufen.

FRENCH berichtet von einem Fall der Bildung einer Gallenbronchusfistel $3^1/_2$ Jahre nach Entfernung der Gallenblase. Die Patientin erlag dem Eingriff, der die Ableitung der Galle nach unten bezweckte. Im ganzen sind 57 Fälle von Gallenbronchusfistel beschrieben, Ursachen sind Verschluß der Gallengänge durch Gumma, Carcinom, Ascaris, Tuberkulose, Trauma.

XI. Gallige Peritonitis.

CLAIRMONT und v. HABERER, später SICK und FRAENKEL beschrieben eine gallige Peritonitis, bei der auch der pathologische Anatom keine Verletzungen der Gallenwege entdecken konnte. Vor ihnen hat schon BARGELINI einen posttraumatischen Gallenascites beobachtet. In Frankreich stammt die erste Beobachtung von QUENU. CLAIRMONT und v. HABERER stellten zur Erklärung eine Filtrationstheorie auf, auf Grund der eine Durchlässigkeit der Gallenblasenwand ohne sichtbare Verletzung eintreten kann. Tierexperimentell fanden diese Autoren bei 4 Hunden mit Unterbindung des Ductus choledochus einen galligen Erguß in die Bauchhöhle, dessen Ursache sie auf eine Verletzung bzw. auf eine undichte Stelle der Gallenwege zurückführen. CLAIRMONT und v. HABERER gruppieren die pathologisch-anatomischen Befunde in solche, bei denen entweder schon makroskopisch bei der Sektion ein Schlitz in den Gallenwegen gefunden wurde oder sich eine solche undichte Stelle erst mikroskopisch nachweisen ließ, manchmal auch nur in Form eines subserös an der Leberoberfläche gelegenen Gallenganges. Nicht erklärt wurden hierdurch die Fälle, bei denen eine Perforation oder Entzündung auch bei der Sektion nicht festgestellt werden konnte (Schievelbein-Ritter).

Man neigte zu der Annahme, daß auch in Fällen, bei denen makroskopisch und mikroskopisch keine Perforationsstelle festgestellt werden konnte, doch eine solche vorhanden gewesen sein müßte, jedoch nur dem Untersucher entgangen wäre (Nauwerk und Lübke, Sick und Fraenkel). Blads Untersuchungen brachten Klärung: nachdem er zuerst festgestellt hatte, daß der Farbstoff in der kolloiden Galle keine Membran passieren kann, fügte er der Galle etwas tryptisches Ferment zu, zerstörte so die Kolloide und der Farbstoff wurde frei und diffundierte durch die Membran. Auch wenn er mit einer frisch entnommenen Gallenblase Diffusionsversuche anstellte, empfand er, daß das Kolloid nicht durch die Gallenblasenwand hindurchging, während das Krystalloid dies leicht tat. Diese Ergebnisse prüfte er im Tierversuch, indem er Hunden nach Unterbindung des Choledochus durch die Leber hindurch ein tryptisches Ferment (Duodenalsaft) mit Bakterien in die Gallenblase einspritzte oder in einer anderen Versuchsreihe dasselbe Ferment von der Papilla Vateri aus in die Gallenblase brachte. Es entstand dann tatsächlich eine gallige Peritonitis ohne Perforation der Gallenwege. Diese Versuche Blads, die von Schievelbein-Ritter, Schömakker, Gundermann, Bundschuh, Ruppanner und Brackertz auch klinisch-pathologisch bestätigt werden konnten, besagen, daß dieses „Galleschwitzen" ähnlich der Ephidrosis hepatis (Henschen) einmal postpankreatisch auftreten kann als Folge einer durch die Pankreatitis bewirkten Fettgewebsnekrose der Gallenwand (Henschen) oder durch Aufsteigen von Pankreassaft in die Gallenwege zur tryptischen Schädigung der Blasenwand führt (Ruppanner betont die Wichtigkeit der gleichseitigen mechanisch oder funktionell bedingten Gallenstauung). Die Gallenblasenwand zeigte keine Entzündung, aber eine vollständige Nekrose der Wand. Schönbauer hat diese Versuche bestätigt und ist der Ansicht, daß die Gangrän der Gallenblase ein vorgeschrittenes Stadium der galligen Peritonitis ist. Eine Nekrose der Gallenblasenwand allein führt jedenfalls noch nicht zur galligen Peritonitis, eine Tatsache, die abgesehen von häufig zu erhebenden Befunden an eitrigen Gallenblasenentzündungen, Fällen von Volvulus der Gallenblase (Kubig-Krabbel), bewiesen werden. Eindringen von Pankreassaft in die Gallenwege ruft nur bei Aktivierung von Pankreasfermenten in den Gallenwegen und gleichzeitig bakterieller Schädigung der Gallengangwandung eine Schädigung hervor (Brackertz). Andererseits konnten Schievelbein und Gundermann zeigen, daß eine Gallenfiltration auch ohne Wandnekrose lediglich beim Einfließen von Pankreassaft in die Gallenblase zustande kommt. Ist bakterienfreie Galle auf diese Weise in die freie Bauchhöhle gelangt, so entsteht das peritonitisfreie Choleperitoneum oder Cholaskos. Daß ein bilirubinhaltiger Erguß aber auch auf anderem Wege entstehen kann, hat R. Schmidt gezeigt. Bei einer Carcinomatose des Peritoneums wurde ein bilirubinhaltiges Exsudat auf Grund einer extrahepatischen Bilirubinbildung im Bauchraum gefunden. Nach Untersuchungen von Henschen und seiner Schule kommt es unter folgenden Bedingungen zu sog. perforationslosem Übertritt von Galle aus den Gallenwegen in die Bauchhöhle:

1. durch Mikroperforation der extrahepatischen Gallenwege, vor allem der der Gallenblase, 2. durch Mikroperforation aberierter Gallengänge im Bereich der Leberpforte, des Lig. teres oder von gallengangsführenden Verwachsungen, 3. durch Perforation erweiterter intrahepatischer Gallengänge der Leberoberfläche, 4. durch feinere oder gröbere im Augenblick der klinischen Feststellung des Cholaskos bereits anatomisch verheilten Perforationen der extra- oder intrahepatischen Gallenwege, 5. durch Undichtwerden der Gallengangwandschranke.

Wie reagiert das Bauchfell auf eingedrungene Galle? EHRHARD und NÖTZEL fanden, daß normale sterile Galle keine entzündlichen Erscheinungen am Peritoneum hervorruft und peritonitische Erscheinungen erst dann auftreten, wenn sich Infektionserreger in der Galle befinden. Diese experimentellen Ergebnisse stimmen gut mit den klinischen Beobachtungen überein. Während Durchbruch einer eitrigen entzündeten Gallenblase fast immer tödlich verläuft (HIRSCHL), ist die Prognose einer traumatischen Perforation einer Gallenblase oder eines geplatzten nichtinfizierten Hydrops durchaus nicht so schlecht. Die Galle wird vom Bauchfell abgekapselt, resorbiert und Gelbsucht ist die Folge. Verletzungen der Gallenblase heilen im Tierversuch außerordentlich leicht, histologische Untersuchungen hierüber s. bei ENDERLEN und JUSTI.

Übertritt von Galle in die freie Bauchhöhle kann unter dem Zustandsbild der akuten Cholotoxikose rasch oder unter den Symptomen einer kachektisierenden Cholatvergiftung langsam zum Tode führen. Besonders bei Cholelithiasis kann es im Anschluß an Komplikationen, wie z. B. Druckatrophie der Schleimhaut, tiefgreifende Geschwürsbildungen in der Gallenschleimhaut über den Weg entzündlicher Veränderungen am serösen Überzug der Gallenblase zu produktiven Pericholecystitiden mit Verwachsungen nach den Nachbarorganen kommen. Eine jetzt einsetzende Perforation führt zur inneren und äußeren Fistelbildung. Kommt es auf Grund ulcerativer Veränderungen der Schleimhaut, bevor hinreichende Verklebungen entstanden sind, zu einer Perforation, so treten größere Gallenmengen in die Bauchhöhle über. Das Bild der gewöhnlichen Peritonitis geht mit Vergiftungserscheinungen einher, die mit einer Gallensäurevergiftung des Organismus identisch sind. Bei abgekapselter Peritonitis mit reichlichen Gallenergüssen kann sich ein eigentümliches toxisches Krankheitsbild mit Kachexie, jedoch ohne ausgeprägten Ikterus entwickeln, das mit dem Bilde der exsudativen Peritonealtuberkulose Ähnlichkeit hat. Auch vom Ductus cysticus können Perforationsperitonitiden ausgehen. Beiderseitige Vagusdurchschneidung beeinflußt den Verlauf der Gallenperitonitis ungünstig. Als Ursache der aseptischen cholämischen Peritonitis nach Galleruptur ist nach ROSENTHAL, WISLICKI und MELCHIO eine Gallensäureintoxikation anzunehmen. Die Gallensäuren stellen die Hauptträger der Gallengiftigkeit dar.

Literatur.
Galle.

AGRIFOGLIO: La litiasi biliare. Genova 1923. — ALBU: Berl. klin. Wschr. **1901 II**, 1248. — ALDOR, v.: Wien. klin. Wschr. **1914 I**, 558. — ALI KROGIUS: Zbl. Chir. **1924**, 1224. — ANSELMINO u. HOFFMANN: Arch. Gynäk. **143**, 477 (1931). — AOYAMA: Beitr. path. Anat. **57**, 168—182 (1913). — ASCHNER: Zit. nach WESTPHAL. 44. Kongr. inn. Med. 1932, S. 355. — ASCHOFF: (1) Cholelithiasis. Jena 1909. (2) Med. Klin. **1912 I**, 4—7. (3) Münch. med. Wschr. **1913 II**, 1753. (4) Die Erkrankungen der steinfreien Gallenwege. Verh. dtsch. Ges. inn. Med., 44. Kongr. **1932**, 261—289. — ASCHOFF u. BACMEISTER: (1) Die Cholelithiasis. Jena: Gustav Fischer 1909. (2) Zit. nach SCHMIEDEN. 44. Kongr. inn. Med. 1932, S. 323. — ASHOFF: (1) Münch. med. Wschr. **1922 I**, 352. (2) Klin. Wschr. **1924 I**, 961. (3) Vorträge über Pathologie. Jena 1925. (4) Acta path. scand. (Københ.) **5**, 341 (1928). — ASKANAZY: Verh. dtsch. path. Ges. Wien **24** (1929). — AUFRECHT u. ROVSING: Dtsch. Arch. klin. Med. **128**, 242 (1919).

BABKIN: Die äußere Sekretion der Verdauungsdrüsen, Teil V. 1928. — BACMEISTER: Zit. nach ROST (Path. Physiol.). — BACMEISTER u. HAVERS: Dtsch. med. Wschr. **1914 I**, 385. — BALTACÉANO et VASILIU: C. r. Soc. Biol. Paris **120**, 666—668 (1935). — BARRON: Medicine **10**, 77 (1931). — BAUER: Zit. nach ROST (Path. Physiol., S. 181). — BAYLISS and STARLING: J. of Physiol. **28**, 325 (1902). — BELOUSSOW: Arch. f. exper. Path. **14** (1881). — BENGOLEA: Acad. Chir. **63** (1937). — BERG: (1) Mitt. Grenzgeb. Med. u. Chir. **24**, 270—274 (1912). (2) Acta chir. scand. (Stockh.), Suppl. 2, 1—185 (1922). (3) Arch. klin. Chir. **126**, 329 (1923). — BERGARÈCHE: Enferm. Apar. digest. (span.) **1**, 563—575 (1935). — BERGH u. Mitarb.: Surg. etc. **62** (1936). — BERGH, H. v. D.: Die Gallen-

farbstoffe im Blut, 1918. — BERGMANN, V.: (1) Die Cholecystopathien. Ref. aus Naturforsch.-
und Ärzteverslg 1926. (2) Dtsch. med. Wschr. **1926** II, 1757, 1801. (3) Funktionelle Pathologie. Berlin: Julius Springer 1936. — BERNARD: Mémoire sur le pancréas. Paris 1859. —
BERNARDIS, DE: Boll. Soc. piemont. Chir. **5**, 688 (1935). — BERNHARD: (1) Z. Chir. **222**,
H. 1/2, 1152 (1930). (2) Klin. Wschr. **1931** II, 1761. (3) Arch. klin. Chir. **178**, H. 3, 495
(1933). (4) Dtsch. Z. Chir. **242**, H. 7/8, 493 (1934). (5) Chirurg **1934**, 145. (6) Arch. klin.
Chir. **183**, Kongr.ber., 475 (1935). (7) Dtsch. Z. Chir. **247**, (1936). (8) Arch. klin. Chir.
186, 502 (1936). — BERTOG: Mitt. Grenzgeb. Med. u. Chir. **26**, 49—60 (1913). — BIG-
LIARDI: Giorn. Clin. med. **16**, 1412 (1935). — BLAD: Arch. klin. Chir. **109**, 101 (1917). —
BLAD, SCHÖNDUBE, ERB u. BART: Zit. nach WESTPHAL. 44. Kongr. inn. Med. 1932, S. 361. —
BOIT, RAUCH u. STEGEMANN: Bruns' Beitr. **131** (1924). — BOLLMANN and MANN: Ann.
int. Med. **9**, 617 (1935). — BORSCHE: Ber. path. **52**, 342 (1919). — BORSOTTI: Boll. Soc.
piemont. Chir. **5**, 269 (1935). — BOYSEN: Über die Struktur der Gallensteine. Berlin:
S. Karger 1909. — BRACKERTZ: Zit. nach HENSCHEN. Arch. klin. Chir. **173**, 488 (1932). —
BRAND: Pflügers Arch. **90**, 494 (1902). — BRAUER: Münch. med. Wschr. **1901** II, 1003. —
BRAUN: (1) Berl. klin. Wschr. **1920**. (2) Zbl. Chir. **1923**, 1171. — BROMANN: Uppsala Läk.för.
Förh. **26**, (1921). — BRUGSCH: Med. Klin. **1931** I, 536. — BRUGSH: Z. klin. Med. **58**, 518
(1906). — BRUMMELKAMP: Mitt. Grenzgeb. Med. u. Chir. **37**, 515—525 (1924). — BRUNS:
Arch. di Sci. biol. **8**, 97 (1899). — BUDDE: (1) Dtsch. Z. Chir. **157**, H. 5, **364** (1920).
(2) Arch. klin. Chir. **128**, H. 3, 586—604 (1924). (3) Zbl. Chir. **1924** II, 2684. — BUND-
SCHUH: Arch. klin. Chir. **161**, 549 (1930). — BÜRGER: Klin. Wschr. **1927** II, 2221. —
BÜRGER u. FISCHER: Z. exper. Med. **3**, 24 (1914).

CHALATOFF: Chir.-Kongr. Zbl. **4**, 561 (1914). — CLAIRMONT u. HABERER: (1) 33. Chir.-
Kongr. 1904. (2) Mitt. Grenzgeb. Med. u. Chir. **22**, 154, 159 (1911). — COHN: Arch. klin.
Chir. **127**, 306—326 (1923). — COHNHEIM u. BELOUSSOW: Arch. f. exper. Path. **14**, 200. —
COHNHEIM u. KLEE: Heidelberg. Akad. Wiss., Math.-naturwiss. Kl. **1912**. — CORNING:
Lehrbuch der Entwicklungsgeschichte. München: J. F. Bergmann 1925. — COURVOISIER:
Chirurgie der Gallenwege, 1890. — CZYLHARZ, V., FUCHS u. V. FÜRTH: Biochem. Z. **49**,
120 (1913).

DASTRE: C. r. Soc. Biol. Paris, Dez. 1887. — DASTRE et ARTHUS: Arch. de Physiol. 473
(1889). — DELEZENNE: (Arch. f. Anat. u.) Physiol. 528 (1901). — DELOCH: (1) Mitt.
Grenzgeb. Med. u. Chir. **35**, 265—278 (1922). (2) Riv. Pat. sper., N. s. **2**, 447—457 (1934). —
DOYON et BILLET: C. r. Soc. Biol. Paris (1905). — DÜTTMANN: Bruns' Beitr. **129**, 507
bis 536 (1923). — DUZAR: Scritti med. in onore Jemma **1**, 431 (1934).

EHRET u. STOLZ: (1) Mitt. Grenzgeb. Med. u. Chir. **6**. (2) Mitt. Grenzgeb. Med. u.
Chir. **7**. (3) Mitt. Grenzgeb. Med. u. Chir. **8**. (4) Mitt. Grenzgeb. Med. u. Chir. **10**. — EHR-
HARDT: (1) Arch. klin. Chir. **64**, 304 (1901). (2) Arch. klin. Chir. **74**, 658 (1904). — EHR-
LICH: Z. analyt. Chem. **32**, 275 (1883). — EHRLICH u. HIYMANS V. D. BERGH: Zbl. klin. Med.
4, 721 (1883). — EIGER: (1) Zbl. Physiol. **30**. (2) Zbl. Physiol. **98**, 602 (1931). — EINER:
Zit. nach ROST (Path. Physiol.). — ELLINGER: Arch. f. exper. Path. **159**, 111 (1931). —
ENDERLEN u. JUSTI: Dtsch. Z. Chir. **61**, 235 (1901). — ENDERLEN u. ZUMSTEIN: Mitt.
Grenzgeb. Med. u. Chir. **14** (1904). — EPPINGER: (1) KRAUS-BRUGSCH' Pathologie und Thera-
pie, Bd. VI/2, S. 97. 1918. (2) Hepato-lineale Erkrankungen. Berlin 1920. (3) Die Leber-
krankheiten. Wien: Julius Springer 1937. — EXNER u. HEYROWSKY: Mitt. Grenzgeb.
Med. u. Chir. **24** (1912).

FIESSINGER u. GOTHIER: Bull. Acad. Méd. Paris, III. s. **114**, 220—224 (1935). — FISCHER:
(1) FISCHER-ORTHS Die Chemie des Pyrolls, Bd. II/1. Leipzig: Akademische Verlagsgesellschaft 1937. (2) Hoppe-Seylers Z. **127**, 209 (1923). — FISCHER u. BARRENTSCHEEN:
Hoppe-Seylers Z. **115**, 186 (1921). — FLEISCHL: Ber. Verh. kgl. sächs. Ges. Wiss. Leipzig
26. — FLOERCKEN: (1) Münch. med. Wschr. **1923** I, 498, 499. (2) Dtsch. Z. Chir. **113**, 604
(1912). — FORSGREN: Klin. Wschr. **1932** II, 1429. — FORSTER: Münch. med. Wschr. **1908** I, 1.
FOSTER, HOOPER and WHIPPLE: J. of biol. Chem. **38**, 421 (1919). — FRAENKEL u. KRAUSE:
Z. Hyg. **32**, 106 (1899). — FRENCH: Arch. Surg. **30**, 635—638 (1935). — FREUDENBERG,
V. REDWITZ u. ENDERLEN: Z. exper. Med. **32**, 41 (1923). — FREY u. HARLEY: (1) Verh.
2. Med.-Kongr. 1892. (2) Z. exper. Med. **3**, 416 (1914). — FRERICHS: Klinik der Leber-
krankheiten. — FUZITA: Arb. med. Fak. Univ. Okayama **3**, 154 (1932). — FUZIWARA: J. of
Biochem. **15**, 181 (1932).

GALIPPE: J. de connaiss. M d. (1886). — GARROD: Quart. J. Med. Oxford **7**, 129
(1914). — GIORDANO and MANN: Coll. Pap. Mayo Clin. **19** (1927). — GLAESER: Wien. med.
Wschr. **1905**. — GLASER: Schweiz. med. Wschr. **1921** I, 206. — GLÄSSNER: Wien. klin.
Wschr. **1918** I, 549. — GMELIN: Zit. nach F. TIEDEMANN u. L. GAUTIER, S. 80. Leipzig u.
Heidelberg 1826. — GÖBEL: Z. Hyg. **15** (1906). — GRAHAM and PETERMANN: Arch. Surg.
4, 23—50 (1922). — GRIGANT: Zit. nach ROST (Path. Physiol.). — GUNDERMANN: (1) Mitt.
Grenzgeb. Med. u. Chir. **6**. (2) Mitt. Grenzgeb. Med. u. Chir. **37**. (3) Arch. klin. Chir. **101**,
546 (1913). (4) Bruns' Beitr. **128**, 1 (1923). (5) Bruns' Beitr. **140**, 26—31 (1927).

HABERLAND: Arch. klin. Chir. **130**, 625—646 (1924). — HABERER u. KELLING: Zit. nach MÜLLER. Dtsch. Z. Chir. **161**, 367 (1921). — HALPERT: Med. Klin. **1924 I**, 408, 409. — HAMARSTEN: Pflügers Arch. **3**, 53 (1876). — HÄNDEL: Arb. ksl. Gesdh.amt **28**, H. 1 (1908). — HANSEMANN, v.: Virchows Arch. **212**, 139 (1913). — HARTING: Z. Zellforsch. **12**, 518—531 (1931). — HASELHORST u. STROMBERGER: Z. Geburtsh. **98**, 49 (1930). — HAWKINS, WHIPPLE and QUEEN: J. of exper. Med. **57**, 399—418 (1933). — HECKMANN: Klin. Wschr. **1934 I**, 760—766. — HEIDENHAIN: HERMANNs Handbuch der Physiologie, Bd. 5. — HENDRIKSEN: (1) Zit. nach ASCHOFF. Die Erkrankung der freien Gallenwege. (2) Bull. Hopkins Hosp. **9**, 221—232 (1898). (3) Anat. Anz. **17**, 197—216 (1900). — HENSCHEN: Arch. klin. Chir. **173**, 488—646 (1932). — HERRMANN: Zit. nach ROST (Path. Physiol.). — HERZFELD u. HAEMMERLI: Schweiz. med. Wschr. **1924 I**, 141. — HEUKELOM, v.: Beitr. path. Anat. (1896). — HIRSCHEL: (1) Bruns' Beitr. **56**. (2) Münch. med. Wschr. **1910 I**, 639. — HOFBAUER: (1) Chir.-Kongr. 1908. (2) Berl. klin. Wschr. **1908**. — HOHLWEG: Dtsch. Arch. klin. Med. **108**, 25, 255—276 (1912). — HOPKINS: Biochemic. J. **15**, 286 (1921). HORSTERS: (1) Blutzucker und Gallensäure. Z. exper. Med. **66**, 89, 129 (1929). (2) 44. Kongr. inn. Med. 1932, S. 373. — HOWARD and STEWANS: Arch. int. Med. **20**, 896 (1917).

IVY: Amer. J. Physiol. **103**, 121—130 (1933). — IWANAGA: Mitt. med. Fak. Fukuoka **6**, 89 (1921). (2) La litiasi biliare. Genova 1923.

JAHIEL: Presse méd. **1936**, 1070—1072. — JAKOBSEN: Arch. Surg. **5** (1922). — JENKE u. STEINBERG: Arch. f. exper. Path. **153**, 244 (1930). — JUDD: Arch. int. Med. **44**, 735—745 (1929).

KADOKURA: Zit. nach MEYER-BURGDORFF. Chirurg **6**, 604 (1934). — KALK: (1) Z. ärztl. Fortbildg **1930**, Nr 19/20. (2) Z. klin. Med. **109**. — KALK u. SCHÖNDUBE: Z. exper. Med. **53**, 461 (1926). — KAPLAN: Arb.physiol. **8**, 695—704 (1935). — KAUSCH: (1) Mitt. Grenzgeb. Med. u. Chir. **23** (1911). — (2) Berl. klin. Wschr. **1920**. — KEHR: Neue deutsche Chirurgie, Bd. 8. — KIRSCHNER: Zit. nach SCHMIEDEN. 44. Kongr. inn. Med. 1932, S. 328. — KLEE u. KLÜPFEL: Mitt. Grenzgeb. Med. u. Chir. **27**, 785 (1914). — KLOSE u. WACHSMUT: Arch. klin. Chir. **123**, 1—30 (1923). — KOCH: Z. Hyg. **60**. — KONJETZNY: Zit. nach SCHMIEDEN. 44. Kongr. inn. Med. 1932, S. 323. — KÖRTE: Beiträge zur Chirurgie der Gallenwege und der Leber, 1908. — KREHL: Innere Krankheiten. Pathologische Physiologie. Leipzig: F. C. W. Vogel 1930. — KRETZ: Handbuch der allgemeinen Pathologie, Bd. 2, S. 493. — KUBIG-KRABBEL: Münch. med. Wschr. **1912 II**, 1998. — KÜLZ u. FREDERICHS: Pflügers Arch. **13**, 460 (1876). — KUNDE u. MOLITSCHOTT: Arch. wiss. Heilk. **11**, 479 (1852). — KUNIKA: Dtsch. Z. Chir. **118**, 574 (1912). — KURAMOTO: J. of Biochem. **19**, 135 (1934). — KURU: Virchows Arch. **210**, 433 (1912). — KUSAKA: Jap. J. Gastroenterol. **4**, 196 (1932).

LAROCHE: Zit. nach BACMEISTER. Erg. inn. Med. **9**, 14. — LAUBENKEIMER: Z. Hyg. **58**, 64. — LEPEHNE: Das Problem der Gallenfarbstoffbildung in und außerhalb der Leber. Leipzig: Akademische Verlagsgesellschaft 1930. — LEVA: Virchows Arch. **132**, 490 (1893). — LEYDEN: Zit. nach ROST (Path. Physiol., S. 181). — LICHTWITZ: (1) Klinische Chemie. Berlin 1918. (2) Ref. Verh. Ges. Verdgskrkh. **1927**, 194. (3) Handbuch der normalen und pathologischen Physiologie, Bd. 4, S. 591. 1929. — LIECK: Arch. klin. Chir. **128**, 118 (1924). LIOY: Riv. Pat. sper., N. s. **3**, 131—151 (1935). — LITTEN: Zit. nach ROST (Path. Physiol., S. 181). — LOOSER: Verh. dtsch. path. Ges. **1907**. — LUCIANI: Zit. nach ROST (Path. Physiol.). — LUETKENS: (1) Aufbau und Funktion der extrahepatischen Gallenwege. Leipzig: F. C. W. Vogel 1925. (2) Aufbau und Funktion der extrahepatischen Gallengänge, Kap. II, Mikrosk. Unters., S. 70—111. Leipzig: F. C. W. Vogel 1926. — LUNDBERG: Amer. J. Physiol. **98**, 602 (1931).

MACHIDA: Beitr. path. Anat. **72**, 808 (1924). — MAGNUS: Z. physiol. Chem. **48**, 376 (1906). — MALLET-GUY, PIERRE, MARC CHAMBON, ANDRÉ CHAMBON et PIERRE CROIZAT: Lyon chir. **33**, 539 (1936). — MANN u. BOLLMANN: Zit. nach EPPINGER (Leberkrankheiten, S. 33). — MANN and MAGATH: (1) Amer. J. Physiol. **55**, 285 (1921). (2) Amer. J. Physiol. **65**, 403 (1923). — MANN, MAGATH u. BALTES: Zit. nach MEYTHALER-NAEGELI. Arch. f. exper. Path. **165**, H. 5/6, 573 (1932). — MASTER and ROUS: J. of exper. Med. **33**, 731 (1921). — MATSUNO: Virchows Arch. **247**, 208 (1923). — MAYO and GREEN: Amer. J. Physiol. **89**, 280 (1929). — MAYO u. ROBSON: Zbl. Physiol. **4**, 634 (1890). — McGOWAN, BUTSCH and WALTERS: J. amer. und Assoc. **106**, Nr. 26 (1936). — McNEE: (1) Dtsch. med. Wschr. **1913 I**, 994—996. (2) Med. Klin. **1913 II**, 1125—1129. (3) J. of Path. **18**, 325 (1914). — MECKEL v. HELMSBACH: BILLROTHs Mikrogeologie, 1856. — MELCHIOR: Totale Wassersucht der Gallenwege. Presse méd. **11**, 1316—1318 (1935). — MEYER: Arch. int. Med. **34** (1924). — MEYER, NEILSN u. FEUSIER: Ref. Zbl. ges. Chir. **14**. — MEYTHALER u. NAEGELI: Arch. f. exper. Path. **165**, H. 5/6, 571—582 (1932). — MINKOWSKI u. NAUNYN: Arch. f. exper. Path. **21**, 1 (1886). — MIYAKE: Arch. klin. Chir. **101**, 54—117 (1913). — MORACHINI e MAESTRI: Clin. med. ital., N. s. **64**, 1103 (1933). — MORAWITZ u. BIERICH: Arch. f. exper. Path. **56**, 115 (1907). — MÜLLER: (1) Z. klin. Med. **12**, 45 (1887). (2) Verh. Kongr. inn. Med. 1887, 404. — MUNK: Virchows Arch. **122**, 302 (1890).

Naegeli: Differentialdiagnose in der inneren Medizin. Leipzig: Georg Thieme 1937. — Nasse: (1) Inaug.-Diss. Rostock 1882. (2) Arch. klin. Chir. 48, 885 (1884). — Naumann: Wien. klin. Wschr. 1912. — Naunyn: (1) Cholelithiasis. Leipzig 1892. (2) Klinik der Cholelithiasis. Jena 1909. (3) Mitt. Grenzgeb. Med. u. Chir. 31, 537 (1919). — Naunyn u. Minkowski: (1) Arch. f. exper. Path. 21, 1 (1886). (2) Arch. f. (Anat. u.) Physiol. 1899, 90. — Naunyn u. Umber: Mitt. Grenzgeb. Med. u. Chir. 31. — Nauwerk u. Lübke: Berl. klin. Wschr. 1913 II, 624. — Neumann: Zit. nach Aschoff. Beih. Med. Klin. 1931 I, 20. — Nötzel: Arch. klin. Chir. 93, 161 (1910). — Nuboer: Frankf. Z. Path. 41, 198—249 (1931).

Oddi: (1) Archives ital. de Biol. (Pisa) 8, 317 (1887). (2) Bull. Sci. méd. Bologna 1888, H. 3/4. — Ohly: (1) Dtsch. med. Wschr. 1913 II, 1402—1404. (2) Arch. Verdgs.krkh. 21. (3) Arch. Verdgskrkh. 32. — Okamura, T.: Arb. med. Fak. Univ. Okayama 1, 387 (1929).

Pawlow: (1) Die Tätigkeit der Verdauungsdrüsen. Wiesbaden 1892. (2) Verh. med. Ges. St. Petersburg 1905. — Petermann: Surg. etc. 36, 522 (1923). — Petrén: Bruns' Beitr. 120, 501 (1920). — Pfuhl: Handbuch der mikroskopischen Anatomie, Bd. V/2, S. 248. 1932. — Poppert u. Gerzner: Med. Klin. 1935 I, 128. — Popper: Zit. nach Schmieden. 44. Kongr. inn. Med. 1932, S. 328. — Pugliese: (1) Arch. f. (Anat. u.) Physiol. 1899, 90. (2) Biochem. Z. 52, 423 (1913).

Quinke: Die Krankheiten der Leber. Nothnagels Spezielle Pathologie und Therapie, Bd. 18, I.

Rachford: (1) J. of Physiol. 12, 72 (1891). (2) Med. Rec., Dez. 1895. — Reiniger: Frankf. Z. Path. 13, 103 (1913). — Riedel: Münch. med. Wschr. 1912 II, 8. — Riess: Arch. Anat., Physiol. u. wiss. Med. 1863, 473. — Rietz: Nord. med. Ark. (schwed.) 50, H. 1 (Kir.) (Stockh. 1917). — Ritter: Bruns' Beitr. 161, 1—7 (1935). — Robitscheck u. Pusolt: Wien. klin. Wschr. 1923. — Roger: (1) Gaz. Hop. 1910, 1516. (2) Physiol., norm. et path. du foie. Paris 1922. — Rohde: Arch. klin. Chir. 115, 727—743 (1921). — Rosenberg: Pflügers Arch. 53, 388 (1893). — Rosenthal: Arch. f. exper. Path. 107, 238 (1925). Rosenthal, v. Falkenhausen u. Freund: Arch. f. exper. Path. 111, 170 (1926). — Rosenthal u. Wislicki: Z. exper. Med. 54, 795 (1927). — Rosenthal u. Zinner: Klin. Wschr. 1932 II, 1664. — Rössle: (1) Verh. dtsch. path. Ges. 10, 157 (1909). (2) Schweiz. med. Wschr. 1929 I, 4. — Rost: (1) Mitt. Grenzgeb. Med. u. Chir. 26, 712 (1913). (2) Chir.-Kongr. 1923. (3) Mitt. Grenzgeb. Med. u. Chir. 38, 1—7 (1924). (4) Pathologische Physiologie der Chirurgie. Leipzig: F. C. W. Vogel 1925. (5) Zbl. Chir. 1927, Nr 1, 20. — Rous, Master and Braun: Proc. Soc. exper. Biol. a. Med. 20, 128 (1922). Ref. Ber. Physiol. 19, 187. — Rovsing: (1) Unterleibschirurgie. Leipzig: F. C. W. Vogel 1912. (2) Acta chir. scand. (Stockh.) 56, H. 2. — Ruppanner: (1) Schweiz. med. Wschr. 1928 II, 717 bis 719. (2) Schweiz. med. Wschr. 1935 I, 56. — Russum and Hill: Amer. Surg., IV. s. 28, 129—134 (1925). — Rütz: Zbl. Chir. 1935, 2496, 2497. — Rydgaard: (1) Arch. klin. Chir. 115, 511—530 (1921). (2) Arch. klin. Chir. 127 (1923).

Sakurai: Zit. nach Westphal. 44. Kongr. inn. Med. 1932, S. 355. — Schade: (1) Münch. med. Wschr. 1909 I. (2) Z. exper. Path. u. Ther. 8 (1910). (3) Münch. med. Wschr. 1911 I, 723. (4) Die physikalische und innere Medizin, S. 283. 1920. — Schievelbein-Ritter: Bruns' Beitr. 71 (1910). — Schiff: Pflügers Arch. 3, 598 (1870). — Schmidt: Erkrankungen des Pankreas. Brugsch' Spezielle Pathologie und Therapie innerer Krankheiten, Bd. 6, S. 1. — Schmidt, R.: Med. Klin. 1921 I, 181. — Schmieden: (1) Zbl. Chir. 1920, Nr 41. (2) 44. Kongr. inn. Med. 1932, S. 302. — Schmieden u. Rhode: Arch. klin. Chir. 118, 14—53 (1921). — Schmorl u. Seidel: Münch. med. Wschr. 1910 II, 2034. — Schömakker: Zit. nach Henschen. Arch. klin. Chir. 173, 488, 590 (1932). — Schönbauer: Arch. klin. Chir. 130, 724 (1924). — Schöndube: (1) Klin. Wschr. 1925 I, 640. (2) Klin. Wschr. 1929 II, 2059—2064. — Schröder v. d. Kolk: Zit. nach Rost (Path. Physiol.). — Schultz u. Scheffer: Berl. klin. Wschr. 1921 II, 789—794. — Sciuti: Boll. Soc. med.-chir. Catania 2, 557—571 (1934). — Shimizu: Gallensäure. Okayama 1935. — Sick u. Fraenkel: Bruns' Beitr. 85, 687 (1913). — Smidt: Arch. klin. Chir. 117, 425 (1921). — Southgate: Med. Rec., Dez. 1895. — Specht: Mittelrhein. Chir.-Tagg Frankf., Nov. 1920. — Stadelmann: (1) Dtsch. med. Wschr. 1896. (2) Z. Biol. 34, 1 (1897). — Stäheli: Bruns' Beitr. 123 (1931). — Steiner: Wien. klin. Wschr. 1914 I. — Sternberg: Der heutige Stand der Lehre von den Geschwülsten. Wien: Julius Springer 1926. — Strassburger: Mohr-Staehelins Handbuch der inneren Medizin, Bd. 3, Teil II, S. 323. — Stubenrauch, v.: Arch. klin. Chir. 82, 667 (1907). — Sudler: (1) Proc. Assoc. amer. Anat. 1900, 177—184. (2) Bull. Hopkins Hosp. 12, 126—128 (1901). — Sweet: Ann. Surg. 101, 624—632 (1935). — Sydney, Martin, Dawson and Williams: (1) Proc. roy. Soc. 45, 292. (2) Proc. roy. Soc. Biol. 48, 358.

Thannhauser: (1) Arch. f. exper. Path. 120, 36 (1927). (2) Stoffwechsel und Stoffwechselkrankheiten. München: J. F. Bergmann 1929. — Thannhauser, Enderlen u. Jenke: (1) Arch. f. exper. Path. 130, 292, 308 (1928). (2) Arch. f. exper. Path. 135, 131 (1928). —

THANNHAUSER u. FLEISCHMANN: Stoffwechsel und Stoffwechselkrankheiten, herausgeg. von THANNHAUSER, S. 506. — THOMSEN: Studies over neurogen or cellular Achylie. Kopenhagen 1921. — TIETZE: (1) Zit. nach ROST (Path. Physiol.). (2) Zbl. Chir. **129**, 1—25 (·1924). — TIETZE u. WINKLER: Arch. klin. Chir. **129**, 1 (1924). — TISCHNER: Virchows Arch. **175**, 90 (1904). — TSUNODA: Virchows Arch. **193**, 213 (1908).

UMBER: Erkrankungen der steinfreien Gallenwege und ihre Folgen. Ref. Verh. 44. Kongr. inn. Med. **1932**, 289. — UMBER u. HEINE: Arch. f. exper. Path. **103**, 329—365 (1924).

VERZAR: Klin. Wschr. **1931** I, 1. — VIRCHOW: Virchows Arch. **1**, 279, 379 (1847). — VIRCHOW, ASHOFF u. EPPINGER: Zit. nach THANNHAUSER. Stoffwechsel und Stoffwechselkrankheiten. — VOIT: Über die Bedeutung der Galle für die Aufnahme der Nahrungsstoffe im Darmkanal. Stuttgart 1882. — VOOGT, DE: Nederl. Tijdschr. Geneesk. **1898** II, 236.

WAGNER: Münch. med. Wschr. **1912** I, 150. — WALZEL, WIESENSTREU u. STARLINGER: Wien. klin. Wschr. **1924** I, 514, 515. — WATANABE: Zit. nach WESTPHAL. 44. Kongr. inn. Med. 1932, S. 355. — WATZEL: Arch. klin. Chir. **115**, 1000 (1921). — WENDT: Erg. inn. Med. **42**, 213—272 (1932). — WESTPHAL: (1) Zit. nach BERGMANN (Funkt. Path.). (3) 34. Kongr. dtsch. Ges. inn. Med. 1922. — (4) Z. klin. Med. **96**, H. 1—3, 113 (1923). — WESTPHAL, GLEICHMANN u. MANN: Gallenwegfunktion und Gallensteinleiden. Berlin: Julius Springer 1931. — WICHERT, POSPELOFF u. JAKOWLEWA: Z. klin. Med. **109**, 678 (1929). — WIEDEMANN: Bruns' Beitr. **89**, 594 (1914). — WIEDEMANN u. ENDERLEN: Bruns' Beitr. **89**, 594 (1914). — WIELAND: Siehe THANNHAUSER (Stoffwechsel und Stoffwechselkrankheiten, S. 513). — WILKEN: Klin. Wschr. **1937** II, 1350. — WILMS: Zbl. Chir. **1909**, 1041. — WINDAUS: (1) Nachr. Ges. Wiss. Göttingen, Math.-phys. Kl. **1919**. (2) Ber. **53**, 488 (1920). — WINKELSTEIN: Zit. nach WESTPHAL. 44. Kongr. inn. Med. 1932, S. 355. — WISCHNEWSKY: Zit. nach SCHMIEDEN. 44. Kongr. inn. Med. 1932, S. 320. — WOHLGEMUTH: Die Bedeutung der Galle für die Verdauung. OPPENHEIMERs Handbuch der Biochemie, Bd. 4, S. 618.

Milz.

Von Professor Dr. TH. NAEGELI-Bonn.

I. Anatomie.

Die *Milz* ist der Ort des *Untergangs* vieler roter Blutkörperchen. Andererseits stellt sie eine *Neubildungsstätte* der weißen dar. Außerdem bildet sie einen wichtigen Bestandteil des *reticuloendothelialen Apparates*.

Daraus erklärt sich die Mannigfaltigkeit ihrer Funktionen — und Erkrankungen. Sie besteht aus einer Kapsel, aus Balken und aus der Pulpa. Die Kapsel ist fest mit dem Bauchfell verwachsen und enthält wenige glatte Muskelfasern. Von der Kapsel ziehen die Balken ins Innere. Sie bestehen aus spärlichen Muskeln, elastischen Fasern und enthalten die Gefäße. Die Maschen des Netzes sind von der Pulpa ausgefüllt, die reichlich retikuläres Gewebe und kleine Blutgefäße enthalten. Bei der muskelarmen menschlichen Milz sind unter normalen Verhältnissen starke Volumschwankungen, wie sie z. B. bei Katzen und Hunden vorkommen, schwer vorstellbar.

Das *Arterienblut* kann frei in die Pulpa austreten, die Venensinus nehmen es wiederum frei auf. Diese Blutbahn ist also offen. Andererseits kommt es durch besondere Anordnung des Pulpareticulums zu bestimmten Verbindungsbahnen zwischen arteriellen Capillaren und Venensinus. Dann fließt das Blut ohne das Gefäßlumen verlassen zu haben vom arteriellen in den venösen Schenkel. Zeitweise öffnet sich das Pulpareticulum und nimmt aus dem strömenden Blut mehr oder weniger große Mengen auf. Dieses ausgetretene Blut fließt sehr langsam oder bleibt sogar in jenen Räumen liegen. In dieser Zeit kann es in seiner Zusammensetzung weitgehend verändert werden.

Unter normalen Verhältnissen zeigt die Milz des Erwachsenen keine Erythrocytenbildung. Auch Riesenzellen — Megakaryocyten — fehlen in der Regel.

Fehlen der Milz. BEHR teilt ein *völliges Fehlen* einer Milz mit und weist darauf hin, daß etwa 30 derartige Beobachtungen vorliegen, bei zum Teil sehr hohem Alter der Patienten. Anderweitige Mißbildungen wurden gleichzeitig in 11 Fällen festgestellt.

ORTH hat mit Recht darauf hingewiesen, daß ein wirklicher Defekt des Organs nur beim *Fehlen der Milzgefäße* vorliegt. Andernfalls müßte ein frühzeitiges Zugrundegehen der Milz angenommen werden.

Bei jedem 4.—5. Menschen sind im Bereiche des Hilus im lockeren Gewebe oder in den Milzbändern *Nebenmilzen* von verschiedener Größe und Anzahl vorhanden. Diese stimmen im Bau vollkommen mit der Hauptmilz überein. ALBRECHT beschreibt einen Fall von über 400 solcher Gebilde. Ihr Vorkommen hat praktisches Interesse.

Bei den **Lageveränderungen der Milz** handelt es sich entweder um *angeborene Dystopie* oder um *erworbene* bei fast immer krankhaft vergrößertem Organ. Als Ursache kommt eine angeborene Schlaffheit bzw. eine Verlängerung der Ligamente in Frage. Daher ist die sog. *Wandermilz* häufiger bei Frauen. Störungen werden meist durch *Drehungen* hervorgerufen. Diese können langsam oder plötzlich einsetzen. In Übereinstimmung mit dem KÜSTNERschen Gesetz erfolgt die Drehung immer von links nach rechts unter dem Einfluß einer Übertragung von Drehbewegungen des Körpers. Als Folge treten Stauung, Thrombose, Infarzierung, Erweichung und Vereiterung ein. Es sind Drehungen bis zu 3mal 360^{0} beobachtet worden. In seltenen Fällen kann sich das Organ vollkommen abschnüren, zu einem freibeweglichen Körper werden, der von neuen Blutgefäßen versorgt wird.

Milzarterie. Die Milz wird von der *A. lienalis* gespeist, dem stärksten Ast der aus der Bauchaorta stammenden A. coeliaca. Sie stellt ein funktionelles Endgefäß dar, kann deshalb unter normalen Verhältnissen nicht ohne Gefahr der Nekrose unterbunden werden. Man unterscheidet nach SSOSON-JAROSCHEWITZSCH zwei *Verästelungstypen,* einen solchen mit langem Stamm und Aufteilung dicht am Organ und dem Verzweigungstyp mit kurzem Stamm und früher Teilung. Hierbei ist die Gefahr der Pankreasschädigung bei Unterbindung gegeben.

Die **Milzvene** mündet in die Pfortader. Wegen verschiedener Füllung ist sie sehr weit und verhältnismäßig lang. Dies ist für die Erklärung mancher Milzerkrankung als Folge von Lebererkrankungen von Bedeutung.

Das Blut der Milzvene gelangt nicht gleichmäßig in die ganze Leber. SEREGE hat 1901 die Theorie vom Doppelstrom der Pfortader aufgestellt. Auch nach Ansicht anderer Autoren (DEAVER, BENEKE) setzt sich der Gesamtblutstrom in großen Gefäßen aus einzelnen Strömen zusammen, von denen jeder von den übrigen beeinflußt wird, trotzdem aber den Anforderungen des zugehörigen Organs entsprechend seine eigene Richtung und Kraft besitzt. Diese Sonderströme treten im Sammelrohr um so schärfer hervor, je näher die Einmündungsstelle des betreffenden Gefäßes liegt.

NAEGELI zeigte durch Injektion eines Kontrastmittels in die Milzvene im Röntgenbild, daß dieses fast ausschließlich zur Darstellung der Gefäße des linken Leberlappens führt. Damit läßt sich die verschiedene chemisch-physiologische Beschaffenheit verschiedener Leberbezirke erklären (JUNKERSDORFF, SCHEIFF, LOZANO u. a.) (vgl. Kapitel Leber).

Die *Verteilung* des Blutes aus den verschiedenen Quellgebieten hängt zum Teil von der Rohrweite und vom Druck in den betreffenden Gefäßen ab. Daraus erklärt sich unter Umständen ein Verschieben des unter Voraussetzung laminärer Strömungsform, gleicher Rohrweite und gleichen Druckes vorhandenen Verhältnisses von 3 : 1 derart, daß nicht $^{3}/_{4}$ des Blutes der jeweils entsprechenden Seite und $^{1}/_{4}$ der anderen zuströmt. Versuche von BUCHER ergaben für corpusculäre Gebilde eine Verschiebung dieses Verhältnisses auf 86—95% zugunsten derselben Seite. Dies erklärt sich daraus, daß der größere Teil eines corpusculären Gebildes in der Strombahn den kleineren mit sich auf dieselbe Seite zieht und eine Aufteilung in der Gefäßteilung der V. portae nicht erfolgt.

Ein weiterer Hinweis, daß das Milzvenenblut in der Hauptsache dem linken Leberlappen zufließt, stellt unter anderem eine Beobachtung von ALESSANDRI dar, der nach Milzexstirpation wegen Spindelzellensarkom $1^{1}/_{2}$ Jahre später autoptisch Metastasen nur im linken Leberlappen fand.

Im Gegensatz zu diesen und anderen klinischen und experimentellen Befunden hat WANKE auf Grund von Absceßlokalisation in der Leber diese Annahme bezweifelt.

Lymphgefäße. Die Lymphgefäße sind spärlich und fehlen im Innern.

Unterbindung der V. lienalis. Experimentelle Untersuchungen von NAEGELI und MEYTHALER ergaben nach *Unterbindung der Milzvene* eine Erhöhung des *Bilirubinspiegels* sowohl im Milzvenenblut als auch im peripheren Blut. Bei *Abklemmung* der Hauptmilzvene sowie sämtlicher anderer Venen tritt bei gleichzeitig begrenzter Abklemmung und Wiedereröffnung der Anstieg des Bilirubins noch deutlicher zutage.

Anastomose zwischen V. lienalis und V. renalis sin. Nach *Anastomose der V. lienalis mit der linken V. renalis* zum Zwecke der Umleitung des Milzblutes in die V. cava steigt der periphere Bilirubinspiegel schnell an, liegt jedoch tief, während er nach temporärer Stauung der Milzvene bei normalem Abfluß des Milzvenenblutes in die Leber langsam jedoch hoch ansteigt. Danach muß wohl eine *aktive Bilirubinbildung* in der Milz wenigstens bei pathologischen Zuständen angenommen werden.

PAPILIAN und RUSSU haben nach experimenteller Venenunterbindung Veränderungen am Magen — Atrophie der Schleimhaut — im Dünndarm — verschiedenartige Zerstörung des Schleimhautepithels — in der Leber — teilweise Hypertrophie der Zellen mit geteilten Kernen, bisweilen auch fettige Degeneration gefunden.

KURU berichtet über Untersuchungen des Vergleiches zwischen dem arteriellen und venösen Blut der Milz. Beim milznormalen Menschen sowie bei nichtikterischen Fällen wird im Milzvenenblut mehr Bilirubin nachgewiesen als im Milzarterienblut. Bei Milzvergrößerung beim hämolytischen Ikterus sowie bei hyperbilirubinämischen Fällen anderer Herkunft wird dieses Verhältnis noch wesentlich größer. Die Resistenzherabsetzung der Milzvenenerythrocyten wurde nur beim hämolytischen Ikterus und 2 Fällen von BANTI bemerkt, das Volumenprozent der Erythrocyten war im Milzvenenblut niedriger als im Milzarterienblut.

LAUDA weist allerdings darauf hin, daß Vergleichsuntersuchungen von Milzvenen und Arterienblut keiner ernsteren Beachtung Wert seien, wegen der Möglichkeit verschiedener Fehlerquellen.

Experimentelle Untersuchungen über die Unterbindung der *Milzvene* beim Hund (NAEGELI und KORTH) ergaben, daß danach anfänglich eine Herabsetzung der zirkulierenden Blutmenge von 16—20% eintritt, die sich aber im weiteren Verlauf von 2—3 Tagen wieder ausgleicht. Anscheinend liegen beim Tier genügend zahlreiche Kollateralen vor, die späterhin den Abfluß aus der Milz ermöglichen. Nach NAEGELI und DERRA beruht die Abnahme der zirkulierenden Blutmenge bei der Milzvenenunterbindung auf Erythrocytenentzug unter Blutverdünnung. LOI und SANTOBONI führten die Milzvenenunterbindung gleichzeitig mit der Wegnahme der mesenterialen Lymphdrüsen aus. Im Gegensatz zu PAPILIAN und RUSSU, deren Versuchstiere innerhalb von 1—2 Tagen an Milzruptur oder Blutung aus dem Darm eingingen, blieben die Tiere am Leben.

Die anfängliche Schwellung der Milz ging schon nach wenigen Tagen zurück. Wahrscheinlich handelte es sich auch hier um Tiere, bei denen Kollateralen den Abfluß aus der Milz ermöglichen, bevor das Organ so blutreich wird, daß es zum Platzen kommt.

STEINDL glaubt einen Todesfall infolge irrtümlicher Ligatur der V. lienalis bei einer Magenresektion auf ein Verbluten in die Milz zurückführen zu müssen. Die Milz wog 1235 g, war also ums 8fache vergrößert und mußte mindestens 1000 g Blut allmählich aufgenommen haben.

Die **Unterbindung der Milzarterie** wird therapeutisch vor allem bei Kranken, bei denen aus technischen Gründen die Entfernung des Organs unmöglich ist, ausgeführt. Es erscheint allerdings notwendig, daß die Ligatur nicht zu dicht am Hilus vorgenommen wird. Die hinreichende Blutversorgung der Milz geschieht dann durch die A. panc. inf. Entgegen schlechten Resultaten bei Tierversuchen wird die Ligatur der A. splen. beim kranken Menschen gut ertragen. Es kommt dabei nicht zur Nekrose der Milz, weil meist z. T. infolge von Verwachsungen genügend Anastomosen vorhanden sind.

AIGA berichtet über experimentelle Untersuchungen der Unterbindung der Milzgefäße als Ersatz für die Splenektomie. Er kontrollierte die Wirkung der Unterbindung des Stammes der Milzarterie mit Hilfe der Lienographie und stellte fest, daß sich die Milz allmählich verkleinerte. Auch bei direkter Messung erhob er denselben Befund. Doch war die Verkleinerung eine ziemlich begrenzte. Die histologische Untersuchung ergab Atrophie der Milz und keine Nekrose. Die Erhaltung der Zirkulation wird nach ihm durch die A. gastroepiploica und die Hiluszweige der A. lienalis gewährleistet. Vergleichsweise Blutbefunde mit solchen bei Milzexstirpation ergaben geringgradigere Veränderungen.

Untersuchungen lange Zeit nach der Unterbindung der Milzarterie bzw. Milzvenen ergaben histologisch *Stauungsinduration*.

PAYR, HENSCHEN u. a. haben an Stelle der Arterienunterbindung die *Drosselung* des Stammes mit einem Fascienstreifen ausgeführt. Dadurch wird die Gefahr der Nekrose vermieden. Es kommt im Verlauf von Wochen und Monaten zur wesentlichen Verkleinerung des Organs. Klinische Heilungen sind wie bei der Unterbindung kaum zu erwarten. Infolge einer erheblichen Schrumpfung nach der Drosselung gelingt eine Milzexstirpation in einer zweiten Sitzung, die vorher zu gefährlich gewesen wäre. Nach tierexperimentellen Untersuchungen von TSCHMARKE kommt es nach Drosselung der Milzarterie zu weitgehendem Substanzverlust, ohne daß Erweichungsherde mit Infarktbildung beobachtet werden. Das milzeigene Bindegewebe bleibt ausreichend ernährt.

Die verschiedenartige Wirkung der Unterbindung der Milzarterie bei menschlichen Erkrankungen gegenüber solchen im Tierexperiment hängt in der Hauptsache mit einer verschiedenen Gefäßversorgung zusammen. Amerikanische und italienische Forscher haben gezeigt, daß die Hundemilz reiche Gefäßanastomosen mit den benachbarten Organen aufweist. Daß auch beim Menschen die Unterbindung der Hauptarterie — unter bestimmten Voraussetzungen — keine schweren Folgen nach sich zu ziehen braucht, bewies LANZ, der bei einer distopen gesunden Milz nach der Unterbindung eine Verkleinerung des Organs ohne Nekrose sah. Nach v. HERRATH sind die *anatomischen Beziehungen* des Balkens zum arteriellen und venösen System in den einzelnen Milzen sehr verschiedenartige. Je nachdem muß sich auch die Unterbindung mehr oder weniger auswirken.

Die **Unterbindung des ganzen Milzstiels** führt den baldigen Tod des Tieres infolge Nekrose herbei (BALACESCU und BRUCKNER, JONNESCO). Dieser bleibt nur aus, wenn Verwachsungen der Milz mit der Bauchwand bestehen, die einen genügenden Kollateralkreislauf erlauben. Sie bedingt dann eine Atrophie, die allerdings hochgradiger ist wie nach der Ligatur der Arterie und der Vene (SCHIASSI, ROSSI, TROELL).

Nerven. Die zum größten Teil marklosen *Nerven* der Milz stammen aus dem Plexus coeliac. und treten mit der Arterie über den Plexus lienal. in feinen Geflechten in das Organ ein.

KAWANISHI (1934) hat bei Hunden Versuche über völlige Nervenunterbindung kombiniert mit einseitiger Splanchnicusdurchtrennung oder einseitiger Vagusdurchschneidung vorgenommen. Weiterhin wurden verschiedene vegetative Nervengifte eingespritzt und der Einfluß auf die Funktion der reticuloendothelialen Zellen der Milz sowie die Produktion der Lymphocyten in den Milzfollikeln beobachtet. Nach Ausschaltung aller (?) Nervenverbindungen mit der Milz trat vorübergehend eine Abschwächung in der Funktion der reticuloendothelialen Zellen der Milz ein, jedoch erfolgt bald Erholung. Nach Durchschneidung des Splanchnicus major wurde die Funktion der reticuloendothelialen Zellen der Milz vorübergehend abgeschwächt. Vagusdurchtrennung, Adrenalin- und Atropininjektion wirkten dagegen erregend auf diese Funktion.

LUCCHESE hat das *Sympathicusgeflecht* der Milzarterie durch Carbolsäure zerstört. Es wurde festgestellt, daß die dadurch bedingten Veränderungen ähnlich waren wie nach der Splenektomie, im allgemeinen aber nicht länger als 1 Monat nachweisbar waren. Es fand sich eine Verminderung der Resistenz, der Gerinnungszeit, eine Vermehrung der Thrombocyten um das 3—4fache. Die Adrenalinleukocytose verschwand nach 20—30 Tagen.

BARCROFT, NISIMARU und PURI untersuchten die freigelegte Milz plethysmographisch. Reizung des Splanchnicus major wirkte direkt und indirekt durch Adrenalinausschüttung und führte zu einer Volumverminderung mit rhythmischen Kontraktionen.

Splenocleisis. SCHIASSI schlug für gewisse Bluterkrankungen die *Splenocleisis* vor. Dabei wird nach Laparotomie das hintere Peritoneum und die Fascia properitonealis von der Bauchmuskulatur abgelöst, so daß eine Tasche zur Aufnahme der jeweiligen Milzhälfte entsteht. An der Stelle des Hilus muß für die Gefäße eine genügend breite Lücke gelassen werden. Wenn eine Verlagerung infolge Verwachsungen nur teilweise vorgenommen werden kann, so wird der untere Rand der oberen Bauchfellfascienschicht so über die Milz gelagert, daß sie davon umfaßt wird. Die Splenocleisis ist nach SCHIASSI der Ektomie wegen ihrer geringeren Mortalität, und der Unterbindung der A. lienalis wegen der Gefahr einer Milznekrose vorzuziehen. Sie bedingt eine Verkleinerung der Milz durch Bindegewebswucherung, in dem sich später reichlich Gefäße bilden, die Anastomosen der Milzgefäße mit der Umgebung herstellen. Danach fließt der größere Teil des Blutes statt durch die Milzvene nach der Leber durch die neuen Kollateralen in den großen Körperkreislauf. SCHIASSI glaubt, daß diese Operation auch bei gewissen Anämien indiziert sei und durch anschließende Röntgenbestrahlung ergänzt werden könne. Bei der Lebercirrhose vermag er eine Entlastung der Leber herbeizuführen, weil durch den Eingriff Kollateralen geschaffen werden, die das Blut um die Leber herum in die Cava sup. führen.

II. Pharmakologische Beeinflussung der Milz.
1. Funktionelle Diagnostik.

Sowohl *Adrenalin* wie *Pilocarpininjektion*, zwei auf das vegetative Nervensystem entgegengesetzt wirkende Mittel, führen bei plethysmographischer Messung eine ausgesprochene Verkleinerung des Milzvolumens herbei (HENSCHEN). Es handelt sich dabei um eine Kontraktion der Trabekelmuskulatur. Zusatz von Pituglandol zu den beiden erwähnten Mitteln verlängert deren Kontraktionseffekt.

Der Einfluß von *Chloroform und Äther* auf das Volumen der Milz ist ein verschiedener. Bei tiefer Chloroformnarkose kommt es zum Absinken des Blutdruckes mit gleichzeitiger Verkleinerung des Milzvolumens. Bei tiefer Äthernarkose erfolgt weder eine Änderung im Blutdruck noch im Milzvolumen. Bei intravenöser Injektion von Chloroform ergibt sich maximalste Zusammenziehung der Milz.

Die Aderlaßkontraktion des Organs läßt sich durch Transfusion von RINGER-Lösung wieder ausgleichen, wobei sich das Milzvolumen allmählich vergrößert. Nach schweren Blutverlusten erreicht die Milz, selbst wenn der Verlust durch RINGER-Lösung ersetzt wird, nicht mehr ihr Ausgangsvolumen (NAEGELI).

Untersuchungen von BARCROFT ergaben, daß sich die Milz gegenüber gewissen Giften für eine gewisse Zeit abzudrosseln vermag. Damit werden ihre Blutreserven für eine Zeitlang der Einwirkung des Giftes entzogen. Über den Sitz dieser Selbstabriegelung ist noch nichts bekannt. Spritzt man nach HENSCHEN Bromnatriumlösung in die Milzarterie, so sieht man röntgenologisch in der Hundemilz, daß diese Verriegelung am Milzhilus in der Höhe des Systems der letzten transversalen Anastomose stattzufinden scheint.

Blutspeicher. Die Bedeutung der Milz als *Blutspeicher* wurde von BARCROFT erkannt und seither von vielen Seiten bestätigt. Beim Hund kann die Milz bis 20% der Gesamtblutmenge zurückhalten, beim Menschen dagegen nur etwa 5%. Sie kann auch den Blutzufluß sperren und besitzt, wie HENSCHEN u. a. gezeigt haben, verschiedene Sperrsysteme. So vermag sie beispielsweise bei CO-Vergiftung ihr Blut durch Sperre von der Wirkung derselben abzuriegeln. Die praktische Bedeutung der Depotfunktion der Milz beim Menschen hat sich dahin erwiesen, daß besonders bei gewissen Kollaps- und Shockzuständen pharmakologische Mittel, die die Depots zu entleeren vermögen, in der Lage sind, den akut bedrohlichen Zustand zu beheben. Dazu gehört vor allem das Adrenalin und seine Derivate.

Der *Milzlose* zeigt wie Untersuchungen von EPPINGER ergeben haben, im Hinblick auf die *Blutspeicherfunktion* keine wesentlichen Störungen, weil der Verlust rasch anderwertig kompensiert wird.

Funktionelle Untersuchungen. Auf die Wirkung des *Adrenalins* stützen sich gewisse funktionelle bzw. diagnostische Untersuchungen. GREPPI und VILLA gaben für den thrombophlebitischen Milztumor eine einfache Probe an, die in einer subcutanen Einspritzung von 1 mg *Adrenalin* oder 5 cg Ephetonin besteht, wodurch eine so erhebliche Milzverkleinerung eintritt, daß auch klinisch das Kleinerwerden der Milz festgestellt werden kann. KLAGES prüfte das Verfahren nach und bestätigt es. Er fand auch an 3 Hunden, bei denen es sich zweimal um experimentell erzeugte Vergrößerung der Milz handelte, eine deutlich meßbare Verkleinerung des Organs nach der Injektion. Spezifisch für eine Milzvenenthrombose kann natürlich die Adrenalinprobe nicht sein. Diese Feststellung ergibt sich aus den bekannten Größeschwankungen der Milz unter physiologischen Bedingungen und bei pharmakologischen Beeinflussungen.

Auf Grund von Untersuchungen an 45 Patienten unterscheidet KANEKO zwei Gruppen von Milztumoren.

1. Hämatopoetische Milztumoren (durch Wucherung der cellulären Elemente).

2. Interstitielle Milztumoren (Proliferation der Milzinterstitien).

Nach Ausführung des sog. Schwellenversuches kommt KANEKO zum Schluß, daß man mit diesem mit großer Sicherheit beurteilen kann, daß der betreffende Milztumor einer der beiden oben erwähnten Gruppen angehört. Die Tumoren der ersten Gruppe schwellen nach der *Pituglandolinjektion* immer bedeutend an, während sich gleichzeitig auch die Leukocytenzahl vermindert. Dagegen zeigten solche der zweiten Gruppe meist nur wenig oder gar keine Volumschwankung. So verhielt sich auch die Leukocytenzahl.

Eine genaue *funktionelle Untersuchung der Milz* sowie des Blutbildes spielt bei der Indikation zur Splenektomie praktisch eine große Rolle. Funktionell lassen sich nach BENHAMOU drei Typen aufstellen. Damit sollen

1. die *Depotfunktion,* 2. die *Hämatopoese,* 3. die *Funktion der reticuloendothelialen Zellen* geprüft werden.

Bekannt ist die prompte Wirkung der intravenösen Adrenalininjektion auf die Milz. Davon wird mit Vorteil vor der Splenektomie Gebrauch gemacht, da dadurch ein großer Teil des Blutes aus dem Organ ausgepreßt wird.

Die *Depotfunktion* läßt sich auch beim Menschen mit Hilfe einfacher Röntgenbilder, bei denen der Patient auf der BUCKY-Blende liegt, nachweisen. Dabei soll eine Aufnahme (bei Atemstillstand) vor, die zweite etwa 20 Minuten nach einer subcutanen Adrenalininjektion ausgeführt werden. Man stellt dann bei contractilen Organen eine wesentliche Verkleinerung des Milzschattens fest, der nach 1—1$^1/_2$ Stunden wieder seine ursprüngliche Größe einnimmt. Den Einfluß der Kontraktion der Milz kann man auch durch Zählung der roten Blutkörperchen, der Blutplättchen und der weißen Blutkörperchen nachweisen. Man darf sich nicht mit einer Zählung begnügen. Es ist notwendig, daß man bei den Erythrocyten und Plättchen im Abstand von je 5 Minuten die Untersuchung bis $^1/_2$ Stunde nach der Adrenalininjektion ausführt, sie bei der Leukocytenzählung bis auf 3 Stunden ausdehnt. An Hand interessanter Kurven zeigte BENHAMOU, daß durchschnittlich eine Ausschwemmung von 500—800000 roter Blutkörperchen erfolgt und daß der Gipfel der Ausschwemmung 10, 15, ja 20 Minuten nach der Injektion erreicht sein kann.

Bei der Zählung der *Thrombocyten* liegen die Verhältnisse ähnlich. Ihre Erhöhung schwankt im Durchschnitt zwischen 150—200000. Auch sie tritt nicht mehr auf, wenn Adrenalininjektion im Stadium der Kontraktion der Milz vorgenommen wird, desgleichen, wenn die Milz infolge einer krankhaften Beschaffenheit keine Verkleinerungsmöglichkeit besitzt. Der Höhepunkt derselben wird meist schon nach 5 Minuten erreicht, doch schwankt er auch bei verschiedenen Menschen.

Im Gegensatz dazu zeigt die Vermehrung der *weißen Blutkörperchen,* die man bisher als fundamentale Funktion der Milz angesprochen hat, nicht die diagnostische Bedeutung. Die Zählung muß bis etwa 3 Stunden nach der Injektion vorgenommen werden, sowohl die der Leukocyten, wie die Lymphocyten. Die Kurve verläuft viel ungleichmäßiger und unkonstanter als die der roten Blutkörperchen und der Blutplättchen. Diese Kurve kann im Gegensatz zu den anderen auch noch vorhanden sein, wenn sich die Milz nicht verkleinern kann, ja sogar bei den Milzlosen.

Außerdem kommt eine Vermehrung des *Cholesteringehaltes* und der *Aminosäure* im Blut nach Adrenalininjektion vor, die bei Menschen ohne Milz nicht vorhanden ist.

Die Prüfung des peripheren Blutes nach Adrenalineinspritzung gestattet daher einen Einblick in die Funktion der Milz. Sie ist bei jeder unklaren Diagnose unbedingt vorzunehmen und ist wesentlich ungefährlicher wie die Milzpunktion, die bei hämorrhagischer Diathese nicht ganz gefahrlos ist.

Nach BENHAMOU ist eine Milzexstirpation z. B. dann von Erfolg gekrönt, wenn es sich um ein nicht mehr contractiles Organ handelt, das also keine Depotfunktion mehr haben kann.

Bei der hämorrhagischen Diathese ist die Depotfunktion normal. Die Adrenalininjektion gibt bedeutende Vermehrung der Plättchen. Es liegt eine deutliche Erhöhung der thrombocytolytischen Funktion vor. Beim hämolytischen Ikterus ist die erythrolytische Funktion besonders gestört. Sie zeigt sich in einer Hyperbilirubinämie, während die Depotfunktion normal ist. Bei lienaler Anämie im wirklichen Sinne des Wortes, beim BANTIschen Symptomenkomplex ist die reticuloendotheliale Funktion der Milz mehr oder weniger verändert, während die Depotfunktion vermindert ist.

Bei Vermehrung der *thrombocytolytischen Funktion* kann diese unter Umständen durch Röntgenbestrahlung der Milz geändert werden. Natürlich wird auch die Splenektomie einen derartigen Erfolg zeitigen, doch kann man vor dem Eingriff nie mit Bestimmtheit entscheiden, ob die Heilung eine definitive sein wird, oder ob die übrigen Teile des reticuloendothelialen Systems nicht weiterhin eine schädliche Wirkung ausüben. Ist die Funktion der *Erythrolyse* verstärkt, wie bei bestimmten hämolytischen Ikterusformen, so kann man die Splenektomie ausführen, um diese Funktion herabzusetzen. Aber auch hier kann man vor dem Eingriff nicht mit Sicherheit eine Heilung in Aussicht stellen, besonders dann nicht, wenn die Erkrankung des reticuloendothelialen Systems schon eine ausgedehntere ist.

Bei den *hämolytischen Splenomegalien* dagegen, wo auch die Depotfunktion beeinträchtigt ist, pflegt die Milzexstirpation eine definitive Heilung herbeizuführen.

Die Unmöglichkeit der Kontraktion stellt nach BENHAMOU die eindeutigste Indikationsstellung für die Splenektomie dar. Dagegen soll jede große Milz, die sich normalerweise kontrahiert und die nicht mit anderen Störungen der Milzfunktion verknüpft ist, nicht ohne weiteres entfernt werden, wenn man den Träger nicht eines Organs berauben will, das für seine Gesundheit im Hinblick auf Widerstandsfähigkeit gegen gewisse Infektionskrankheiten eine Rolle spielt.

Auf die Wichtigkeit vorheriger genauer *Leberprüfungen* bei Milzexstirpation weist FIESSINGER hin, da durch das Milzleiden sekundäre Störungen der Leberfunktion bedingt sein können. FIESSINGER bedient sich zu diesem Zwecke der Bengalrotprüfung, des Nachweises des Bilirubingehaltes im Blut sowie der Galaktoseausscheidung in den ersten Stunden. Wenn der Bengalrotgehalt über 4 geht, der Bilirubingehalt im Blut um 3—4 Einheiten liegt und die Galaktosurie in den ersten 4 Stunden eine Konzentration von 10—15$^0/_{00}$ bei einer Ausscheidungsgröße von 2 g beträgt, dann liegt eine Leberinsuffizienz vor, bei der schon die Narkose einen tödlichen Ausgang herbeiführen kann.

Von dem Bestreben ausgehend, die Funktion der Milz zu beeinflussen, ohne das Organ zu entfernen, sind in den letzten Jahren vor allem zwei chirurgische Eingriffe vorgeschlagen worden: die *Unterbindung des Stammes der A. lienalis* von STUBENRAUCH und die von FLICK und TRAUM von HENSCHEN und HOWALD, NAEGELI und REINBOLD am Tier vorgenommene *Entnervung* der Milz. Die Arterienunterbindung, Resektion oder Drosselung wurde bei gewissen Blutkrankheiten, Blutungsneigungen und Milzvergrößerungen (Thrombopenie, hämolytischer Ikterus) ausgeführt. Bei den Tierexperimenten dagegen wurde der Einfluß auf eine gesunde Milz geprüft, um die Ergebnisse in der Milzpathologie zu verwerten. Von NAEGELI und REINBOLD wurde festgestellt, daß eine Entnervung der Milzarterie keine praktische Bedeutung hat. Außer einer geringfügigen Vermehrung der Erythrocyten und Eosinophilen und der Monocyten fanden sich keine tiefergreifenden Veränderungen.

Die Unterbindung einzelner Milzarterienäste war ebenfalls ohne Einfluß.

Die Resektion der Milzarterienäste vor ihrem Eintritt in das Organ löste dagegen dieselben Veränderungen am peripheren Blutbild aus wie die Exstirpation der Milz, nur in etwas schwächerem Grade. Eine so ausgiebige Unterbindung der Gefäße, wie sie am Tier ausgeführt wurde, läßt sich aber am Menschen nicht durchführen.

2. Andere diagnostische Verfahren.

Die **Milzpunktion** ist besonders bei blutreichen Organen gefährlich. Man darf sie deshalb nur unter strenger Indikation ausführen. An ihrer Stelle kommt nach HENSCHEN, NAEGELI eine kleine Probelaparotomie in L.A. in Frage, wobei kleine Stückchen zur histologischen Untersuchung excidiert und der Defekt durch sichere Naht sofort verschlossen werden kann.

Die für die Diagnose gewisser Milzerkrankungen angegebene *Lienographie,* bei der ein kolloidales Thoriumpräparat intravenös eingespritzt wird, das sich in den Zellen des reticuloendothelialen Apparates verankert und damit einen im Röntgenbild erkennbaren Schatten gibt, ist wieder aufgegeben worden. Experimentelle Untersuchungen am Hund von NAEGELI und LAUCHE haben ergeben, daß das Präparat noch 5 Jahre später fast vollständig im Körper vorhanden ist, daß lediglich eine Verschiebung aus der Milz und aus der Leber in die regionären Drüsen stattgehabt hat und diese zum Teil schwere Veränderungen (Nekrose u. dgl.) zeigten. Auch von anderer Seite wurde das Präparat als nicht harmlos für den Menschen abgelehnt.

III. Regeneration und Wundheilungsvorgänge.

Die Frage der **Milzregeneration und Transplantation** hat praktisch keine große Bedeutung, da das Organ entbehrlich ist. Nach der Milzexstirpation kommt es (vgl. S. 365) zu meist nur vorübergehenden ziemlich typischen Veränderungen im Blut. Der spätere Ausgleich derselben kann nach v. STUBENRAUCH erfolgen durch

1. Hypertrophie eines zurückgelassenen Organrestes,
2. Hypertrophie echter Nebenmilzen,
3. Ansiedlung von kleinen durch voraufgegangenes Trauma in der Bauchhöhle ausgesäten (autotransplantierten) Pulpateilchen,
4. durch Schwellung der präexistierenden Lymphdrüsen und Blutlymphdrüsen und durch Lymphombildung in der Leber,
5. durch Gebilde in Netz und Gekröse, die als neugebildete Milzen bezeichnet werden.

Beim Menschen wurde verschiedentlich (v. STUBENRAUCH, KÜTTNER, KÜPPERMANN) bei Relaparotomien an Milzruptur früher Operierter eine größere Zahl auf dem großen Netz und der Darmserosa zerstreuten hanfkorn- bis erbsengroßer Tumoren beobachtet, die Farbe und Konsistenz von der Milz aufwiesen. Solche können sich innerhalb von $^1/_2$ bis mehreren Jahren schätzungsweise bis etwa 100 an der Zahl bilden. Die histologische Untersuchung ergab auch einwandfrei Milzgewebe.

Bei der im Tierversuch nachgewiesenen leichten Anheilbarkeit von Milzteilchen scheint die Wahrscheinlichkeit groß, daß solche sich aus der zerrissenen oder zerquetschten Milzpulpa auf dem Peritoneum ansiedeln und hier anheilen. Es handelt sich also um Autotransplantate, die so zu erklären sind, daß mit der Blutung aus dem verletzten Organ Gewebsteilchen ausgeschwemmt werden und an beliebiger Stelle der Bauchhöhle anwachsen.

KREUTER exstirpierte Affen die Milz unter sorgfältiger Schonung ihrer Kapsel und Unterbindung der Hilusgefäße. In diesen Fällen fand sich keine Ersatzbildung. Bei einer zweiten Versuchsreihe wurde die Milz bis auf einen kleinen Rest herausgenommen zur Prüfung einer eventuellen Regeneration. Diese Tiere zeigen später in der Umgebung des Milzrestes spärliche, stecknadelkopfgroße Knötchen vom Aussehen einer Nebenmilz. In einer dritten Versuchsreihe wurde die Milz vollständig entfernt, ihre Pulpa mit dem scharfen Löffel ausgekratzt und in die Bauchhöhle ausgestrichen. Bei einer späteren Laparotomie war die Serosa des Darmes, des Netzes und auch des parietalen Bauchfelles in der Umgebung des Bauchdeckenschnittes mit zahlreichen stecknadelkopfgroßen Knötchen besät, die breitbasig auf der Unterlage aufsaßen. KREUTER nimmt danach an, daß auch beim Menschen das Auftreten milzähnlicher Knötchen nach Milzverletzungen dadurch zu erklären sei, daß Gewebsteile ausgeschwemmt werden und an beliebiger Stelle zur Implantation kommen. v. STUBENRAUCH neigt jedoch mehr zu der Ansicht, daß das Peritoneum, das entwicklungsgeschichtlich dem mit der Bereitung blutbildender Organe betrauten Mesenchym entstammt, seine früheren Fähigkeiten wieder zurückerlange.

LAUDENBACH fand bei einem Hund, dem er die ganze Milz bis auf einen unbedeutenden Rest exstirpiert hatte, nach 6 Monaten die Milz vollständig (!) regeneriert.

Heteroplastisch *transplantierte* Milzen verschwinden nach kurzer Zeit durch Resorption; homoplastische gehen nach Wochen oder wenigen Monaten restlos zugrunde (SCHÖNBAUER, STERNBERG, LÜDKE). Retransplantation der körpereigenen Milz mittels Gefäßnaht führt nach CARREL zu dauernder anatomischer und funktioneller Einheilung. Die freie Rückverpflanzung kleiner oder größerer Stücke der körpereigenen Milz gelingt bei sorgfältiger Technik besonders in der Wachstumsperiode, wenn der Körper milzhungrig ist und wenn man die Gebilde in einen ihnen zusagenden Nährboden einpflanzt (Netz, Mesenterium, Präperitoneum). ERHARDT, KREUTER u. a. verfügen über Beobachtungen bis zu $7^{1}/_{2}$ Monaten. Das praktische Bedürfnis nach einem Ersatz der Milz ist kaum vorhanden, da der Mensch den Milzverlust ohne Ausfallserscheinungen erträgt.

Milzwunden heilen bindegewebig. Das Material dazu liefert die Kapsel (PFAUNER). KASAKOW prüfte an Hunden mit Milzwunden die blutstillende Wirkung verschiedener tierischer Gewebe (Muskel, Fascie, Netz). Am besten wirkt der Muskel, doch sind sämtliche Gewebe nicht zuverlässig. Auch chemische Mittel hält er für nicht geeignet. Die Anwendung hoher Temperaturen (Föhn) und Behandlung mit Thermokauter setzt zu starke Gewebsnekrose. Günstige Wirkung sah KASAKOW vom Vivokoll. Nach Abklemmung des Milzstiels und Austrocknung der Wunde wurden die Ränder aneinandergepreßt und das Vivokoll dazwischen eingespritzt. Darauf erfolgte sehr rasche Verklebung und Blutstillung. Die Narben, die dabei entstehen, sind zart, die reaktive Entzündung der Umgebung ist unbedeutend. Für die Anwendung des Vivokoll beim Menschen wird ergänzend noch eine Naht empfohlen.

Kommt es bei einer Milzverletzung zu einer hämatogenen Infektion, so hat dieselbe eine Sequestrierung verschieden großer Teile, ja sogar des ganzen Organs zur Folge. KÜTTNER konnte im Tierversuch solche *Milzsequester* durch manuelle Quetschung und darauffolgende Injektion einer Staphylokokkenkultur in die Ohrvene erzielen.

IV. Milzverletzungen.

Die weiche Beschaffenheit der Milz läßt nach BERGER den Vergleich mit einer mit Flüssigkeit gefüllten Blase zu. Bei einer solchen wirkt sich der *Druck* gleichmäßig nach allen Richtungen aus. Die Milzkapsel erweist sich gegen Längsdehnung weniger widerstandsfähig als gegen Querdehnung. Daraus erklärt sich das Überwiegen der *Querrisse*. Außerdem ist die Milz durch recht kräftige Bänder in ihrer Lage festgehalten. Danach sind nach BROGSITTER ein großer Teil der Milzzerreißungen als eine Art Abrißfrakturen aufzufassen, eine Ansicht, die für indirekt entstehende Milzrupturen eine große Berechtigung hat. Bei den durch direkte Verletzung entstandenen Zerreißungen liegt die Bedeutung des Bänderapparates darin, daß das Organ über seine konvexe Fläche abgebogen wird, während es durch die Bänder fixiert und am Ausweichen verhindert wird.

Folgende verschiedene Möglichkeiten des Zustandekommens einer Milzruptur kommen vor:

1. Die sog. hydraulische Sprengruptur (HENSCHEN). Dabei trifft eine Kompression des Thorax die Milz derart, daß sie dem Gesetz nicht komprimierender Flüssigkeit folgend auseinandergesprengt wird.

2. Sog. Biegungsrupturen entstehen dann, wenn die im Augenblick der Verletzung fixierte Milz überbogen wird.

3. Ein dritter Mechanismus führt zu Abscherungszerreißungen durch dynamische Gegenwirkung zweier gleich großer entgegengesetzter Kräfte.

Daß auch dem Bandapparat durch plötzliche Hemmung einer der Milz mitgeteilten Bewegung eine Bedeutung zukommt, läßt sich nicht in Abrede stellen (BROGSITTER).

Eine pathologisch veränderte Milz ist in höherem Grade zu Verletzungen disponiert.

Die Frage der *Spontanruptur* einer gesunden Milz wird verschieden beantwortet. Eine Reihe von einzelnen Mitteilungen nehmen solche an, von anderer Seite (RENFER) wird sie abgelehnt. Möglicherweise handelt es sich zum Teil um „zweizeitige" Rupturen mit längerem Intervall. Auch die sog. Spontanruptur kranker Organe stellt meist keine solche dar. Stets liegt ein zum Teil sehr geringfügiges Trauma wie Anspannung der Bauchpresse, plötzliche Drehung des Körpers u. dgl. vor, das bei der abnormen Organbeschaffenheit genügt.

Selten kommen infolge enormer Gewalteinwirkung Abrisse ganzer Milzteile, meistens am Pol oder der ganzen Milz an ihrem Stiel vor. Schließlich kann die ganze Milz zerquetscht werden, wenn der Rumpf des Verletzten zwischen 2 harte Körper gerät.

Dank ihres anatomischen Baues kommt es bei Milzverletzungen nicht allzuselten zur sog. *zweizeitigen Ruptur* bzw. zur *Spätblutung*.

Bei der *zweizeitigen Ruptur*, bei der das erste Unfallereignis mitunter verhältnismäßig geringfügig sein kann, von dem betreffenden Kranken oft schon vergessen ist, handelt es sich um sog. *subkapsuläre Hämatome*, bei denen sich das Blut in das Milzgewebe hinein unter einer intakten Kapsel ergießt. Im weiteren Verlauf kommt es mitunter ohne, mitunter nach geringer körperlicher Anstrengung zum Platzen der Kapsel und zur schweren lebensbedrohlichen Blutung. Der Zwischenraum zwischen ersten und zweiten Ereignis kann Stunden, Tage, Wochen, ja bis zu 6 Monaten (eigene Beobachtung) dauern.

Bei der *Spätblutung* zerreißt nach KMENT primär die Milzkapsel. Die Blutung kommt durch Blutkoagula, Netztamponade oder spastische Gefäßkontraktion (KOHAN) vorübergehend zum Stillstand. Hat sich der Patient vom ersten Shock erholt, ist der Blutdruck wieder angestiegen oder bedingt irgendeine Bewegung oder Pressen das Lösen des verstopfenden Blutkoagulas, dann erfolgt die Spätblutung. Meist ist in diesem Falle das Intervall zwischen Trauma und schwerer Blutung ein kürzeres.

BRAICEV und KOLESNIKOV erklären sich die Spätblutungen bei verletzten Milzen derart, daß akuter Blutverlust und Shock zu einer Volumverminderung des Organs führt. Infolge herabgesetzten Blutdrucks kommt es zur Thrombose der verletzten Gefäße und zum Stillstand der Blutung. Nach Abklingen jenes Zustandes tritt eine Vergrößerung der Milz ein, die zu sekundärer Spätblutung Veranlassung geben kann.

Über eigenartige bei Frauen in der zweiten Hälfte der Gravidität auftretende Veränderungen an den *Milzgefäßen* berichten WEISSENBORN, WESENBERG u. a. Es ergab die Untersuchung einer wegen *Milzgefäßruptur* exstirpierten Milz bei WEISSENBORN 2 Aneurysmen der A. lienalis und einen geplatzten Varix der V. lienalis. Histologisch fand man an der Arterie eine Unterbrechung der Elast. int. deutliche Zusammenhangsunterbrechung der Media, Rißstellen sowie regressive Veränderungen des elastischen Gewebes der Milzvene. Worauf diese Gefäßveränderungen zurückzuführen waren, blieb allerdings oft unklar, wenn nicht Infektionskrankheiten vorausgegangen sind, die zu Gefäßwanderkrankungen führen können.

Die Frage des Vorkommens einer *Bauchdeckenspannung* nach Milzruptur wird verschieden beantwortet. PROUST kam zum Resultat, daß im allgemeinen keine vorliege, dann vorhanden sei, wenn gleichzeitig die linke Niere rupturiert, was in 12% der Fall sei.

GUIBAL hat interessante Untersuchungen nach dieser Richtung angestellt. Bei der echten Peritonitis sowie der Ruptur eines Hohlorgans kommt es zur Bauchdeckenspannung infolge Reizung des Plexus solaris. In anderen Fällen bedingt die Reizung der cerebrospinalen Nerven, die das Peritoneum parietale innervieren, eine solche. Sie fehlte bei perirenalen Hämatomen. Mit Hilfe der Prüfung der abdominellen und thorakalen Atmung durch 2 MAREYsche Pneumographen, die die Änderung des Muskeltonus nachweisen lassen, konnte GUIBAL feststellen, daß beim Versuchstier auch bei Anwesenheit von geringen Mengen Blut im Bauchraum eine Reizung und Spannung der Bauchdecken eintritt. Für eine solche sprechen sich FÈVRE, ARMINGEAT u. a. aus, die die Bauchdeckenspannung auch als Folge einer intraperitonealen Blutung gesehen haben. Natürlich ist dabei das Vorliegen kleiner subperitonealer Hämatome auszuschließen, bei denen die Bauchdeckenspannung auch schon nach einigen Stunden wieder weicht. ROUSSEAUX berichtet über einen Fall mit völlig weichem Leib, wo die Operation einen Abriß eines Stückes der Milz ergab.

Es erscheint daher nicht notwendig, daß zur Milzruptur und dem Bluterguß unbedingt noch eine Infektion als Ursache der Bauchdeckenspannung vorliegen muß.

Auf eine besondere Ursache einer Milzzerreißung weist CANTIN hin. Er fand bei einer 50jährigen Frau mit unklaren Baucherscheinungen bei der Operation einen großen Milztumor, der einen 5 cm langen Riß auf der Konvexität aufwies. Der Milzstiel war gegen die Uhrzeigerrichtung $3^1/_2$mal um die eigene Achse gedreht. Dadurch kam es zur Thrombosierung der Milzgefäße und stärkeren Blutanfüllung des Organs, anfänglich erst der Vene, wodurch der Blutzufluß noch möglich war. Anschließend daran erfolgte eine Kapselruptur mit Blutung. Ähnlich wie bei Ovarialcystomen kommt es bei stark vergrößerten und beweglichen Milzen zur Torsion mit den erwähnten Folgen.

Warum es zu einer zweizeitigen Ruptur kommt, ist schwer zu sagen. Möglicherweise kann eine leichte Kontusion des Bauches eine Quetschung des weichen Milzgewebes hervorrufen, während die bindegewebige Kapsel erfolgreich Widerstand leistet. Straffe Bauchdecken können ein schwereres Trauma derartig abschwächen, daß es erst nur zu einer Zerreißung des Parenchyms mit intralienaler Blutung kommt. Bei pathologisch vergrößerter Milz liegen nach MANNHEIM die Verhältnisse so, daß sie nie zweizeitig, sondern nur einzeitig rupturieren.

Vor allem ist es die Malaria, dann aber auch andere Infektionserkrankungen und schließlich sogar die Gravidität mit ihren Einflüssen auf die Milz, die das Zustandekommen einer Ruptur begünstigen. Wichtig ist, daß nach vereinzelten Mitteilungen (BECKMANN, JAKOBI u. a.) auch nach der *Impfmalaria* Spontanrupturen, d. h. solche nach leichten Traumen, beobachtet wurden. Bei der Spontanruptur ist zu bedenken, daß nicht allzuselten leichtere Traumen vorausgegangen sind, die vom Patienten kaum bemerkt oder schon wieder vergessen worden sind, bei denen nur eine leichte Verletzung zum schweren Bluten führen kann, es sich also um eine zweizeitige Ruptur oder Spätblutung handelt, bei der das erste Trauma vom Patienten als solches nicht beachtet wurde.

V. Folgen der Milzexstirpation.

Die *Milz* kann man *exstirpieren,* weil ihre Funktion rasch und fast vollständig von anderen Organen wie Leber, Lymphknoten und Knochenmark übernommen wird. Dabei beobachtet man unter Umständen eine Hypertrophie des lymphatischen Apparates, Vergrößerung palpabler Drüsen, selten eine Schilddrüsenvergrößerung und Knochenschmerzen als Ausdruck einer Beeinflussung des Knochenmarkes. Untersuchung des Blutes nach der Splenektomie hatte verschiedene Ergebnisse. Zum Teil hat dies seinen Grund darin, daß die Milzexstirpation bei Erkrankungen des hämapoetischen Apparates ausgeführt wurde. Sodann sind die Veränderungen zum Teil mit beeinflußt durch den operativen Eingriff. Außerdem sind sie oft kurz nach der Entfernung erhoben worden von den sog. *Spätfolgen* zu unterscheiden. Natürlich spielen Alter sowie verschiedene andere allgemeine Faktoren eine Rolle.

Als *reine Folgen* des Organausfalls sind wohl nur diejenigen Blutveränderungen anzusprechen, die lange nach dem Eingriff und nach Ablauf aller störenden Momente noch vorhanden sind. Dazu gehören

1. eine Lymphocytose,

2. Leukocytose, die auf gewisse Reize viel stärker ist als bei normalen,

3. eine Eosinophilie, die zwar nicht konstant gefunden wird,

4. sowie das Vorliegen kernhaltiger roter Blutkörperchen, d. h. der sog. JOLLY-Körperchen.

Auf eine Vermehrung der Monocyten weisen O. NAEGELI, KÜTTNER u. a. hin. Eine Vermehrung der Blutplättchen wird außerordentlich oft gesehen. Sie tritt besonders bei den Kranken mit Thrombopenie auf. Nicht regelmäßig ist eine Polyglobulie. Hierbei wird an den Ausfall eines in der Milz gebildeten Hämolysins oder an eine gesteigerte Knochenmarktätigkeit nach Wegfall eines Milzhormons gedacht. Das Auftreten von JOLLY-*Körpern* schon nach wenigen Stunden und ihre Anwesenheit noch nach vielen Jahren ist eines der eindeutigsten Phänomene nach Splenektomie (O. NAEGELI, 27 Jahre nach Milzexstirpation).

Von großem Interesse sind Befunde von M. B. SCHMIDT, der die KUPFFERschen *Sternzellen* der Leber nach jeder Milzexstirpation außerordentlich vergrößert sah, derart, daß dieser reticuloendotheliale Apparat sich zu einem eigentlichen Adenom umgestaltete. Dieses „*Milzgewebe in der Leber*" ist als Ersatz für den Wegfall der Milz zu deuten, indem es fähig ist, eine Zerstörung der roten Blutkörperchen und eine Speicherung von Eisen, Kollargol u. a. m. vorzunehmen.

Obgleich der Ausfall der Milz keinerlei gröbere Ausfälle hinterläßt, finden sich doch mehr oder weniger lange anhaltende Ausfallserscheinungen. Hinsichtlich der *Eisenverarbeitung* bleibt nach Entfernung der Milz eine sehr typische und interessante Störung zurück. Nach M. B. SCHMIDT gelang es nicht, Tiere durch eisenarme Kost anämisch zu machen. Dagegen führte beim entmilzten Tier eine eisenarme Ernährung unweigerlich zu einer Anämie. Der milzlose Organismus kann also das Eisen nicht so gut verarbeiten. Beim Menschen liegen darüber noch keine Beobachtungen vor.

Die normale *Immunitätsreaktion* des Organismus stellt sich nach der Milzexstirpation so gut wie immer wieder ein. Der übrig gebliebene Teil des reticuloendothelialen Apparates übernimmt die Funktion der Milz.

Zunächst ist nach der Splenektomie der *Blutzerfall* vermindert. Dies geht u. a. aus der von einer gewissen Zahl von Autoren festgestellten Absonderung einer farbstoffarmen Galle hervor. Eine Zunahme des Fett- und Cholesteringehalts im Blut nach der Milzentfernung ist beim Menschen von EPPINGER und SEU nachgewiesen worden. Auf die wichtige Frage, wie sich entmilzte Menschen gegenüber Infektionen verhalten, liegen noch keine systematischen Untersuchungen vor.

Soweit heute bekannt, wird die gestörte Bildung von roten Blutkörperchen im Knochenmark nach Milzverlust nicht kompensiert. Das Vorhandensein von JOLLY-körperhaltigen Erythrocyten ist nach Jahren nach der Splenektomie festgestellt worden. Alle übrigen Ausfallserscheinungen verschwinden dagegen ganz oder wenigstens teilweise.

Die *Milzexstirpation* verursacht eine Änderung in der Absorptionsfähigkeit der Fette und eine Steigerung der Blutphosphate, sie erhöht den Cholesterinspiegel des Blutes. Sie führt außerdem zu einer Erhöhung des respiratorischen Stoffwechsels und der Wasserausscheidung durch Nieren und Haut. Entmilzte Tiere sind gegenüber Hunger viel empfindlicher wie normale. Auch klinische Erfahrungen beweisen, daß der wegen Milzverletzung splenektomierte, zur Erhaltung seines Stickstoffgleichgewichts größerer Stickstoff- und Nahrungszufuhr bedarf als der milzbesitzende. RICHE fand den Nahrungsbedarf entmilzter Hunde nahezu $1/3$ größer als in der Norm. BERESOFF erblickt in der Appetitsteigerung nach Splenektomie eine eigentliche Ausfallserscheinung der Milzfunktion.

Theoretisch besonders interessant ist die Feststellung, daß *Entmilzte kein Amyloid* bilden.

Der Ausfall der Milz als Schutzorgan ist experimentell und klinisch noch nicht eindeutig zu erfassen.

Die Milzentfernung schwächt oder verzögert die Bildung der Antikörper, der Agglutinine und Präcipitine. Doch gelingt es in erster Linie der Leber, den Ausfall in Bälde auszugleichen.

Die Widerstandskraft Milzloser gegenüber Infektionen ist verschieden, bald gleich gut, ja sogar besser wie beim normalen Menschen (BLUMREICH, JAKOBY, TRENDELENBURG, VANVERTS u. a.), bald aber auch schlechter. Das gleiche gilt für die Toleranz bei späteren operativen Eingriffen. Die Abnahme der Widerstandsfähigkeit Milzloser gegenüber Malaria und Recurrens (NOCHT, KONSTANTINI u. a.) und gegenüber Tuberkulose ist mehrfach beobachtet worden (MORCEAU).

Intoxikation mit Blutgiften werden bald besser bald schlechter abgewehrt. Daß der milzlose Körper dabei sich im Nachteil befindet, erhellt aus den Untersuchungen von WEISS und BARCROFT. Entmilzte Tiere erliegen einer Kohlenoxydvergiftung rascher als milzbesitzende. Vielleicht erklärt sich daraus auch die Beobachtung von BERESOFF und NISSNEWITSCH, wonach splenektomierte Hunde während der Chloroformnarkose schwere ja tödliche unmittelbare oder Spätschädigungen durch das Narkoticum erfahren.

Über eine erhöhte *Carcinom*- und Sarkomdisposition milzloser Menschen ist bis heute noch nichts sicheres bekannt.

PAGLIANI berichtete an Hand experimenteller Untersuchungen am Kaninchen über den Einfluß der Milzexstirpation auf den *Cholesteringehalt* des Blutes. Er stellte fest, daß nach Milzexstirpation anfänglich ein geringer Anstieg, dann ein Abfallen des Cholesterins nachzuweisen sei, wobei nach 20—30 Tagen ein neuer Anstieg erfolgte, der nachher von einem Abfallen zur Norm gefolgt werde. Wird einem splenektomierten Tier jedoch ein Extrakt von Milzgewebe ein-

gespritzt, so ist diese Einspritzung von einem raschen Abfall der Cholesterinämie gefolgt. Wird milzexstirpierten Tieren, bei denen der Cholesterinspiegel
wieder normale niedrige Werte erreicht hat, Cholesterin in ätherischer Lösung
eingespritzt, dann stellt man einen raschen Anstieg, d. h. eine Hypercholesterinämie, fest. Wird schließlich bei milzexstirpierten Tieren mit niedrigem
Choletserinspiegel gleichzeitig Cholesterin und Milzextrakt eingespritzt, so zeigt
der Choletserinspiegel keinerlei nachweisbare Veränderungen. Danach kommt
der Milz eine Wirkung auf den Cholesterinspiegel im Blute zu.

Die Entmilzung bei *Kindern* scheint eine längere oder dauernde Rück-
verschiebung des Hämogramms gegen das embryonale Blutbild zurückzulassen
(GRAFF, JOHANSON, SAUER). Ältere Kinder und Erwachsene erreichen nach
einer Anpassungszeit von 1 bis mehreren Jahren eine Vollkompensation des
Organausfalls um so vollkommener und leichter, wenn zu der Stellvertretung
durch die extralienalen Milzgewebe noch ein gleichartiger anatomischer Ersatz
hinzukommt (Nebenmilzen). Ein physiologisch auskompensierter Milzausfall
aus einem vorher gesunden Körper bedeutet darum weder eine dauernde Minderung der Gesamtgesundheit und Gesamtleistungsfähigkeit des Körpers, noch
der Chancen auf Langlebigkeit (VANVERTS, MICHELSSON, EPPINGER, HENSCHEN
u. a.). Immerhin beweist das gesetzmäßige jahrelange und dauernde Vorkommen
von JOLLY-Körpern eine wenn auch physiologisch stille celluläre Störung
(HENSCHEN). Daneben gibt es eine Gruppe vor der Entmilzung gesund ge-
wesener, durch die Operationsfolgen dauernd geschädigter, mit schwerer Dauer-
Polycythämie oder dauernder hämolytischer oder hyperregenerativer Anämie,
mit allgemeinen und mit Verdauungsstörungen.

Besonders wichtig ist die Rolle der Milz, die gealterten und untergegangenen
roten und weißen Blutkörperchen aufzunehmen und das noch brauchbare
Material weiter zu verwerten. Die Art, wie die Milz auf die Blutkörperchen
einwirkt, ist uns freilich noch nicht klar. Nach FREY enthält die Milzvene
weniger rote Blutkörperchen als die Arterie. Nach einer Äthernarkose sinkt
im Tierexperiment die Zahl der roten Blutkörperchen in der Vene noch mehr
und die osmotische Resistenz nimmt noch mehr ab. Die Milzvene ergibt fast
stets höhere Bilirubinwerte, besonders bei klinischer und experimenteller Anämie.
Sie enthält nach BARCROFT u. a. Erythrocyten mit verminderter Resistenz.
M. B. SCHMIDTS Forschungen ergaben die Milz als Speicher des aus dem Blute
stammenden Eisens, während die Leber als Speicher des Nahrungseisens angesehen wird.

Die Beziehungen der Milz zu anderen *Organen* liegen in erster Linie in ihrer
Zugehörigkeit zum reticuloendothelialen Apparat. Wir haben anderweitig schon
darauf hingewiesen, daß bei Milzausfall eine Funktionssteigerung der KUPFFER-
schen Sternzellen eintritt.

VI. Hormonale Beziehungen.

Enge *hormonale* Beziehungen bestehen zum myeloischen System. Nach
O. NAEGELI hemmt die Milz die *Knochenmarkfunktion,* was von HIRSCHFELD
durch das regelmäßige Auftreten von JOLLY-Körpern, Normoblasten und anderen
jungen Zellen nach Milzexstirpation bewiesen wurde. Eine Beziehung zur
Schilddrüse, wie sie von ASHER angenommen wird, ist noch umstritten. Nach
Schilddrüsenexstirpation soll sich die Milz vergrößern und umgekehrt. Eine
solche zur *Nebennierenrinde* wird von FUKAI angenommen.

Ein Zusammenhang von Milzfunktion und *Geschlechtsdrüsen* ist am Menschen
nicht sicher festgestellt. Experimente und klinische Erfahrungen von RADO-
SAVLJEVIC, und KORTIC u. a. sprechen in positivem Sinn. Ein Einfluß der

Milzexstirpation auf den Genitalapparat wird von WINTER, KRUMBHAAR u. a. bestritten. Frühzeitig auftretende Milzhyperplasien sollen verzögerte sexuelle Entwicklung und lienalen Zwergwuchs besonders bei hämolytischer Anämie erzeugen. Wie FREYMANN gezeigt hat, kann noch im 27. Jahr Milzentfernung starkes Längenwachstum hervorrufen, sowie die sexuelle Entwicklung günstig beeinflussen.

Eine *Hypersplenie* mit aktiver Zerstörung der roten Blutkörperchen durch die Milz im Sinne EPPINGERS ist noch unbewiesen. HEILMEYER nimmt eine hämolytische Hypersplenie an. Die Schwellung der Milz, wie sie bei verschiedenen Zuständen beobachtet wird und ihre viel größere Tätigkeit stellt einen sekundären Zustand dar. In einem ganz anderen Sinn bezeichnet O. NAEGELI als Hypersplenie die verstärkte korrelative hormonale Funktion der Milz als Hemmung aller Knochenmarkfunktionen. Man kann sich vorstellen, daß unter zu großer Milzhemmung das Knochenmark qualitativ minderwertige Erythrocyten ausbildet, die rascher zerfallen und mit der Entfesselung des Knochenmarkes Ikterus und Anämie mindestens zum Teil deswegen zurückgehen, weil jetzt vollwertige rote Blutkörperchen gebildet werden.

Man schreibt der Milz noch andere *hormonale Wirkung* zu. Eine Anschwellung bei der Verdauung wurde als Mitwirkung gedeutet. SCHIFF vermutete, daß die Milz bei der Trypsinbildung beteiligt sei. Eine pepsinogene Funktion nahmen TARULLI und PASCUCCI an, die bei entmilzten Hunden sehr lebhafte Pepsinsekretion fanden, wenn sie die Aufschwemmung einer auf der Höhe der Verdauung entnommenen Milz in den Magen gossen, während die nüchtern entnommene Milz wirkungslos blieb.

Von ZUELZER wurde ein von der Magenschleimhaut gebildetes in der Milz gestapeltes Hormon für die Regulation der Darmperistaltik verantwortlich gemacht. Intravenöse Injektion ruft beim Kaninchen in wenigen Sekunden eine vom Duodenum beginnende, bis zum Rectum verlaufende Peristaltik hervor. Dies „*Hormonal*" soll bei akuter Darmlähmung die besten Erfolge erzielen.

Innersekretorische Störungen, deren Wesen uns heute noch nicht bekannt ist, können zu Milzvergrößerung führen. In solchen Fällen besteht nicht nur Kleinwuchs, sondern es liegen auch sonst Veränderungen des Skeletsystems vor, z. B. Turmschädel (hämolytische Anämie). Auch andere Anämien korrelativer Genese kommen dann vor, ferner Veränderungen in der Haut, im Gesichtsschädel und anderswo. Ob ein Kleinwuchs und Hypogenitalismus bei großer Milz immer splenogen bedingt ist, oder ob die Milzvergrößerung nur koordiniert oder anderen Prozessen subordiniert ist, läßt sich heute noch nicht entscheiden.

HUGI berichtet über *quantitative Veränderungen* im roten Blutbild durch *Milzung*. Durch Versuche am Salamander wurde gezeigt, daß eine spezifische Einwirkung von Milzgewebe auf die Erythropoese statthat. Histopathologischer Ausdruck dieser spezifischen Wirkung ist eine ausgesprochene Anisocytose mit Neigung zur Produktion verkleinerter runder Erythrocyten, andererseits eine degenerative Kernveränderung. Übermilzung regt vermehrte Phagocytose und verstärkte Eisenspeicherung im reticuloendothelialen System der Milz und Leber an. Der histopathologische Befund bei Übermilzung wird als spezifische Milzgewebssafteinwirkung im Sinne eines beschleunigten Erythrocytenabbaues und einer abwegigen Erythropoese gedeutet.

Die bei Milztumoren hie und da beobachtete *Magenblutung* erklärt sich WELY derart, daß es zur plötzlichen Verkleinerung des Stromgebietes in der Milz kommt, z. B. wenn letztere leergedrückt wird und nur wenig Blut aufzunehmen vermag. Dann sucht sich das arterielle Blut einen Ausweg in die Magenarterien. Dort kann es leicht zur Berstung der Gefäßwände und zur Blutung kommen.

VII. Milzexstirpation
bei Blut- bzw. Stoffwechselerkrankungen.

Bei einer Reihe von Anämien und hämorrhagischen *Diathesen* spielt die Milzexstirpation eine wichtige Rolle.

In erster Linie kommt der hämolytische Ikterus, i. e. die hämolytische Anämie.

Hämolytischer Ikterus. Beim *hämolytischen Ikterus* handelt es sich um ein Krankheitsbild, das charakterisiert ist durch einen Milztumor, eine schwere Anämie und Ikterus. Die roten Blutkörperchen zeigen einen kleineren Durchmesser, es fehlt ihnen die zentrale Eindellung. Sie sind aber dabei ebenso voluminös wie normale (Sphärocyten). Außerdem zeigen sie oft Abschnürungen. Charakteristisch ist ferner eine Resistenzverminderung gegenüber isotonischen Kochsalzlösungen. Meist tritt das Leiden familiär auf und kann von beiden auf beide Geschlechter übertragen werden. Infolge der abnormen Beschaffenheit der roten Blutkörperchen kommt es zu einer vermehrten Zerstörung durch die Milz. O. NAEGELI sieht die Ursache im veränderten Bau der Erythrocyten mit ihrer verminderten Widerstandskraft. Bei Hinzutritt irgendwelcher anderer schädigender Faktoren kommt es zu einem abnorm intensiven Untergang derselben. Die Milz führt nur die Zerstörung widerstandsloser roter Blutkörperchen herbei, übt aber keine vermehrte Funktion aus. Es finden sich alle Übergangszustände zwischen dem symptomlosen und ausgebildeten Krankheitsbild mit schwerer Anämie, Ikterus und Milztumor. Bei diesem Leiden führt die Splenektomie meist zur dauernden klinischen Heilung, ohne daß dabei die Resistenzverminderung der Blutkörperchen wesentlich verändert würde. Allerdings sind Fälle mitgeteilt, wo trotz Milzexstirpation nach kürzerer oder längerer Zeit Rückfälle eintraten. ROTH wies einmal röntgenologisch eine starke Vergrößerung der paratrachealen Drüse nach und sprach sie als vikariierende Drüsenhypertrophie für den Milzausfall an.

Bei Verwachsungen oder schlechtem Allgemeinzustand, d. h. wenn die Milzexstirpation zu gefährlich erscheint, empfehlen ALESSANDRI, DURANTE u. a. die Unterbindung der Milzschlagader. Die Resultate derselben sind allerdings meist nicht gleichwertig denjenigen der Splenektomie. Die Symptome werden wohl gebessert, das Blutbild bleibt unverändert.

Von einer gewissen praktischen Bedeutung ist der Hinweis, daß beim hämolytischen Ikterus die Bluttransfusion vor oder nach der Operation nicht ganz ungefährlich sein kann. Französische Autoren haben mehrere Todesfälle nach Transfusion mitgeteilt (GRÉGOIRE, SIGUIER).

Der *erworbene hämolytische Ikterus* wird von einzelnen Autoren als latente Form des kongenitalen angesprochen. GAENSSLEN vertritt die Ansicht, daß er in Wirklichkeit nur ein Symptom einer anderen Grundkrankheit (Infektion, Intoxikation) darstelle und nichts mit einer hämolytischen Konstitution zu tun habe. Es gibt Fälle, wo eine unerkannte latente hämolytische Konstitution durch irgendeine Einwirkung manifest werden kann. Irrtümlicherweise wird dann ein erworbener hämolytischer Ikterus angenommen. COPELLO glaubt diese Ansicht mit dem Erfolg der Splenektomie und Beobachtung vieler Übergänge beider Formen zu begründen. Dagegen sprechen Mitteilungen RÖPKES, REYNOLDS u. a., wo es plötzlich zum schweren Ikterus mit all den hämolytischen Erscheinungen kam. HEILMEYER faßt diese als *hämolytische Hypersplenie* zusammen und gründet diese Ansicht auf verschiedener Befunde der roten Blutkörperchen im Milzarterien- und -venenblut.

Der hämolytische Ikterus kann mit verschiedenen Störungen der inneren Sekretion vergesellschaftet sein. O. NAEGELI denkt an einen Folgezustand einer Hypersplenie, weil öfter durch Milzexstirpation im Entwicklungsalter diese

Störungen beseitigt werden. Wechselwirkungen zwischen Milz und inneren Drüsen sind wohl vorhanden, doch ist es zweifelhaft, ob jene Störungen allein auf gesteigerte Milzfunktion zurückzuführen sind.

Im Verlaufe eines hämolytischen Ikterus treten nicht selten Komplikationen von seiten der Gallenwege auf. Diese können das Bild so beherrschen, daß sie im Vordergrunde stehen. Der gesteigerte Blutzerfall führt zu einem reichen Angebot von Gallenfarbstoff und damit zur Eindickung der Galle. Letztere schafft günstige Bedingungen für eine Steinbildung. Nach PEMBERTON sind unter 118 Splenektomierten 25 wegen Gallensteinen früher operiert worden, ohne daß die wirkliche Diagnose gestellt worden war.

Zu was für diagnostischen Irrtümern der hämolytische Ikterus schon geführt hat, zeigt eine Beobachtung von BÜRGER. Der rasch zunehmende Ikterus eines Kranken mit kompliziertem Oberarmbruch wurde als septisches Krankheitsbild gedeutet, der gebrochene Arm als Quelle angesprochen und amputiert. Erst als nach glattem Wundverlauf Ikterus und Milztumor blieben, wurde die richtige Diagnose gestellt.

Schädel- sowie andere Skeletveränderungen beim hämolytischen Ikterus wurden auf eine gesteigerte Knochenmarktätigkeit zurückgeführt.

Die *Dauerresultate* sind im großen ganzen günstige. In einem kleinen Prozentsatz kommt es früher oder später zu leichten Rezidiven in Form anfallsweiser oder dauernder Gelbsucht geringen Grades (WIDEROE und JEWELL, NAEGELI u. a.). In anderen Fällen ist lediglich der Bilirubinspiegel erhöht. Das Wiederauftreten des Ikterus ist ein Zeichen dafür, daß sich erneut verstärkte hämolytische Vorgänge abspielen, für die der übrige reticuloendotheliale Apparat verantwortlich gemacht werden muß. Solche Beobachtungen legen es nahe, *Nebenmilzen* grundsätzlich mit zu entfernen. In einer kleinen Zahl finden sich tödliche Rückfälle, die 2, 5, ja sogar 15 Jahre nach beschwerdefreiem Verlauf auftreten können.

Essentielle Thrombopenie. Bei den *hämorrhagischen Diathesen* handelt es sich um ein Krankheitsbild mit verschiedensten Ursachen. Die sog. *essentielle Thrombopenie* — der Morbus macul. Werlhoffi — hat deshalb chirurgisches Interesse, weil dabei die Milzexstirpation in einer gewissen Zahl von Fällen Heilungen herbeigeführt hat. Bei dieser Erkrankung kommt es zu ausgedehnteren spontanen Haut- und Schleimhautblutungen. Man findet eine Verminderung der Thrombocyten oder aber eine krankhafte Veränderung der Blutplättchen, eine verlängerte Blutungszeit und eine Verzögerung der Retraktion des Blutkuchens. Wahrscheinlich spielt aber auch ein capillarer Faktor mit hinein — RUMPEL-LEEDEsches Phänomen. Außerdem haben Nachuntersuchungen ergeben, daß trotz günstiger Erfolge der Milzexstirpation die Thrombocytenzahl nur vorübergehend normale oder übernormale Werte aufwies. Nach GRÉGOIRE werden drei klinische Formen unterschieden: eine chronisch rezidivierende mit nichtvergrößerter Milz, eine akut hämorrhagische mit ungünstiger Prognose und eine unausgebildete Form, bei der sich nur einzelne Petechien finden. Bei der chronischen handelt es sich um mehr weniger heftige rezidivierende Blutungen mit längeren Remissionen. Die akute bedroht das Leben durch einen stürmischen Verlauf. Von praktischer Wichtigkeit ist die Tatsache, daß die Blutungen primär jedes Organ befallen können. Sie werden deshalb leicht verkannt und rein lokal behandelt. Erst wenn die Zahl der Blutplättchen einige Monate nach der Operation konstant bleibt, kann eine günstige Prognose gestellt werden. QUÉNU sucht die verschiedenen Erfolge der Milzexstirpation damit zu erklären, daß er drei Typen aufstellt:

1. Ein solcher, bei dem das ganze reticuloendotheliale System erkrankt ist. Hierbei sind die Erfolge der Splenektomie unsicher.

2. Ist die Milz Haupterkrankungsherd, dann zeitigt ihre Entfernung gute Resultate.

3. Liegt der Haupterkrankungsherd außerhalb der Milz, dann sind die Erfolge = 0.

Leider lassen sich diese drei hypothetischen Typen heute noch nicht durch klinische Untersuchungsmethoden voneinander unterscheiden.

Auch bei der essentiellen Thrombopenie wurde erst von STUBENRAUCH, später von KOLB, BASTIANELLI, HOHLBAUM u. a. die Ligatur der A. lienalis zum Teil mit nur vorübergehendem Erfolg vorgenommen. Es ist die Ligatur nur in ungünstigen Fällen auszuführen, um eventuell nach Besserung des Allgemeinzustandes später die Milzexstirpation vorzunehmen.

Als Ursache eines Mißerfolges der Splenektomie fand GRIVA bei der Autopsie 6 Monate später eine kleine *Nebenmilz*. Im Gegensatz dazu teilt GRÉGOIRE einen Fall mit, wo anfänglich kein Erfolg zu verzeichnen war, dagegen nach 3 Jahren die Blutungen völlig aufhörten.

GÖRÖG prüfte an Kaninchen den Einfluß der Milzexstirpation auf die Blutplättchen und ihre Bildungsstätten. Nach Entfernung der Milz fand er eine vorübergehende Vermehrung der Thrombocyten, die ihren Höhepunkt zwischen 4. und 8. Tage erreichte. Auch die Zahl der roten Blutkörperchen stieg anfänglich, zeigte aber kein Verhältnis zu dem der Plättchen. Im Knochenmark der Tiere fand er Veränderungen der Megakaryocyten (Größe, Gestalt, Änderung des Protoplasmas und des Kernes). Freie Blutplättchen waren nur in geringer Zahl vorhanden.

Die in den Versuchen erzielte Vermehrung der Blutplättchen bis zum Dreifachen des Normalen spricht weder für noch gegen die Annahme, daß die Milz eine plättchenlösende Wirkung hat. Auch ist sie nicht beweisend für den Wegfall einer hemmenden Fernwirkung der Milz, da die Zahl der Blutplättchen im Knochenmark vor und nach Splenektomie sich gleich bleibt.

Untersuchungen von WOLDRICH ergaben bei thrombopenischer Purpura vor der Operation in der Milzarterie 23400, in der Milzvene 16880, in der A. radial. 25500, in der V. cubitalis 19300 Thrombocyten.

3 Stunden nach der Splenektomie waren sie auf 35000 und 4 Tage später auf 399000 angestiegen.

WANGH teilt eine Beobachtung bei 33jähriger Frau mit chronischer essentieller Thrombopenie und erfolgreicher Milzexstirpation mit. $3^{1}/_{2}$ Jahre später starb die Patientin unter dem Bild des hämolytischen Ikterus. Neben sehr zellreichem Regenerationsmark fand sich im Knochen eine starke Hämosiderosis, eine kleine akzessorische Milz und Veränderungen in der Leber.

GAUCHERsche Krankheit. Bei der GAUCHERschen *Erkrankung* wird die Indikation zur Milzexstirpation noch verschieden beurteilt. Es handelt sich dabei um eine Lipoidstoffwechselerkrankung ähnlich der NIEMANN-PICKschen und der SCHÜLLER-CHRISTIANschen Erkrankung. Diese hat ihren Sitz außer in der Milz — möglicherweise manchmal hauptsächlich in ihr — auch in anderen Organen mit reticuloendothelialem Gewebe wie z. B. im Knochenmark und in der Leber. Häufig tritt sie familiär auf (RUPPANNER, TAMMANN, ANDERSON u. a.). ANDERSON teilt einen Stammbaum mit, wo 4 Schwestern erkrankt waren und die Übertragung durch einen gesunden männlichen Konduktor erfolgte.

Die Diagnose läßt sich eindeutig nur durch Milz- oder Knochenmarkpunktion stellen, wobei die typischen GAUCHER-Zellen gefunden werden. Bei noch nicht zu fortgeschrittenem Leiden sind die operativen Erfolge günstig. Im Anschluß an die Milzexstirpation wurden verschiedentlich Veränderungen im Knochenmark, die vorher kaum in Erscheinung getreten waren, beobachtet (SOKOVER). Lassen sich röntgenologisch Aussparungen im Knochen gleichzeitig mit einem Milztumor nachweisen, dann ist die Milzexstirpation nur angezeigt, wenn das Organ infolge der Größe Beschwerden auslöst, oder andere Symptome wie Blutungen einen solchen Eingriff indizieren.

Henninger berichtet über die gleichzeitige Exstirpation dreier *Nebenmilzen*. Dies ist deshalb von Bedeutung, weil ein Fall beschrieben wurde, wo 2 Jahre nach Splenektomie ein Tumor im linken Oberbauch exstirpiert wurde, der einer enorm vergrößerten Nebenmilz entsprach. Die chemische Untersuchung (Ullrich) einer von Mai wegen Morbus Gaucher entfernten Milz ergab verminderte Stearin- und Phosphorwerte, dagegen gewaltige Cerasinmengen der Trockensubstanz. Auch Beumer fand vermehrtes Cerasin neben Cerebron.

Beobachtungen von Heilungen bis zu 9—10 Jahren nach dem Eingriff lassen die Indikation zur Operation, trotzdem es sich um eine Stoffwechselerkrankung konstitutioneller Art handelt, berechtigt erscheinen (Kryszek und Fajwlewicz, Henninger u. a.).

Im Kindesalter soll sie aber nur vorgenommen werden, wenn das Leben durch schwere Anämie bedroht wird oder eine erhebliche mechanische Beeinflussung vorliegt.

Anaemia pseudoleucaemica infantum. Die *Anaemia pseudoleucaemica infantum* tritt im ersten Kindesalter auf und ist von Jaksch-Hayem beschrieben worden. Nach der heute vorherrschenden Ansicht handelt es sich dabei nicht um eine selbständige Krankheit, sondern um einen Symptomenkomplex, der durch eine Reihe schädlicher Einwirkungen ausgelöst werden kann. So tritt sie im Gefolge bestimmter Infektionskrankheiten auf und ist die biologische Variante einer beliebigen sekundären Anämie als Sonderreaktion des infantilen blutbildenden Organs auf anämisierende Schädigungen mit Fortsetzung des spätembryonalen Regenerationstypus. Der durch die Grundursache bestimmte Verlauf ist oft ein nach Wochen oder Jahren zum Tode führender, und zwar hauptsächlich wegen der Infektionsbereitschaft der Kinder. Eine nicht unerhebliche Zahl kommt aber spontan oder durch entsprechende Behandlung zur Ausheilung. Außer einer vermehrten Leukocytose findet man dabei einen herabgesetzten Hämoglobingehalt, Anisocytose, Blässe, Haut- und Schleimhautblutungen sowie einen Milztumor. Die Rolle der Milz ist bei dieser Erkrankung noch nicht klargestellt, nach Ansicht von Henschen u. a. auch unterschätzt. In sonst aussichtslosen oder nicht zu vorgeschrittenen Fällen, vor allem solchen, die durch innere Behandlung nicht beeinflußt werden, hat die Splenektomie in einer Reihe von Beobachtungen Heilung gebracht. Wahrscheinlich ist diese auf eine Reizwirkung auf das Knochenmark zurückzuführen. Mühsam, Fischer, Bartlett u. a. sind darum warme Befürworter der Operation bei sorgsam ausgesuchten Fällen. Über gute Resultate berichten Orsi, Ranzi, Mühsam, Vogl u. a. Weniger günstig lauten die Urteile von Wolff und Graff. Hutchinson berichtet über einen Dauererfolg von 18 Jahren, Mayo über 18 Operationen ohne Todesfall und gute Erfolge.

Milzexstirpationen bei *myeloischer Leukämie* müssen als Verirrungen und als Verkennungen des Wesens der Erkrankung angesprochen werden (O. Naegeli).

Bei der *Anaemia perniciosa* dürfte heute die Milzexstirpation durch die Lebertherapie hinfällig geworden sein.

VIII. Hepatolienale Erkrankungen.

Mancher *Milzvergrößerung* ist nicht anzusehen, ob sie zu einer *Lebercirrhose, Milzvenenthrombose oder chronischen Endokarditis* gehört.

Bei der *Lebercirrhose* können bald die Erscheinungen der Pfortaderstauung — in Form der Sinushyperplasie — bald diejenigen der begleitenden Anämie — in Form der Reticulumhyperplasie — bald die der Stoffspeicherung — in Form vermehrten histiocytären sideroferen Gewebes — vorhanden sein. Darauf beruht es, daß bald eine deutliche, oft sehr starke Milzvergrößerung, bald eine kaum nachweisbare Schwellung mit einer Lebercirrhose verbunden sein kann. Bald ist die Milzvergrößerung also lediglich eine Folge der Lebererkrankung (Stanney), bald ist sie gleichsinniger Ausdruck der allgemeinen Erkrankung, die mit der Umgestaltung der Milz auch die der Leber bewirkt, bald ist sie vielleicht das erste Krankheitsgeschehen, das erst später durch Ausfall bestimmter Milzleistungen zu einer Leberschädigung führt: Splenomegalie mit sekundärer Lebercirrhose nach Banti (Hueck).

Für bestimmte *hepatolienale Erkrankungen* bzw. cirrhotische Lebererkrankungen, die sich nicht scharf abgrenzen lassen, empfiehlt Alessandri die Splenektomie. Bei fortgeschrittenen Fällen glaubt er die Splenektomie besser durch die Ligatur der A. splenica ersetzen zu können, die er für eher gerechtfertigt wie bei der Thrombopenie und dem hämolytischen Ikterus hält. Beim Banti oder bantiähnlichen Erkrankungen, besonders aber bei Anämien mit Blutungsneigung und Leberveränderungen, wie sie von Greppi als *Stauungssplenomegalien* bezeichnet wurden, bei denen die Adrenalininjektion zur Kontraktion führt, ist die Ligatur der A. lienalis von besonderem Nutzen.

Das Resultat der Milzentfernung bei Endocarditis lenta dürfte wohl meist schlecht sein. Nordmanns Ansicht, daß das Organ nicht immer als Schutzorgan aufzufassen, sondern in vielen Fällen für die Fortdauer der Erkrankung verantwortlich zu machen sei, dürfte wohl nur in den seltensten Fällen zutreffen.

IX. Milzvenenstenose.

Die *Milzvenenthrombose* wird heute nicht einheitlich erklärt. Von dem einen wird eine primäre *Stenose des Gefäßes* angenommen, wodurch es zum erschwerten Abfluß des Blutes kommt. Nicht immer ist sie gefolgt von einer Thrombose. Letztere kann bedingt sein durch primäre Gefäßwandveränderungen, Entzündungen in der Umgebung des Gefäßes u. dgl. m. Es kommt im Anschluß daran meist zu einer erheblichen Milzvergrößerung, die histologisch das Bild einer *Fibroadenie* aufweist. Sehr häufig geht eine Thrombose mit Blutung aus dem Magen-Darmtractus einher, die auf erweiterte Kollateralen zurückzuführen ist. Infolge intestinaler oder intraabdomineller Blutung entwickelt sich eine sekundäre Anämie. Gewisse Fälle von Thrombose sind durch ein *Trauma* bedingt (Volkmann). Dieses führt zu Einriß an der Venenwand und anschließend zur Gerinnselbildung. Auch im Anschluß an eine *Milzruptur* kann es zur Milzvenenthrombose, ja sogar Pfortaderthrombose kommen (Weissenborn). Von Magazanik wurde der Vorschlag gemacht, bei einer solchen Verstopfung der Pfortader bzw. Milzvene durch einen Thrombus diesen, ähnlich wie bei der Trendelenburgschen Embolektomie, operativ zu beseitigen.

Vorschütz sah nach Thrombose eines *Aneurysmas der A. lienalis* eine hämorrhagische Milznekrose und Ruptur mit Verblutung in die Bauchhöhle.

Wichtig ist, daß sich beim *thrombophlebitischen Milztumor* nach Adrenalininjektion das Organ um $^1/_2$—$^1/_3$ verkleinert. Diese Differenz entspricht der Blutmenge in den Flutkammern und beträgt etwa 300—400 ccm, die plötzlich durch die Milzvene in die Kollateralen entleert werden. Bei vorheriger Blutung ist von einer diagnostischen Injektion Abstand zu nehmen (Brugsch, Bordasch).

In vielen Fällen kommt es bei der *Venenthrombose* zu einer Rückstauung bis ins arterielle Gefäßgebiet. Weinert berichtet über 3 Kranke, bei denen eine dadurch bedingte Erweiterung der Milzarterie vorgefunden wurde, 2mal sogar aneurysmatische Ausbuchtungen.

Die *Splenektomie* ist das einzige Verfahren, die Gefahren dieses Leidens zu beheben.

Literatur.
Milz.

AIGA: Zbl. Chir. **1935**, 2301. — ALBRECHT: Beitr. path. Anat. 20, 513. — ALESSANDRI: (1) Bull. Accad. Med. Roma 55, 160 (1929). (2) Rev. Cir. (russ.) 9, 8 (1930). Ref. Z.org. Chir. 51, 371. (3) Proc.-Verb. etc., 41. Kongr. franç. Chir. 1932, p. 502. (4) Zbl. Chir. **1933**, Nr 8, 453. (5) Boll. Soc. piemont. Chir. 4, 540 (1934). (6) Arch. ital. Chir. **1935**, 555. (7) J. internat. Chir. 1, 139 (1936). — ANDERSON: J. amer. med. Assoc. 101, 979. — ASHER: (1) Klin. Wschr. **1922** I, 105. (2) Klin. Wschr. **1930** I, 72. — ASHER u. NAKAO: Biochem. Z. 163, 161. — ASK-UPMARK: Act. Soc. med. Sued. **1935**, 198.

BAGGIO: Arch. Sci. med. 30, 475 (1906). — BALACESCU: Münch. med. Wschr. **1901** II, 1378, BANTI: Pathologica (Genova) **1911**, 10. — BARCROFT: Erg. Physiol. 25, 818. — BARCROFT, NISIMARU and PURI: J. of Physiol. 74, 321. — BARTLETT: Amer. J. Dis. Childr. 83, 283. — BASTIANELLI: (1) Rev. de Chir. 9, 160 (1930). (2) Arch. ital. Chir. 26, 96 (1930). — BECK-MANN: Act. chir. scand. (Stockh.) 66, 250. — BEHR: Nederl. Tijdschr. Geneesk. **1930**, 1490.— BENEKE: Verh. 82. Naturforsch. Verslg. 14. Febr. **1911**. — BENHAMOU: In BINET: Leçons de phys. med.-chir. Paris: Masson & Co. 1935. — BERESOFF: Nov. chir. Arch. (russ.) 5, 131, 498, 766. — BERESOFF u. NISSNEWITSCH: Zbl. Chir. 51, Nr 40, 2195. — BERGER: Arch. klin. Chir. 83, 1. — BEUMER: Klin. Wschr. **1928** I, 758. — BLAIN: Surg. etc. 26, 660. — BLUMENREICH u. JACOBI: Zit. nach HIRSCHFELD u. MÜHSAM. Stuttgart 1930. — BORDASCH: Arch. klin. Chir. 185, 546. — BRAICEV u. KOLESNIKOV: Sovrem. Probl. Perel. Krovi i Gemat. **1932**, Nr 3/4, 117. Ref. Z.org. Chir. 64, 247 (1933). — BROGSITTER: Charité Ann. **1909**, 494. — BRUCKNER: Zit. nach VOLKMANN: Arch. klin. Chir. 125, 231. — BRUGSCH: (1) Dtsch. med. Wschr. **1932** II, 1557. (2) Erg. inn. Med. 45, 43 (1933). — BRUGSCH u. GROSS: Mitt. Grenzgeb. Med. u. Chir. 43, 64. — BUCHER: Dtsch. Z. Chir. 243, 209. — BÜRGER, M.: Pathologische Physiologie, 2. Aufl., S. 195. Berlin: Julius Springer 1936.

CANTIN: Lancet **1935** II, 1175. — CHABROL, CACHIN et SUGIER: Bull. Soc. méd. Hôp. Paris, 31. Juli 1934. — CONSTANTINI: Zit. nach HENSCHEN. Ref. VII. Kongr. internat. Ges. Chir. Rom, Apr. 1926. — COPELLO: Semana méd. **1933** II, 1225. Ref. Z.org. Chir. 65, H. 11, 693 (1934). — DEAVER: Zit. nach NAEGELI: Dtsch. Z. Chir. 222, 92. — DURATE: Minerva med. Torino 22, 504.

EGGERS: Dtsch. Z. Chir. 174, 81. — EPPINGER: (1) Verh. dtsch. Ges. inn. Med. 28, 537. (2) Zit. nach NAEGELI: Boll. Soc. piemont. Chir., 30. Mai 1936. (3) Klin. Wschr. **1937** I, 5. — EPPINGER u. SCHÜRMEYER: Klin. Wschr. **1928** I, 772. — ERHARDT: Inaug.-Diss. Königsberg 1897. FÈVRE et ARMINGEAT: Bull. Soc. nat. Chir. Paris 58, 257. — FIESSINGER: (1) Proc. Verb. etc., 41. Kongr. franç. Chir. 1932, p. 498. (2) Zbl. Chir. **1933**, Nr 8. — FISCHER: Zit. nach HENSCHEN: Ref. VII. Kongr. internat. Ges. Chir. Rom 1926. — FLICK u. TRAUM: Dtsch. Z. Chir. 213, 1. — FREY: Z. exper. Med. 3, 416. — FREYMANN: Klin. Wschr. **1922** II, 2229. — FUKAI, S.: Okayama Igakkai Zasshi (jap.) 48, 1593. Ref. Z.org. Chir. 80, 144.

GAENSSLEN: Klinische Fortbildung, Erg.-Bd. 4, S. 607. Berlin 1936. — GÖRÖG: Virchows Arch. 284, 917 (1932). — GRAFF: Zbl. Chir. **1908**, 140. — GRÉGOIRE: (1) Presse méd. **1929** I, 385. (2) Boll. Soc. piemont. Chir. 4, 4 (1934). (3) Presse méd. **1936** II. (4) Schweiz. med. Wschr. **1936**, 889. — GRÉGOIRE et SANTY: Proc. Verb. etc., 41. Kongr. franç. Chir. 1932, p. 393. — GREPPI: (1) Kongreßzbl. inn. Med. 53, 383. (2) Minnesota Med. **1933**, Nr 18. — GREPPI u. VILLA: Pathologischer Kongreß 1928. — GRIVA: Boll. Soc. piemont. Chir. 4, 4 (Aussprache zu GRÉGOIRE). — GUIBAL: Bull. Soc. nat. chir. Paris 58, 1607. — GUIBAL et CUENOT: Bull. Soc. nat. chir. Paris 59, 415.

HEILMEYER: (1) Dtsch. Arch. klin. Med. 172, 628. (2) Dtsch. Arch. klin. Med. 178, 89. — HENNINGER: Arch. klin. Chir. 172, 126 (1932). — HENSCHEN: (1) Die Chirurgie der Milz. Erw. Ref. Verh. VII. Kongr. internat. Ges. Chir. Rom, Apr. **1926**. (2) Verh. schweiz. Natur-forsch.-Ges. **1927**. (3) Schweiz. med. Wschr. **1928**, 164. — HENSCHEN u. HOWALD: Arch. klin. Chir. 157, 667 (1929). — HENSCHEN u. REISSINGER: Dtsch. Z. Chir. 210, 1. — HER-FARTH: Erg. Chir. 19, 217. — HERRATH, V.: (1) Z. Zellforsch. 23, 375. (2) Z. mikrosk.-anat. Forsch. 37, 389. (3) Anat. Anz. 80, 38. — HOHLBAUM: (1) Zbl. Chir. **1931**, 806. (2) Münch. med. Wschr. **1931** II, 1372. — HUECK: (1) Verh. path. Ges. **1928**, 31. (2) Morphologische Pathologie. Leipzig: Georg Thieme 1937. — HUTCHINSON: Zit. nach HENSCHEN: Chirurgie der Milz. Ref. VII. Kongr. internat. Ges. Chir. Rom, 1926.

JACOBI u. HERHOLZ: Klin. Wschr. **1932** I, 599. — JOHANSON: Zbl. Chir. **1918**, 217. — JONNESCO: Arch. klin. Chir. 55, 330. — JUNKERSDORFF: Zit. nach NAEGELI (vgl. Kapitel Leber). — JUTZ u. JACOBI: Münch. med. Wschr. **1931** I, 395.

KANEKO: (1) Nagoya J. med. Sci. 6, 19 (1932). (2) Z. exper. Med. 60, 465. — KASAKOW: Arch. klin. Chir. 163, 72. — KAWANISHI: Okayama-Igakkai-Zasshi (jap.) 46, 319 (1934). — KAZNELSON: Wien. klin. Wschr. **1916** II, 1451. — KLAGES: Klin. Wschr. **1933** I, 182. — KMENT: Zbl. Chir. **1930**, 35, 2176. — KREUTER: (1) Z. exper. Med. 2, 411. (2) Bruns' Beitr. 118, H. 1. (3) Zbl. Chir. **1918**, Nr 29. — KRUMBHAAR: (1) Physiologic. Rev. 6, 160. (2) Trans. Assoc. amer. Physicians 38, 152. Ref. Z.org. Chir. 30, 124. — KRYSZEK u. FAJWLEWICZ: Polska Gaz. lek. **1936**, 657, 681. Ref. Z.org. Chir. 82, H. 2 (1937). — KULKA: Dtsch. Z. Chir.

219, 119. — Küppermann: Zbl. Chir. **1936**, 3061. — Kuru: Arch. klin. Chir. **174**, 281. — Küttner: (1) Verh. dtsch. Ges. Chir. **1907**, 23. (2) Verh. dtsch. Ges. Chir. **1914**, 233.

Lanz: Zbl. Chir. **1914**, 228. — Lauda: Physiologie der Milz. Wien u. Berlin: Urban & Schwarzenberg 1937. — Lauda u. Flaum: Wien. klin. Wschr. **1930** I, 36. — Laudenbach: Virchows Arch. **141**, 201. — Lozano: Dtsch. Z. Chir. **243**, 52. — Lucchese: (1) Arch. ital. Chir. **33**, H. 4 (1933). (2) Arch. ital. Chir. **34**, 187 (1933). — Lüdke: Münch. med. Wschr. **1909** II, 1469.

Magazanik: Vestn. Chir. (russ.) **1930**, H. 62/63, 44. — Mai: Z. Kinderheilk. **55**, 12. — Mannheim: Med. Welt. **1932**, 845. — Mayo: (1) J. amer. med. Assoc. **1910**, 14. (2) Ann. Surg. **88**, 409, 448 (1928). (3) Ann. Surg. **88**, 409, 439 (1928). — Michelsson: Erg. Chir. **6**, 480. — Morceau: Zit. nach Henschen: Internat. Chir.-Kongr. Rom 1926. — Mühsam: Vgl. Hirschfeld u. Mühsam: Chirurgie der Milz. Stuttgart: Ferdinand Enke 1930.

Naegeli: Dtsch. Z. Chir. **222**, 92. — Naegeli u. Derra: Schweiz. med. Wschr. **1935**, 86. — Naegeli u. Korth: Arch. klin. Chir. **180**, 579. — Naegeli u. Lauche: (1) Dtsch. med. Wschr. **1931** II, 2166. (2) Klin. Wschr. **1932** II, 2029; **1933** II, 1730. (3) Klin. Wschr. **1936** I, 436. — Naegeli u. Meythaler: Arch. f. exper. Path. **165**, 571. — Naegeli u. Reinbold: Dtsch. Z. Chir. **228**, 404. — Naegeli u. v. Scanzoni: Dtsch. Z. Chir. **228**, 397; **232**, 147. — Naegeli, O.: Blutkrankheiten und Blutdiagnostik, 1931. — Naegeli, Th.: (1) Zbl. Chir. **1928**, 2335. (2) Chirurgie der Milz. Handbuch der praktischen Chirurgie, 6. Aufl., Bd. 3. Stuttgart: Ferdinand Enke 1929. (3) Zbl. Chir. **1932**, 1335. (4) Chirurg **1934**, 616. (5) Zbl. Chir. **1934**, 2632. (6) Boll. Soc. piemont. Chir. Sed., 30. Mai **1936**. — Nocht: Zit. nach Henschen: Internat. Chir.-Kongr. Rom 1926. — Nordmann: Verh. dtsch. Ges. Chir. **1921**, 240.

Orsi: Zit. nach Henschen. Ref. VII. Kongr. internat. Ges. Chir. Rom 1926. — Orth: Lehrbuch der pathologischen Anatomie.

Pagliani: (1) Arch. Soc. ital. Chir. **1936**, 739. (2) Arch. Soc. ital. Chir. **1937**, 890. — Papilian u. Russu: Cluj med. (rum.) **14**, 607. — Payr: (1) Arch. klin. Chir. **173**, 480. (2) Zbl. Chir. **1931**, 805. — Pemberton: Ann. Surg. **94**, 755. — Pfauner: Arch. f. Orthop. **18**, 206. — Proust: Z.org. Chir. **62**, 703.

Quénu: (1) Rev. de Chir. **48** (1929). (2) Rev. de Chir. **67**, 24 (1929). — Quénu et Stoianovitch: Bull. Soc. nat. Chir. Paris **55**, 111 (1929).

Radosavljevic: Arch. inn. Med. **20**, 81. — Radoslavljevic et Kortic: Rev. franç. Endocrin **1929**, No 1. — Ranzi u. Avancini: Wien. klin. Wschr. **1935** I, 637. — Ranzi u. Vogl: Wien. med. Wschr. **1933** I, 157. — Renfer: (1) Inaug.-Diss. Basel 1934. (2) Schweiz. med. Wschr. **1934**, 31, 732. — Reynolds: Amer. J. med. Sci. **179**, 549. Ref. Z.org. Chir. **50**, 609. — Richet: Zit. nach Hirschfeld u. Mühsam. Stuttgart 1930. — Röpke: Zbl. Chir. **1936**, Nr 16, 973. — Rossi: (1) Ann. ital. Chir. **6**, 127. (2) Ann. ital. Chir. **1927**, 127. — Roth: (1) Arch. klin. Med. **106**, 137. (2) Arch. klin. Med. **110**, 77. (3) Münch. med. Wschr. **1913** II, 1507. — Rousseaux: Bull. Soc. nat. chir. Paris **58**, 391. — Ruppanner: Zbl. Chir. **1929**, 1372.

Sauer: Mitt. Grenzgeb. Med. u. Chir. **32**, 4. — Scheiff: Zit. nach Naegeli (vgl. Kapitel Leber). — Schiassi: (1) Atti Soc. lombarda Chir. **1**, 497 (1933). (2) Arch. ital. Chir. **36**, 489 (1934). — Schiff: (1) Zit. nach Hirschfeld u. Mühsam. (2) Ges. Beitr. Physiol. **4**, 167. — Schmidt, M. B.: Der Einfluß eisenarmer und eisenreicher Nahrung auf Blut und Körper. Jena: Gustav Fischer 1928. (Ref. Münch. med. Wschr. **1929** I, 550.) — Schönbauer: (1) Arch. klin. Chir. **123**, 510. (2) Arch. klin. Chir. **123**, 510. (3) Zbl. Chir. **1923**, Nr 7. — Schönbauer u. Sternberg: Wien. klin. Wschr. **1924**, 667. — Serege: Zit. nach Naegeli: Dtsch. Z. Chir. **222**, 92. — Sinz: Allgemeine Pathologie, S. 58, 181. — Sokolov: Krain. med. Arch. **7**, H. 1, 98 (1931). Ref. Z.org. Chir. **61**, 303. — Ssoson-Jaroschewitzsch: Z. Anat. **84**, 218. — Stanney: Zit. nach Hueck. — Steindl: Zbl. Chir. **1935**, 197. — Stubenrauch, v.: (1) Verh. dtsch. Ges. Chir. **1912**, 213. (2) Bruns' Beitr. **118**, H. 2, 285. (3) Bruns' Beitr. **119**, H. 3. (4) Dtsch. Z. Chir. **172**, 374.

Tammann u. Deutelmoser: Zbl. Chir. **1934**, 492. — Tarulli e Pascucci: Arch. ital. Biol. **36**, 188. — Troell: (1) Sv. Läk. sällsk. Hdl. **41**, 551. (2) Ann. Surg. **1916**. (3) Nord. med. Tidskr. **1932**, 578. (4) Arch. klin. Chir. **171**, 734 (1932). — Trendelenburg: Zit. nach Henschen: Internat. Chir.-Kongr. Rom 1926. — Tschmarke: (1) Chirurg **1931**, 662. (2) Zbl. Chir. **1931**, 3108.

Ullrich: Z. Kinderheilk. **55**, 1.

Vanwerts: Soc. chir. Paris **1903**, 787. — Villa: Med. Klin. **1929** I, 908. — Vogel: Dtsch. Z. Chir. **180**, 37 (1923). — Volkmann, J.: (1) Arch. orthop. Chir. **36**, 490. (2) Arch. klin. Chir. **125**, 231.

Wangh: Fol. haemat. (Lpz.) **48**, 248 (1932). — Wanke: (1) Arch. klin. Chir. **187**, 437. (2) Zbl. Chir. **1936**, 2676. — Weinert: (1) Die Chirurgie der Milz. „Die Chirurgie". Wien u. Berlin: Urban & Schwarzenberg 1927. (2) Arch. klin. Chir. **126**, 141. (3) Bruns' Beitr. **130**, 3. — Weissenborn: (1) Chirurg **1936**, 22, 883. (2) Chirurg **1937**, 804. — Wely: Nederl. Tijdschr. Geneesk. **1933**, 2780. — Wesenberg: Zbl. Gynäk. **15**, 463. — Wideroe u. Jervell: Norsk. Mag. Laegevidensk. **82** (1921). — Winter: Klin. Wschr. **1932** II, 1824. — Woldrich: Mitt. Grenzgeb. Med. u. Chir. **44**, 44. — Wolff: Zbl. Chir. **1906**, 1066.

Zuelzer: Münch. med. Wschr. **1912** I, 1233.